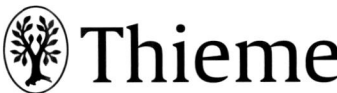

Radiologische Diagnostik der Knochen und Gelenke

Klaus Bohndorf
Herwig Imhof
Wolfgang Fischer

Unter Mitarbeit von

A. Barile	M. Davies	F. Kainberger
I. Beggs	J. Demharter	C. Masciocchi
J. L. Bloem	St. Grampp	W. Michl
H. M. Bonél	Th. Grieser	B. Vande Berg
M. Breitenseher	H. Häuser	J. Zentner
Chr. Czerny	J. Hodler	K. Zweymüller

2., erweiterte und vollständig überarbeitete Auflage

1463 Abbildungen

Georg Thieme Verlag
Stuttgart · New York

Bibliographische Information
Der Deutschen Bibliothek

Die Deutsche Bibliothek verzeichnet diese Publikation in der Deutschen Nationalbibliographie; detaillierte bibliographische Daten sind im Internet über http://dnb.ddb.de abrufbar.

Wichtiger Hinweis: Wie jede Wissenschaft ist die Medizin ständigen Entwicklungen unterworfen. Forschung und klinische Erfahrung erweitern unsere Erkenntnisse, insbesondere was Behandlung und medikamentöse Therapie anbelangt. Soweit in diesem Werk eine Dosierung oder eine Applikation erwähnt wird, darf der Leser zwar darauf vertrauen, dass Autoren, Herausgeber und Verlag große Sorgfalt darauf verwandt haben, dass diese Angabe dem **Wissensstand bei Fertigstellung des Werkes** entspricht.

Für Angaben über Dosierungsanweisungen und Applikationsformen kann vom Verlag jedoch keine Gewähr übernommen werden. **Jeder Benutzer ist angehalten,** durch sorgfältige Prüfung der Beipackzettel der verwendeten Präparate und gegebenenfalls nach Konsultation eines Spezialisten festzustellen, ob die dort gegebene Empfehlung für Dosierungen oder die Beachtung von Kontraindikationen gegenüber der Angabe in diesem Buch abweicht. Eine solche Prüfung ist besonders wichtig bei selten verwendeten Präparaten oder solchen, die neu auf den Markt gebracht worden sind. **Jede Dosierung oder Applikation erfolgt auf eigene Gefahr des Benutzers.** Autoren und Verlag appellieren an jeden Benutzer, ihm etwa auffallende Ungenauigkeiten dem Verlag mitzuteilen.

© 2006 Georg Thieme Verlag KG
Rüdigerstraße 14
D-70469 Stuttgart
Telefon: + 49/(0)711/8931-0
Unsere Homepage: http://www.thieme.de

Printed in Germany

Zeichnungen: Christiane und Dr. Michael von Solodkoff, Neckargemünd
Umschlaggestaltung: Thieme Verlagsgruppe
Satz: Ziegler und Müller, Kirchentellinsfurt gesetzt auf 3B2
Druck: Appl · aprinta Druck GmbH, Wemding

ISBN 3-13-110982-3
ISBN 978-3-13-110982-8   1 2 3 4 5 6

Anschriften

Herausgeber

Prof. Dr. med. Klaus Bohndorf
Klinikum Augsburg
Klinik für Diagnostische Radiologie
und Neuroradiologie
Stenglinstraße 2
86156 Augsburg

Univ.-Prof. Dr. med. Herwig Imhof
Allgemeines Krankenhaus der Stadt Wien
Universitätsklinik für Radiodiagnostik
Abt. für Osteologie
Währinger Gürtel 18 – 20
1090 Wien
Österreich

Dr. med. Wolfgang Fischer
Klinikum Augsburg
Klinik für Diagnostische Radiologie
und Neuroradiologie
Stenglinstraße 2
86156 Augsburg

Mitarbeiter

Dr. Antonio Barile
Dipartimento di Diagnostica per immagini
Università degli Studi di L'Aquila
67010 L'Aquila
Italien

Ian Beggs M.D., FRCR
Royal Infirmary
Dept. of Radiology
Edinburgh EH16 4SA
Großbritannien

Prof. Dr. med. Johan L. Bloem
Leiden University
Medical Center
Dept. of Radiology – C2-S
P.O. Box 9600
2300 RC Leiden
Niederlande

Dr. med. Harald Bonél
Brüggbühlstrasse 92
3172 Niederwangen
Schweiz

Univ.-Doz. Prof. Dr. Martin Breitenseher
Waldviertelklinikum Horn
Röntgenklinik
Spitalgasse 10
3580 Horn
Österreich

a.o. Prof. Dr. med. Christian Czerny
Allgemeines Krankenhaus Wien
Universitätsklinik für Radiodiagnostik
Abt. für Osteologie
Währinger Gürtel 18 – 20
1090 Wien
Österreich

Mark Davies M.D.
Royal Orthopaedic Hospital
Dept. of Radiology
Bristol Road South
B312 AP Birmingham
Großbritannien

Dr. med. Johannes Demharter
Klinikum Augsburg
Klinik für Diagnostische Radiologie
und Neuroradiologie
Stenglinstraße 2
86156 Augsburg

Univ.-Doz. Dr. med. Stephan Grampp
Währinger Straße 127
1180 Wien
Österreich

Dr. med. Thomas Grieser
Klinikum Augsburg
Klinik für Diagnostische Radiologie
und Neuroradiologie
Stenglinstr. 2
86156 Augsburg

Dr. Hannes Häuser
Klinikum St. Elisabeth Straubing GmbH
St. Elisabeth Str. 23
94315 Straubing

Prof. Dr. med. Jürg Hodler
Uniklinik Balgrist
Radiologie
Forchstrasse 340
8008 Zürich
Schweiz

a.o. Prof. Dr. med. Franz Kainberger
Allgemeines Krankenhaus Wien
Universitätsklinik für Radiodiagnostik
Abt. für Osteologie
Währinger Gürtel 18–20
1090 Wien
Österreich

Prof. Dr. Carlo Masciocchi
Dipartimento di Diagnostica per immagini
Università degli Studi di L'Aquila
67010 L'Aquila
Italien

Dr. med. Wolfgang Michl
Klinikum Augsburg
Klinik für Diagnostische Radiologie
und Neuroradiologie
Stenglinstraße 2
86156 Augsburg

Prof. Dr. Bruno Vande Berg
Cliniques Universitaires
St.-Luc-Service de Radiologie
10, Avenue Hippocrate
1200 Bruxelles
Belgien

Dr. med. Joachim Zentner
Klinikum Augsburg
Klinik für Diagnostische Radiologie
und Neuroradiologie
Stenglinstraße 2
86156 Augsburg

a.o. Prof. Dr. med. Karl Zweymüller
Orthopädisches Krankenhaus
Gersthof
Wielemansgasse 28
1180 Wien
Österreich

Vorwort der 2. Auflage

Der Erfolg der 1. deutschsprachigen Auflage hat uns überrascht und deswegen besonders gefreut. Nachfolgende englische und italienische Ausgaben haben unser Vergnügen an diesem Projekt noch weiter gesteigert. Ungewöhnlich viele Orthopäden, Traumatologen und Rheumatologen griffen zu diesem Buch über die bildgebende Diagnostik des Skeletts und der Gelenke. Kurz, das Buch ist angekommen.

Wie aber 8 Jahre Zuwachs an Wissen, neue Sichtweisen und andere Akzente in eine 2. Auflage einbringen? Wesentlich erschien uns, die Erfahrungen und Ideen vieler neuer Autoren zu suchen und zu integrieren. Eine Reihe von Kollegen der „European Society of Musculoskeletal Radiology" (ESSR) und Prof. Dr. Karl Zweymüller als Orthopäde haben sich dankenswerterweise eingebracht. Alle Kapitel wurden neu geschrieben oder stark überarbeitet, einige neu konzipiert.

Das Ziel und auch die Form des Buches blieben jedoch unverändert:

Ein kurzes Lehr- und Lernbuch, das sowohl einen breiten Einstieg als auch eine umfassende Übersicht ermöglicht. Wer es, hoffentlich mit Spaß und Freude, bearbeitet hat, wird in ihm einen treuen Begleiter bei der Antwort auf praxisrelevante Fragen der Skelett- und Gelenkradiologie finden. Auch in der Facharztprüfung, nicht nur der Radiologie, bietet das hier versammelte Wissen die Gewähr für Erfolg.

Folgerichtig geht dieses Buch von Erkrankungen aus und unterscheidet sich damit von anatomisch oder methodisch orientierten Büchern zum gleichen Thema. Es beschreibt und wertet die Befunde aller bildgebenden Methoden in Abhängigkeit von ihrem Beitrag zur jeweiligen Diagnose. Es steht nicht in Konkurrenz zu den Handbüchern oder der Spezialliteratur der Gelenk- und Skelettradiologie, da sich die Herausgeber bei der intensiven Bearbeitung und Vereinheitlichung aller Texte immer wieder die Frage der Praxisrelevanz gestellt haben. Es sollte das Wesentliche, nicht jedoch alles über Gelenk- und Skelettdiagnostik in diesem Buch Niederschlag finden.

Die Herausgeber und Autoren dieses Buches danken den Mitarbeitern des Thieme Verlages, Herrn Dr. Christian Urbanowicz, Frau Susanne Huiss und Frau Martina Dörsam, für Ihr großes Engagement bei der Verwirklichung des Projekts.

Augsburg/Wien, im Frühjahr 2006

Klaus Bohndorf
Herwig Imhof
Wolfgang Fischer

Vorwort der 1. Auflage

Dieses Buch hat keinen geringeren Anspruch, als etwas Neues auf dem Gebiet der Skelett- **und** Gelenkdiagnostik zu bieten – und trotzdem die klassische Vermittlungsform des Wissens, das Buch, beizubehalten. PC, Scanner und Software erlaubten die weitgehend eigenständige Komposition aller Seiten durch die Autoren selbst. Angestrebt wurde jeweils auf zwei Seiten eine strenge Einteilung in „links" (= Lesen) „rechts" (= Sehen) mit engstmöglicher Verknüpfung von Text, Tabellen, Skizzen und mit großer Sorgfalt bearbeiteten Bildern. Wie die Radiologie selbst, so ist auch dieses Buch stark bildorientiert. Stichwortartiger Text **im** Bild (soweit didaktisch sinnvoll) soll die Erfassung der radiologischen Zeichen erleichtern.

Es handelt sich um kein klassisches „Vielautoren"-Buch. Jeder Einzelbeitrag wurde intensiv überarbeitet, ergänzt und dem Stil und Inhalt aller Beiträge angepaßt, um eine Monographie „aus einem Guß" zu schaffen. Viele Kollegen (siehe Danksagung) aus den Fächern Orthopädie, Rheumatologie, Unfallchirurgie, Innere Medizin und Nuklearmedizin haben zudem die Kapitel gegengelesen und Korrekturen angebracht.

Dieses Buch versucht zu definieren, was ein Facharzt für Radiologie wissen oder zumindest aber gewußt haben sollte. Nachschlagen (Motto: „Gewußt wo") ist legitim und gewollt. Die Systematik und strenge Gliederung des Buches erleichtert und animiert hoffentlich dazu.

Kürze ist, nach Shakespeare, die Seele des Witzes. Gilt dies nicht auch für ein Lehrbuch? Nur in der Auswahl, dem Weglassen, dem Setzen der Schwerpunkte beweist sich Erfahrung und Beherrschung des Metiers. Dieses Buch beschreibt nicht „alles", sagt aber hoffentlich alles wesentliche. Aus guten Gründen sind deshalb die Traumatologie (Kapitel 1) und die Gelenkdiagnostik (Kapitel 9) die kräftigen Einfassungen dieser Monographie. Die klassische Röntgendiagnostik des Skeletts und der Gelenke nimmt den ihr weiterhin zustehenden ersten Platz bei der Beschreibung der Phänomene ein, die wir mit bildgebenden Methoden erkennen und interpretieren können. Trotzdem ist dieser Band **multimodal** orientiert. MRT, CT, Szintigraphie, Sonographie werden gerade dort ausführlich angesprochen, wo sie die Röntgendiagnostik ergänzen, ersetzen oder neue Informationen liefern können, die röntgenologisch gar nicht faßbar sind. Die Methoden werden dort zusammengeführt, wo sie zusammengehören. Es wird damit der Tatsache Rechnung getragen, daß die Ausbildung in der Regel arbeitsplatzorientiert abläuft, fundiertes Wissen aber die Krankheit im Zentrum hat, welche mit unterschiedlichen Methoden diagnostiziert werden kann. Ein Ersatz methodisch orientierter Arbeitsplatzbücher (siehe Literaturempfehlung) wurde nicht angestrebt.

Wer könnte von diesem Buch profitieren? Primär alle, die das Teilgebiet der Skelett- und Gelenkdiagnostik im Rahmen ihrer Ausbildung zum Facharzt für Diagnostische Radiologie erlernen wollen. Die Struktur und Gliederung dieses Buches soll eine Nutzung als Repetitorium vor der Facharztprüfung erleichtern. Als Nachschlagewerk für alle **praxisrelevanten** Fragen wird dieses Buch hoffentlich auch Ärzte anderer Fachrichtungen nicht im Stich lassen.

Vor „Kiellegung" wurde die Buchkonzeption intensiv mit den Mitarbeitern des Thieme-Verlags, Herrn Dr. Th. Scherb und Herrn R. Zepf diskutiert, die Beteiligung von Prof. Dr. F. Kainberger an dieser Diskussion sei ausdrücklich erwähnt.

Die Umsetzung der Autorentexte in die letztendliche Form ist das Werk von Herrn Dr. W. Fischer, dessen Engagement, Ideen und harte Arbeit die Realisierung dieses Projektes erst möglich gemacht haben. Herr Zepf und seine Mannschaft sind dafür verantwortlich, daß die Manuskriptdisketten die Hürde zur „Buchwerdung" mit Bravour genommen haben.

Augsburg/Wien, im Herbst 1998

K. Bohndorf
H. Imhof

Danksagung

Ehe wir die Kapitel dieses Buches aus der Hand gaben, wurden sie geschrieben, gelesen, verbessert, mit Bildern ergänzt und mit Anregungen versehen von:

Herrn Dr. H. Baminger, Wien
Frau I. Drumm, Augsburg
Herrn Dr. R. Fessl, Augsburg
Herrn Dr. C. Hrdina, Augsburg
Frau B. Mc Elroy, Augsburg
Frau Dr. J. Schalm, Augsburg

Inhaltsverzeichnis

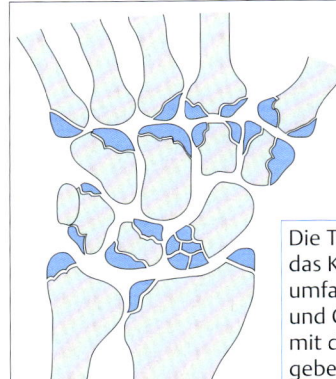

Die Traumatologie ist das Kernstück eines umfassenden Skelett- und Gelenkbuches mit dem Thema „Bildgebende Diagnostik". Dem Thema „Überlastungsschaden" wird besonderer Raum gewidmet. Viele neue Schemazeichnungen sollen die Diagnose erleichtern.

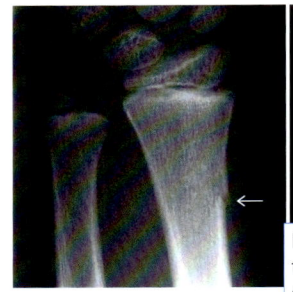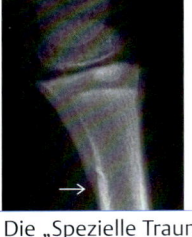

Die „Spezielle Traumatologie" wurde vollständig überarbeitet und erweitert. Sie ist tägliches Brot für den klinisch tätigen Radiologen, Traumatologen und Orthopäden. Der immer weiter zunehmenden Bedeutung der Schnittbilddiagnostik wurde Rechnung getragen.

2 Knochen- und Weichteilentzündungen
[Bohndorf]

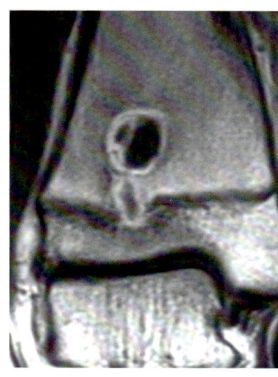

Die Entzündungen am Skelett und an den Weichteilen wurden neu klassifiziert. Auch seltenere Infektionen sind berücksichtigt. Besonderes Augenmerk gilt den zunehmend wichtigen „reaktiven" Entzündungen („CRMO", „SAPHO"). Die Entzündungen an den Gelenken und der Wirbelsäule finden sich in Kap. 9.4.

3 Tumoren und tumorähnliche Läsionen des Skeletts und der Weichteile
[Bohndorf/Davies]

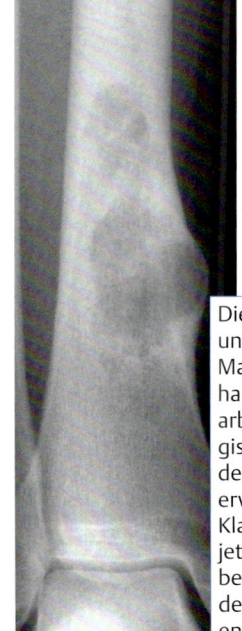

Dieses Kapitel wurde unter Mitwirkung von Mark Davies, Birmingham, gründlich überarbeitet, die radiologischen Grundlagen der Tumordiagnostik erweitert. Die WHO-Klassifikation bildet jetzt den Leitfaden bei der Darstellung der einzelnen Tumorentitäten. Die Tumoren der Gelenke finden sich in Kap. 9.6.

4 Hämatologische Erkrankungen
[Vande Berg]

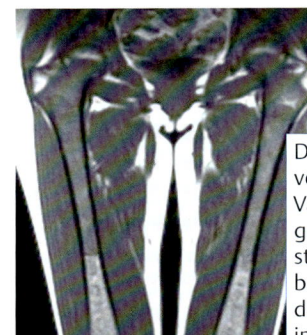

Das Kapitel wurde völlig neu von Bruno Vande Berg, Brüssel, gestaltet. Die MRT steht in der bildgebenden Diagnostik des Knochenmarks im Vordergrund.

5 Ischämische Knochenerkrankungen

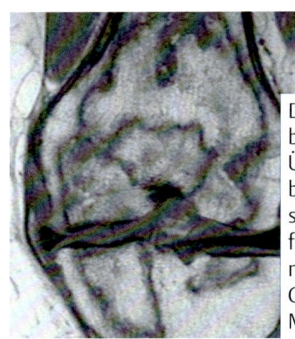

Die Kap. 5.1 bis 5.3 basieren auf neuen Überlegungen und betonen den Unterschied zwischen Infarkt und der prognostisch ungünstigen Osteonekrose. Der Morbus Perthes wurde neu bearbeitet.

6 Metabolische, hormonelle und toxisch bedingte Osteopathien

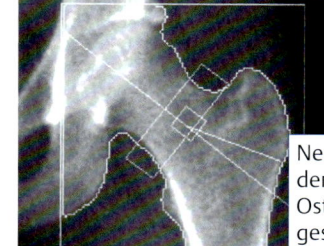

Neu und gekürzt werden die systemischen Osteopathien dargestellt. Der Schwerpunkt liegt auf der Osteoporose.

Wolfgang Michl hat die Aufgabe gemeistert, das „schwierige" Kapitel der Skelett- und Gelenkentwicklungsstörungen kurz und systematisch und doch gleichzeitig inhaltsreich darzustellen.

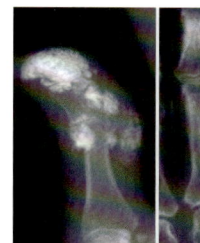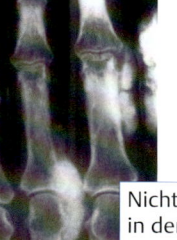

Nicht alle Aspekte, die in der bildgebenden Diagnostik von Bedeutung sind, lassen sich unter große Überschriften subsummieren. Dieses Kapitel fasst viele, auch neue, Themen zusammen.

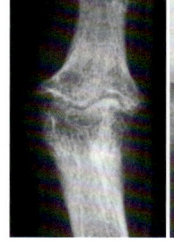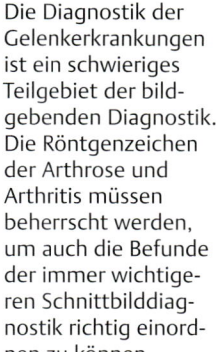

Die Diagnostik der Gelenkerkrankungen ist ein schwieriges Teilgebiet der bildgebenden Diagnostik. Die Röntgenzeichen der Arthrose und Arthritis müssen beherrscht werden, um auch die Befunde der immer wichtigeren Schnittbilddiagnostik richtig einordnen zu können.

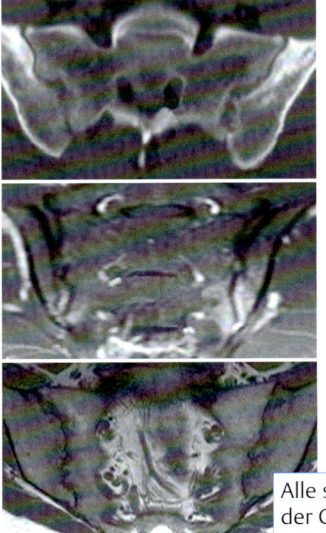

Alle speziellen Kapitel der Gelenkdiagnostik erfuhren eine Neukonzeption. Die bildgebenden Befunde der Gelenkprothetik wurden von Karl Zweymüller unter besonderer Berücksichtigung klinischer Gesichtspunkte dargestellt.

10 Interventionen an Knochen, Weichteilen und Gelenken

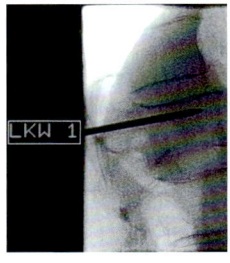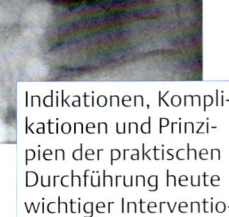

Indikationen, Komplikationen und Prinzipien der praktischen Durchführung heute wichtiger Interventionen an Knochen, Gelenken und Weichteilen sind Gegenstand dieses neuen Kapitels.

*Die 2. Auflage dieses Buches
ist Dr. Peter Winter (1939 – 2005) gewidmet.
Er war Freund, Kollege in der Radiologie
des Krankenhauses St. Georg Hamburg
und Übersetzer der 1. deutschen Auflage
in die englische Sprache.*

1 Traumatologie

Traumatologie im weiten Sinn muss als Schädigung des menschlichen Körpers, speziell der Zelle, verstanden werden. Das auslösende Agens kann physikalischer Natur sein (mechanisches Trauma, Temperaturveränderungen, Strahlung) bzw. chemischer oder biologischer Natur (Bakterien, Viren etc.). Unabhängig von der Ätiologie sind zwei Folgen auf den Körper zu erwarten:

- ein lokaler Effekt am Ort des Traumas
- eine allgemeine Wirkung auf den Körper (Schock, Fieber u. a.).

Traumatologie im engen Sinn ist die Lehre von den mechanisch bedingten Verletzungen der Stütz- und Bewegungsorgane, die Inhalt von Kapitel 1 sind. Aus praktischen Gründen sind auch andere ätiologische Formen wie thermische Verletzungen in diesem Kapitel subsumiert.

1.1 Bildgebende Verfahren in der Traumatologie

Röntgens Entdeckung der nach ihm benannten „X-Strahlen" vor über 100 Jahren hat nicht nur die Diagnose von Knochen- und Gelenkverletzungen revolutioniert, sondern vor allem auch deren Therapie. Die überragende Bedeutung der Röntgenstrahlen wird auch in absehbarer Zeit bestehen bleiben. Neue bildgebende Verfahren haben allerdings die Grenzen der Röntgenuntersuchung aufgezeigt, haben die Weichteile (Muskel, Sehnen, Bänder) der Diagnostik zugänglich gemacht und die Klassifikation (und damit die Therapie) einer Vielzahl von Verletzungsarten verbessert.

1.1.1 Röntgenuntersuchung

Röntgenbilder entstehen durch zentral projizierte, von einem Anodenfokus ausgehende Röntgenstrahlen, nachdem diese den Körper durchdrungen haben. Diese Form der Röntgenuntersuchung führt zu einem Summationsbild (im Gegensatz zum „Schnittbild") und wird als Projektionsradiographie bezeichnet.

Röntgenaufnahmen in zwei senkrecht zueinander stehenden Ebenen sind nach der klinischen Befunderhebung der erste und oft auch der einzige Schritt der Diagnostik bei Verdacht auf ein skelettales Trauma. Manche Frakturen (z.B. am Radiusköpfchen) werden erst durch zusätzlich angefertigte Schrägaufnahmen sichtbar (Abb. 1.1). Spezialaufnahmen dienen der übersichtlichen und überlagerungsfreien Darstellung komplexer anatomischer Verhältnisse, etwa an der Handwurzel, an Schulter- und Hüftgelenk.

Röntgenaufnahmen liefern rasch und übersichtlich Informationen zur Diagnose von Frakturen einschließlich der Frage der Gelenkbeteiligung, der Fragmentdislokation und der Achsenfehlstellung. Dies ist auch unter den ungünstigen Bedingungen der Akutversorgung Schwerverletzter möglich. Es muss betont werden, dass die chirurgischen Therapieprinzipien nach wie vor in der Mehrzahl ihre Basis in klinischem Befund und Röntgenmorphologie haben. Nach Osteosynthesen und Reposition von Luxationen oder dislozierten Frakturen sind Röntgenbilder zur Ergebnisdokumentation unverzichtbar. Der Fortschritt der Knochenbruchheilung lässt sich allerdings mit Röntgenbildern nicht immer quantifizieren. Komplikationen im Heilungsprozess wie Infektionen, Reflexdystrophie (Morbus Sudeck) oder insuffiziente Osteosynthesen werden klinisch diagnostiziert; Röntgenaufnahmen dienen der Diagnosesicherung.

Limitationen der Übersichtsaufnahmen ergeben sich in Bereichen komplexer Skelettanatomie, durch Überlagerung von Weichteilen und Darmgasen und in der Beurteilung von Weichteilverletzungen. Pathologische Weichteilzeichen können andererseits als indirekter Hinweis auf eine Knochenläsion dienen.

In den einzelnen Kapiteln der „Speziellen Traumatologie" (Abschnitt 1.7) werden Hinweise auf die Röntgentechnik gegeben. Die Einstelltechnik wird in diesem Buch jedoch *nicht* intensiv abgehandelt.

Auch heute steht weltweit bei der Erstellung der Röntgenaufnahmen die sog. konventionelle Technik im Vordergrund. Konventionell bedeutet, dass mit Film-Folien-Technik gearbeitet wird. Der Vormarsch der Digitaltechnik bei der Projektionsradiographie ist jedoch beeindruckend. Digital (von lat. „digitus", Finger [zum Zählen]) bedeutet, dass die Intensitätsverteilung der Röntgenstrahlung in Form eines Satzes binärer Daten auf einem dafür geeigneten Medium gespeichert wird (Abb. 1.2 a, b). Heute gebräuchliche Verfahren der digitalen Projektionsradiographie in der Traumatologie sind:

- **Bilderverstärkerradiographie:**
  Durchleuchtungsverfahren; wird vor allem im OP zur Dokumentation reponierter oder osteosynthetisch versorgter Frakturen verwendet. Die geringe Ortsauflösung limitiert eine breite Anwendung.
- **Lumineszenzradiographie:**
  Die Technik beruht auf der Nutzung von Speicherleuchtstoffen. Eine röntgenbelichtete Speicherplatte wird dabei mit einem fokussierten Laserstrahl pixelweise stimuliert, das freigesetzte Emissions-

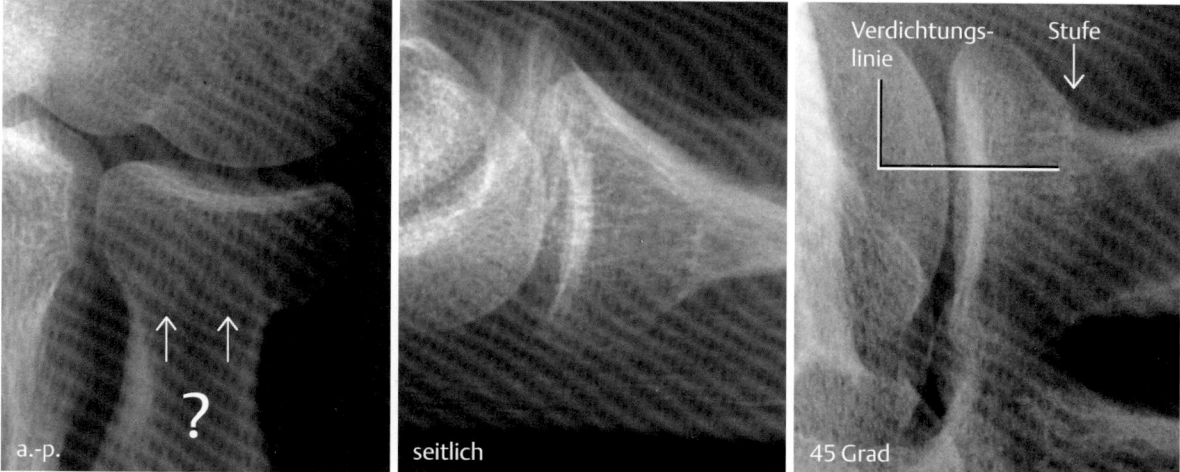

Abb. 1.**1** Wert einer dritten Ebene am Beispiel des Ellenbogens. Erst in der 45°-Schrägprojektion ist die Fraktur an der Basis des Radiusköpfchens eindeutig zu erkennen.

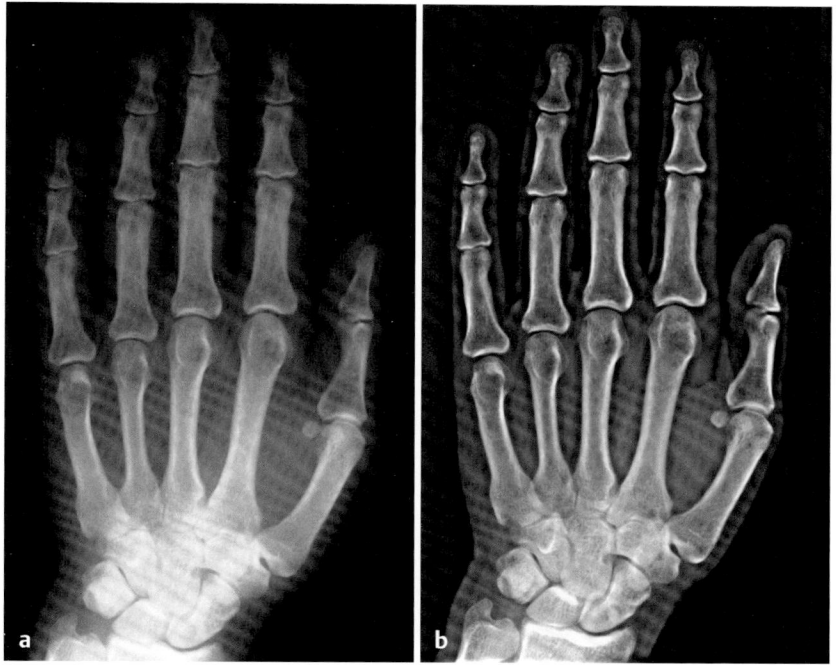

Abb. 1.**2** Unterschiedliche Darstellung einer Digitalaufnahme:
a Der konventionellen Röntgenaufnahme angepasste Darstellung.
b Darstellung mit Kantenanhebung.

licht mittels eines Photomultipliers detektiert und digitalisiert. Die Befundung erfolgt bevorzugt am Monitor, die Bildausgabe auf Papier, Film oder CD.

- **Flachbilddetektorsysteme (Festkörperdetektoren):** Es handelt sich um eine neue Technik, die aufgrund der sofortigen Verfügbarkeit des Röntgenbildes, der großen Bildsignaldynamik und der hohen Sensitivität für Röntgenstrahlen zunehmend in der Klinik Einzug hält. Als Sensoren werden LCDs (liquid crystal displays) verwendet. Diese Technologie basiert auf amorphem Silicium, das Halbleitereigenschaf-

ten aufweist und daher die Herstellung elektrischer Schaltelemente und Photodioden möglich macht, die in einem Pixel zusammengefasst werden. Heute lassen sich diese Pixel zu aktiven Flächen (Matrizen) bis $40 \times 40 \, cm^2$ zusammenfassen. In der Skelettradiologie wird zur Umwandlung der Röntgenstrahlen die indirekte Konversion eingesetzt, bei der zunächst Röntgenstrahlen in Licht und in einem weiteren Prozess das Licht in elektrische Energie umgewandelt wird.

1.1.2 Computertomographie

Die CT generiert überlagerungsfreie „Schnittbilder" und basiert wie die Röntgenuntersuchung auf der Messung von Röntgenstrahlen, die unterschiedlich geschwächt aus dem Körper austreten.

Die CT ist als additives Verfahren zur Projektionsradiographie bei der Evaluation von Knochen-, Gelenk- und Weichteilverletzungen aus der klinischen Routine nicht mehr wegzudenken. Ihre Stärke besteht vor allem in der sehr hohen Ortsauflösung bei mäßigem Weichteilkontrast, der eine Differenzierung von Flüssigkeiten, Fett, Luft, Blut, Kalk und Weichteilen erlaubt. Mit den Datensätzen eines Multidetektor-Spiral-CT bestehen zudem verschiedene Möglichkeiten der Bildberechnung:

- **Multiplanare Rekonstruktionen (MPR) von 2D-Bildern in allen Ebenen**:
  gebräuchliches und einfaches Verfahren, um komplexe Frakturen, zusätzliche Frakturlinien, (Sub-)Luxationen und Absprengungen zu diagnostizieren (Abb. 1.**3 a, b**).
- **Surface-Rendering:**
  3D-Darstellung der CT Daten, bei der die Oberfläche des Skeletts abgebildet wird. Bei Wahl eines geeigneten Schwellenwertes werden Weichteile rechnerisch entfernt, so dass ein Bild der Oberfläche des enthaltenen Skelettabschnitts entsteht (Abb. 1.**4**). Atheromatöse Plaques, Kontrastmittel und Osteosynthesematerial werden allerdings mit dargestellt. Semiautomatisch lassen sich überlagernde Knochen, z. B. der Hüftkopf bei Azetabulumfrakturen oder der Talus bei Kalkaneusfrakturen, subtrahieren. Zur Verbesserung der Plastizität wird eine virtuelle Schatten werfende Lichtquelle simuliert (shaded surface display, SSD).
- **Volume-Rendering:**
  Diese rechnerisch aufwendige 3D-Darstellung klassifiziert jedes Voxel des Datensatzes und liefert durch Erfassung aller Dichtewerte in allen Ebenen ein transparentes 3D-Bild jeder Oberfläche von jedem Blickpunkt aus (Abb. 1.**5 a, b**). Allen Rekonstruktionsverfahren gemeinsam ist die Möglichkeit

der übersichtlichen Darstellung komplexer anatomischer und pathologischer Verhältnisse. Die 3D-Darstellung ermöglicht eine Veranschaulichung der Lokalisation und Ausdehnung von Frakturen, der Form und Position von Fragmenten, des Zustands von Gelenkflächen und erleichtert somit die Interpretation bei komplexen Frakturen. Die Rate nachgewiesener Frakturen wird gegenüber den 2D-Schnittbildern nicht erhöht.

1.1.3 Arthrographie

Die Injektion von iodhaltigen Kontrastmitteln für die CT-Arthrographie oder Gadolinium-basierten NaCl-Mischungen für die MR-Arthrographie haben einen festen Platz in der subtilen Diagnostik von Gelenkverletzungen (Abb. 1.**6 a, b**). Die konventionelle Arthrographie mit durchleuchtungsbasierten Zielaufnahmen hat kaum noch eine Bedeutung. Allerdings bleibt die Durchleuchtung ein unverzichtbarer Bestandteil für die Mehrzahl der CT- und MRT-Arthrographien, da so die Kontrastmittelapplikation einfach und sicher kontrolliert werden kann. Ein klinisch-palpatorischer Zugang zum Gelenk (am Kniegelenk) oder eine sonographische Steuerung (z. B. an der Hüfte) sind Alternativen zur Durchleuchtung.

Die Indikationen zur CT- und MR-Arthrographie unterliegen einem ständigen Fluss, abhängig von den Anforderungen des Klinikers, der Expertise des Radiologen und nicht zuletzt der Verfügbarkeit der Untersuchungsmodalitäten.

Die Schulter- und Handgelenkarthrographie (kombiniert mit CT oder MRT) stehen im Vordergrund. Auf einzelne Indikationen wird im Abschnitt 1.7, „Spezielle Traumatologie", eingegangen.

Tabelle 1.**1** Indikationen für die CT in der Skelett- und Gelenktraumatologie (Übersicht)

Indikationen	Fragestellung
Jede schwere Gesichtsschädelverletzung	exakte Bestimmung der Frakturlokalisationen und -dislokationen
Jede schwere Wirbelsäulenverletzung	Stabilität, intraspinales Fragment, paravertebrale/intraspinale Blutung, traumatischer Diskusprolaps, Frakturen des okzipitozervikalen Übergangs
Becken- und Hüftgelenkfrakturen	Frakturen des hinteren Beckenrings, Azetabulumfraktur, intraartikuläres Fragment, Ausmaß und Art der Fragmentdislokation, Weichteilläsionen (Harnblase, Gefäße)
Handgelenktrauma	unklares Verletzungsausmaß, radioulnare/karpale Luxation, Rotationsfehler
Kalkaneusfrakturen	Fragmentdislokation, Beteiligung der Gelenkflächen

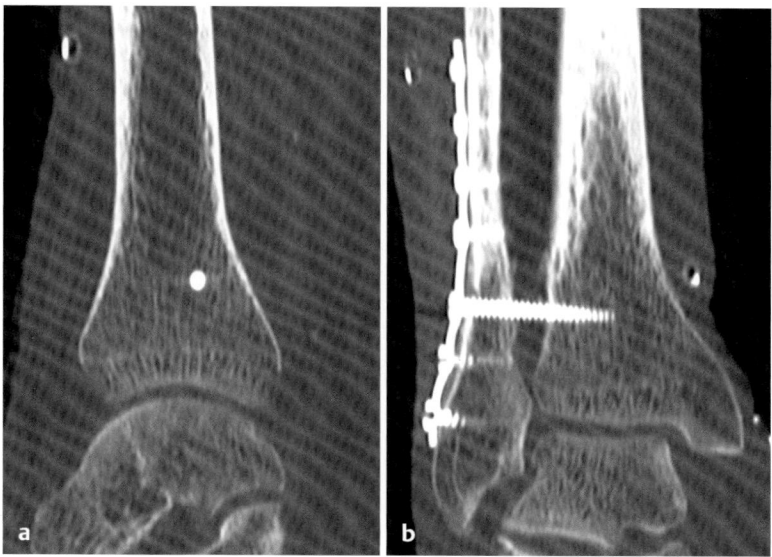

Abb. 1.**3** Multiplanare Rekonstruktionen in sagittaler (**a**) und koronarer (**b**) Ebene, gewonnen aus einem Spiral-CT-Rohdatensatz. Nur minimale Metallartefakte durch die Schrauben.

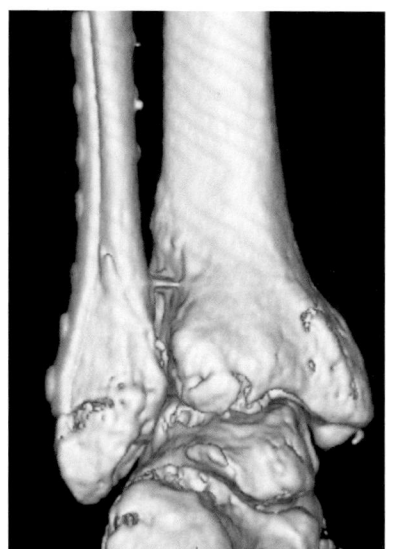

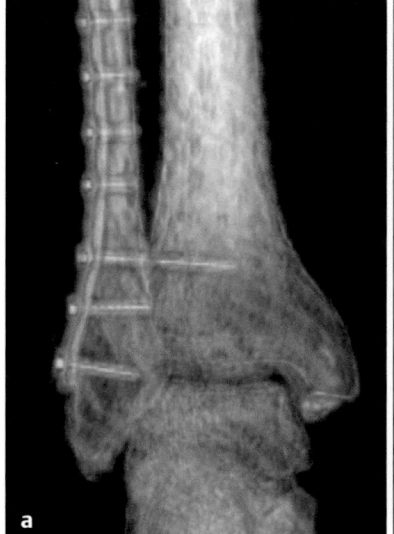

Abb. 1.**4** 3D-Darstellung der Knochenoberfläche mit „surface rendering" als SSD (shaded surface display), gleiches Sprunggelenk wie Abb. 1.**3**.

Abb. 1.**5** 3D-Darstellung mittels „volume rendering" mit hoher Transparenz (**a**). Durch Reduktion der Transparenz wird nur noch die Knochenoberfläche dargestellt und das Bild gleicht der SSD (**b**; vgl. Abb. 1.**4**).

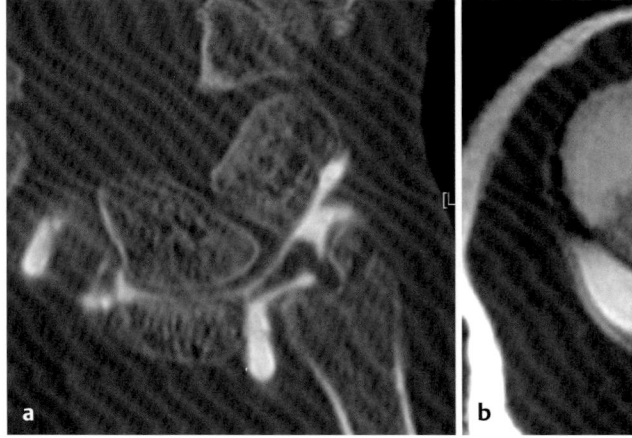

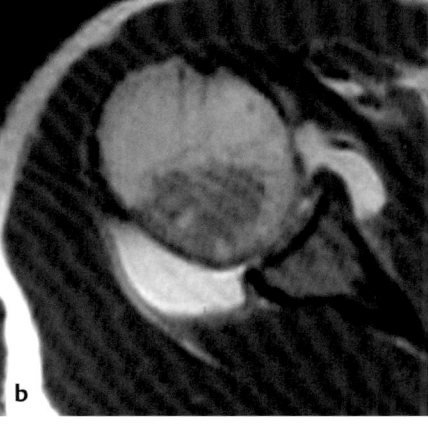

Abb. 1.**6** Beispiele für die Anwendung der Arthrographie.
a CT-Arthrographie des Handgelenks zur Beurteilung des TFCC.
b MR-Arthrographie an der Schulter zur Beurteilung des Labrum glenoidale.

1.1.4 Sonographie

Die Sonographie ist ein Diagnostikverfahren, das erfolgreich im Bereich der Traumatologie eingesetzt werden kann. Methodische Vorteile sind die weite Verbreitung und die fehlende Strahlenexposition. Zwei weitere große Vorteile verdienen besonders hervorgehoben zu werden:

- Die Sonographie produziert nicht nur ein statisches Bild, sondern stellt auch Bewegungsabläufe dar.
- Durch den direkten Patienten-Untersucher-Kontakt kann die Untersuchung auf den klinisch vordergründigen Schmerzpunkt fokussiert werden.

Die Sonographie ist ein Schnittbildverfahren, das die Wechselwirkung des menschlichen Körpers mit Ultraschallwellen ausnutzt. Grundprinzip ist die Reflexion der abgestrahlten Schallwellen vom untersuchten Objekt. Die empfangenen Echosignale sind jedoch zusätzlich zur Reflexion von physikalischen Effekten wie Absorption, Streuung, Beugung und Brechung abhängig.

Ultraschallanatomie normaler Elemente des Stütz- und Bewegungsapparates

Die Echogenität von Geweben variiert abhängig von der Frequenz der eingestrahlten Ultraschallwelle. Die angegebenen Gewebecharakteristika gelten für den Bereich von 5 – 10 MHz.

Sehnen. Dicht gepackte, parallel longitudinal angeordnete Kollagenfaserbündel zeigen ein starkes Echo, sind echoreich. Die Dicke der Sehne ist sehr konstant und die Konturen der Sehne sind glatt. Die innere Textur ist durch ein feines, „fibrilläres" Muster gekennzeichnet. Besonders an der Achillessehne ist die Berandung der Sehne als ein echoreiches, glatt begrenztes Echoband zu sehen, das als Reflexion am Peritendineum aufgefasst wird (Abb. 1.7 u. 1.9). Werden die Schallwellen schräg (in einem Winkel von etwa 10 – 20°) statt senkrecht auf die Sehne eingestrahlt, kommt es zur Reduktion der Echogenität (Anisotropie, Phänomen der Reflexumkehr; Abb. 1.8). Da pathologische Befunde am muskuloskelettalen System häufig echoarm zur Darstellung kommen (nicht nur an der Sehne), besteht dann die Möglichkeit der Fehlinterpretation. Dies gilt sowohl für die Längs- als auch die Querdarstellung von Sehnen.

Bänder. Sehnen und Bänder sind sonographisch in aller Regel vergleichbar darzustellen (Abb. 1.10). Das Phänomen der Anisotropie gilt gleichermaßen. Liegen mehrere Bänder übereinander, sind diese zumeist voneinander abzugrenzen, z. B. die Bänder medialseitig am Knie.

Muskelgewebe. Muskelgewebe ist echoarm, durchsetzt von linien- oder punktförmigen echoreichen Strukturen. Große Muskelbündel sind von echoreichen Septen und Faszien umgeben und eindeutig zu identifizieren.

Für die Darstellung der Muskulatur in Längsrichtung ist die „Fiederung" durch das parallel verlaufende Epi- und Perimysium charakteristisch. Im Querverlauf führt dies zur „Tüpfelung" des Muskelbildes (Abb. 1.11 a, b).

Fettgewebe. Die Echogenität von Fettgewebe ist ausgesprochen variabel und hängt sowohl von der Größe der Fettzellen als auch von der Menge der bindegewebigen Einsprengungen ab. „Homogenes" Fett hat wenig Grenzflächen und ist deshalb echoarm (Abb. 1.9). Sind die Fettzellen klein und ist der Anteil der bindegewebigen Elemente groß, so wird „Fettgewebe" echoreich (Abb. 1.10).

Faserknorpel. Dieser Knorpeltyp, z. B. im Meniskus, spiegelt sich sonographisch als sehr homogene Struktur mittlerer Echogenität wider, die gut gegenüber

Tabelle 1.2 Klassische Indikationen der Sonographie in der Diagnostik von Knochen-, Gelenk- und Weichteilverletzungen

Körperregion	Indikationen
Schultergelenk	Rotatorenmanschetten-Ruptur, Ruptur und Subluxation der Bizepssehnen, Hill-Sachs-Läsion, Abrissfraktur, Gelenkerguss, Verletzung des Akromioklavikulargelenks
Ellenbogen-, Hand-, Fußgelenke	Achillessehnenruptur, Gelenkerguss, Ruptur der distalen Trizeps- und Bizepssehne, Abrissfrakturen
Hüftgelenk	Gelenkerguss, Abrissfrakturen, Epiphyseolysis capitis femoris
Kniegelenk	Quadrizeps- und Patellarsehnenruptur, Ruptur der Kollateralbänder, Gelenkerguss, Poplitealzyste
Weichteile	Muskel(faser)riss, Hämatom, Fremdkörperlokalisation
Rippen, Sternum	röntgenologisch okkulte Frakturen

dem (echofreien) hyalinen Knorpel abzugrenzen ist (Abb. 1.10). Die Gelenkkapsel, ligamentäre Strukturen und Fettgewebe sind demgegenüber schwieriger vom Faserknorpel zu trennen.

Hyaliner Knorpel. Bei Kindern und jungen Erwachsenen erscheint hyaliner Knorpel echofrei bis stark echoarm (Abb. 1.10).

Knochen. Die Oberfläche des Knochens ist echoreich. Durch vollständige Reflexion der Schallwellen kommt es hinter dem Knochen zur Totalauslöschung der Schallenergie. Voraussetzung für den kräftigen, echodichten Reflex des Knochen-Weichteil-Übergangs ist die senkrechte Projektion der Ultraschallwelle. Bei ungünstigem Einstrahlwinkel kann sich die Knochenoberfläche unscharf oder unterbrochen darstellen und damit einen pathologischen Befund vortäuschen.

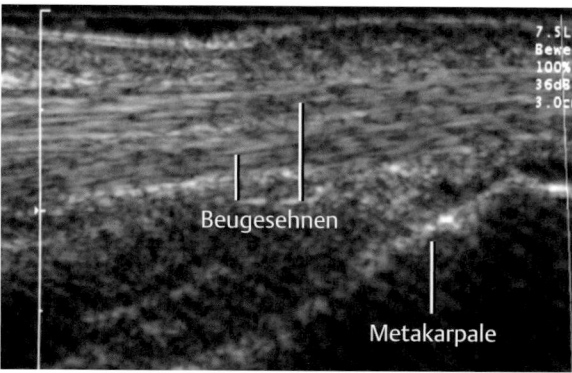

Abb. 1.7 Sehnenlängsschnitt an der Mittelhand. Typische fibrilläre, echoreiche Abbildung der Sehnen.

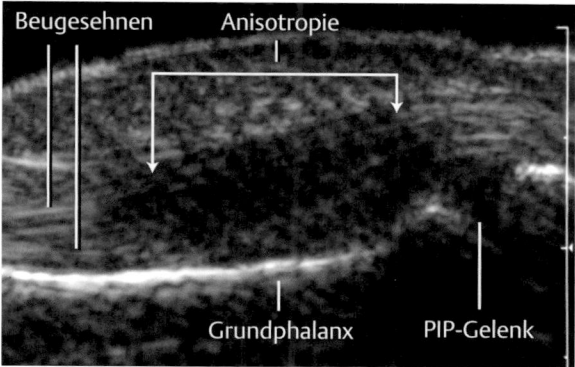

Abb. 1.8 Sehnenlängsschnitt auf Höhe der Grundphalanx. Aufgrund der Anisotropie bei etwa 10–20° echoarmes Sehnensegment.

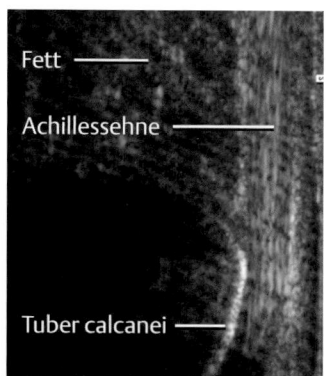

Abb. 1.9 Längsschnitt der Achillessehne.

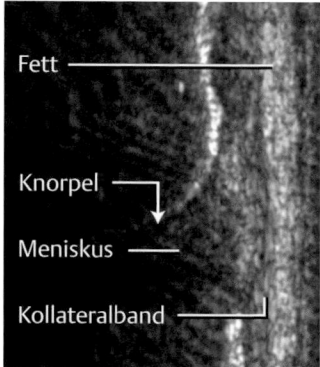

Abb. 1.10 Medialer Kniegelenkspalt mit echoreicher Darstellung des faserknorpeligen Innenmeniskus, echoarmer Darstellung des hyalinen Knorpels und Abgrenzbarkeit des echoreichen Längsbandes.

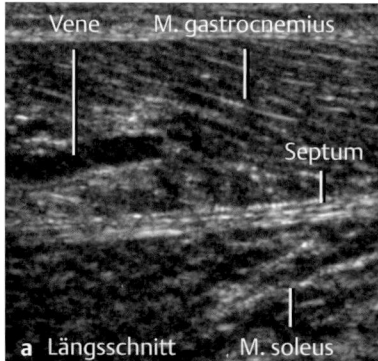
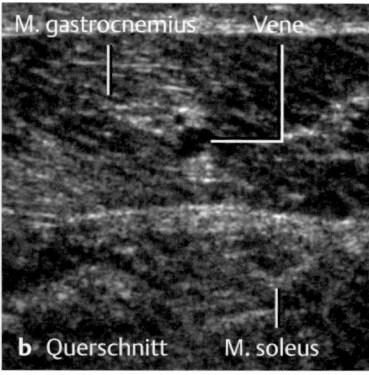

Abb. 1.11 Unterschiedliche Textur der Muskulatur im Längs- (**a**) und Querschnitt (**b**).

1.1.5   Magnetresonanztomographie

Die MRT bildet die Antwort des Körpers auf einge-
strahlte Energie in Form von elektromagnetischen
Wellen im Radiofrequenzbereich ab und basiert vor allem auf Parametern wie Dichte und Relaxationsver-
halten von Protonen. Sie erlaubt eine sehr kontrastrei-
che Darstellung des Binde- und Stützgewebes.

Pulssequenzen und ihre Kontraste

Das MR-Signal sowie die Kontraste zwischen den Geweben werden in starkem Maße von der zeitlichen
Abfolge der RF-Pulse, d. h. von der Pulssequenz, beeinflusst. Abhängig von der Wiederholrate und -zeit der
eingestrahlten Pulse, der Zeit und Dauer des ausgele-
senen „Echos" aus dem Körper wird mithilfe der verschiedenen Sequenzen versucht, die Charakteristika
der einzelnen Gewebearten herauszuarbeiten (Tabelle
1.**3**). Die gewebespezifischen Parameter sind die T1-
Zeit, die T2-Zeit, die Protonendichte und die Flussge-
schwindigkeit. Die MR-Diagnostik versucht deshalb,
die Pulssequenzen in aller Regel so zu gestalten, dass
die oben genannten Parameter ihren Niederschlag im
Bild finden.

- Die Kontraste eines T1-gewichteten Bildes basieren
  auf den unterschiedlichen T1-Relaxationszeitkons-
  tanten der verschiedenen Gewebearten.
- Die Kontraste eines T2-gewichteten Bildes basieren
  vorwiegend auf unterschiedlichen T2-Zeitkonstan-
  ten der verschiedenen Gewebetypen.
- Eine Vielzahl von Sequenzen basieren vornehmlich
  auf der unterschiedlichen Dichte der Protonen.

Dabei ist hervorzuheben, dass in der klinischen Routine keine „reinen" T1-, T2- oder Protonendichtebilder
erzeugt werden. Alle Bilder stellen eine Mischung der
verschiedenen Parameter dar, allerdings in entsprechender „Gewichtung".

In der Traumatologie wichtige Pulssequenzen sind
(Abb. 1.**12** bis 1.**14**):

- **Spin-Echo-(SE-)Sequenz:** Das helle Fettsignal dominiert. Gute Darstellung der Anatomie.
- **STIR-Sequenz** (Short Tau Inversion Recovery): Das
  Fettsignal wird unterdrückt. Gewebe mit langer
  T1- und T2-Zeit (z. B. Wasser, Ödem) liefern ein helles Signal. Die STIR-Sequenz ist als Suchsequenz
  sehr geeignet, da sie eine extrem hohe Kontrast-
  empfindlichkeit aufweist.
- **Gradienten-Echo-(GE-)Sequenz:** Kaum mehr über-
  schaubare Anzahl spezieller 2D- und 3D-Sequen-
  zen. Die GE-Sequenzen werden insbesondere zur
  Knorpeldarstellung herangezogen (Abb. 1.**15**).

Durch Kontrastmittel (Gadolinium-Verbindungen)
lassen sich die Relaxationszeiten (insbesondere T1)
verkürzen, wodurch die Gewebesignale verändert
werden. Häufig ist die i. v. Applikation von Kontrastmittel bei gleichzeitiger Verwendung einer T1-ge-
wichteten SE-Sequenz („T1 SE") mit Unterdrückung
des Fettsignals („FatSat" oder „FS"). Es entstehen ähnliche Bilder wie bei der STIR-Sequenz, aber teilweise
mit anderen Signalcharakteristika.

Die MRT erfasst effektiv traumabedingte Veränderungen des Skeletts und der peripheren Weichteile
(z. B. Hämatome, Muskelrisse) sowie traumatologische Veränderungen an den Bändern.

Hauptindikation der MRT in der Traumatologie
sind die Diagnostik des akuten Gelenktraumas sowie
die Abklärung komplexer posttraumatischer Zustände
wie Osteonekrosen oder Infektionen.

1.1.6   Szintigraphie

Zur Skelettszintigraphie werden $^{99\,m}$Technetium-mar-
kierte Phosphatkomplexe eingesetzt. Der Einsatz dieser Methode reduziert sich heute bei traumatologischen Fragestellungen auf das Screening von frischen
und alten Frakturen bei Verdacht auf Kindesmisshandlung (Battered-Child-Syndrom, Abschnitt 1.8.2).

Literatur

Bohndorf K, Kilcoyne RF. Traumatic injuries: imaging of
   peripheral musculoskeletal injuries. Eur Radiol 2002; 12:
   1605 – 16.
Grampp S, Imhof H. Digitale Röntgenaufnahmen mit Flach-
   bilddetektorsystemen und Lasertechnologie. Radiologe
   2003; 43: 339–89.
Pretorius ES, Fishman EK. Volume rendered three-dimensional spiral CT: musculoskeletal applications. Radiographics
   1999; 19: 1143 – 60.
Strotzer M. Digital radiography with flat panel detectors: The
   missing link. Eur Radiol 2002; 12: 1603 – 4.

Tabelle 1.**3** MRT in der Traumatologie. Gesicherte Indikationen an Skelett, peripheren Weichteilen und Gelenken

Indikationen	Fragestellung
Skelettales Trauma	spongiöse Frakturen; röntgenologisch okkulte Frakturen, Stressfrakturen, Wirbelsäulentrauma mit Verdacht auf Rückenmarkbeteiligung, posttraumatische Osteonekrosen, posttraumatische chronische Osteomyelitis
Gelenktrauma	(osteo)chondrale Frakturen, intraartikuläre Bandläsionen (Kreuzbänder), Meniskusverletzungen, Labrumläsionen (Schulter)
Trauma der peripheren Weichteile	Sehnen- und Muskelverletzungen (Hämatom, Ruptur), ligamentäre Verletzungen (z. B. Schultergelenk), überlastungsbedingte Sehnenschäden

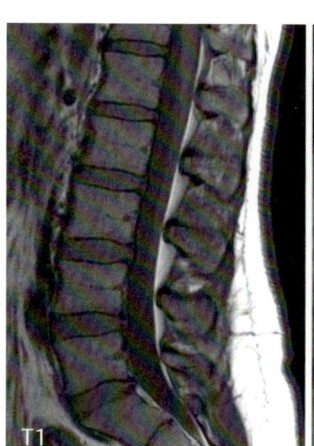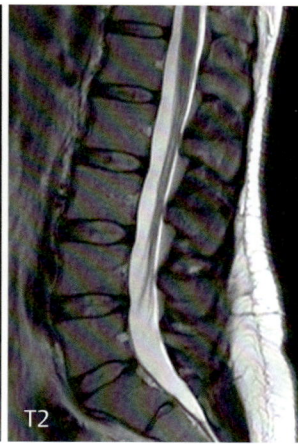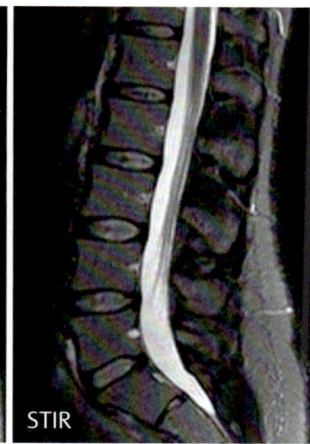

Abb. 1.**12** Vergleich zwischen T1 SE, T2 FSE und STIR an der Wirbelsäule. Beachte das unterdrückte Fettsignal in der STIR-Sequenz.

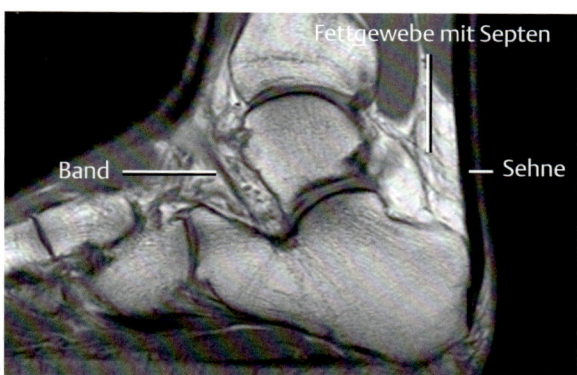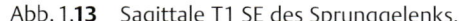

Abb. 1.**13** Sagittale T1 SE des Sprunggelenks.

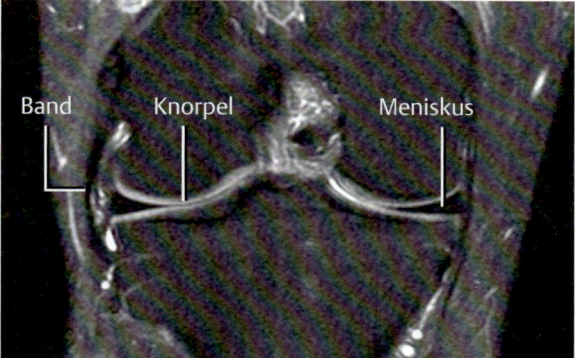

Abb. 1.**14** Koronare PD FatSat des Kniegelenks.

Abb. 1.**15** Axiale T2* GE des Kniegelenks. Ausgezeichnete Darstellung des Knorpels (mit kleinen Defekten).

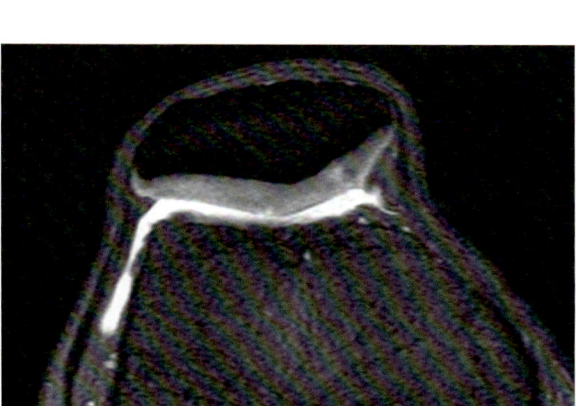

1.2 Frakturen: Definition, Einteilung, Typen

1.2.1 Definition und Einteilung

> Eine **Fraktur** (von lat. „frangere" = brechen) liegt vor, wenn die Kontinuität von Knochensubstanz unterbrochen wurde. Der Begriff gilt unabhängig vom Ausmaß und Ort der Kontinuitätsstörung, d. h. unabhängig davon, ob die Kortikalis oder Spongiosa betroffen sind, ob viele Fragmente oder nur ein inkompletter, haarförmiger Einriss vorliegen. Im täglichen (chirurgischen) Sprachgebrauch wird der Begriff mit röntgenologisch sichtbaren Frakturen gleichgesetzt.

Es gibt durchaus Frakturen die mit den üblichen Projektionen der Röntgenologie nicht fassbar sind, obwohl die CT, die MRT (und bei bestimmten Lokalisationen auch die Sonographie) die Fraktur eindeutig nachweisen. Diese Frakturen werden häufig als „okkult" statt genauer als „röntgenologisch okkult" bezeichnet.

Die geringste Stufe der traumatischen Knochenschädigung ist die rein spongiöse Fraktur. Sie ist nur in der MRT in Form eines „traumatischen Knochenmarködems" (auch „Knochenkontusion" oder „bone bruise") nachweisbar. Diese Läsionen bereiten zwar Schmerzen, in der Regel heilen sie jedoch mit wenig Ruhigstellung gut ab. Sie werden bewusst so vorsichtig bezeichnet, um eine Übertherapie zu vermeiden.

Nach den Entstehungsursachen unterscheidet man traumatische, Ermüdungs- und pathologische Frakturen.

Traumatische Fraktur

Die Be- bzw. Überlastung des Knochens kann direkter (Schlag, Penetrationsverletzungen) oder indirekter Natur sein. Bei den indirekten Belastungen des Knochens wirken Zug-, Kompressions-, Scher- oder Drehkräfte. Alle Frakturen sind entweder „offen" oder „geschlossen". **Offene Frakturen** werden unterteilt in:

- *1.-gradig offen:* kleine Durchspießung durch den Knochen, von innen nach außen
- *2.-gradig offen:* größere Schädigung der Haut, häufig von außen; daher höhere bakterielle Verunreinigung
- *3.-gradig offen:* großer Weichteildefekt (3a), der eventuell eine plastische Versorgung erforderlich macht (3 b) oder mit einer Gefäßverletzung einhergeht (3 c).

Ermüdungsbrüche

Dabei werden *Stressfrakturen* bei rezidivierender Überbeanspruchung von normalem Knochengewebe und sog. *Insuffizienzfrakturen* unterschieden. Bei Letzteren ist der Knochen vorgeschädigt (in der Regel durch eine Osteoporose) und frakturiert bereits bei einem geringen Trauma.

Pathologische Fraktur

Frakturen, die aufgrund einer vorbestehenden *kortikalen* Zerstörung von Knochengewebe schon bei einer inadäquaten Krafteinwirkung auftreten. Sie ist somit eine Sonderform der Insuffizienzfraktur. Häufigste Ursache sind Knochenzysten, Metastasen und das Plasmozytom.

Frakturtypen

Die Morphologie der Frakturen reflektiert Richtung, Art und Ausmaß der einwirkenden Kräfte. Eine praktisch orientierte Einteilung der Frakturtypen gibt Abb. 1.**19**.

Unabhängig vom Frakturtyp müssen noch Frakturen mit gleichzeitiger Luxation oder Subluxation und solche mit Gelenkbeteiligung differenziert werden.

Glossar

Fissur (hairline fracture): Feine Frakturlinie ohne jede Fragmentverschiebung. Sie kann sowohl inkomplett oder komplett (den ganzen Knochen durchquerend) ausgebildet sein.

Multifragmentfraktur (Trümmerfraktur): Fraktur mit mehr als zwei Fragmenten (z. B. ein Biegungskeil). Sog. B-Frakturen (AO-Klassifikation), bei denen die großen Fragmente nach Reposition Kontakt zueinander haben.

Komplexe Multifragmentfraktur: Sog. C-Frakturen (AO-Klassifikation). Auch nach Reposition ist kein Kontakt mehr zwischen den Hauptfragmenten herstellbar.

Impaktionsfraktur: Ein Fragment ist in das andere verkeilt (hineingetrieben), z. B. an der Hüfte.

Impressionsfraktur: Entsteht durch Aufprall einer umschriebenen Masse auf den Knochen (z. B. am Schädel). Auch Absprengungen von Gelenkrändern durch opponierende Knochen sind eine Sonderform der Impressionsfraktur (Abb. 1.**18**).

Kompressionsfraktur (Stauchungsfraktur): Die Begriffe Impaktions-, Impressions- und Kompressionsfraktur sind speziell an der Wirbelsäule kaum voneinander zu trennen (Abb. 1.**16**). Als Kompressionsfraktur wird auch eine Form der Gelenkflächenfraktur bezeichnet.

Avulsionsfraktur: Abrissfrakturen an Sehnen oder Kapselansätzen. Typische Lokalisation: Basis des 5. Os metatarsale, Tuberositas tibiae (Patellarsehne), Oberpol der Patella (Quadrizepssehne), Trochanter minor (Iliopsoassehne), proximale Phalanx des 1. Strahls.

Luxation: Vollständiger Verlust der Kongruenz der artikulierenden Gelenkflächen (Abb. 1.**17**). Eine zusätzliche intra- oder periartikuläre Fraktur kann vorhanden sein. Bei der Subluxation besteht eine Gelenkfehlstellung, die Gelenkflächen haben aber noch miteinander Kontakt.

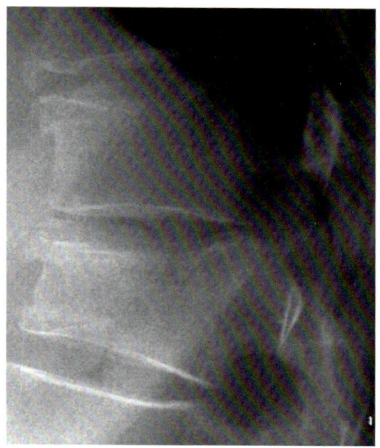

Abb. 1.**16** Kompressionsfraktur.

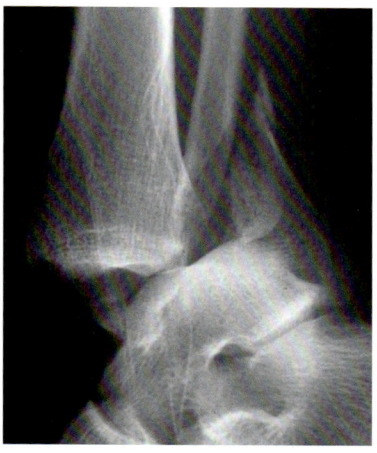

Abb. 1.**17** Luxation mit komplexer Mehrfragmentfraktur (Luxationsfraktur).

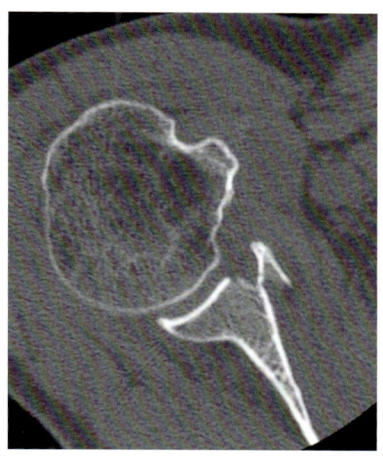

Abb. 1.**18** Absprengung des Glenoidrandes durch opponierenden Humerus (Sonderform der Impressionsfraktur).

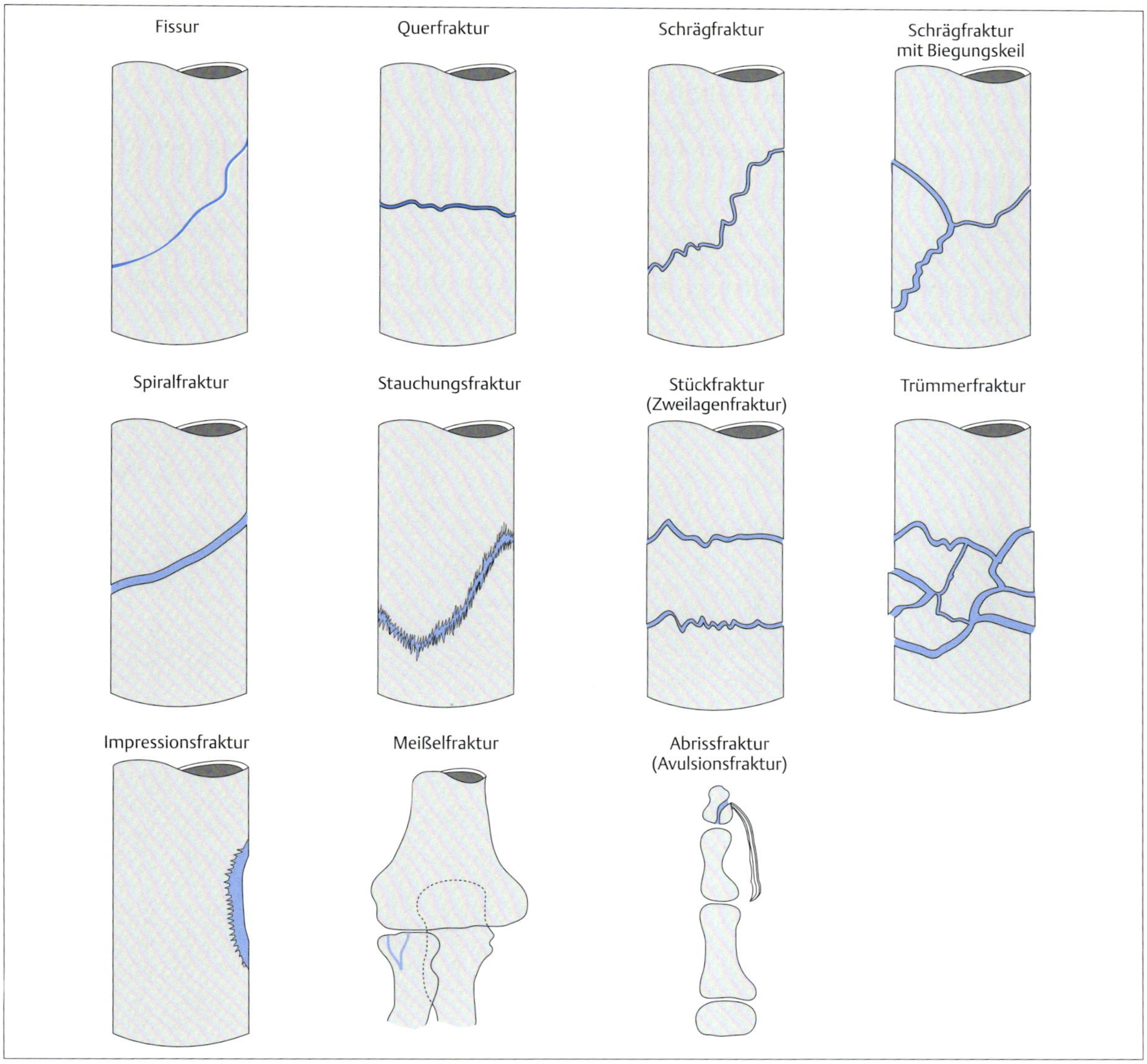

Fissur	Querfraktur	Schrägfraktur	Schrägfraktur mit Biegungskeil
Spiralfraktur	Stauchungsfraktur	Stückfraktur (Zweilagenfraktur)	Trümmerfraktur
Impressionsfraktur	Meißelfraktur	Abrissfraktur (Avulsionsfraktur)	

Abb. 1.**19** Die wichtigsten Frakturtypen.

1.2.2 Besonderheiten im Kindesalter

Der wichtigste anatomische Unterschied zum Erwachsenen betrifft die Wachstumsfuge bzw. die Blutversorgung des Stratum germinativum von der Epiphyse aus. Verletzungen führen zu vorzeitigem Verschluss der Fuge. Das dickere und kräftigere Periost gibt beim Kind Anlass zu unter Umständen sehr ausgeprägtem Kallus.

Die Biomechanik kindlicher Knochen lässt größere Deformierungen zu, bevor es zum vollständigen Schaftbruch kommt. Das starke Periost des Kindes verhindert vielfach eine größere Frakturdislokation. Da die Wachstumsfuge schwächer ist als der artikuläre Bandapparat, treten Epiphysenlösungen häufiger auf als Luxationen.

In physiologischer Hinsicht besitzt das kindliche Skelett die Tendenz zu überschießendem (und korrigierendem) Längenwachstum, die Heilungsgeschwindigkeit ist höher, die Pseudarthrosenbildung stellt eine große Ausnahme dar.

Wulst- oder Torusfraktur. Sie entsteht durch eine Stauchung im Bereich der Metaphyse. Die Kortikalis ist auf einer Seite vorgewölbt. Auf der gegenüberliegenden Seite sind die Veränderungen nicht sichtbar oder sehr diskret (Abb. 1.**21**).

Grünholzfrakturen. Es kommt zur einseitigen Fraktur der Kortikalis und des Periosts (Abb. 1.**22**). Die gegenüberliegende Kortikalis einschließlich des Periostschlauchs ist intakt oder „gewulstet".

„Wachsende Fraktur". Es handelt sich um Frakturen am Schädel in den ersten Lebensjahren. Sie gehen mit einem Durariss einher, es entsteht ein Liquordepot, das zu einer Erweiterung des Frakturspaltes führt (leptomeningeale Zyste).

„Toddler's fracture". Schräg oder spiralig verlaufende Frakturlinien in erster Linie in der Tibia. Dieser Bruch ist nicht disloziert und tritt beim Kleinkind auf, das gerade Gehen gelernt hat.

Avulsionsfraktur. Abrissfraktur einer Apophyse beim Kind (z. B. distaler Humerus, Becken, proximaler Femur).

Verletzungen der Epiphyse und der Wachstumsfuge. Die gebräuchlichste Klassifikation der Verletzungen mit Beteiligung der Wachstumsfuge ist die *Klassifikation nach Salter und Harris* (Abb. 1.**20**):
- Typ I:
  ausschließliche Epiphysenlösung
- Typ II:
  partielle Epiphysenlösung mit metaphysärer Fraktur (Abb. 1.**23 a – c**)
- Typ III:
  epiphysäre Fraktur unter Beteiligung der Wachstumsfuge
- Typ IV:
  Schrägfraktur durch Epi- und Metaphyse
- Typ V:
  partielle Kompression der Wachstumsfuge (Gefahr des vorzeitigen, partiellen Verschlusses der Fuge).

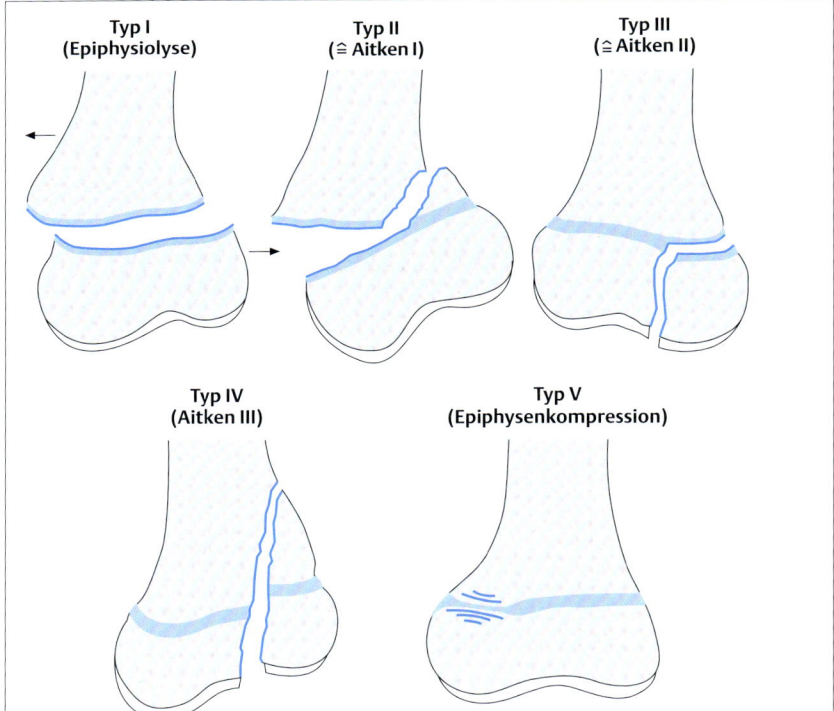

Abb. 1.**20**   Einteilung der Frakturen mit Beteiligung der Wachstumsfuge nach Salter und Harris. Die Typisierung nach Aitken ist in Klammer angegeben.

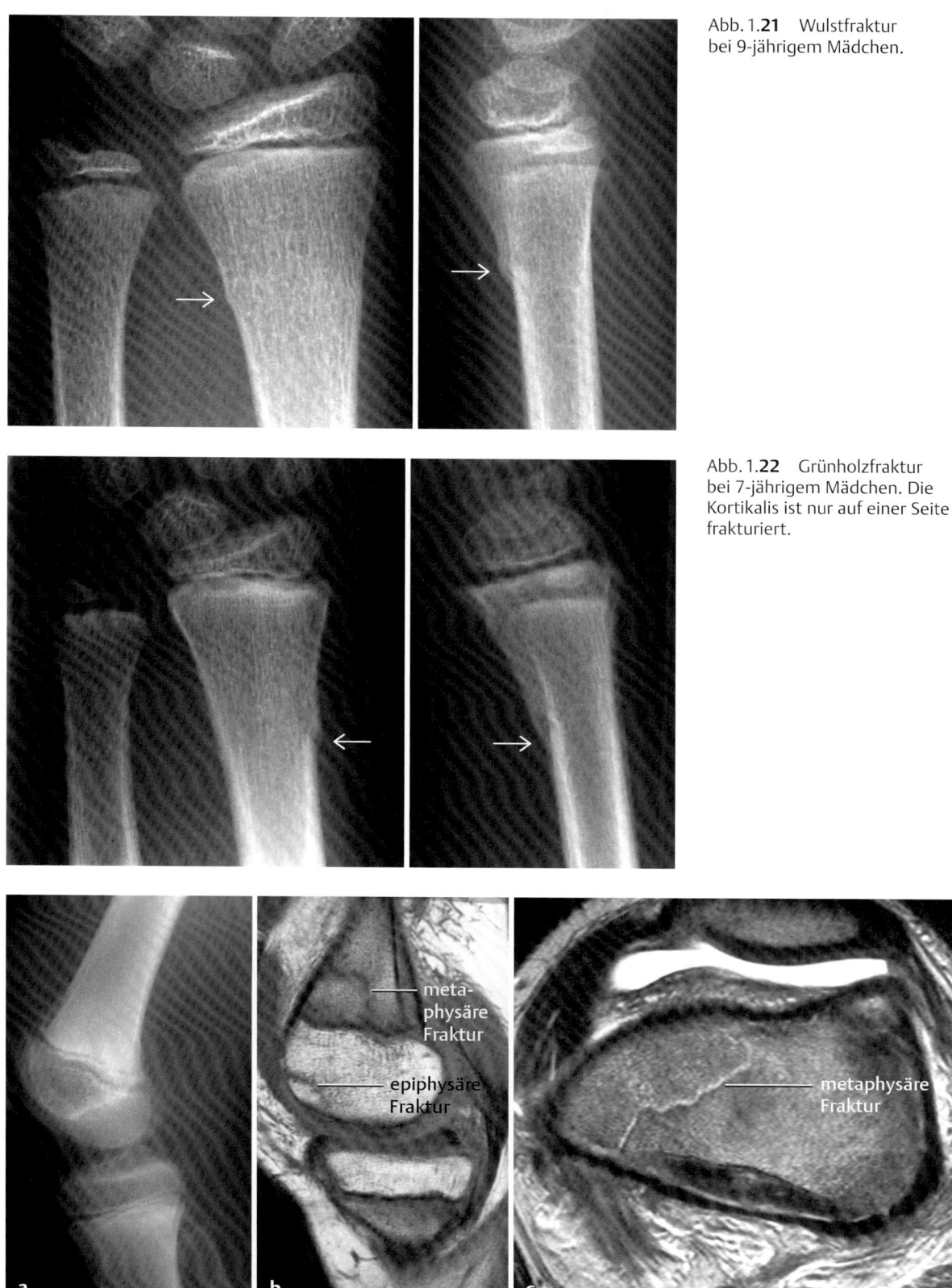

Abb. 1.**21**   Wulstfraktur bei 9-jährigem Mädchen.

Abb. 1.**22**   Grünholzfraktur bei 7-jährigem Mädchen. Die Kortikalis ist nur auf einer Seite frakturiert.

Abb. 1.**23**   Ungewöhnliche Fraktur im Kindesalter: Fraktur durch die Metaphyse bis zur Wachstumsfuge (entspricht Salter-Harris Typ II), zusätzlich subchondrale Fraktur der Epiphyse (Knorpel intakt). **a** Unauffälliges Röntgenbild, **b** T1 SE sagittal, **c** GE-Sequenz axial auf Höhe der Femurmetaphyse.

1.2.3 Frakturen der Gelenkflächen (subchondrale, chondrale, osteochondrale Frakturen)

PATHO Die wichtigen biomechanischen Eigenschaften des hyalinen Knorpels sind Überlastungsschutz, Elastizität, oberflächliche Gleitfähigkeit und Haltbarkeit. Der hyaline Knorpel ist aus verschiedenen Schichten aufgebaut. Die tiefe, kalzifizierte Zone und der subchondrale Knochen sind eng miteinander verzahnt. Eine Absprengung des Knorpels (traumatische Separation) findet zwischen den tief gelegenen, kalzifizierten und den zum Gelenk gelegenen, nichtkalzifizierten Knorpelanteilen statt.

Es ist bekannt, dass es zu Kompressionen und spongiösen Frakturen des subchondralen Knochens kommen kann, ohne dass primär der Knorpel selbst verletzt ist. Dies ist wohl darauf zurückzuführen, dass der Knorpel bei massiven Druckbelastungen elastischer ist als die subchondrale trabekuläre Knochenstruktur. In der Folge können Verletzungen des Knochens sekundär zur Knorpelschädigung führen (nach Wochen und Monaten).

Einteilung der Gelenkflächenfrakturen (Abb. 1.**29**):
- Knochenfrakturen mit intraartikulärer Beteiligung (die Frakturen strahlen senkrecht in die Gelenkfläche ein)
- Frakturen der Gelenkfläche (mehr oder weniger parallel zur Gelenkfläche)
  - subchondrale Fraktur
  - chondrale Fraktur
  - osteochondrale Fraktur.

KLINIK Die klinische Symptomatik ist wenig hinweisend. Ein Hämarthros wird, von der subchondralen Fraktur abgesehen, regelmäßig gefunden. Dies ist jedoch ein unspezifischer Hinweis auf Frakturen der Gelenkflächen.

Abgesprengte chondrale oder osteochondrale Fragmente müssen chirurgisch fixiert werden. Flache, osteochondrale Kompressionsfrakturen der Gelenkfläche werden konservativ behandelt.

Lokalisation. Im Vordergrund stehen oberes Sprunggelenk und Kniegelenk einschließlich Patella. Allerdings sind auch andere Lokalisationen, z. B. am Femurkopf und Humeruskopf, möglich.

! Bei Kindern und Jugendlichen kommen in erster Linie chondrale Frakturen, bei Erwachsenen mehr osteochondrale Frakturen vor.

RÖ Die Suche nach Fragmenten aus der Gelenkfläche ist mit Aufnahmen in zwei Ebenen häufig nicht ausreichend möglich. Schrägaufnahmen (am Knie, Ellenbogen, Finger, Fuß) oder axiale Aufnahmen (Patella) sollten routinemäßig angefertigt werden.

! Die Röntgenuntersuchung hat trotz Aufnahmen in mehr als 2 Ebenen eine relativ hohe Rate falsch negativer Befunde. Am oberen Sprunggelenk ist beispielsweise mit 30% übersehenen Frakturen zu rechnen.

Oberes Sprunggelenk. Laterale osteochondrale Frakturen am Talus haben eine horizontale Ausrichtung und zeigen ein dünnes, kleines, nur selten disloziertes Fragment. An der medialen Talusrolle sind die Läsionen in der Regel tiefer, mehr kraterartig (Abb. 1.**24** u. 1.**25**).

Patella. Voraussetzung zur Diagnose ist die sog. axiale Aufnahme, eventuell in verschiedenen Winkeln. Es zeigen sich kleinere Konturdefekte der Patellagelenkfläche (Abb. 1.**26**).

Femurkondylen. Es finden sich allein oder kombiniert:
- Irregularität der Knochenkontur (undulierend, „gezähnelt", feine Versetzungen)
- lineare Knochenverdichtung des subchondralen Knochens (bedingt durch Fragmentüberlagerung in der Summationsaufnahme)
- Absprengungen mit teilweiser Separation des Fragments (Abb. 1.**27** u. 1.**28**)
- freies Fragment im Gelenk.

Im Wachstumsalter bestehen Verwechslungsmöglichkeiten mit Ossifikationsvarianten der Epiphyse. Auf diese wird in Abschnitt 1.8.1 näher eingegangen.

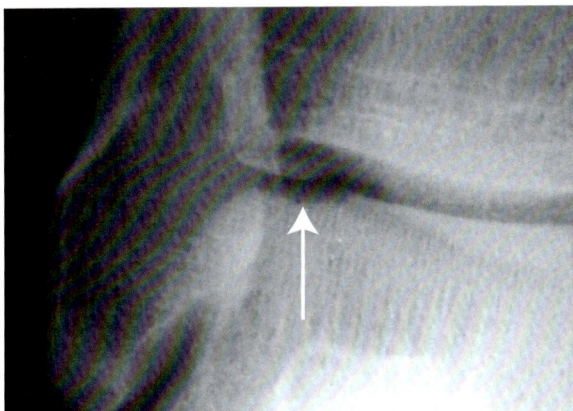

Abb. 1.**24**   Osteochondrale Fraktur der lateralen Talusrolle.

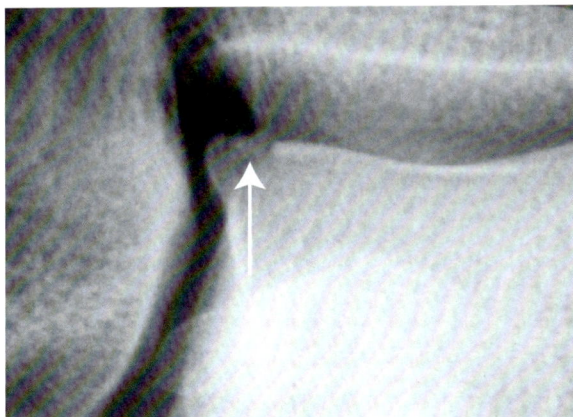

Abb. 1.**25**   Osteochondrale Fraktur der lateralen Talusrolle, nur an einer Konturunregelmäßigkeit und Aufhellung zu erkennen.

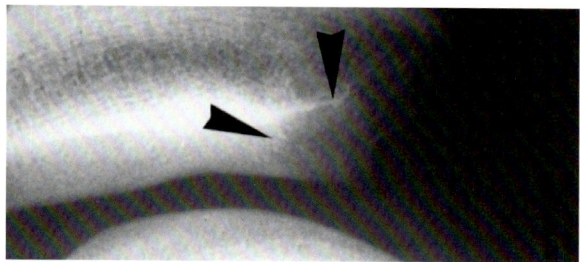

Abb. 1.**26**   Osteochondrale Fraktur der retropatellaren Gelenkfläche.

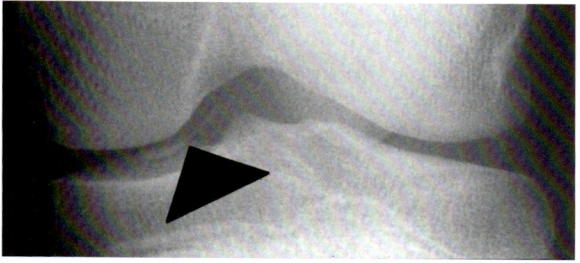

Abb. 1.**27**   Osteochondrale Fraktur am Femurkondylus mit freiem Fragment.

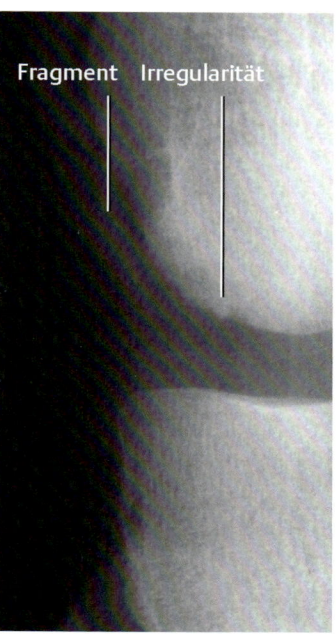

Fragment   Irregularität

Abb. 1.**28**   Osteochondrale Fraktur am lateralen Femurkondylus. Schuppenförmiges knöchernes Fragment, irreguläre Kondylenkontur.

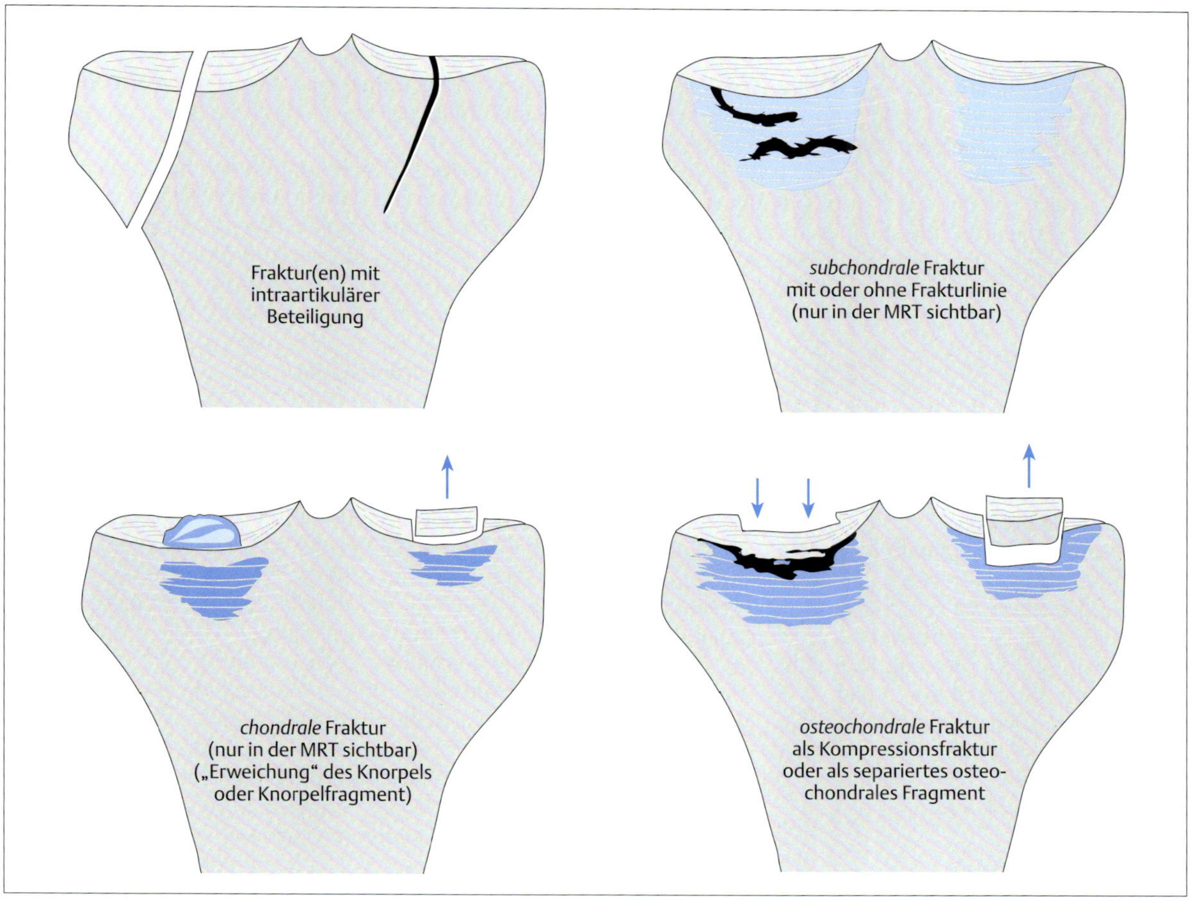

Fraktur(en) mit intraartikulärer Beteiligung

subchondrale Fraktur mit oder ohne Frakturlinie (nur in der MRT sichtbar)

chondrale Fraktur (nur in der MRT sichtbar) („Erweichung" des Knorpels oder Knorpelfragment)

osteochondrale Fraktur als Kompressionsfraktur oder als separiertes osteochondrales Fragment

Abb. 1.**29**   Einteilung der Gelenkflächenfrakturen.

CT Sehr sensitive Methode zur Abklärung einer Knochenfraktur mit Ausdehnung ins Gelenk oder einer **osteo**chondralen Gelenkflächenfraktur. Die Verwendung verschiedener Ebenen und der MS-CT sind vorteilhaft. In einigen Zentren hat sich die CT-Arthrographie als sehr sensitive Methode zur Abklärung feiner chondraler Verletzungen etabliert. Die CT ist die Methode der Wahl bei der Suche nach freien Gelenkkörpern.

MRT Die MRT ist heute die Methode der Wahl zur definitiven Abklärung von Verletzungen der Gelenkfläche mit bildgebenden Methoden.

Hinweise zur Technik: Das Untersuchungsprotokoll sollte aus verschiedenen Sequenzen bestehen. Die Kombination von T1 SE, PD FatSat (TR 2200–3500 ms, TE 20–40 ms) und T2 TSE erlaubt eine subtile Diagnostik auch kleinerer Knorpelläsionen. Die Wahl der Schichtebenen ist abhängig von der Anatomie und der vermuteten Lokalisation der Verletzung. Am Knie sind häufig die äußeren Kurvaturen der Femurkondylen betroffen, d. h. die koronare Ebene ist unerlässlich.

Mit einer subtilen Untersuchungstechnik ermöglicht die MRT die wesentliche Unterscheidung zwischen Verletzungen *mit* Defekten des Knorpels und solchen mit noch normalem Knorpel.

Subchondrale Fraktur (Abb. 1.**30**)

Der Knorpel ist intakt, die Gelenkfläche ist nicht eingesunken. Im T1 SE sowie in STIR oder PD FatSat ist ein Knochenmarködem sichtbar. Lineare Strukturen sind als Frakturlinien zu deuten. Diese Linien können auch fehlen. In diesem Fall sollte man besser von „bone bruise" oder einem traumatischen Knochenmarködem sprechen. Gerade im T1-SE-Bild sind neben flächigen, schlecht sichtbaren Ödemen sehr umschriebene signalarme Areale abgrenzbar, die an eine Nekrose erinnern, aber ebenfalls in aller Regel ausheilen (Abb. 1.**30**).

Chondrale Fraktur (Abb. 1.**31**)

Die Aussprengung des Knorpels ist aufgrund des immer vorhandenen Hämarthros bzw. Ergusses, der einen arthrographischen Effekt erzeugt, leicht zu erkennen. Ein Begleitödem ist unterhalb der Aussprengung im subchondralen Knochen sehr häufig, aber nicht immer zu sehen. Eine Signalalteration mit oder ohne Verdickung des Knorpels kann der einzige Hinweis auf das chondrale Trauma sein. (Der Begriff „Fraktur" verbietet sich hier, besser spricht man von Chondropathie, Abb. 1.**32**.) Bei älteren Menschen und bei Leistungssportlern ist an die Arthrose zu denken, die ebenfalls mit einer Knorpelläsion einhergeht. Die Unterscheidung ist manchmal unmöglich.

Osteochondrale Fraktur (Abb. 1.**33**)

Es kommt zu Einsenkungen der Gelenkfläche mit in der Regel reduzierter Knorpeldicke (Kompressionsfraktur). Ein Begleitödem im Knochen unterhalb der

Fraktur ist fast immer nachzuweisen. Auch die Aussprengung eines Knorpel-/Knochenfragments ist möglich. Gelöste Fragmente werden MR-tomographisch in der Regel entdeckt.

 Beim Kniebinnenschaden des Kindes sind die chondralen und osteochondralen Verletzungen häufiger als Meniskus- oder Kreuzbandverletzungen.

Literatur

Potter HG et al. Magnetic resonance imaging of articular cartilage in the knee. An evaluation with the use of fast-spin-echo imaging. J Bone Joint Surg Am 1998; 80: 1276–84.
Vande Berg BC et al. MR appearance of cartilage defects of the knee: preliminary results of a spiral CT arthrography-guided analysis. Eur Radiol 2004; 14: 208–14.

1.2.4   Ermüdungsfrakturen

Stress ist eine Kraft oder Last, die auf den Knochen einwirkt. Er wird entweder durch muskuläre Tätigkeit oder über das Körpergewicht übertragen. Knochen ist ein dynamisches Gewebe, das Stress zur normalen Entwicklung benötigt. Wird normaler Stress dem Knochen genommen, kommt es automatisch zu einer schnellen osteoklastischen Resorption von Spongiosa und Kortex, zusätzlich wird die osteoplastische Aktivität eingestellt, und eine Inaktivitätsosteoporose ist das Ergebnis.

Wie Stress zu einer Adaptation des Knochens an seine mechanische Funktion führt, ist nicht vollständig geklärt. Es gibt jedoch Hinweise, dass diese Anpassung in erster Linie über *Mikrofrakturen* erfolgt. Allerdings ist eine osteoklastische Resorption zunächst die primäre Antwort auf verstärkten, über das Normale hinausgehenden Stress. Die osteoklastischen Resorptionshöhlen werden danach mit lamellärem Knochen aufgefüllt. Dies ist ein relativ langsamer Prozess (Wochen bis Monate). Folge eines ausgeprägten, über das normale Maß hinausgehenden Stresses ist deswegen zuerst ein Ungleichgewicht zwischen Knochenresorption und Knochenneubildung in den ersten Wochen nach der Einwirkung der Kraft. Aus diesem Grund ist die periostale und endostale Knochenneubildung ein notwendiger, kurzfristiger Reparaturmechanismus, um den temporär geschwächten Knochen, speziell die wichtige Kompakta, abzustützen.

Obwohl diese Mikrofrakturen ein physiologisches Adaptationsphänomen darstellen, werden sie dann pathologisch, wenn die Balance zwischen Mikroschäden und deren Reparaturen nicht mehr gegeben ist. Die Folge sind Ermüdungsbrüche des trabekulären und des kortikalen Knochens.

Die Ermüdungsbrüche werden in Abhängigkeit von der Ausgangssituation des Knochens in zwei Kategorien unterteilt:

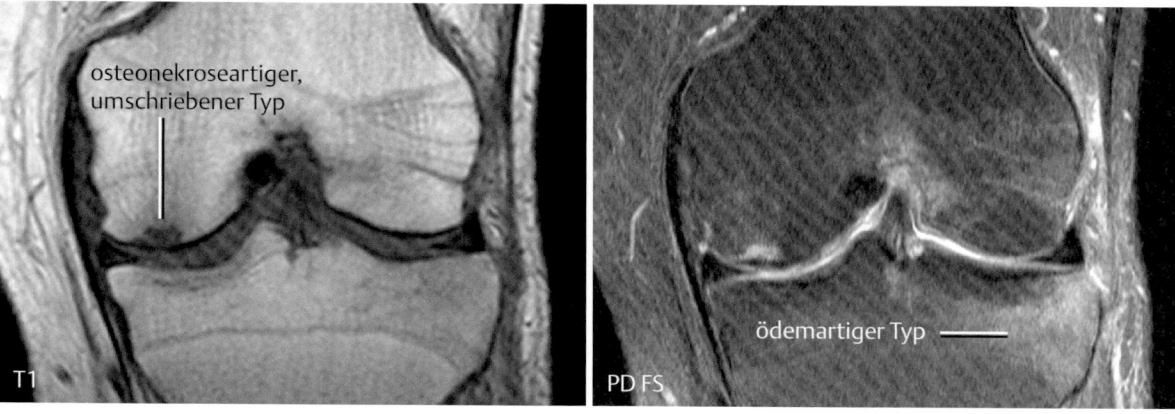

Abb. 1.**30**   Subchondrale Fraktur.

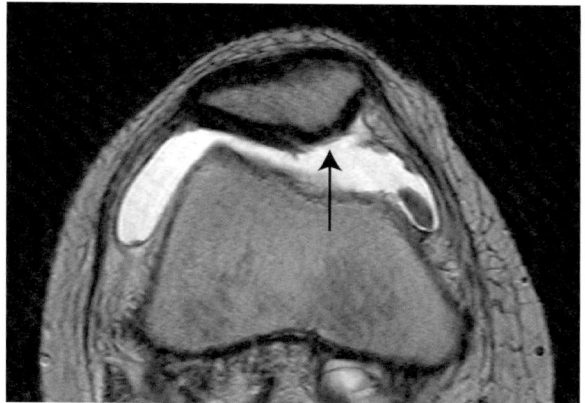

Abb. 1.**31**   Chondrale Fraktur mit freiem Knorpelfragment im Gelenkerguss. T2 FSE.

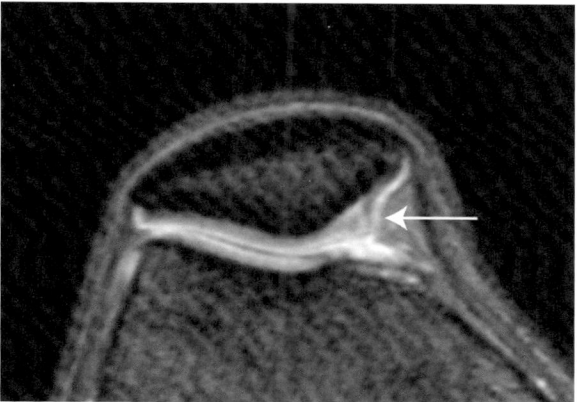

Abb. 1.**32**   Traumatische Chondropathie. Arthroskopisch weicher, „aufgeworfener", verdickter Bezirk. GE-Sequenz.

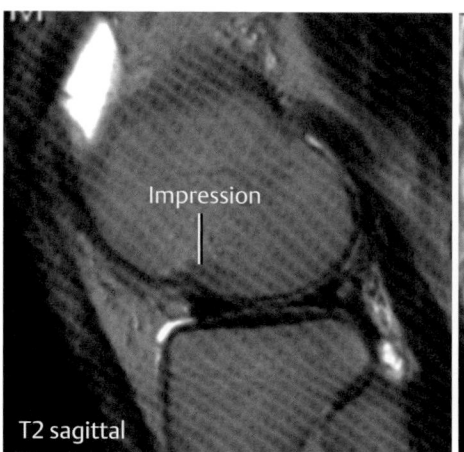

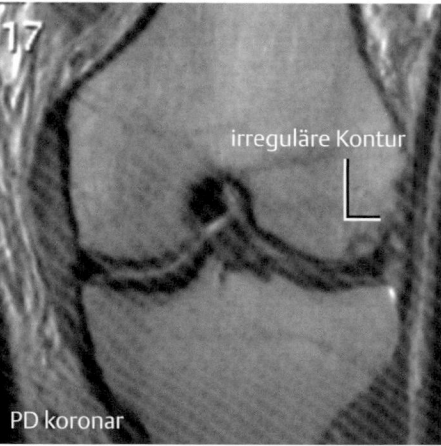

Abb. 1.**33**   Osteochondrale (Impressions-) Fraktur am lateralen Femurkondylus.

- **Stressfrakturen:** Die Knochendichte und Struktur ist bei diesen Patienten normal. Nur im überlasteten Anteil des Knochens kommt es zu einer (reversiblen) Schwächung des Knochens nach dem oben beschriebenen Mechanismus.

! Wird mit bildgebenden Methoden (Rö, CT, MRT) keine Frakturlinie nachgewiesen, spricht man auch von einer Stress*reaktion*.

- **Insuffizienzfrakturen:** Normaler, geringfügig gesteigerter Stress wirkt auf einen Knochen abnormaler Dichte oder Struktur ein. Die pathologische Fraktur ist eine Sonderform der Insuffizienzfraktur. Der Unterschied besteht darin, dass bei der pathologischen Fraktur eine lokale Knochenzerstörung (z. B. durch einen Tumor) vorliegt, bei der Insuffizienzfraktur ist in aller Regel der gesamte Knochen dichtegemindert.

Risikofaktoren und Lokalisation von Stressfrakturen

- Laufen, Marschieren, Tanzen, Tennis, Basketball (Tibia, Femur, Os metatarsale, Fußwurzel)
- Turnen, Gymnastik (Pars interarticularis der lumbalen Wirbelkörper, Abb. 1.**38**)
- Baseball (Olekranon)
- Rudern (Rippen)
- Fußball (Tibia, Os pubis).

Risikofaktoren und Lokalisation von Insuffizienzfrakturen

- Osteoporose bei hohem Alter, Östrogenmangel oder nach Gabe von Steroiden (Ramus pubis [Abb. 1.**35 a – c**], Os sacrum, Tibia, Schenkelhals, Kalkaneus)
- rheumatoide Arthritis (wie oben)
- Osteomalazie, Hyperparathyreoidismus (wie oben).

! Die häufigste Insuffizienzfraktur ist die osteoporotische Wirbelkörper-Kompressionsfraktur.

KLINIK Klinisch imponieren umschriebener Schmerz, Weichteilschwellung mit Überwärmung. Im Bereich des Schenkelhalses und an der Wirbelsäule kann die Ermüdungsfraktur sehr lange asymptomatisch sein.

RÖ Es ist Erfahrungstatsache, dass das Röntgenbild sehr häufig über Wochen ohne pathologischen Befund sein kann.
- Eine lamelläre Periostreaktion ist in der Regel das erste röntgenologische Zeichen.
- Als frühes Zeichen ist im Einzelfall eine geringe Dichteminderung und Unschärfe des Kortex zu entdecken.

- Eine Frakturlinie ist in der Regel nur im Zusammenhang mit einer Periostreaktion erkennbar.
- Unscharf begrenzte Verdichtungslinie im Bereich der Spongiosa und Kortikalis (Spätstadium, Abb. 1.**34**).
- Kräftige Kallusbildung (Spätstadium, Abb. 1.**36**)

NUK Die Knochenszintigraphie mit ^{99m}MDP-Technetium ist zur Detektion von Stress- und Insuffizienzfrakturen bei negativem Röntgenbefund sehr gut geeignet. Ein falsch negativer Befund ist bei Erwachsenen eine Rarität.
Cave! Bei Kindern können physiologische Zonen hoher Aktivität die Entdeckung einer Stressfraktur verhindern.

CT Die CT ist eine gute Methode zur Entdeckung von Frakturlinien (speziell im Os sacrum, in den Tarsal-, aber auch in den Röhrenknochen). Der Nachweis einer Frakturlinie zusammen mit reaktiven sklerotischen Knochenveränderungen erlaubt in der Regel eine spezifische Diagnose.

MRT Die MRT ist eine sehr sensitive Methode zum Nachweis von Stress- und Insuffizienzfrakturen, da diese Befunde mit einem Knochenmarködem einhergehen (Abb. 1.**39**). Sie wird daher alternativ zur Szintigraphie primär eingesetzt. Zur Detektion sind STIR, T1 FSE und PD oder T2 Fat-Sat hilfreich. Nicht immer ist eine Frakturlinie zu erkennen, so dass die Befunde durchaus unspezifisch sind (Differenzialdiagnose: Osteomyelitis). Der Einsatz von Kontrastmittel (Gadolinium) hilft im Einzelfall bei der Detektion der Frakturlinie. Diese bleibt signalarm im Gegensatz zum umgebenden ödematösen Knochenmarkraum (Abb. 1.**37**).
Stressfrakturen können mit einer ausgeprägten Umgebungsreaktion der Weichteile einhergehen.

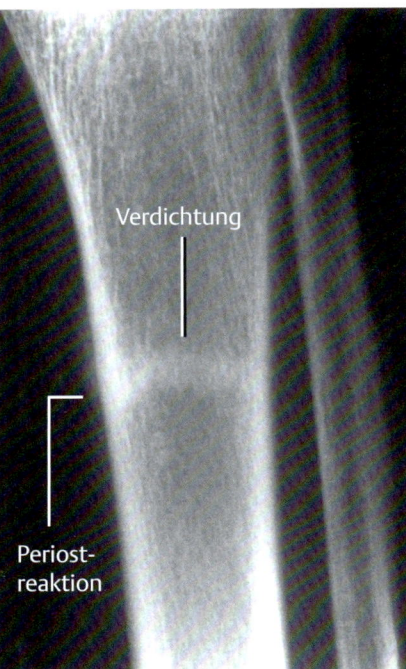

Abb. 1.**34** Stressfraktur bei einem Marathonläufer. Leichte Verdichtung und Periostreaktion erkennbar.

Verdichtung

Periostreaktion

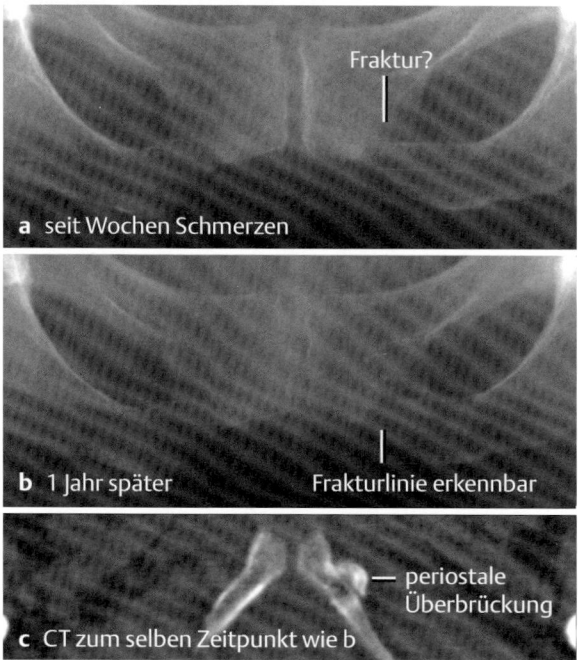

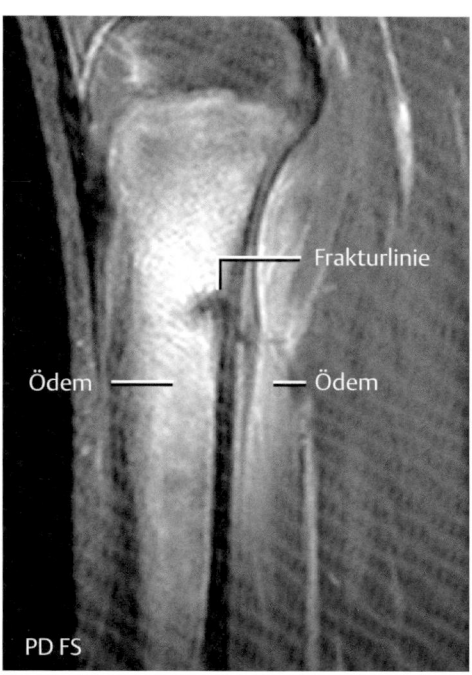

Abb. 1.**35** Entwicklung einer Insuffizienzfraktur bei ausgeprägter Osteoporose.

Abb. 1.**37** Stressfraktur bei 9-jährigem Jungen.

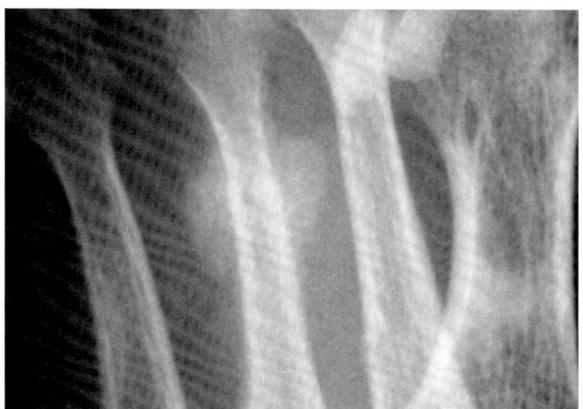

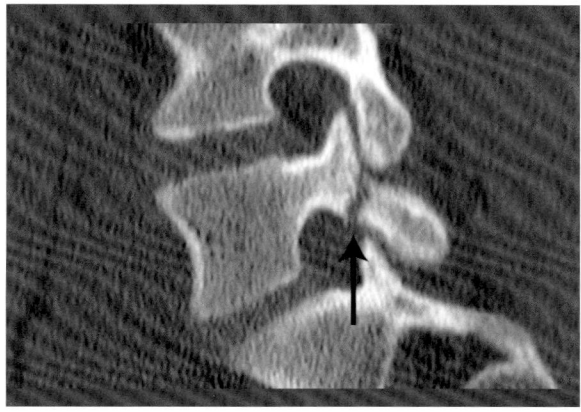

Abb. 1.**36** Insuffizienzfraktur mit intensiver Kallusbildung. Beschwerden seit 3 Jahren, seit 2 Monaten stärker.

Abb. 1.**38** Spondylolyse: Stressfraktur bei einer Leistungsschwimmerin.

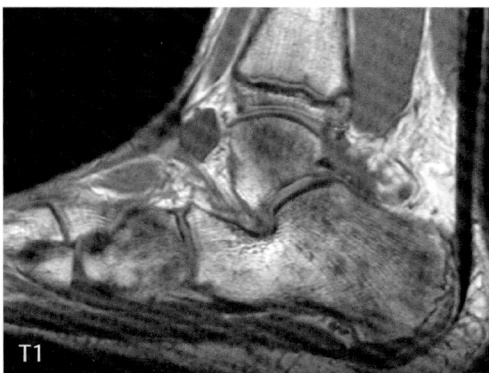

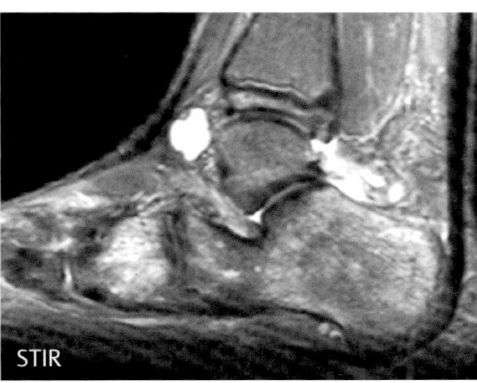

Abb. 1.**39** Stressreaktion am Fuß bei einer 12-jährigen Hockeyspielerin. Nach Entlastung Normalisierung.

DD   **Osteoidosteom.** Bei diesem ist röntgenologisch eine eher rundliche Aufhellung mit einem Sklerosesaum um die Läsion nachzuweisen. Eine lineare Struktur findet sich beim Osteoidosteom nicht.

Andere **Tumoren** sind selten ein differenzialdiagnostisches Problem. Man suche insbesondere nach tumorösen Kortikalisdestruktionen.

Die **Osteomyelitis** (akut, subakut und chronisch) kann ebenfalls zu einer Periostreaktion bis zur diffusen Kortikalisverdickung führen (Abb. 1.40). Die genaue Anamnese (langsamer Beginn, längere Schmerzdauer) spricht meist für einen Ermüdungsbruch. Ausnahmen bestätigen allerdings die Regel.

Beim **diabetischen Fuß** stellt sich bei unklarer Klinik (geschwollener, überwärmter Fuß) häufig die Differenzialdiagnose einer Osteomyelitis versus Insuffizienzfraktur. Das Röntgenbild zeigt eine Osteopenie, die MRT ein diffuses Ödem im Knochen. In aller Regel ist das Ödem als Insuffizienzreaktion zu werten (es sei denn, man sieht eine Frakturlinie, dann Insuffizienzfraktur). Eine Osteomyelitis sollte nur vermutet werden, wenn intraossäre Abszesse und eine eindeutige Kortikalisdestruktion vorliegen.

Bei der MRT ist insbesondere die Differenzialdiagnose zu frischen **Knocheninfarkten**, speziell nach Radiatio im Bereich des Beckens, schwierig. Sie zeigen eine diffuse Kontrastmittelaufnahme bzw. ein diffuses Knochenmarködem. Hier hilft häufig der zusätzliche Einsatz der Computertomographie zur Suche nach Frakturlinien.

Insuffizienzfrakturen und destruierende Arthropathie

Grundlegende histologische Arbeiten von P. Bullough und Mitarbeitern haben den Zusammenhang zwischen Insuffizienzfrakturen gelenkbildender Knochen (Femurkopf, Femurkondylen) und einer destruierenden Arthropathie aufgezeigt. Betroffen sind in erster Linie ältere, übergewichtige Frauen mit manifester Osteoporose. Plötzlich einsetzende Schmerzen und ein normales Röntgenbild sollten klinisch den Verdacht auf eine epiphysäre Insuffizienzfraktur lenken. Entscheidend ist der Einsatz der MRT. Es findet sich ein ausgeprägtes, subchondrales Knochenmarködem. Zusätzlich sind manchmal bandartige Linien (im günstigen Fall) parallel zur Gelenkfläche nachzuweisen (Abb. 1.41).

Die Differenzialdiagnose ist die Arthrose (man findet aber dafür im Röntgenbild keinen Anhalt!) und die Osteonekrose (Abb. 1.42). Bei letzterer Erkrankung dominiert im MRT das subchondrale Fettsignal mit umgebender, zur Gelenkfläche konkav ausgerichteter signalarmer Linie. Die Differenzierung ist ausgesprochen wichtig, da die Diagnose einer Insuffizienzfraktur eine andere Therapie als eine Arthrose oder eine Osteonekrose nach sich zieht. Wird die subchondrale/epiphysäre Insuffizienzfraktur nicht erkannt und nicht konservativ therapiert, kommt es zu einem Einbruch der gelenkbildenden Knochenfläche (destruierende Arthropathie). Dieses Bild ist klinisch und bildgebend kaum von einem fortgeschrittenen Stadium einer Osteonekrose zu trennen.

1.2.5   Pathologische Frakturen

Es handelt sich um eine Sonderform der Insuffizienzfrakturen. Bei nur unwesentlichem Stress oder nur einem geringen Trauma kommt es bei lokal vorgeschädigtem Knochen zu einer Fraktur. Ursache sind meist Knochendestruktionen durch Tumoren oder tumorähnliche Läsionen (Abb. 1.43 u. 1.44).

Die häufigste pathologische Fraktur ist die Fraktur einer juvenilen Knochenzyste oder eines nichtossifizierenden Fibroms. Alle anderen Tumorarten, insbesondere auch Metastasen, können jedoch ebenfalls zu pathologischen Frakturen führen. Knochen bildende primäre und sekundäre Knochentumoren (Osteosarkom, osteoblastische Metastasen) frakturieren dagegen selten.

Literatur

Bono CM. Low-back pain in athletes. J Bone Joint Surg Am 2004; 86 A: 382–96.
Bullough P. Orthopaedic Pathology. 4th ed. Edinburgh: Mosby; 2004.
Spitz DJ, Newberg AH. Imaging of stress fractures in the athlete. Radiol Clin North Am 2002; 40: 313–31.

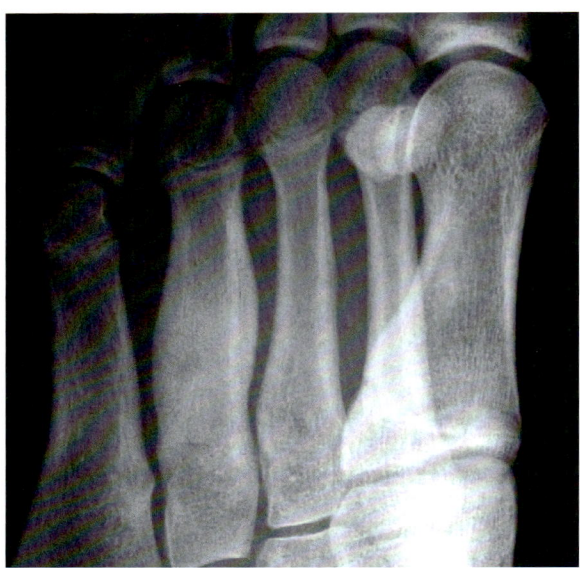

Abb. 1.40 Brodie-Abszess mit kräftiger Periostreaktion. Differenzialdiagnosen wären das Osteoidosteom und eine ältere Stressfraktur.

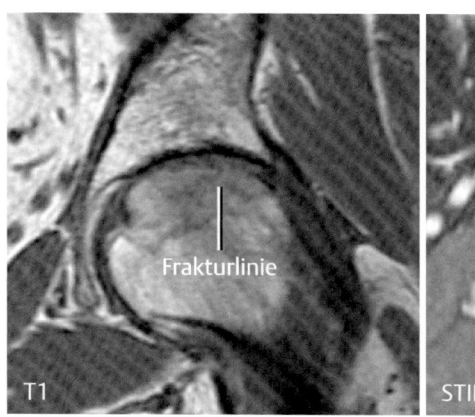 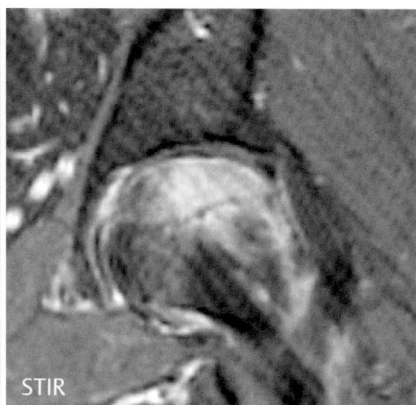

Abb. 1.**41** Subchondrale Insuffizienzfraktur im Hüftkopf. Im typischen Fall verläuft die Frakturlinie parallel zur Gelenkfläche.

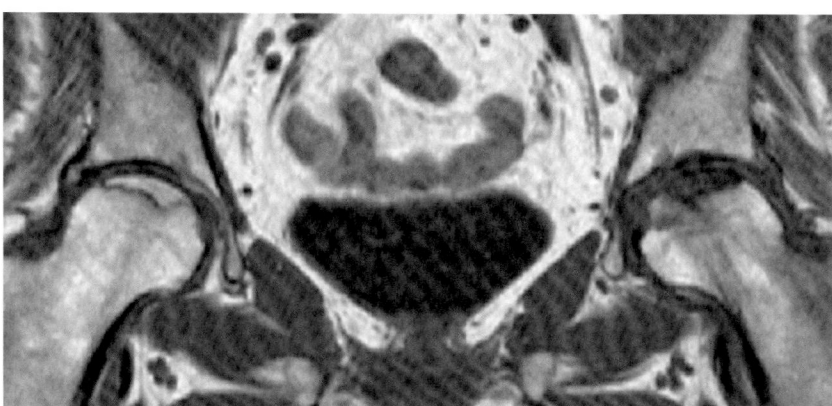

Abb. 1.**42** Femurkopfnekrose beidseits. Die Demarkationslinie verläuft spiegelbildlich zur Hüftkopfkontur. T1 SE.

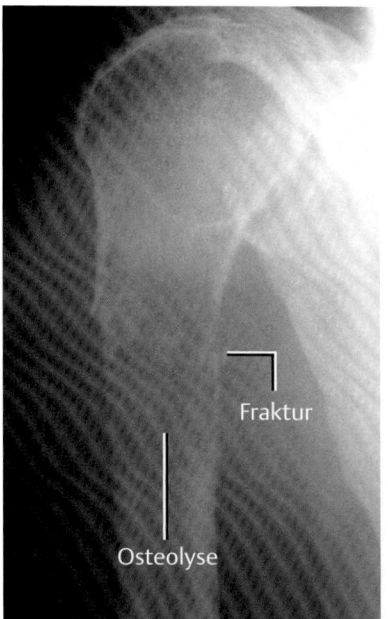 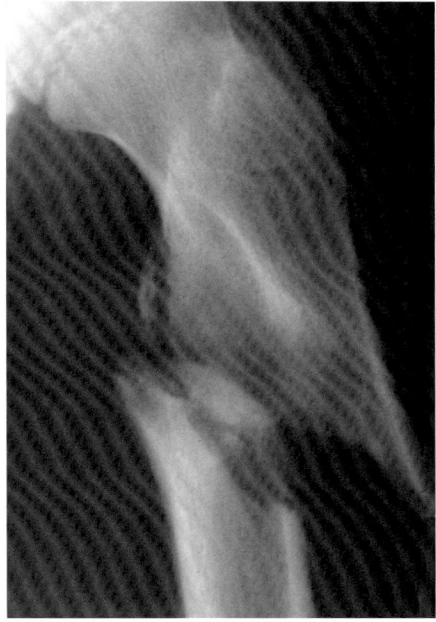 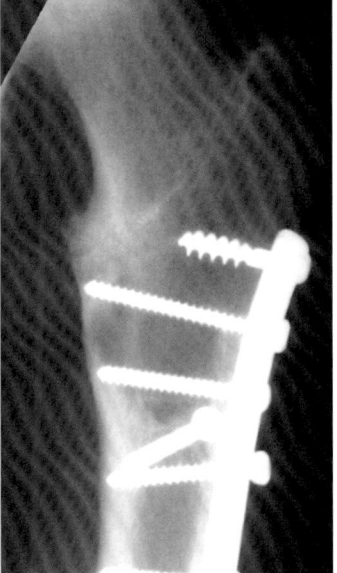

Abb. 1.**43** Pathologische proximale Humerusfraktur bei einer Metastase eines Schilddrüsenkarzinoms.

Abb. 1.**44** Pathologische Fraktur bei fibröser Dysplasie. Es bestand ein adäquates Trauma. Die fibröse Dysplasie wurde zunächst übersehen und erst nach der Metallentfernung diagnostiziert.

1.3   Frakturheilung

> Bei der primären (direkten) sowie bei der sekundä-
> ren (indirekten) Frakturheilung wird die Stabilität
> des Knochens durch Regeneration des ursprünglichen Gewe-
> bes wiederhergestellt. Die Immobilisation ist der wichtigste
> Faktor der Frakturheilung.

Primäre Knochenbruchheilung

Definition: Die primäre Knochenbruchheilung ist
durch das Fehlen von Kallus charakterisiert und setzt
voraus:
- Kontakt zwischen den Fragmenten mit einer maximalen Spaltbreite von 0,5 mm. Eine Fixation der
  Fragmente gegeneinander unter Druck verbessert
  die Chancen einer primären Frakturheilung.
- Immobilisation der Fraktur (z. B. durch Osteosynthese).
- Ausreichende Blutversorgung und Vitalität der
  Fragmente.

Die Vereinigung der Frakturenden erfolgt durch direktes Vordringen Havers'scher Systeme von einem Fragment in das andere (Kontaktheilung) oder durch Auf-
füllung von spongiösem Knochen, der später durch
längsaxial angeordnete Osteone ersetzt wird (Spal-
theilung). Eine Aktivierung der periostalen bzw. endo-
stalen mesenchymalen Zellen erfolgt *nicht*.

RÖ Charakteristisch ist eine Unschärfe der Kortikalis-
struktur und ein nicht sichtbarer oder „verdäm-
mernder" Bruchspalt (Abb. 1.**45**).
   Wird trotz Ostosynthese eine Knochen- bzw. Periostreaktion beobachtet, so ist das ein Hinweis auf die Bildung zunächst
eines „Unruhekallus", dann Fixationskallus. Auch die Verbreiterung des Frakturspaltes oder das „Neuauftreten" eines solchen,
bedingt durch Resorption der Fragmentenden, ist ein Hinweis
auf eine Störung der primären Knochenheilung.

Sekundäre Knochenbruchheilung

Bei bestehendem Frakturspalt bzw. ungenügender
mechanischer Fixation der Frakturenden kommt es
zur sekundären Knochenheilung (Abb. 1.**45**). Bei dieser
bildet sich eine „Knochenmanschette" um den Frakturspalt. Verantwortlich sind in erster Linie undifferenzierte mesenchymale Zellen aus den umgebenden
Weichteilen. Zusätzlich bilden Zellen des Periosts eine
unreife Knochen- und Knorpelmatrix. Dieses unreife
reparative Gewebe (Kallus) wird sekundär in Knochengewebe umgewandelt. Die Frakturheilung verläuft somit auf einem Umweg zur Wiederherstellung
der ursprünglichen Struktur (lamelläres Knochengewebe, Osteone).
   Die sekundäre Knochenheilung zeigt einen charakteristischen stadienhaften Verlauf, der in Tabelle

1.**4** in Korrelation zu den Röntgenbefunden dargestellt
wird.
   Die **knöcherne Konsolidierung** einer Fraktur ist primär klinisch zu beurteilen. Da die Mineralisation erst
in den späteren Stadien erfolgt, hinken die radiologischen Zeichen hinterher. *Klinische Zeichen* der knöchernen Konsolidierung einer Fraktur (die nicht mit
einer vollständigen Frakturheilung gleichzusetzen ist)
sind:
- Stabilität bei der klinischen Untersuchung
- Schmerzfreiheit
- Belastbarkeit.

RÖ Röntgenologische Zeichen der knöchernen Konsoli-
dierung:
- Die Fraktur ist kontinuierlich überbrückt.
- Der Frakturkallus hat eine homogene Dichte.
- Die Dichte des Frakturkallus ist vergleichbar mit der Kortika-
  lisdichte.
Diese Zeichen müssen in mindestens zwei Ebenen nachweisbar
sein.
   Cave: Unterexponierte Filme überschätzen die knöcherne
Konsolidierung.

Prinzipien der Frakturbehandlung

Die **konservative** Behandlung ist auf drei Wegen möglich:
- Primär funktionelle Behandlung (ohne Stützver-
  bände). Dies setzt weitestgehend korrekte Achsenverhältnisse und Übungsstabilität voraus. Beispiel:
  subkapitale Humerusfraktur bei älteren Menschen.
- Reposition und Ruhigstellung mittels Stützver-
  band. Beispiel: distale Radiusfraktur.
- Reposition und Ruhigstellung durch Extension. Beispiel: Oberschenkelfraktur.

Die **operative** Behandlung hat einerseits die anatomische Wiederherstellung von Achsen und Gelenkflächen, andererseits die Stabilisierung der Fraktur zum
Ziel. Es stehen verschiedene Verfahren zur Verfügung,
die häufig kombiniert werden.
- Schraubenosteosynthesen. Beispiel: Absprengung
  gelenknaher oder gelenktragender Fragmente
- Plattenosteosynthesen
- Zuggurtungsosteosynthesen. Beispiel: Olekranon,
  Patella
- intramedulläre Osteosynthesen. Beispiel: Bündel-
  nagelung, Verriegelungsnagel
- Fixateur externe. Beispiel: offene Unterschenkel-
  fraktur.

Verlangsamte, verzögerte Knochenheilung

Eine **verlangsamte** Knochenheilung (Abb. 1.**46**) findet
sich bei:
- Ausdehnung der Fraktur in den gelenkbildenden
  Knochenanteil (das Periost als Lieferant der Osteoblasten fehlt!)

Tabelle 1.**4**   Stadien der sekundären Knochenheilung. Korrelation pathologisch-anatomischer Befunde mit dem Röntgenbild

Zeitablauf nach Fraktur	Stadien	Röntgenbild
Erste Tage	Hämatom als Folge der Zerreißung des Knochens, Periosts, Knochenmarks und der umgebenden Weichteile **„Entzündungsphase"** Aktivierung und Einstrom multipler Zellarten	**3. – 14. Tag:** Dichteminderung des Knochens; die Frakturlinie wird deutlicher sichtbar (durch Resorption von Knochen) **ab 10. Tag:** periostaler Beginn der Knochenneubildung
Bis 3. – 4. Woche	**„Granulationsphase"** bindegewebige Umbildung des Hämatoms durch proliferierendes Gewebe mit Kollagenfasern und Kapillareinsprossung Differenzierung (Einwanderung) von Osteoblasten (→ Knochenbildung), Chondroblasten (→ Knorpelbildung) Bildung eines „weichen" Kallus	**ab 14. Tag:** Zunahme der Verdichtung im Frakturspalt; unscharfer Rand der Fragmente (Abb. 1.**45**)
Ab 3. – 4. Woche bis 3. – 4. Monat	**„Kallushärtung"** Mineralisation der Grundsubstanz; Bildung von Geflechtknochen	**ab 6. – 8. Woche:** Überbrückung und Durchbau; die Knochenverdichtung ist scharfrandig
Ab 4. Monat	**„Modeling" und „Remodeling"** Umbau des Geflechtknochens in lamellären Knochen (Modeling) Wiederherstellung der normalen Knochenkontur und des Markraumes (Remodeling)	vollständiger Einbau des Knochens bis zur Restitutio ad integrum (Abb. 1.**47**)

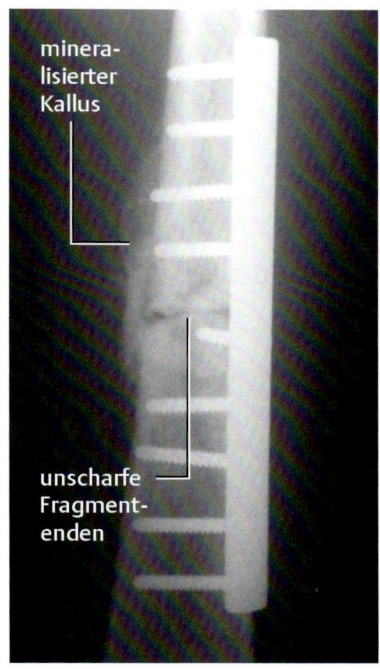

Abb. 1.**45** Kallusbildung bei osteosynthetisch versorgter Femurfraktur. Unscharfer Frakturspalt.

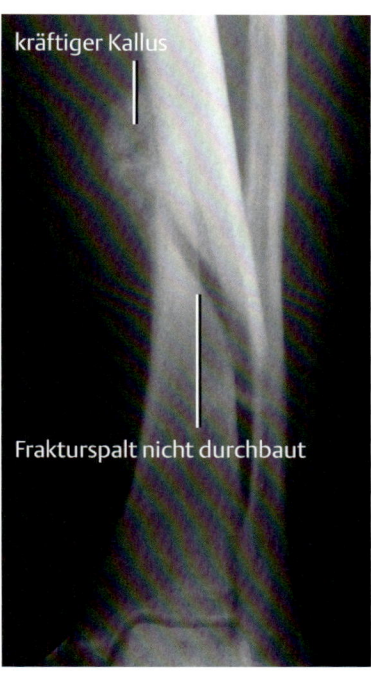

Abb. 1.**46** Verzögerte Knochenbruchheilung. 4 Monate alte Tibiafraktur.

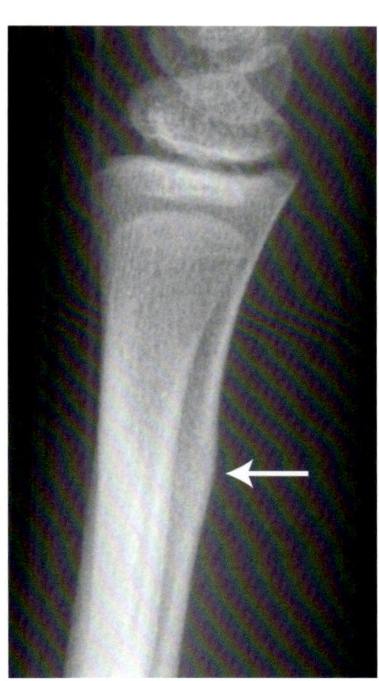

Abb. 1.**47** Zustand nach Grünholzfraktur vor 3 Jahren. Leichte Unregelmäßigkeit der Kortikalis als Traumafolge.

- alten Patienten mit verlangsamtem Knochenstoffwechsel
- schlechter Adaptation der Knochenfragmente
- nicht konsequenter Immobilisierung der Fragmentenden
- großen Weichteilverletzungen (schlechtere Perfusionsverhältnisse!).

Von einer **verzögerten (gestörten)** Knochenheilung spricht man bei einem Überschreiten der durchschnittlichen Zeit der Frakturheilung bis auf das Doppelte der vorgegebenen Zeitspanne (ca. 4–6 Monate). Die Ursachen sind vor allem:
- inadäquate Immobilisation
- gestörte Durchblutung
- Infektion.

Eine verzögerte Knochenheilung kann, muss aber nicht in einer Pseudarthrose münden.

Pseudarthrose

Von fehlender Knochenbruchheilung spricht man nach ca. 6–8 Monaten. Sowohl die primäre als auch die sekundäre Knochenbruchheilung kann in einer Pseudarthrose münden.
Ursachen sind:
- mangelhafte Ruhigstellung
- Interposition von Bindegewebe im Frakturspalt
- größerer Verlust von Knochensubstanz

Tabelle 1.**5**　Mittlere Dauer der normalen Knochenbruchheilung

Fraktur	Mittlere Heilungsdauer
Schädel Klavikula, Skapula Sternum, Rippen Humeruskopf Distaler Humerus Ellenbogen Radiusköpfchen Distaler Unterarm Mittelhand/Finger Mittelfuß/Zehen	3–6 Wochen
Humerusschaft Unterarmschaft Distaler Unterschenkel	6–8 Wochen
Tibiaschaft Femurschaft	8–10 Wochen
Handwurzel Schenkelhals Becken Distaler Femur Tibiakopf Fußwurzel/Kalkaneus	10–14 Wochen

- mangelnde Blutversorgung
- Infektion mit Sequesterbildung.

Klassifikation nach deskriptivem Gesichtspunkt:
- hypertrophische Form
- atrophische Form
- Defektpseudarthrosen.

Klassifikation nach der Vitalität des Gewebes:
- Biologisch reaktionsfähige Pseudarthrosen:
  Hier werden die Formen subsumiert, bei denen der Frakturspalt bindegewebig oder unzureichend kallusüberbrückt ist, so dass die Beweglichkeit der Fragmente bleibt.
- Biologisch reaktionsunfähige Pseudarthrosen:
  Eine Gruppe avitaler Pseudarthrosen, bei denen die Blutversorgung der unmittelbaren Fragmentenden schwerst geschädigt ist. Ursachen sind große Defekte, Nekrosen und Infekte. Therapieprinzip ist die Herstellung der Stabilität bei gleichzeitigem Einbau autogener Spongiosa.

RÖ　*Hypertrophische Formen:*

- Die Fragmentenden sind glatt berandet und sklerotisch (Abb. 1.**48**).
- Der umgebende Knochen ist eburnisiert (elfenbeinartig verdichtet).
- Keine Zeichen der Überbrückung.
- Fragmentenden sind unterschiedlich verbreitert („Elefantenfuß", „Pferdefuß").
- Die Fragmentenden können abgerundet sein.

Atrophische Form:
- Geringe Zeichen der Sklerosierung an den Fragmentenden.

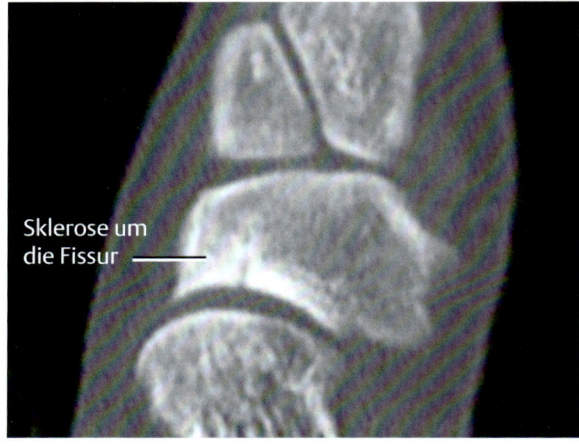

Abb. 1.**48**　Pseudarthrose bei inkompletter Fissur des Os naviculare (Leistungssportlerin).

1.4   Komplikationen nach Frakturen

Bei **Infektionen** und **Osteonekrosen** handelt es sich um Erkrankungen, die zwar als Komplikation nach Fraktur entstehen können, für die es jedoch zahlreiche andere Ursachen gibt. Sie werden daher in den jeweiligen Kapiteln abgehandelt.

Auch die **heterotope Ossifikation** ist zwar häufig nach einer Fraktur zu beobachten, im Grunde handelt es sich jedoch um ein eigenständiges Krankheitsbild, das ohne Fraktur und sogar ohne erkennbares Trauma auftreten kann. Daher wird auch hier auf das entsprechende Kapitel verwiesen.

Inaktivitätsosteoporose

Es handelt sich um eine durch Ruhigstellung bedingte Form der Osteopenie einer Extremität mit verminderter Knochenmasse und gestörter Knochenarchitektur. Sie wird frühestens nach 14 Tagen sichtbar, insbesondere bei Kindern kann sie aber schon nach wenigen Tagen erkennbar sein.

RÖ Die Veränderungen der Inaktivitätsosteoporose betreffen zunächst die Spongiosa. Durch Resorption kleinerer Trabekel kommt es zur Rarefikation der Knochenstruktur. Bei fortbestehender Belastung entsteht eine reaktive (kompensatorische), aber ungenügende Knochenneubildung mit Verdickung der verbliebenen Strukturen. Schließlich entsteht eine *fleckförmige Entkalkung* mit ovalären, rundlichen oder auch irregulär konfigurierten Aufhellungen (Abb. 1.**49**). Im weiteren Verlauf wird auch eine Verdünnung der Kortikalis mit Vergrößerung der Havers'schen Kanälen beobachtet.

Neben dieser vorwiegend fleckigen Form der Entkalkung können *bandförmige Entkalkungen* entstehen. Diese finden sich bevorzugt im Bereich der ehemaligen Wachstumsfugen und subchondral. Solche Aufhellungslinien werden meist bei jüngeren Erwachsenen beobachtet (Abb. 1.**50** u. 1.**51**).

Bei Kindern kann die Entkalkung sehr homogen erfolgen, so dass sie manchmal nur im Seitenvergleich zu erkennen ist.

MRT Das Knochenmark kann unauffällig sein oder eine Verstärkung des Fettsignals aufweisen.

DD Die **Senile Osteoporose** tritt nicht nur in einer Extremität, sondern diffus, vor allem in der Wirbelsäule und den stammnahen Knochen auf. Diese Differenzierung ist eindeutig nur möglich, wenn eine Röntgenaufnahme der nicht ruhig gestellten Gegenseite vorliegt.

Die **Reflexdystrophie** ist primär eine klinische Diagnose (siehe folgender Abschnitt). Die röntgenologischen Befunde sind praktisch identisch zur Immobilisationsosteoporose.

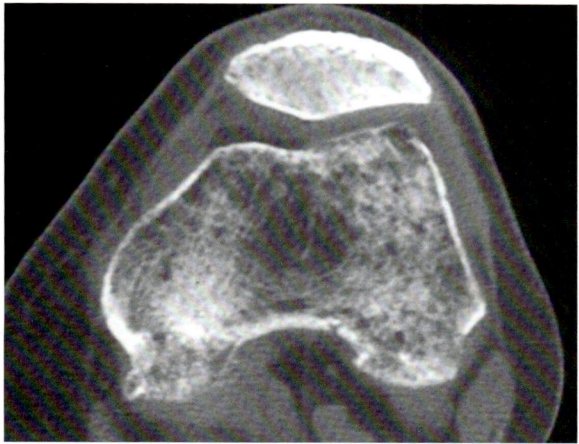

Abb. 1.**49**   Ausgeprägte Inaktivitätsosteoporose nach Oberschenkelfraktur mit längerer Immobilisation.

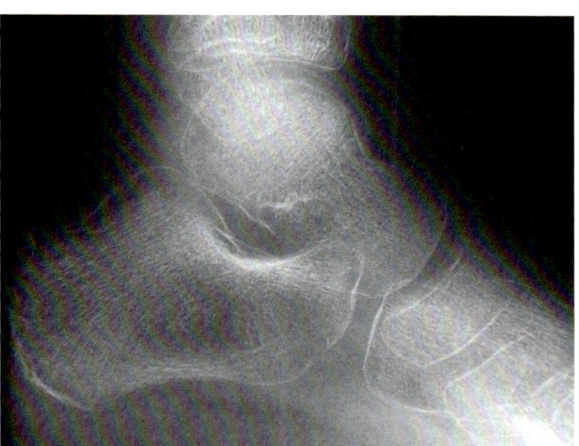

Abb. 1.**50**   Entkalkung 6 Wochen nach Immobilisation bei 9-jährigem Jungen.

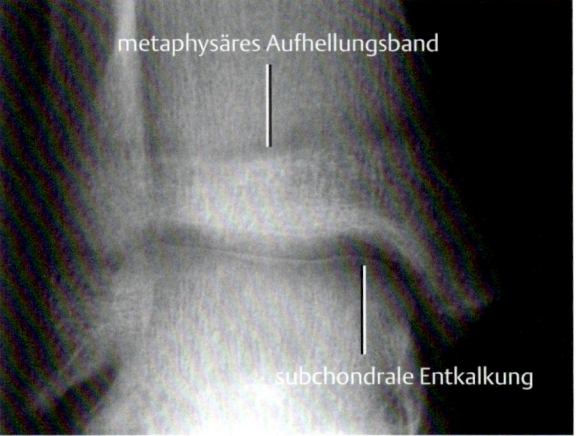

Abb. 1.**51**   Bandförmige Entkalkung metaphysär und subchondral, 6 Wochen nach Immobilisation. 23-jähriger Mann.

Posttraumatische Arthrosis deformans

Die posttraumatische, frühzeitige Arthrosis deformans ist eine nicht seltene Komplikation, sofern die Fraktur die Gelenkflächen mitbetroffen hat oder es zu chondralen bzw. osteochondralen Frakturen der Gelenkflächen gekommen ist. Ursache ist die gestörte Kontinuität der Gelenkfläche (Abb. 1.**52 a, b**), die zu einem frühzeitigen Abbau des Knorpels und damit zur Ausprägung einer klassischen Arthrosis deformans führt. Auch eine posttraumatische Gelenkfehlstellung führt aufgrund der resultierenden Fehlbelastung zu einer Knorpelschädigung. Die posttraumatische Arthrosis deformans ist eine sekundäre Arthrose, hat jedoch denselben stadienhaften Verlauf wie die primäre Arthrose (Abschnitt 9.2.1).

Neben der posttraumatischen Arthrose eines ehemals verletzten Gelenks kann es durch veränderte Achsverhältnisse zu einer Fehlbelastung anderer Gelenke und der Wirbelsäule kommen. Hierdurch kann eine degenerative Arthrosis deformans dieser Gelenke eintreten, die ebenso als posttraumatisch anzusehen ist. Dieser Zusammenhang ist insbesondere bei Gutachten zu beachten.

Posttraumatische Wachstumsstörung bei Kindern und Jugendlichen

Wachstumsstörungen sind sowohl als Wachstumsschub als auch als Wachstumsverzögerung zu beobachten. Jede traumatische Veränderung an der Wachstumsfuge kann potenziell zu einem **Wachstumsschub** führen. Erklärt wird dieser Wachstumsschub durch die traumatisch bedingte Hyperämie. Allerdings ist diese Wachstumsbeschleunigung meist passager und es schließt sich eine selbstkorrigierende Wachstumsverzögerung an.

Von größerer klinischer Bedeutung ist die posttraumatische **Wachstumsverzögerung**. Diese ist meist Folge einer Synostose der Wachstumsfuge nach Trauma. Ist die gesamte Wachstumsfuge nach Trauma obliteriert, resultiert eine Verkürzung des betreffenden Knochens. Das Wachstum ist asymmetrisch verzögert, sofern nur Teile der Wachstumsfuge alteriert sind.

Zentrale, partielle Verschmelzungen der Wachstumsfuge können zu einer zapfenartigen Verbreiterung der Epiphyse in Richtung Metaphyse des betroffenen Röhrenknochens führen.

Fremdkörperreaktion

Im Gewebe verbliebene Fremdkörper können sich abkapseln und reaktionslos verweilen. Es kann aber auch zu einem chronischen Entzündungsreiz mit Knochenresorption und reaktiver Sklerose kommen (Abb. 1.**53** u. 1.**54**).

Posttraumatische Zystenbildung im Frakturgebiet

In Frakturen können sich umschriebene, große Hämatome abkapseln und nicht an der normalen Frakturheilung teilnehmen. Es kann dann – selten – zur Ausbildung größerer zystoider Knochendefekte kommen, obwohl die Fraktur stabil und belastbar ist. Dieses Phänomen wird besonders bei Grünholzfrakturen, aber auch bei „normalen" Frakturen beobachtet. Die röntgenologisch sichtbare Aufhellung kommt sowohl zentral als auch kortikal vor (Abb. 1.**55**). Die MRT klärt ihre Genese, sofern es zu differenzialdiagnostischen Problemen kommt. Die posttraumatischen Zysten bilden sich langsam, über Jahre, spontan zurück.

1.4.1 Reflexdystrophie (Morbus Sudeck, CRPS)

Es handelt sich um eine ätiologisch unklare Erkrankung, die im klassischen Fall zunächst durch eine schmerzhafte Weichteilschwellung und im weiteren Verlauf durch Weichteilatrophie und eine fleckige Osteoporose gekennzeichnet ist. Sie tritt besonders häufig nach Traumen im Bereich der distalen Extremitäten auf.

Nomenklatur. Ursprünglich als Morbus Sudeck bezeichnet, erhielt das Syndrom zahlreiche Namen, die die Kenntnis der Pathogenese vortäuschen: Algodystrophie, chronisch-traumatisches Ödem, sympathische Dystrophie und „reflex sympathetic dystrophy" (RSD). Die International Association for the Study of Pain (IASP) definierte 1994 die Erkrankung als „komplexes regionales Schmerzsyndrom" (CRPS). Diese Bezeichnung beginnt sich in der orthopädischen Literatur zu etablieren. Ob sie längerfristig die Begriffe „Reflexdystrophie" oder „Morbus Sudeck" ersetzen wird, ist jedoch noch nicht absehbar.

PATHO In etwa 10 % der Fälle ist kein auslösendes Ereignis erkennbar. 90 % werden als Traumafolge beobachtet, am häufigsten nach distalen Radius- oder Tibiafrakturen. Es besteht jedoch keinerlei Zusammenhang zwischen der Schwere des auslösenden Ereignis und dem Ausmaß von Funktionsbeeinträchtigung und Schmerz. Die Reflexdystrophie wird in allen Altersgruppen beobachtet, mit einer Häufung bei etwa 50 Jahren. Frauen sind doppelt so häufig betroffen wie Männer.

Pathogenese. Man weiß lediglich, dass bei der Entstehung des Morbus Sudeck Störungen der nervalen Afferenzen und Efferenzen, des sympathischen Nervensystems sowie der Mikrozirkulation eine Rolle spielen. Wie diese jedoch entstehen und miteinander zusammenhängen, ist noch völlig unklar.

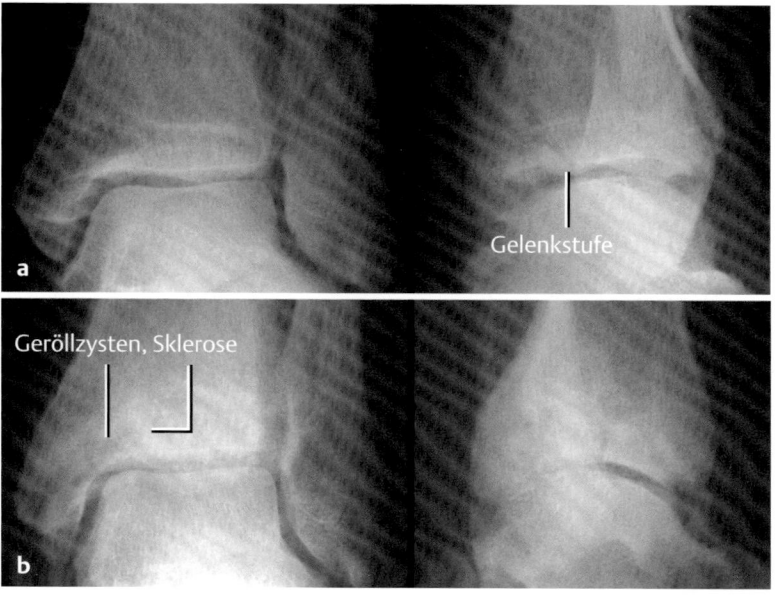

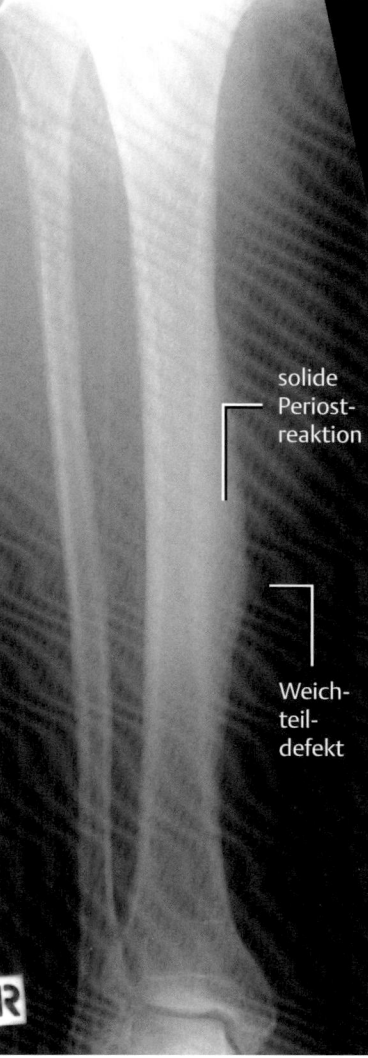

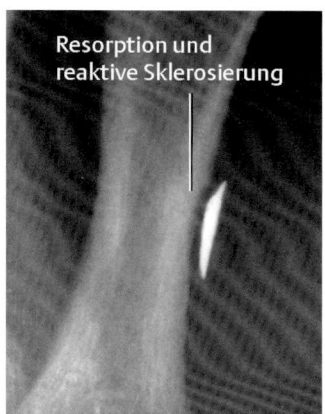

Oben:
Abb. 1.**52**   Trimalleoläre Fraktur des Sprunggelenks mit Gelenkstufe (**a**). Nach zwei Jahren bereits deutliche degenerative Veränderungen (**b**).

Links:
Abb. 1.**53**   Reaktion des Knochens auf einen verbliebenen Fremdkörper.

Rechts:
Abb. 1.**54**   Zustand nach Weichteilverletzung und Fremdkörperentfernung.

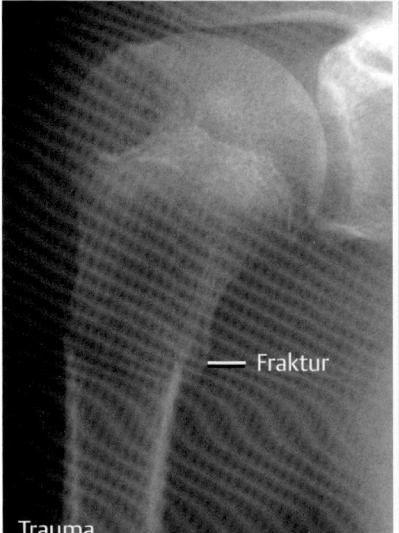

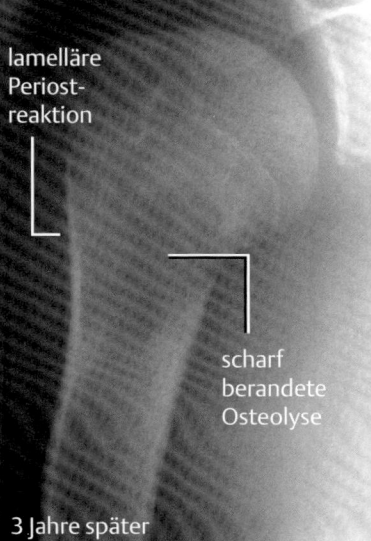

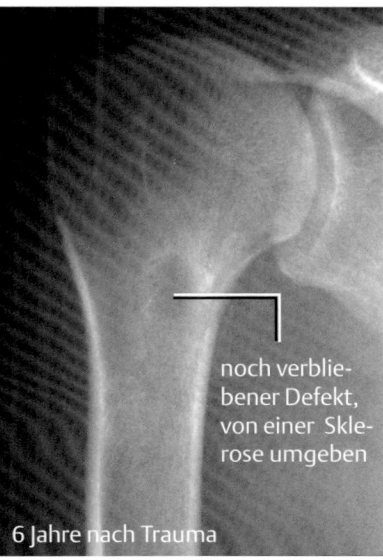

Abb. 1.**55**   *Links:* Proximale Humerusfraktur bei 13-jährigem Mädchen. *Mitte:* 3 Jahre später: Als Folge eines Hämatoms hat sich eine große zentrale Aufhellung gebildet. Eine lamelläre Periostreaktion ist Ausdruck der stattfindenden Umbauvergänge. *Rechts:* Nach weiteren 3 Jahren inkomplette Rückbildung der Osteolyse.

KLINIK Die Reflexdystrophie ist durch eine Symptomtrias aus sensorischen, sympathischen und motorischen Störungen kennzeichnet. Im klassischen Fall werden drei Stadien durchlaufen:

I. Phase der Entzündung: brennender Spontanschmerz, Weichteilschwellung, Haut rötlich-livide, feucht und warm, Schmerzsteife, Hyperästhesie und -algesie. Beginn akut, Stunden bis Tage nach dem auslösenden Ereignis.

II. Phase der Dystrophie: Bewegungsschmerz und zunehmende Versteifung, jedoch geringerer Ruheschmerz. Haut blass-livide, kühl und trocken, trophische Hautveränderungen (Fibrosierung, Haar- und Nagelveränderungen), Kontrakturen. Beginn nach Wochen bis Monaten.

III. Phase der (irreversiblen) Atrophie: atrophische, trockene „Wachshaut", Anhidrose, Kontrakturen, völliger Funktionsverlust. Der Erkrankungsverlauf ist jedoch nicht immer derart stadienhaft. Insbesondere kann der Beginn eher schleichend sein. Die initiale Rötung und Überwärmung fehlt häufig.

Therapie. Konservative Therapie, bei der physiotherapeutische Maßnahmen und Analgetikagabe im Vordergrund stehen.

RÖ Zunächst zeigt sich lediglich die Weichteilschwellung, Veränderungen am Knochen sind frühestens 4 Wochen nach Erkrankungsbeginn zu erwarten. Es entsteht dann eine fleckige oder manchmal bandförmige Entkalkung, die im weiteren Verlauf homogener wird (Abb. 1.**56** u. 1.**57 a, b**). Ein Schwund der subchondralen Grenzlamelle sowie kortikale Ausdünnung durch subperiostale, intrakortikale und endostale Resorption können hinzukommen.

Ein Fehlen radiologisch erkennbarer Veränderungen schließt die Erkrankung jedoch keineswegs aus. Insbesondere bei Kindern findet sich oft auch im Verlauf ein völlig unauffälliger Knochen.

Einige Wochen nach Abklingen der Erkrankung verschwinden in der Regel auch wieder die knöchernen Veränderungen. In Fällen einer starken Entkalkung kann die Remineralisation jedoch inkomplett sein. In diesem Fall verbleiben eine postdystrophische, strähnig vergröberte Spongiosa sowie eine verschmälerte Kortikalis.

NUK Die Knochenszintigraphie mit ^{99m}Tc-Diphosphonat zeigt in den Phasen I und II der Erkrankung typische Veränderungen in der Weichteilphase (5 – 15 Minuten nach Tracerinjektion) und in der frühen Knochenphase (3 Stunden nach Tracerinjektion, Abb. 1.**58**). Es besteht eine vermehrte Traceraufnahme in Gelenknähe, wobei dieses Bild in der gesamten betroffenen Extremität mit distaler Betonung vorliegen kann.

Im Stadium der Atrophie kann sich das szintigraphische Bild normalisieren.

MRT In der Entzündungsphase zeigt die MRT entsprechend dem klinischen Bild ein Weichteilödem mit vermehrter Kontrastmittelanreicherung in den betroffenen Arealen. Die knöchernen Strukturen stellen sich in der Mehrzahl der Fälle über den gesamten Erkrankungsverlauf unauffällig dar (Abb. 1.**59**). Sofern knöcherne Signalveränderungen bestehen, handelt es sich meist um lokalisierte oder multifokale ödemäquivalente Bezirke. Diese sind vorwiegend subchondral gelegen und lassen in der T1-Gewichtung einzelne Linien erkennen. Daher ist anzunehmen, dass es sich in Wirklichkeit um Insuffizienzfrakturen als Sekundärerscheinung der Reflexdystrophie handelt (Abb. 1.**60**).

In späten Stadien können verstreute punktförmige Signalveränderungen des Knochenmarks beobachtet werden.

Die MRT kann somit nur zum Ausschluss anderer Erkrankungen eingesetzt werden. Spezifische Befunde für die Diagnose einer Reflexdystrophie fehlen.

DD **Arthritis.** Bei dieser Erkrankungsgruppe ist die regionale Osteoporose auf die betroffenen Gelenke beschränkt, es finden sich spindelförmige Weichteilschwellungen, Gelenkspaltverschmälerungen und knöcherne Erosionen.

Inaktivitätsosteoporose. Es besteht keine Unterscheidungsmöglichkeit anhand des Entkalkungsmusters! Die Inaktivitätsosteoporose ist jedoch schmerzlos und es fehlt die Weichteilschwellung. In der Szintigraphie findet sich keine Hyperperfusion.

Knochenmarködem-Syndrom. Der Befund ist umschrieben, die MRT zeigt ein ausgeprägtes, subchondral betontes Knochenmarködem. Klinisch fehlt die dystrophe Komponente.

Akute/chronische Osteomyelitis. In der MRT finden sich im Gegensatz zur Reflexdystrophie immer ausgedehnte Knochen*mark*veränderungen, die im Zentrum des entzündlichen Geschehens stehen. Eventuell bestehen Abszedierungen.

Literatur

Crozier F et al. Magnetic resonance imaging in reflex sympathetic dystrophy syndrome of the foot. Joint Bone Spine 2003; 70: 503–8.

Köck FX et al. Das komplexe regionale Schmerzsyndrom Typ I (CRPS I). Orthopäde 2003; 32: 418–31.

Van der Laan L, Goris RJA. Sudeck Syndrom: Hatte Sudeck recht? Unfallchirurg 1997; 100: 90–9.

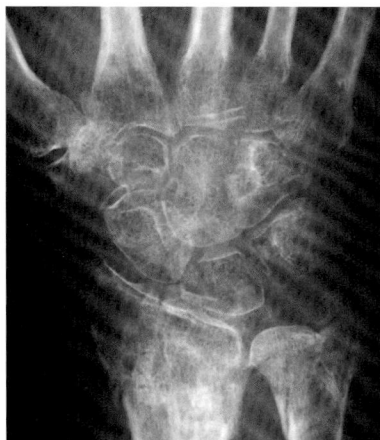

Abb. 1.**56** Reflexdystrophie der rechten Hand, 3 Monate nach distaler Radiusfraktur. Deutlich ist die verwaschene bis fleckige Osteoporose zu erkennen.

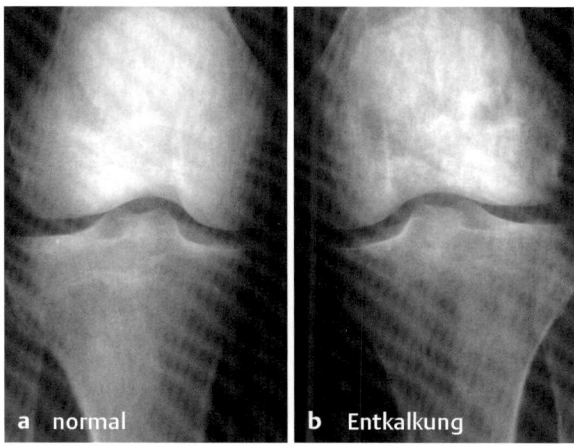

Abb. 1.**57** Reflexdystrophie des linken Beines mit fleckiger und streifiger Struktur.

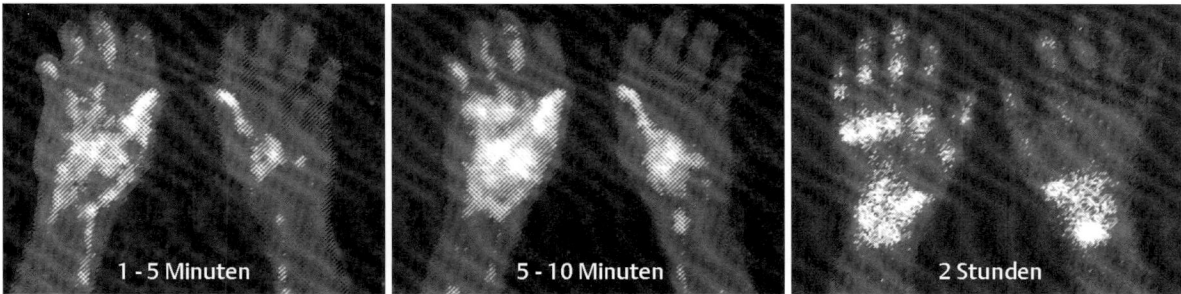

Abb. 1.**58** Reflexdystrophie nach partieller Fasziektomie bei Dupuytren'scher Kontraktur. Typische Zeichen der Szintigraphie sind die diffuse Hyperämie und Lateralisation in der frühen und späten Weichteilphase sowie eine vermehrte Anreicherung in den karpalen Knochenabschnitten in der Knochenphase.

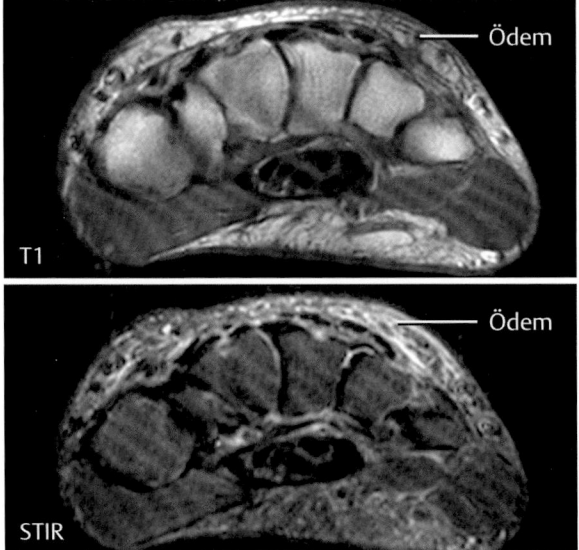

Abb. 1.**59** Klinisch frühes Stadium einer Reflexdystrophie. Die MRT zeigt das diffuse Weichteilödem, keine Veränderungen am Knochen.

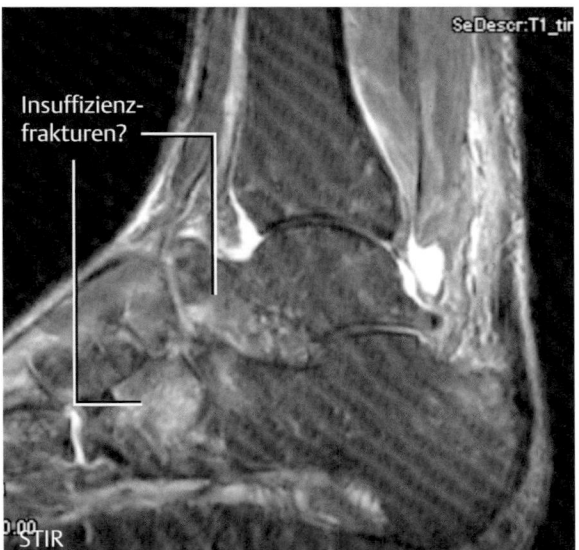

Abb. 1.**60** Zwei Monate nach Supinationstrauma klinisches Bild einer Reflexdystrophie. Im Knochen finden sich neben kleinen, multifokalen ödemäquivalenten Veränderungen größere Areale im Talus und Kuboid. Insuffizienzfrakturen?

1.5 Traumatische und überlastungs-bedingte Schäden an Muskeln, Sehnen und deren Ansätzen

> Muskel, Sehne und Sehnenansatz bilden eine anatomische Einheit. Risse ereignen sich stets am schwächsten Punkt dieser Kette. Wo dieser schwächste Punkt liegt, hängt jedoch vom Alter des Patienten, vom Ausmaß der Vorschädigung und von der Art der Überlastung ab.

Im Kindes- und Jugendalter sind die Sehnenansätze an den Knochen prädisponiert für Überlastungsschäden bzw. Ausrisse. Im jungen Erwachsenenalter werden vermehrt Risse in Muskeln und am muskulotendinösen Übergang beobachtet. Rupturen innerhalb einer Sehne treten in der Regel erst dann auf, wenn diese durch eine altersbedingte Degeneration, chronische Überlastung oder vorangegangene akute Traumen vorgeschädigt und geschwächt ist. Daher betrifft diese Verletzung meist ältere Patienten.

Die Sehnenruptur ist der Endpunkt einer längeren Vorgeschichte. Die häufigste und wichtigste Ursache ist die chronische Überlastung.

1.5.1 Enthesiopathie

Synonym: Fibroostose, Insertionstendinopathie.

> Schäden am Ansatz von Sehnen, Bändern und Kapseln an Knochen werden übergreifend als Enthesiopathien bezeichnet (griech.: énthesis, „Hineinsehen, Hineinschieben"). Trauma, chronische Überlastung und Alterung sind wesentliche Ursachen der Enthesiopathien (im deutschen Sprachraum „Fibroostose"). Enthesiopathien können zu Knochenspornen, aber auch zu Erosionen führen. Knochensporne sind besonders ausgeprägt bei angeborener Ossifikationsneigung des straffen, fibrösen Bindegewebes (z. B. bei der diffusen idiopathischen Skeletthyperostose).

! Systemische entzündlich-rheumatische Erkrankungen wie ankylosierende Spondylitis, Psoriasis und Morbus Reiter führen ebenfalls zu Enthesiopathien (im deutschen Sprachraum „Fibroostitis"). Sie sind klinisch und bildgebend im Idealfall von den „traumatisch-degenerativen Veränderungen" zu unterscheiden (Abb. 1.61). Die Enthesiopathien des rheumatischen Formenkreises können röntgenologisch ebenfalls eine „produktive" (entzündlicher Knochensporn) und eine „rarefizierende" Komponente (Erosion) aufweisen.

Anatomische Vorbemerkung. An den epi- und apophysären Insertionen der Sehnen, Bänder und Gelenkkapseln fehlt das Periost. Die Fasern der fibrösen Strukturen gehen an diesen Insertionsflächen nicht direkt in die Knochensubstanz über. Statt dessen ist zwischen dem straffen Fasergewebe und dem Knochen eine Faserknorpelzone eingeschaltet. Dieser **Faserknorpel** ist knochenwärts mineralisiert. Im Gegensatz dazu strahlen an den Diaphysen Sehnenfasern fächerartig in das dort vorhandene Periost ein, verflechten sich mit den Periostfasern und verbinden sich erst dann mit dem Knochen. Es liegen also deutliche morphologische Unterschiede vor, die Funktion dieser Sehnen-, Band- und Kapselverankerungen sind jedoch identisch (sog. Dehnungsbremse).

Es ist zu beachten, dass der Insertionsbereich von Fasern in den Knochen immer die **Potenz einer Knochenbildung** behält. Traumatisch reparative, degenerative, entzündliche, aber auch metabolische Stimuli können auf diese Zone einwirken und zu einer Knochenneubildung führen. Es handelt sich nicht um (dystrophische) Verkalkungen als Folge eines Zelluntergangs.

PATHO Pathologische Anatomie, Klinik und bildgebende Diagnostik sind abhängig von Dauer, Lokalisation und Ausmaß der Veränderung. Repetitive Traumen führen zu „entzündlichen" Gewebereaktionen mit lymphozytärer Infiltration, Ödem und resorptiven Veränderungen am Knochen.

Kalkaneus (oberer und unterer Fersensporn), Sitzbeine, Olekranon und Darmbeinschaufel sind besonders betroffen (vgl. Abb. 1.67).

Von den chronischen Überlastungsschäden ist die traumatische Avulsion von Sehnenansätzen am Knochen zu differenzieren (Avulsionen, Abb. 1.75 u. 1.76). Diese können mit einem knöchernen Ausriss einhergehen.

KLINIK Die röntgenologisch häufig sichtbaren Knochensporne und Rarefizierungen sind in der Mehrzahl symptomlos. Nach Trauma und nach Überlastung treten an speziellen Insertionen Schmerzen und Schwellungen auf (Tabelle 1.6).

RÖ Klinisch eindeutige Enthesiopathien können röntgenologisch unauffällig sein. An den Sehnenansätzen können Knochenneubildungen (Sporn, Stift, Wulst) sowie Knochendefekte beobachtet werden. Die Defekte sind in der Regel von einem Sklerosesaum unterschiedlicher Ausprägung umgeben (Abb. 1.64).

Cave: Die Abgrenzung zwischen Knochenspornen und Verkalkungen der Sehnen (auch in der Nähe der Sehnenansätze) ist nicht immer einfach (Abb. 1.65). Auch dystrophische Verkalkungen können sekundär ossifizieren (Abb. 1.62).

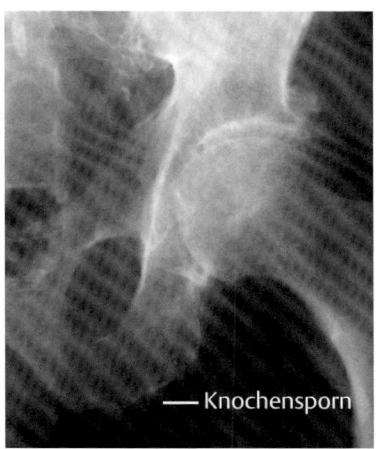

Abb. 1.**61**
Ausgedehnte
traumatisch-
degenerative
Enthesiopathie
am Ansatz der
Adduktoren.

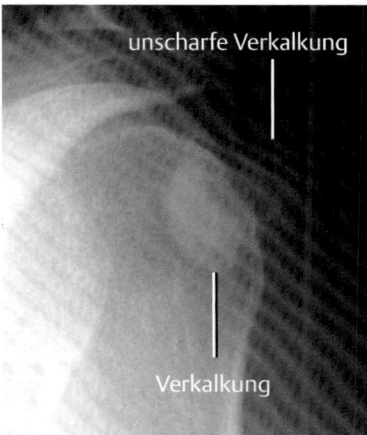

Abb. 1.**62**
Dystrophische
Verkalkung in
der Bursa sub-
deltoidea. **Cave!**
Es handelt sich
nicht um einen
Knochensporn.

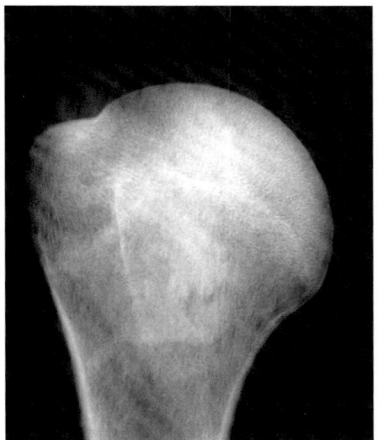

Abb. 1.**63** Normalbefund des Sulcus intertubercularis am Ansatz der Supraspinatussehne (Präparateradiographie).

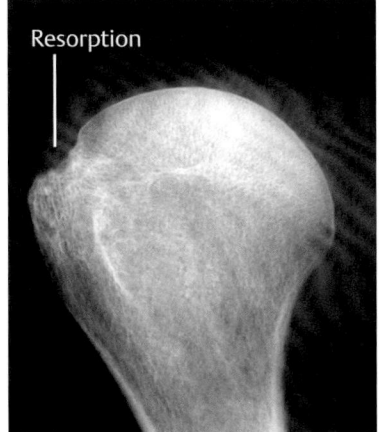

Abb. 1.**64** Leichte Resorptionen am Ansatz der Supraspinatussehne (Präparate-Radiographie).

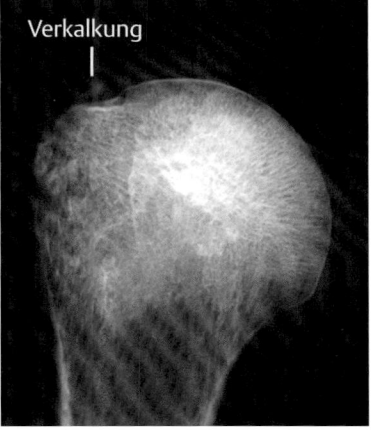

Abb. 1.**65** Kleine Verkalkung am Ansatz der Supraspinatussehne (Präparate-Radiographie).

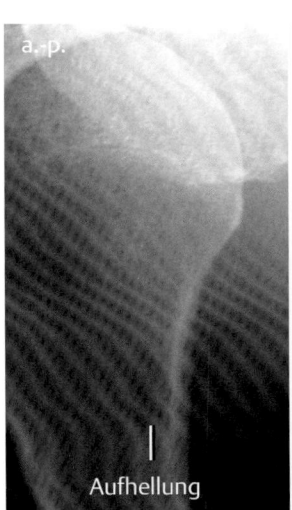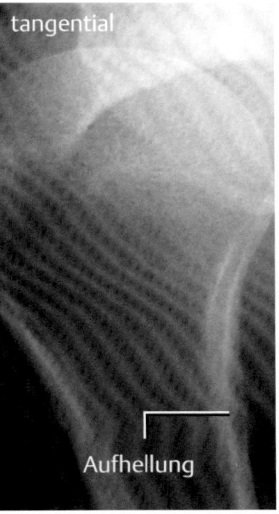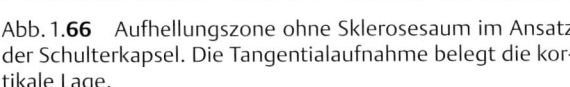

Abb. 1.**66** Aufhellungszone ohne Sklerosesaum im Ansatz der Schulterkapsel. Die Tangentialaufnahme belegt die kortikale Lage.

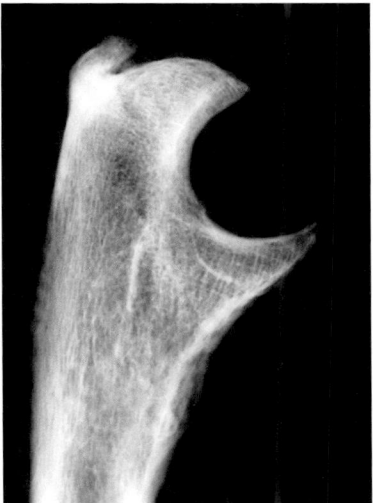

Abb. 1.**67**
Knochensporn
am Ansatz
des Trizeps
(Präparate-
Radiographie).

SONO   Voraussetzung für eine gute sonographische Untersuchung der Sehnenansätze ist der Seitenvergleich. Auch subtile Veränderungen sind so besser zu erfassen. Bei Überlastungsschäden sind Verdickungen und Auffaserungen der Sehnen am Übergang zum Knochen zu erkennen. Die Sehnen sind eher echoarm. Liegen Verkalkungen vor, sind echoreiche Einsprengsel gut zu erkennen. Als Grundregel gilt: Je älter die Veränderung, desto inhomogener ist das Echomuster.

Liegen Rupturen der Sehnenansätze vor (Avulsionen), sind idealerweise Dehiszenzen zu beobachten, die von fokalen, echoarmen Hämatomen ausgefüllt sind. Ein Auseinanderweichen von Dehiszenzen unter dynamischen Bedingungen ist ein absolut beweisendes Zeichen. Bei Teilrupturen wird es schwer, die Diagnose von den Überlastungsschäden abzugrenzen.

MRT   Das klassische Bild in STIR, T2 TSE FatSat und T1 SE nach Gadoliniumgabe ist die Signalsteigerung in einer am Ansatz verdickten Sehne. Die Bursa am Sehnenansatz ist praktisch immer beteiligt. Das peritendinöse Gewebe und der sehnenansatznahe Knochen zeigt häufig ebenfalls eine Signalsteigerung (insbesondere im schmerzhaften, akut entzündlichen Stadium).

Rupturen der Sehnenansätze sind als Dehiszenzen mit teilweise geschlängelten oder umgeschlagenen Sehnenenden in T2 TSE gut sichtbar.

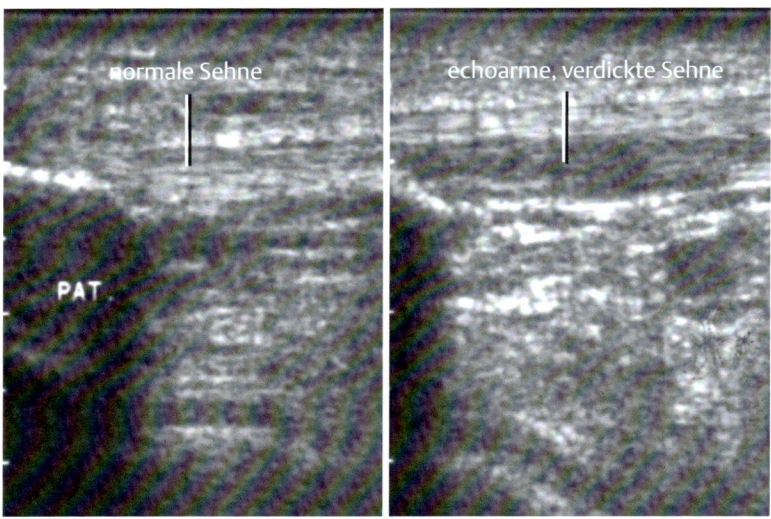

Abb. 1.**68**   „Jumper's knee", Sonographie im Seitenvergleich.

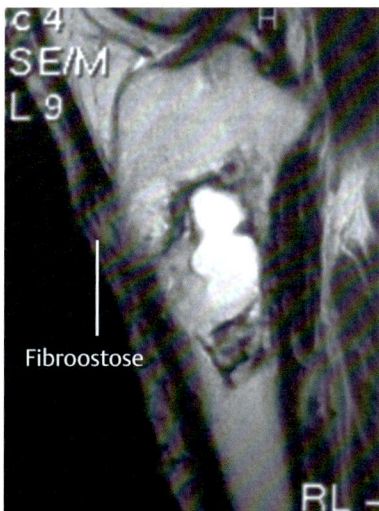

Abb. 1.**69** Zustand nach Operation eines Plasmozytoms. Fibroostose der Patellarsehne. T2 FSE.

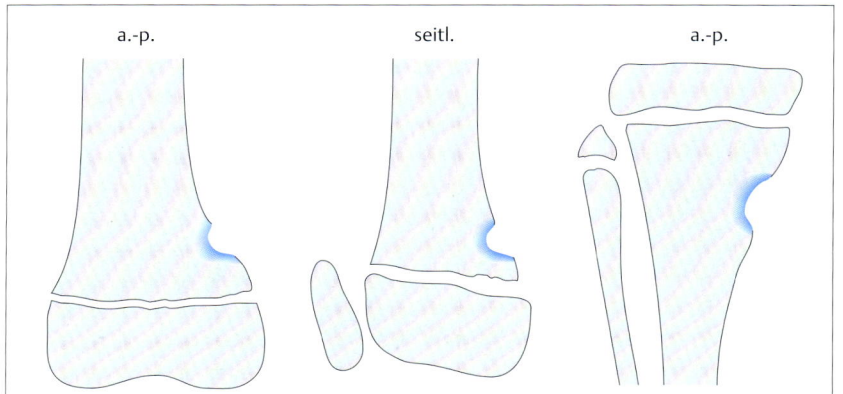

Abb. 1.**70** Metaphysäre Irregularitäten (Kompaktadefekte) im Wachstumsalter durch Muskelansätze (ähnlich zu finden auch an der distalen Tibia, Fibula, proximalem Radius, proximalem Humerus).

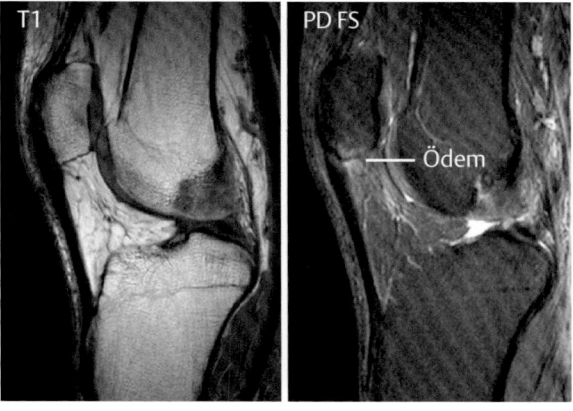

Abb. 1.**71** „Jumper's knee", typisches Ödem an der Patellaspitze.

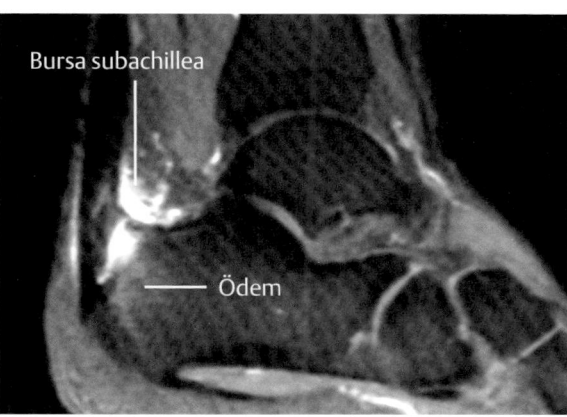

Abb. 1.**72** Haglund-Syndrom bei 40-jährigem Fußballer. STIR-Sequenz.

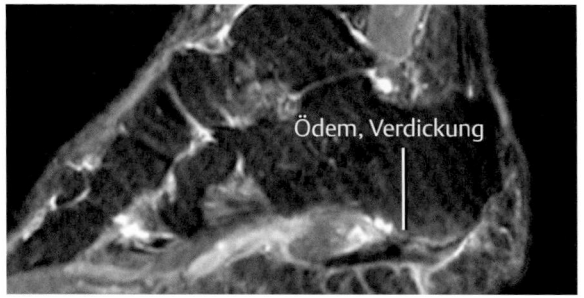

Abb. 1.**73** Plantarfasziitis, sagittale STIR-Sequenz.

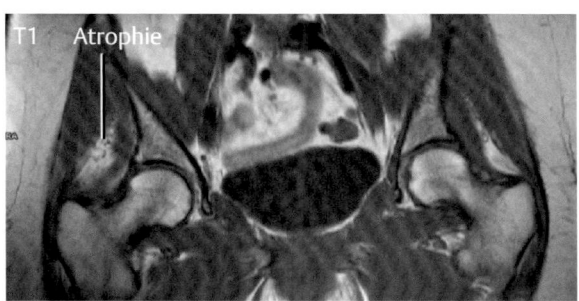

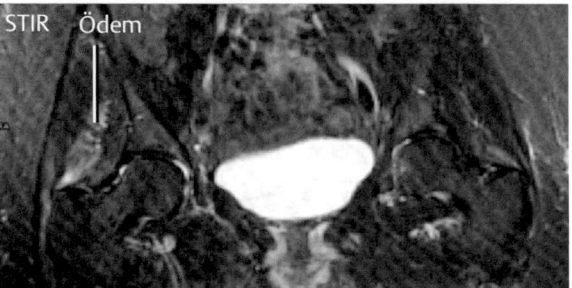

Rechts:
Abb. 1.**74** Trochanter-major-Schmerzsyndrom.

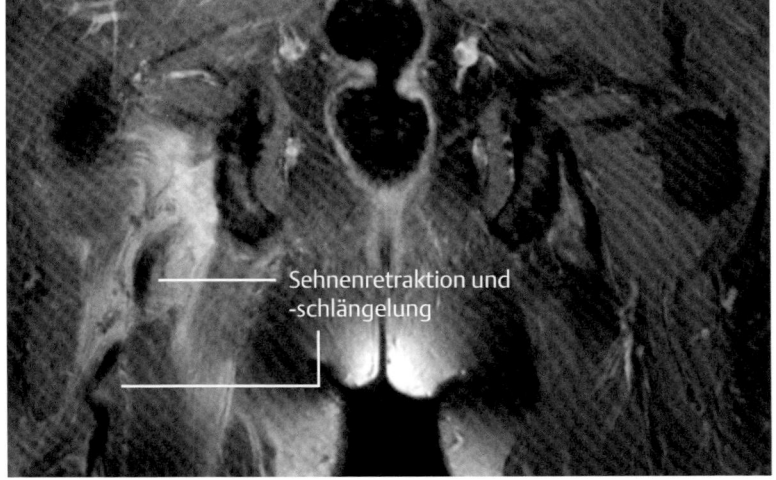

Abb. 1.**75** Avulsion der ischiokruralen Muskulatur. STIR-Sequenz.

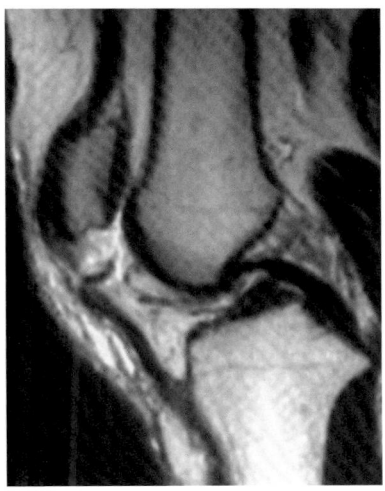

Abb. 1.**76** Traumatische Avulsion des Patellarsehnenansatzes. T1 SE.

Tabelle 1.**6**   Wichtige Überlastungssyndrome der Sehnenansätze

Ellenbogen

„Golfer- oder Werfer-ellenbogen"	Enthesiopathie am Ursprung der Flexorensehnen durch repetitive Belastung (Epicondylitis medialis); bei kindlichen Baseball-Spielern: „little leager's elbow"
„Tennisellenbogen"	Enthesiopathie am Ursprung der Extensorensehnen durch repetitive Belastung (Epicondylitis lateralis)

Hand und Finger

Flexor-carpi-ulnaris-Tendinose	Enthesiopathie der Sehne am Ansatz zum Os pisiforme; es kann sich auch um eine Bursitis handeln, sofern diese im Ansatzbereich angelegt ist

Hüfte und Oberschenkel

Fibroostose der Adduktoren	häufige Ansatztendinopathie am ischopubischen Ursprung der Adduktoren (Ramus superior und inferior des Os pubis)
Trochanter-major-Schmerzsyndrom	Insertionstendinopathie der Glutaeus-medius- und Glutaeus-minimus-Sehnen am Trochanter major; häufig mit Muskelatrophie (Abb. 1.**74**)

Knie

Oberer Patellarsporn	Fibroostose am Quadrizepssehnenansatz
Patellaspitzensyndrom (jumper's knee)	Tendinopathie am Ursprung des Lig. patellae (Abb. 1.**71**)
Morbus Osgood-Schlatter	Fibroostose am tibialen Patellarsehnenansatz durch chronische Überlastung bei Adoleszenten mit noch nicht eingebauter Apophyse. Das Phänomen wird auch als „Traktionsapophysitis" bezeichnet. Der Name bezieht sich auf die klinisch deutlichen „Entzündungszeichen" im fibroossären Übergang. Histologisch handelt es sich um Einrisse in der Übergangszone zwischen Sehne und Knochen, auch die Fuge zwischen Tuberositas und Metaphyse kann geschädigt sein. Es liegt keine Osteonekrose vor! Die Diagnose wird klinisch gestellt! Evtl. Unterstütung durch die MRT. Röntgenologisch kann die Apophyse sklerotisch, unscharf berandet und fragmentiert sein, was mit der Erkrankung nur bedingt etwas zu tun haben muss. Meistens ist von einer Variation des Ossifikationsvorgangs auszugehen.
Morbus Sinding-Larssen-Johannson	„Morbus Osgood-Schlatter des unteren Patellarpols". Unterschiedlich ist das Erkrankungsalter (Jugendliche bis junge Erwachsene). Röntgenologisch ist vom Normalbefund bis hin zur Fragmentation oder Kalzifikation am unteren Patellarpol bis zu einem Os infrapatellare alles möglich. Die Grenzziehung zum „jumper's knee" ist unscharf.
Pes-anserinus-Syndrom	Ansatztendinopathie und Bursitis des Übergangs von Sartorius, Semitendinosus und Grazilis an der Tibia ventromedial (speziell bei Langstreckenläufern)
„Shin splints" (runner's leg)	Sammelbegriff für chronische Schmerzen am Unterschenkel bei Läufern. Klinisch ist es nicht immer einfach, die unterschiedlichen Pathologien zu differenzieren: – Tibialis-posterior-Syndrom (an der Insertion des Muskels an der posterioren Tibia, mehr posteromedial) – tibiale Periostitis (mehr ventrolateral) – „chronic (exertional) compartment syndrome" (Erhöhung des intrakompartimentalen Drucks durch anschwellende Muskeln) – Stressfraktur der Tibia oder Fibula

Sprunggelenk und Fuß

Hinterer Fersensporn	Fibroostose der Achillessehne
Apophysitis calcanei (Sever'sche Erkrankung)	Fragmentation oder Verdichtung der Kalkaneusapophyse bei Kindern und Jugendlichen durch chronische Überlastung der Achillessehne. Osgood-Schlatter der Achillessehne!
Vorderer Fersensporn	Degeneration am Ursprung der Plantarfaszie bei Überlastung des Fußgewölbes, die mit einer chronischen Plantarfasziitis einhergeht
Haglund-Syndrom	Kombination von Ansatztendinopathie der Achillessehne und retrokalkanearer Bursitis; röntgenologisch ist der obere dorsale Teil des Kalkaneus eher dicht und prominent. Die Grenzlinie zum hinteren Fersensporn ist unscharf (Abb. 1.**72**).
Os-trigonum-Syndrom	überlastungsbedingte Verletzung der Synchrondrose des Os trigonum oder Fraktur des Os trigonum
„Dancer's heel"	überlastungsbedingte Tendinopathie der Flexor-hallucis-longus-Sehne

1.5.2 Sehnenüberlastungsschaden

PATHO Degenerative Sehnenerkrankungen werden entweder durch repetitiv überlastende Zugwirkung des zugehörigen Muskels oder durch Kompressionseffekte, meist an Hypomochlien, ausgelöst. Hierbei können das Peritenon, die eventuell vorhandene Sehnenscheide oder die Sehne selbst betroffen sein. Prinzipiell ist der Krankheitsverlauf unabhängig von der anatomischen Lokalisation, stadienhaft und von fließenden Übergängen gekennzeichnet:

1. funktionelle Schmerzzustände ohne makromorphologisches Korrelat mit rascher Heilungstendenz
2. akute und später eventuell chronische Überlastung des Sehnengleitlagers; Tenosynovitis, Bursitis oder Peritendinitis
3. Schäden des Sehnengewebes als Tendinose (*cave*: im englischen Sprachraum „Tendinitis"!); die Tendinose ist histologisch durch Ödem, Verquellung und Infiltration einer Vielzahl von Zellen unterschiedlicher Funktion gekennzeichnet (Abb. 1.**79a,b**)
4. partielle (vgl. Abb. 1.**83**) oder komplette Ruptur (Abb. 1.**78**); fast immer an typischen Prädilektionsstellen.

Verkalkungszonen in den Sehnen sind – zumindest beim jungen Menschen – Zeichen einer Nekrose und damit einer dystrophische Verkalkung.

KLINIK Wichtige Überlastungssyndrome sind in Tabelle 1.**7** dargestellt.

RÖ Die Röntgenuntersuchung kann anatomisch bedingte Ursachen einer Fehlbelastung aufdecken. Zu fahnden ist insbesondere nach Achsenfehlstellungen wie einem zur Achillodynie disponierenden Rückfußvalgus oder einem die Sehne des M. tibialis posterior übermäßig belastenden Pes equinovarus. Ihr Nachweis ist für eine kausale Therapie von grundlegender Bedeutung.

Als Zeichen der Entzündungsreaktion des Gleitgewebes finden sich unscharfe Weichteilschwellungen oder -verdichtungen (Abb. 1.**77**). Amorphe Verkalkungen in den Sehnen sind möglich.

SONO Das Leitsymptom der Überlastung der *Sehnen mit Sehnenscheide* ist der echoarme Erguss mit oder ohne verdicktem, echoarmem Gewebe um die Sehne, auf transversalen Schnitten meist als „Zielscheibe" zu sehen. Die Sehne kann im Frühstadium der Tendinose verdickt und von verminderter Echogenität sein. Je „chronischer" der Prozess, desto heterogener wird das Echomuster. Bei *Sehnen ohne Synovialmembran* (vor allem die Achillessehne) sind fokale Echoarmut (fokale Tendinose), echoarme Umgebungsreaktion (akute Peritendinitis), eine spindelförmige Schwellung (Abb. 1.**79a,b**) und eine Inhomogenität des Echomusters zu beobachten. Rupturen sind durch eine Faserdehiszenz (die Sehne kann komplett fehlen) und im Akutstadium durch ein echoarmes oder inhomogen strukturiertes Hämatom charakterisiert (Abb. 1.**78**). Die dynamische Untersuchung lässt zudem ein bewegungsabhängiges Auseinanderweichen der Sehnenstümpfe erkennen.

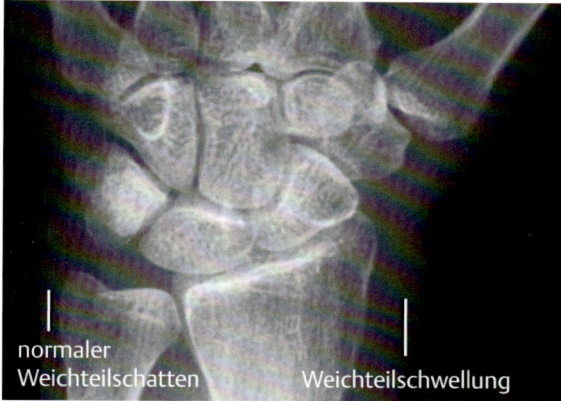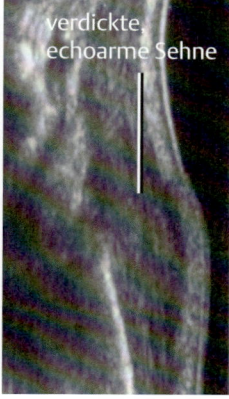

Abb. 1.**77** Stenosierende Tenosynovitis de Quervain. Röntgenbild und sonographischer Längsschnitt medial am Handgelenk.

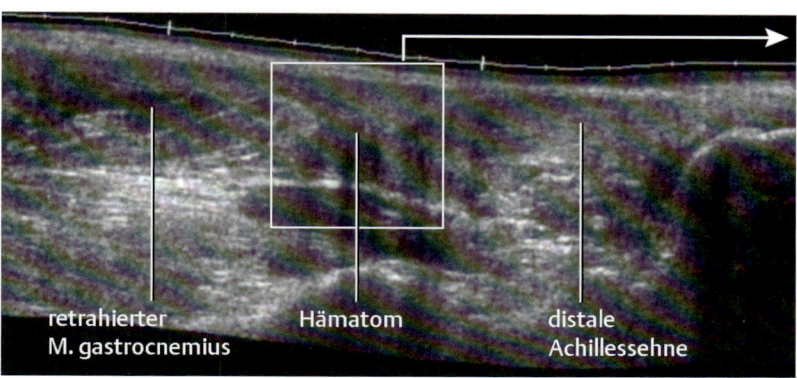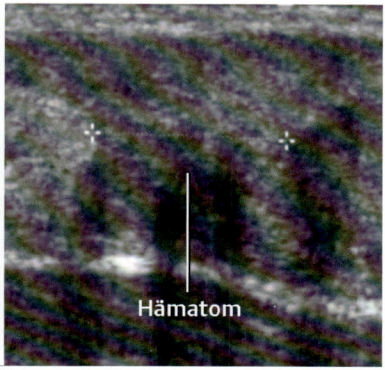

Abb. 1.**78** Sonographisches Bild einer Achillessehnenruptur.

MRT Die Peritendinitis manifestiert sich als ödematöse und somit in T2 (F)SE und in der STIR hyperintense Zonen. Bei der Tenosynovitis findet sich ein Erguss und eine Synovialitis der Sehnenscheide. Allerdings kann das Ausmaß dieser Veränderungen im Vergleich zur ausgeprägten Schmerzhaftigkeit gering sein. Tendinosen führen primär zu einer Verdickung der Sehne mit langstreckigen, besonders auf STIR- und Protonendichte-Sequenzen erkennbaren hyperintensen Herden. Die Entwicklung zu einer verdünnten Sehne mit (Teil-)Einrissen ist möglich. Rupturen werden anhand von oberflächlichen Defekten oder kompletten Dehiszenzen diagnostiziert.

Die wesentliche Bedeutung der MRT besteht in der Prävention von Sehnenrupturen durch frühzeitigen Nachweis einer Tendinose. Zudem lassen sich typische Muster der Fehlbelastung anhand der Lokalisation von Knochenmarködemen oder Tenosynovitiden erfassen.

DD Die wichtigste Differenzialdiagnose zur überlastungsbedingten Tenosynovitis und zu den Tendinosen ist die Mitbeteiligung von Sehnen und deren Gleitlager im Rahmen **rheumatischer Erkrankungen**. Diese Sehnenveränderungen sind rein morphologisch oft nicht von altersbedingtem Abbau und Überlastungsschäden zu differenzieren. Daher kommt der Anamnese und der Suche nach weiteren Entzündungsmanifestationen (Labor!) eine große Bedeutung zu. Hinweis auf eine rheumatische Genese ist der gleichzeitige Nachweis von Synovialitiden der Gelenke und vor allem Erosionen.

Sehnenschäden können außerdem als Folge **metabolisch-toxischer Einwirkungen** (Steroidtherapie, familiäre Hyperlipoproteinämien, Diabetes mellitus) entstehen.

Auch das **Xanthom** der Achillessehne bei familiärer Hyperlipidämie führt zu einer Sehnenverdickung und einer intratendinösen Signalanhebung. Neben dem Seitenvergleich und der Anamnese hilft die Kontrastmittelgabe zur Abgrenzung gegenüber einer Tendinopathie, da sich die Ablagerungen beim Xanthom nicht anreichern.

Sowohl bei der Calciumpyrophosphatdihydrat-Arthropathie (CPPD) als auch durch Hydroxylapatit-Ablagerungen können Sehnen ebenfalls verkalken. Auf der Basis der Bildgebung allein ist die Differenzierung sehr schwierig. Zudem bestehen pathophysiologisch Übergänge zwischen Alterungsprozessen und chronischer Überlastung einerseits und dem Auftreten von Pyrophosphat und Hydroxylapatit andererseits (Kapitel 9.4.2).

Tabelle 1.**7** Wichtige Überlastungssyndrome der Sehnen

Syndrom	Beschreibung
Schulter und Oberarm	
Subakromiales Impingement	Degeneration der Supraspinatussehne, der langen Bizepssehne oder der Bursa subacromialis durch engen Subakromialraum oder funktionell durch Kompression des M. supraspinatus bei Überkopfbewegungen (Abb. 1.**81**)
Subkorakoidales Impingement	Degeneration der Subskapularissehne aufgrund Kompression durch das Korakoid, meist posttraumatisch
Hand und Finger	
Stenosierende Quervain-Tenosynovitis	Tendinose und Tenosynovitis der Abductor-pollicis-longus- und Extensor-pollicis-brevis-Sehnen auf Höhe des Processus styloideus radii
Hüfte und Oberschenkel	
Traktussyndrom an der Hüfte	Friktion des Tractus iliotibialis am Trochanter major, meistens mit Bursitis einhergehend; klinisch evtl. schnappende Hüfte
Knie	
Tractus iliotibialis Friktionssyndrom (runner's knee)	Reibung des Tractus iliotibialis am Epicondylus lateralis femoris mit Ödem zwischen Traktus und Knochen (Abb. 1.**80**)
Sprunggelenk und Fuß	
Achillodynie	Tendinopathie der Achillessehne durch übermäßige Dehnung oder Torsion; prädisponierende Faktoren (flaches Fußgewölbe, Hyperpronation des Fußes) sind im Einzelfall wichtig (Abb. 1.**79**)

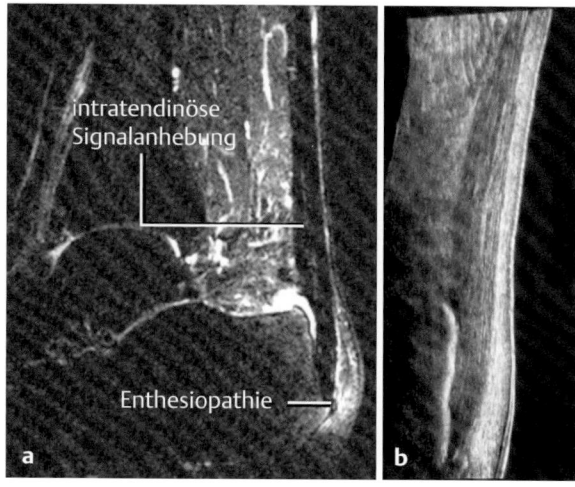

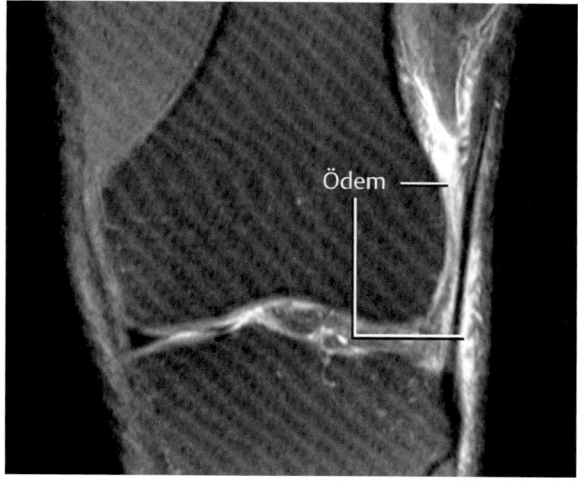

Abb. 1.**79**   Achillodynie. STIR-Sequenz (**a**) und korrelierende Sonographie (**b**).

Abb. 1.**80**   Tractus iliotibialis Friktionssyndrom („runner's knee", PD FatSat).

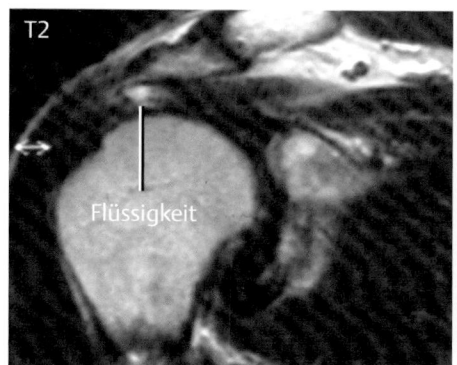

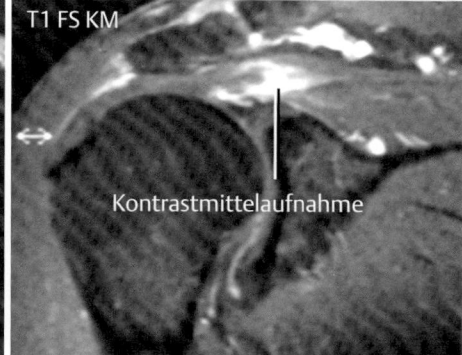

Abb. 1.**81**   Die Supraspinatus-Sehnenruptur ist in der T2 FSE anhand des Flüssigkeitseinschlusses erkennbar. Die Kontrastmittelsequenz zeigt zusätzlich eine kräftig anreichernde Tendinose am muskulotendinösen Übergang, die in der T2 FSE nicht zu erkennen ist.

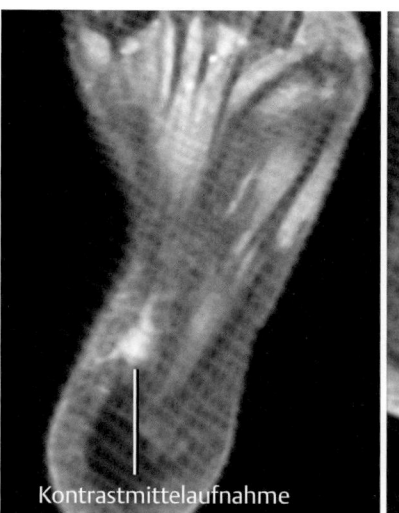

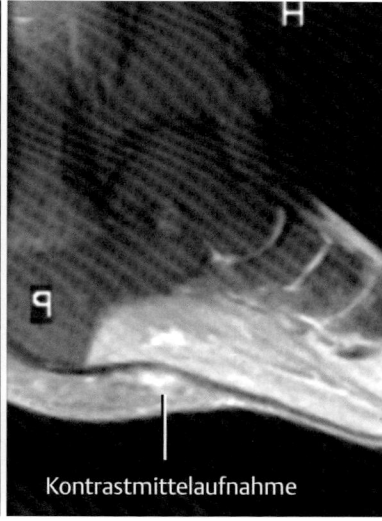

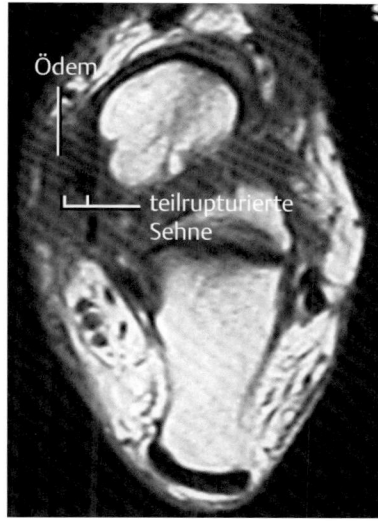

Abb. 1.**82**   Plantarfasziitis bei einem Triathleten. Schräg axiale und sagittale fettgesättigte T1 SE nach Kontrastmittelgabe.

Abb. 1.**83**   Teilruptur der Tibialis-posterior-Sehne. T1 SE.

1.5.3 Muskelverletzungen

PATHO Zerrungen und Risse entstehen infolge einer forcierten Kontraktion bei gleichzeitiger passiver Dehnung. Sie werden als leicht (Mikrofaserrisse), mittel (Partialrupturen) und schwer (komplette Rupturen) graduiert. Muskelkontusionen (Quetschungen) oder -lazerationen entstehen durch direkte stumpfe bzw. spitze Gewalteinwirkung. Alle Verletzungsformen sind meist mit intra- oder intermuskulären Hämatomen assoziiert (Abb. 1.**84** u. 1.**85**). Bei schweren Verletzungen kommt es zu Nekrosen mit Verkalkungen als Restzustand.

Der sog. Muskelkater (delayed onset muscle soreness, DOMS) beruht auf Mikrofaserrissen.

KLINIK Geringgradige Zerrungen und Partialrupturen gehen mit Schmerzen einher, bei kompletten Rissen ist klinisch ein Funktionsverlust des Muskels und ggf. eine Delle festzustellen.

SONO Im Vordergrund steht der Nachweis eines meist echofreien bis echoarmen Hämatoms, das leicht komprimierbar ist (Abb. 1.**85**). Subakute und chronische Formen sind oft „geschichtet" bzw. zwiebelschalenförmig aufgebaut. Kleinere oder diffus verteilte Hämatome können dem Nachweis entgehen. Pathognomonisch sind ins blutgefüllte Lumen ragende eingerollte Muskelfaserenden (Glockenschlägelphänomen).

MRT Auf T2-FSE-FatSat- sowie T1-SE-Sequenzen findet man Zeichen des Ödems bzw. der Blutung in allen Verletzungsstadien (Abb. 1.**86**), wenngleich bei Mikrorissen und beim Muskelkater seltener. Wichtig zur Graduierung der Läsionen ist der Nachweis der Kontinuitätsunterbrechung gerissener Fasern. Signalanhebungen in T1 SE durch die Bildung von Methämoglobin können wegen der sehr variablen Sauerstoffspannung in Muskelgewebe 2 Tage bis 5 Monate nach dem Trauma beobachtet werden.

Als Folgeerscheinungen von Muskelverletzungen sind bekannt:

- posttraumatische heterotope Ossifikation
- posttraumatische entzündliche Pseudotumoren
- Faszienhernien (Abb. 1.**88**), die klinisch-funktionell meist besser zu erfassen sind als mit bildgebenden Methoden
- akutes Kompartment-Syndrom (Abschnitt 8.6),
- Entrapment-Neuropathien (Abschnitt 8.7).

DD Wichtig ist die Abgrenzung von Weichteiltumoren, zumal sie anamnestisch oft mit einem traumatischen Ereignis in Zusammenhang gebracht werden und auch sekundär einbluten können. Solide Weichteiltumoren und Ganglien sind eher raumfordernd, knollenartig geformt und reichern Kontrastmittel an. Die Form von Hämatomen folgt eher anatomisch vorgegebenen Strukturen, im Randbereich ist oft die gefiederte Muskelfaserstruktur erkennbar.

Muskelverletzungen durch nichtmechanische Traumen (Stromschlag, toxisch) führen meist zu ausgedehnten Nekrosen bzw. zur Rhabdomyolyse (Abschnitt 8.8).

Literatur

Boutin R, Fritz RC, Steinbach LS. Imaging of sports-related muscle injuries. Radiol Clinics North Am 2002; 40: 333–62.

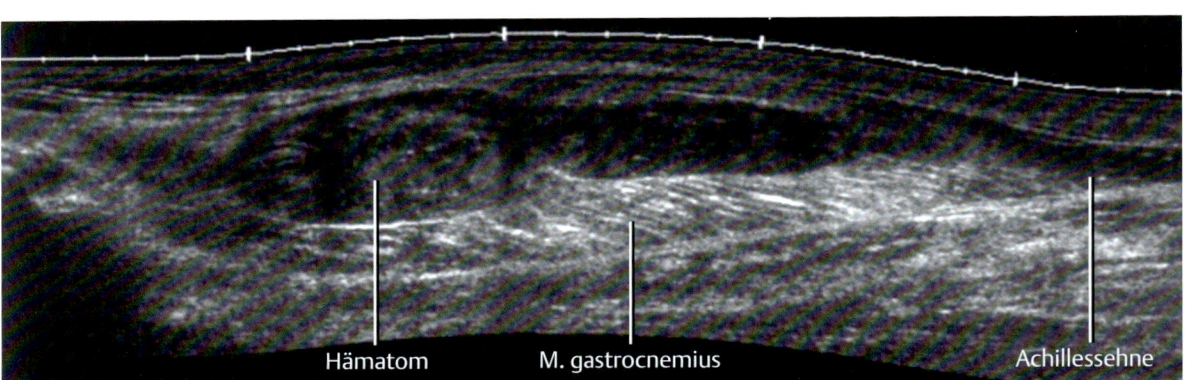

Abb. 1.**84**   Sonographisches Bild eines Muskelhämatoms im M. gastrocnemius (tennis leg).

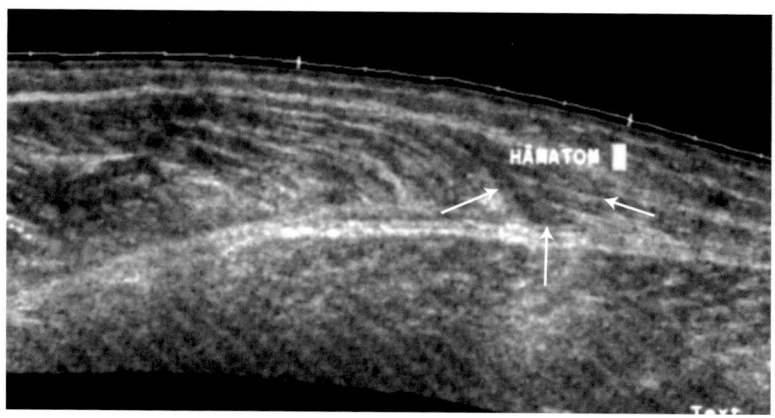

Abb. 1.85 Muskelfaserriss in der Sonographie.

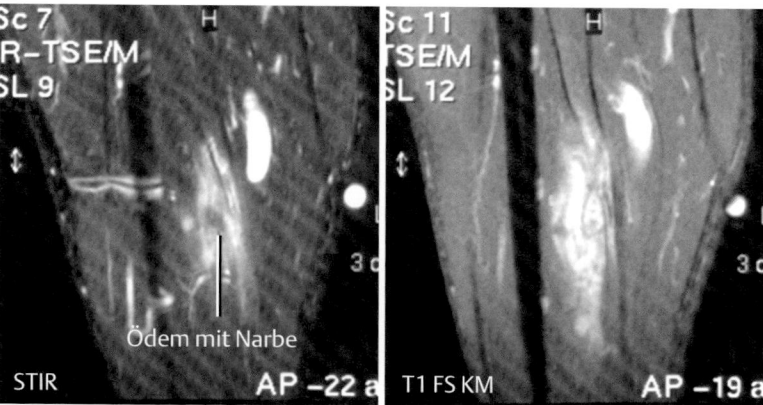

Abb. 1.86 Alter Muskelriss, weiterhin Schmerzen bei Belastung.

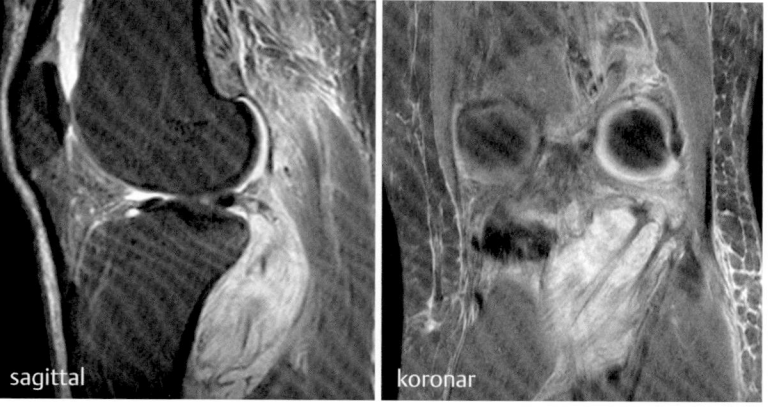

Abb. 1.87 Frische Verletzung des M. popliteus am muskulotendinösen Übergang. Jeweils PD FatSat.

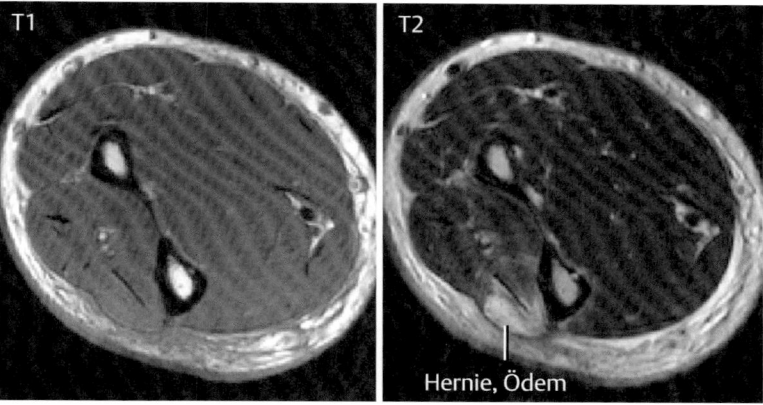

Abb. 1.88 Hernierung des M. extensor carpi ulnaris am Unterarm durch eine Faszienlücke. T1 SE und T2 FSE axial.

1.6 Praktische Hinweise zur traumatologischen Röntgendiagnostik

- Die Darstellung eines Knochens muss bei traumatisierten Patienten grundsätzlich in mindestens zwei Ebenen erfolgen. Dieser Forderung ist bei einer Reihe von anatomischen Lokalisationen (z. B. Schulter, Hüfte) oft schwer zu erfüllen. Hier sind Spezialeinstellungen für jede anatomische Region beschrieben (siehe Spezialliteratur zur radiologischen Einstelltechnik).
- Ist eine Fraktur in der Nähe von Gelenken radiologisch darstellbar, muss gezielt nach einer Beteiligung der Gelenkflächen gefahndet werden. Zusätzliche Ebenen zur normalen 2-Ebenen-Technik sind oft hilfreich. Bei Unklarheiten → MRT oder CT.
- Ist am Unterarm oder Unterschenkel einer der parallel verlaufenden Knochen frakturiert, so ist gezielt nach einer zusätzlichen Fraktur oder Luxation des zweiten Knochens zu suchen. Von besonderer Bedeutung ist die proximale Fibula, sofern eine Fraktur der distalen Tibia vorliegt.
- Zur **Beurteilung** eines Knochens sollte immer der gesamte Knochen erfasst sein. Bei Röhrenknochen muss also sowohl das proximale als auch das distale Gelenkende abgebildet sein.
  Insbesondere bei Patienten mit Mehrfachbefunden werden häufig subtile Befunde übersehen, da die Hauptbefunde im Vordergrund stehen. Aus diesem Grund ist eine erneute Beurteilung durch einen zweiten Befunder, eventuell unter ruhigen Arbeitsbedingungen, äußerst hilfreich. Dies gilt insbesondere für die Befundung polytraumatisierter Patienten.
- Liegen unklare radiologische Befunde vor, so helfen als erste Maßnahme in der Regel weitere Ebenen (z. B. Schrägaufnahmen). Man sollte sich nicht scheuen, frühzeitig in Absprache mit dem überweisenden Kollegen alternative oder ergänzende Verfahren (Sonographie, CT, MRT) einzusetzen (Abb. 1.**89 a, b**).
  Es ist ein häufiger Fehler (leider manchmal mit medikolegalen Konsequenzen), sich mit einem „unauffälligen" Röntgenbefund zufrieden zu geben. Das Röntgenbild kann eine Fraktur nicht immer sicher ausschließen („röntgenologisch okkulte Fraktur")! Passen Klinik und negativer Röntgenbefund nicht zusammen, ist auf Kontrollen und weitergehende Untersuchungen zu drängen. Dies sollte im schriftlichen Befund vermerkt werden.
- Man sollte sich darüber klar sein, dass Rotationsfehler auf Röntgenbildern häufig schwierig zu beurteilen sind. Bei entsprechenden Fragestellungen muss auf weiterführende Methoden wie CT oder MRT verwiesen werden.

- Wenn irgend möglich, sollte vom Überweiser der Verletzungsmechanismus sowie das vermutete Verletzungs**muster** angegeben werden. Dies ermöglicht die gezielte Suche nach den zu erwartenden Verletzungen.
- Wann ist besondere Vorsicht geboten?
  - Schenkelhalsfrakturen bei osteoporotischen Knochen sind häufig röntgenologisch nicht sichtbar oder werden übersehen. Bei diesen Patienten (Hüftschmerzen) ist auch manchmal eine Schambeinastfraktur die Ursache des Schmerzes.
  - Bei „Distorsion" des oberen Sprunggelenks werden röntgenologisch Kompressionsfrakturen der Talusrolle nicht dargestellt oder übersehen. Bei diesem Verletzungstyp sollte auch an die Basis des 5. Metatarsale klinisch gedacht werden.
  - Grünholzfrakturen am Radius sind manchmal schwer zu erkennen.
  - Am Metakarpophalangealgelenk D I werden Rupturen des ulnaren Kollateralbandes auch dann häufig übersehen, wenn sie mit einem knöchernen Fragment einhergehen.
- In vielen Ländern (z. B. Deutschland) muss die Indikation zur Anwendung von Röntgenstrahlen „gerechtfertigt" werden. Verantwortlich für die Strahlenanwendung ist der Radiologe, nicht der Überweiser zur Röntgenuntersuchung. Der Radiologe (gilt auch für die fachgebietsbezogene Radiologie) hat sich deswegen zu vergewissern, dass die angeforderte Röntgenuntersuchung auch die klinische Frage beantworten kann. Liegen keine exakten verlässlichen Angaben zur Klinik vor oder ist die Fragestellung schwammig formuliert („Handgelenk"?), so ist der Radiologe verpflichtet, sich vor der Röntgenuntersuchung klinische Informationen zu besorgen. Es schadet nicht, den Patienten auch selbst zu befragen und zu untersuchen!
  Ist der klinisch untersuchende Kollege identisch mit dem Anwender der Röntgenstrahlen (fachgebietsbezogene Radiologie), so ist die rechtfertigende Indikation in gleicher Weise auf der Röntgenanforderung zu dokumentieren.
- Der Röntgenbefund muss zeitnah *schriftlich* abgegeben werden. Wird der Befund später ergänzt oder korrigiert, ist dies auf dem Befundbericht mit Datumsangabe zu vermerken.

Befundbericht

Der radiologische Befundbericht bei der Primärbefundung sollte auf folgende Dinge eingehen:

- Wo ist die Fraktur? In den langen Röhrenknochen wird der Knochen in Drittel eingeteilt. Entsprechend sollte die Höhe der Fraktur (z. B. Übergang zwischen mittlerem und distalem Drittel) angegeben werden.
- Welche Fraktur? Die prinzipiellen Frakturtypen (transversal, schräg, spiralig etc.) sollten angegeben werden (vgl. Abb. 1.**19**).
- Achsenverhältnisse der Fraktur: Zu beachten ist bei Fehlstellung, dass die Lage des **distalen** Fragments gegenüber dem proximalen Fragment angegeben wird. Der Winkel einer Achsfehlstellung sollte in Grad in grober Weise als Anhalt benannt werden.
- Eine Varusfehlstellung ist eine Abweichung des distalen Fragments in Richtung der Mittellinie des Körpers. Eine Valgus- oder laterale Angulation ist eine Fehlstellung des distalen Fragments weg von der Mittellinie. Die zweite Ebene zeigt, ob eine zusätzliche anteriore oder posteriore Fehlstellung vorliegt.
- Eine Verlagerung von Fragmenten sollte beschrieben werden, sofern das Fragment die normale anatomische Position verlässt (z. B. das distale Fragment ist um Schaftbreite oder Kortikalisbreite nach lateral, medial etc. verlagert).
- Die Frage ist zu beantworten, ob die Gelenkflächen beteiligt sind oder eine Dislokation oder Luxation vorliegt?

Bei der Verlaufskontrolle ist zu beachten:

- Stellung der Fraktur und der Fragmente im Vergleich zur Primär- und zur letzten Kontrollaufnahme.
- Sind Zeichen der Überbrückung und Überbauung zu erkennen?

Suche nach möglichen Komplikationen:

- Osteomyelitis: Sind neue Lysen aufgetreten? Liegen Aufhellungszonen mit unscharfer Begrenzung um osteosynthetisches Material, z. B. Schrauben, vor?
- Ergeben sich Hinweise auf eine Osteonekrose?

Was man *nicht* tun sollte

- Wertende Begriffe wie „gut", „ausreichend", „akzeptabel" oder Ähnliches sollten vermieden werden.
- Beschreibung der knöchernen Konsolidierung als „durchbaut", „verzögert", „verlangsamt durchbaut", „nicht durchbaut": Diese Begriffe setzen eine sehr genaue Kenntnis des klinischen Befundes voraus. Statt dessen sollten die **Zeichen** der Durchbauung (wie sieht der Kallus aus?) beschrieben und insbesondere darauf hingewiesen werden, **ob** Zeichen der Durchbauung und Überbrückung vorliegen oder nicht. Auch auf noch einsehbare Frakturspalten muss hingewiesen werden.

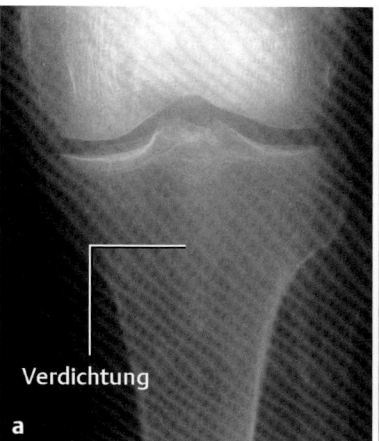
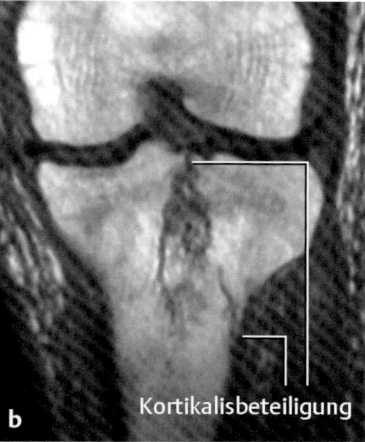

Abb. 1.**89** Längsfraktur durch das Tibiaplateau, in der Übersichtsaufnahme (**a**) als unscharfe Verdichtung erkennbar. Die MRT (T1 SE; **b**) zeigt die tatsächliche Frakturausdehnung und die Beteiligung der Kortikalis.

1.7   Spezielle Traumatologie

1.7.1   Schädel

! Die traumatologische Akutdiagnostik am Schädel ist eine Domäne der CT. Bei Frakturverdacht an der Schädelbasis und im Felsenbein ist auf dünnstmögliche Schichten (≤ 1 mm) zu achten. Ein hoch auflösender Knochenalgorithmus sollte Verwendung finden. Bei Multislice-Scannern kann aufgrund der weitgehend isotropen Voxel die koronare Darstellung aus axialen Schichten ohne wesentlichen Qualitätsverlust rekonstruiert werden.

Schädelkalottenfrakturen

Je nach Art der Gewalteinwirkung entstehen an der Kalotte **lineare Frakturen, Impressions-, Trümmer-** oder **Lochfrakturen** sowie **Nahtsprengungen** (Abb. 1.**90** u. 1.**91**). Je nach Lokalisation und Dislokationsgrad sind diese im Röntgenbild unterschiedlich gut nachweisbar. Insbesondere ist auf Verwechslungsmöglichkeiten mit Suturen und Gefäßen zu achten. Lineare Frakturen sind im Gegensatz zu diesen schärfer begrenzt, haben keinen sklerotischen Randsaum und überschneiden Gefäße und Suturen.

Wann Röntgen und wann CT? Außer für die orientierende Beurteilung des Gesichtsschädels und evtl. der Pneumatisation der Felsenbeine haben Röntgenaufnahmen des Schädels in der Primärdiagnostik traumatisierter Patienten keine Bedeutung mehr: Einerseits hat der Nachweis einer Kalottenfraktur allein keinerlei therapeutische Konsequenz. Andererseits sind bei Fehlen solcher Verletzungen keine Rückschlüsse auf das Risiko einer intrakraniellen Blutung möglich. 50% der Patienten mit einer intrakraniellen Blutung haben keine Fraktur! Somit ist der radiologische Frakturausschluss nicht nur nutzlos, er kann sogar eine vermeintliche, trügerische Sicherheit hervorrufen, insbesondere beim Patienten oder den Angehörigen, die durch den unauffälligen Röntgenbefund „entwarnt" wurden.

Die **Indikation zur CT** muss daher allein auf Basis der Symptomatik, der Schwere des Traumas und der Möglichkeit einer adäquaten Überwachung des Patienten gestellt werden. Insbesondere bei Kindern wäre eine neurologische Überwachung für mindestens 24 Stunden meist das geeignetste Vorgehen, was in der Praxis nicht immer realisierbar ist.

Schädelbasisfrakturen

Schädelbasisfrakturen betreffen häufig das Orbitadach, die Lamina cribrosa, die Felsenbeine oder das Okziput. Die zentralen Abschnitte der Schädelbasis sind etwas seltener involviert. Neben dem Risiko der Gefäß- oder Nervenverletzungen treten als mögliche Komplikation Risse der Dura und Fisteln auf

(Abb. 1.**95**). Je nach Lokalisation führen diese zu einer Oto- oder Rhinoliquorrhö.

Die **Einteilung der Felsenbeinfrakturen** in Längs- und Querfrakturen bezieht sich auf die Achse des Felsenbeines. Sie ist letztlich willkürlich, da in vielen Fällen gemischte oder zum Felsenbein schräg verlaufende Frakturen vorliegen. Die Frakturbeschreibung sollte explizit darauf eingehen, ob die pneumatisierten Anteile des Felsenbeines oder das Os petrosum mit den enthaltenen Innenohrstrukturen beteiligt sind.

- **Längsfrakturen** beginnen im Bereich des Mastoids bzw. des Os temporale unter Einbeziehung des Tegmen tympani (Dach des Mittelohrs) und verlaufen dann nach vorn über den äußeren Gehörgang und die Felsenbeinspitze (Abb. 1.**92**) zur mittleren Schädelgrube. Hier ist insbesondere eine Beteiligung des Canalis caroticus möglich. In selteneren Fällen verläuft die Fraktur nicht zum äußeren Gehörgang, sondern deutlich medialer zum inneren Gehörgang oder zum Foramen jugulare. In diesen Fällen besteht die Gefahr einer Fazialisschädigung. Längsfrakturen gehen häufig mit Dislokationen oder Frakturen der Gehörknöchelchen mit entsprechender Schallleitungsstörung einher.

- **Querfrakturen** verlaufen von der oberen Pyramidenkante nach kaudal durch das Innenohr zur Fossa jugularis (Abb. 1.**93**). Die Symptomatik hängt vom exakten Frakturverlauf ab. Die Palette reicht vom Hämatotympanon über Schwindel und Spontannystagmus bis hin zum kompletten Hörverlust. In 50% der Fälle wird der N. facialis geschädigt (Abb. 1.**94**).

- **Komplexe bzw. gemischte Frakturen** zeigen longitudinale und transversale Komponenten und treten meist in Kombination mit schweren Schädel-Hirn-Traumen auf. Mögliche Komplikationen: Otoliquorrhö oder Herniation von Hirngewebe in den Frakturspalt.

RÖ   Konventionelle Röntgenaufnahmen sind in der heutigen Zeit zum Nachweis oder Ausschluss von Felsenbeinfrakturen als **obsolet** anzusehen.

CT   Die Bildgebung der Felsenbeinfrakturen sollte heute ausschließlich mittels hoch aufgelöster CT erfolgen. Hierbei werden axiale Schichten entlang der Orbitomeatallinie angefertigt. Diese Untersuchung erlaubt eine exzellente Frakturbeurteilung, insbesondere auch im Bereich des tympanalen Verlaufs des N. facialis. Zudem werden Subluxationen und Luxationen der Gehörknöchelchen dargestellt.

MRT   Die Magnetresonanztomographie wird nur dann eingesetzt, wenn Einblutungen in den N. facialis oder in das Innenohr gesucht werden und die CT hier keine Frakturlinien zeigt.

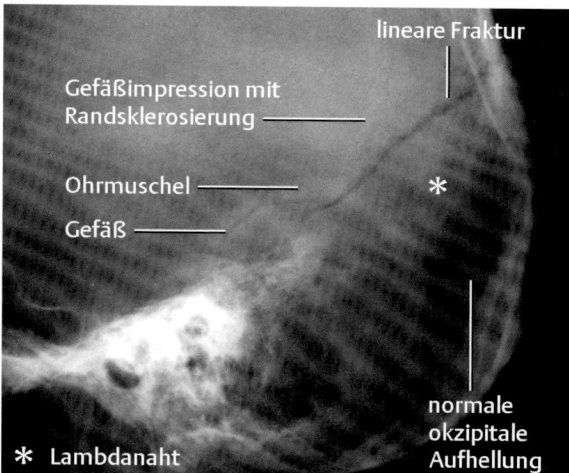

Abb. 1.**90** Typische lineare Kalottenfraktur. Beachte die scharfe Kontur der Fraktur und das Fehlen eines sklerotischen Randes, im Gegensatz zu Sutur und Gefäßkanal.

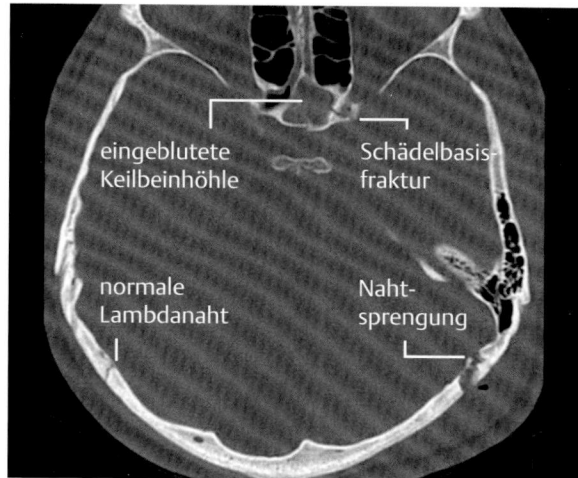

Abb. 1.**91** Axiale CT einer Schädelbasisfraktur.

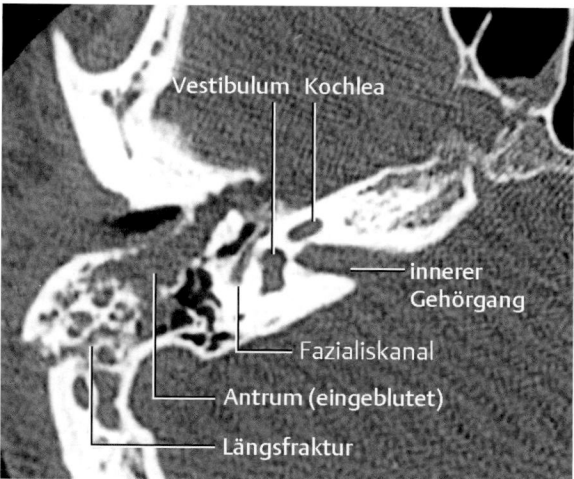

Abb. 1.**92** Felsenbein-Längsfraktur im axialen CT.

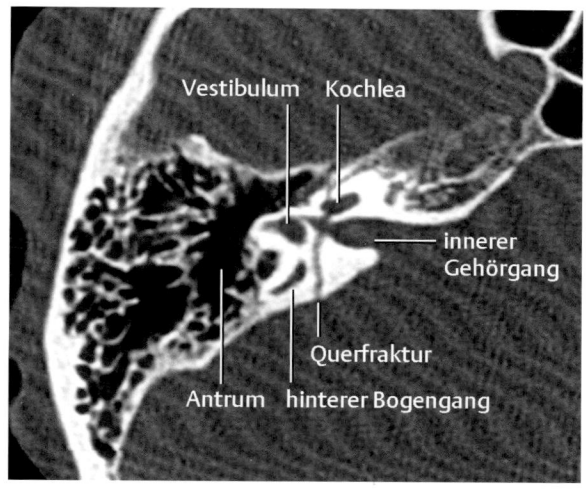

Abb. 1.**93** Felsenbein-Querfraktur im axialen CT. Die Fraktur läuft zum Ganglion geniculi (Fazialisläsion).

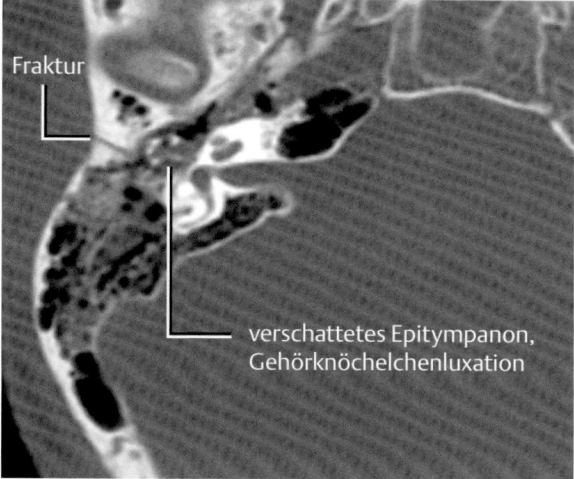

Abb. 1.**94** Ins Epitympanon verlaufende Felsenbein-Querfraktur. Der N. facialis ist aufgrund der Verschattung nicht abgrenzbar. Zudem zeigt sich noch eine Gehörknöchelchenluxation.

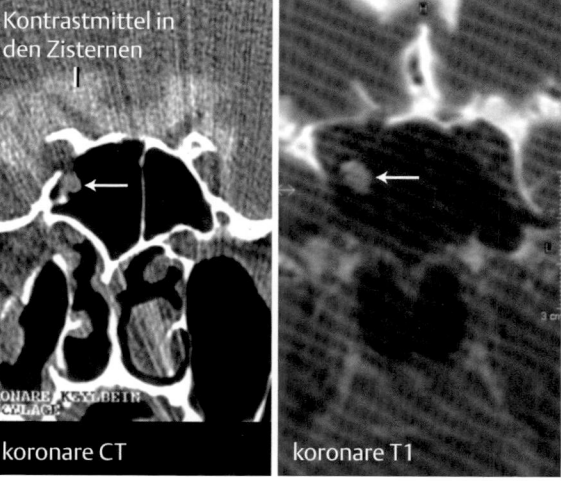

Abb. 1.**95** Durafistel. Nachweis eines kontrastierten Flüssigkeitstropfens in der Keilbeinhöhle durch intrathekale Gabe von iod- (für CT) und gadoliniumhaltigem (MRT) Kontrastmittel. Koronare Darstellung in Bauchlage.

Gesichtsschädelfrakturen

Häufig isoliert auftretende Frakturen im Bereich des Gesichtsschädels sind:

- **Nasenbeinfraktur.** Geeignete Röntgenuntersuchung: Nasenbein seitlich und ggf. Nasennebenhöhlen-Aufnahme.
- **Jochbogenfraktur.** Geeignete Röntgenuntersuchung: Henkeltopf-Aufnahme.
- **Jochbeinfraktur**, bei der das Jochbein von der temporalen, frontalen und maxillären Verankerung abgetrennt ist (Tripoid- oder Quadripoidfraktur, Abb. 1.**96** bis 1.**98**).
- **Blow-out-Fraktur.** Fraktur des Orbitabodens oder der medialen Orbitawand durch erhöhten intraorbitalen Druck. Geeignete Röntgenaufnahmen: Orbitazielaufnahme. Typische Befunde sind Spiegelbildungen in der Kieferhöhle, evtl. ein „hängender Tropfen" am Orbitaunterrand und ein Orbitaemphysem. Eine häufige Komplikation ist das Einklemmen orbitalen Fettgewebes oder von Augenmuskeln (Doppelbilder!). Diese Befunde werden mittels CT nachgewiesen (Abb. 1.**99 a, b**).
- **Unterkieferfrakturen.** Zwar können Frakturen in der Orthopantomographie (OPG) in der Regel erkannt werden. Das genaue Ausmaß der Verletzung, insbesondere im Bereich der häufig mitbeteiligten Kieferköpfchen und -gelenke lässt sich jedoch am besten mittels CT darstellen.

Schwerere Traumen führen in der Regel zu komplexen, **transfazialen** Kombinationsverletzungen des Gesichtsschädels.

Da klassische LeFort-Frakturen sehr selten sind und stattdessen Kombinationen verschiedener Typen vorliegen (**komplexe Mittelgesichtsfrakturen**), wird die LeFort Einteilung vielerorts durch eine Einteilung entsprechend der Lokalisation abgelöst. Hierbei wird die Verletzung als lateral (z.B.: Jochbein), laterozentral (z.B.: Jochbein und mediale Orbitawand) und zentral (Nasenbein – Siebbein) eingeteilt und die einzelnen beteiligten Knochen beschrieben.

> **CT** Die Diagnostik komplexer Gesichtsschädelfrakturen erfolgt ausschließlich mittels CT, wobei eine koronare Darstellung erforderlich ist.

Da die LeFort-Einteilung noch weit verbreitet ist, wird sie im Folgenden kurz erläutert (Abb. 1.**100**):

LeFort I: Abtrennung des Processus alveolaris vom Rest der Maxilla mit dem Resultat eines „flottierenden Gaumens". Fraktur aller Wände des Sinus maxillaris im kaudalen Abschnitt.

LeFort II: Pyramidenförmige Fraktur mit Separation des zentralen Mittelgesichts. Die Frakturlinie verläuft durch die Nasenwurzel, die medialen Orbitawände beidseits und dann durch die Orbitaböden einschließlich Margo infraorbitalis. Die mediale Wand des Sinus maxillaris ist erhalten (im Unterschied zur LeFort-I-Fraktur).

Komplikation: Schädigung des N. infraorbitalis in ca. 80% der Fälle, Einklemmung des M. rectus inferior, Schädigung des Ductus nasolacrimalis.

LeFort III: Führt zur Separation des Gesichts- vom Gehirnschädels. Die Frakturlinie verläuft durch die Nasenwurzel, die medialen Orbitawände beidseits, durch die Böden und lateralen Wände der Orbita. Zusätzlich Fraktur der Jochbögen und Processus pterygoidei.

Literatur

Buitrago-Tellez CH, Schilli W et al. A comprehensive classification of craniofacial fractures: postmortem and clinical studies with two- and three-dimensional computed tomography. Injury 2002; 33: 651–68.

Masters SJ, McClean PM et al. Skull X-ray examinations after head trauma. Recommendations by a multidisciplinary panel and validation study. N Engl J Med 1987; 316: 84–91.

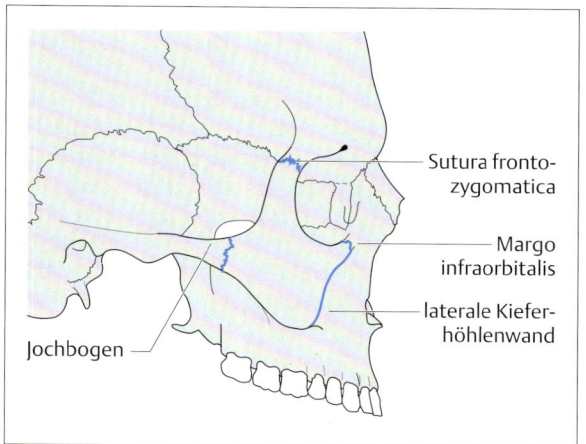

Abb. 1.**96** Schematische Darstellung des Jochbeines und der 4 typischen Frakturstellen.

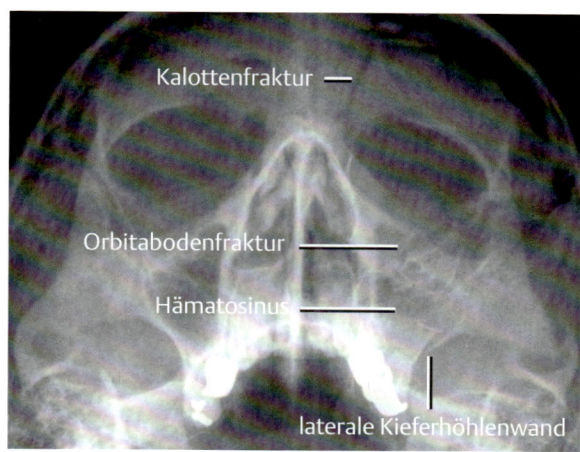

Abb. 1.**97** Nasennebenhöhlen-Aufnahme bei multiplen Kalotten- und Gesichtsschädelfrakturen.

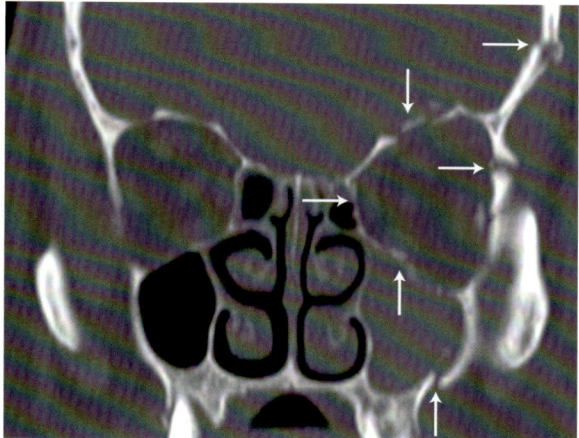

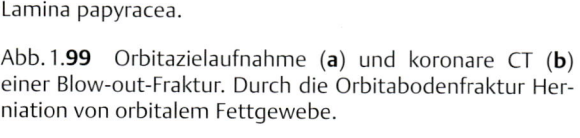

Abb. 1.**98** Koronare CT bei komplexer Mittelgesichts- und Schädelkalottenfraktur. Frakturen im Bereich von Orbitadach und -boden, lateraler Orbita- und Kieferhöhlenwand, Lamina papyracea.

Abb. 1.**99** Orbitazielaufnahme (**a**) und koronare CT (**b**) einer Blow-out-Fraktur. Durch die Orbitabodenfraktur Herniation von orbitalem Fettgewebe.

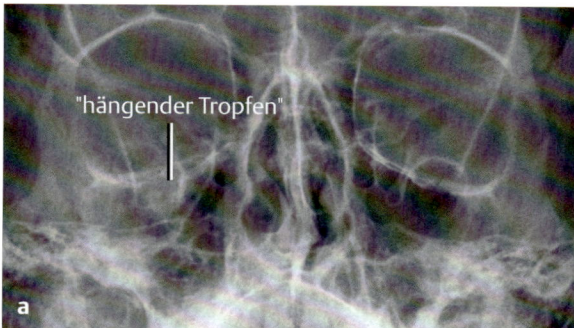

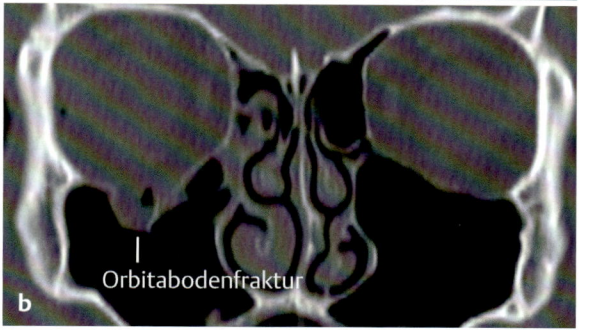

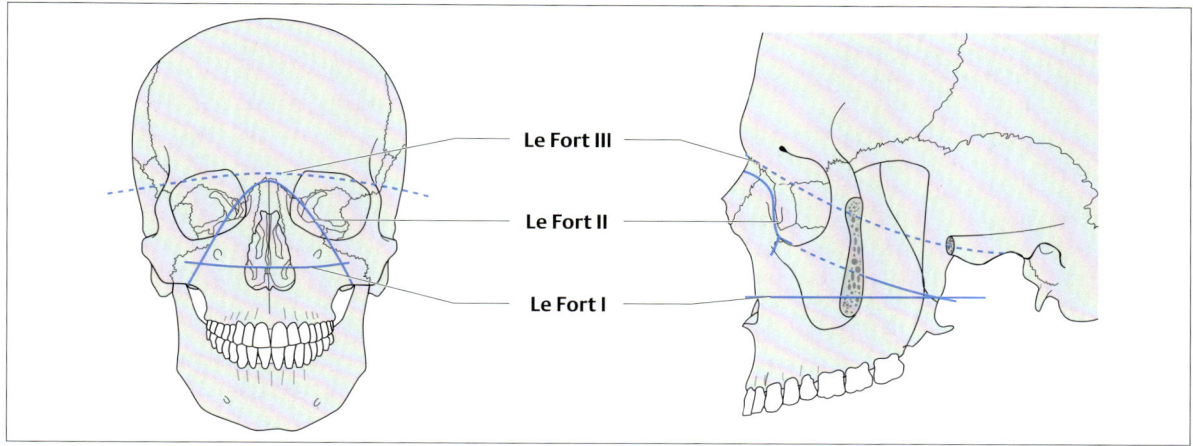

Abb. 1.**100** Schematische Darstellung des Frakturverlaufs bei den LeFort-Frakturen.

1.7.2 Wirbelsäule

Frakturen, Dislokationen und Weichteilverletzungen sind am häufigsten an der unteren Halswirbelsäule sowie im thorakolumbalen Übergangsbereich lokalisiert. In den meisten Fällen erlauben klinische Zeichen und radiologische Befunde die prompte und richtige Diagnose. Unzureichende Erfahrung des Untersuchers sowie eingeschränkte Bildqualität (mobile Geräte, schlechte Bildeinstellung bei immobilen Patienten) führen zu einer relativ hohen Rate an röntgenologisch übersehenen Wirbelsäulenverletzungen (ca. 15 – 30 %). Aus diesem Grund kommen der Kenntnis der möglichen Verletzungsmuster und von deren Entstehungsmechanismus sowie der genauen radiologischen Abklärung große Bedeutung zu.

Außer nach anatomischen Gesichtspunkten (Lokalisation innerhalb der Wirbelsäule) werden Wirbelsäulenverletzungen nach der Art der einwirkenden Kräfte eingeteilt:
- Flexion
- Kompression
- Extension
- Rotation
- Translation (Scherung).

Der zugrunde liegende Verletzungsmechanismus ist für die Beurteilung der Stabilität einer Verletzung von großer Bedeutung (s. S. 56).

Nach dem **Säulenmodell von Denis** wird die Wirbelsäule in drei Säulen gegliedert (Abb. 1.**101**):
- **vordere Säule:** vorderes Längsband, vordere ⅔ von Wirbelkörper und Diskus
- **mittlere Säule:** hinteres Längsband, hinteres Drittel von Wirbelkörper und Diskus, vorderer Wirbelbogen
- **hintere Säule:** hinterer Wirbelbogen, Facettengelenke, Ligg. interspinosa und flava sowie Processus spinosi.

Dieses Konzept spielt vor allem für die Stabilitätsbeurteilung von Verletzungen eine Rolle.

Anatomische Besonderheiten an der Halswirbelsäule im Kindesalter

Beim Kind haben die knöchernen und ligamentären Strukturen noch eine hohe Elastizität. Aus diesem Grund sind knöcherne Wirbelsäulenverletzungen selbst bei Vorliegen unfallbedingter neurologischer Ausfallserscheinungen relativ selten. Bei der Beurteilung der kindlichen Wirbelsäule sind einige Besonderheiten zu beachten:
- Eine noch inkomplette Ossifikation oder Fusion der Knochenkerne darf nicht mit einer Fraktur verwechselt werden. Wichtige Zeitpunkte der Ossifikation sind:
  - **Atlas:** Ossifikation des hinteren Ringes Ende 4. Lebensjahr, komplette Fusion 7. – 10. Lebensjahr.
  - **Axis:** Fusion der hinteren Bögen im 2. – 3. Lebensjahr, deren Fusion mit dem Axiskörper im 7. Lebensjahr. Das Os terminale des Dens fusioniert etwa im 11. – 12. Lebensjahr mit dem Dens axis. Die subdentale Synchondrose kann bis in die Adoleszenz persistieren (Verwechslungsgefahr mit Densfraktur Typ II). In Zweifelsfällen hilft die MRT: Verletzungen gehen mit einem Ödem einher.
- Bei ca. 20 % der Kinder besteht bis zum 8. Lebensjahr physiologischerweise eine Ventralversetzung von Halswirbelkörper (HWK) 2 gegenüber HWK 3 oder HWK 3 gegenüber HWK 4. Bei dieser „Pseudodislokation" ist jedoch das Alignment der spinolaminären Linie erhalten (Abb. 1.**102**).
- Aufgrund mangelnder Pharynxentfaltung entsteht auf konventionellen Röntgenbildern oft eine prävertebrale Weichteilverschattung, die mit einem Hämatom verwechselt werden kann. In Zweifelsfällen hilft die MRT.

RÖ **Wertigkeit der konventionellen Röntgendiagnostik.** Röntgenaufnahmen sind bei leichten traumatischen Wirbelsäulenverletzungen nach wie vor eine anerkannte Screening-Methode. Am wichtigsten ist die Seitenaufnahme. Sie sollte ohne Umlagerung des Patienten durchgeführt werden. Schwere Wirbelsäulenverletzungen sollten sofort einer exakten Diagnostik mittels (Spiral-)CT zugeführt werden, da das Verletzungsausmaß in der konventionellen Röntgenuntersuchung häufig unterschätzt wird. Schwimmer-Aufnahmen, Schrägaufnahmen und vor allem Funktionsaufnahmen sind bezüglich ihrer diagnostischen Aussagekraft sehr kritisch zu beurteilen. Steht ein Multislice-CT zur Verfügung, so sollte beim *polytraumatisierten Patienten* auf eine konventionelle Bildgebung der Wirbelsäule ganz verzichtet werden. Mit einem geeigneten Untersuchungsprotokoll können im Rahmen der zerebralen, thorakalen und abdominellen Organdiagnostik ausgezeichnete sagittale und koronare Rekonstruktionen der gesamten Wirbelsäule und des Beckens berechnet werden.

Neben dem Nachweis von Frakturlinien und -fragmenten sind **indirekte Zeichen** zu beachten, die auf eine Wirbelsäulenverletzung hinweisen:
- Reduktion der Wirbelkörperhöhe
- Verbreiterung und Verformung des Wirbelkörpers
- Verdichtungslinie im Wirbelkörper
- Irregularität oder Unterbrechung der Hilfslinien; gilt insbesondere für die Halswirbelsäule (Abb. 1.**103 a, b**)
- segmentale Fehlstellung: diese wird am besten durch Beachtung der hinteren Wirbelkörperlinie erkannt; auch das segmentale Klaffen der Facettengelenke ist pathologisch
- verschmälerter Intervertebralraum
- Erweiterung des Intervertebralraumes unterhalb des betroffenen Wirbels mit Vakuumphänomen

• Verbreiterter Weichteilschatten: An der Halswirbelsäule ist der Retropharyngealraum verbreitert, wenn er (beim Erwachsenen) 2 mm auf Höhe C2, 5 mm auf Höhe C3/4 oder 22 mm auf Höhe C6 übersteigt. Ein unauffälliger Befund schließt aber eine Pathologie nicht aus! Auch auf eine Verlagerung des prävertebralen Fettstreifens oder der Trachealkontur ist zu achten.

CT Die CT ist der konventionellen Röntgendiagnostik aufgrund der überlagerungsfreien Darstellung von Knochen und Weichteilen und der Möglichkeit multiplanarer Bildrekonstruktionen überlegen. Wichtigste Indikationen sind der Nachweis eines unversehrten, knöchernen Spinalkanals, einer Wirbelkörper-Hinterkantenfraktur (Stabilität!) sowie die Frage nach einer Rückenmarkkompression durch verlagerte Fragmente oder Hämatome.

MRT Die Vorteile der MRT liegen in der Darstellung diskoligamentärer Verletzungen, Rückenmarkverletzungen (Ödem, Hämatomyelie, Transsektion, Gefäßverschluss) sowie von Knochenkontusionen. Ihr Einsatz ist bei allen unklaren neurologischen Befunden indiziert.

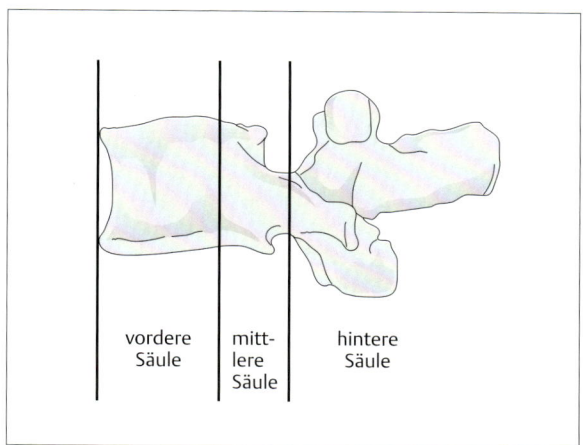

Abb. 1.**101**   Das Säulenmodell von Denis.

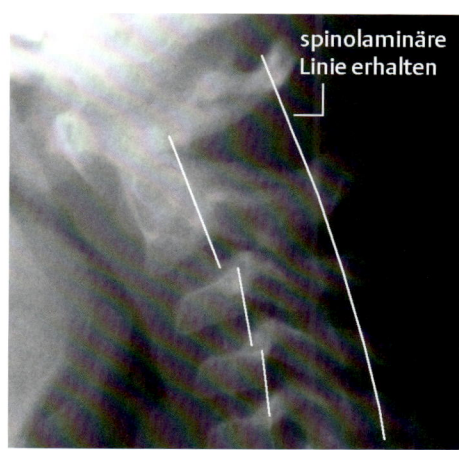

Abb. 1.**102**   Pseudosubluxation von HWK 2/3 und geringer HWK 3/4 bei einem 4-jährigen Kind. Normvariante!

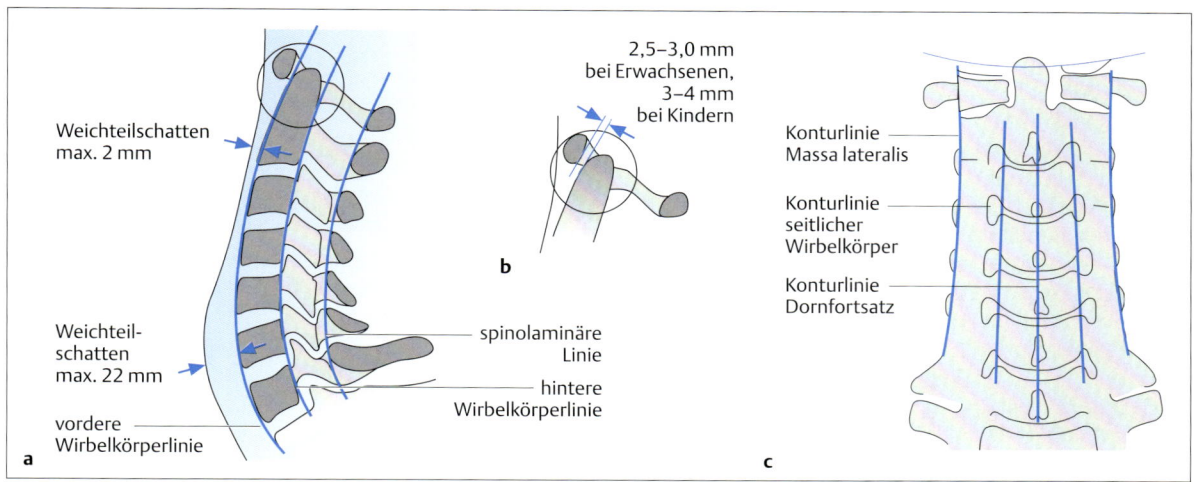

Abb. 1.**103**   **a** Schematisierte Darstellung der Halswirbelsäule mit Hilfslinien zur Beurteilung des „alignments". **b** Normale Stellung des Dens im Atlasring. **c** Die Konturlinien auf der a.-p. Aufnahme müssen symmetrisch und parallel verlaufen.

Flexionsverletzungen

Flexionsverletzungen sind Folgen einer maximalen Beugung der Wirbelsäule nach ventral. Die dorsalen Wirbelsegmente werden maximal extendiert und die ventralen komprimiert. Die Frakturen sind häufig mit einer Diskusherniation nach dorsal verbunden.

- **Vordere Keilfraktur:** Die leichteste Form der Flexionsverletzung ist eine ventrale Kantenabsprengung an der Deckplatte mit intakter Hinterkante. Eine stärkere Krafteinwirkung führt zu einer ausgedehnteren Kompression mit zunehmender Keilwirbelbildung und eventuell Beteiligung der Hinterkante (Abb. 1.**104**). Ein Keilwirbel kann sich nicht nur nach ventral, sondern auch nach lateral ausbilden.

> **!** Grundsätzlich ist davor zu warnen, anhand konventioneller Röntgenaufnahmen eine Hinterkantenbeteiligung ausschließen zu wollen, nur weil deren Höhe erhalten ist. Insbesondere bei einer Keilwirbelbildung von mehr als 15–20° relativ zu der gegenüberliegenden Abschlussplatte ist die Beteiligung der mittleren und hinteren Säule auf jeden Fall mittels CT auszuschließen.

Der „osteoporotische Keilwirbel" ist eine Sonderform, bei der bereits die normale oder eine geringfügige Mehrbelastung zu einer Insuffizienzfraktur mit entsprechender Sinterung führt. Aufgrund des gleichmäßigen Kollapses sind keine umschriebenen Fragmente zu erkennen (Abb. 1.**105**).

- **Tränentropfenfraktur** (teardrop fracture): Durch die Flexion wird an der vorderen *unteren* Ecke eines Wirbelkörpers ein dreieckiges oder tränentropfenförmiges Fragment abgeschlagen (Abb. 1.**106** u. 1.**107**). Entscheidend ist jedoch, dass die Verletzung mit einer Zerreißung des hinteren Längsbandes einhergeht. Sie ist daher – trotz normaler Hinterkanten – äußerst instabil und führt häufig zur Querschnittlähmung (Abb. 1.**107**). Die Fraktur ist bevorzugt in der unteren Halswirbelsäule lokalisiert (70 % bei C5).
- **Schipper-Fraktur:** stabile Dornfortsatzfraktur, entsteht als Avulsionsfraktur durch knöchernen Ausriss des Lig. supraspinale (C6–Th3).
- **Anteriore (Sub-)Luxation:** Durch Zerreißen des posterioren Bandkomplexes oder Ablösen des Bandes vom Wirbelkörper kommt es *segmental* zu einer Ventralkippung eines Wirbelkörpers gegenüber dem darunter liegenden mit Klaffen der Dornfortsätze, inkompletter Artikulation der Facettengelenke und eventuell Ventralverschiebung des subluxierten Wirbels (Abb. 1.**108**). Die Stabilität hängt vom Ausmaß der Angulierung und der Translation ab. Wichtiges diagnostisches Kriterium ist die Hypermobilität in *einem* Segment, bei sonst eher hypomobiler Wirbelsäule. In unklaren Fällen ist die MRT indiziert. In ausgeprägten Fällen kommt es überdies zu einer **bilateralen Facettengelenkluxati**on (**„Blockade"**). Sie wird überwiegend in der unteren Halswirbelsäule vorgefunden. Auslöser ist eine schwere Distraktion des dorsalen Ligamentkomplexes, wodurch der obere Wirbel nach ventral disloziert wird (Abb. 1.**109**). Folge ist eine Spinalkanalstenose, oft mit neurologischen Symptomen.
- **Chance-Fraktur:** Flexionsverletzung mit Drehpunkt im Bereich der vorderen Bauchwand. Das Röntgenbild zeigt eine horizontale Fraktur durch Wirbelkörper (vor allem bei L1–3), Pedikel, Lamina und Dornfortsatz (Abb. 1.**110**).

Kompressionsverletzungen

Sie entstehen durch vertikale Krafteinwirkung auf den Wirbel von kranial oder kaudal. Die Fraktur ist meist thorakolumbal lokalisiert und durch eine Verbreiterung und Höhenabnahme des Wirbelkörpers und eine Unterbrechung aller Wirbelkörperkanten gekennzeichnet. Diese Trümmerfrakturen führen oft zu einer Dislokation von Wirbelkörperfragmenten in den Spinalkanal und folglich zu einer hohen Inzidenz an neurologischen Komplikationen (Abb. 1.**104**). Korreliert das neurologische Defizit nicht mit dem Ausmaß der Spinalkanalstenose, so muss nach epiduralen Hämatomen, zusätzlichen Bandscheibenhernien oder Rückenmarkverletzungen gesucht werden (nach Möglichkeit MRT!).

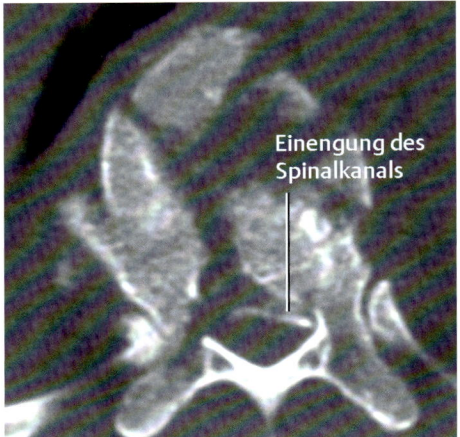

Einengung des
Spinalkanals

Abb. 1.**104**   Berstungsfraktur (Th 11) mit Verlagerung eines Hinterkantenfragments in den Spinalkanal.

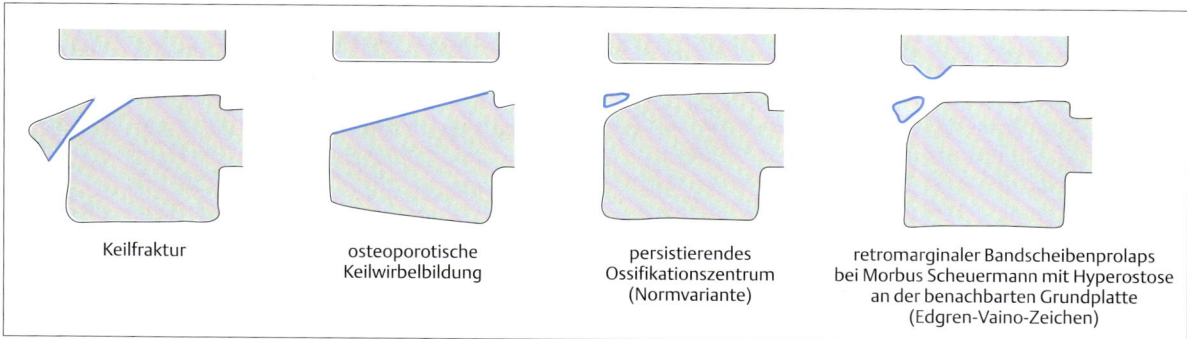

Keilfraktur

osteoporotische
Keilwirbelbildung

persistierendes
Ossifikationszentrum
(Normvariante)

retromarginaler Bandscheibenprolaps
bei Morbus Scheuermann mit Hyperostose
an der benachbarten Grundplatte
(Edgren-Vaino-Zeichen)

Abb. 1.105 Gegenüberstellung einer traumatischen Keilfraktur, eines osteoporotischen Keilwirbels, einer persistierenden Apophyse und eines retromarginalen Bandscheibenprolapses.

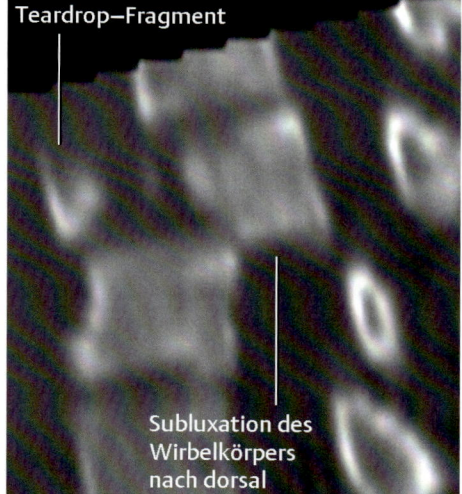

Abb. 1.106 CT-Rekonstruktion einer Flexions-Tränentropfen-Verletzung.

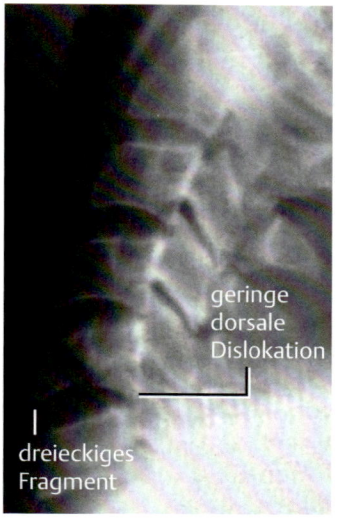

Abb. 1.107 Flexions-Tränentropfenfraktur.

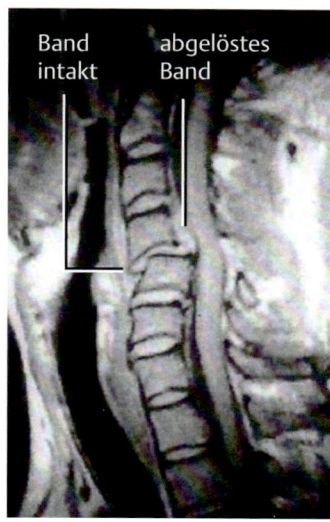

Abb. 1.108 Anteriore Subluxation von C4/5 mit Rückenmarkkompression. Das dorsale Längsband ist vom Wirbelkörper abgelöst. GE-Sequenz.

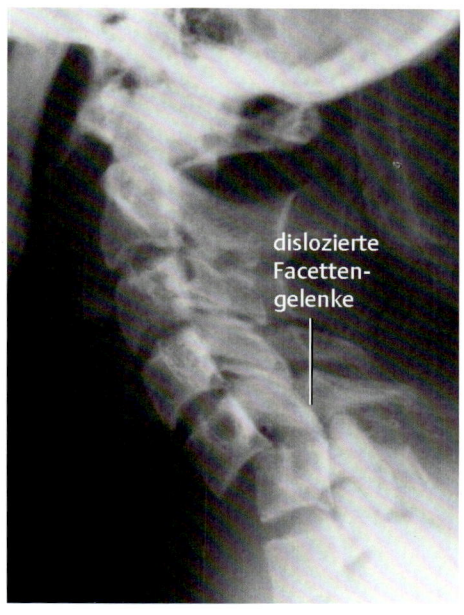

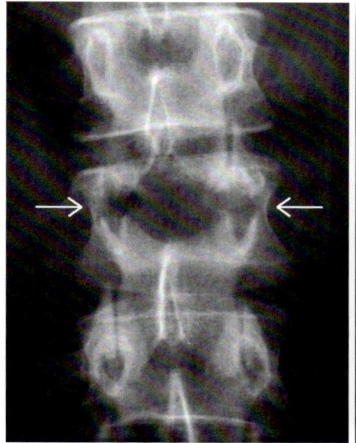

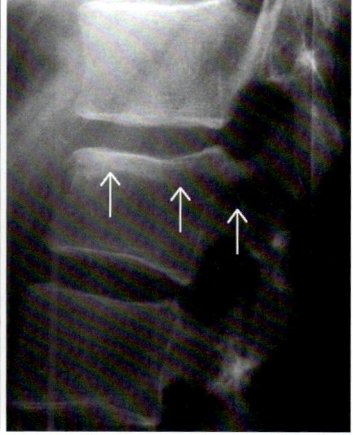

Abb. 1.110 Chance-Fraktur. Der Wirbelkörper ist gespalten, die Fraktur verläuft horizontal durch den Wirbelkörper und beide Wirbelbögen.

Links:
Abb. 1.109 Bilaterale Facettengelenkluxation.

Extensionsverletzungen

Extensionsverletzungen sind seltener als Flexionsverletzungen. Sie beruhen auf einer maximalen Überstreckung der Wirbelsäule mit Extension im ventralen Abschnitt und Kompression im dorsalen Abschnitt.

- **Anteriore Avulsionsfraktur** (Extensions-Tränentropfen-Fraktur). Sie führt zum Ausriss eines anteroinferioren oder -superioren Anteils der Wirbelkörper-Abschlussplatte durch Zug des vorderen Längsbandes (Abb. 1.112). Diese Extensionsfraktur ist im Gegensatz zur Flexions-Tränentropfenfraktur meist in der oberen Halswirbelsäule lokalisiert (besonders C2) und bezüglich einer Flexionsbewegung stabil. Neurologische Ausfälle bestehen selten.
- **Traumatische Spondylolyse des Axis.** Die früher auch als *„hanged man's fracture"* (Abb. 1.111) bezeichnete Verletzung entsteht meist bei Auffahrunfällen, wenn das Gesicht am Armaturenbrett oder Lenkrad aufschlägt und dadurch die obere Halswirbelsäule einer extremen Extension unterworfen wird. Allerdings können auch andere Mechanismen wie eine reine Flexion zu dieser Verletzung führen. Die Fraktur verläuft beidseits durch die Wirbelbögen, meist im Bereich der Pars interarticularis oder der Bogenwurzeln (Abb. 1.112 u. 1.114). Sie ist instabil. Aufgrund der relativen Weite des Spinalkanals sind neurologische Komplikationen jedoch seltener (Abb. 1.113).
- **Posteriore (Sub-)Luxation:** Eine Ruptur des vorderen und hinteren Längsbandes sowie der Bandscheibe, (Sub-)Luxation der Facettengelenke und eventuell zusätzliche Fraktur durch die Wirbelbögen führen zu einer Dorsalversetzung des Wirbelkörpers. Die Verletzung tritt vor allem bei C4–C6 und thorakolumbal auf, ist instabil und geht mit schweren neurologischen Defizit einher. Da sich der Wirbelkörper häufig spontan reponiert, kann das Röntgenbild dennoch völlig unauffällig sein!

Rotationsverletzungen

Eine Torsion führt zu instabilen Wirbelsäulenverletzungen, die eine hohe Inzidenz an begleitenden Rückenmarkverletzungen aufweisen. Eine asymmetrische Luxation oder Fraktur der Facettengelenke deuten auf eine rotatorische Komponente hin. Bei diesem Verletzungstyp kommt es auch zu einer Fixierung in rotatorischer und translatorischer Fehlstellung.

Die **unilaterale Facettengelenkluxation** entsteht durch Kombination mit einer Hyperflexion und findet sich überwiegend in der unteren Halswirbelsäule (Abb. 1.115 u. 1.116). Sie ist in nur einem Drittel der Fälle von einer Fraktur der Processus articulares begleitet. Häufig besteht eine neurologische Komplikation durch Einengung des Neuroforamen.

> **!** Vor Therapie einer unilateralen Facettengelenkluxation sollte eine MRT durchgeführt werden, um eine Diskusverletzung auszuschließen. Die Manipulation bei der Rückführung der dislozierten Facettengelenkanteile kann bei bestehendem Prolaps zu dessen Vergrößerung und zu einer neurologischen Komplikation führen.

Verletzungen durch Translation (Scherung)

Diese Verletzungen sind das Resultat horizontal oder schräg einwirkender Kräfte (Abb. 1.117 u. 1.118). Meist ist die untere Körperhälfte fixiert, die Wirbelsäule absorbiert die einwirkende Kraft und wird nach anterior oder posterior mitbewegt. Es kommt immer zu Zerreißungen der Ligamente, bei der posterioren Verlagerung der oberen Wirbelsäulenanteile auch ohne begleitende Fraktur. Die Verletzungen gehen häufig mit schweren neurologischen Symptomen einher.

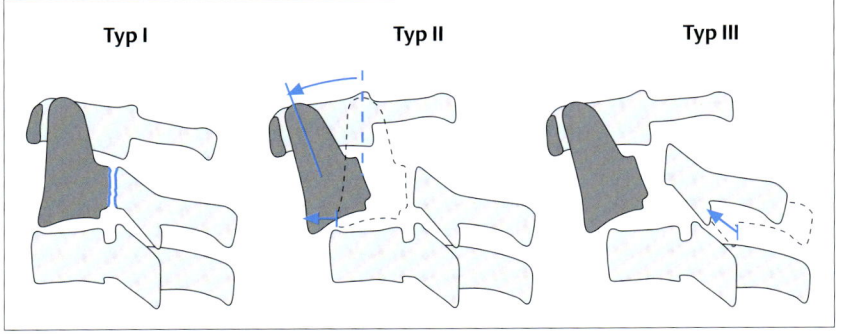

| Typ I | Typ II | Typ III |

Abb. 1.**111**   Typen der traumatischen Spondylolyse.

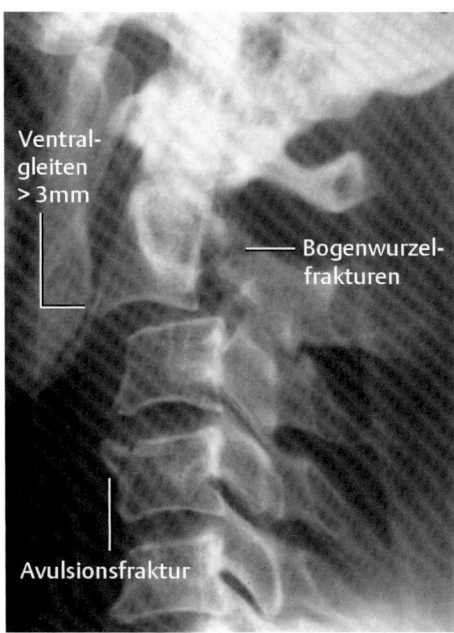

Abb. 1.**112** Traumatische Spondylolyse des Axis Typ 2 und Avulsionsfraktur C4. Bei C2 beidseitige Bogenwurzelfraktur mit Dislokation des Axiskörpers nach ventral.

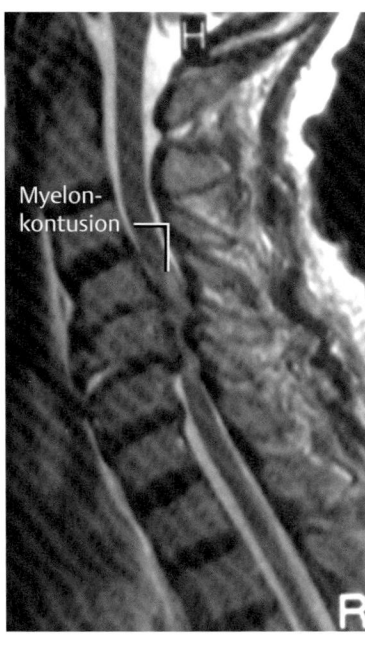

Abb. 1.**113** Posteriore Subluxation mit Kompressionsfraktur von C5 und Myelonkontusion.

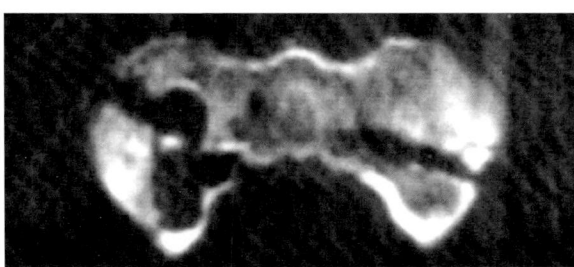

Abb. 1.**114** Traumatische Spondylolyse des Axis. Quer verlaufende Fraktur durch die Basis der Bögen unter Einschluss des Neuroforamens mit geringer Dislokation.

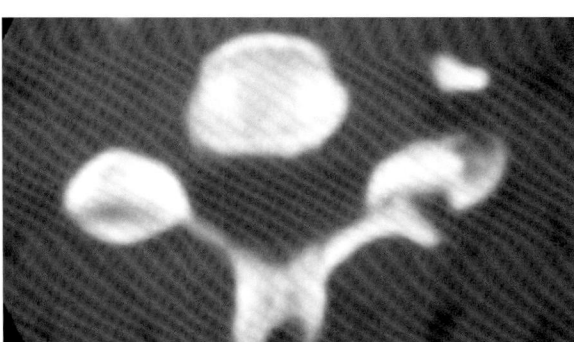

Abb. 1.**115** Linksseitige Facettengelenkluxation bei Rotationstrauma.

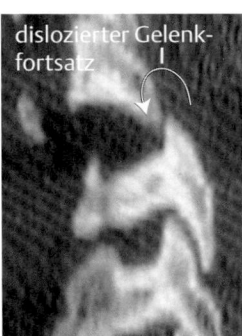

Abb. 1.**116** Facettengelenkluxation. Der untere Gelenkfortsatz ist nach ventral disloziert und vor dem oberen Gelenkfortsatz des darunter liegenden Wirbelkörpers verhakt.

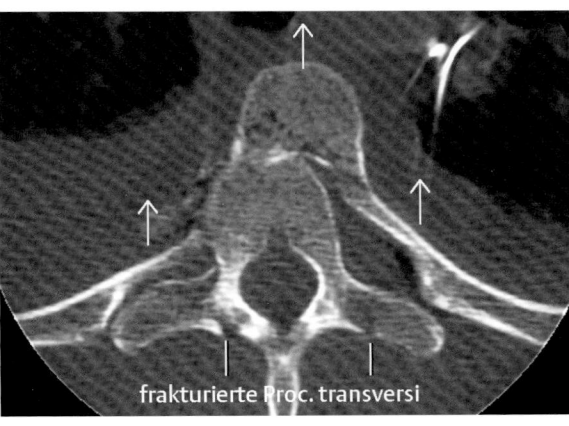

Abb. 1.**117** Translationsverletzung mit ventraler Dislokation der Wirbelkörper.

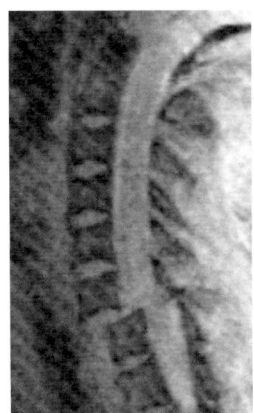

Abb. 1.**118** Translationsfraktur bei Jugendlichem mit komplettem Abriss der Bänder und Ventraldislokation der Wirbelsäule C1–C6. Querschnittdurchtrennung des Rückenmarks.

Spezielle Traumatologie der Halswirbelsäule und des atlantookzipitalen Übergangs

Fraktur der Okzipitalkondylen

Sie treten häufig in Kombination mit tödlichen Hirnstammverletzungen auf, meist beidseits und kombiniert mit anderen Frakturen der Okzipital- und Temporalregion (Abb. 1.**120**). Sie setzen ein schweres Trauma voraus, das zu einer Zerreißung der atlantookzipitalen Ligamente führt. Sie werden im Rahmen der Schädel-CT-Untersuchung diagnostiziert.

Frakturen des Atlas

Neurologische Defizite sind bei Atlasfrakturen eher selten, da der Spinalkanaldurchmesser sowohl sagittal als auch frontal vergrößert wird. Zur exakten Frakturbeurteilung ist eine CT erforderlich.

Typ I: vorderer Atlasbogen – oft besteht zusätzlich eine Densfraktur; meist stabil; Extensionsfraktur

Typ II: hinterer Atlasbogen – häufigste Form, wobei der hintere Atlasbogen zwischen Okziput und C2 eingeklemmt wird und schließlich frakturiert; typische Extensionsfraktur; stabile Fraktur

Typ III: vorderer und hinterer Atlasbogen (Jefferson-Fraktur); sie entsteht durch abnormen Druck der Okzipitalkondylen auf den Atlas bei gestrecktem Kopf (Kompressionsfraktur), ist häufig mit einem Ausriss des Lig. transversum atlantis verbunden und somit instabil (Abb. 1.**121**).
Das Auseinanderweichen der Massae laterales durch die Sprengung des Atlasrings (eventuell mit Rotation) ist charakteristisch (Fehlstellung gegenüber den Gelenkflächen des Axis).

Atlantoaxiale Dislokation

Die *traumatische* Dislokation entsteht durch einen Riss im Lig. transversum und/oder der Ligg. alaria und ist sehr selten. Man unterscheidet die ventrale, dorsale und laterale Dislokation des Atlas gegenüber dem stabilen zweiten Halswirbelkörper. Die Diagnose erfolgt am besten mittels CT oder anhand konventioneller Röntgendiagnostik, zu der auch die Densaufnahme bei geöffnetem Mund gehört. Die normale Distanz zwischen vorderem Atlasbogen und Dens beträgt bei Erwachsenen 2,5 – 3 mm, bei Kindern 3 – 4 mm.

Fraktur des Axis: Densfraktur

Zur Frakturbeurteilung ist die CT am besten geeignet. Die Densfrakturen werden nach **Anderson und D'Alonzo** in drei Typen eingeteilt (Abb. 1.**119**):

Typ I: schräg durch die **Densspitze**, durch Avulsion der Ligg. alaria; ausgesprochen seltene Fraktur

Typ II: quer durch die Basis des **Dens** (Abb. 1.**122 a, b**) = **instabil**; häufigster Frakturtyp; in ca. 30 % der Fälle bildet sich eine Pseudoarthrose aus (Abb. 1.**123**)

Typ III: Fraktur des **Axiskörpers**, häufig unter Beteiligung der atlantoaxialen Gelenkfläche, in 90 % nach ventral disloziert; auch diese Fraktur ist mechanisch instabil, neigt jedoch nicht zur Pseudarthrosenbildung.

Da die Typ-I-Fraktur eine absolute Rarität darstellt, wird diese 3-Typen-Einteilung zunehmend verlassen. Man unterscheidet nur noch die obere (entsprechend Typ II) von der unteren (entsprechend Typ III) Densfraktur.

Cave!

- Dens und Axiskörper fusionieren normalerweise zwischen dem 3. und 7. Lebensjahr.
- Die Fusion kann verzögert sein oder ganz ausbleiben und eine Typ-II-Fraktur vortäuschen. Unterscheidungshilfe: Das „Os odontoideum" ist bei fehlender Fusion im Gegensatz zur Fraktur typischerweise glatt konturiert und meist rund (Abb. 1.**124** u. 1.**125**). Der vordere Atlasbogen ist oft kompensatorisch prominent, der Dens insgesamt hypoplastisch.
- Auch die normalerweise bis zum 12. Lebensjahr erfolgte Fusion des Os terminale des Dens kann ausbleiben. Dies täuscht eine Typ-I-Fraktur vor (Abb. 1.**124**).

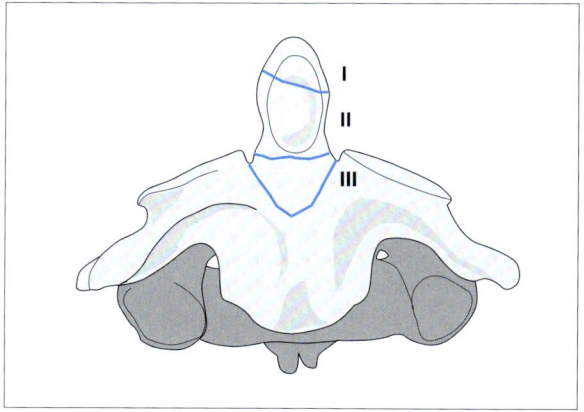

Abb. 1.**119**   Schematische Darstellung der Typen der Densfraktur. Typ 2 ist am häufigsten und instabil.

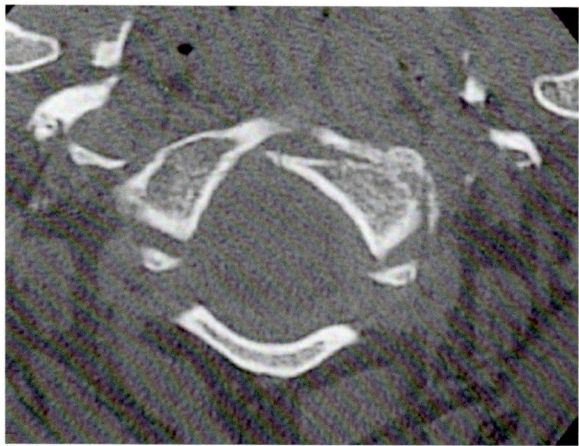

Abb. 1.**120**   Fraktur des linksseitigen Okzipitalkondylus mit deutlicher Dislokation. Einengung des Foramen magnum.

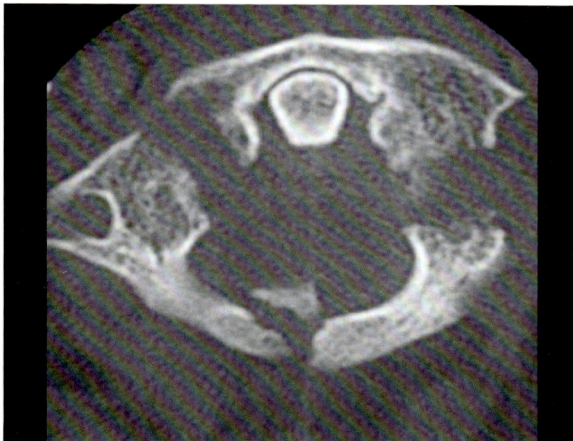

Abb. 1.**121**   Jefferson-Fraktur im vorderen und hinteren Atlasbogen. Fragment im Spinalkanal.

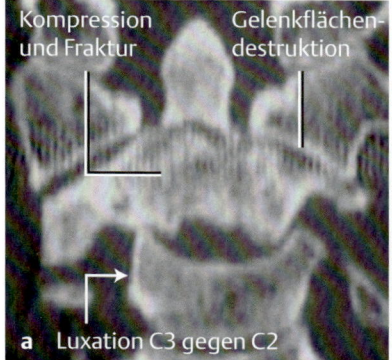

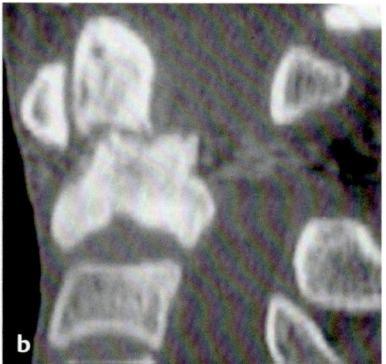

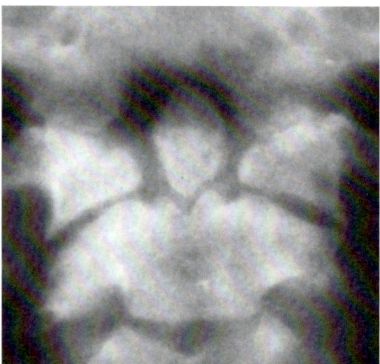

Abb. 1.**122**   Densfraktur Typ II (Basisfraktur). Koronare (**a**) und sagittale Rekonstruktionen (**b**). Deutliche Dislokation des Axiskörpers nach lateral und dorsal, Rotation, Einengung des Spinalkanals.

Abb. 1.**123**   Dens-Pseudarthrose nach alter Fraktur.

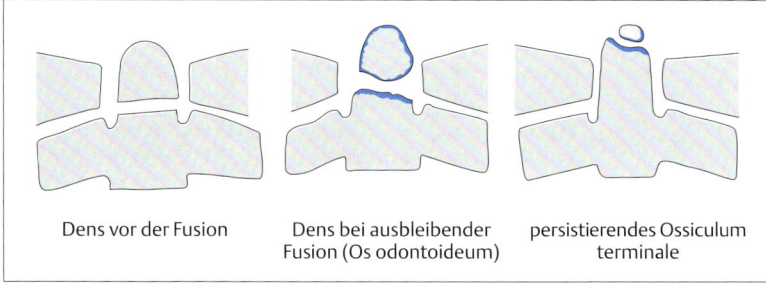

Dens vor der Fusion   Dens bei ausbleibender Fusion (Os odontoideum)   persistierendes Ossiculum terminale

Abb. 1.**124**   Besonderheiten im Bereich des Dens axis im Kindesalter.

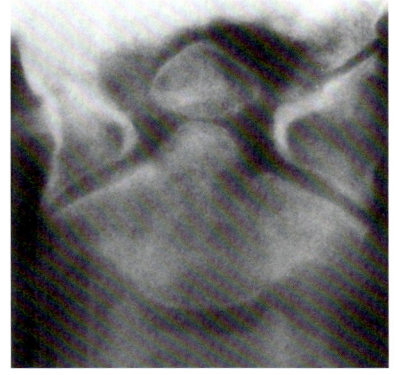

Abb. 1.**125**   Keine Fraktur! Os odontoideum mit erhaltener Kortikalis und Spongiosa. Typische Abrundung nach kaudal.

Schleudertrauma der Halswirbelsäule

Für den Begriff Schleudertrauma existieren unzählige Definitionen, teilweise wird jede Form einer Akzelerations-Dezelerations-Verletzung der Halswirbelsäule unter dem Begriff subsumiert. Eng gefasst handelt es sich um eine reine Weichteilverletzung der Halswirbelsäule infolge eines Extensions-Flexions-Traumas, wobei die Bedeutung der Extension im Vordergrund steht.

Im klassischen Fall entsteht die Verletzung bei Auffahrunfällen bei Insassen des vorderen, stehenden Fahrzeugs: Der Kopf wird zunächst zurückgeschleudert, bis das Fahrzeug auf das wiederum davorstehende Fahrzeug aufprallt, wodurch die Gegenbewegung nach vorn ausgelöst wird („Peitschenschlag").

Klinisch besteht typischerweise eine Schmerzhaftigkeit und Steifigkeit im Bereich des Nackens. In schwereren Fällen können Druckschmerzhaftigkeit oder neurologische Symptome hinzukommen.

Therapie. Im Regelfall sollten die Patienten sofort ihre normalen Aktivitäten wiederaufnehmen, allenfalls durch eine Schmerzmedikation unterstützt. Eine Immobilisation führt zu schlechteren Ergebnissen.

Prognose. 90% der Patienten sind nach einigen Monaten beschwerdefrei. Ob durch ein Schleudertrauma eine frühzeitige Halswirbelsäulen-Degeneration ausgelöst werden kann, ist noch nicht geklärt.

Bildgebung. Die Röntgenuntersuchung erfolgt zum Ausschluss knöcherner Verletzungen oder segmentaler Fehlstellungen. Zu beachten ist, dass sich aus einer schmerzbedingten Fehlhaltung oder „Steilstellungen" keine Rückschlüsse auf die Schwere des Traumas ziehen lassen.

Der Einsatz der MRT ist nur bei einer radikulären Symptomatik oder bei ungewöhnlich starken Schmerzen indiziert, dann allerdings frühzeitig, um Weichteilödeme festzustellen.

Stressphänomene an der Wirbelsäule

Stressreaktion und Stressfraktur (Spondylolyse) der Wirbelbögen

Eine Sonderform des Wirbelsäulentraumas stellt die Stressreaktion der Wirbelbögen durch repetitive Traumen dar (Abb. 1.**126**). Kinder und Jugendliche sind am häufigsten betroffen. Eine stärkere Überlastung führt schließlich zur Stressfraktur im Bereich der Interartikularportion der Wirbelbögen, zur sog. Spondylolyse (Abb. 1.**127**).

Die Stress*reaktion* kann nur mit der MRT dargestellt werden. Es ist dabei zu beachten, dass die sagittale Wirbelsäulendarstellung mittels STIR oder fettgesättigter T2 (T)SE die Wirbelbögen seitlich ausreichend

miterfasst. Zu beachten ist ferner, dass in T1- und T2-Bildern Linien erkennbar sein können, ohne dass im CT eine Frakturlinie oder gar eine Kortikalisunterbrechung sichtbar wird. Es handelt sich um spongiöse Frakturen, wie wir sie auch von den Extremitäten kennen. Sie haben kein radiologisches Korrelat, sollten aber wie eine Fraktur (Ruhigstellung, keine sportliche Aktivität) behandelt werden.

Cave! Die Stress*fraktur* kann wiederum in der MRT schwer erkennbar sein, da der Defekt als Facettengelenk fehlinterpretiert werden kann (Abb. 1.**128**). Neben den ödematösen Signalveränderungen können indirekte Zeichen, wie eine Verbreiterung des Spinalkanals im Sagittaldurchmesser und eine horizontale oder sanduhrförmige Konfiguration des Neuroforamens, hilfreich sein.

Besteht bereits der Verdacht auf eine **Spondylolyse**, so ist die konventionelle Röntgendiagnostik (Abb. 1.**129a, b**) oder, in unklaren Fällen, die CT das geeignetere Verfahren (Abb. 1.**128**).

Hinweis zur Technik: Die Spondylolyse ist im Röntgenbild in Schrägaufnahmen besser als im Seitenbild zu erkennen (Abb. 1.**129a, b**). Bei der CT ist auf dünne Rekonstruktionen axial und sagittal mit einer Dicke von maximal 2 mm zu achten.

Führt die Spondylolyse zu einem Abgleiten des darüber liegenden Wirbelkörpers, besteht eine **Spondylolisthese**. Diese wird nach Meyerding in vier Grade eingeteilt. Die unter dem dislozierten Wirbelkörper liegende Deckplatte wird hierzu in vier Viertel eingeteilt (Abb. 1.**129b**):

- Ventralgleiten um weniger als ¼ entspricht *Grad 1*,
- Ventralgleiten um ¼–½ entspricht *Grad 2*,
- Ventralgleiten um ½–¾ entspricht *Grad 3* und
- Ventralgleiten um ¾–1 entspricht *Grad 4*.

Traumafolgen an Kreuz- und Steißbein

Isolierte Frakturen. Sie sind meist Folge eines direkten Traumas (Sturz) und in isolierter Form selten; meist treten sie in Kombination mit Beckenfrakturen auf. Nach Denis werden drei Typen unterschieden:

Typ I: lateral der Sakralforamina, keine Neurologie

Typ II: transforaminale Sakrumfrakturen, häufig mit neurologischen Störungen

Typ III: zentrale, den Sakralkanal betreffende Frakturen, neurologische Störungen häufig.

In bis zu 50% werden Sakrumfrakturen auf Übersichtsaufnahmen übersehen. Beim klinischen Verdacht oder indirekten radiologischen Hinweisen (Querfortsatzfrakturen L5, vordere Beckenringfraktur, Symphysensprengung) ist daher immer eine CT indiziert.

Insuffizienzfrakturen z.B. im Rahmen einer Osteoporose sind am Os sacrum häufig. Sie treten meist symmetrisch auf (H-Zeichen) und werden am besten mittels MRT nachgewiesen.

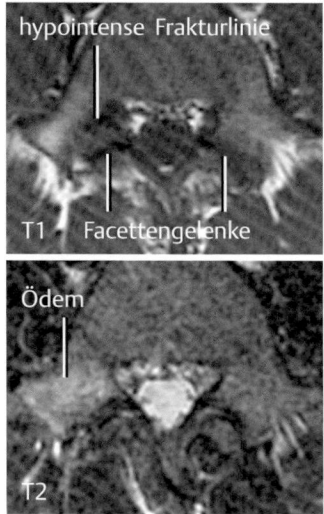

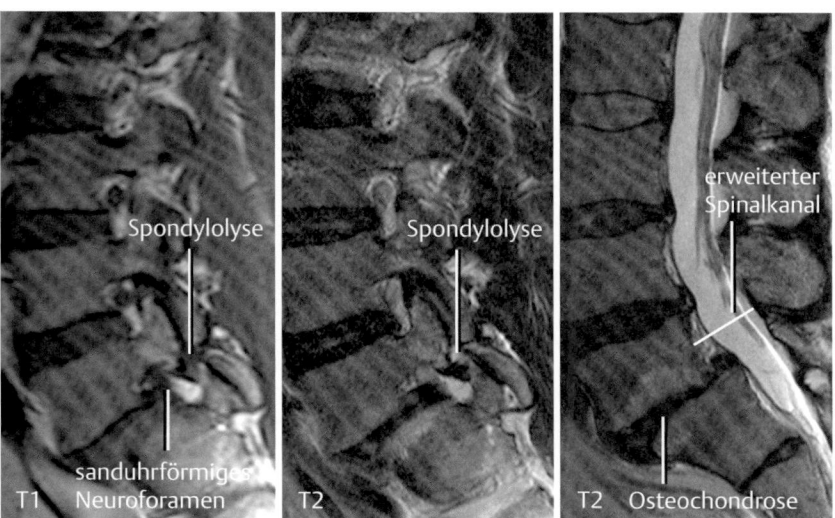

Abb. 1.**126**　Stressfraktur im rechten Wirbelbogen bei 16-jährigem Jungen.

Abb. 1.**127**　Spondylolyse bei 45-jährigem Mann. Eine Hypermobilität des Segments begünstigt die Entstehung einer Osteochondrose. Beachte die begleitenden Endplattenveränderungen.

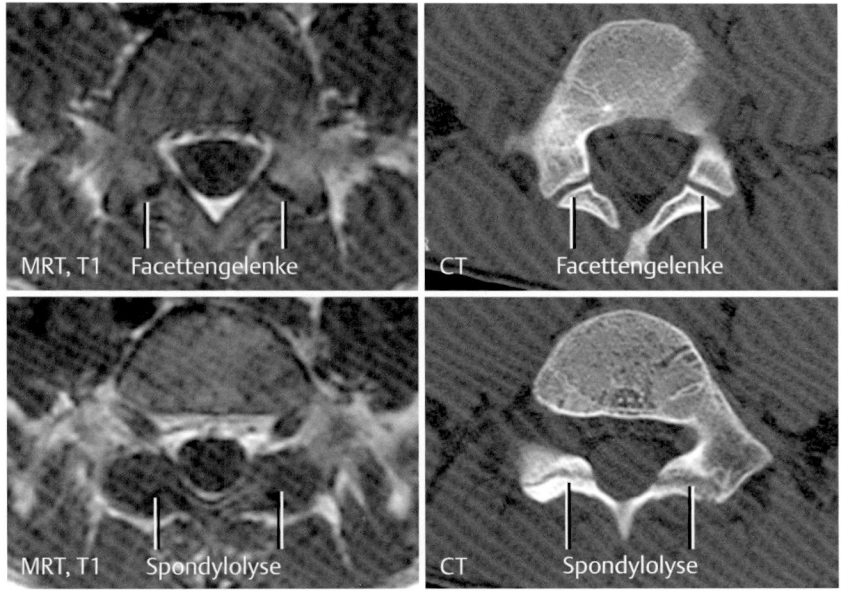

Abb. 1.**128**　Vergleich der Erkennbarkeit einer Spondylolyse in MRT und CT bei 7-jährigem Jungen. Schichtabstand etwa 8 mm. Die MRT weist den Weg (Ödem oder Sklerose), die CT beweist die Fraktur.

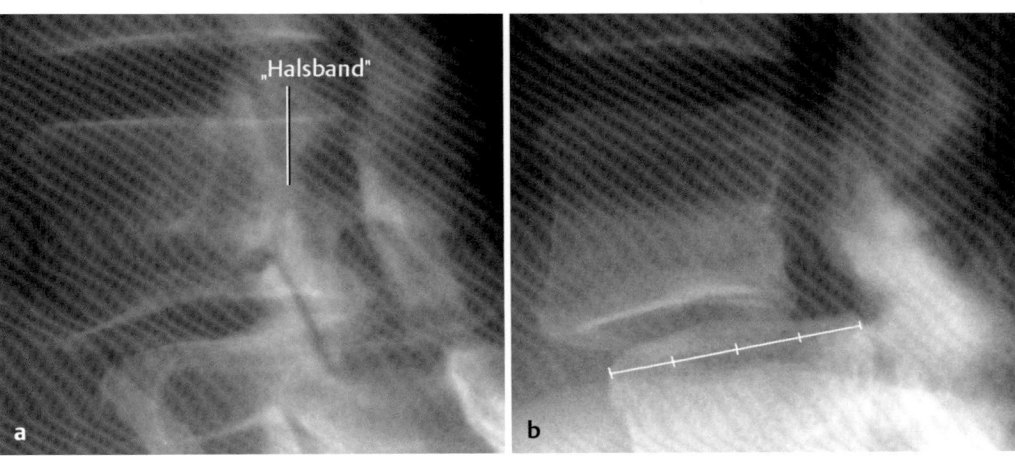

Abb. 1.**129** Spondylolyse.
a Schrägaufnahme.
b Die Graduierung der Spondylolisthese nach Meyerding erfolgt anhand des seitlichen Röntgenbildes.

Stabile oder instabile Fraktur?

Brust- und Lendenwirbelsäule

Die Differenzierung zwischen einer stabilen und instabilen Fraktur ist ein oft und kontrovers diskutiertes Problem. Lange Zeit wurden Verletzungen von zwei oder drei Säulen als instabil, isolierte Verletzungen einer Säule als stabil angesehen. Da isolierte Verletzungen der mittleren Säule nicht existieren, wurde eine Verletzung der Wirbelkörper-Hinterkante demnach stets als instabil eingestuft.

Inzwischen hat man diese strenge Sichtweise verlassen. Viele Autoren unterscheiden nun verschiedene **Instabilitätsgrade** (leicht-, mittel-, hochgradig) und **-formen** (axiale, translatorische oder rotatorische Instabilität). Für die letzlich entscheidende Frage, ob die Wirbelsäule physiologischen Belastungen ohne Verschlechterung der Stellungsverhältnisse, ohne Verschlechterung der neurologischen Symptomatik und ohne Schmerzzunahme standhält, sind diese Unterscheidungen jedoch *nicht* hilfreich.

Für die Beurteilung dieser **klinischen** Stabilität wird gegenwärtig die *Klassifikation nach Magerl* herangezogen (Abb. 1.**131**). Allerdings existieren gerade für die häufige Berstungsfraktur erhebliche Meinungsverschiedenheiten hinsichtlich deren Stabilität. So betrachten manche Autoren bereits inkomplette Berstungsfrakturen (nur die obere oder untere Hälfte eines Wirbelkörpers und die angrenzende Bandscheibe sind verletzt) als instabil, andere sehen sogar komplette Berstungsfrakturen als stabil an.

Bei der Klassifikation nach Magerl nimmt die Schwere der Verletzung sowohl von Typ A – C als auch innerhalb der Typen von Gruppe 1 – 3 zu. Typ-A- und Typ-B-Verletzungen sind häufig kombiniert.

> **!** Man muss sich stets darüber im Klaren sein, dass die Klassifikation einer Verletzung und damit die Beurteilung des Schweregrades anhand der Röntgenaufnahmen allein mit größter Vorsicht erfolgen sollte. Hochgradig instabile Verletzungen können eine einfache Typ-A-Verletzung vortäuschen oder gar mit einem unauffälligen Röntgenbild einhergehen.

Da nur Kompressionsfrakturen ohne Beteiligung der Hinterkante definitiv als stabil eingestuft werden können, spielt die Kenntnis des Verletzungsmechanismus und die Beurteilung der Hinterkante in der Praxis noch immer eine große Rolle.

> **!** Die Mitbeteiligung der Wirbelkörper-Hinterkante ist in den konventionellen Übersichtsaufnahmen jedoch häufig nicht erkennbar. Die Indikation zur CT muss daher großzügig gestellt werden (Abb. 1.**130 a, b**).

Halswirbelsäule

Auf die Stabilitätsbeurteilung der besonderen Frakturen an Atlas und Dens wird in den jeweiligen Abschnitten eingegangen.

Für die mittlere und untere Halswirbelsäule gibt es keine allgemein anerkannte Klassifikation. Die Einteilung nach Magerl wird jedoch zunehmend auf diesen Wirbelsäulenabschnitt übertragen. Klare Instabilitätskriterien existieren nicht. Als Leitlinien können gelten:

Instabilitätskriterien an der mittleren/unteren Halswirbelsäule:

- > 3,5 mm horizontale Verschiebung zwischen zwei benachbarten Wirbelsegmenten; stuft man die Antero- oder Retrolisthese als degenerativ ein, sollten weitere Zeichen der Degeneration deutlich sichtbar sein (Bandscheibenverschmälerung, Spondylophyten etc.)
- > 11° Angulierung zwischen zwei benachbarten Wirbeln (Bewegungssegment)
- Erweiterung eines Bandscheibenraumes
- Subluxation der Facettengelenke mit weniger als 50 % Überdeckung
- Zunahme der interspinalen Distanz.

> **!** An der Halswirbelsäule besonders zu beachten:
> Bei Vorliegen einer unklaren vorderen Kantenabsprengung ist kritisch zu prüfen, ob es sich um eine Flexions-„Tränentropfen"-Verletzung handeln kann. Diese Verletzung ist immer instabil.
> Komplette Berstungsbrüche (A 3.3) gehen fast immer mit einer Zerreißung der dorsalen Bandstrukturen einher. Es handelt sich somit um instabile Typ-B-Verletzungen.

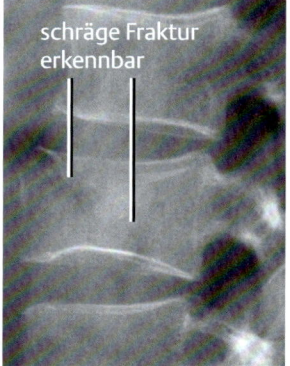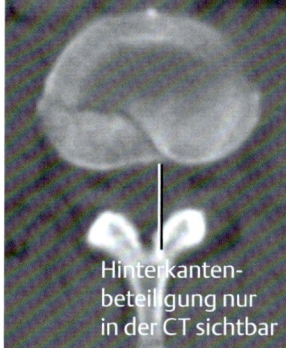

Abb. 1.**130** Hinterkantenbeteiligung einer Lendenwirbelkörper-Fraktur. Die Übersicht zeigt nur eine ventrale Fraktur (**a**), die CT hingegen die Hinterkantenbeteiligung (**b**).

Typ A	**A 1:** Impaktionsbrüche[1] 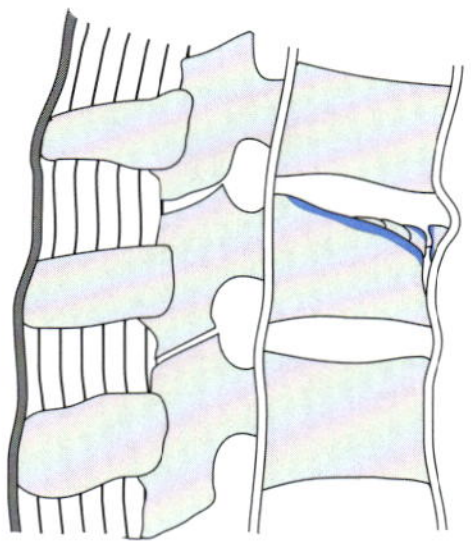	**A 2:** Spaltbrüche[2] 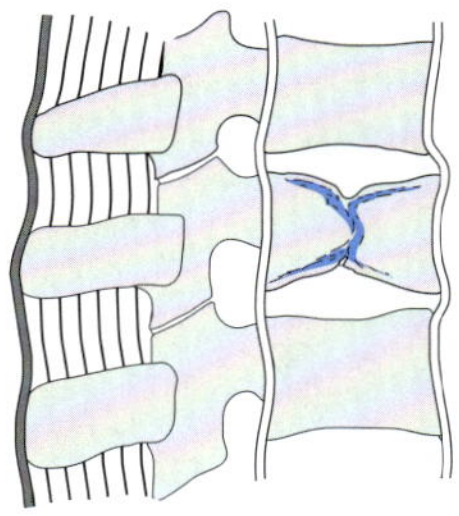	**A 3:** Berstungsbrüche 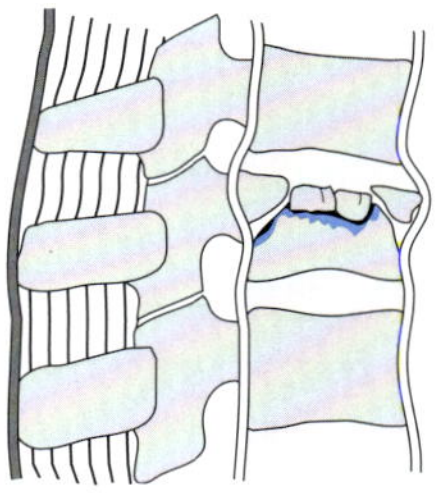
Mechanismus: Kompression **Radiologische Merkmale:** • Wirbelkörper-Höhenminderung • Wirbelkörperspaltung • vergrößerter Interpedikelabstand • intraspinale Fragmente			
Stabilität:	stabil	meist stabil[2]	siehe Untergruppen
Typ B	**B 1:** dorsale Band- zerreißung mit …[3]	**B 2:** dorsale ossäre Zerreißung mit …[4]	**B 3:** Zerreißung der Bandscheibe mit …[5]

Mechanismus: Distraktion
 	
Radiologische Merkmale:
• vergrößerter Dornfortsatzabstand
• (Sub-)Luxation der Facettengelenke
• Überhöhung der Wirbelkörper-
  Hinterkante
• Querfrakturen
• Abrissfragmente dorsaler Wirbel-
  körperecken			

Stabilität:	instabil		
Typ C	**C 1:** Typ-A-Verletzung mit Rotation	**C 2:** Typ-B-Verletzung mit Rotation	**C 3:** Rotations- scherbrüche

Mechanismus: Rotation
 	
Radiologische Merkmale:
• Lateralversetzung der Wirbelkörper
• Pedikelasymmetrie
• Versetzung der Dornfortsätze
• Frakturen der Querfortsätze
• einseitige (Sub-)Luxation/Fraktur
  von hinteren Wirbelabschnitten
• unilaterale Rippenfraktur/
  Exartikulationen			

Stabilität:	hochgradig instabil		
Untergruppen Typ A3	**A 3.1:** inkompletter Berstungsbruch	**A 3.2:** Berstungs- spaltbruch	**A 3.3:** kompletter Berstungsbruch

Kennzeichen:
• typisches oberes, nach dorsal
  verlagertes Hinterkantenfragment
• Fraktur des Bogens oder Dornfortsatzes
• Verletzung einer oder beider
  angrenzender Bandscheiben
• intakter dorsaler Bandapparat			

Stabilität:	unklar, wahr- scheinlich stabil	unklar, wahr- scheinlich stabil	unklar, wahr- scheinlich instabil

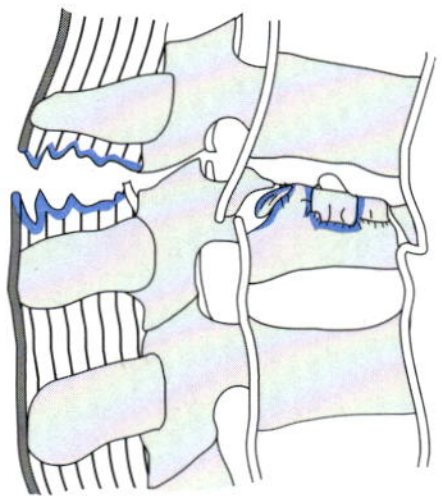

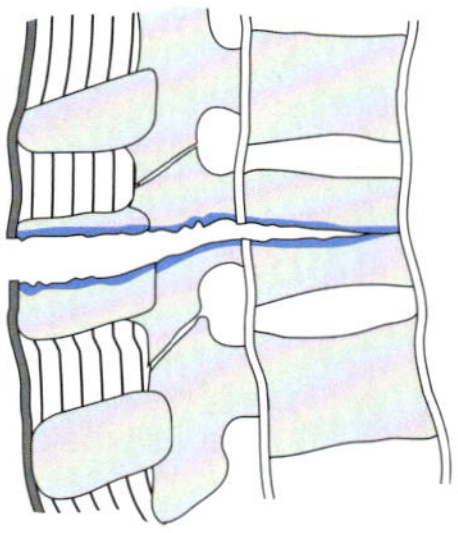

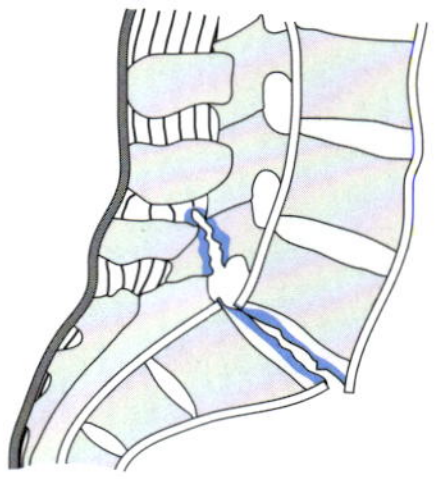

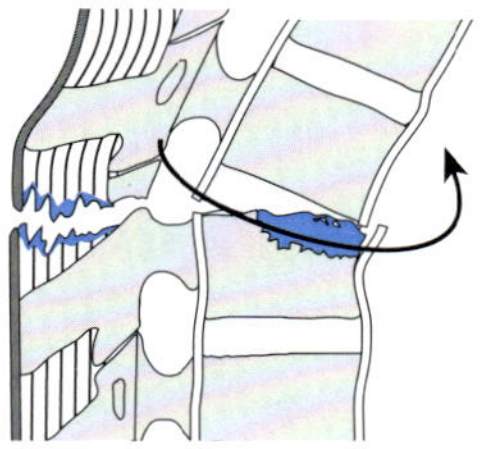

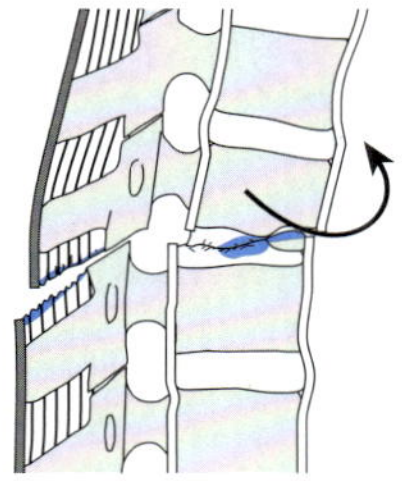

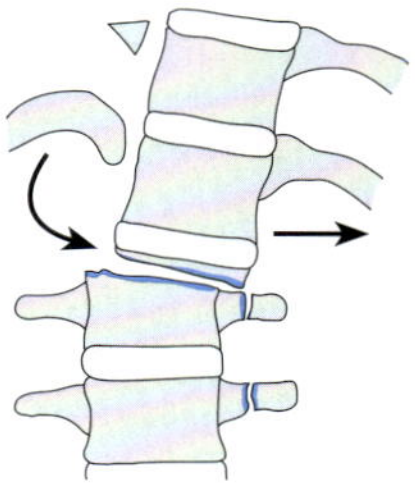

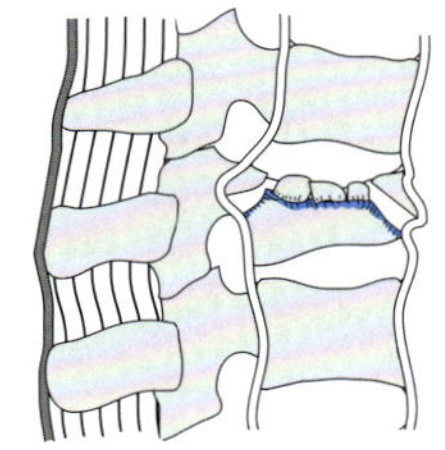

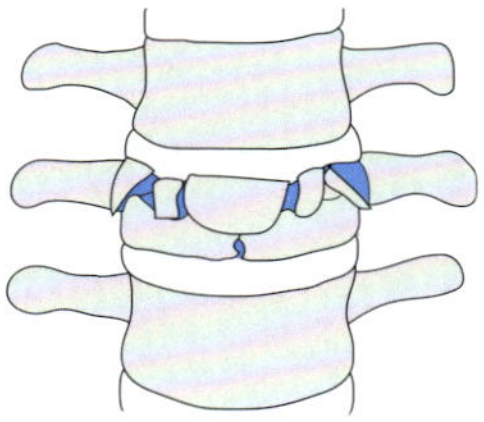

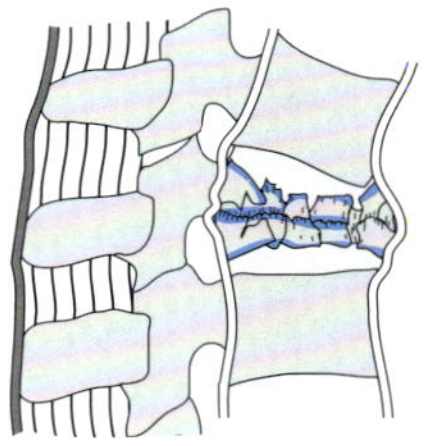

[1] Sonderformen: Deckplattenimpression (A 1.1), Keilbruch (A 1.2), Wirbelkörperimpaktion („Fischwirbel", A 1.3)
[2] sagittale (A 2.1) und frontale (A 2.2) gelten als stabil, frontale Spaltbrüche mit gleichzeitiger Wirbelkörper-Zertrümmerung und Einbruch von Bandscheibengewebe („Kneifzangenfraktur", A 2.3) als instabil
[3] mit Zerreißung der Bandscheibe (B 1.1) oder begleitender Typ-A-Fraktur (B. 1.2)
[4] mit Zerreißung des Wirbelkörpers (B 2.1) oder der Bandscheibe (B 2.2) oder begleitender Typ-A-Fraktur (B 2.3)
[5] mit Subluxation oder Fraktur der Gelenkfortsätze (B 3.1), mit Spondylose (B 3.2) oder hinterer Luxation (B 3.3)

Abb. 1.**131**   Synoptische Einteilung der Wirbelsäulenverletzungen nach Magerl.

Frische oder alte Fraktur?

Diese häufig anhand der Röntgendiagnostik gestellte Frage ist heute mittels MRT eindeutig zu beantworten. Die alte (Kompressions-)Fraktur hat in der MRT ein Fettmarksignal, sie ist in T1 also signalreich (Abb. 1.**132**).

Traumatische, osteoporotische oder metastatische Fraktur?

Diese Frage stellt sich insbesondere bei älteren Patienten mit unklarer Traumaanamnese oder inadäquatem Trauma (pathologischer Fraktur). Die Differenzierung gelingt häufig, da die statisch insuffizienten Wirbel bei Osteoporose oder Metastasierung anders frakturieren als ein normal belastbarer Wirbel. Die Unterscheidung osteoporotisch versus metastatisch ist mittels MRT mit hoher Sicherheit möglich. Die CT-gesteuerte Biopsie ist unklaren Fällen vorbehalten.

Zeichen einer osteoporotisch bedingten Fraktur
(Abb. 1.**132** bis 1.**135**)

RÖ • Typische Lokalisation: mittlere Brustwirbelsäule, obere Lendenwirbelsäule
- typische „Fisch-" oder „Keilwirbelform"
- weitere Einbrüche in der übrigen Wirbelsäule
- intravertebrales Vakuumphänomen (Abb. 1.**133**)
- bandförmige Verdichtungen (= Kallusformation) im Bereich der Deckplatten

MRT • frische Fraktur: diffuses Knochenmarködem (Abb. 1.**134** u. 1.**135**), geringes saumförmiges Weichteilödem paravertebral (nicht obligat)
- eine (ödematöse) Mitreaktion der Wirbelbögen ist sehr selten, kommt aber uni- oder bilateral vor
- Flüssigkeitsspalt (fluid sign) als wichtiger Hinweis auf eine osteoporotische Fraktur
- Vakuumphänomen *im* Wirbelkörper oder im Bereich der Intervertebralräume
- Rückbildung von ödematösen Veränderungen und zunehmende Fettmarkkonversion bei Verlaufskontrollen.

Zeichen einer metastatisch bedingten Fraktur
(Abb. 1.**132** u. 1.**136**)

RÖ • Inhomogene Wirbelkörperdichte als Zeichen des metastatischen Befalls
- Mitbeteiligung der Wirbelbögen
- atypische Höhenlokalisation: vor allem solitäre Frakturen oberhalb BWK 7 sind metastasenverdächtig
- oft einseitige Höhenminderung im a.-p. Bild

CT • fokale oder epidurale Weichteilmasse

MRT • Nachweis einer soliden, Kontrastmittel aufnehmenden Weichteilstruktur (Raumforderung), die über die Grenzen des Wirbelkörpers hinausgeht (Abb. 1.**132** u. 1.**136**). Der Tumor wird bei einer Wirbelkompression in die paravertebralen Weichteile „ausgepresst". Das führt vor allem dorsal zu einer bogigen Vorwölbung der Wirbelkörperbegrenzung. Dies ist die wichtigste Unterscheidungshilfe zur osteoporotischen Fraktur, bei der es sich um einen echten Kollaps handelt.
- Die tumoröse Raumforderung ist manchmal von einem umgebenden Ödem zu trennen.
- Der Wirbelkörpereinbruch ist häufig asymmetrisch.
- Eine Beteiligung der Wirbelbögen ist ein Hinweis auf eine Metastase, insbesondere wenn die Kortikalis partiell ausgelöscht ist. (Hier kann eine zusätzliche CT hilfreich sein.)
- Diffusionsgewichtete MR-Bilder erlauben ebenfalls mit einer relativ hohen Treffsicherheit eine Differenzierung (erhöhter Diffusionskoeffizient bei osteoporotisch bedingter Fraktur, erniedrigter bei Metastase).

Literatur

Baur A et al. Diffusion-weighted imaging of bone marrow: current status. Eur Radiol 2003; 13: 1699–708.

Daffner HR. Imaging of Vertebral Trauma. Lippincott-Raven; 1996.

Galanski M. Wippermann B. Kompendium der traumatologischen Röntgendiagnostik. Berlin: Springer; 1999.

Harris JH, Mirvis SE. The Radiology of Acute Cervical Spine Trauma. 3rd ed. Baltimore: Williams & Wilkins; 1996.

Magerl F, Aebi M et al. A comprehensive classification of thoracic and lumbar injuries. Eur Spine J 1994; 3: 184–201.

Mc Rae R, Esser M: Practical Fracture Treatment, 4th ed. Churchill Livingstone; 2002.

Pullicino V. Spinal trauma (topic issue). Eur J Radiol 2002; 42: 83–159.

Tscherne H, Blauth M, Hrsg. Unfallchirurgie. Berlin; Springer; 1998.

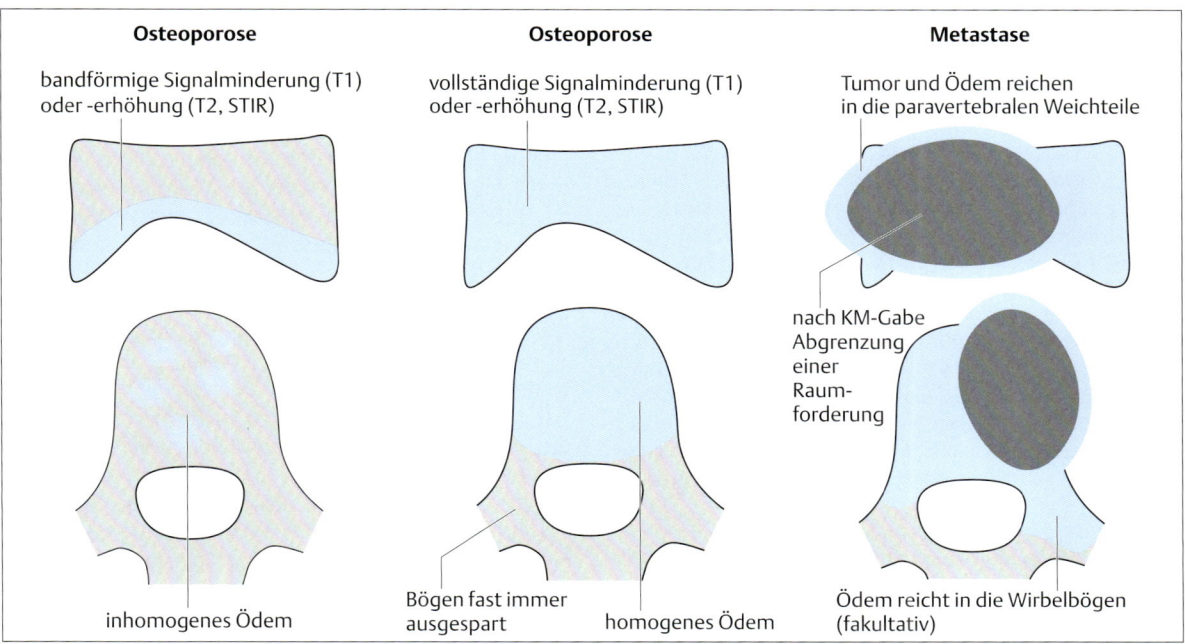

Abb. 1.**132**   Grundregeln zur Unterscheidung osteoporotische versus metastatische Wirbelkörperfraktur in der MRT.

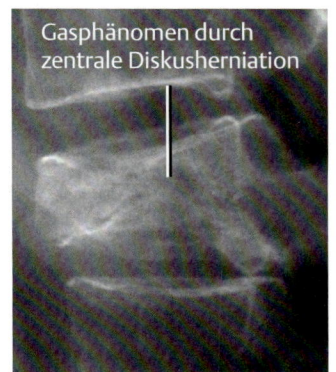

Abb. 1.**133**   Ältere, osteoporotisch bedingte Wirbelfraktur von Brustwirbelkörper 12 mit zentraler Diskusherniation und Gasphänomen in der komprimierten Abschlussplatte.

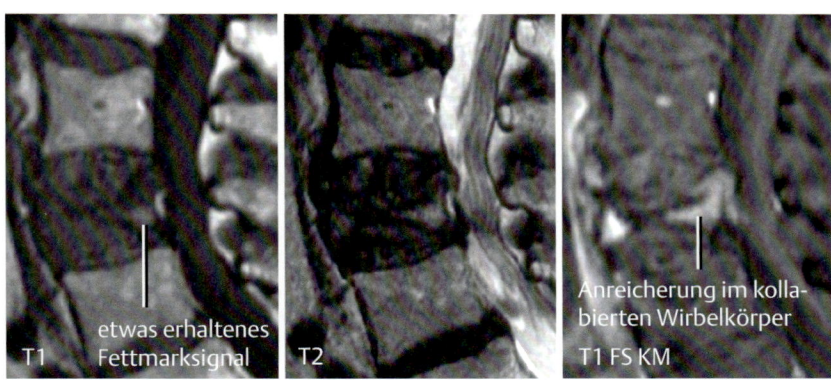

Abb. 1.**134**   Osteoporotische Fraktur mit Kollaps des Wirbelkörpers. Nahezu vollständige Signalminderung in der T1. Nur diskrete Umgebungsreaktion, keine Raumforderung außerhalb des Wirbelkörpers.

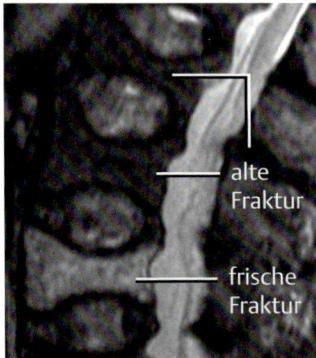

Abb. 1.**135**   Alte und frische osteoporotische Frakturen in der STIR-Sequenz.

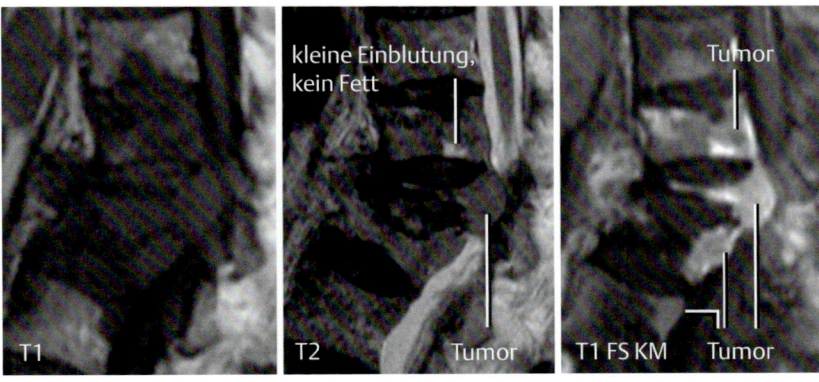

Abb. 1.**136**   Metastatisch bedingte Kompressionsfraktur. Beachte die ausgepressten Tumoranteile.

1.7.3   Becken

RÖ   Im Zeitalter der CT-Diagnostik hat die Beckenaufnahme an Bedeutung verloren. Sie dient vor allem bei schweren Verletzungen mehr einer Übersicht. Eine a.-p. Projektion ist auch bei vorhandener CT-Untersuchung für Vergleichszwecke indiziert. Zusätzliche Aufnahmen (Ala-, Obturator-Aufnahme nach Judet, Inlet- und Outlet-Aufnahmen nach Pennal, seitliche Sakrumaufnahme; Abb. 1.**137**) sind einsetzbar, um den Frakturverlauf und das Dislokationsausmaß besser beurteilen zu können. Bei der Obturator-Aufnahme wird der ventrale Pfeiler und der dorsale Pfannenrand frei projiziert, bei der Ala-Aufnahme der dorsale Pfeiler und der ventrale Pfannenrand. Inlet-Aufnahmen (40° kraniokaudal geneigter Strahlengang) zeigen Dislokationen des hinteren und vorderen Beckenrings in sagittaler Richtung. Durch Outlet-Aufnahmen (40° kaudokranial geneigter Strahlengang) können Sakrumfrakturen sowie das Ausmaß von Verschiebungen in vertikaler Richtung zuverlässiger beurteilt werden.

Es ist zu beachten, dass man bei einem an einer Stelle frakturierten Beckenring immer noch eine zweite Frakturlokalisation suchen muss!

Beckenverletzungen

Schwere Beckenringverletzungen stellen bis heute für alle beteiligten Disziplinen eine Herausforderung dar. Wegen der nicht selten erheblichen Begleitverletzungen haben schwere Beckentraumen eine relativ hohe Letalität. Intraabdominelle und retroperitoneale Organläsionen, Zwerchfellrupturen sowie Blutungen aus dem präsakralen Venenplexus, aus eröffneten Spongiosaräumen und aus Beckenarterien gefährden die Patienten vital. Auch Harnblasen- und Harnröhrenverletzungen sind nicht selten mit Beckenfrakturen vergesellschaftet.

Die häufigsten Unfälle, die zu einer Beckenringverletzung führen, sind Sturz aus großer Höhe, Anprall- und Überrolltraumen. Dabei entstehen entsprechend der Richtung der Krafteinwirkung verschiedene Verletzungsmuster (AO-Klassifikation der Beckenfrakturen, Tabelle 1.**8**).

Einteilung der Beckenverletzungen

Unter vielen Einteilungen der Beckenringverletzungen hat sich zurzeit die AO-Klassifikation durchgesetzt, die aus der Klassifikation nach Tile entwickelt wurde. Sie berücksichtigt sowohl den Unfallmechanismus (Richtung der Krafteinwirkung) als auch die klinischen Stabilitätsverhältnisse und die Morphologie (radiologische Diagnostik, Tabelle 1.**8**). Dabei nimmt die Verletzungsschwere von Typ A – C zu:

- **Typ A:** alle Beckenfrakturen, bei denen der Beckenring stabil bleibt (Abb. 1.**138**):
  - Abrissfrakturen (Typ A1) sind typische Sportverletzungen im Adoleszentenalter durch Zugwirkung der dort entspringenden Muskulatur.
  - Bei den Beckenschaufelbrüchen (Typ A2) ist der Beckenring nicht frakturiert oder eventuelle Fraktureinstrahlungen in den Beckenring sind undisloziert, so dass die Stabilität des Beckenrings erhalten bleibt. Gleiches gilt auch für mini-

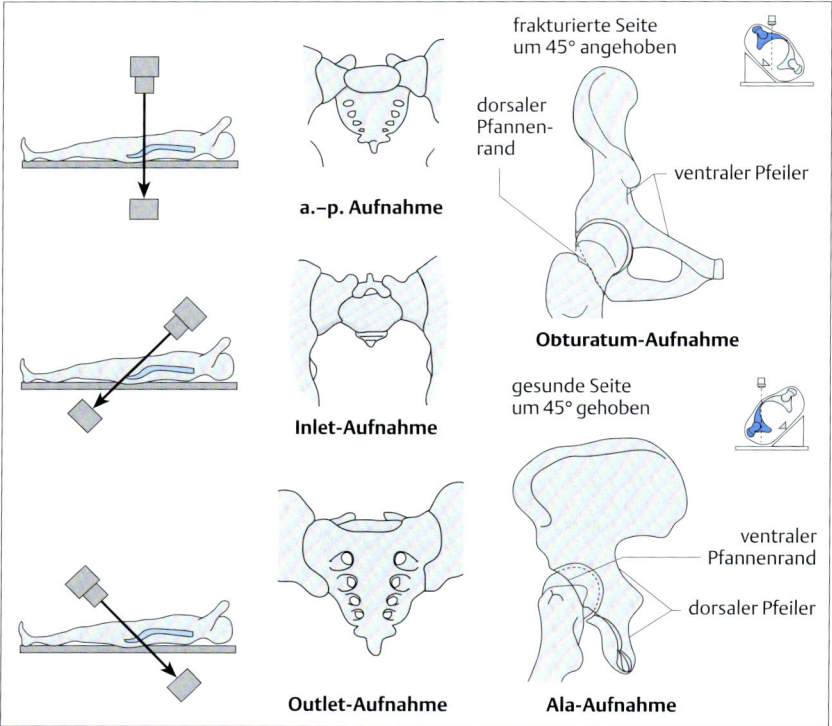

fraktierte Seite
um 45° angehoben

a.–p. Aufnahme

dorsaler Pfannenrand

ventraler Pfeiler

Obturatum-Aufnahme

Inlet-Aufnahme

gesunde Seite
um 45° gehoben

ventraler Pfannenrand

dorsaler Pfeiler

Outlet-Aufnahme   Ala-Aufnahme

Abb. 1.**137**   A.-p., Inlet- und Outlet-Aufnahmen, Schrägaufnahmen nach Judet.

Tabelle 1.**8**   AO-Klassifikationen der Beckenfrakturen

Typ	Beschreibung
Typ A	**hinterer Beckenring intakt**
A1	Abrissfraktur vom Beckenrand (Spina iliaca anterior superior oder inferior oder Tuber ischiadicum)
A2	Frakturen der Beckenschaufeln oder Schambeinäste
A3	kaudale Querfraktur des Os sacrum
Typ B	**inkomplette Unterbrechung des hinteren Beckenrings (Rotationsinstabilität, vertikale Stabilität)**
B1	sagittale Gewalteinwirkung: uni- oder bilaterale Außenrotationsverletzung mit Symphysenruptur ("Open-Book"-Verletzung)
B2	laterale Kompression: Innenrotationsverletzung mit Verletzung des vorderen Beckenrings (uni- oder bilaterale Fraktur der Schambeinäste und/oder Symphysenruptur) und Stauchungsbruch der vorderen Sakrumabschnitte
B3	bilaterale Typ-B-Frakturen
Typ C	**komplette Unterbrechung des hinteren Beckenrings (Rotations- und vertikale Instabilität)**
C1	komplette Dissoziation einer Beckenhälfte, Gegenseite stabil
C2	komplette Dissoziation einer Beckenhälfte, Gegenseite rotationsinstabil
C3	komplette Dissoziation beider Beckenhälften

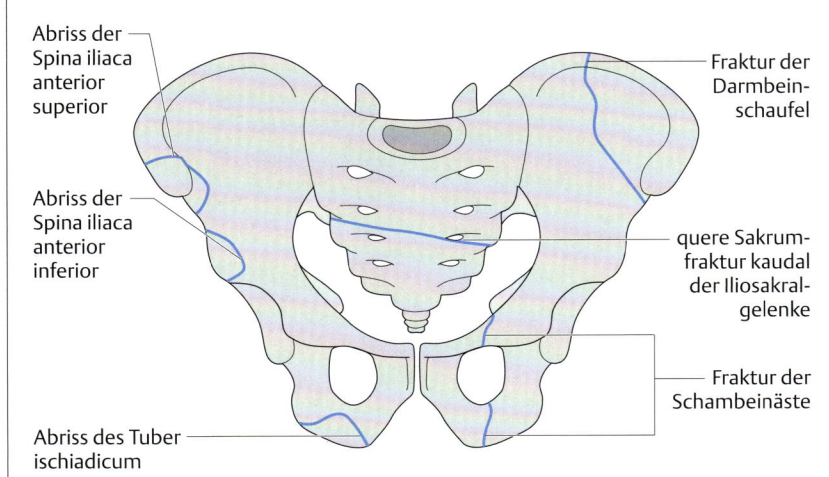

Abb. 1.**138**   Typ-A-Frakturen.

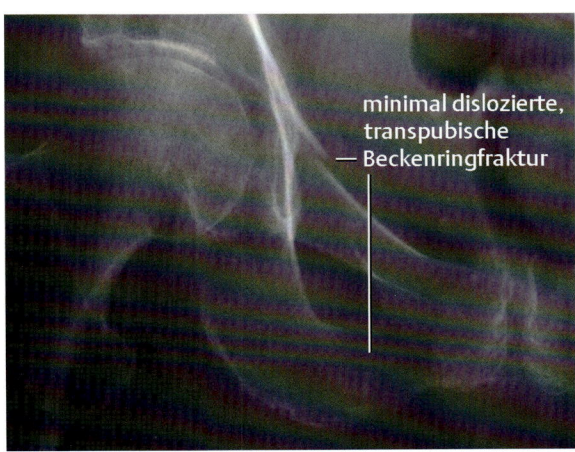

Abb. 1.**139**   Typ-A2-Verletzung. Stabile Verletzung, hinterer Beckenring intakt.

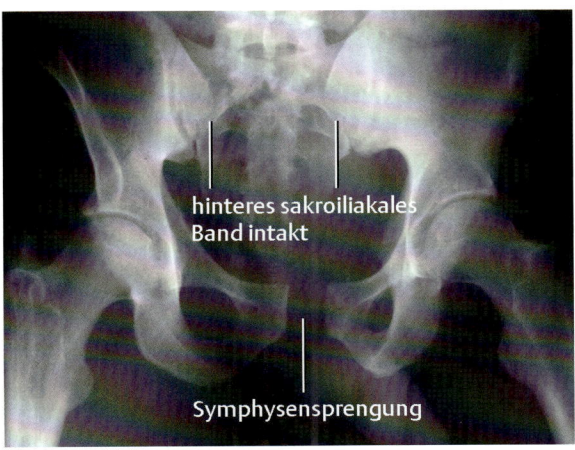

Abb. 1.**140**   Typ-B1-Verletzung durch a.-p. Kompression. Rotationsinstabilität ("Open-Book"-Verletzung).

mal dislozierte Frakturen der Schambeinäste (unilateral oder bilateral, Typ A2; Abb. 1.**139**).

- **Typ B:** Beckenverletzungen, die mit einer **Rotationsinstabilität** einhergehen, jedoch in vertikaler Richtung stabil sind. Die Richtung der Krafteinwirkung entspricht entweder einer sagittalen Gewalteinwirkung oder lateralen Kompression.
  Die sagittale Gewalteinwirkung führt zur Außenrotation einer oder beider Beckenhälften („Open-Book-Mechanismus", Abb. 1.**140** u. 1.**142**) mit Symphysenruptur. Die laterale Kompression bewirkt eine Innenrotation einer Beckenhälfte (Abb. 1.**142**). Bei beiden Unfallmechanismen kommt es zu einer Verletzung sowohl des ventralen als auch des dorsalen Beckenrings.
  Wichtig ist, dass bei beiden Unfallmechanismen der hintere Beckenring **nicht vollständig** unterbrochen ist, da je nach Unfallmechanismus zumindest das hintere (beim „Open-Book-Mechanismus") oder das vordere sakroiliakale Band (bei der lateralen Kompression) noch intakt ist und den hinteren Beckenring zu stabilisieren vermag. Bei diesem Verletzungstyp resultiert also eine rotatorische Instabilität bei erhaltener vertikaler Stabilität des Beckenrings (Abb. 1.**142**).

- **Typ C:** Es besteht sowohl eine Rotations-als auch eine **vertikale** (Translations-)**Instabilität**. Durch eine vertikale Krafteinwirkung tritt eine Beckenhälfte höher („Vertical-Shear-Verletzung"), was nur möglich ist, wenn der Beckenring dorsal und ventral knöchern oder ligamentär **vollkommen** unterbrochen ist (einschließlich Lig. sacrospinale und Lig.

sacrotuberale, Abb. 1.**143** u. 1.**144a–c**). Die hintere Verletzung besteht in einer Fraktur des Os ilium, des Sakrums, einer Iliosakralgelenk-Sprengung oder Luxationsfraktur. Die vordere Verletzung kann eine Symphysenruptur, eine Fraktur der Schambeinäste oder eine Kombination dieser Verletzungen beinhalten (Abb. 1.**141**).
Auch eine *schwere* sagittale Gewalteinwirkung („Open book-Mechanismus") kann durch die vollständige knöcherne und ligamentäre Unterbrechung des hinteren Beckenrings zu einer Typ-C-Verletzung führen.
Die Klassifikation der Beckenringverletzungen wird durch die Angabe der Verletzungslokalisation komplettiert (Abb. 1.**141**).

CT Die CT ist bei Beckenfrakturen großzügig einzusetzen, sofern die Röntgendiagnostik in Übereinstimmung mit der klinischen Einschätzung nicht eindeutige Befunde liefert. Sie ist besonders wertvoll zur Klassifikation der Beckenfrakturen.

! Die Hälfte der Sakrumfrakturen und ⅔ der Iliosakralgelenk-Verletzungen werden in der konventionellen Röntgendiagnostik primär *nicht* diagnostiziert!
Auf Frakturen der Processus costales der kaudalen Lendenwirbel ist zu achten! Sie sind nicht selten Hinweis auf eine Typ-C-Verletzung (Abb. 1.**144a–c**).

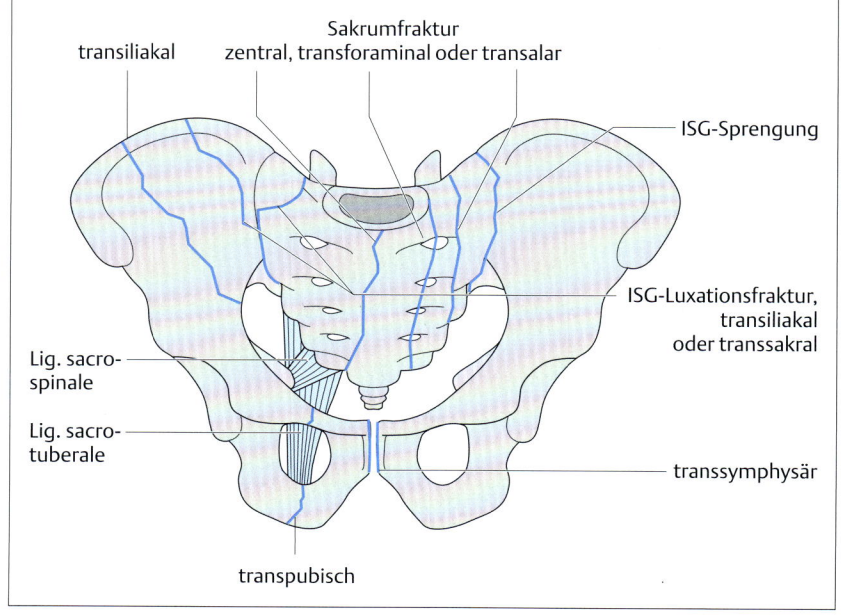

Abb. 1.**141** Verletzungslokalisationen bei Beckenringverletzungen (ISG, Iliosakralgelenk).

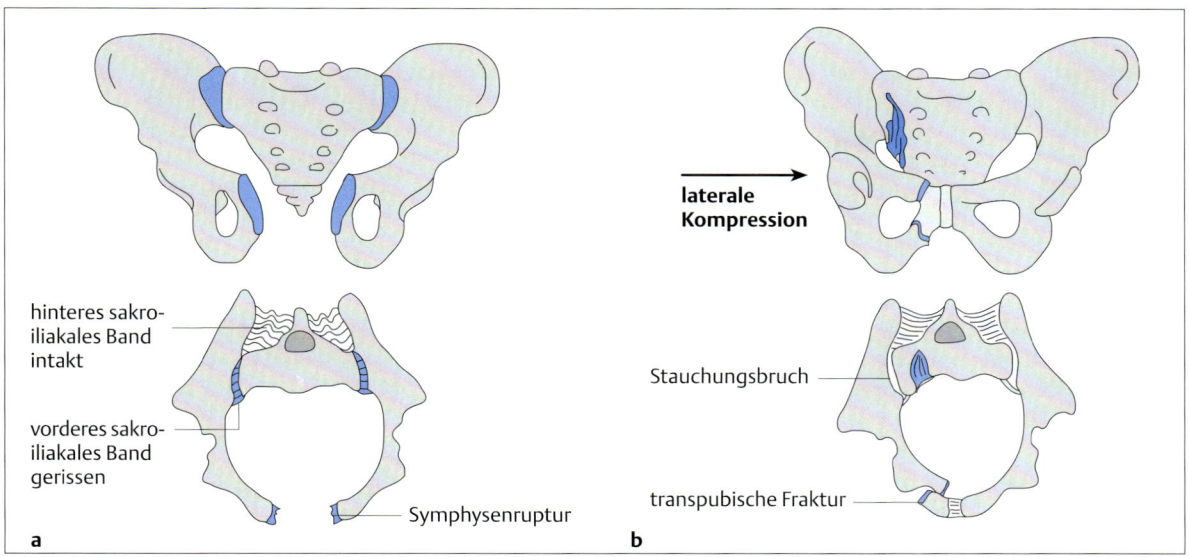

Abb. 1.**142** Typ-B1-Verletzung (open book) durch sagittale Gewalteinwirkung, Rotationsinstabilität (**a**). Typ-B2-Verletzung durch laterale Kompression, Rotationsinstabilität (**b**).

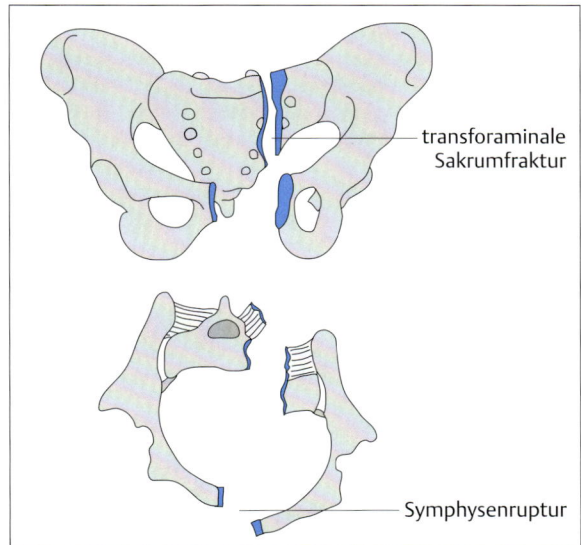

Abb. 1.**143** Typ-C1-Verletzung. Rotations- und vertikale Instabilität. Komplette Dissoziation der linken Beckenhälfte.

Rechts:
Abb. 1.**144** Typ-C1-Verletzung. Rotations- und vertikale Instabilität. Dislokation der linken Beckenhälfte nach kranial und dorsal. Transalare Sakrumfraktur links, transpubische Fraktur links, transsymphysäre Beckenringverletzung. Outlet-Aufnahme (**a**), Inlet-Aufnahme (**b**) und CT (**c**).

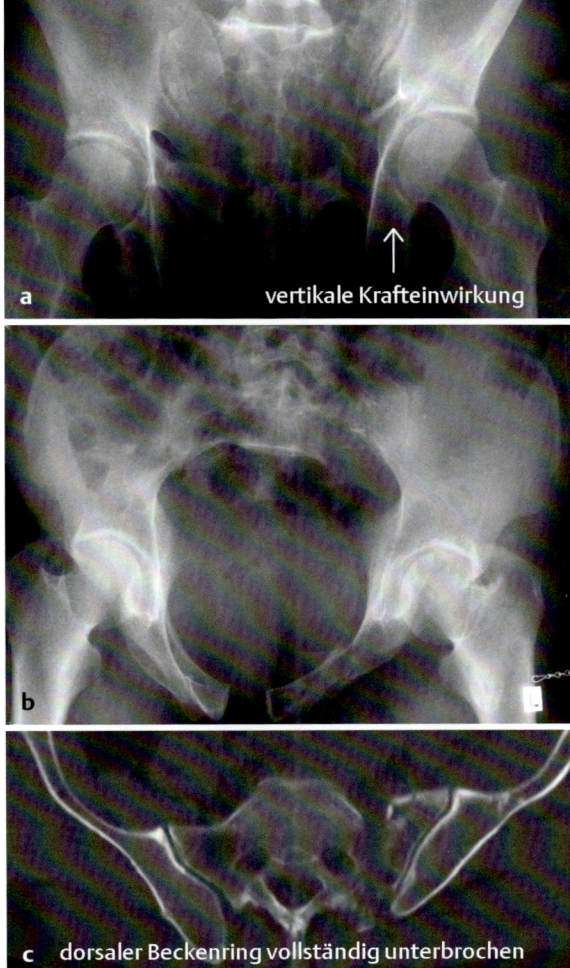

Ermüdungsfrakturen des Beckens

Ermüdungsfrakturen des Beckens ereignen sich überwiegend an den Schambeinästen und am parasymphysären Knochen. Stressfrakturen des Sakrums sind bei Kindern, Sportlern und Schwangeren zwar beschrieben, in dieser Lokalisation spielen aber die osteoporotisch bedingten Insuffizienzfrakturen zahlenmäßig eine weit bedeutendere Rolle. Andere mögliche Lokalisationen einer Insuffizienzfraktur sind der paraazetabuläre Knochen, das Os ilium, die Schambeinäste und der parasymphysäre Knochen.

Im konventionellen Röntgenbild sind die Veränderungen bei Insuffizienzfrakturen oft sehr geringgradig und werden leicht übersehen. Die MRT und CT sind sehr gut geeignet, um diese Frakturen nachzuweisen (Abb. 1.**145**). Sakrale Insuffizienzfrakturen (ein- oder beidseitig) zeigen vertikal verlaufende Frakturlinien typischerweise nahe des Iliosakralgelenks. Auch horizontale Frakturlinien können nachweisbar sein („H-Zeichen", Abb. 1.**146**).

Azetabulumfrakturen

RÖ   Um die Gesamtsituation des knöchernen Beckens beurteilen zu können, sind neben der primären a.-p. Beckenübersichtsaufnahme die Ala- und Obturator-Aufnahme obligat für die Beurteilung der Azetabulumfrakturen. Bei der Analyse der a.-p. Aufnahme ist das Aufsuchen von sechs Leitlinien hilfreich, die nicht unterbrochen sein dürfen (Abb. 1.**147**). Die Beurteilung des lasttragenden Anteils des Hüftgelenks (weight-bearing dome) im Hinblick auf eine einstrahlende Fraktur ist von besonderer therapeutischer Relevanz.

Zu Azetabulumfrakturen führen schwere Gewalteinwirkungen, vor allem im Rahmen von Verkehrsunfällen. Dabei wird die auf den Fuß, das Knie oder den Trochanter major einwirkende Kraft auf das Azetabulum übertragen. Durch die Fortleitung der Anprallenergie kommt es häufig zu begleitenden Frakturen (Mittelfuß, Kalkaneus, Schenkelhals und Femurkopf) sowie ligamentären Läsionen.

Einteilung der Azetabulumfrakturen

CT   Die Klassifikation von Judet und Letournel aus dem Jahr 1964 war die Grundlage für die Entwicklung der AO-Klassifikation der Azetabulumfrakturen (Abb. 1.**149**). Zum Verständnis der Klassifikation ist die Kenntnis der Ausdehnung des ventralen und dorsalen Pfeilers nötig (Abb. 1.**148**). Jeder Frakturtyp kann mit einer Luxation des Femurkopfes vergesellschaftet sein, meist nach dorsal oder nach zentral.

Bei Nachweis einer Azetabulumfraktur ist eine CT obligat. Hierbei sollten im Pfannendachbereich kontinuierliche Schichten mit maximal 2 mm Dicke angefertigt werden. Multiplanare (Abb. 1.**150 a, b** u. 1.**151 a, b**) und eventuell zusätzliche 3D-Rekonstruktionen (Abb. 1.**152**) sind zum Verständnis der Frakturverläufe außerordentlich hilfreich. Zusatzinformationen durch die CT sind insbesondere:

- Der Nachweis von kleinen **freien knöchernen Dissekaten im Gelenkspalt**, die entweder wieder in ihr Fragmentbett eingefügt oder entfernt werden müssen (Abb. 1.**151 b**).
- **Frakturen in der gewichttragenden Zone des Gelenks**, vom höchsten Punkt des Azetabulums 10 mm nach kaudal (Abb. 1.**150 a, b**). Diese können der konventionellen Diagnostik möglicherweise entgehen. Zeigt die CT in diesem Segment der Azetabulumgelenkfläche keine Fraktur, kommt eine konservative Therapie in Betracht.
- Der Nachweis von **Femurkopffrakturen**.
- Die Bestimmung von Größe und Dislokationsgrad eines dorsalen **Pfannenwandfragments**. Die Größe dieses Fragments kann die Indikationsstellung zum operativen Vorgehen beeinflussen.

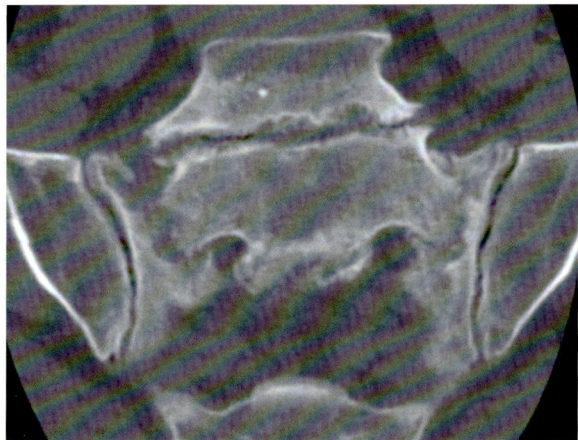

Abb. 1.**145**   CT bei beidseitigen Insuffizienzfrakturen des Os sacrum. Nebenbefund: Osteochondrose L5/S1 und Vakuumphänomen in den Sakroiliakalgelenken.

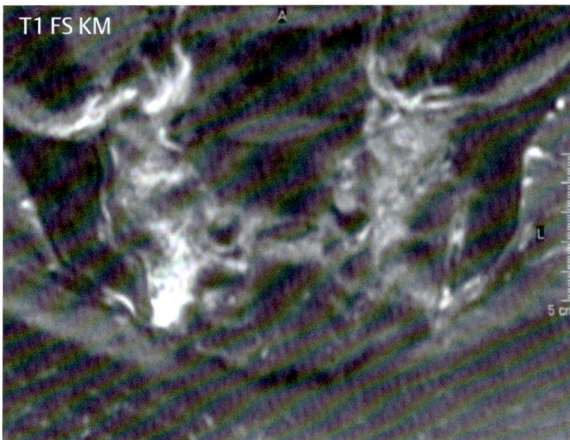

Abb. 1.**146**   Insuffizienzfraktur des Os sacrum beidseits. Durch die längs verlaufenden Frakturen beidseits und die Querfraktur in Sakrummitte entsteht das „H-Zeichen".

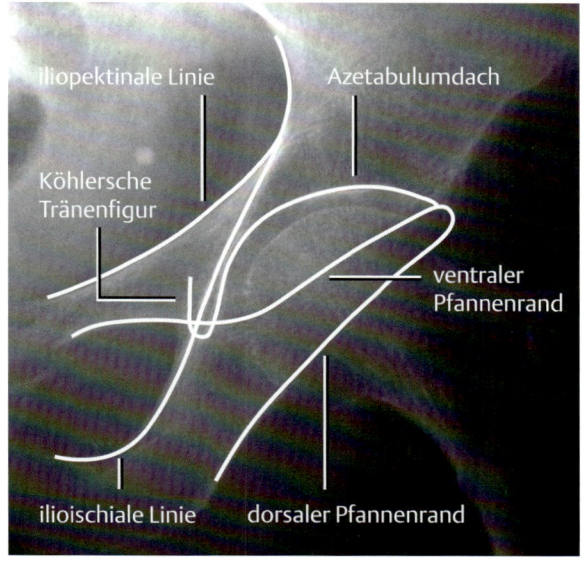

Abb. 1.**147** Die sechs Leitlinien als Hilfe zur Beurteilung des Azetabulums in der a.-p. Aufnahme.

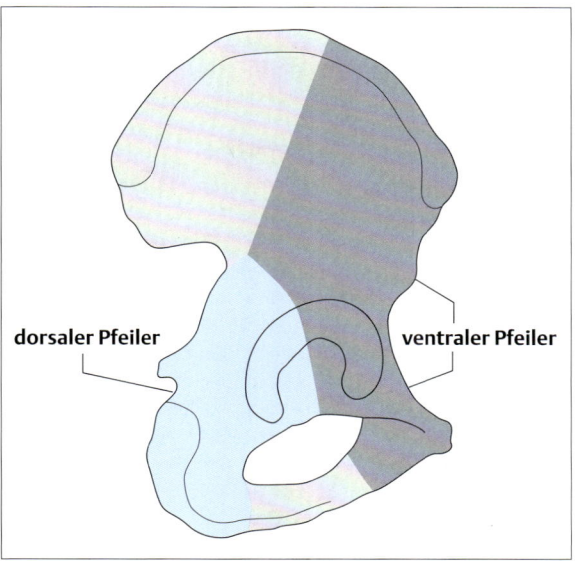

Abb. 1.**148** Rechtes Hemipelvis von lateral gesehen. Pfeilereinteilung nach Judet und Letournel.

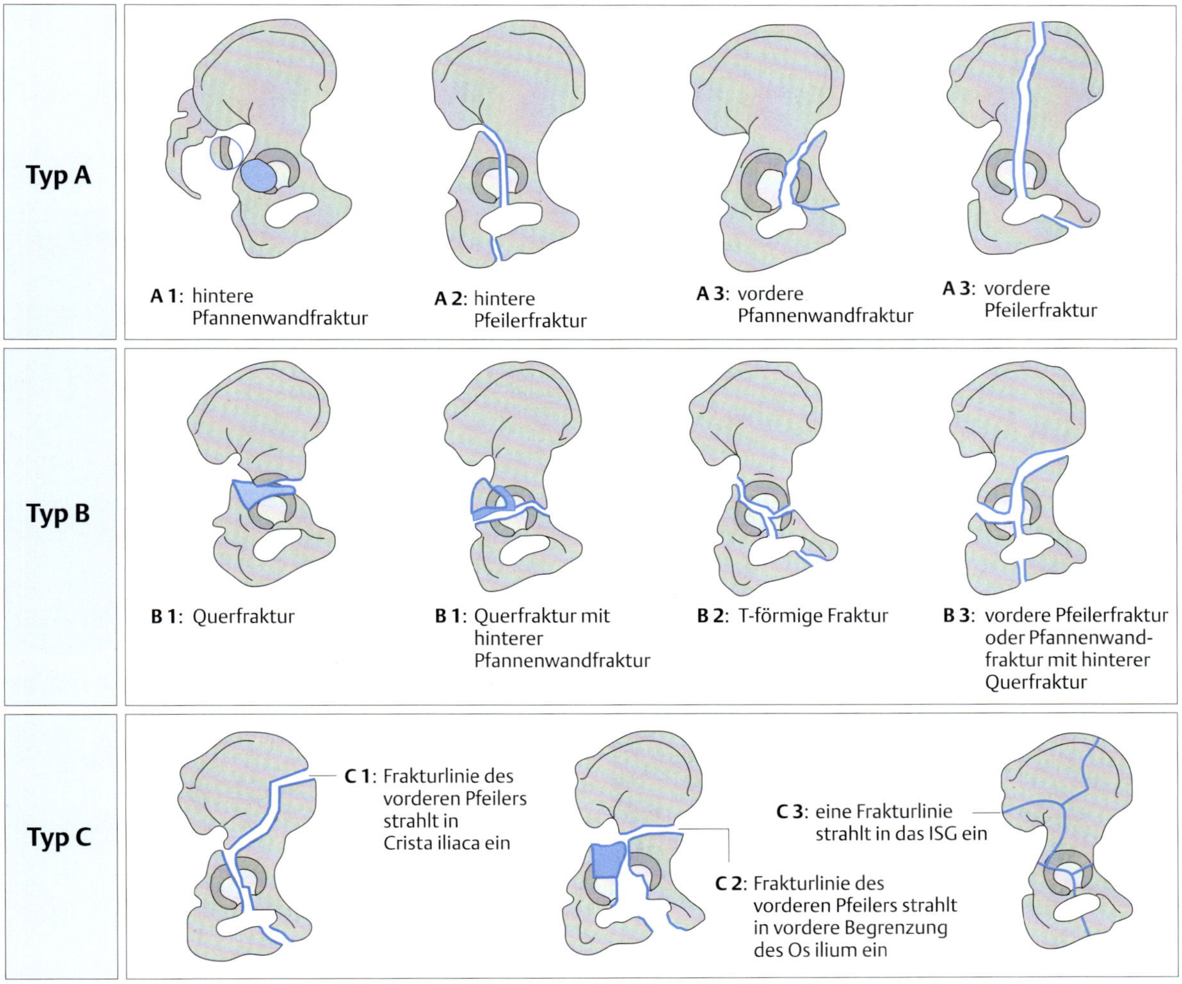

Typ A	A 1: hintere Pfannenwandfraktur	A 2: hintere Pfeilerfraktur	A 3: vordere Pfannenwandfraktur	A 3: vordere Pfeilerfraktur
Typ B	B 1: Querfraktur	B 1: Querfraktur mit hinterer Pfannenwandfraktur	B 2: T-förmige Fraktur	B 3: vordere Pfeilerfraktur oder Pfannenwandfraktur mit hinterer Querfraktur
Typ C	C 1: Frakturlinie des vorderen Pfeilers strahlt in Crista iliaca ein	C 2: Frakturlinie des vorderen Pfeilers strahlt in vordere Begrenzung des Os ilium ein	C 3: eine Frakturlinie strahlt in das ISG ein	

Abb. 1.**149** AO-Klassifikation der Azetabulumfrakturen: Typ **A**: nur ein Pfeiler betroffen, Typ **B**: Querfrakturen; ein Teil des Pfannendachs bleibt in stabiler Verbindung zum hinteren Beckenringsegment (Os ilium) und damit zum Achsenskelett, Typ **C**: Fraktur beider Pfeiler; Hüftgelenkpfanne vollständig vom hinteren Beckenringsegment getrennt (Separation des Azetabulums).

Hüftluxationen ohne Kalottenfraktur

Die Hüftluxationen werden in dorsale (Luxatio iliaca und ischiadica) und ventrale Formen (Luxatio pubica und obturatoria) eingeteilt. Als Sonderform gilt die zentrale Luxation des Femurkopfes in Richtung kleines Becken durch den frakturierten Pfannengrund bei einer Azetabulumfraktur.

RÖ   Zur Diagnosestellung genügt fast immer die Beckenübersichtsaufnahme. Ist der Hüftkopf jedoch hinter das Azetabulum luxiert, so kann die a.-p. Aufnahme eine normale Artikulation vortäuschen. Die Obturator-Aufnahme beweist die Luxation. Es ist nach typischen knöchernen Begleitverletzungen wie der Azetabulumfraktur, insbesondere der Absprengung eines dorsalen Pfannenwandfragments und einer Kalottenfraktur des Femurkopfes, zu suchen.

Hüftluxationen mit Kalottenfraktur (Pipkin-Fraktur)

Die Kalottenfraktur tritt fast immer in Verbindung mit einer **dorsalen** Hüftluxation auf und ist im Vergleich zur Häufigkeit der Hüftluxationen eine relativ seltene Verletzung. Die Femurkopf-Luxationsfrakturen werden meist durch ein massives Knieanpralltrauma im Rahmen eines Verkehrsunfalls bei gebeugter Hüfte

verursacht. Bei der Bewegung des Hüftkopfes nach dorsal wird durch den dorsokranialen Pfannenrand ein ventrokaudales Kalottenfragment vom Femurkopf abgeschert. Das Kalottenfragment bleibt stets in der Pfanne liegen.

Cave: Gefahr der Hüftkopfnekrose in ca. 10%!

Einteilung der Luxationsfrakturen des Femurkopfes

Die Diagnose wird aus der Beckenübersichtsaufnahme gestellt. Nach der notfallmäßigen geschlossenen Reposition werden durch Ala- und Obturator-Aufnahmen sowie durch die CT weitere Informationen über Lage und Größe des Kalottenfragments und eines möglichen Pfannenwandfragments gewonnen (Abb. 1.**153** u. 1.**154 a – c**).

Literatur

Harris JM et al. Acetabular fractures revisited. Part I and II. AJR 2004; 182: 1363 – 75.

Matta JM, Merritt PO. Displaced acetabular fractures. Clin Orthop 1988; 230: 83 – 97.

Rüedi TP, Murphy WM. AO Principles of Fracture Management. Stuttgart: Thieme; 2000.

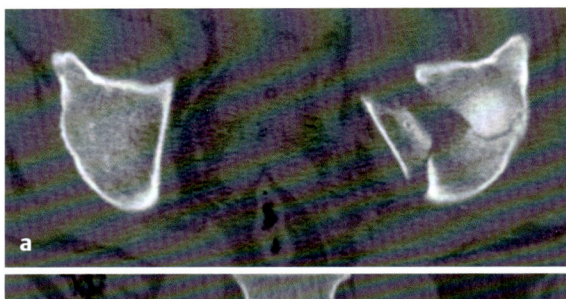
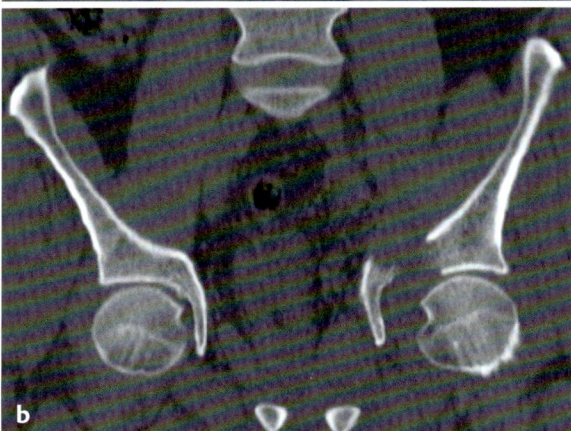

Abb. 1.**150**   Axiale CT (**a**) und koronare Rekonstruktion (**b**) einer Azetabulumfraktur mit exakter Darstellung des Frakturverlaufs und der Frakturdehiszenz im Bereich des Azetabulumdachs (Gewicht tragende Zone).

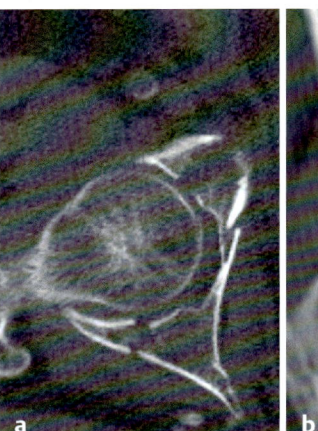
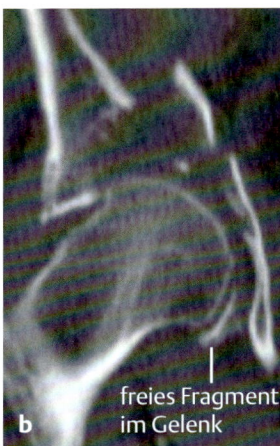

freies Fragment im Gelenk

Abb. 1.**151**   Azetabulumfraktur. Die axiale CT (**a**) zeigt gut die Pfannenwandfragmente ventral und dorsal, die koronare Rekonstruktion die zentrale Luxation und das freie Gelenkfragment (**b**).

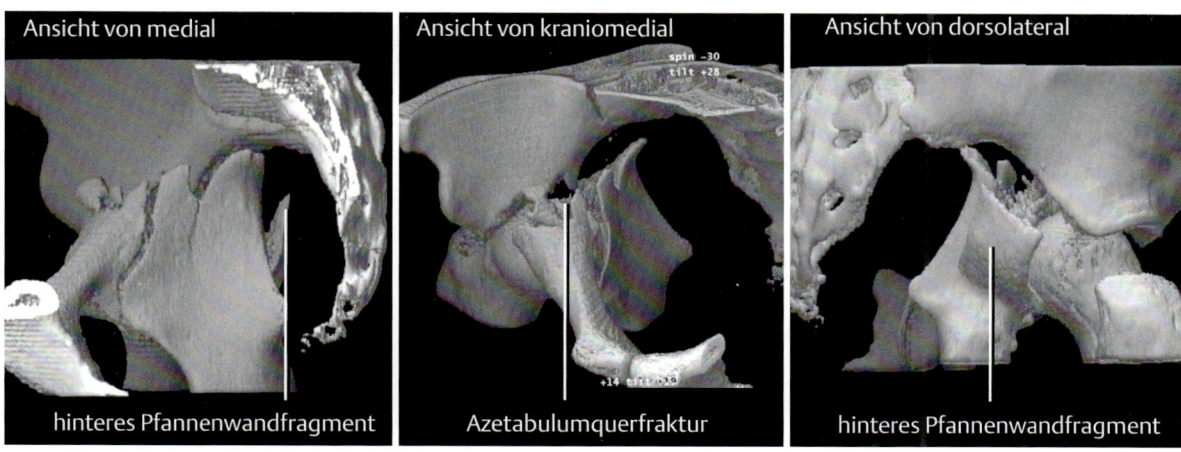

Abb. 1.**152** CT (3D-Darstellung, linke Beckenhälfte editiert) einer Azetabulum-Querfraktur mit großem, hinterem Pfannenwandfragment, Typ B1. Übersichtliche Darstellung des Frakturverlaufs, der Größe der Fragmente und des Dislokationsgrades.

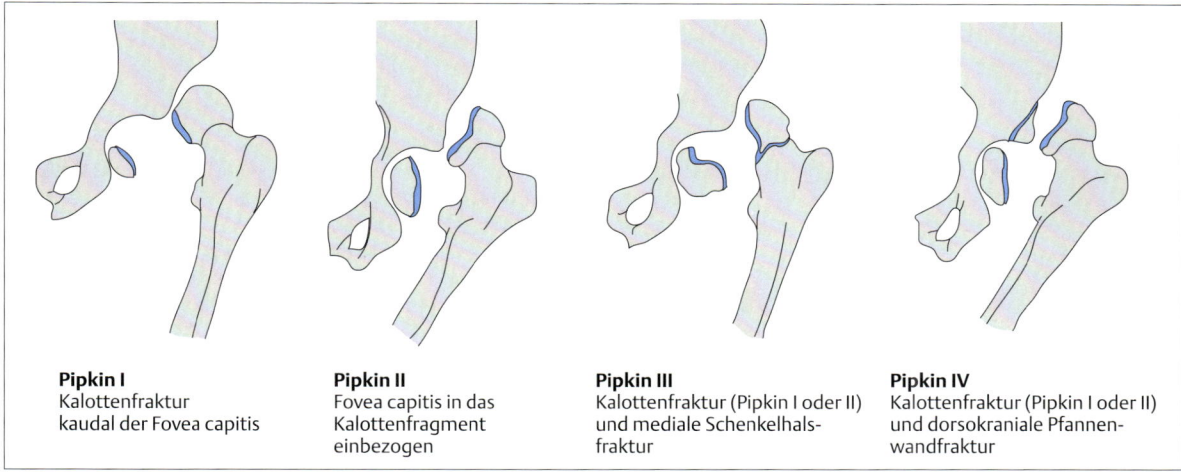

Abb. 1.**153** Klassifizierung der Luxationsfrakturen des Femurkopfes nach Pipkin.

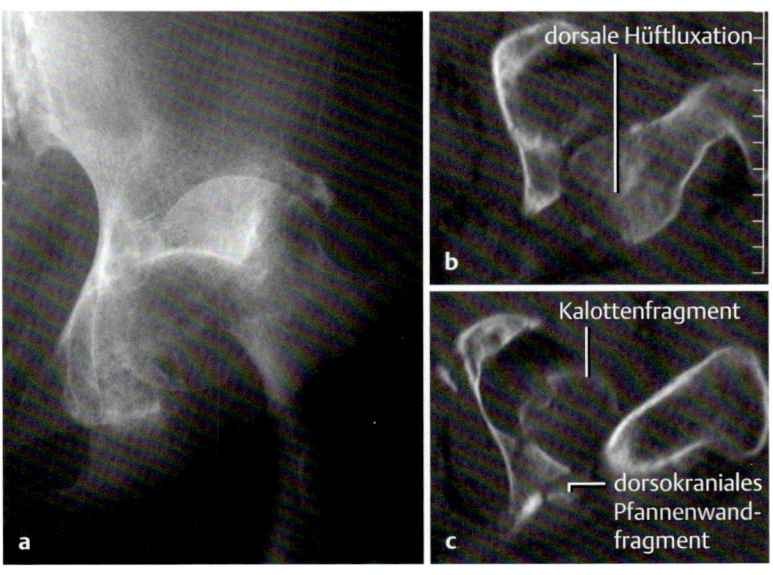

Abb. 1.**154** Luxationsfraktur des Femurkopfes links (Pipkin IV) mit Azetabulumfraktur.

1.7.4 Schultergürtel

Sternoklavikuläre Luxation

> Bei der sternoklavikulären Luxation wird das mediale Klavikulaende nach ventral oder seltener nach dorsal oder kranial verlagert.

PATHO Das mediale Klavikulaende und das Manubrium sterni weisen nur eine kleine Kontaktfläche auf (Abb. 1.**155**). Das Gelenk wird durch einen kräftigen Kapselbandapparat stabilisiert, der dorsal kräftiger ist als ventral. Deshalb ist die ventrale Luxationsrichtung wesentlich häufiger als die dorsale. Meistens wird die sternoklavikuläre Luxation indirekt durch eine Kompression des Schultergürtels verursacht, am häufigsten im Rahmen von Verkehrs- und Sportunfällen. Ein direktes Trauma ist seltener. Bei dorsaler Luxationsrichtung können schwere Begleitverletzungen auftreten (gefährdet sind Gefäße, Nerven, Lunge sowie Trachea und Ösophagus).

RÖ Technik: A.-p. mit 40° (kraniokaudaler oder kaudokranialer) Röhrenkippung. Aufnahmen im strengen a.-p. Strahlengang wegen Überlagerung in der Regel nicht diagnostisch.

MRT Die mediale Klavikulaepiphyse ossifiziert und fusioniert spät, nämlich mit 18 – 20 Jahren (Ossifikation) bzw. 22 – 25 Jahren (Fusion). In diesem Alter sind Epiphysenfugen-Verletzungen und sternoklavikuläre Luxationen radiographisch nur schwer zu unterscheiden.

SONO Die Sonographie kann zwischen einer Weichteilschwellung und einer Klavikuladislokation unterscheiden (Abb. 1.**156**).

CT Die Darstellung der Sternoklavikulargelenke gelingt am besten mittels CT, ergänzt durch koronare und 3D-Rekonstruktionen (Abb. 1.**157**).

MRT Die MRT wird zur Verminderung von Atemartefakten, sofern möglich, in Bauchlage durchgeführt. Ihre Stärken betreffen vor allem die Darstellung von Pathologien der Weichteile oder des Knochenmarks (vor allem Infekt oder Tumor).

DD Im akuten Stadium kommt differenzialdiagnostisch eine mediale Fraktur der Klavikula infrage. Im chronischen Verlauf wird eine Subluxation oder Luxation des medialen Klavikulaendes am ehesten mit einer Schwellung entzündlichen oder neoplastischen Ursprungs verwechselt.

! Die akute Sternoklavikularluxation ist selten und radiologisch nicht einfach darzustellen.

Klavikulafraktur

> Das mittlere Drittel der Klavikula ist aufgrund der Geometrie und der Rigidität gegenüber Flexion und Torsion bei Frakturen am häufigsten betroffen (80 %).

PATHO Die Mehrheit aller Klavikulafrakturen wird durch ein indirektes Trauma verursacht (axiale Kräfte mit Biegung bzw. Torsion der Klavikula, oft bei Sturz auf ausgestreckten Arm oder durch direkten Schlag auf die Schulter von lateral). Nur etwa ⅕ der Klavikulafrakturen entsteht durch direkte Traumatisierung. Die auf die Klavikula einwirkenden Kräfte erklären die typische Fehlstellung bei Frakturen des mittleren Drittels mit einem Hochstand des medialen Fragments: Lateral ziehen das Gewicht des Armes und die Mm. pectoralis major und latissimus dorsi nach kaudal. Das mediale Fragment wird durch den M. sternocleidomastoideus nach kranial gezogen. Bei den medialen und lateralen Frakturen hängt die Fragmentstellung von der Intaktheit der benachbarten Ligamente ab (insbesondere kostoklavikuläres bzw. korakoklavikuläres Ligament).

Komplikationen sind selten und betreffen vor allem Verletzungen des Plexus brachialis und der A. und V. subclavia im kostoklavikulären Raum sowie pleuropulmonale Verletzungen. Assoziierte Rippenfrakturen werden wahrscheinlich in ihrer Häufigkeit unterschätzt.

RÖ Die Darstellung der Klavikula und ihrer Frakturen erfolgt konventionell radiologisch, und zwar in der Regel im a.-p. und kaudokranial um etwa 15° gekipptem Strahlengang (Abb. 1.**158 a, b**). Zusätzliche bildgebende Methoden sind nur für spezielle Fragestellungen notwendig. Die Klavikula erscheint von vorn unten gesehen als mehr oder weniger gerade Struktur, ist aber beim Blick von oben S-förmig.

CT Die CT ist insbesondere zur Differenzierung einer Fraktur des medialen Klavikulaendes von einer Luxation aussagekräftig.

MRT Das mediale Ossifikationszentrum ist erst mit 22 – 25 Jahren vollständig ausgereift. Bis zu diesem Alter treten Epiphysenfugen-Frakturen auf, die mit einer sternoklavikulären Luxation verwechselt werden können.

Skapulafraktur

Skapulafrakturen sind relativ seltene Frakturen. Ihre diagnostische Abklärung erfolgt vorzugsweise mittels CT.

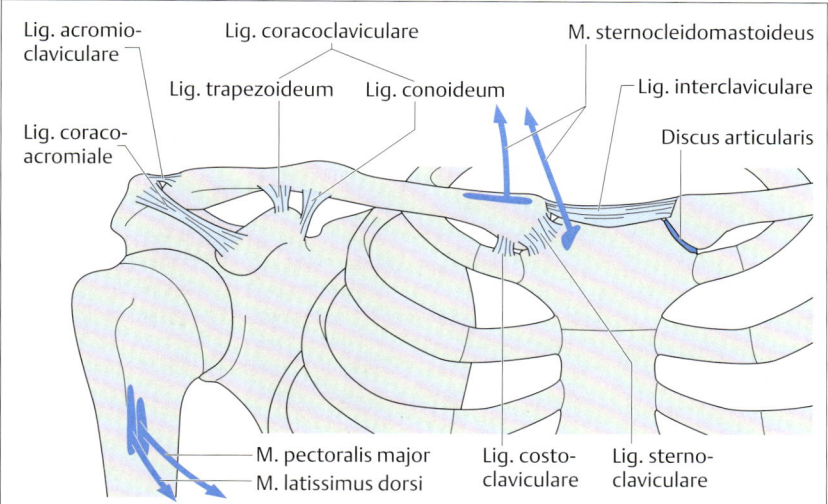

Abb. 1.**155**   Normale Anatomie des sternoklavikulären und akromioklavikulären Gelenks.

In the anatomical diagram:
- Lig. acromio-claviculare
- Lig. coracoclaviculare
- M. sternocleidomastoideus
- Lig. trapezoideum
- Lig. conoideum
- Lig. interclaviculare
- Lig. coraco-acromiale
- Discus articularis
- M. pectoralis major
- M. latissimus dorsi
- Lig. costo-claviculare
- Lig. sterno-claviculare

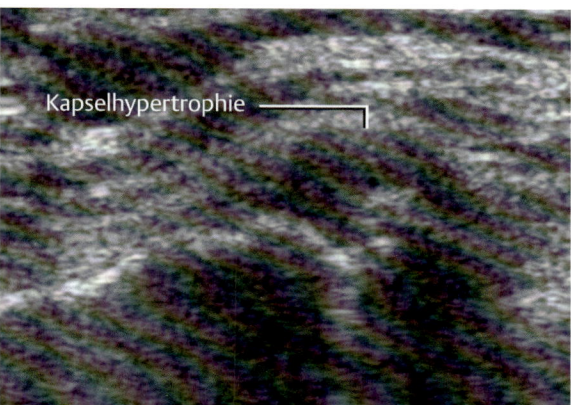

Kapselhypertrophie

Abb. 1.**156**   Sonographie arthrotischer Gelenkveränderungen, hier am Beispiel des Akromioklavikulargelenks. Der Schallkopf wurde von kranial auf das akromioklavikulare Gelenk aufgesetzt, parallel zum distalen Klavikulaende.

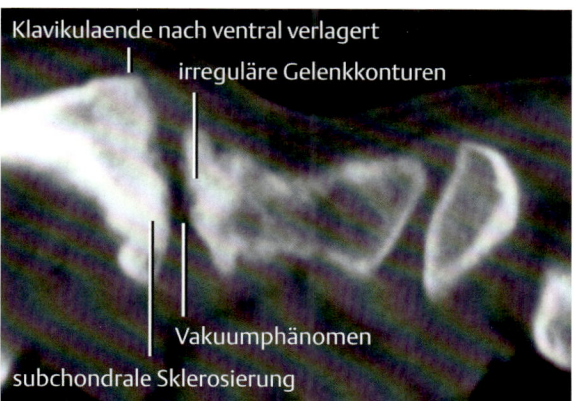

Klavikulaende nach ventral verlagert
irreguläre Gelenkkonturen
Vakuumphänomen
subchondrale Sklerosierung

Abb. 1.**157**   Posttraumatische ventrale Subluxation des Sternoklavikulargelenks mit Arthrosezeichen.

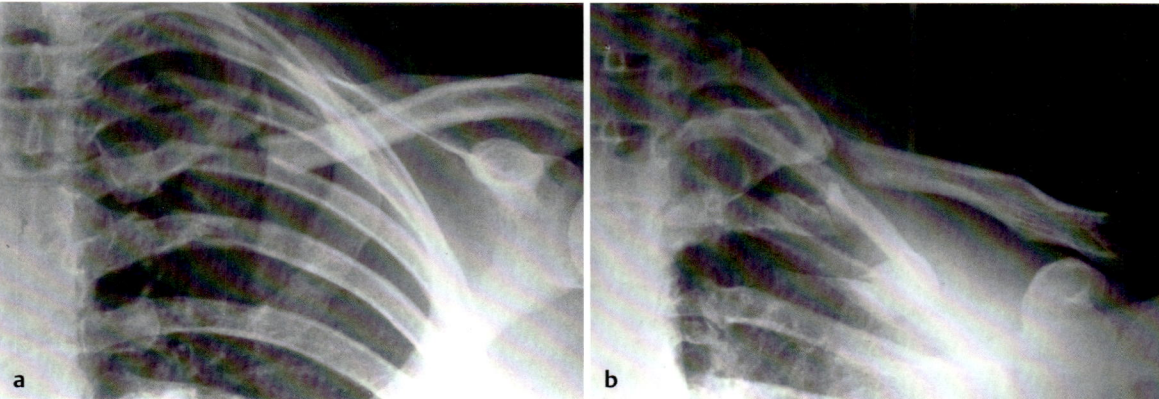

a   b

Abb. 1.**158**   Fraktur des medialen Drittels der Klavikula und der 1. Rippe. Anteroposteriorer und gewinkelt kaudokranialer Strahlengang (**b**).

Akromioklavikuläre Luxation

> → Bei der akromioklavikulären Luxation wird das laterale Klavikulaende durch ein direktes oder indirektes Trauma nach kranial, seltener nach dorsal verlagert.

Anatomie: Das Akromioklavikulargelenk wird stabilisiert durch (Abb. 1.**155**):

- die Gelenkkapsel
- das Lig. acromioclaviculare, das einer kranialen Verstärkung der Gelenkkapsel entspricht
- das Lig. coracoclaviculare, bestehend aus dem lateralen Lig. trapezoideum und dem medialen Lig. conoideum.

Einteilung nach Tossy et al.:

Typ I: Gelenkkapselzerreißung bei weitgehend intaktem Bandapparat.

Typ II: Neben der Gelenkkapsel ist auch das Lig. acromioclaviculare lädiert. Das Lig. coracoclaviculare kann gezerrt sein, ist aber in der Kontinuität erhalten.

Typ III: Zusätzlich ist das Lig. coracoclaviculare gerissen.

Rockwood et al. (1996) haben seltenere zusätzliche Typen identifiziert: Typ IV mit Dorsaldislokation der Klavikula in oder durch den M. trapezius, Typ V mit extremer Vertikalverlagerung der Klavikula (ausgeprägte Variante des Typs III) und Typ VI mit Verlagerung der Klavikula nach unten in eine subakromiale oder subkorakoidale Position.

Als Spätfolgen treten häufig korakoklavikulare Ossifikationen auf, und zwar mit oder ohne operative Eingriffe (Rockwood et al. 1996). Eine weitere seltene Spätfolge ist die posttraumatische Osteolyse des lateralen Klavikulaendes (Abb. 1.**160**). Diese kann nach einmaligem oder repetitivem Trauma (Überlastungssyndrom) auftreten. Die Osteolyse betrifft nur die Klavikula, nicht das Akromion.

RÖ Technik: a.-p., seitenvergleichend und mit 5 – 10 kp Gewicht in beiden Händen, Arme leicht nach außen rotiert, 10 – 15° kaudokranialer Strahlengang (verhindert Überlagerung durch Skapula, Abb. 1.**159 a, b**). Standardaufnahmen der Schulter sind wegen Überlagerungen zur Darstellung des Akromioklavikulargelenks *nicht* geeignet.

! *Typ I:* normaler Röntgenbefund auch unter Belastung.
Typ II: Röntgenbefund ohne Belastung eventuell normal, unter Belastung Dehiszenz im Akromioklavikulargelenk und Hochstand der Klavikula um maximal ½ Gelenkhöhe. Der Abstand zum Korakoid ist um maximal 50 % vergrößert (vgl. Gegenseite).
Typ III: Klavikulahochstand. Unter Belastung Dehiszenz größer als bei Typ II, insbesondere Distanz zum Korakoid um über 50 % verbreitert.

DD Eine korrekte Diagnostik wird durch die große Variabilität des Akromioklavikulargelenk erschwert. Die Breite des radiologischen Gelenkspaltes beträgt meist 1 – 3 mm, kann aber aufgrund von Untersuchungen an Normalpopulationen zwischen 0,5 mm (vor allem bei älteren Patienten) und 6 – 7 mm liegen.

Die akromioklavikuläre Luxation kann klinisch mit einer lateralen Klavikulafraktur verwechselt werden. Die posttraumatische Osteolyse des lateralen Klavikulaendes kann durch resorptive (meist bilaterale) Veränderungen im Rahmen einer rheumatoiden Arthritis, einer Sklerodermie oder eines Hyperparathyreoidismus imitiert werden.

Literatur

Bucholz RW, Heckman, Beaty JH, Kasser JR, eds. Rockwood, Green, and Wilkins' Fractures. 5th ed. Philadelphia: J. B. Lippincott Williams & Wilkins; 2001.

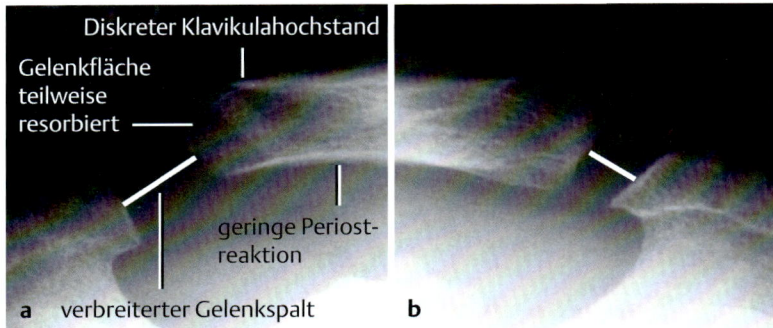

Abb. 1.**159** Anteroposteriore Aufnahme der rechten Schulter mit Gewicht bei Zustand nach akromioklavikulärer Luxation vor 5 Monaten (**a**), normale Gegenseite (**b**).

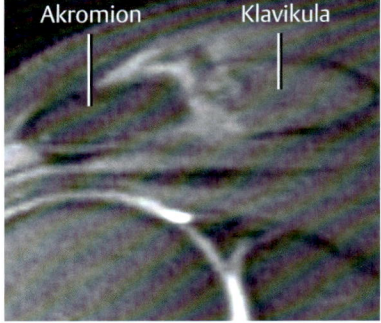

Abb. 1.**160** Posttraumatische Osteolyse der lateralen Klavikula. MRT nach intravenöser Kontrastmittelgabe.

Impingement, Rotatorenmanschetten-Ruptur

→ Impingement bedeutet „Anstoßen". Beim Schulterimpingement-Syndrom stößt die Rotatorenmanschette (speziell der M. supraspinatus) bei Anteflexion an die ventralen Anteile des Akromions oder an das korakoakromiale Ligament, seltener an das Akromioklavikulargelenk (extrinsisches Impingement). Folgen sind eine Rotatorenmanschetten-Degeneration und später -Ruptur. Seltener sind Rupturen der Rotatorenmanschette traumatisch bedingt.

Die Rotatorenmanschette wird von vier Muskeln gebildet, die der ventralen und dorsalen Skapulafläche entspringen und am Humeruskopf ansetzen (Abb. 1.**161**):

- M. subscapularis am Tuberculum minus (Innenrotation, Adduktion)
- M. supraspinatus am proximalen Tuberculum majus (unterstützt den M. deltoideus bei Abduktion und Außenrotation)
- Mm. infraspinatus und teres minor am mittleren und distalen Tuberculum majus (Außenrotation).

Nach Neer werden die durch Impingement hervorgerufenen Veränderungen in drei Stadien eingeteilt:

- Stadium I findet man hauptsächlich bei Patienten unter 25 Jahren. Es ist durch Ödem und Einblutung des M. supraspinatus gekennzeichnet.
- Stadium II kommt vor allem bei 25- bis 40-jährigen Patienten vor. Es ist durch Tendinose und Fibrose der Rotatorenmanschette sowie eine Verdickung der Bursa subacromialis charakterisiert.
- Stadium III kommt hauptsächlich bei über 40-jährigen Patienten vor und entspricht einer Sehnenruptur.

Neben dem „extrinsischen" wird auch der Begriff des „intrinsischen Impingement" verwendet (z. B. durch Minderperfusion der Rotatorenmanschette).

Impingementsonderformen

Das **subkorakoidale Schulterimpingement** ist durch einen verminderten Abstand zwischen Humeruskopf und Korakoid bedingt und entsteht idiopathisch, iatrogen (Korakoidverlagerungsoperation) oder posttraumatisch.

Das **posterosuperiore Impingement** tritt bei Werfern auf. In Wurfstellung (Humerus in Außenrotation und 90°-Abduktion) werden Supra- und Infraspinatusansatz am hinteren oberen Glenoidrand komprimiert. Morphologisch finden sich eine Partialruptur der Rotatorenmanschette, Zysten am Tuberculum majus (einem unspezifischen Degenerationszeichen) und degenerative Veränderungen des hinteren Glenoidrandes und des Labrum glenoidale.

Rotatorenmanschetten-Läsion und Instabilität

Eine Kombination von Rotatorenmanschetten-Läsion und traumatischer Schulterdislokation tritt praktisch nur bei über 40-jährigen Patienten auf. Diese Assoziation ist wichtig, da eine Abduktionsunfähigkeit nach traumatischer Luxation und assoziierter Rotatorenmanschetten-Läsion fälschlicherweise einer Axillarisparese zugeschrieben werden kann.

Eine Schulterinstabilität kann zu einem sekundären Impingement führen, wenn sich der Humeruskopf dem akromioklavikularen Bogen nähert. Umgekehrt kann eine Rotatorenmanschetten-Ruptur eine sekundäre Instabilität verursachen.

KLINIK Bei der klinischen Untersuchung findet man klassischerweise Schmerzen, Krepitation und Schwäche. Die Ausprägung der Beschwerden hängt unter anderem von der Rupturgröße ab. Kleine Rupturen (Durchmesser bis 1 cm) sind hauptsächlich durch Schmerzen charakterisiert, eine Pseudoparalyse bei Flexion und Abduktion tritt selten auf. Mit zunehmender Rissgröße werden Schmerzen als isoliertes klinisches Symptom seltener, die Pseudoparalyse häufiger. Bei fortgeschrittener Pathologie mit radiologisch erkennbarer Arthrose des Glenohumeralgelenks besteht fast immer eine Pseudoparalyse.

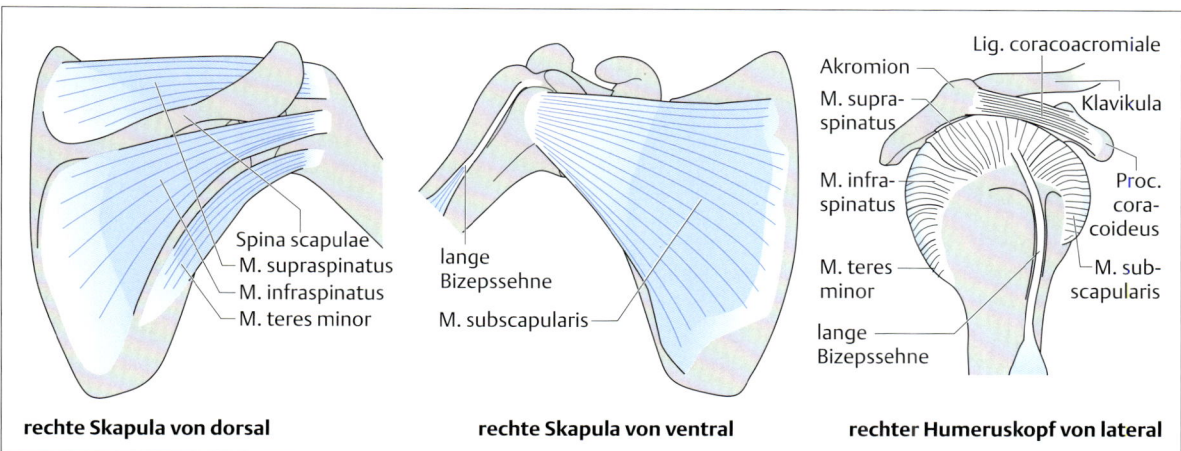

| rechte Skapula von dorsal | rechte Skapula von ventral | rechter Humeruskopf von lateral |

Abb. 1.**161** Schematische Darstellung der Rotatorenmanschette.

Die klinische Untersuchung kann bei Rotatorenmanschetten-Problematik durch den Impingementtest ergänzt werden. Dieser besteht aus einer subakromialen Lokalanästhesie mit anschließender Schmerzprüfung in Provokationsstellung. Das klinische Erscheinungsbild des Impingementsyndroms kann irreführen. Die Bildgebung spielt deshalb bei der Objektivierung und Quantifizierung pathologischer Befunde sowie in der Differenzialdiagnose eine wichtige Rolle.

RÖ Die Bildgebung beginnt bei Verdacht auf Impingementsyndrom und Rotatorenmanschetten-Läsion in der Regel mit konventionellen Aufnahmen. Der Patient muss für die a.-p. Aufnahmen des glenohumeralen Gelenks um ca. 45° zur untersuchten Seite aufgedreht werden. Der Strahlengang wird 12 – 15° kraniokaudal gekippt, um den subakromialen Raum freizuprojizieren. Als zweite Aufnahmeebene wird oft die Aufnahme nach Neer (oder eine ihrer Varianten) angewandt (Abb. 1.163 a, b; s. auch Lehrbücher der Einstelltechnik).

Die Aufnahmen nach Neer helfen die Form des Akromions zu bestimmen (heute in aller Regel mittels MRT): Je gebogener bzw. hakenförmiger das Akromion, desto größer die Wahrscheinlichkeit für ein Impingement (Abb. 1.162). Weitere mit Impingementsyndrom assoziierte radiologische Zeichen sind Zystenbildung im Bereich des Tuberculum majus, Sklerosierung des Tuberculum majus sowie subakromiale Osteophytenbildung, vor allem wenn sie in Beziehung zum Ursprung des Lig. acromioclaviculare steht. Bei Rotatorenmanschetten-Ruptur nimmt die normalerweise 9 – 10 mm messende Distanz zwischen Humeruskopf und Akromion ab. Bei Patienten mittleren Alters gilt eine Distanz von unter 6 mm als pathologisch. **Cave:** Optimale Projektion zur Beurteilung des subakromialen Raumes erforderlich!

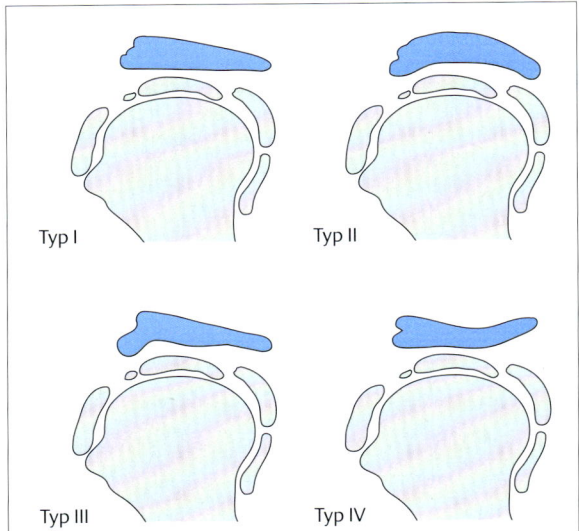

Typ I   Typ II

Typ III   Typ IV

Abb. 1.**162**   Schematische Darstellung der vier Akromiontypen (modifiziert nach Farley et al. 1994).

Arthrographie

Die Schulterarthrographie wird praktisch nur noch in Kombination mit einer CT oder MRT durchgeführt. Die reine Arthrographie spielt nur dann eine Rolle, wenn Metallimplantate die Schnittbildgebung erschweren oder verunmöglichen. Zeichen einer kompletten Rotatorenmanschetten-Ruptur ist der Kontrastmittelübertritt in die Bursa subacromialis. Der Wert dieses Zeichens ist allerdings gerade postoperativ dadurch limitiert, dass eine erfolgreich operierte Rotatorenmanschette nicht unbedingt „wasserdicht" verschlossen sein muss.

SONO Die Untersuchung im Seitenvergleich erleichtert die Beurteilung der Rotatorenmanschette (Abb. 1.**164** u. 1.**165**). Als aussagekräftige Zeichen für eine Rotatorenmanschetten-Ruptur sind insbesondere beschrieben worden:
- fokale Unterbrechung der Substanz der Rotatorenmanschette (Abb. 1.**166** u. 1.**167**)
- Fehlen der Rotatorenmanschette
- fokale Ausdünnung der Rotatorenmanschette
- schmales echoarmes Band anstelle der normalen Struktur.

Echoreiche Herde sind deutlich weniger aussagekräftig und erreichen positive Vorhersagewerte von 50 % und weniger. Solche Herde können durch Degenerationszonen, Verkalkungen und den intraartikulären Anteil der langen Bizepssehne bedingt sein. Ein Rotatorenmanschetten-Defekt kann dem sonographischen Nachweis dann entgehen, wenn er durch Granulationsgewebe, detritusreichen Erguss und Sehnenreste teilweise oder ganz ausgefüllt ist.

CT Die Standard-CT spielt zur Abklärung eines Schulterimpingementsyndroms und einer Rotatorenmanschettenläsion *keine* Rolle. Besser geeignet ist die CT-Arthrographie mit Sekundärrekonstruktionen, die z.B. bei Patienten mit Platzangst eine mögliche Alternative zur MRT oder MR-Arthrographie darstellt.

MRT MRT und MR-Arthrographie sind die zur Darstellung der Rotatorenmanschette und assoziierter Strukturen aussagekräftigsten bildgebenden Untersuchungen.

Hinweis zur Technik: Das glenohumerale Gelenk wird axial, schräg koronar (senkrecht zum Glenoid oder parallel zum M. supraspinatus) sowie schräg sagittal (parallel zum Glenoid oder senkrecht zum M. supraspinatus) untersucht. Die Schichtdicke sollte 4 mm oder kleiner sein. Häufig verwendete Sequenzen sind insbesondere PD oder T2 TSE (bevorzugt fettsupprimiert). T1-SE-Sequenzen spielen ebenfalls eine Rolle, z.B. bei der Darstellung des Verfettungsgrades im Supraspinatus.

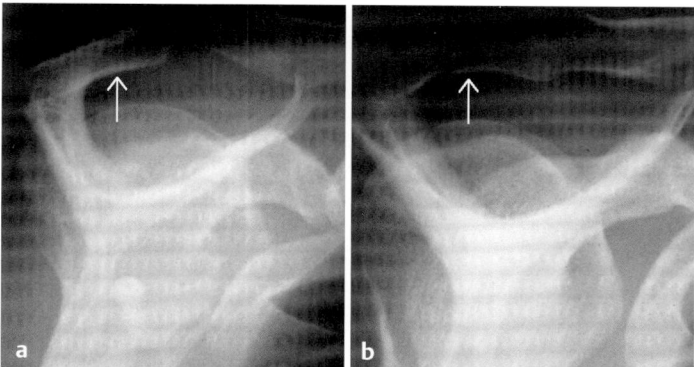

Abb. 1.**163** Aufnahmen nach Neer, mit fast geradem (**a**) bzw. gebogenem Akromion (**b**).

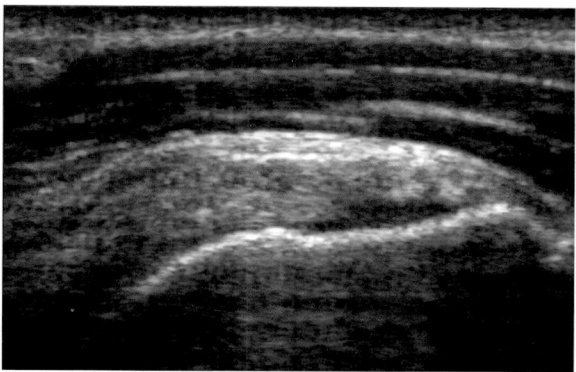

Abb. 1.**164** Sonographie der Supraspinatussehne, Schallkopf in Faserlängsrichtung. Normalbefund.

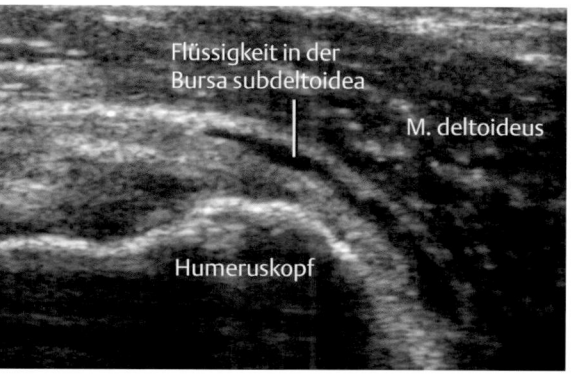

Abb. 1.**165** Sonographie der Supraspinatussehne. Bursitis subdeltoidea.

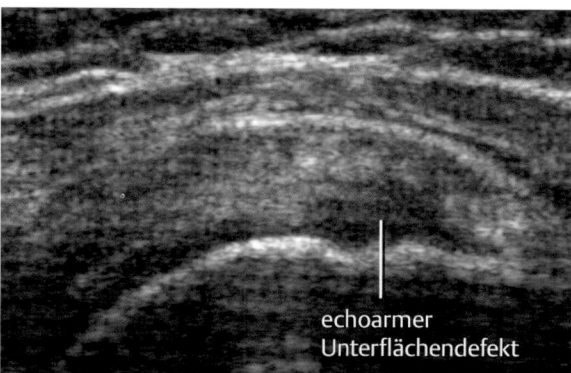

Abb. 1.**166** Sonographie der Supraspinatussehne. Unterflächen-Partialläsion.

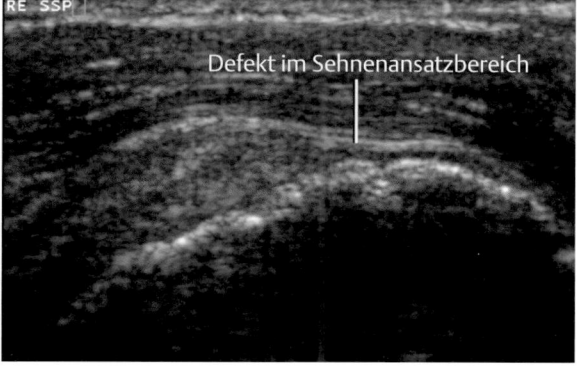

Abb. 1.**167** Sonographie der Supraspinatussehne. Defekt im Ansatzbereich.

Abb. 1.**168** Sonographie der Supraspinatussehne. Große Sehnenverkalkung.

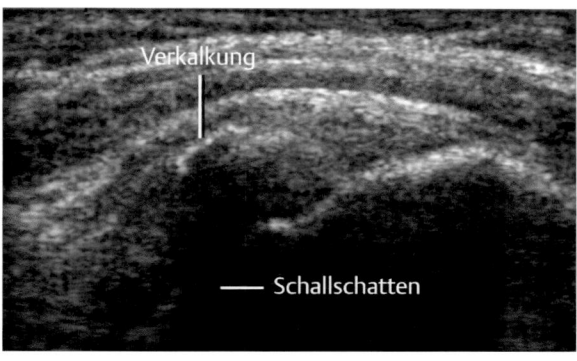

Die **direkte** MR-Arthrographie (Abb. 1.**169**, 1.**172** u. 1.**174**) wird in der Regel mit 10–15 ml stark verdünntem (1 : 250) gadoliniumhaltigem Kontrastmittel durchgeführt. Es werden fettsupprimierte T1-SE-, gelegentlich GE-Sequenzen angewandt.

Die **indirekte** Form der MR-Arthrographie basiert darauf, dass intravenös injiziertes Kontrastmittel in den Gelenkraum ausgeschieden wird, wodurch ein MR-arthrographischer Effekt resultiert. Letzterer kann durch 10-minütige Aktivität vor Untersuchungsbeginn verstärkt werden.

! Rotatorenmanschetten-Rupturen betreffen am häufigsten (90%) die Supraspinatussehne, 1–2 cm vom Ansatz am Tuberculum majus entfernt, eher ventral lokalisiert.

Befunde:
Komplettruptur: Jede von der Gelenk- zur Bursaseite durchgängige Ruptur ist eine Komplettruptur, unabhängig von deren Größe (Abb. 1.**173** u. 1.**174**). In T1 SE ist das gerissene Areal signalreich im Vergleich zur signallosen Sehne, in T2 FSE eher intermediär bis hyperintens. In T1 SE FatSat nach Kontrastmittelgabe findet sich eine starke Kontrastmittelaufnahme. Bei der Befundung sind die betroffene Sehne, die Lokalisation und die Größe des Risses zu dokumentieren. Ist die Sehne vollständig vom Knochen gelöst, muss deren Retraktion in Zentimetern angegeben werden.
Partialruptur: Es bestehen die gleichen Signalalterationen wie bei der Komplettruptur, aber nicht durchgängig (Abb. 1.**171** u. 1.**172**). Gelenkseitige Partialrupturen sind häufiger als bursaseitige. Intratendinöse Partialrupturen sind von einer Tendinose der Sehne nicht zu differenzieren.

Zur Beurteilung der Rotatorenmanschette gehört auch die Beurteilung der Muskulatur. Einige Wochen nach Riss beginnt der nicht mehr belastete Muskel zu verfetten und zu atrophieren. Die Verfettung kann besonders auf T1-SE-Sequenzen infolge der resultierenden Signalüberhöhung beurteilt werden (Abb. 1.**176 a, b**). Die Verfettung wird gemäß Goutallier wie folgt klassifiziert:

0   normale Muskulator ohne Fetteinlagerung
I   wenige Fettstreifen in der Muskulatur
II deutliche fettige Infiltration der Muskulatur, Fettanteil unter 50%
III fettige Infiltration der Muskulatur, Fettanteil 50%
IV fettige Infiltration der Muskulatur, Fettanteil über 50%

Eine mögliche Quelle diagnostischer Schwierigkeiten sind Zonen erhöhten Signals innerhalb der Rotatorenmanschette, wie sie oft auf T1-SE- und PD-Sequenzen zur Darstellung kommen (Abb. 1.**170**). Sie sind verschiedenen Ursachen zugeschrieben worden, insbesondere der Ausrichtung der Sehne in Bezug zum Magnetfeld (magic angle) sowie Partialvolumeneffekten zwischen verschieden strukturierten Sehnenanteilen. Sie können jedoch auch Ausdruck einer Degeneration sein. Echte Substanzdefekte unterscheiden sich von den beschriebenen Veränderungen dadurch, dass sie in der Regel schärfer begrenzt sind und auch auf T2-TSE-Aufnahmen hyperintens erscheinen (hauptsächlich bedingt durch Gelenkerguss/bursale Flüssigkeit oder Granulationsgewebe).

Die MR-Arthrographie bietet gegenüber der Standard-MR-Untersuchung Vorteile hinsichtlich der genaueren Unterscheidung zwischen Degeneration einerseits und gelenkseitigem Partialriss bzw. komplettem Riss andererseits. Nachteil der indirekten gegenüber der direkten Arthrographie sind die fehlende Gelenkdistension (insbesondere zur Mitbeurteilung des Labrums und der glenohumeralen Ligamente) sowie die Kontrastierung des reich vaskularisierten Bindegewebes an der Labrumbasis, die mit einem Kontrastmitteleintritt in einen echten Defekt verwechselt werden kann.

DD Bei der klinischen Beurteilung kommen differenzialdiagnostisch im Stadium I des Schulterimpingement-Syndroms eine Subluxation des glenohumeralen Gelenks oder eine Schädigung des akromioklavikulären Gelenks in Betracht. Das Stadium II kann klinisch eine Tendinitis calcarea oder Capsulitis adhesiva imitieren. Im Stadium III (Rotatorenmanschetten-Ruptur) des Impingementsyndroms kommen klinisch insbesondere Pathologien der Halswirbelsäule und Neoplasien im Schulterbereich infrage.

Literatur
Breitenseher M, Imhof H. Schulterdiagnostik, Radiologe 2004; 44: 555–619.
Farley et al. The coracoacromial arch: MR evaluation and correlation with rotator cuff pathology. Skeletal Radiol 1994; 23: 641–5.
Ferrari FS et al. Supraspinatus tendon tears: comparison of US and MR arthrography with surgical correlation. Eur Radiol 2002; 12: 1211–7.
Goutallier D et al. Fatty muscle degeneration in cuff ruptures. Pre- and post-operative evaluation by CT scan. Acta Orthop Scand 1994; 304: 78–83.
Neer CS. Impingement lesions. Clin Orthop 1983: 173: 70–7.
Vahlensieck M et al. Indirect MR arthrography: techniques and applications. Eur Radiol 1998; 8: 232–5.

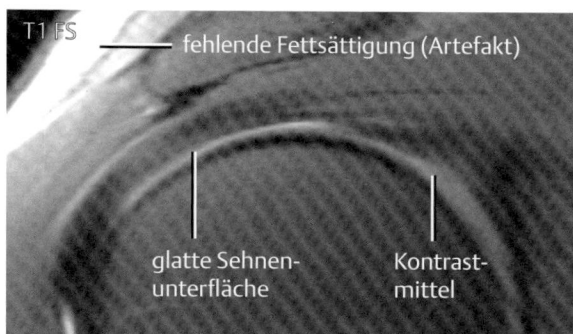

Abb. 1.**169** MR-Arthrographie, normale Supraspinatussehne.

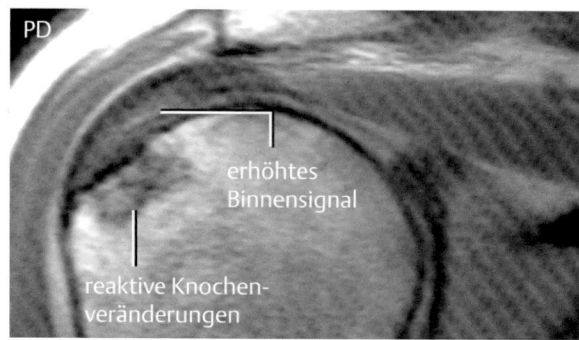

Abb. 1.**170** Degeneration der Supraspinatussehne oder intratendinöser Riss. MR-Arthrographie.

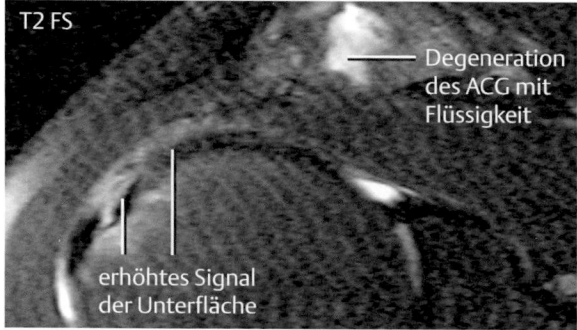

Abb. 1.**171** Standard-MRT einer Partialläsion der Supraspinatussehne.

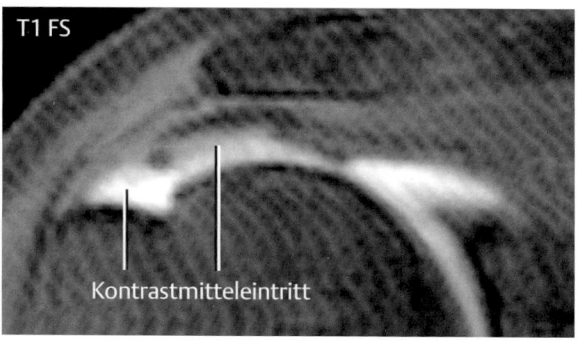

Abb. 1.**172** MR-Arthrographie, ansatznahe, gelenkseitige Partialruptur des Supraspinatussehne.

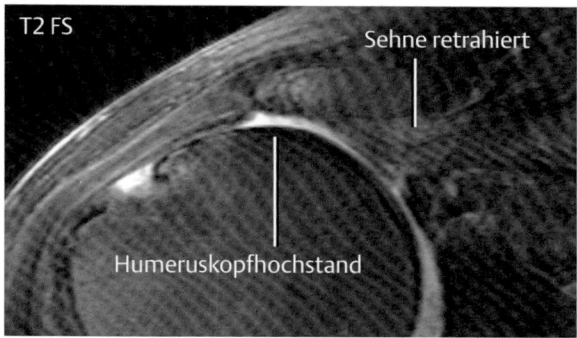

Abb. 1.**173** Standard-MRT eines kompletten Supraspinatus-Sehnenrisses.

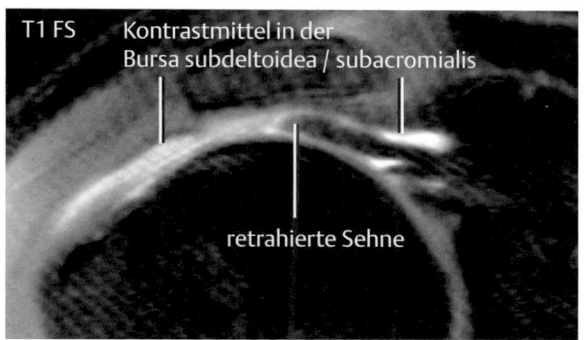

Abb. 1.**174** MR-Arthrographie, komplette Supraspinatus-Sehnenruptur.

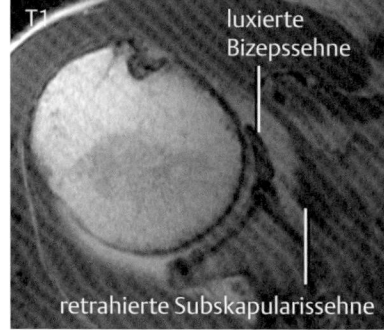
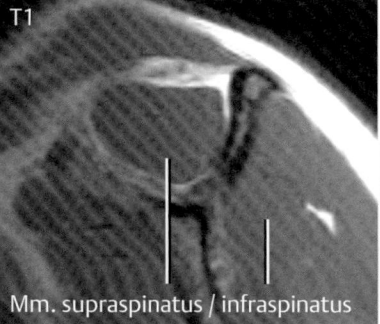
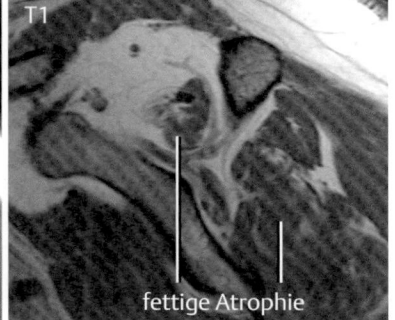

Abb. 1.**175** MR-Arthrographie, fehlende Subskapularissehne mit Bizepssehnenluxation.

Abb. 1.**176** Normalbefund (**a**) im Vergleich zu fettiger Atrophie von Supraspinatus (Goutallier Grad IV) und Infraspinatus (Goutallier Grad II) (**b**).

Schulterluxation, Schulterinstabilität

 Schulterluxationen machen fast die Hälfte aller Gelenkluxationen aus.

Die Einteilung der Schulterluxationen kann erfolgen nach:
- der Luxationsrichtung (ventral, dorsal, multidirektional und selten kranial)
- dem Ausmaß (Luxation versus Subluxation)
- den zeitlichen Verhältnissen (akut, chronisch, rezidivierend)
- dem Mechanismus (traumatisch versus nichttraumatisch) und
- dem Beitrag des Patienten (willkürlich oder nicht willkürlich).

Nach der Richtung ist die vordere Schulterluxation am häufigsten. Die wesentlich seltenere hintere Luxation kommt bei Epileptikern und Alkoholikern vor. Subluxationen sind oft transient. Willkürliche Luxationen kommen in Zusammenhang mit multidirektionalen Instabilitäten (allgemeine Laxizität) vor. Chronische Luxationen sind häufiger als allgemein erwartet.
Die Charakteristika und die Hauptbehandlungsformen der traumatischen und atraumatischen Schulterluxationen werden oft mit den Akronymen TUBS und AMBRI zusammengefasst:
- **TUBS**: **t**raumatisch, **u**nidirektional, **B**ankart-Läsion, „**s**urgical repair"
- **AMBRI**: **a**traumatisch, **m**ultidirektional, **b**ilateral, **R**ehabilitation, **i**nferiorer Kapselshift.

Nach Gerber wird die Schulterinstabilität wie folgt weiter differenziert:
I chronische Luxation (maximale Ausprägung einer Instabilität)
II unidirektionale Instabilität ohne Hyperlaxität, entspricht TUBS
III unidirektionale Instabilität mit Hyperlaxität (weniger ausgeprägte morphologische Veränderungen als bei Typ II)
IV multidirektionale Instabilität ohne Hyperlaxität (selten, im Prinzip ein Typ II mit zwei unterschiedlichen Instabilitätsrichtungen)
V multidirektionale Instabilität mit multidirektionaler Hyperlaxität, entspricht AMBRI
VI uni- oder multidirektionale willkürliche Luxation (nicht behandlungsbedürftig)

Für die Bezeichnung der strukturellen Schäden im Zusammenhang mit Luxation und Instabilität haben sich verschiedene Eigennamen und Akronyme eingebürgert (Abb. 1.**177**):

Hill-Sachs-Läsion: Impression des dorsolateralen Humeruskopfes nach vorderer Schulterluxation. Nach hinterer Luxation kann eine analoge Impressionsfraktur am vorderen Humeruskopf vorliegen („reversed" oder umgekehrte Hill-Sachs-Läsion).

Bankart-Läsion: Abriss von Labrum und inferiorem glenohumeralem Ligament vom anteroinferioren Glenoid, ohne Periostablösung. Der Name wird oft auch verwendet bei einer begleitenden Abrissfraktur des vorderen unteren Glenoidrandes (korrekterweise als ossäre Bankart-Läsion zu bezeichen).

Perthes-Läsion: Abriss von Labrum und inferiorem glenohumeralem Ligament vom anteroinferioren Glenoid. Das Periost wird vom Skapulahals abgelöst, bleibt jedoch in seiner Kontinuität erhalten. Das Labrum wird oft nur geringfügig vom Pfannenrand abgehoben, weshalb die Diagnose verpasst werden kann. Die Untersuchung in Abduktion/Außenrotation (ABER-Position) soll diese Diagnose erleichtern.

ALPSA-Läsion (anterior labroligamentous periosteal sleeve avulsion): Verwandter der Perthes-Läsion mit Fehlverheilung des Labrums und des inferioren glenohumeralen Ligaments in zu medialer Position. Diese Strukturen werden durch Zug des vom vorderen Glenoidrand abgelösten, in seiner Kontinuität aber erhaltenen Periostes nach medial gezogen.

GLAD-Läsion (glenolabral articular cartilage disruption): Gelenkknorpeldefekt am ventralen Glenoid mit nur geringem Labrumschaden. Entsteht oft durch direktes Trauma. Führt zu chronischen Beschwerden, aber nicht zu einer Instabilität.

HAGL-Läsion (humeral avulsion of the glenohumeral ligaments): Ablösung des inferioren glenohumeralen Ligaments auf Seiten des Humerus.

Die Häufigkeiten der Läsionen betragen nach Snyder:
- „klassische" Bankart-Läsion: 80%
- ossäre Bankart-Läsion: 3%
- Perthes-Läsion: 5%
- isolierter Kapselabriss: 3%
- HAGL-Läsion: < 1%

PATHO Das glenohumerale Gelenk ist grundsätzlich instabil. Es verfügt lediglich über eine beschränkte ossäre Führung. Die Stabilisierung erfolgt zusätzlich über die Gelenkkapsel, die glenohumeralen Ligamente, das Labrum, die Rotatorenmanschette und auch die Bizepssehne. Pathogenetisch kommen neben einer traumatischen Schädigung von Gelenkkapsel, glenohumeralen Ligamenten, Labrum und Glenoidrand auch anlagebedingte Faktoren wie die Laxizität der Gelenkkapsel, die Torsion des Humeruskopfes und Ante-/Retroversion, Form und Durchmesser des Glenoids infrage (Abb. 1.**178 a–c**).

KLINIK Bei Subluxation besteht oft nur ein subjektives Gefühl der Schulterdysfunktion. Verschiedene klinische Stresstests können die Beschwerden reproduzieren.
Bei vollständiger traumatischer Luxation kann der Patient den Vorgang zeitlich genau zuordnen und den Luxationsvorgang beschreiben. Die Beweglichkeit der Schulter ist schmerzhaft einge-

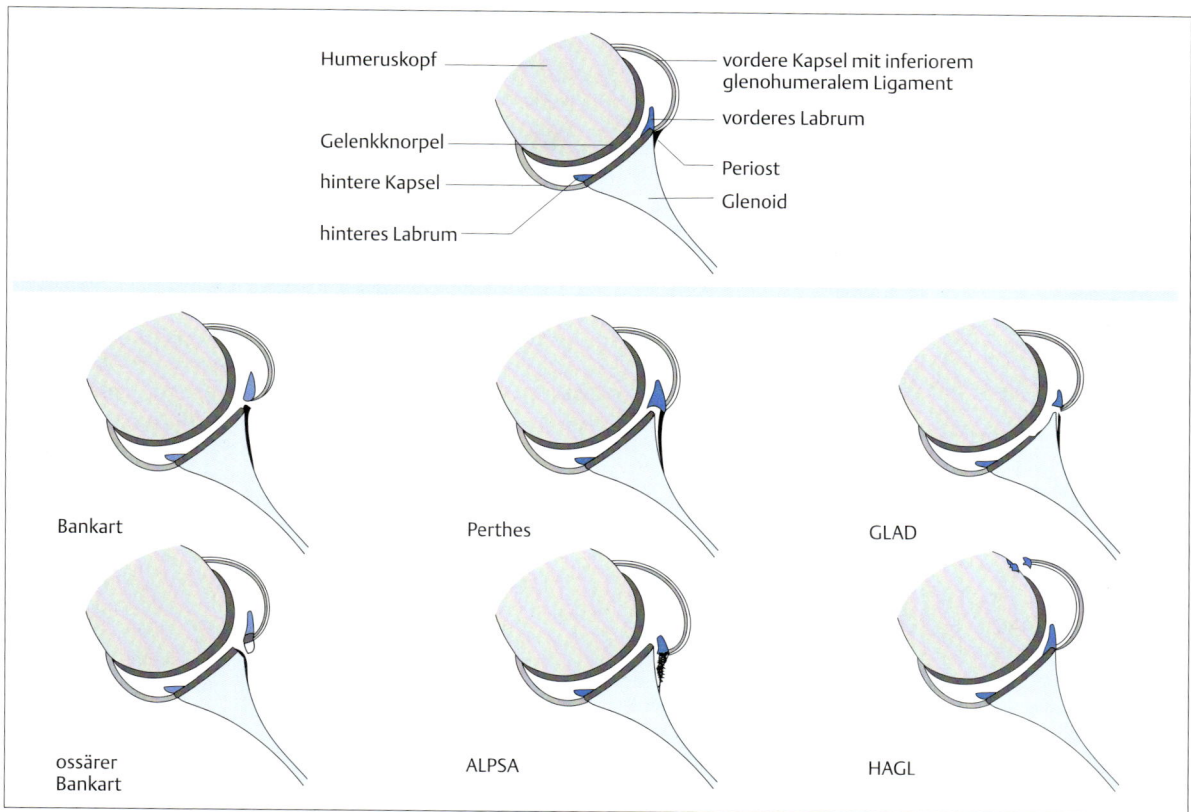

Abb. 1.**177**   Strukturelle Schäden am vorderen Labrum.

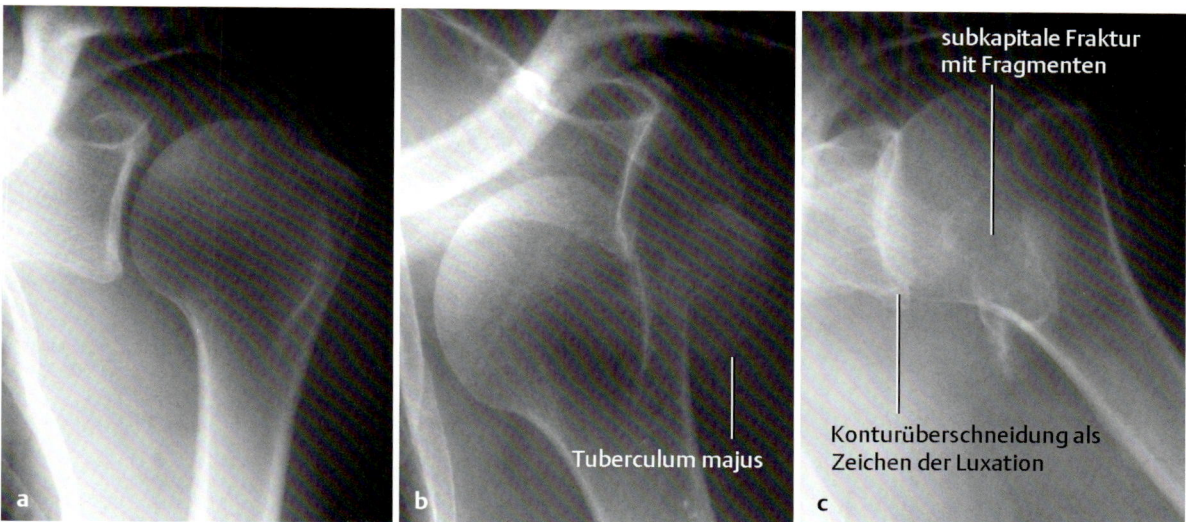

Abb. 1.**178**   Gedrehte und kraniokaudal gekippte a.-p. Schulteraufnahme. Normalbefund, Humeruskopf und Glenoid überlagern sich nicht (**a**). Vordere Luxation, abgesprengtes Tuberculum majus (häufige Begleitverletzung) (**b**). Hintere Luxation
mit subkapitaler Humerusfraktur: Überschneidung von Glenoid- und Humeruskopf (**c**).

schränkt. Je nach Luxationsrichtung befindet sich der Arm in einer schmerzhaft fixierten Stellung. Die dorsale Luxation kann klinisch verpasst werden.

Die chronische Luxation kommt vor allem bei über 50-jährigen Patienten vor. Die Patienten beklagen sich über einen Verlust an Bewegungsumfang und über Schmerzen. Diese Form der Luxation wird klinisch nicht selten übersehen. Eine Trauma ist nicht immer erinnerlich.

RÖ Die a.-p. (parallel zur Glenoidgelenkfläche ausgerichtete) Aufnahme (Abb. 1.**178 a – c**), die axiale und die Neer-Aufnahme stellen die Basis der Bildgebung dar. Die axiale Aufnahme ist allerdings bei aktueller Luxation nur beschränkt möglich und umstritten (Gefahr der Redislokation, Dislokation von begleitenden Frakturen des proximalen Humerus). Für die Hill-Sachs-Läsion sind tangentiale Aufnahmen des hinteren oberen Humeruskopfs geeignet. Die konventionelle Aufnahme ist außerdem wichtig für die Darstellung zusätzlicher ossärer Verletzungen, z.B. einer Fraktur des Tuberculum majus oder der selteneren Frakturen von Korakoid und Akromion. Die transthorakale Aufnahme liefert in der Regel eine inadäquate Qualität.

SONO Die Sonographie spielt bei der Abklärung einer Instabilität eine begrenzte Rolle. Sie kann grundsätzlich die klinische Instabilitätsprüfung objektivieren, indem die a.-p. Beweglichkeit des Humeruskopfes mit einer Hand geprüft und mit dem von der anderen Hand geführten Schallkopf gemessen wird. Die Sonographie stellt außerdem eine Hill-Sachs-Läsion dar; ihre Rolle in der Labrumdiagnostik ist umstritten.

CT Die Standard-CT (ohne Arthrographie) ist geeignet zur Darstellung einer ossären Bankart-Läsion, einer Hill-Sachs-Läsion und weiterer ossärer Läsionen (Abb. 1.**182** u. 1.**183**). Die Morphometrie des proximalen Humerus und der Skapula ist speziellen Fragestellungen vorbehalten, wobei die Rotation des Humeruskopfes gegenüber den Epikondylen sowie die Stellung der Skapulagelenkfläche in Bezug zur Achse der Ala scapulae von Interesse sind.

Eine wesentlich wichtigere Rolle spielt die **CT-Arthrographie**, da sie relevante Weichteilstrukturen wie Labrum, Gelenkkapsel und glenohumerale Ligamente darstellt. Sie wird am häufigsten als Monokontrastuntersuchung (iodhaltiges Kontrastmittel), seltener als Doppelkontrastuntersuchung durchgeführt. Die Kontrastmittelmenge beträgt etwa 12 – 15 ml. Eine höhere Menge führt oft zu einem Kontrastaustritt unter den M. subscapularis.

Bei Einsatz eines MS-CT werden wie in der MRT parakoronare und sagittale Ebenen rekonstruiert.

Das Labrum ist typischerweise im Querschnitt dreieckförmig und fest mit dem Glenoid verbunden. Das arthroskopisch normale Labrum kann jedoch auf CT- und MR-Untersuchungen auch abgerundet, klein oder partiell abgelöst sein (Abb. 1.**184**). Dass das Labrum vollständig fehlt, kommt nur sehr selten als Formvariante vor. Eine umschriebene Ablösung kommt als Variante anterosuperior (sublabral hole) vor. Das Labrum kann ferner in seinen zentralen Abschnitten partiell abgelöst sein (meniskusartiges Labrum). Diese Variante kommt vor allem anterosuperior und kranial vor. Posterior und inferior ist das normale Labrum fest mit dem Glenoid verbunden.

Die Insertion der vorderen Kapsel und der glenohumeralen Ligamente liegt meistens unmittelbar medial des Labrums (Typ I) oder maximal 1 cm medial davon (Typ II). Eine weiter medial gelegene Insertion (Typ III) soll zu einer Instabilität beitragen bzw. Folge einer Schulterluxation sein (Abb. 1.**187**). Die dorsale Kapsel inseriert praktisch immer am Labrum oder unmittelbar medial davon.

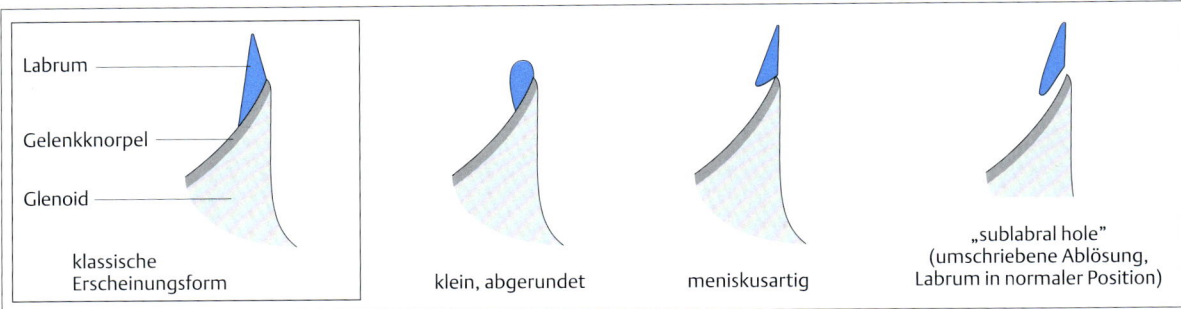

Abb. 1.**179**   Varianten im Bereich des vorderen Labrums.

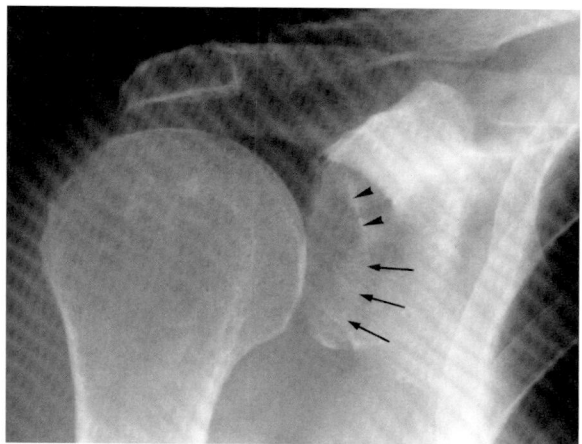

Abb. 1.180 Status nach vorderer Schulterluxation mit Abrundung des vorderen unteren Glenoids (Pfeile), im Gegensatz zu kranial (Pfeilspitzen).

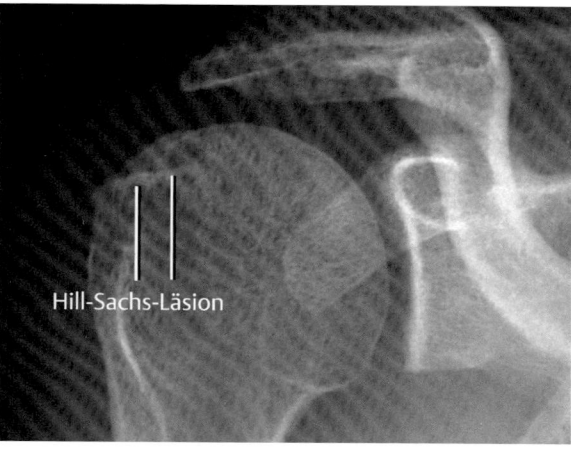

Abb. 1.181 A.-p. Aufnahme. Superolaterale Impressionsfraktur des Humeruskopfes (Hill-Sachs-Defekt).

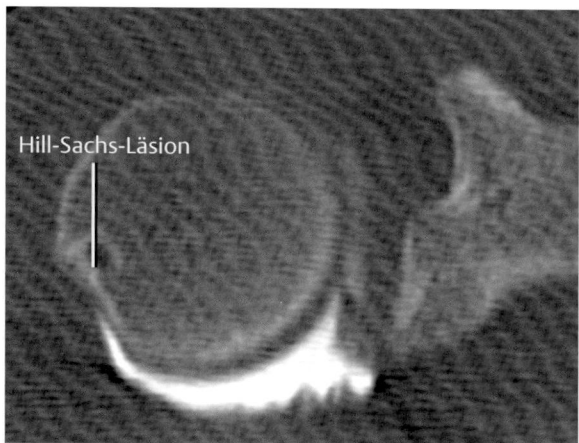

Abb. 1.182 CT-Arthrographie mit dorsolateraler Impressionsfraktur (Hill-Sachs-Defekt).

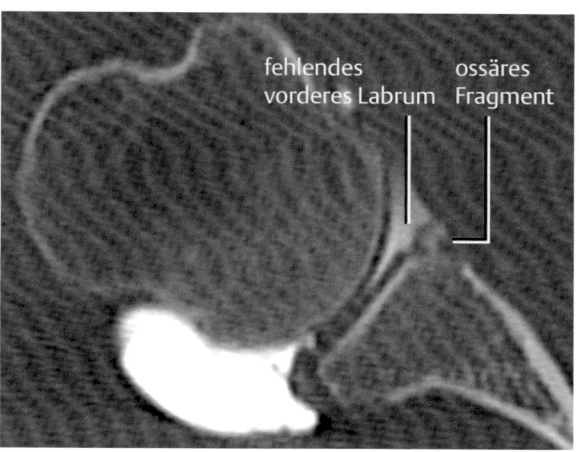

Abb. 1.183 CT-Arthrographie einer ossären Bankart-Läsion.

Abb. 1.184 Formveränderungen des Glenoids bei Dysplasie als prädisponierendem Faktor für eine Schulterluxation.

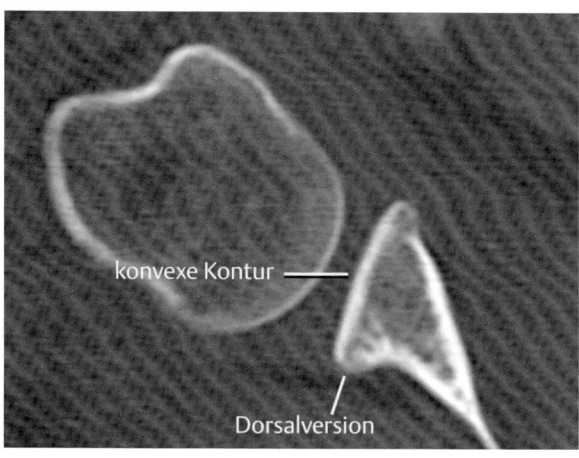

MRT   Die **Standard-MR-Untersuchung** (ohne intraartikuläre Kontrastmittelgabe) ist grundsätzlich für die Darstellung der morphologischen Veränderungen bei Instabilität geeignet. Am wichtigsten sind axiale Aufnahmen zur Beurteilung des vorderen und hinteren Labrums. Für Läsionen des oberen und unteren Labrums sind senkrecht zum glenohumeralen Gelenkspalt gewinkelte koronare Schichten geeignet. Die Sequenzwahl wird nicht einheitlich gehandhabt. Häufig werden PD- oder T2-TSE-Sequenzen (mit Fettsuppression) verwendet. Gradienten-Echo-Sequenzen stellen eine Alternative dar, haben jedoch an Bedeutung verloren.

Bei Fehlen eines kräftigen Gelenkergusses erlaubt die Standard-MR-Untersuchung allerdings keine ausreichende Beurteilung der Gelenkkapsel, der glenohumeralen Ligamente und des Labrums. Eine weitere Einschränkung ist die Tatsache, dass kleine, zusätzlich zur Knorpelläsion vorliegende Pfannenrandfrakturen (ossäre Bankart-Läsionen) übersehen werden können, vor allem im chronischen Stadium.

Die **direkte MR-Arthrographie** hat deutliche Vorteile in der Darstellung der Kapsel, der glenohumeralen Bänder und des Labrums, da durch die Distension des Gelenkraumes nichtdislozierte Labrumabrisse, Band- und Kapselrupturen zur Darstellung kommen (Abb. 1.**186** bis 1.**188**). Die Beurteilungskriterien entsprechen der CT-Arthrographie. Die Gefahr, kleine knöcherne Bankartläsionen zu übersehen, besteht bei der MR-Arthrographie allerdings in ähnlicher Weise wie bei der Standard-MR-Untersuchung. Bei der **indirekten MR-Arthrographie** ist zu beachten, dass an der Labrumbasis gefäßreiches Bindegewebe vorliegen kann, das intravenös appliziertes Kontrastmittel aufnimmt und damit eine Labrumablösung vortäuschen kann.

Kranial muss ein meniskusartiges Labrum von einer **SLAP** (**s**uperior **l**abrum **a**ntero**p**osterior) Läsion unterschieden werden (Abb. 1.**189**). Ein glatt begrenzter, gerader, an der Labrumbasis gelegener Kontrastmitteleintritt entspricht in der Regel einer Formvariante. Als pathologisch gelten insbesondere ein Y-förmiger und ein unregelmäßig begrenzter Kontrastmitteleintritt sowie eine Korbhenkelläsion.

DD   Die Luxation kann klinisch mit verschiedenen Pathologien verwechselt werden, wie Kontusion, Fraktur (vor allem des Tuberculum majus) und Rotatorenmanschetten-Ruptur. Eine rekurrierende Subluxation kann klinisch mit einem Schulterimpingement-Syndrom, einer Rotatorenmanschetten-Ruptur, freien Gelenkkörpern, glenohumeraler Arthrose sowie einer schnappenden Skapula verwechselt werden. Die Bildgebung spielt eine wichtige Rolle in der Abklärung dieser Differenzialdiagnosen sowie in der Operationsplanung.

Bei der Befundung ist die Unterscheidung zwischen den verschiedenen Varianten und einer echten Pathologie des Labrums wichtig, aber nicht immer einfach.

Die Pathomorphologie des Glenohumeralgelenks im Rahmen einer Schulterluxation oder -instabilität hängt von der Luxationsrichtung, weniger von der Anzahl und vom Schweregrad der Luxationen ab.

Wegen der hohen Formvariabilität verschiedener glenohumeraler Strukturen sollen bildgebende Befunde als Gesamtbild und im Zusammenhang mit klinischen Daten beurteilt werden.

Literatur

Breitenseher M, Imhof H. Schulterdiagnostik. Radiologe 2004; 44: 555 – 613.

Farber JM, Buckwalter KA. Sports-related injuries of the shoulder: instability. Radiol Clin North Am 2002; 40: 235–49.

Gerber C. Observations on the classification of instability. In: Warner JJP, Iannotti JP, Gerber C, eds. Complex and Revision Problems in Shoulder Surgery. Philadelphia: Lippincott-Raven; 1997, pp. 9 – 18.

Schulte-Altedorneburg G et al. MR arthrography: Pharmacology, efficacy and safety in clinical trials. Skeletal Radiol 2003; 32: 1 – 12.

Snyder SJ. Shoulder Arthoscopy. McGraw-Hill: New York; 1993.

Stoller DW et al. Diagnostic Imaging Orthopedics. Salt Lake City: Amirsys; 2004.

Zanetti M et al. MR arthrographic variability of the arthroscopically normal glenoid labrum: qualitative and quantitative assessment. Eur Radiol 2001; 11: 559–66.

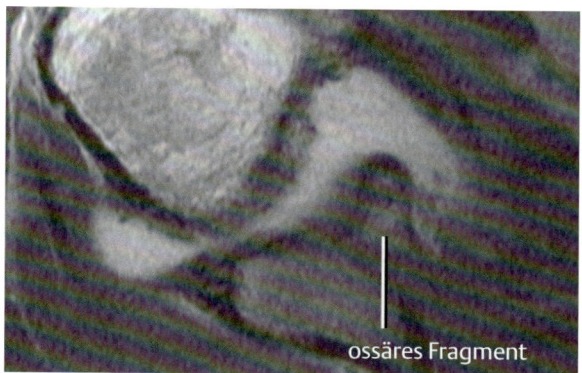

Abb. 1.**185**　MR-Arthrographie einer ossären Bankart-Läsion.

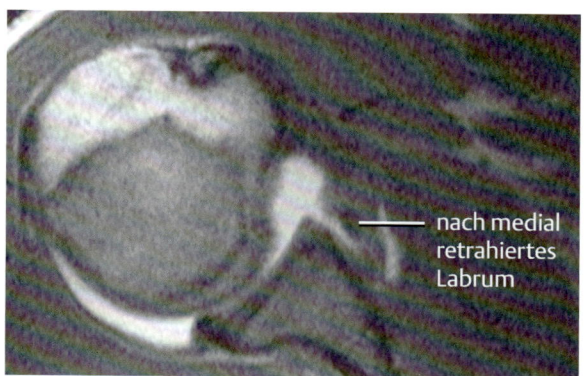

Abb. 1.**186**　MR-Arthrographie einer ALPSA-Läsion.

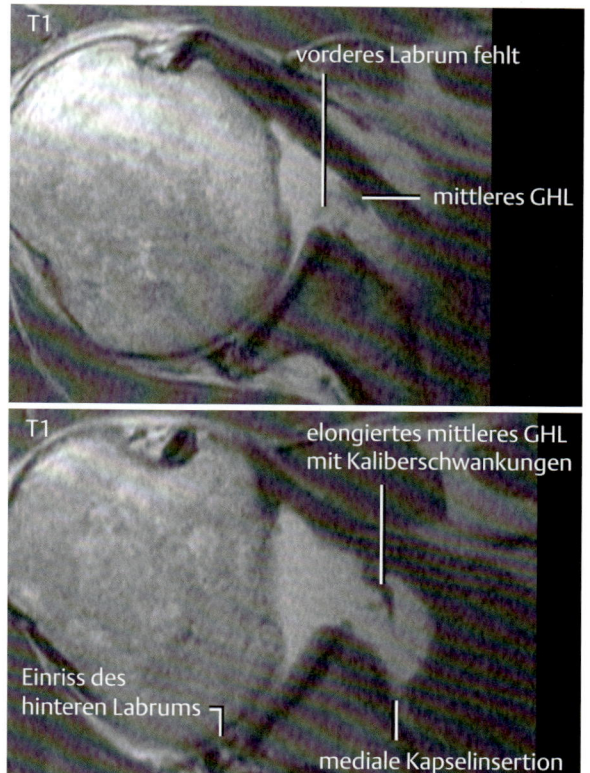

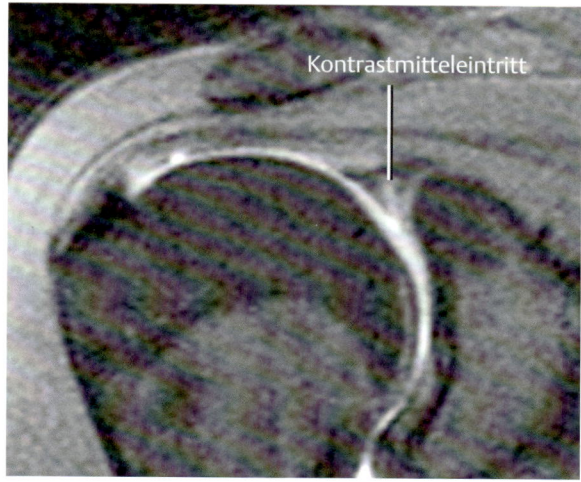

Abb. 1.**188**　MR-Arthrographie einer SLAP-Läsion. Irregulärer Kontrastmitteleintritt, etwas abgesetzt von der Labrumbasis.

Links:
Abb. 1.**187**　MR-Arthrographie bei fehlendem vorderen Labrum, medialer Kapselinsertion und hinterer Labrumläsion (GHL, glenohumerales Ligament).

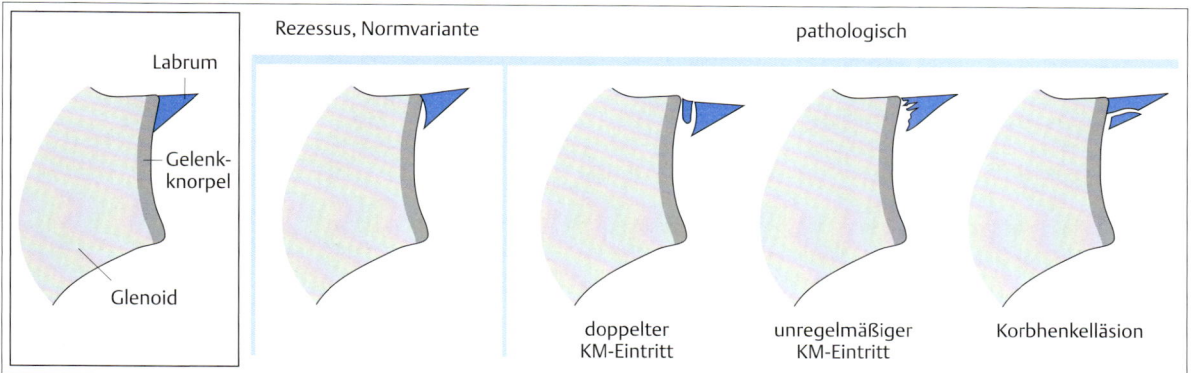

Abb. 1.**189**　Normalbefund, Variante und Läsionen im Bereich des superioren Labrums (KM, Kontrastmittel).

1.7.5   Obere Extremität

Humerusfrakturen

Proximale Humerusfrakturen

Unter den proximalen Humerusfrakturen werden intra- und extraartikuläre Frakturen des Humeruskopfes und des metadiaphysären Übergangs zusammengefasst.

Eine einheitliche Klassifizierung der Frakturarten liegt nicht vor. Der in der Unfallchirurgie gebräuchlichsten Einteilung liegt das Schema nach **Neer** zugrunde, das sechs Fraktur**typen** mit verschiedenen therapeutischen Konsequenzen unterscheidet. Der Humeruskopf wird hierfür in vier **Segmente** unterteilt (Abb. 1.**190**). Für die Zuordnung zu einem Fraktur**typ** werden grundsätzlich nur die **fehlgestellten** Segmente berücksichtigt, unabhängig davon, wie viele Frakturen tatsächlich vorliegen.

> ! Ein Segment gilt als „fehlgestellt", wenn es entweder um mehr als 1 cm disloziert oder um mehr als 45° abgekippt ist.

Ist **kein** Segment fehlgestellt, so wird die Fraktur immer dem **Typ I** zugeordnet. Ist **ein** Segment fehlgestellt, so wird die Fraktur je nach fehlgestelltem Segment den **Typen II – V** zugeordnet (Abb. 1.**191**). Sind **mehrere** Segmente fehlgestellt, so wird zunächst angegeben, um wie viel fehlgestellte Segmente es sich handelt. Für die Typenzuordnung ist der höhere Frakturtyp ausschlaggebend. Beispielsweise wäre eine Fehlstellung von Tuberculum majus und Schaftsegment eine „2-Segment-Fraktur Typ IV" (Abb. 1.**192**). Jede **Luxationsfraktur** wird dem **Typ VI** zugeordnet.

Für die AO-Klassifikation siehe Spezialliteratur.

> **RÖ**   *Hinweis zur Technik:* Erforderlich ist die Darstellung sämtlicher Fragmente in zwei senkrecht zueinander stehenden Ebenen.
> Obligat sind a.-p. und axiale Aufnahme. Ergänzend kann die transskapuläre oder transthorakale Aufnahme erforderlich sein.

> **SONO**   Es können fakultativ Begleitverletzungen wie Rupturen der Rotatorenmanschette oder der langen Bizepssehne oder ein Hämarthros nachgewiesen werden.

> **CT**   Eine ergänzende Beurteilung der Frakturverhältnisse, insbesondere intraartikulärer Fragmente ist möglich und bei nicht eindeutigen Röntgenbefunden sinnvoll.

> **MRT**   Sie dient im Wesentlichen der Suche nach radiologisch nicht sichtbaren Frakturen und der Darstellung begleitender Weichteilverletzungen.

> ! Im Kindesalter sind Frakturen am proximalen Humerus selten. Das Verletzungsmuster ist dann eine Epiphysenlösung mit metaphysärem Fragment (Salter-Harris Typ II). Auch eine Grünholzfraktur in Höhe des Collum chirurgicum kommt vor. In unklaren Fällen hilft der Seitenvergleich, die MRT oder die Sonographie.

Humerusschaftfrakturen

Die Humerusschaftfrakturen beeinhalten diaphysäre Frakturen mit und ohne Dislokation (Abb. 1.**193**). Die Dislokation der Hauptfragmente ist abhängig von der Frakturhöhe und den ansetzenden Muskelgruppen.

> **MRT**   In etwa 25 % liegen Begleitverletzungen der Schulter und des Unterarmes vor.

> **RÖ**   Röntgenaufnahmen in zwei Ebenen (a.-p. und transthorakal) reichen aus. Die benachbarten Gelenke müssen zum Ausschluss von Begleitverletzungen mit abgebildet werden.

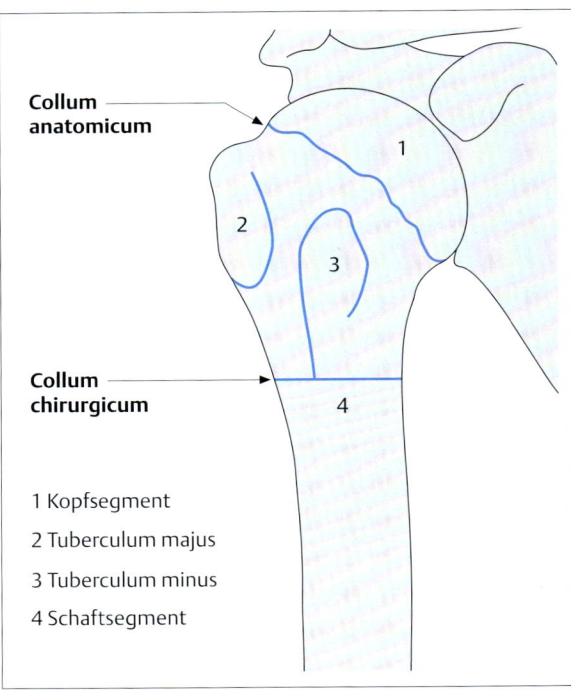

Collum anatomicum

Collum chirurgicum

1 Kopfsegment
2 Tuberculum majus
3 Tuberculum minus
4 Schaftsegment

Abb. 1.**190**   Segmenteinteilung am Humeruskopf.

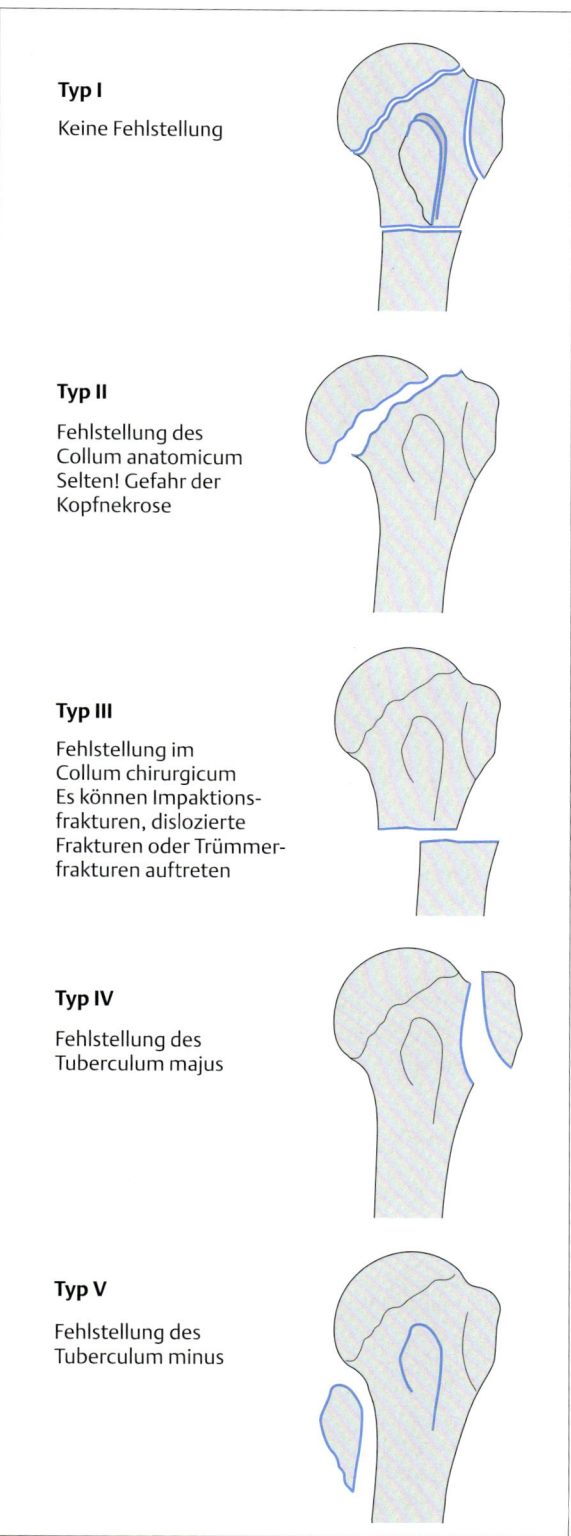

Typ I

Keine Fehlstellung

Typ II

Fehlstellung des
Collum anatomicum
Selten! Gefahr der
Kopfnekrose

Typ III

Fehlstellung im
Collum chirurgicum
Es können Impaktions-
frakturen, dislozierte
Frakturen oder Trümmer-
frakturen auftreten

Typ IV

Fehlstellung des
Tuberculum majus

Typ V

Fehlstellung des
Tuberculum minus

Abb. 1.**191** Modifizierte Neer-Klassifikation der proximalen Humerusfrakturen (nach Wiedemann et al.).

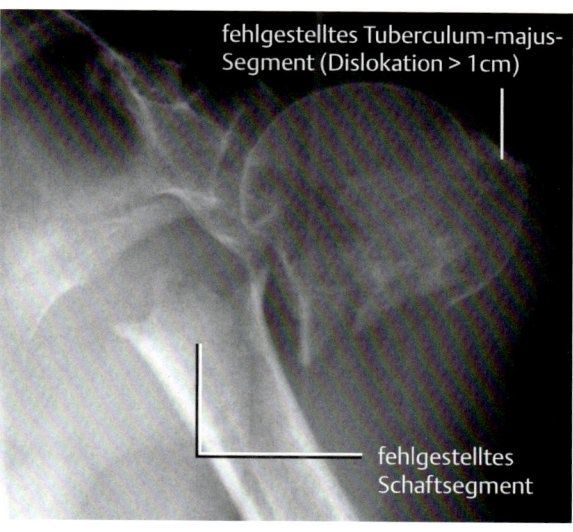

fehlgestelltes Tuberculum-majus-
Segment (Dislokation > 1cm)

fehlgestelltes
Schaftsegment

Abb. 1.**192** Beispiel einer 2-Segment-Fraktur Typ IV.

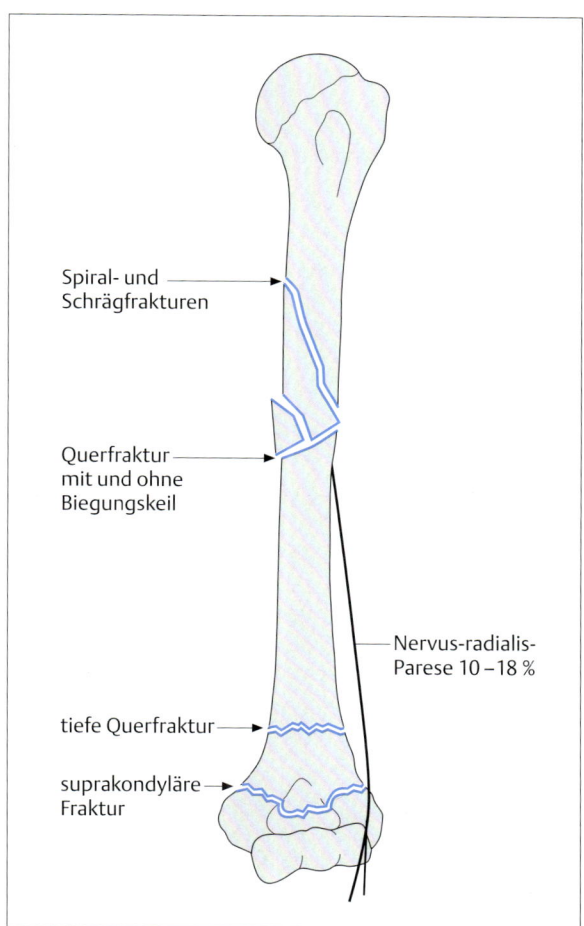

Spiral- und
Schrägfrakturen

Querfraktur
mit und ohne
Biegungskeil

Nervus-radialis-
Parese 10–18 %

tiefe Querfraktur

suprakondyläre
Fraktur

Abb. 1.**193** Typische Frakturverläufe am Humerusschaft.

Distale Humerusfrakturen

Bei den distalen Humerusfrakturen werden ellenbogennahe Humerusmetaphysenfrakturen und Gelenkfrakturen unterschieden.

! Bei Erwachsenen sind in 90% der distalen Humerusfrakturen Gelenke beteiligt. Dagegen sind die suprakondylären Frakturen die häufigsten ellenbogennahen Frakturen bei Kindern (3.–10. Jahr).

Eine Einteilung nach Frakturtypen erlaubt die AO-Systematik. Hieraus ergeben sich Entscheidungen zum Operationsverfahren und zum Zugangsweg (Abb 1.**197**).

RÖ *Hinweis zur Technik:* Röntgenaufnahmen a.-p. und seitlich mit Beugung im Ellenbogen um 90° sind obligat. Bei nichtdislozierten Frakturen können a.-p. Aufnahmen unauffällig sein, daher sind indirekte Frakturzeichen, insbesondere Zeichen eines Hämarthros, zu beachten (Abb. 1.**194**).

CT Unübersichtliche Gelenkverhältnisse können sehr gut mittels 2D- und 3D-Rekonstruktionen dargestellt werden.

MRT Komplexe Bandverletzungen im Rahmen von knöchernen Ausrissen an den Epikondylen werden nur in der MRT diagnostiziert (Abb. 1.**198 a, b**).

! Die Diagnostik der Frakturen am distalen Humerus beim Kind setzt die Kenntnis der Entwicklung der Knochenkerne voraus (Abb 1.**195**). Obwohl häufig auch abgerissene Metaphysenfragmente vorliegen, sind die Verletzungen meist nur anhand der Verlagerung der Knochenkerne differenzierbar. Hilfreich ist auch die Vergleichsaufnahme der Gegenseite. In unklaren Fällen kann die MRT eingesetzt werden.

Bei Kindern ist besonders auf Rotationsfehlstellungen zu achten. Eine seitliche Röntgenaufnahme ist oft wegweisend durch Verbreiterung des fehlrotierten Fragments.
Die korrekte Stellung des Capitulum humeri kann mit Hilfslinien erkannt werden (Abb. 1.**196**). Dies ist insbesondere bei Verdacht auf eine Epiphysenlösung des distalen Humerus beim Kind von Bedeutung.

Literatur

Galanski M, Wippermann B. Kompendium der traumatologischen Röntgendiagnostik. Heidelberg: Springer; 1999.
Wiedemann M, Braun W, Rüter A. Leitfaden Unfallchirurgie, München: Urban & Schwarzenberg; 1992.

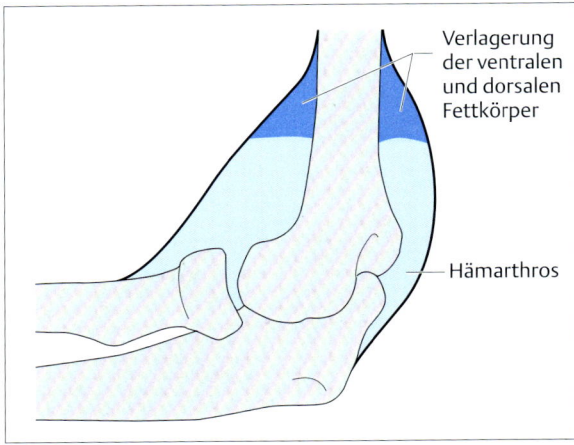

Abb. 1.**194**   Radiologische Hinweise auf schwer erkennbare Frakturen am distalen Humerus und Ellenbogengelenk.

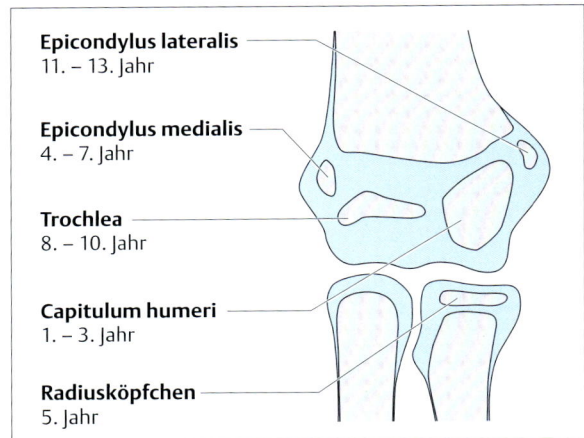

Abb. 1.**195**   Manifestation der Knochenkerne am distalen Humerus beim Kind in Abhängigkeit vom Lebensalter.

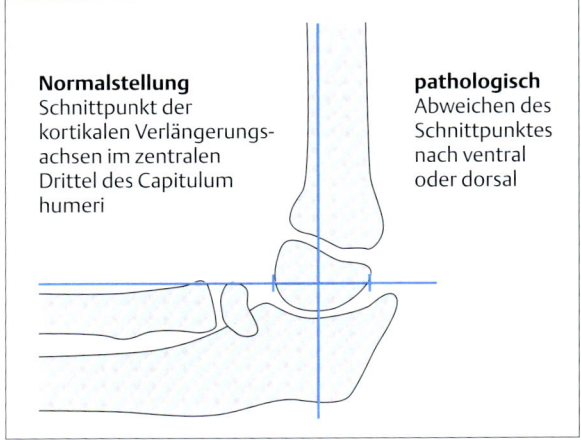

Abb. 1.**196**   Radius-Kapitulum-Achse als Hilfsmittel zur Beurteilung der Lagebeziehung des Capitulum humeri.

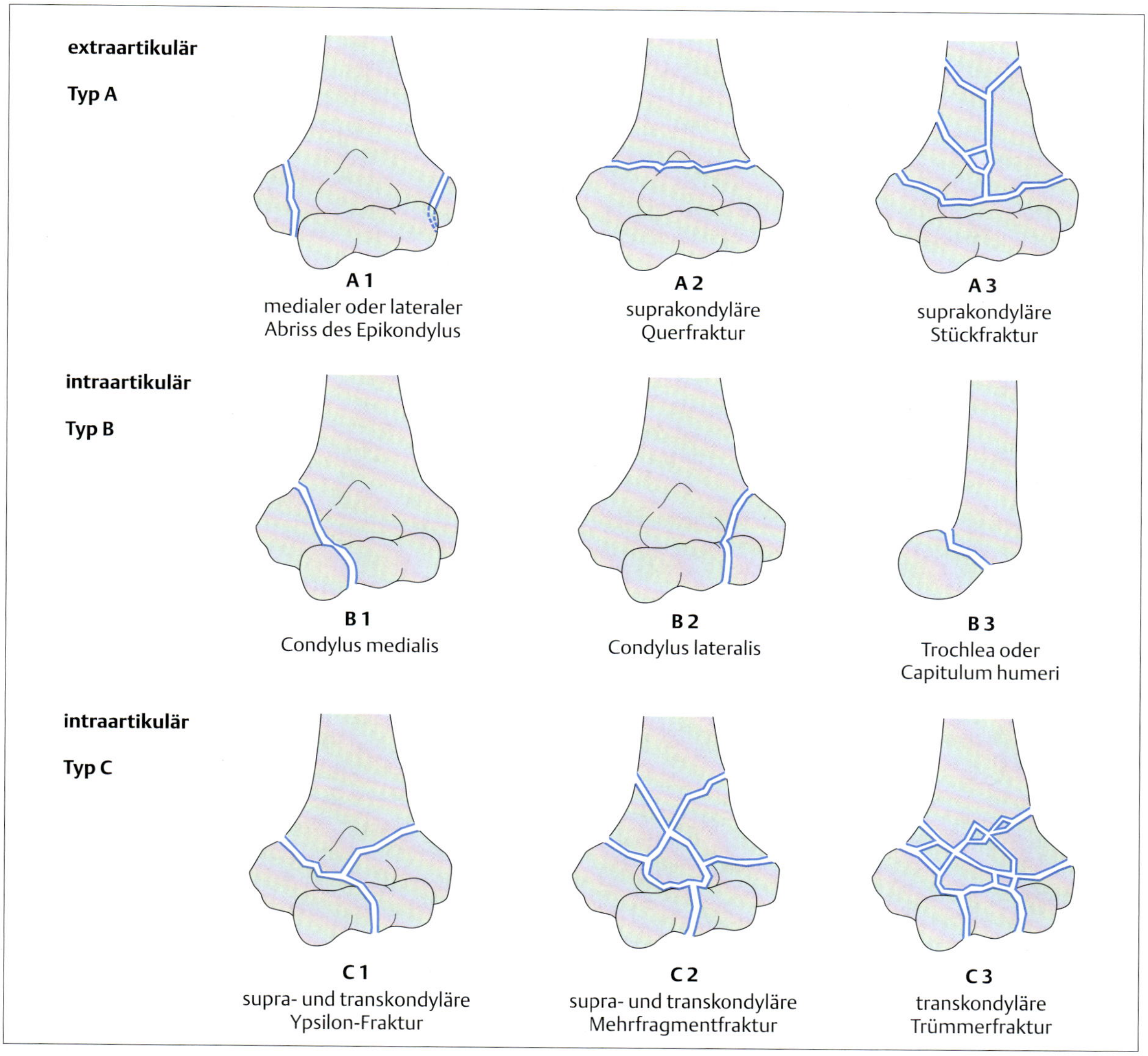

extraartikulär

Typ A

A 1
medialer oder lateraler
Abriss des Epikondylus

A 2
suprakondyläre
Querfraktur

A 3
suprakondyläre
Stückfraktur

intraartikulär

Typ B

B 1
Condylus medialis

B 2
Condylus lateralis

B 3
Trochlea oder
Capitulum humeri

intraartikulär

Typ C

C 1
supra- und transkondyläre
Ypsilon-Fraktur

C 2
supra- und transkondyläre
Mehrfragmentfraktur

C 3
transkondyläre
Trümmerfraktur

Abb. 1.**197**   Vereinfachte AO-Klassifikation der distalen Humerusfrakturen (nach Wiedemann et al.).

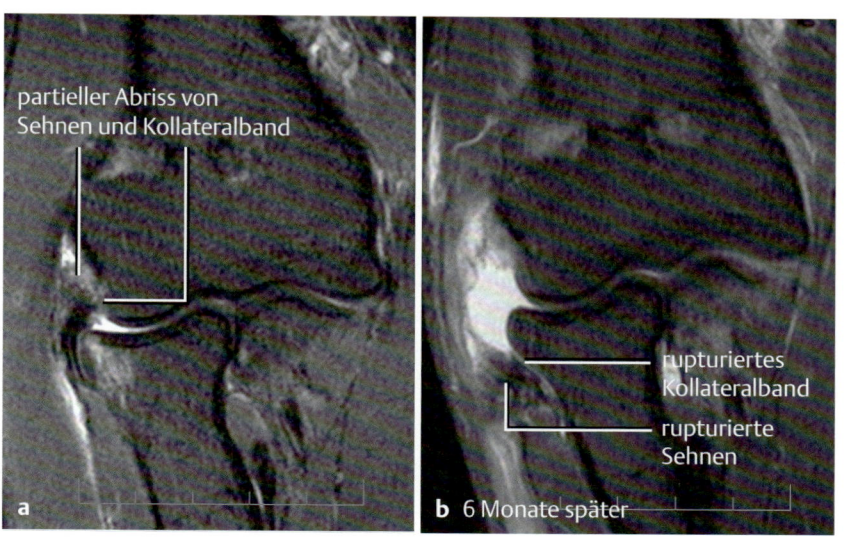

partieller Abriss von
Sehnen und Kollateralband

a

rupturiertes
Kollateralband

rupturierte
Sehnen

b 6 Monate später

Abb. 1.**198**   Zunächst partieller
(**a**), nach 6 Monaten dann vollständiger (**b**) Abriss der Extensorensehnen am Epicondylus radialis. Beachte den proximalen
Abriss des Lig. collaterale radii.
Fettgesättigte Protonendichte-
sequenzen. Vgl. auch
Abb. 1.**202**.

Luxationen im Ellenbogengelenk

Die Einteilung der Luxationen richtet sich nach der Fehlstellungsrichtung von Radius und Ulna im Verhältnis zum Humerus. Die dorsoradiale Dislokation ist am häufigsten. In 30–50% liegen zusätzliche Frakturen vor. Aufgrund der immer vorhandenen Weichteilverletzungen resultieren in ca. 90% Weichteilverkalkungen. Knorpel-, Nerven- und Gefäßschädigungen sind ebenfalls häufig zu beobachten.

> **!** Eine Sonderform der Ellenbogenluxation ist die Verlagerung des Radiusköpfchens mit einer begleitenden Ulnaschaftfraktur, die sog. **Monteggia-Fraktur** (s. S. 90f). Daher ist bei Verdacht auf eine Radiusköpfchenluxation oder Unterarmschaftfraktur immer das Ellenbogengelenk und der gesamten Unterarm mit Handgelenk zu untersuchen.

Im Kindesalter sind Ellenbogenluxationen die häufigsten Verrenkungen. Zur Beurteilung im Röntgenbild ist die Kenntnis der Lage der Knochenkerne des distalen Humerus erforderlich (vgl. Abb. 1.**195**).

> **RÖ** *Hinweis zur Technik:* Erforderlich sind die a.-p. Aufnahme in Unterarmsupination, sofern die Klinik dies zulässt, und die seitliche Aufnahme (90°-Beugung) mit kraniokaudal ausgerichtetem Daumen. Bei Kindern kann der Seitenvergleich hilfreich sein.

> **SONO** Sie ist hilfreich bei der Suche nach freien Gelenkkörpern (beugeseitig) und bei kindlichen Verletzungen (Radiusköpfchenluxation?), da die nichtverknöcherten Knochenkerne sonographisch erkennbar sind.

> **MRT** Zur Abklärung okkulter Frakturen, chronischer posttraumatischer Zustände (Knorpel, freie Gelenkkörper) und in der pädiatrischen Diagnostik.

> **CT** Bei komplexen Frakturen ist eine exakte Darstellung mittels 2D- und 3D-Rekonstruktion möglich. Intraartikuläre Fremdkörper können am besten mit der CT nachgewiesen werden.

> **DD** Differenzialdiagnostische Probleme zur Ellenbogenluxation bereitet die komplette Lösung der distalen Humerusepiphyse. Bei vorhandenem Capitulum-humeri-Kern weist die erhaltene Verlängerungsachse zwischen Radius und Capitulum humeri auf die Epiphysiolyse hin (Abb. 1.**199**). In unklaren Fällen ist die MRT einzusetzen.

Subluxation des Radiusköpfchens (Chassaignac)

Abrupter Zug am Unterarm führt zu einer Subluxation des Radiusköpfchens aus dem Lig. anulare radii, mit anschließender schmerzbedingter Schonhaltung in Pronationsstellung (Abb. 1.**200**). Bei dieser harmlosen und meist leicht reponiblen Verletzung ist üblicherweise kein pathologischer radiologischer Befund zu erheben (klinische Diagnose!), die Röntgenuntersuchung dient dem Ausschluss einer Fraktur oder Luxationsstellung.

> **!** Die Subluxation des Radiusköpfchens ist eine häufige Verletzung des kindlichen Ellenbogens bis zum 5. Lebensjahr.

Bei kongenitaler unilateraler Dislokation des Radiusköpfchens bleibt das Radiusköpfchen intraartikulär. Diagnose mittels MRT, eventuell in Kombination mit einer Arthrographie.

Überlastungsschäden am Ellenbogen

Eine Sonderform der traumatischen Veränderungen am Ellenbogengelenk stellen die Überlastungsschäden am fibroossären Übergang (Enthesiopathien oder Insertionstendopathien) dar. Betroffen sind die Ansätze der Extensoren- und Flexorensehnen sowie das radiale und ulnare Kollateralband. Die Kollateralbänder stabilisieren das Gelenk gegen Valgus- (mediales Band) bzw. Varusbelastung (laterales Band). Ursache sind Mikrotraumen im tendinösen und tenossalen Abschnitt, im weiteren Verlauf auch Knorpelläsionen, Teilrupturen und Rupturen.

Epicondylitis humeri radialis/lateralis

Der Begriff „Epicondylitis" ist eigentlich irreführend, da es sich um eine chronische Überlastungsreaktion am Sehnenansatz handelt und meist keine knöcherne Veränderung vorliegt.

Der sog. Tennisellenbogen betrifft meist den Ansatz des M. extensor carpi radialis brevis und ist am häufigsten (Abb. 1.**201** u. 1.**202**).

Die rezidivierende radiale Überlastung führt zu einem chronischen Schmerzsyndrom am radialen Epicondylus humeri. Bei prolongiertem Krankheitsverlauf zeigt der tendomuskuläre Übergang des M. extensor carpi radialis intraoperativ in über 90% narbige oder ödematöse Veränderungen. In 35% liegt auch eine Ruptur oder Teilruptur makroskopisch vor. Eine wichtige Differenzialdiagnostik ist eine Plica synovialis aufgrund der ähnlichen, bewegungsabhängigen Schmerzsymptomatik.

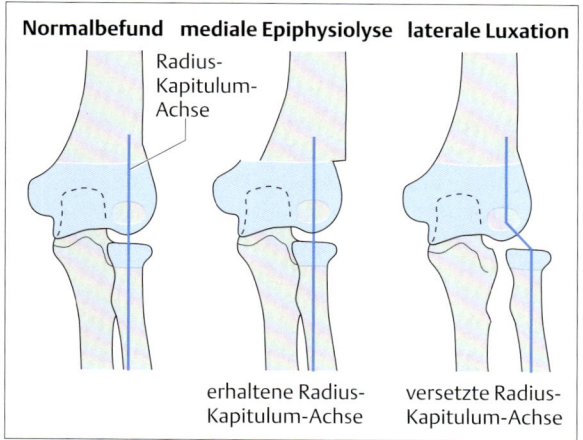

Abb. 1.**199** Lageänderung des Radius zum Capitulum humeri bei der Epiphysiolyse des distalen Humerus im Gegensatz zur Radiusköpfchenluxation beim kindlichen Ellenbogen.

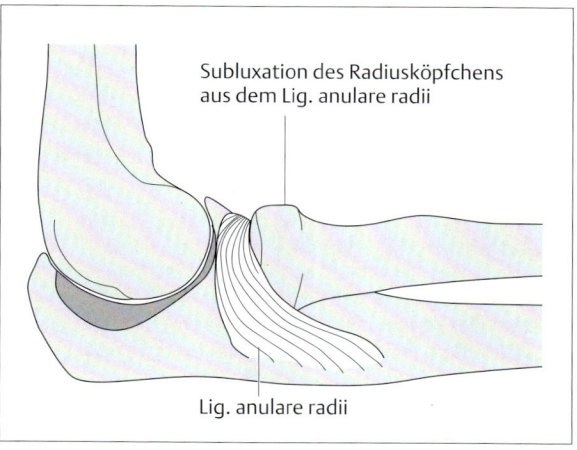

Abb. 1.**200** Chassaignac-Verletzung (nach Wiedemann et al. 1992).

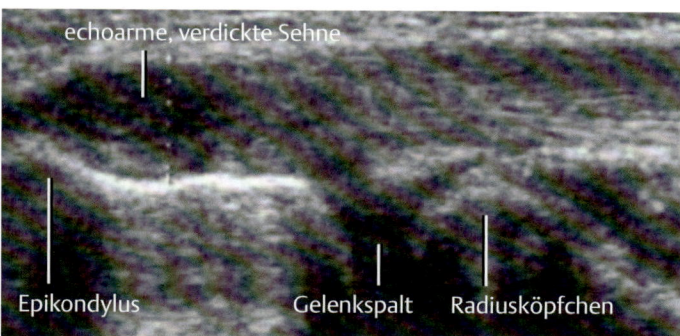

Abb. 1.**201** Sonographie bei „Epicondylitis lateralis humeri" (Tendinose oder Sehnenansatz-Überlastung). Längsschnitt.

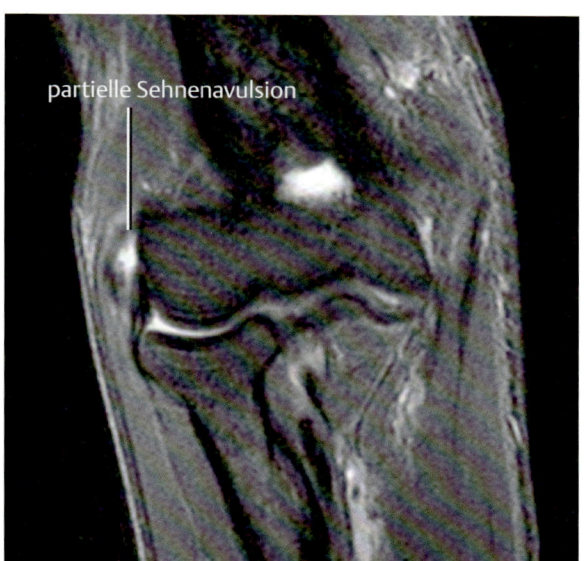

Abb. 1.**202** MRT beim „Tennisellenbogen". Vgl. auch Abb. 1.**198**.

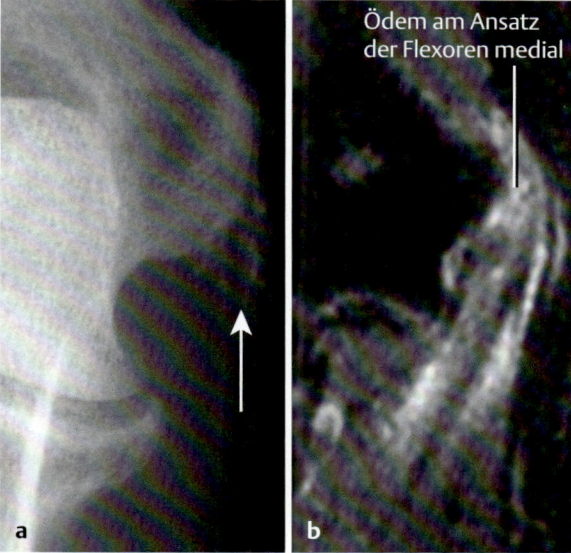

Abb. 1.**203** Röntgenbefund (**a**) und koronare MRT (**b**, STIR-Sequenz) bei einem Patienten mit „Golferellenbogen".

Epicondylitis humeri ulnaris/medialis

Der seltenere „Golfer-, Werfer- oder Violinenellenbogen" ist Resultat einer medialen Überlastung, meist durch Valgusstress im Rahmen von Zugbelastungen. Opponierende radiale Begleitveränderungen sind häufig.

RÖ *Hinweis zur Technik:* Das Röntgenbild ist oft normal oder nur diskret verändert. Neben der a.-p. Aufnahme sind Schrägaufnahmen hilfreich (Abb. 1.**203 a, b**). Sie zeigen manchmal in Kontinuität mit dem oder unterhalb des Epikondylus Weichteilverkalkungen. Diese können sporn- oder stiftartig, teilweise auch wolkig angeordnet sein. Bei mehr akuten klinischen Zuständen können diese Verkalkungen unscharfe, ausgefranste Ränder aufweisen.

SONO Als Befunde sind Verdickungen und eine reduzierte Echogenität der Sehnenansätze zu erheben. Kalzifikationen innerhalb der Sehnen sind ein Indikator für chronische Überlastungszustände. Sie sind früher als im Röntgenbild sichtbar.

MRT Sowohl ödematös verdickte, verdünnte oder partiell gerissene Bänder und Sehnen als auch reaktive ossäre Veränderungen (Ödem, Mikrofraktur) sind nachweisbar (Abb. 1.**202** u. 1.**203 a, b**). Sowohl der Vergleich T1- und T2-gewichteter Sequenzen als auch Kontrastmittelanreicherung in typischer Lokalisation beweisen den Befund. Differenzialdiagnostisch ist zu beachten, dass auch bis zu 4 Wochen nach Steroidinjektionen ein Intensitätsanstieg nach Kontrastmittelgabe vorliegen kann.

Teilrupturen (Verdünnung des tendinösen Ansatzes und Umgebungsödem) und Rupturen sind im MRT gut darstellbar und erklären die konservativen Therapieversager. Dadurch beeinflusst die MRT das therapeutische Vorgehen.

Sehnenrupturen

Sowohl Trizepssehnen- als auch distale Bizepssehnenrupturen sind selten und meist Folge eines Überlastungsschadens (z. B. Gewichtheber). Knöcherne Ausrisse treten insbesondere bei den Trizepssehnenrupturen auf.

Inkomplette Rupturen der distalen Bizepssehne sind klinisch schwer erkennbar.

RÖ Zum Ausschluss eines knöchernen Ausrisses sinnvoll (Abb. 1.**204**).

SONO Initial bei klinischem Verdacht sinnvoll. Der Ansatz der distalen Bizepssehne an der Tuberositas radii ist allerdings nicht immer ausreichend darstellbar.

MRT Bei klinischer Relevanz ergänzend zur Sonographie (Abb. 1.**204**).

Proximale Unterarmfrakturen

Olekranonfrakturen

Frakturen des Olekranon sind beim Erwachsenen häufige (bis 20%) Ellenbogenverletzungen. Eine allgemeingültige Klassifikation der Frakturformen existiert nicht. Aufgrund des Muskelzuges durch den M. triceps brachii resultiert häufig eine Fragmentdehiszenz. In der Regel liegt ein zur Ulnalängsachse quer verlaufender Bruchspalt vor. Probleme in der Diagnostik können schräg verlaufende Frakturen oder nichtdislozierte Frakturen bereiten. Zu achten ist auf begleitende Luxationen im Ellenbogengelenk, die mit kompletter Luxation des proximalen Radius und der Ulna oder auch isoliert auftreten können. Dabei ist die Schaftfraktur der Ulna mit begleitender Radiusköpfchenluxation als Sonderform (**Monteggia-Fraktur**) zu unterscheiden.

Frakturen des **Processus coronoideus** ulnae sind in der Regel Begleitverletzungen nach dorsalen Ellenbogenluxationen. Seltener können dort auch isolierte Abrissfrakturen am Ansatz des M. brachialis vorliegen. Da der Processus coronoideus ulnae ein wesentlicher Faktor für die dorsale Stabilität im Ellenbogengelenk ist, müssen diese Verletzungen, insbesondere nach einer Ellenbogenreposition (evtl. auch Spontanreposition), wegen der Möglichkeit einer Reluxation immer beachtet werden.

RÖ In der Regel sind Röntgenaufnahmen in zwei Ebenen (a.-p. und seitlich mit gebeugtem Unterarm) zur Diagnostik der knöchernen Verletzungen ausreichend. Bei nichtdislozierten Frakturen führen Schrägaufnahmen weiter (Abb. 1.**206**).

CT Bei unklaren Frakturverläufen und der Frage nach Gelenkstufen sowie intraartikulären Fragmenten die Methode der Wahl.

! Von einem Olekranonfragment abzugrenzen ist die Patella cubiti, ein Sesambein im Verlauf der Trizepssehne.

Radiusköpfchen- und -halsfrakturen

Radiusköpfchen- und Radiushalsfrakturen sind mit ca. 50% die häufigsten Ellenbogenverletzungen des Erwachsenen und resultieren meist aus einem indirekten Trauma durch Sturz auf den ausgestreckten Arm mit Kompression des Radiusköpfchens am Capitulum humeri. Bei der Radiusköpfchenfraktur können unterschiedliche Frakturverläufe auftreten (Abb. 1.**205**).

Ca. 50% der Frakturen sind nichtdisloziert und daher oft schwer erkennbar.

Von den Impressionsfrakturen mit geringer Gelenkstufe sind sagittale Frakturen durch das Radiusköpfchen (**Meißelfraktur**) abzugrenzen. Daneben gibt es

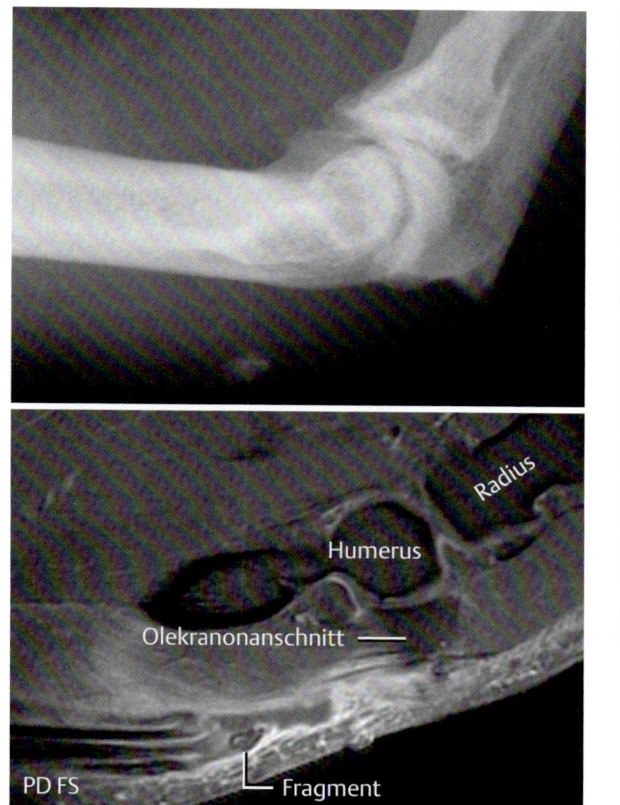

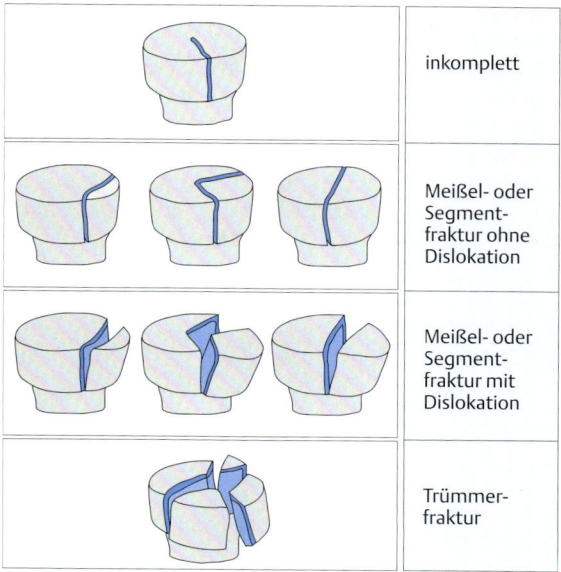

Abb. 1.**205** Verschiedene Formen der Radiusköpfchen-fraktur.

	inkomplett
	Meißel- oder Segment-fraktur ohne Dislokation
	Meißel- oder Segment-fraktur mit Dislokation
	Trümmer-fraktur

Abb. 1.**204** Überlastungsbedingter knöcherner Trizeps-sehnenausriss.

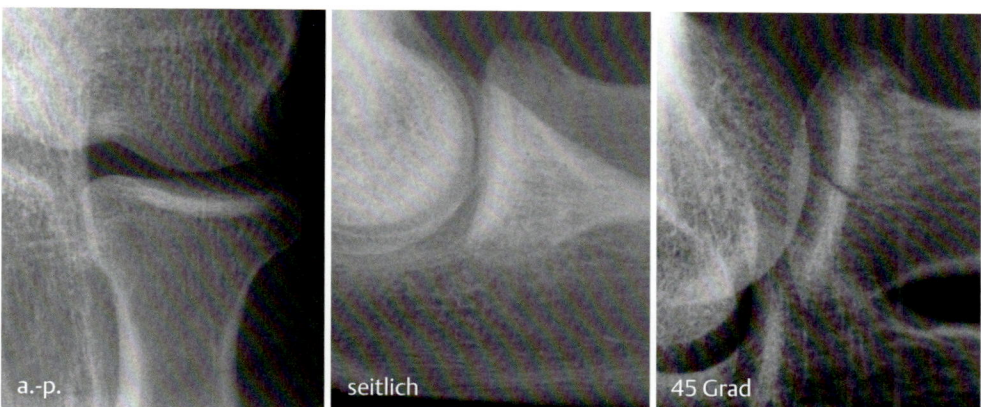

Abb. 1.**206** Meißelfraktur des Radiusköpfchens mit Gelenkbeteiligung. **Merke:** Die Fraktur ist hier nur in der 45°-Projektion direkt sichtbar.

extraartikuläre Radiushalsfrakturen oder komplexe Trümmerfrakturen.

Bei der Radiusköpfchen-Trümmerfraktur mit konsekutiver Achsenverkürzung oder stark dislozierten proximalen Radiusfrakturen ist als seltene Sonderform die sog. **Essex-Lopresti-Fraktur** zu beachten: Infolge der Radiusverkürzung kommt es als Begleitverletzung zu einer Subluxation bis Luxation im *distalen* Radioulnargelenk und zur Ruptur der Membrana interossea.

Im Rahmen einer Radiusköpfchenfraktur sind immer auch Fragmente aus dem Capitulum humeri auszuschließen.

RÖ Technik: Aufnahme mindestens in zwei Ebenen, a.-p. und seitlich möglichst mit 90°-Beugung im Ellenbogengelenk.

! Bei auffälligen Weichteilzeichen (Erguss, Hämatom) und primär in diesen zwei Ebenen nicht erkennbarer Fraktur ist mit einer 45°-Schrägaufnahme nach einer nichtdislozierten Fraktur am Radiusköpfchen zu fahnden (Abb. 1.**206**).
Bei Radiusköpfchen-Trümmerfrakturen muss immer zum Ausschluss einer Essex-Lopresti-Verletzung eine Abklärung des distalen Unterarmes mit Handgelenk erfolgen.

Diskrete Impressionsfrakturen können eventuell nur anhand einer subchondral vermehrten Verdichtung und einem begleitenden Gelenkerguss in Erscheinung treten.

CT 2D- oder 3D-Rekonstruktionen können komplexe Frakturen übersichtlicher darstellen. Die Frage nach intraartikulären Fragmenten lässt sich sicher beantworten (Abb. 1.**207**).

MRT Allgemein führt die MRT-Untersuchung bei fehlendem Verletzungsnachweis im Röntgenbild am Ellenbogengelenk und proximalen Unterarm weiter. Die Darstellung von Weichteilverletzungen ohne knöcherne Beteiligung (z. B. der medialen und lateralen Kollateralbänder oder Muskeln) ist unübertroffen, in der Akutdiagnostik aber meist nicht durchführbar. Ebenso ist die MRT die Methode der Wahl zur Darstellung okkulter Frakturen und Knochenkontusionen, chondraler oder osteochondraler Verletzungen, der Osteochondrosis dissecans und bei der Differenzierung von Fragmenten und akzessorischen Knochenkernen.

Besonderheiten im Kindesalter

Proximale Ulnafrakturen (ca. 6 %) und Radiusköpfchenfrakturen (15 %) sind im Kindes- und Jugendalter seltener als beim Erwachsenen. Olekranonfrakturen sind im Kindesalter häufig mit einer Radiusköpfchen- oder Radiushalsfraktur assoziiert. Eine inkomplette Olekranonfraktur kann auch zu einer Monteggia-Verletzung führen, so dass besonders die Stellung des Radiusköpfchens zu beachten ist.

Am Radiusköpfchen ist eine Beteiligung der Gelenkfläche selten, häufiger sind Verletzungen vom Typ Salter-Harris II (Abb. 1.**208**). Zu differenzieren ist auch eine Epiphysiolyse des Olekranons bei inkomplettem Epiphysenfugenschluss.

RÖ Bei diagnostischen Unsicherheiten in den Standardebenen müssen zur besseren Differenzierung eventuell Aufnahmen im Seitenvergleich angefertigt werden.

SONO Radiologisch schwer erkennbare Grünholzbrüche können sonographisch dargestellt werden. Die Sonographie im Seitenvergleich kann auch bei der Frage nach Epiphysenverletzungen, insbesondere einer Epiphysiolyse, hilfreich sein (Abb. 1.**209 a, b**).

MRT Die MRT ermöglicht die Differenzierung von konservativ behandelbaren Epipysenverletzungen des Typs Salter-Harris I und II am Radiusköpfchen gegenüber Salter-Harris-III-Verletzungen, die hinsichtlich möglicher Wachstumsstörungen prognostisch ungünstiger sind.

Literatur

McRae R, Esser M. Practical Fracture Treatment, 4th ed. Churchill Livingstone; 2002.
Orthopaedic Trauma Association. Fracture and dislocation compendium. J Orthop Trauma 1996; 10 Suppl. 1: 1 – 158.

Unterarmschaftfrakturen

Unterarmschaftfrakturen sind häufig und betreffen in der Regel sowohl Ulna als auch Radius. Isolierte Frakturen von Radius oder Ulna sind seltener. Eine Sonderform der Unterarmschaftfraktur ist die **Monteggia-Fraktur**, eine Kombination aus Ulnaschaftfraktur oder Olekranonfraktur mit einer Radiusköpfchenluxation. Sie muss von der ventral dislozierten Olekranonfraktur unterschieden werden, da bei der Monteggia-Fraktur eine Zerreißung des proximalen radioulnaren Bandapparates vorliegt (Abb. 1.**211 a, b**). Die **Galeazzi-Fraktur** („Reversed-Monteggia-Fraktur", Abb. 1.**210**) ist die Kombination einer isolierten Radiusschaftfraktur mit einer Ulnasubluxation oder -luxation im distalen Radioulnargelenk nach dorsal.

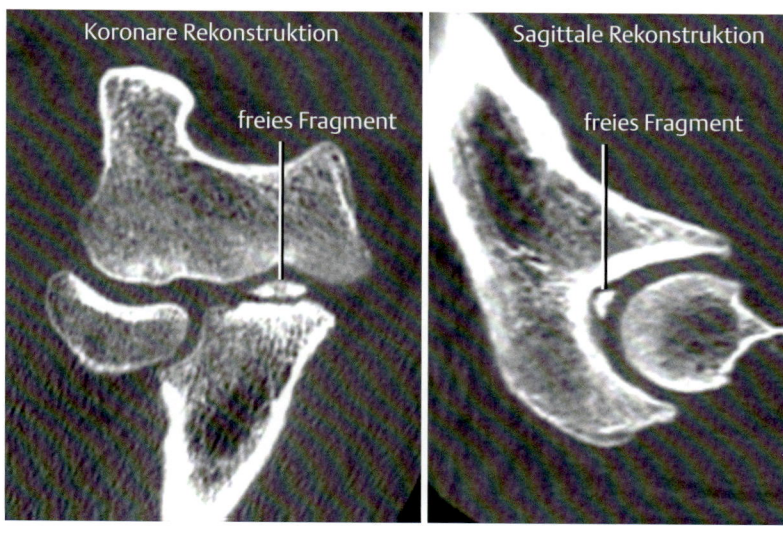

Abb. 1.**207** Freies Gelenkfragment. Darstellung in multiplanarer Rekonstruktion.

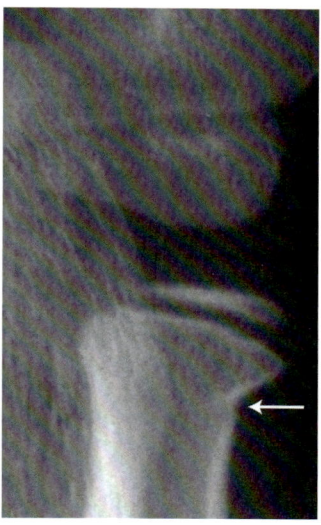

Abb. 1.**208** Salter-Harris-II-Fraktur der proximalen Radius-metaphyse.

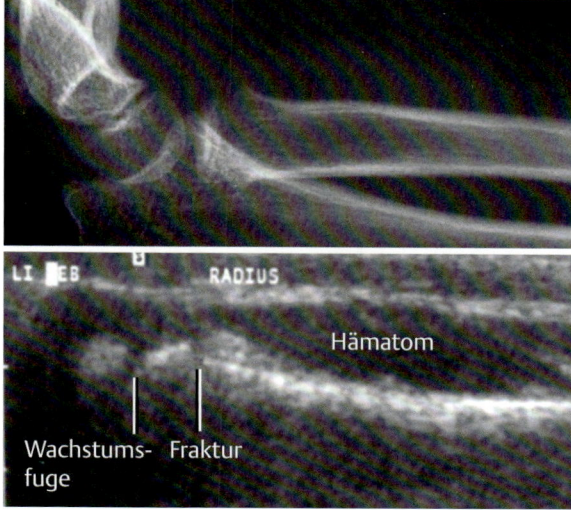

Abb. 1.**209** Bei unauffälligem Röntgenbild (**a**) zeigt die Sonographie die Grünholzfraktur sowie das umgebende Hämatom (**b**).

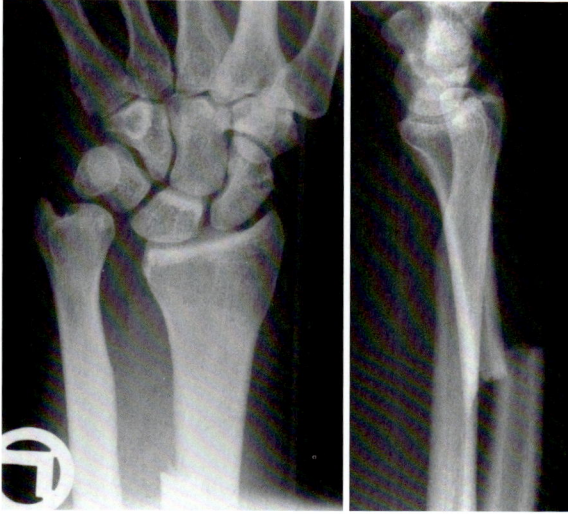

Abb. 1.**210** Galeazzi-Fraktur: Radiusfraktur und distale Ulnaluxation.

Abb. 1.**211** Vergleich einer Monteggia-Fraktur Typ 1 (**a**) zur ventral dislozierten Olekranonfraktur (**b**).

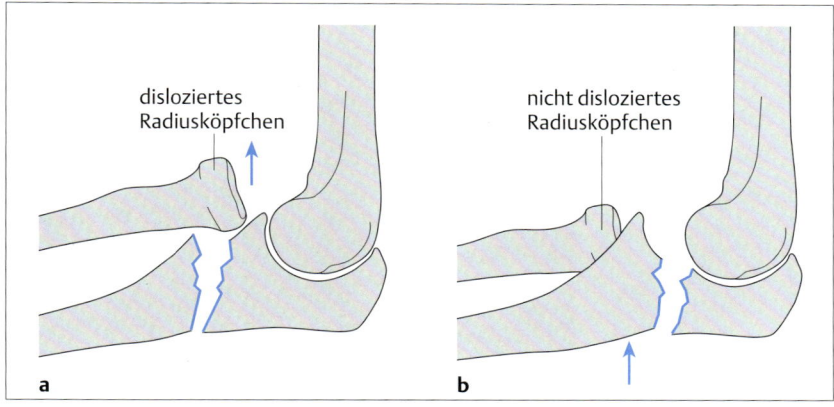

Distale Unterarmfrakturen

Distale Unterarmfrakturen sind die häufigsten Frakturformen beim Erwachsenen. Da fast nie isolierte Brüche am epiphysären Abschnitt der Ulna auftreten, handelt es sich um Verletzungen des distalen Radius mit oder ohne Beteiligung der Ulna. Es überwiegen die Hyperextensionsbrüche (85%). Lebensalter, Geschlecht (Osteoporose!) und Gewalteinwirkung bestimmen das Ausmaß der Fraktur.

Der Frakturverlauf sowie die Begleitverletzungen definieren den Grad der Stabilität oder Instabilität der Fraktur und das resultierende therapeutische Vorgehen (Tabelle 1.**9**).

Generell sind am distalen Unterarm extra- und intraartikulären Frakturen zu unterscheiden:

- **Extraartikuläre Frakturen** befinden sich typischerweise ca. 3–4 cm proximal des radiokarpalen Gelenkspaltes, ohne Beteiligung des Radiokarpal- oder distalen Radioulnargelenks. Allerdings führen auch diese Frakturen bei höhergradiger Dislokation zu einer Zerreißung des radioulnaren Bandapparates.
- **Intraartikuläre Frakturen** betreffen den radiokarpalen oder radioulnaren Gelenkspalt.

Klassifikation: Auf Grundlage der konventionellen Röntgendiagnostik wurden verschiedene Klassifikationen entwickelt.

Die AO-Klassifikation hat sich für den täglichen klinischen Gebrauch nicht durchgesetzt.

Da Ausmaß und Richtung der Dislokation der Fragmente bei intraartikulären Radiusfrakturen in der Klassifikation nach **Melone** (Grad I–IV) genauer berücksichtigt wird, ist diese Typisierung insbesondere in der chirurgischen Literatur gängig (s. Literaturhinweis).

Die alten, in der klinischen Anwendung sehr gebräuchlichen Einteilungen der distalen Radiusfrakturen mit Eigennamen (**Smith, Colles, Barton** etc.) berücksichtigen im Wesentlichen die Art der Gewalteinwirkung und Dislokationsrichtung (Abb. 1.**213**). Eine Differenzierung nach extra- oder intraartikulären Frakturtypen und weitere prognostisch wichtige Kriterien (z. B. Beteiligung des Processus styloideus ulnae) sind hierbei jedoch nicht enthalten. Insbesondere die Colles- und Smith-Frakturen werden besser noch in der Systematik nach Frykman erfasst (Abb. 1.**214**). Obwohl in dieser Klassifikation die seitliche Ebene des Röntgenbildes (zur Frage palmare/dorsale Abkippung) sowie die Zahl oder Dislokation der Fragmente keine Berücksichtigung finden, hat sie sich zur Prognosestellung etabliert, da die Gelenkbeteiligung und Stabilitätskriterien am besten erfasst werden.

Dementsprechend besteht bei der Frykman-Fraktur Typ VIII die schlechteste Prognose.

KLINIK **Therapie.** Dislozierte Frakturen sollen generell reponiert werden. Bei stabilen Frakturverhältnissen und geringer Gelenkbeteiligung (radiokarpale Gelenkstufe <1 mm) ist häufig eine konservative Behandlung gerechtfertigt. Instabile Frakturen, Zeichen ligamentärer Verletzungen und höhergradige Gelenkflächenstufen sind eine Indikation zu operativem Vorgehen.

RÖ *Hinweis zur Technik:* Die Basisdiagnostik stellt generell die Röntgenaufnahme in zwei Ebenen (p.-a. und seitlich) dar. Besonders wichtig ist eine genaue Abbildung des distalen Radioulnargelenks in zwei Ebenen.

Um eine korrekte, standardisierte Projektion des distalen Unterarmes zu erreichen, ist es erforderlich den Unterarm in beiden Ebenen in **Neutralstellung** zu untersuchen. Für die p.-a. Aufnahme bedeutet dies eine 90°-Abduktion in der Schulter und 90°-Beugung im Ellenbogengelenk bei komplett aufliegendem Handgelenk und Unterarm. Die seitliche Aufnahme wird mit adduziertem Arm und 90°-Beugung im Ellenbogengelenk durchgeführt. Eine exakte seitliche Projektion in Neutralstellung liegt im Fall einer Normalanatomie dann vor, wenn sich eine weitgehende Verlängerungsachse durch das Zentrum des distalen Unterarmes, des Os lunatum und des Os capitatum bis zum Metakarpale III bilden lässt (Abb. 1.**215 a, b**).

Als weiteres gutes Qualitätskriterium für die seitliche Aufnahme gilt die Lagebeziehung zwischen Os scaphoideum, Os pisiforme und Os capitatum. Die palmare Kontur des Os pisiforme sollte sich dabei zwischen die palmare Kontur des distalen Skaphoidpols und die palmare Kontur des Os capitatum projizieren (scaphopisocapitate alignment, SPC). Der Processus styloideus ulnae bildet sich im dorsalen Drittel des distalen Radius ab (Abb. 1.**215**).

! Inkorrekte Lagerungen bei diesen Röntgenaufnahmen können zu Fehldiagnosen der Gelenkstellungen führen.

Tabelle 1.**9**   Radiologische Hinweise auf Instabilität bei distalen Radiusfrakturen

Sichere Instabilitätszeichen
- Bruch des Processus styloideus ulnae (ulnare Desinsertion)
- Radioulnare (Sub-)Luxation, Fraktur im distalen Radioulnargelenk (radioulnare Separation)
- Metaphysäre Trümmerzone
- Abscher- bzw. Luxationsfraktur

Unsichere Instabilitätszeichen
- Verkürzung des Radius > 3 mm
- Dorsale Abkippung des distalen Radiusfragments > 20°

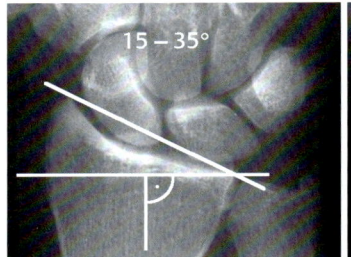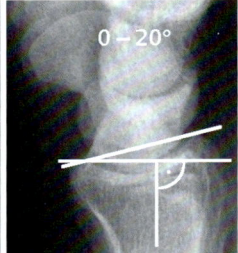

Abb. 1.**212**   Normale Inklinationen im Radiokarpalgelenk.

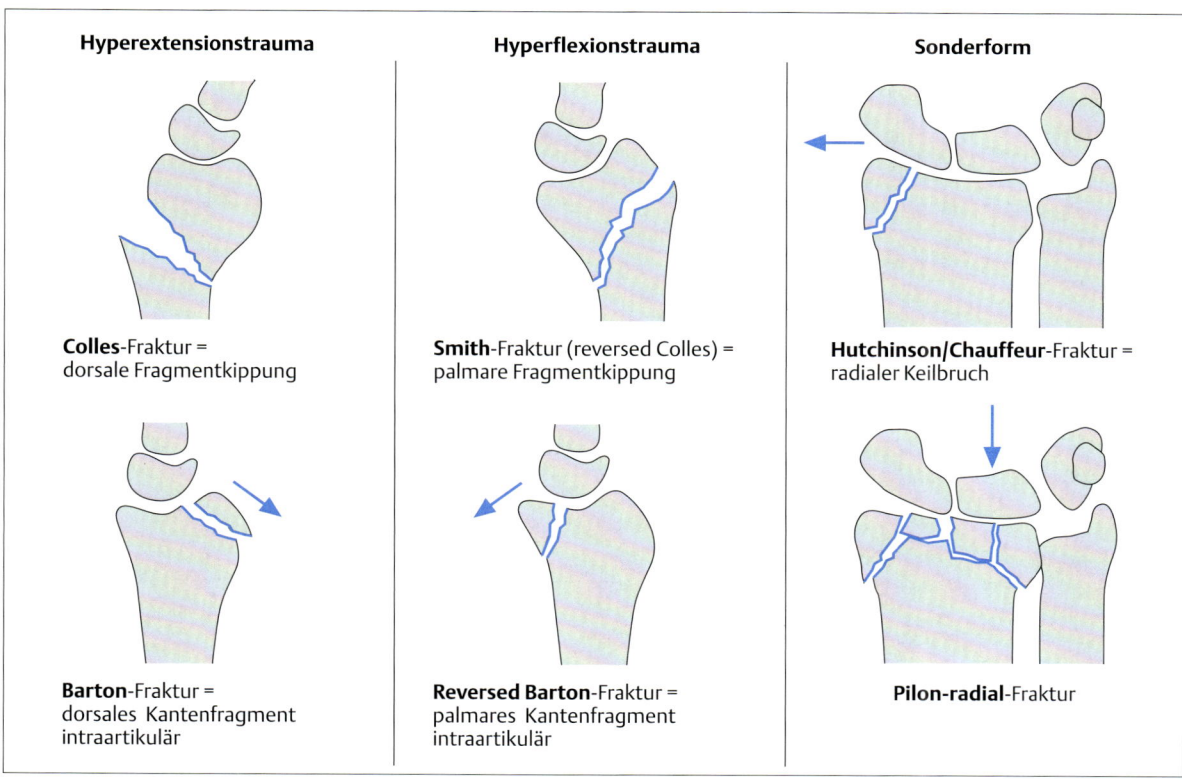

Hyperextensionstrauma

Colles-Fraktur =
dorsale Fragmentkippung

Barton-Fraktur =
dorsales Kantenfragment
intraartikulär

Hyperflexionstrauma

Smith-Fraktur (reversed Colles) =
palmare Fragmentkippung

Reversed Barton-Fraktur =
palmares Kantenfragment
intraartikulär

Sonderform

Hutchinson/Chauffeur-Fraktur =
radialer Keilbruch

Pilon-radial-Fraktur

Abb. 1.**213**   Gebräuchliche Systematik der distalen Unterarmfrakturen nach klinischen Gesichtspunkten. Der Pfeil symbolisiert die radiokarpale Luxationstendenz bei den verschiedenen Frakturen.

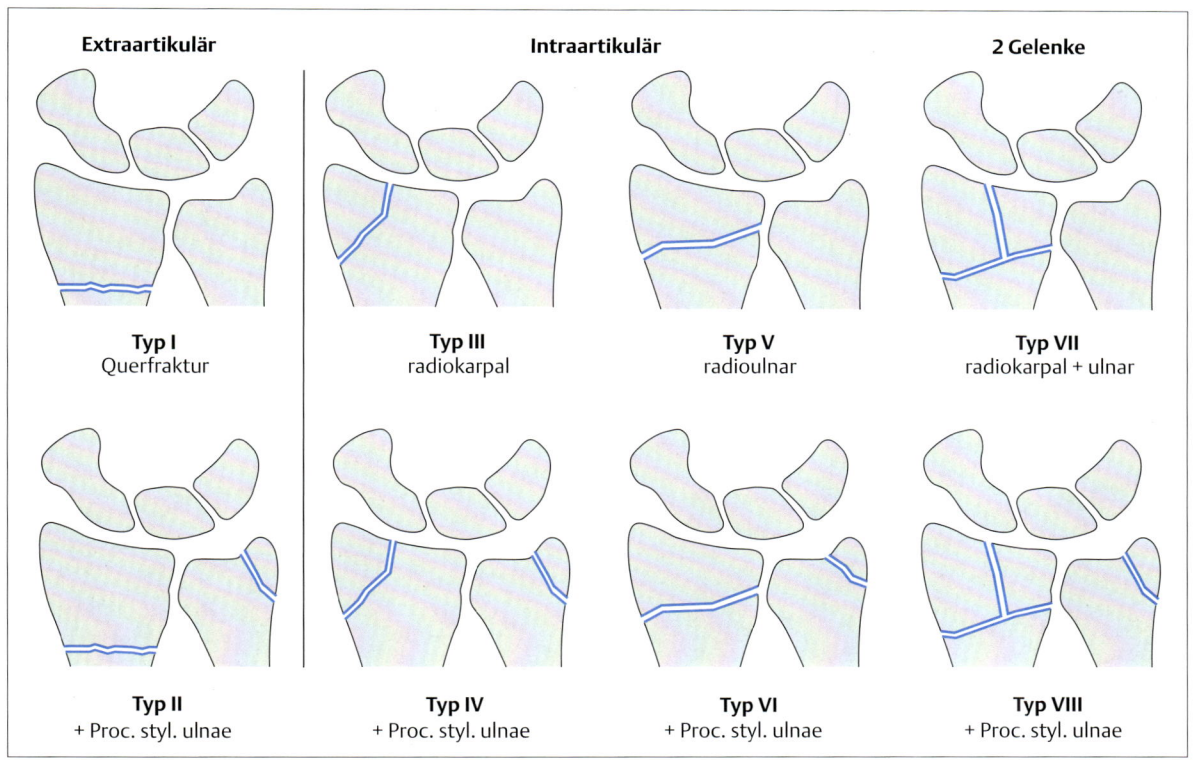

Extraartikulär

Typ I
Querfraktur

Typ II
+ Proc. styl. ulnae

Intraartikulär

Typ III
radiokarpal

Typ IV
+ Proc. styl. ulnae

Typ V
radioulnar

Typ VI
+ Proc. styl. ulnae

2 Gelenke

Typ VII
radiokarpal + ulnar

Typ VIII
+ Proc. styl. ulnae

Abb. 1.**214**   Systematik der distalen Radiusfrakturen nach Frykman I – VIII.

Der prognostisch wichtige relative Ulnavorschub als Indikator für die Radiusverkürzung ist nur exakt in Neutralstellung zu messen, da bei Supination eine Ulnaverkürzung, in Pronation eine Ulnaverlängerung im Verhältnis zum Radius eintritt (Ulnavarianz, Abb. 1.**217a–c**).

Okkulte Frakturen am distalen Radius, die primär radiologisch nicht erkennbar sind, können durch ein Hämatom in der palmaren Muskelloge mit Aufhebung der Fettlamelle am M. pronator quadratus indirekt in Erscheinung treten (Pronator-quadratus-Zeichen, Abb. 1.**218a, b**).

DD   Von dem posttraumatischen Ulnavorschub ist die anlagebedingte Ulna-plus- oder Ulna-minus-Variante abzugrenzen. Weiterführend ist dabei in der Regel ein Seitenvergleich.

SONO   Hilfreich insbesondere im Kindesalter. Stufen an der Kortikalis sind mit Hochfrequenz-Schallköpfen gut zu erfassen (Abb. 1.**219**).

CT   Durch die multiplanaren Rekonstruktionsmöglichkeiten sind vor allem komplexe Frakturverläufe exzellent darzustellen.

Auch radiologisch nicht erkennbare Frakturen und kleine intraartikuläre Fragmente sind nachzuweisen. Eine zusätzliche Bedeutung hat die CT bei der Bestimmung von Rotationsfehlern nach Frakturen am Unterarm.

MRT   Mittels T1 und T2 (T)SE sowie Fettsuppressionssequenzen (z.B. STIR) sind okkulte Frakturen, osteochondrale Verletzungen und Gelenkflächenbeteiligungen frühzeitig erkennbar (Abb. 1.**221**). Daneben sind, allerdings in Abhängigkeit von der Schichtebene und -dicke auch ligamentäre Begleitverletzungen und der trianguläre fibrokartilaginäre Komplex (TFCC) mitzuerfassen (s. dort). Zur definitiven Abklärung eines Frakturverdachts können sowohl MRT als auch MS-CT eingesetzt werden.

Literatur

Frykman, G. Fracture of the distal radius including sequelae-shoulder-hand-finger syndrome, disturbance of the distal radioulnar joint and impairment of nerve function. Acta Orthop Scand Suppl 1967; 108: 30–1.

McRae R, Esser M. Practical Fracture Treatment, 4th ed. Churchill Livingstone; 2002.

Melone CP. Articular fractures of the distal radius. Clin Orthop 1984; 15: 217.

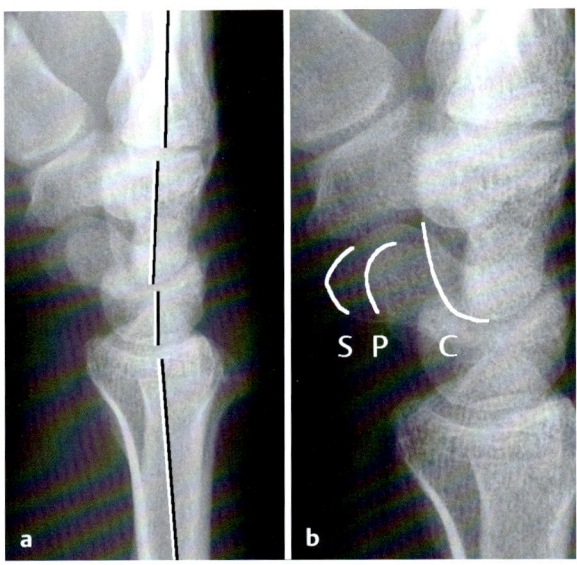

Abb. 1.**215**   Kriterien der exakten Einstellung.

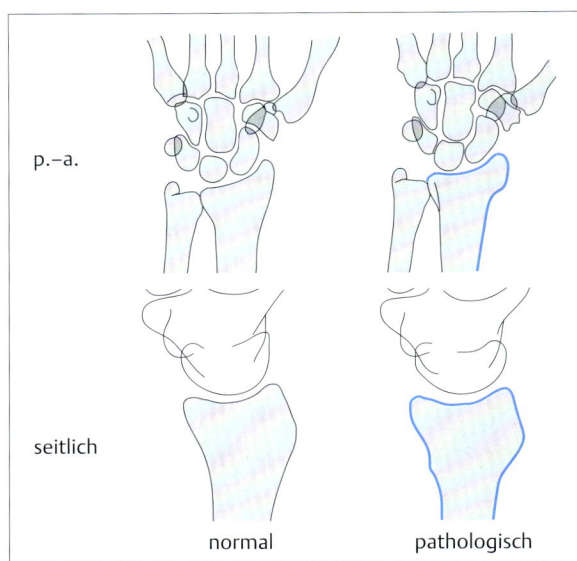

Abb. 1.**216**   Röntgenveränderungen in a.-p. und Seitenaufnahme, die den Verdacht auf eine Radiusfraktur wecken und zur weiterführenden Diagnostik Anlass geben sollten (Sonographie, CT, MRT). Nach McRay u. Esser.

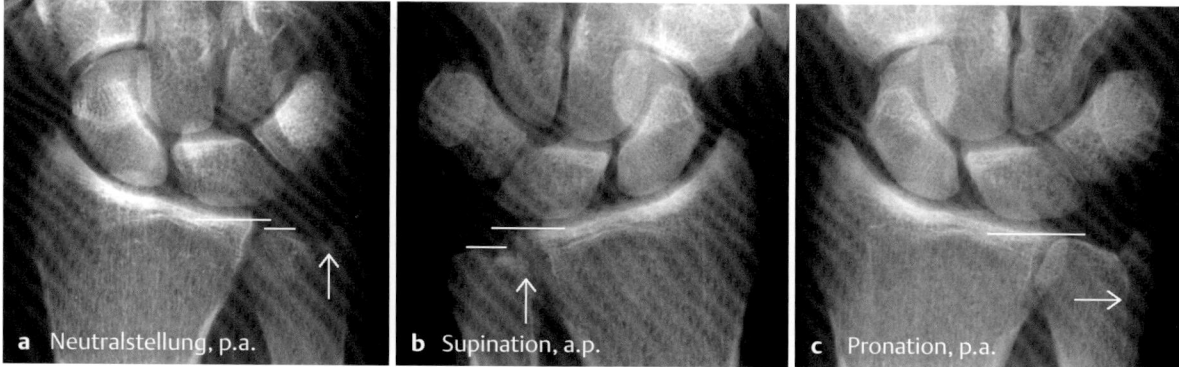

Abb. 1.**217** Ulnavarianz in Abhängigkeit von der Einstelltechnik, Normalbefund.
a Korrekte p.-a. Neutralstellung: Der Sulkus des M. extensor carpi ulnaris liegt zwischen dem Processus styloideus ulnae und der Ulnagelenkfläche.
b Aufnahme in Supination: Verkürzung der Ulna, der Sulkus des M. extensor carpi ulnaris wandert radialwärts.
c Aufnahme in Pronation: Ulnaverlängerung, der Sulkus des M. extensor carpi ulnaris stellt sich als Linienstruktur dar und ist nach ulnar verlagert.

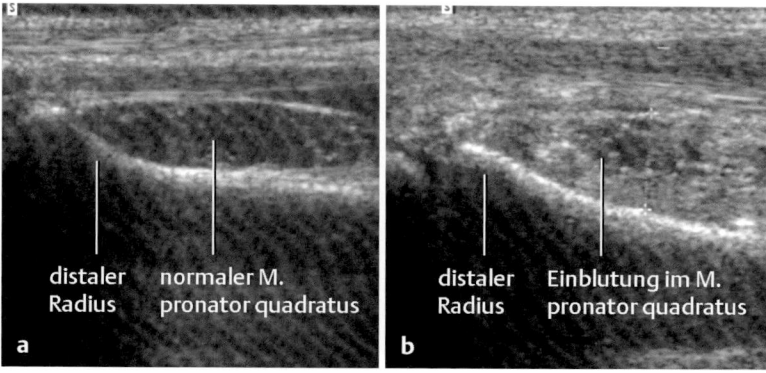

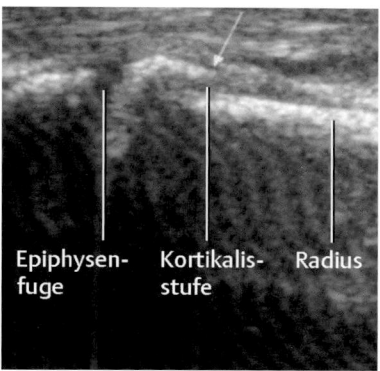

Abb. 1.**218** Normales (**a**) und pathologisches Pronator-quadratus-Zeichen (**b**) in der Sonographie. Die Verdickung und Echogenitätszunahme im M. pronator quadratus ist Ausdruck einer Einblutung.

Abb. 1.**219** Sonographie einer distalen Radiusfraktur beim Kind (Salter-Harris II).

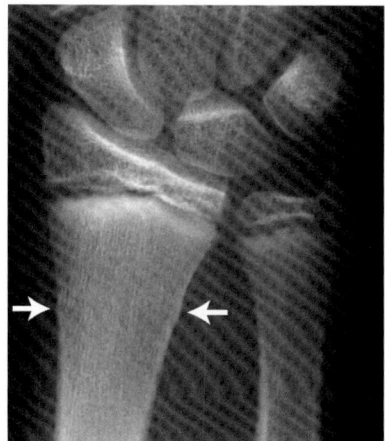

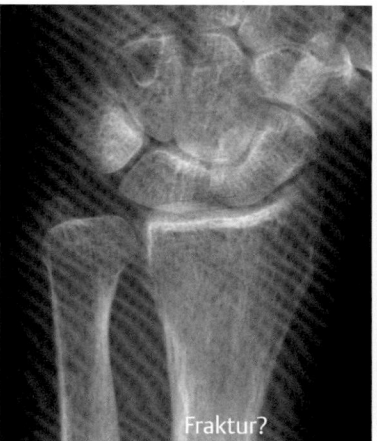

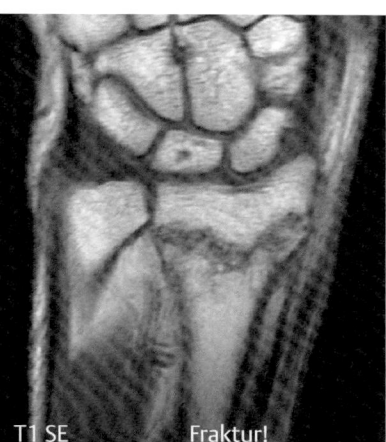

Abb. 1.**220** Wulstfraktur des distalen Radius beim Kind.

Abb. 1.**221** Distale Radiusfraktur.

Luxationen am distalen Unterarm

> Eine Subluxation liegt vor, wenn noch mehr als 50% des radioulnaren Gelenkkontakts besteht, weniger als 50% bedeutet eine Luxation.

Im Wesentlichen treten frakturbegleitende distale radioulnare und radiokarpale Subluxationen oder Luxationen auf. Dazu gehört die palmare Radiusluxation bei der Galeazzi-Fraktur und radiokarpale Luxationen in allen Richtungen in Zusammenhang meist mit Barton-, Reversed-Barton- oder Chauffeur-Frakturen.

Die radiokarpalen Luxationsformen sind Ausdruck schwerer, komplexer ligamentärer Zerreißungen.

Abzugrenzen sind hiervon die isolierten distalen Radius(sub)luxationen **ohne** Fraktur. Hierbei führen Pronations- oder Supinationskräfte am Unterarm oder an der Hand zu Bandläsionen am radioulnaren Ligament und am ulnokarpalen fibrokartilaginären Komplex. Da die Ulna bei der Pro-/Supinationsbewegung der feste Bezugspunkt ist, um die sich der distale Radius wendet, luxiert **der Radius** nach palmar oder dorsal.

RÖ Bei exakter Aufnahmetechnik finden sich im Röntgenbild Hinweise auf radiokarpale und radioulnare Fehlstellungen:
- Basisfraktur des Processus styloideus ulnae
- erweiterter distaler Radioulnargelenkspalt (> 3 mm) in der p.-a. Projektion
- Achsabweichung der distalen Ulna in der exakt seitlichen Projektion
- Längenverkürzung bei Radiusfrakturen um mehr als 5 mm im Vergleich zur Ulna.

CT Die CT zeigt bei radiokarpalen (Sub-)Luxationen überlagerungsfrei die genaue Achsenversetzung bei axialer Schichtung. Im Vergleich zum konventionellen Röntgenbild werden intraartikuläre Fragmente und Begleitverletzungen besser erfasst. Für die Graduierung der distalen Radiusluxation ist die axiale CT im Seitenvergleich und in Pro- und Supination unerlässlich, dies insbesondere bei grenzwertigen Röntgenbefunden. Dabei können auch rein funktionelle Instabilitäten nachgewiesen werden. Im Normalfall umschließen die Tangenten an die dorsale und palmare Radiuskontur auf Höhe der Tuberositas radii die Ulna vollständig (Abb. 1.**222 a, b**).

Normalanatomie und Varianten am Handgelenk

Die **Handwurzel** (mit acht Handwurzelknochen) stellt den Übergang des Unterarms zu den Mittelhandknochen und Fingern dar. An der proximalen Handwurzelknochenreihe (Os scaphoideum, Os lunatum, Os triquetrum und Os pisiforme) setzen keine Muskeln an. Mit der distalen Handwurzelknochenreihe (Os trapezium, Os trapezoideum, Os capitatum und Os hamatum) bildet die proximale Handwurzelknochenreihe über ausgedehnte Bandverbindungen eine funktionelle Einheit.

Das **Handgelenk** besteht funktionell anatomisch aus dem **Radiokarpalgelenk** und dem **Mediokarpalgelenk** (Abb. 1.**224**).

Die überwiegend intrakapsulär gelegenen Ligamente sind palmar stärker und relevanter als dorsal. Funktionell am wichtigsten sind die interossären Ligamente der proximalen Handwurzelknochenreihe: das Lig. scapholunatum und Lig. lunotriquetrum. Intrinsische und extrinsische Bänder (Abb. 1.**223**) grenzen insgesamt vier Gelenkkompartimente ab, die nicht miteinander kommunizieren: das distale Radioulnargelenk, das Radiokarpalgelenk, das mediokarpale Kompartiment und das Karpometakarpalgelenk D I.

Neben verschiedensten Verschmelzungsmöglichkeiten der Handwurzelknochen finden sich häufig auch akzessorische Knochen (Abb. 1.**225**) und Teilungen. Diese sind klinisch inapparent, können allerdings bei traumatischen Fragestellungen zu differenzialdiagnostischen Problemen führen (Abb. 1.**226**). Akzessorische Knochen sind häufig rundlich konfiguriert. Frische traumatische Läsionen weisen dagegen in der Regel unregelmäßige Konturen, inkomplette Randsklerosierungen bzw. Kortikaliskonturen auf. Ältere traumatische Ausrisse sind meist nur aufgrund des opponierenden Knochendefekts differenzierbar.

Bei diagnostischen Unklarheiten ist die CT die Methode der Wahl, vor allem wenn die genaue Lagebeziehung zu den Gelenkräumen erkannt werden muss.

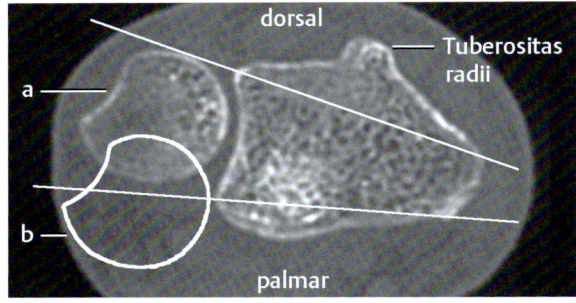

Abb. 1.**222** Artikulation im distalen Radioulnargelenk, axiale CT auf Höhe der Tuberositas radii.
a Normalbefund, die Ulna liegt zwischen den Radiustangenten.
b Luxation des Radius nach dorsal.

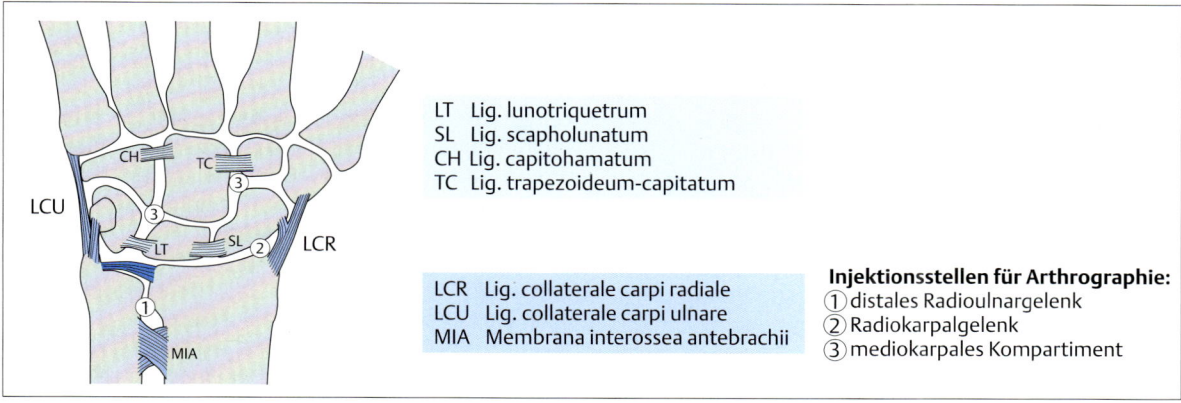

LT Lig. lunotriquetrum
SL Lig. scapholunatum
CH Lig. capitohamatum
TC Lig. trapezoideum-capitatum

LCR Lig. collaterale carpi radiale
LCU Lig. collaterale carpi ulnare
MIA Membrana interossea antebrachii

Injektionsstellen für Arthrographie:
① distales Radioulnargelenk
② Radiokarpalgelenk
③ mediokarpales Kompartiment

Abb. 1.**223** Die wichtigsten interossären (intrinsischen) Ligamente und Kompartimentbezeichungen medio- und radiokarpal.

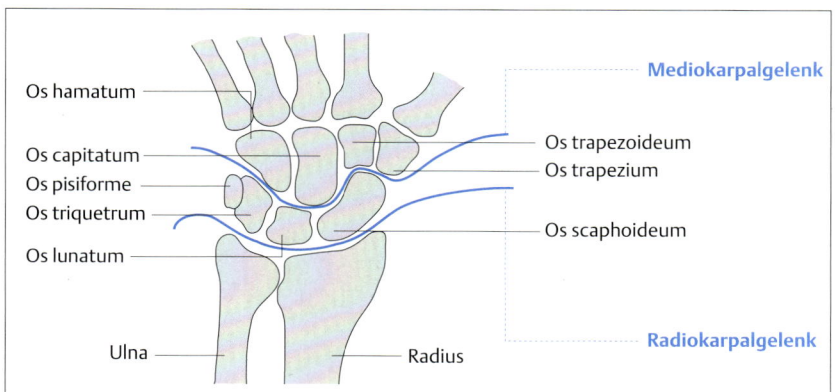

Os hamatum
Os capitatum
Os pisiforme
Os triquetrum
Os lunatum
Ulna

Mediokarpalgelenk
Os trapezoideum
Os trapezium
Os scaphoideum
Radiokarpalgelenk
Radius

Abb. 1.**224** Anatomie der Handwurzel mit ihren Kompartimenten.

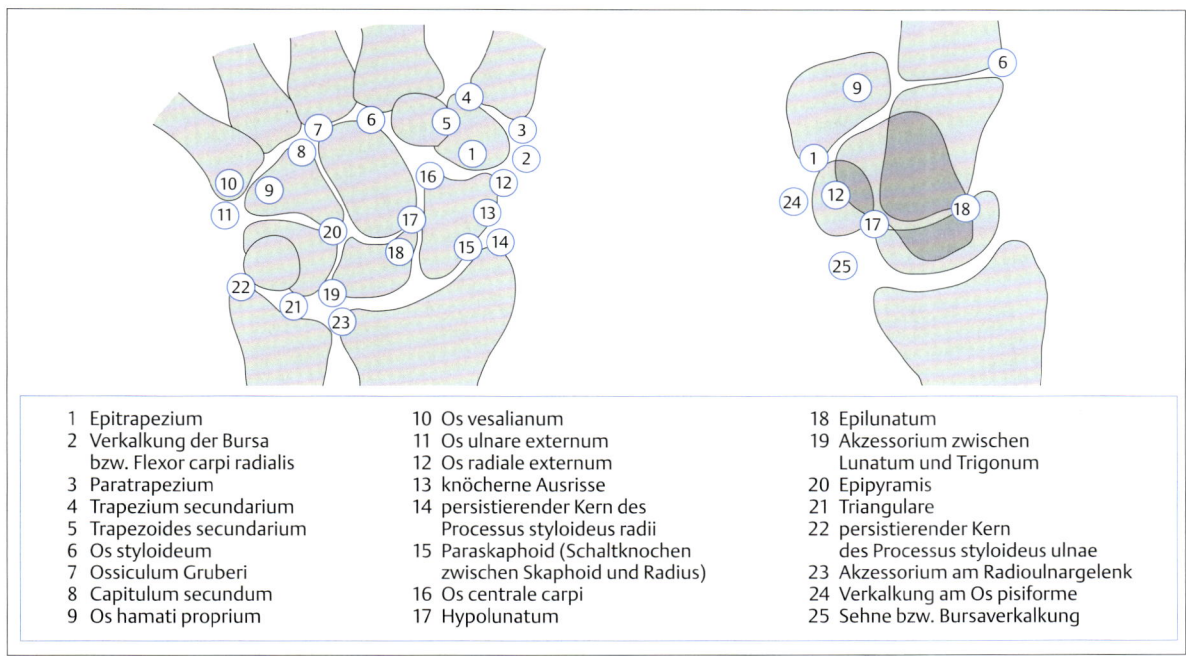

1 Epitrapezium
2 Verkalkung der Bursa bzw. Flexor carpi radialis
3 Paratrapezium
4 Trapezium secundarium
5 Trapezoides secundarium
6 Os styloideum
7 Ossiculum Gruberi
8 Capitulum secundum
9 Os hamati proprium
10 Os vesalianum
11 Os ulnare externum
12 Os radiale externum
13 knöcherne Ausrisse
14 persistierender Kern des Processus styloideus radii
15 Paraskaphoid (Schaltknochen zwischen Skaphoid und Radius)
16 Os centrale carpi
17 Hypolunatum
18 Epilunatum
19 Akzessorium zwischen Lunatum und Trigonum
20 Epipyramis
21 Triangulare
22 persistierender Kern des Processus styloideus ulnae
23 Akzessorium am Radioulnargelenk
24 Verkalkung am Os pisiforme
25 Sehne bzw. Bursaverkalkung

Abb. 1.**225** Bei der Frakturdiagnostik zu beachtende akzessorische Knochen am Handgelenk (vgl. Abb. 1.**226**!).

Frakturen der Handwurzelknochen

Ca. 70% der Frakturen an Handwurzelknochen betreffen das Skaphoid, ⅔ der Frakturverläufe liegen im mittleren Abschnitt. Am häufigsten handelt es sich um Querfrakturen. Aufgrund der von distal nach proximal abnehmenden arteriellen Gefäßversorgung sind vor allem die proximalen Frakturtypen zur Ausbildung einer Pseudarthrose oder Osteonekrose prädestiniert.

Alle kompletten Frakturen und Dehiszenzen > 1 mm gelten als instabil, mit bis zu 50% Pseudarthrosenbildung bei konservativer Behandlung. Nicht selten gehen Begleitverletzungen am Processus styloideus radii, Os lunatum, Os capitatum sowie ligamentäre Läsionen mit skapholunaren Dissoziationen oder perilunarer Luxation einher (s. dort). Eine Sonderform ist die transskaphoidale perilunare Luxationsfraktur nach de Quervain (Abb. 1.**228**).

Isolierte Frakturen der übrigen Handwurzelknochen sind seltener (< 1–15%). Am häufigsten sind noch Avulsionsfrakturen durch ligamentäre Ausrisse am Os triquetrum zu beobachten. Aufgrund der differenzierteren diagnostischen Möglichkeiten (insbesondere CT) werden zunehmend kombinierte Handwurzelknochenfrakturen festgestellt.

RÖ *Hinweis zur Technik:* Neben der Standarduntersuchung des Handgelenks in zwei Ebenen müssen oft klinisch orientierte Spezialeinstellungen angefertigt werden. Die sog. Skaphoidserie kann eine initial nicht sichtbare Fraktur aufzeigen. Sie ist immer bei klinischem Verdacht auf eine Skaphoidfraktur durchzuführen. Alternativ zur Skaphoidserie kann

auch nur die Zielaufnahme nach Stecher durchgeführt werden: Durch Faustschluss und Ulnaduktion wird hier eine optimale Längsprojektion des Os scaphoideum erreicht (Abb. 1.**229**).

Leider wird eine klinische Untersuchung oft durch die Röntgenuntersuchung ersetzt und eine „Röntgenuntersuchung des Handgelenks" angefordert. Ein gutes klinisches Zeichen für die Skaphoidfraktur ist der Druck *dorsal* (weniger gut palmar) auf den radialen Anteil des Handgelenks. Die sog. Tabatière (sniff box) liegt relativ weit radial, so dass ein Druckschmerz hier auch die Bennett-Fraktur und Frakturen des Processus styloideus radii anzeigen kann.

Beachtet werden müssen neben der Frakturlokalisation die Dislokation und Fragmentanzahl sowie Zeichen einer ligamentären Instabilität. Hilfslinien in der Übersichtsaufnahme zeigen Störungen der regulären Gelenkstellungen als Zeichen ausgedehnterer ligamentärer Begleitverletzungen (Abb 1.**230**).

! Da Frakturen der Handwurzelknochen trotz Spezialeinstellungen häufig nicht erkannt werden, ist bei primär negativem Röntgenbefund, aber klinischem Verdacht auf eine Fraktur eine weitere bildgebende Abklärung **zwingend**! Dies gilt insbesondere für die Skaphoidfraktur.

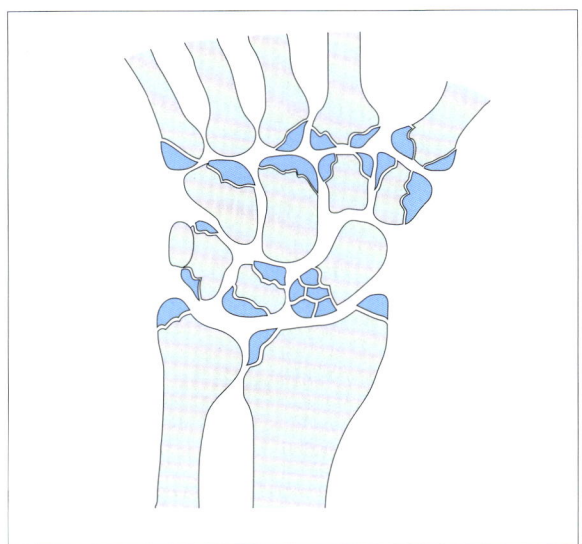

Abb. 1.**226** Häufige Frakturen an Handwurzelknochen als Differenzialdiagnose zu akzessorischen Skelettelementen (nach Brossmann et al.).

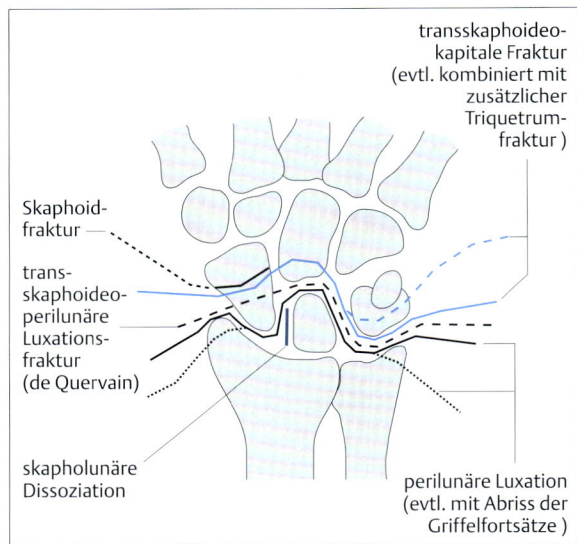

Abb. 1.**227** Frakturen, Luxationen und Luxationsfrakturen der Handwurzel.

transskaphoideo-kapitale Fraktur (evtl. kombiniert mit zusätzlicher Triquetrumfraktur)

Skaphoidfraktur

trans-skaphoideo-perilunäre Luxationsfraktur (de Quervain)

skapholunäre Dissoziation

perilunäre Luxation (evtl. mit Abriss der Griffelfortsätze)

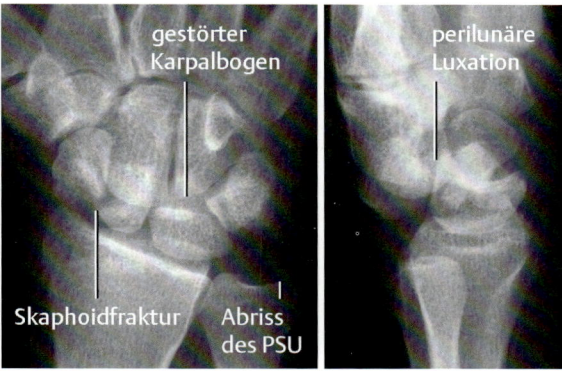

Abb. 1.**228**   Quervain-Luxationsfraktur.

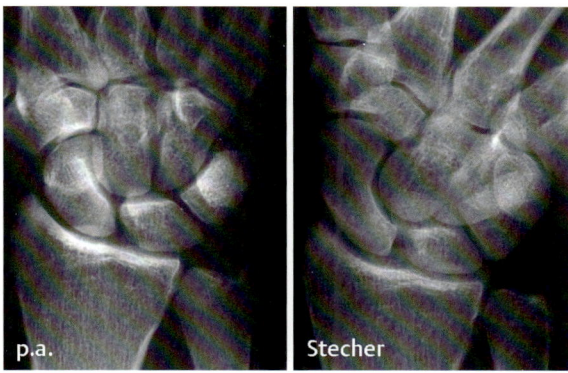

Abb. 1.**229**   Vergleich der p.-a. Aufnahme mit der Skaphoidzielaufnahme nach Stecher. Normalbefund.

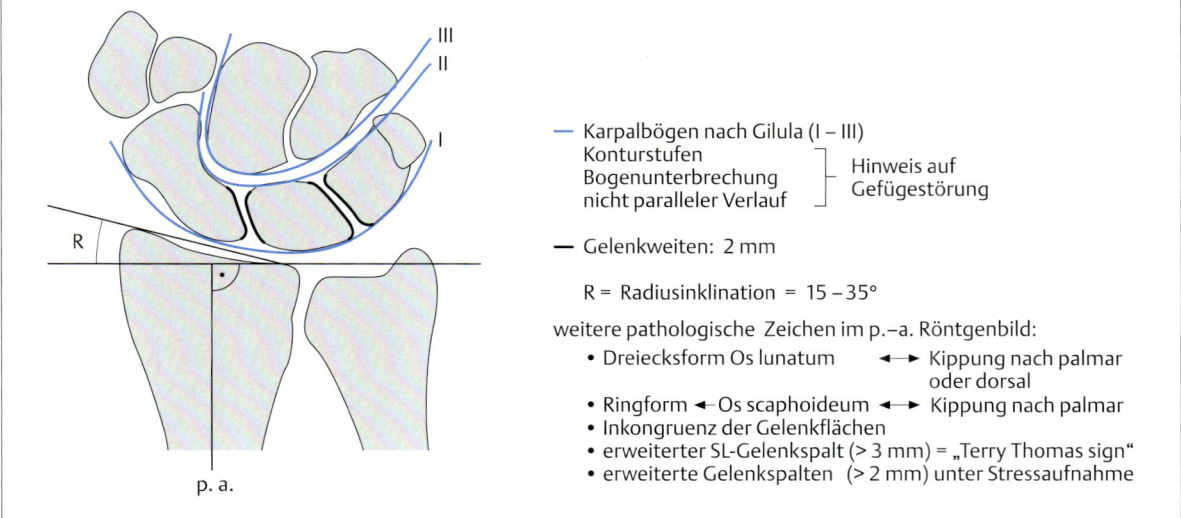

— Karpalbögen nach Gilula (I – III)
Konturstufen
Bogenunterbrechung   } Hinweis auf Gefügestörung
nicht paralleler Verlauf

— Gelenkweiten: 2 mm

R = Radiusinklination = 15 – 35°

weitere pathologische Zeichen im p.–a. Röntgenbild:
- Dreiecksform Os lunatum   ←→ Kippung nach palmar oder dorsal
- Ringform ◄─Os scaphoideum ←→ Kippung nach palmar
- Inkongruenz der Gelenkflächen
- erweiterter SL-Gelenkspalt (> 3 mm) = „Terry Thomas sign"
- erweiterte Gelenkspalten (> 2 mm) unter Stressaufnahme

Abb. 1.**230**   Die wichtigsten Hilfslinien zur Beurteilung des p.-a. Röntgenbildes des Handgelenks.

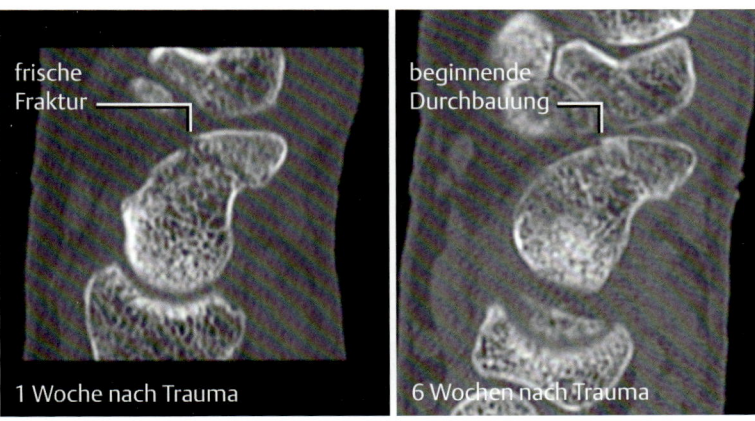

Abb. 1.**231**   Skaphoidfraktur im Verlauf.

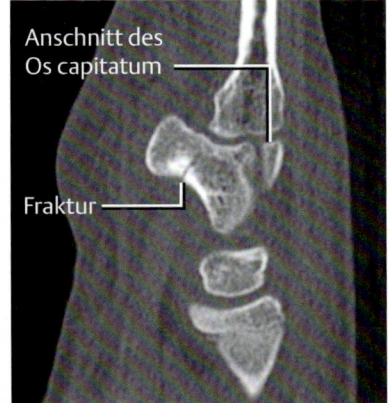

Abb. 1.**232**   Fraktur des Hamulus ossis hamati in der sagittalen Rekonstruktion aus einem axialen CT-Datensatz.

Zur Abklärung einer fraglichen Skaphoidfraktur haben sich inzwischen 2 Verfahren etabliert:

- CT: exzellente Methode bei Schichtdicken < 1 mm und sekundären Rekonstruktionsmöglichkeiten
- MRT: sehr sensitiv; die Differenzierung einer Fraktur zum traumatischen Ödem durch Mikrofrakturen ist aber nicht immer leicht.

CT Die hoch auflösende Dünnschicht-CT (1 mm Schichtdicke) und Multislice-CT erlaubt den Nachweis röntgenologisch okkulter Handwurzelknochenfrakturen, nicht nur des Skaphoids. Der wesentliche Vorteil der CT liegt in der exakten Zuordnungsmöglichkeit dislozierter Fragmente, in der Abgrenzung auch kleinster intraartikulärer Fragmente und in der Beurteilung begleitender (Sub-)Luxationsfehlstellungen.

Die CT ist heute die Methode der Wahl, um die oft komplexen Verletzungen der Handwurzel*knochen* zu erkennen. Sie wird von vielen bei röntgenologisch okkulten Frakturen des Skaphoids der MRT vorgezogen, da sie auch eine hervorragende Beurteilbarkeit des Heilungsverlaufs (speziell von Skaphoidfrakturen) erlaubt (Abb. 1.231). Dies führt nicht selten zu einer Reduktion der Immobilisationsphase des Patienten.

Hinweis zur Technik: Bei alleiniger Abklärung des Skaphoids werden schräg-sagittale Schichten parallel zur Kahnbeinlängsachse empfohlen, zur Abklärung der gesamten Handwurzel axiale Schichten mit koronaren und sagittalen Rekonstruktionen.

MRT Schon in der Akutphase nach dem Trauma ermöglicht die MRT eine sichere Diagnose. Der Frakturspalt ist manchmal jedoch im Knochenmarködem schwierig zu sehen. Das Ödem allein ist nicht mit einer (therapiewürdigen) Fraktur gleichzusetzen und repräsentiert nur spongiöse Mikrofrakturen. Es ist signalreich in der STIR und in der T2 (T)SE mit Fettunterdrückung. Des Weiteren können ligamentäre Begleitverletzungen mit dargestellt werden.

Komplikationen bei Skaphoidfrakturen

- Reflexdystrophie (vgl. Kapitel 1.4).
- Pseudarthrose: Diese Diagnose kann 3–6 Monate nach Fraktur (am besten mittels CT) objektiviert werden. Gefährdet sind insbesondere instabile Frakturen (Abb. 1.**235**).
- Avaskuläre Nekrose: Sie kommt in ca. 30% der Fälle mit Frakturen im proximalen Skaphoidpol vor. Die Folge ist eine röntgenologisch sichtbare Knochendichtezunahme. Unter intravenöser Kontrastmittelgabe ist in dieser Region keine Perfusion in der MRT mehr sichtbar. Im T1 SE ist die Region signalarm (Abb. 1.**236**). Spätfolgen sind der karpale Kollaps mit periskaphoidaler Arthrose (SNAC wrist).
- Sekundäre Arthrose in den Radiokarpal- und Mediokarpalgelenken.

Von frisch traumatisch verursachten Ödemzonen an Handwurzelknochen zu differenzieren sind das **ulnolunare Impaktionssyndrom** und das Ulna-Impingementsyndrom. Bei Ersterem kommt es aufgrund einer chronischen Druckbelastung durch eine Ulnaverlängerung (Plusvariante, auch nach distalen Unterarmfrakturen) zu der reaktiven Ödemzone am ulnoproximalen Rand des Os lunatum, später auch zu Sklerosierung (Abb. 1.**237**).

Bei Letzterem führt eine relative Ulnaverkürzung (Minusvariante) zum druckbedingten Ödem proximal des distalen Radioulnargelenks und auch hier im Verlauf zu Sklerosierungen und Deformierungen.

Literatur

Brossmann J, Czerny C, Freyschmidt J: Freyschmidt's „Köhler/Zimmer" – Grenzen des Normalen und Anfänge des Pathologischen. 14. Aufl. Stuttgart: Thieme; 2001.

McRae R, Esser M. Practical Fracture Treatment, 4th ed. Churchill Livingstone; 2002.

Schmitt R, Lanz U. Bildgebende Diagnostik der Hand, 2. Aufl. Stuttgart: Thieme 2004.

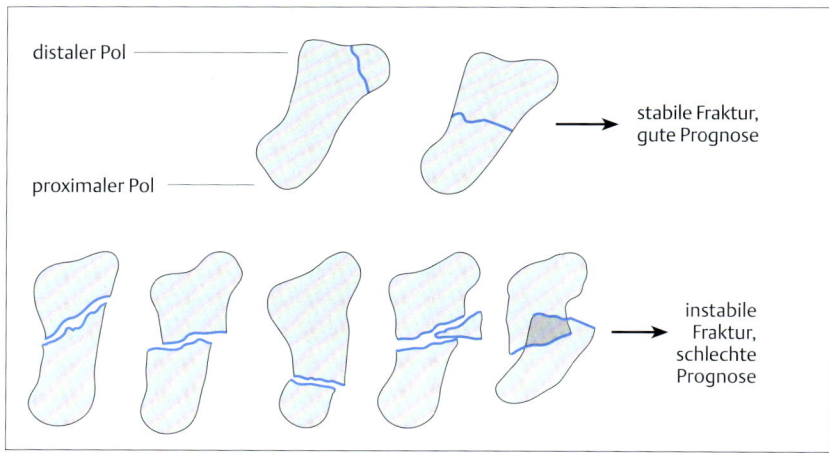

Abb. 1.**233** Prognostische Faktoren hinsichtlich des Risikos einer Skaphoid-Pseudarthrosenbildung.

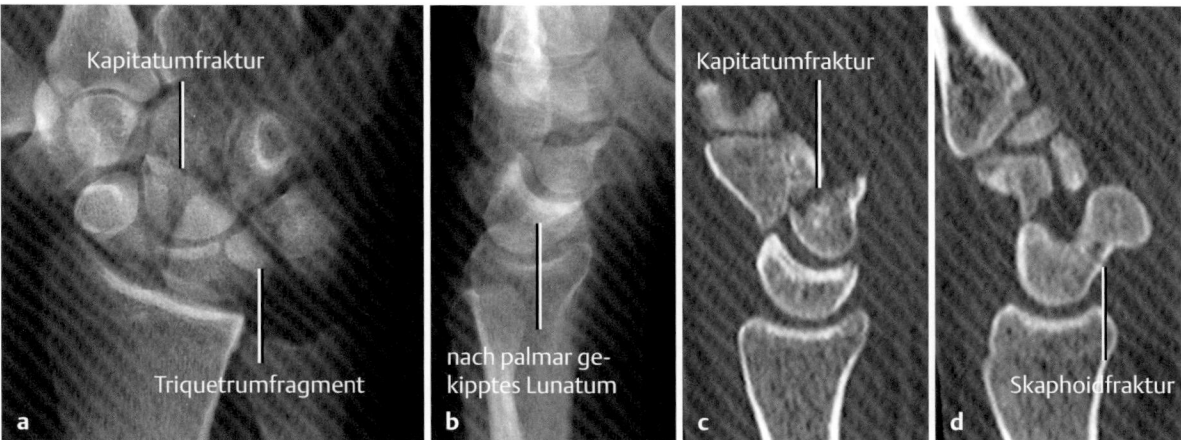

Abb. 1.**234** Transkapitale, transskaphoidale Fraktur, zusätzlich kleiner Triquetrumausriss. Durch die Fraktur des Kapitatums ist das Lunatum nach palmar verkippt. Die CT (sagittale Rekonstruktionen) demonstriert die Fragmentstellung (**c**) und deckt die röntgenologisch okkulte Skaphoidfraktur auf (**d**).

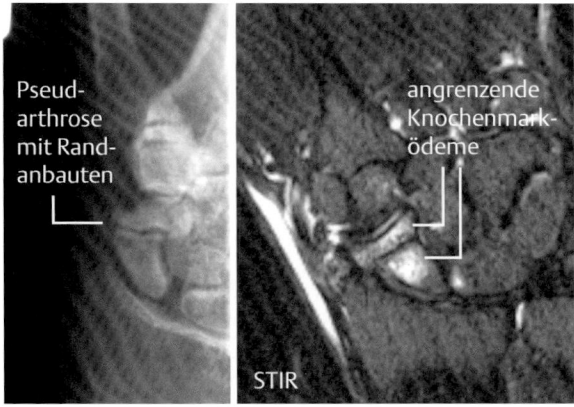

Abb. 1.**235** Skaphoid-Pseudarthrose nach Querfraktur.

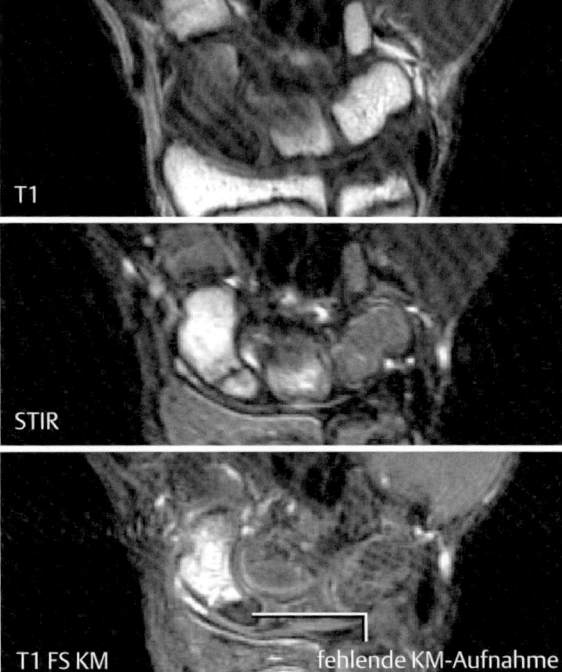

Rechts:
Abb. 1.**236** Nekrose des proximalen Skaphoidpols nach Trauma vor 1 Jahr bei 14-jährigem Jungen. Erst die Kontrastmittelgabe beweist die Nekrose!

Abb. 1.**237** MRT eines ulnolunaren Impaktionssyndroms.

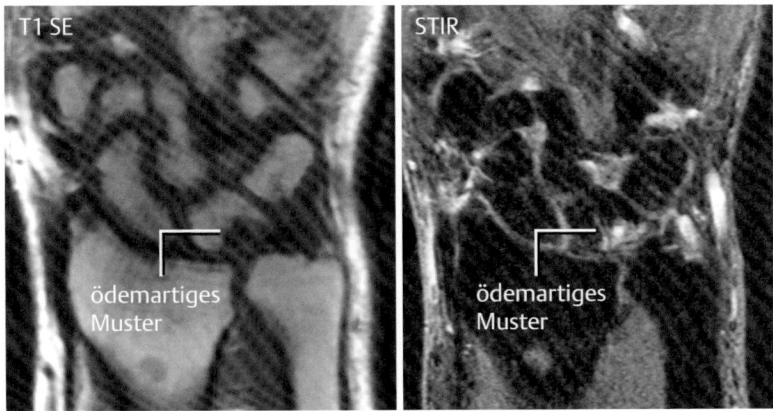

Verletzungen des ulnokarpalen Komplex

Synonyme: trianguläre fibrokartilaginärer Komplex (TFCC), ulnarer Faserkomplex.

> Der TFCC ist ein kombinierter Band- und Diskuskomplex und dient der Verbindung zwischen distaler Ulna, distalem Radioulnargelenk und proximaler Handwurzelreihe. Bei TFCC-Läsionen stehen ulnarseitige Handgelenkbeschwerden im Vordergrund. Eine genaue begriffliche Trennung des TFCC von TFC und Meniscus homologue ist einzuhalten (Abb. 1.**238**).

Degenerative Läsionen im Discus ulnocarpalis (Überlastungsschäden/Ulnaplusvariante), die ab dem 30. Lebensjahr auftreten können, liegen häufig zentral. Traumatische Läsionen, insbesondere im Rahmen von distalen Radiusfrakturen mit Beteiligung des Processus styloideus ulnae, befinden sich sowohl im Bereich der radialen als auch der ulnaren Anheftung und verlaufen meist vertikal. Die Einteilung der TFCC-Läsionen erfolgt bevorzugt nach Palmer (s. Literatur).

Unterschieden werden avaskuläre Zonen (radiale und zentrale Diskusabschnitte) von vaskularisierten Abschnitten (Diskusperipherie, Meniskus, Ligamente).

RÖ Die Röntgenaufnahme dient dem Ausschluss ossärer Läsionen und dem Nachweis von Anomalien (Ulna-plus-Variante).

In der **Arthrographie** (Kontrastmittelinjektion am besten in das radiokarpale *und* radioulnare Gelenkkompartiment) kommen inkomplette (nichtkommunizierende Defekte) und komplette Rupturen (kommunizierende Defekte) am TFCC und begleitender Ligamente des Handgelenks zu Darstellung. Eine sichere Differenzierung zwischen einer traumatischen oder degenerativen Verletzung ist jedoch nicht möglich und begleitende Weichteilverletzungen sind nicht darstellbar. Ein Vorteil ist die dynamische Beobachtung des Kontrastmittelverlaufs bei Durchleuchtung und bei Stressaufnahmen sowie die hohe Auflösung bei kleineren Randdefekten. Die Arthrographie sollte immer als Kombinationsverfahren mit MRT oder CT eingesetzt werden.

! Zur Abklärung traumabedingter TFCC-Läsionen (Begutachtung!) ist oft die vergleichende Arthrographie beider Handgelenke notwendig.

MRT Bei geeigneter Sequenz- und Schichtdickenwahl können TFCC-Läsionen in der MRT häufig erkannt werden. Die Defekte imponieren meist als hyperintense Läsionen im Discus ulnocarpalis. Eine zuverlässige morphologische Differenzierung zwischen degenerativen oder traumatischen Veränderungen ist auch in der MRT nicht möglich.

Die direkte MR-Arthrographie ist der nativen MRT in der Abklärung der häufigen Läsionen in den avaskulären Diskussegmenten, egal ob traumatischer oder degenerativer Genese, deutlich überlegen (Abb. 1.**239 a–c**). Der Vorteil der MR-Arthrographie im Vergleich zur konventionellen Arthrographie liegt in der gleichzeitigen Darstellung der Weichteile, des Knorpels, der Spongiosa (okkulte Fraktur?) und der Ligamente. Läsionen der vaskularisierten TFCC-Peripherie werden am sichersten nach intravenöser Kontrastmittelgabe durch die MRT erfasst, wobei es am Ort der fibrovaskulären Reparation zu einer umschriebenen Kontrastmittelaufnahme kommt.

CT Die direkte CT-Arthrographie etabliert sich zunehmend als Methode zur posttraumatischen Abklärung chronischer Handgelenkbeschwerden. Neben der höheren Ortsauflösung im Vergleich zur MRT, mit Darstellung auch feiner Einrisse am TFCC, sind arthrotische Veränderung und Sklerosierungszonen an der Handwurzel sensitiver darzustellen (Abb. 1.**240 a, b** u. 1.**241**).

Literatur

Klein H – M, Vrsalovic V, Balas R, Neugebauer F. Bildgebende Diagnostik des Handgelenks: Arthrographie/Arthro-CT. RöFo 2002; 174: 177–83.

Oneson S, Scales LM, Timins ME. MR-imaging interpretation of the Palmer classification of TFC lesions. Radiographics 1996; 16: 97 – 106.

Palmer AK. Triangular fibrocartilage lesions: A classification. J Hand Surg 1989; 14 A: 594 – 606.

Schmitt R et al. Direkte MR-Arthrographie des Handgelenks im Vergleich zur Arthroskopie. Eine prospektive Studie an 125 Patienten. RöFo 2003; 175: 911–9.

Schmitt R, Lanz U. Bildgebende Diagnostik der Hand, 2. Aufl. Stuttgart: Thieme; 2004.

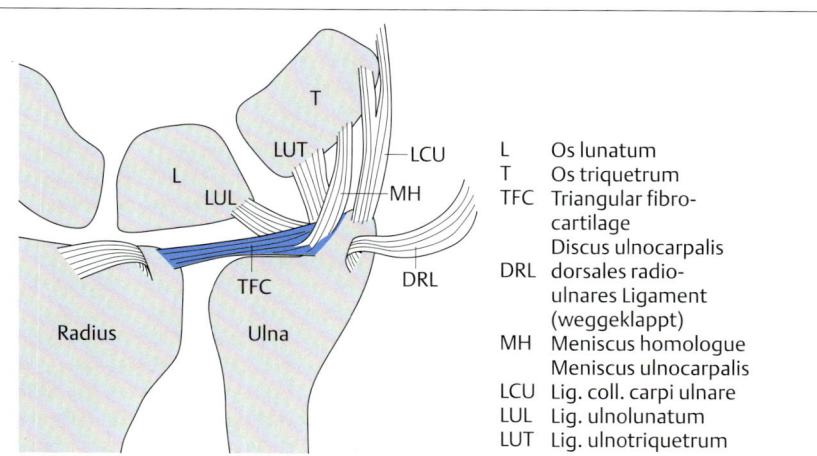

Abb. 1.**238** Anatomisches Schema des ulnokarpalen Komplexes, von dorsal gesehen.

L   Os lunatum
T   Os triquetrum
TFC Triangular fibro-
     cartilage
     Discus ulnocarpalis
DRL dorsales radio-
     ulnares Ligament
     (weggeklappt)
MH Meniscus homologue
     Meniscus ulnocarpalis
LCU Lig. coll. carpi ulnare
LUL Lig. ulnolunatum
LUT Lig. ulnotriquetrum

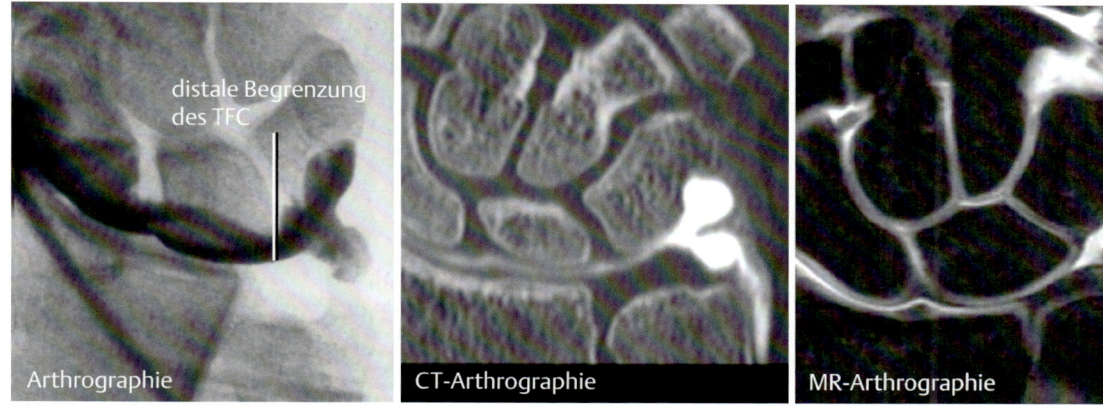

Abb. 1.**239** Normale distale Begrenzung des triangulären fibrokartilaginären Komplexes (TFCC) in der Arthrographie (**a**, radiokarpale Injektion). Unauffällige Darstellung in CT (**b**) und MR-Arthrographie (**c**, GE-Sequenz).

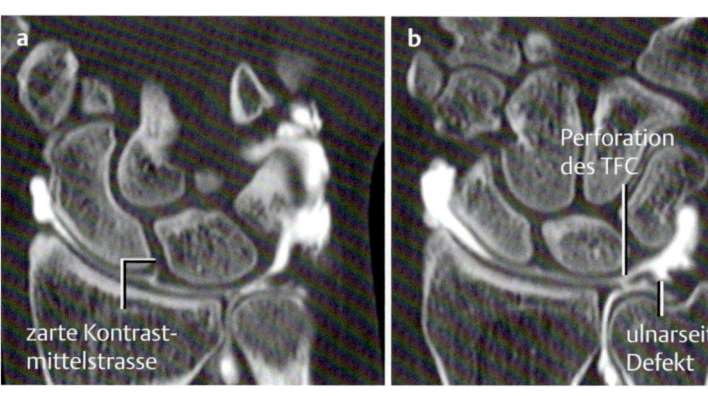

Abb. 1.**240** CT-Arthrographie. Aufgrund eines SL-Banddefekts Kontrastmittelübertritt ins Mediokarpalgelenk (**a**). Am TFC sowohl Perforation in Nachbarschaft zur radialen Anheftung als auch ulnarseitiger Einriss (**b**).

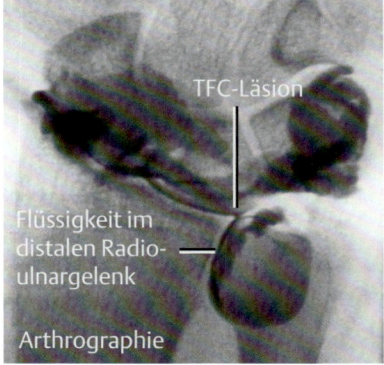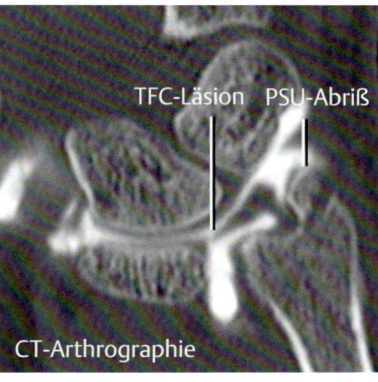

Abb. 1.**241** TFC-Läsion in Nachbarschaft zur radialen Anheftung mit Kontrastmittelübertritt in das distale Radioulnargelenk.

Karpale Gefügestörungen

> Unter diesem Begriff werden Störungen des Alignments der Handwurzelknochen zusammengefasst. Es handelt sich vorwiegend um Traumafolgen (überwiegend Hyperextensionstraumen), allerdings können auch degenerative, anlagebedingte oder entzündliche Ursachen zugrunde liegen.

Zur Normalanatomie siehe Abb 1.**223** u. 1.**230**.

Entsprechend dem klinischen Ausprägungsgrad werden *statische* Gefügestörungen (im Ruhezustand bestehend) von *dynamischen* Störungen (nur unter Bewegung auslösbar) unterschieden. Ein Versuch, die meist komplexen Verletzungsmuster zu klassifizieren, orientiert sich an der **proximalen** Handwurzelknochenreihe. Differenziert wird hierbei zwischen:

- **CID** = carpal instability dissociative: karpale Gefügestörungen *mit* Dissoziation innerhalb der proximalen Reihe bei Läsion am SL- und/oder LT-Band. Am häufigsten ist die skapholunare Dissoziation mit gegenläufiger Drehung von Skaphoid und Lunatum (mit oder ohne SL-Diastase) (Abb 1.**243**).
- **CIND** = carpal instability non-dissociative: karpale Gefügestörungen *ohne* Dissoziation innerhalb der proximalen Reihe, jedoch mit gegenläufiger Bewegung der beiden Handwurzelreihen zueinander. Am häufigsten sind radiokarpale Gefügestörungen (in DISI- oder PISI-Fehlstellungen) nach distalen Radiusfrakturen (Abb 1.**242**).
- **CIC** = carpal instability complex: komplexe, akute Instabilitätsmuster bei isolierten und kombinierten Luxationen und Luxationsfrakturen. Zwei Formen sind zu unterscheiden:
  - Perilunare Luxation und deren Varianten: Die distale und Teile der proximalen Handwurzelknochenreihe luxieren (meist nach dorsal). Das Lunatum bleibt allein oder gemeinsam mit dem Skaphoid (oder Teilen davon) in korrekter Position stehen.
  - Lunatumluxation und deren Varianten: Die Handwurzelreihen stehen normal zu Radius, Ulna und Metakarpus, aber Lunatum, Skaphoid oder Teile derselben luxieren (Abb. 1.**244**).

> Zunehmend differenzierte operative ligamentäre Rekonstruktionen erfordern die Früherkennung von Bandverletzungen und Instabilitäten.

> **RÖ**   Die Konfiguration der Handwurzelknochen sowie Achsenstellung und Kongruenz zueinander sind in den Standardröntgenaufnahmen anhand von Winkelbestimmungen und radiokarpalen Hilfslinien zu bestimmen (Abb. 1.**230** u. 1.**245**).

> Die exakte Neutralstellung in der Röntgenaufnahme p.-a. und seitlich ist unerlässlich. Bei einer fehlerhaften Einstellung ergibt sich vor allem eine funktionelle Kippung des Os lunatum.

Im seitlichen Röntgenbild ist das Os lunatum als zwischengeschaltetes (intercalated) Segment der wesentliche Bezugspunkt. Zur Definition der Instabilitätsrichtung in der *proximalen* Reihe wird der radiolunare Winkel bestimmt (Abb. 1.**242**):

- Eine Dorsalkippung über 15° entspricht einer **DISI**-Konfiguration (dorsiflex intercalated segment instability).
- Eine Palmarkippung über 15° entspricht einer **PISI**-Konfiguration (palmarflex intercalated segment instability).

Zur weiteren Diagnostik gehören p.-a. Aufnahmen in maximaler Radial- und Ulnaduktion sowie seitliche Stressaufnahmen in Flexion und Extension zur Darstellung dynamischer Instabilitäten.

Die **Kinematographie** ist als Zusatzuntersuchung bei klinischer Symptomatik, die den Verdacht auf eine dynamische Instabilität nahelegt, indiziert. Diese äußert sich auch mit Bewegungsgeräuschen und ist unter Durchleuchtung (Videodokumentation), insbesondere bei statisch unklaren Befunden, besser zuzuordnen.

Arthrographie. Mit ihrer Hilfe ist aufgrund des transligamentären Kontrastmittelübertritts uni- oder bidirektional der Nachweis einer Bandläsion indirekt zu erbringen. Problematisch ist allerdings nach wie vor die klinische Wertigkeit, da aufgrund bereits frühzeitig einsetzender ligamentärer Degenerationen Veränderungen auch bei asymptomatischen Patienten ab etwa 30 Jahren Kontrastmittelübertritte nachzuweisen sind. Derzeitiger Goldstandard ist die Kombination aus einer Drei-Kompartiment-Arthrographie (im Mediokarpal-, Radiokarpal- und distalen Radioulnargelenk) und einer nachfolgenden Schnittbilddiagnostik (CT- oder MR-Arthrographie), die immer im Anschluss an die konventionelle Arthrographie empfohlen wird.

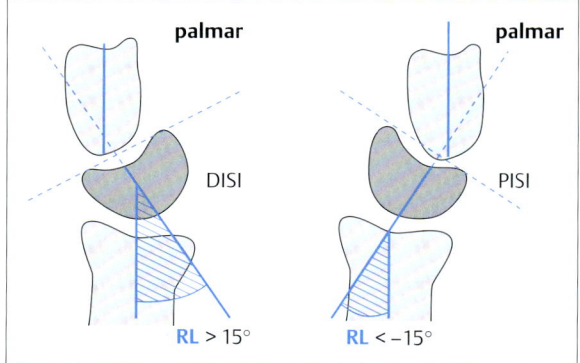

Abb. 1.**242**   Bestimmung von Instabilitätsrichtung und -winkel im seitlichen Röntgenbild.

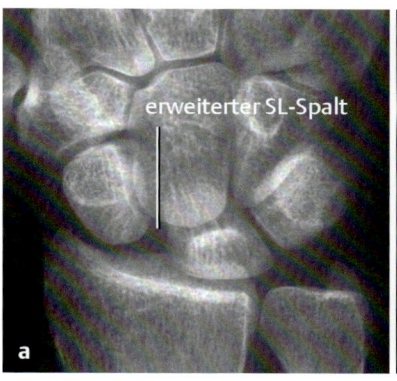

erweiterter SL-Spalt

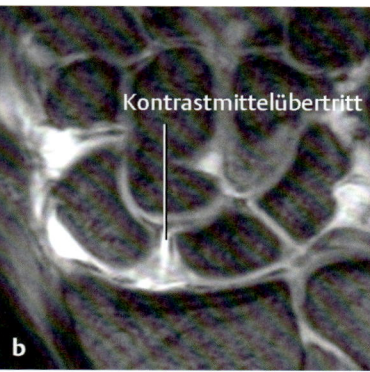

Kontrastmittelübertritt

a b

Abb. 1.**243** Skapholunare Dissoziation. Die Übersicht (**a**) zeigt das „Terry Thomas sign", eine Verbreiterung des SL-Spaltes über 3 mm. In der Arthro-MRT (**b**, GE-Sequenz) sind nach radiokarpaler Injektion der pathologische Kontrastmittelübertritt in den Skapholunar-Gelenkspalt und die Bandreste erkennbar.

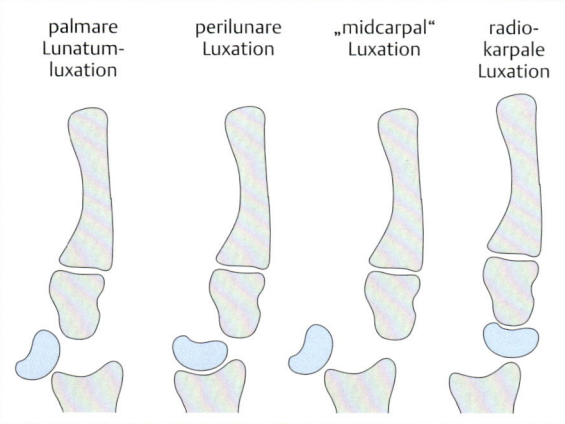

palmare Lunatumluxation perilunare Luxation „midcarpal" Luxation radiokarpale Luxation

Abb. 1.**244** Erscheinungsbild verschiedener Luxationsformen im seitlichen Röntgenbild.

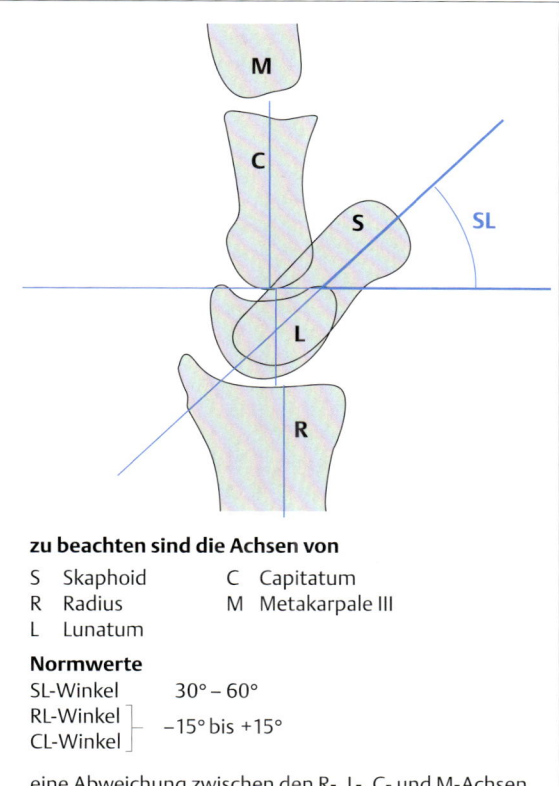

zu beachten sind die Achsen von

S Skaphoid	C Capitatum
R Radius	M Metakarpale III
L Lunatum	

Normwerte

SL-Winkel	30° – 60°
RL-Winkel	−15° bis +15°
CL-Winkel	

eine Abweichung zwischen den R-, L-, C- und M-Achsen über 15° ist pathologisch

Rechts:
Abb. 1.**245** Die wichtigsten Hilfslinien im seitlichen Röntgenbild des Handgelenks.

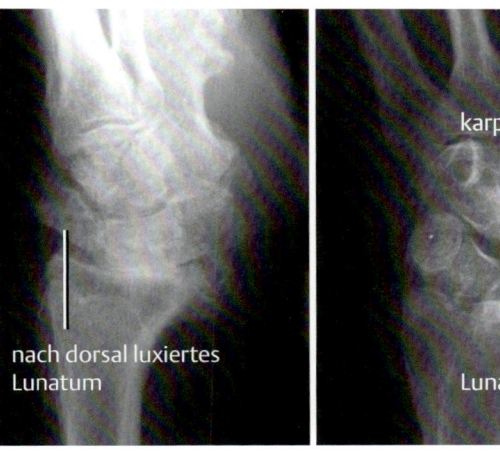

nach dorsal luxiertes Lunatum

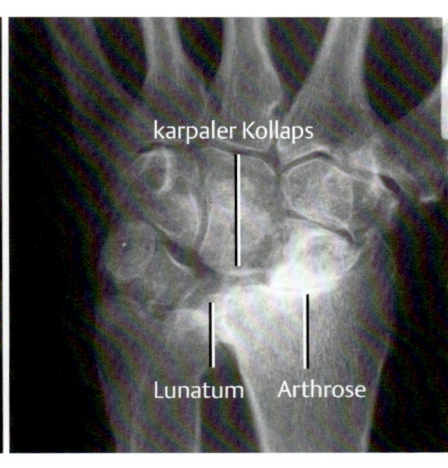

karpaler Kollaps

Lunatum Arthrose

Abb. 1.**246** Karpaler Kollaps als Folgezustand nach dorsaler Lunatumluxation mit Einsinken des Kapitatum und erheblicher radiokarpaler Arthrose.

MRT   In der nativen MRT sind die Ligamente nicht regelhaft direkt darstellbar. Die beste Darstellbarkeit erreichen das Lig. lunotriquetrum (LT) und Lig. scapholunatum (SL). SL- und LT-Rupturen sind allerdings nur in 50 – 70 % der Fälle zu sehen. Die fehlende Darstellung einzelner Ligamente ist daher nicht als Beweis einer Läsion anzusehen. Insbesondere die Differenzierung traumatischer und degenerativer Schäden ist rein bildmorphologisch schwer möglich.

Durch direkte (intraartikuläre Kontrastmittelgabe) oder indirekte (intravenöse Kontrastmittelgabe) MR-Arthrographietechniken sind höhere Detektionsraten der Ligamente (über 90 %) zu erreichen als in der Nativ-MRT (Abb. 1.**243 a, b**). Im Rahmen der indirekten MR-Arthrographie sind bei frischen Ligamentrupturen erhöhte Kontrastmittelanreicherungen festzustellen. Die direkte MR-Arthrographie zeigt neben pathologischen Kontrastmittelverbindungen zwischen den Kompartimenten auch die Bandsegmente im Detail, wodurch die Unterscheidung zwischen den unbedeutenden zentralen Perforationen und den Rupturen der stabilisierenden dorsalen und palmaren Bandanteilen erst möglich wird.

CT   Wie bei der Darstellung des TFCC hat auch hier die direkte CT-Arthrographie aufgrund der höheren Ortsauflösung im Vergleich zur MRT Vorteile bei der Frage nach ligamentären Läsionen. Begleitverletzungen (wie knöcherne Ausrisse) und das Ausmaß arthrotischer Veränderungen sind gut detektierbar. Auch bei unklaren Luxationsmustern oder Begleitfrakturen führt die native CT bei klinisch/radiologisch unklaren Befunden diagnostisch weiter.

Literatur

Theumann NH et al. Extrinsic carpal ligaments: Normal MR arthrographic appearance in cadavers. Radiology 2003; 226: 171–9.

Karpometakarpale Verletzungen

In der Regel handelt es sich um karpometakarpale, intraartikuläre Luxationsfrakturen oder Luxationen, überwiegend am Kleinfinger. Meist liegt keine isolierte Verletzung vor, sondern Kombinationsverletzungen. Im Vordergrund stehen dorsale Luxationen.

Eine Sonderform bilden Frakturen am Sattelgelenk des Metakarpale I (Abb. 1.**250**):
- intraartikuläre Luxationsfraktur der Metakarpale-I-Basis als Typ **Bennett** mit schräg verlaufender Einfragmentfraktur und Typ **Rolando** als Y-förmige oder Trümmerfraktur mit Achsverkürzung
- extraartikuläre Metakarpale-I-Fraktur Typ **Winterstein.**

RÖ   Im Röntgenbild können aufgrund der projektionsbedingten Überlagerungen am karpometakarpalen Handwurzelknochen-Übergang die Verletzungsmuster unterschätzt werden. Ein wesentliches Kriterium der regelrechten Artikulation ist die erhaltene M-förmige Verbindungslinie der karpometakarpalen Gelenkflächen in der p.-a. Aufnahme der Hand (Abb. 1.**251**).

CT   Bei sehr komplexen Verletzungsmustern und insbesondere bei der Frage nach der intraartikulären Frakturausdehnung sowie -dislokationen.

Verletzungen der Metakarpalia

Unterschieden werden basisnahe Frakturen, die auch mit Luxationsfrakturen einhergehen können, von Schaft- und subkapitalen Brüchen, intraartikulären Frakturen und Metakarpalkopf-Brüchen. Bei Letztgenannten ist eine Gelenkstufenbildung zu beachten.

Eine Sonderform stellt die Bandruptur des ulnaren Kollateralbandes am Metakarpophalangealgelenk D I dar, eventuell mit knöcherner Beteiligung („Skidaumen", Abb. 1.**247** bis 1.**249**). Bleibt diese Verletzung unversorgt, kommt es zu deutlicher Funktionseinschränkung des Daumens durch ulnare Instabilität im Metakarpophalangealgelenk.

RÖ   Die konventionelle Röntgendiagnostik ist in der Regel ausreichend. In zwei Ebenen muss das Ausmaß einer Achsversetzung, -verkürzung oder Rotation definiert werden. Belastungsaufnahmen der Metakarpale-I-Basis im Seitenvergleich ermöglichen die Diagnose einer ulnaren Kollateralbandverletzung.

SONO   Die sonographische Diagnostik der Verletzung des ulnaren Kollateralbandes am Daumen und die Differenzierung zwischen nichtdisloziertem oder disloziertem Band (Stener-Läsion) ist möglich.

Frakturen und Luxationen der Finger

Von extraartikulären Schaftfrakturen und intraartikulären Basis- und Kopffrakturen sind die Sehnenabrissfrakturen zu unterscheiden.

Fehlstellungen ohne erkennbare Frakturen sind hinweisend auf Sehnenrupturen.

Fingerluxationen betreffen häufiger das PIP- als das DIP-Gelenk.

RÖ Zwei Ebenen sind obligat. Auch auf eine exakte seitliche Projektion muss geachtet werden, da ansonsten Subluxationsfehlstellungen oder kleinere gelenknahe Randkantenfrakturen übersehen werden können. Schrägaufnahmen sind manchmal sehr hilfreich.

SONO Osteoligamentäre sind von osteochondralen Verletzungen auch sonographisch zunehmend besser zu trennen. Selbst Kollateralbandverletzungen können im Einzelfall direkt sonographisch nachweisbar sein. Die Sonographie erleichtert die Differenzierung kompletter und inkompletter Bandrupturen.

MRT Die geschilderten Möglichkeiten der Sonographie bietet, mit Ausnahme der dynamischen Untersuchung, im Wesentlichen auch die MRT.

Literatur

Gilula L, Yin Y, eds. Imaging of the Wrist and Hand. Philadelphia: Saunders; 1996.

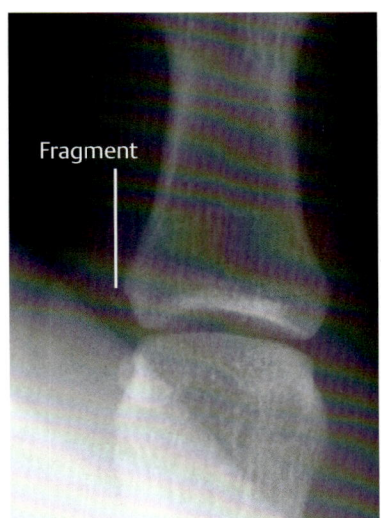

Abb. 1.**247** „Skidaumen" mit kleinem, ausgerissenem Knochenfragment.

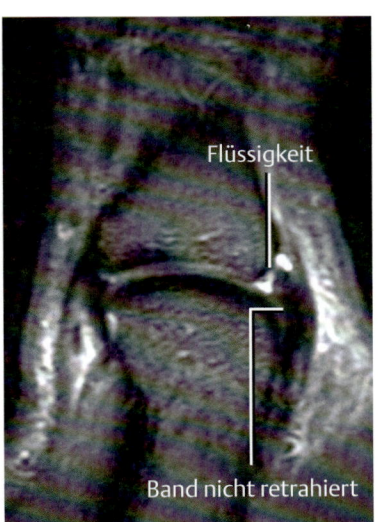

Abb. 1.**248** „Skidaumen" (PD FatSat) mit distalem Riss des ulnaren Kollateralbandes, jedoch ohne Retraktion.

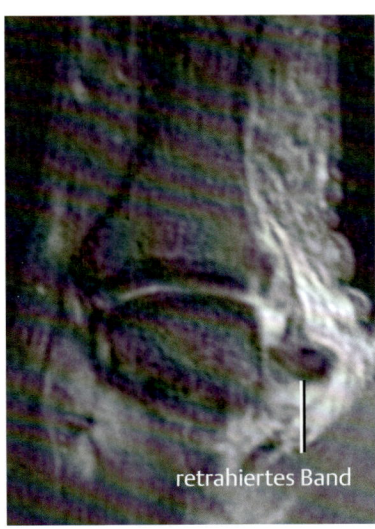

Abb. 1.**249** „Skidaumen" (PD FatSat) mit Retraktion des Kollateralbandes.

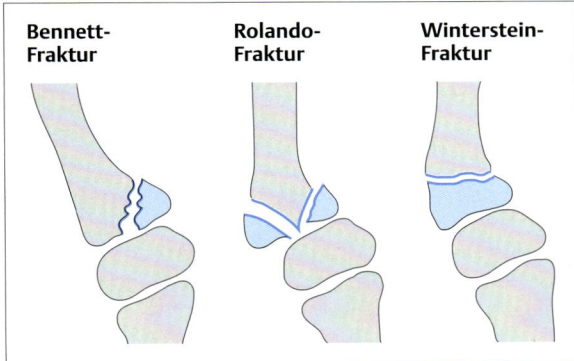

Abb. 1.**250** Typische Frakturformen an der Metakarpalebasis I.

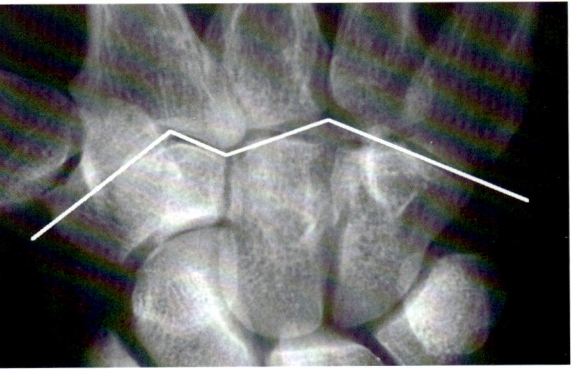

Abb. 1.**251** Die „M-Linie" hilft bei der Beurteilung der Stellung der Karpometakarpalgelenke.

1.7.6   Untere Extremität

Femur und Patella

Proximale Femurfrakturen sind typische Verletzungen alter Menschen. Bei Osteoporose können schon geringe Traumen (meist Sturz auf die Hüfte) zur Fraktur führen. Seltenere Ursachen sind Stressfrakturen bei Athleten und pathologische Frakturen bei fokalen Knochenläsionen. Die Einteilung der proximalen Femurfrakturen ist Abb. 1.**252** zu entnehmen.

Mediale Schenkelhalsfraktur

Die mediale Schenkelhalsfraktur ist im Gegensatz zur lateralen noch intrakapsulär gelegen. Sie ist die häufigste proximale Femurfraktur. Potenzielle Komplikationen sind vor allem:
- ischämische Femurkopfnekrose (10–20%),
- verzögerte Frakturheilung oder Pseudarthrose (5–25%) und
- sekundäre Koxarthrose.

Einteilung nach Pauwels in drei Typen. Kriterium für die Zuordnung ist der Neigungswinkel der Fraktur gegenüber der Horizontalen (Abb. 1.**255**). Das Risiko des Abrutschens des Hüftkopfes, die Gefahr einer Pseudarthrosenbildung oder einer Hüftkopfnekrose steigen, je steiler die Fraktur durch den Schenkelhals zieht.

Einteilung nach Garden in vier Typen. Kriterium ist die Fragmentdislokation (Abb. 1.**256**). Mit zunehmender Fragmentdislokation steigt das Risiko einer Verletzung der lateralen Epiphysengefäße und somit die Nekrosegefährdung des Hüftkopfes.

Abduktionsfrakturen mit lateraler Einstauchung können stabil sein. Adduktionsfrakturen und Abscherfrakturen sind stets instabil.

! Bei eingestauchter Fraktur können klassische Frakturzeichen fehlen, die Belastbarkeit kann erhalten sein!

Therapie. Bei Patienten über 65 Jahren und einem Frakturtyp mit hoher Nekrosegefährdung des Hüftkopfes erfolgt primär eine prothetische Versorgung. In den übrigen Fällen eine kopferhaltende Osteosynthese mittels Spongiosaschrauben oder dynamischer Hüftschraube oder eine konservativ-funktionelle Behandlung.

RÖ   Bei dislozierten Frakturen bereiten Diagnose und Klassifikation der Fraktur keine Schwierigkeiten. Dagegen findet sich bei nichtdislozierten Schenkelhalsfrakturen sowie Ermüdungsbrüchen oft nur eine Diskontinuität der Trabekel oder eine zarte Verdichtungslinie als Hinweis auf die Fraktur (Abb. 1.**253 a, b** u. 1.**254**).

MRT   Der Frakturnachweis oder -ausschluss ist in unklaren Fällen eindeutig möglich. Aus diesem Grund wird die MRT frühzeitig eingesetzt. Zeichen einer Femurkopfnekrose sind in der MRT sehr früh zu erkennen, eine Vorhersage über das Nekroserisiko nach Schenkelhalsfraktur ist jedoch auch mittels MRT nicht möglich.

Pertrochantäre Frakturen

Diese Frakturen treten im Bereich des Trochanter minor ein und verlaufen von dort meist nach lateral kranial zum Trochanter major. In seltenen Fällen ziehen sie jedoch auch nach kaudal (umgekehrte oder „reversed" pertrochantäre Fraktur). Die Trochanteren sowie weitere Fragmente können zusätzlich abgesprengt sein, so dass eine 3-, 4- oder Mehrfragmentfraktur entsteht. Diesen Frakturen liegt in der Regel ein stärkeres Trauma zugrunde als bei den medialen Schenkelhalsfrakturen. Aus diesem Grund sowie aufgrund der größeren Bruchflächen sind auch die begleitenden Weichteilverletzungen und Einblutungen ausgedehnter.

Wie gut sich die Frakturen operativ stabilisieren lassen, hängt von Frakturverlauf, Fragmentzahl und Destruktion des sog. „calcar femorale" ab, einer von der medialen Kortikalis in die Spongiosa ragenden Knochenleiste (Abb. 1.**252**). Mit Ausnahme der umgekehrten Fraktur sind 2-Fragment-Frakturen in der Regel gut zu stabilisieren. 3- und Mehrfragment-Frakturen sind umso problematischer, je mehr der „calcar femorale" zerstört ist. Umgekehrte Frakturen sind besonders schwer zu stabilisieren.

Postoperative Röntgenkontrolle. Bei Versorgung mittels dynamischer Hüftschraube sollte der Schraubenschaft in der Nähe der medialen Schenkelhalskortikalis verlaufen und das Gewinde im inneren unteren Quadranten des Hüftkopfes liegen.

Femurschaftfrakturen

Der Femurschaft ist der widerstandsfähigste Knochen des menschlichen Körpers. Frakturen setzen daher eine erhebliche Gewalteinwirkung voraus und sind meist mit weiteren Verletzungen, Blutverlust und Schock assoziiert. Häufigste Ursache sind Verkehrsunfälle, oft liegt ein Polytrauma vor. Aufgrund des Muskelzuges der Adduktoren, die medialseitig am distalen Fragment ansetzen, kommt es zu einer typischen Varusfehlstellung des distalen Fragments mit zusätzlicher Verkürzung. Mehretagenfrakturen sind nicht selten.

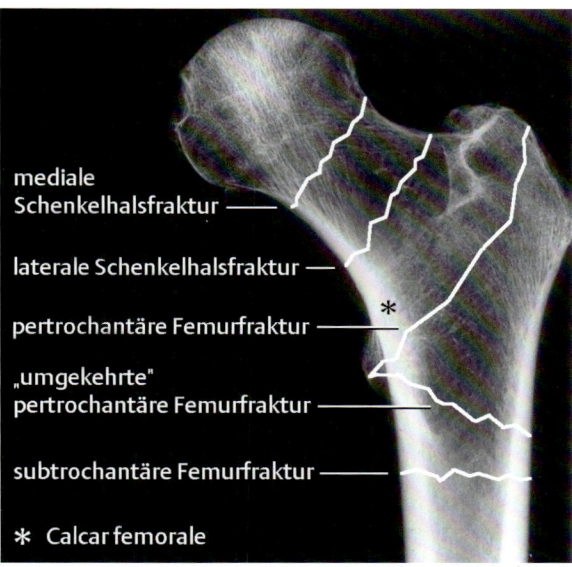

mediale
Schenkelhalsfraktur ——

laterale Schenkelhalsfraktur ——

pertrochantäre Femurfraktur —— *

„umgekehrte"
pertrochantäre Femurfraktur ——

subtrochantäre Femurfraktur ——

✳ Calcar femorale

Abb. 1.**252**   Einteilung der proximalen Femurfrakturen.

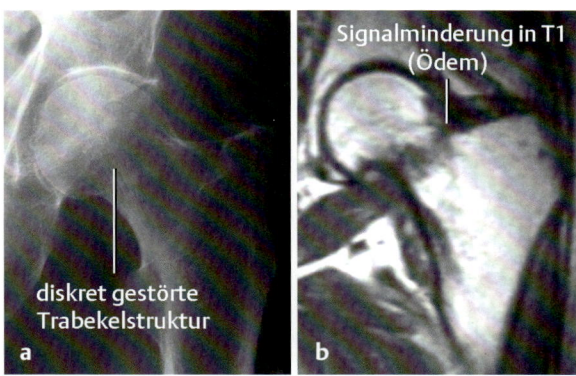

Abb. 1.**253**   Im Röntgenbild fast nicht erkennbare mediale Schenkelhalsfraktur (**a**). Die MRT (T1 SE, **b**) weist die Frakturlinie nach.

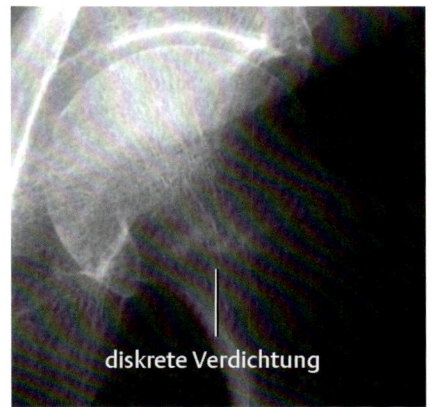

Abb. 1.**254**   Schenkelhalsfraktur.   Cave: Gerade am Schenkelhals sieht man nicht immer einen Fraktur-„Spalt"!

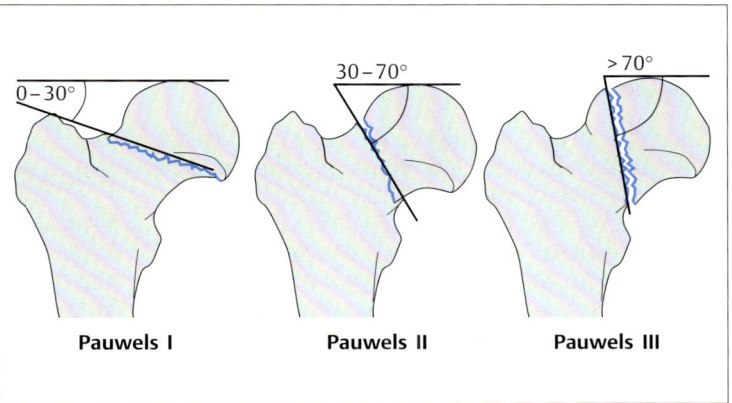

Abb. 1.**255**   Einteilung der medialen Schenkelhalsfrakturen nach Pauwels.

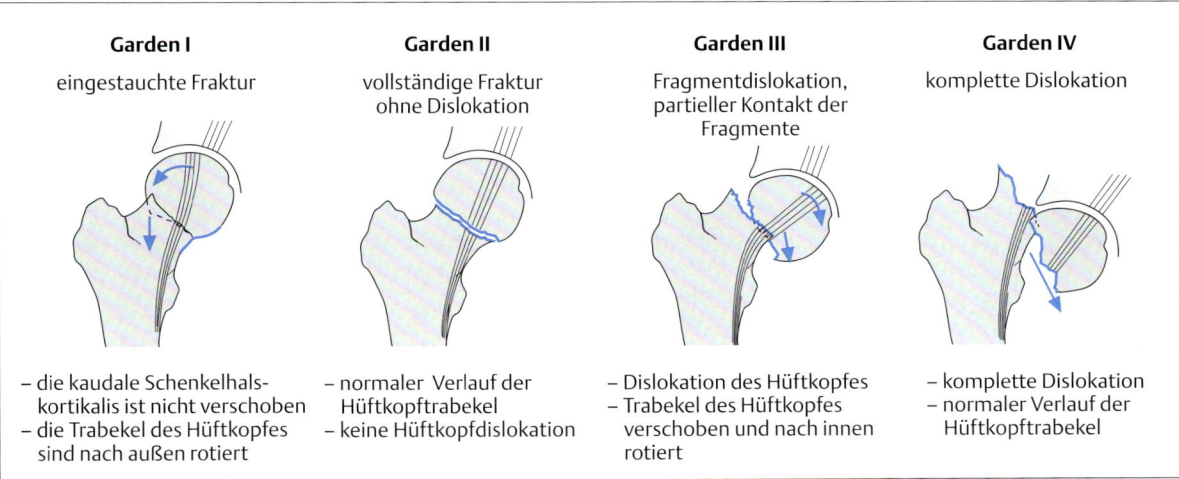

Abb. 1.**256**   Einteilung der medialen Schenkelhalsfrakturen nach Garden.

Frakturen des distalen Femur

Die distalen Femurfrakturen entstehen durch ein axiales Trauma, kombiniert mit Valgusstress und Rotation. Drei Formen werden unterschieden (Abb. 1.**257**):

- **Suprakondyläre Frakturen** sind extraartikulär, verlaufen quer oder leicht schräg und zeigen einen unterschiedlichen Grad an Dislokation und Zertrümmerung der Fragmente. Als Komplikation muss an eine Verletzung der Poplitealarterie gedacht werden.
- **Kondyläre Frakturen** sind sagittale oder koronare Frakturen durch einen Kondylus. Der Frakturnachweis ist selten schwierig, die Erfassung des Frakturausmaßes hingegen schon. Diese erfordert eventuell Tomographie, CT oder MRT.
- **Suprakondyläre** und **kondyläre Frakturen** resultieren aus suprakondylären Frakturen mit zusätzlicher vertikaler Frakturlinie ins Kniegelenk (T- oder Y-Konfiguration). Durch Dislokation der Fragmente entsteht eine Inkongruenz der femorotibialen oder femoropatellaren Gelenkflächen. Zur Diagnostik sind Schrägaufnahmen hilfreich.

Besonderheiten im Kindesalter: Epiphysenlösung des Femurkopfes

Die Femurkopf-Epiphyseolyse tritt häufig idiopathisch bei Bagatelltraumen auf. Betroffen sind häufig adipöse Kinder zwischen dem 10. und 15. Lebensjahr, besonders während des Wachstumsschubes. Klinisch steht eine schmerzhafte Bewegungseinschränkung im Vordergrund.

Die Epiphyse rutscht gewöhnlich nach dorsal-medial-kaudal ab und ist daher in der Lauenstein-Aufnahme gut zu erkennen (Abb. 1.**258 a**), andere Richtungen der Epiphysenlösung sind jedoch möglich. Die Diagnose kann mittels Sonographie (Abb. 1.**258 b**) gestellt werden, konventionelle Röntgenaufnahmen dienen der Operationsplanung. Nur in unklaren Fällen ist eine MRT erforderlich.

Patellafrakturen

Patellafrakturen sind meist Folge eines direkten Anpralltraumas, nur selten führt ein massiver Muskelzug indirekt zur Fraktur. Die Frakturen können in allen Richtungen durch den Patellarkörper ziehen; am häufigsten ist der Querbruch, gefolgt vom Längsbruch. Je nach Stärke des Traumas resultieren auch Mehrfragment- oder Trümmerfrakturen.

Mögliche Komplikation nach Patellafrakturen sind die ischämische Nekrose des proximalen Fragments und die Arthrose im Femoropatellargelenk, da die Gelenkfläche der Patella regelmäßig mitbeteiligt ist.

Bei der **Patella partita** liegen zwei oder seltener mehrere separate Ossifikationszentren vor. Sie lassen sich von Fragmenten durch folgende Kriterien unterscheiden (Abb. 1.**259**):

- die Patella bipartita liegt meist lateral-kranial
- harmonische Konturen mit deutlicher Sklerosierung
- Fragmente einer Fraktur passen wie Puzzleteile aneinander, die Knochenanteile der Patella partita nicht
- Patella partita meist beidseitig (Seitenvergleich!).

Sehnenrupturen

Quadrizepssehnenrupturen ereignen sich vorwiegend bei älteren Patienten mit degenerativer Vorschädigung der Sehne. Der Riss ist meist direkt über dem oberen Patellarpol lokalisiert (Abb. 1.**260**), Teilrupturen betreffen eher den medialen Sehnenanteil.

Patellarsehnenrupturen ereignen sich als Sportverletzung bei jungen Menschen, oft auf dem Boden einer chronischen Tendinose. Meist erfolgt die Ruptur am unteren Patellaransatz, seltener sind knöcherne Avulsionsfrakturen am Tuberculum tibiale. Eine komplette Ruptur ist aufgrund des ausgeprägten Patellahochstands und des fehlenden Streckvermögens im Knie klinisch eindeutig zu diagnostizieren.

Sonographisch lässt sich in beiden Fällen ein Hämatom nachweisen, bei kompletten Rupturen ist die retrahierte Sehne darstellbar. In unklaren Fällen erfolgt die Diagnostik mittels MRT.

Patellaluxation

Die **traumatische** Patellaluxation ist eine relativ seltene Sportverletzung. Die Luxation erfolgt fast immer nach lateral.

Die MRT zeigt Kontusionen am lateralen Femurkondylus und medial in der Patella. Sie dient in erster Linie dem Nachweis bzw. Ausschluss chondraler oder osteochondraler Fragmente, die in etwa 5 % der Fälle vorkommen.

Von **habituellen** Patellaluxationen spricht man, wenn rezidivierende Luxationen durch minimale Traumen auftreten. Auch diese erfolgen fast ausschließlich nach lateral. Ursachen sind eine vorangegangene traumatische Luxation sowie konstitutionelle Faktoren:

- Dysplasie der medialen Patellarfacette
- Abflachung des Sulcus patellaris
- Patellahochstand
- Genu valgum.

Auch habituelle Luxationen können zu (osteo)chondralen Läsionen führen, was ein Arthroserisiko bedeutet.

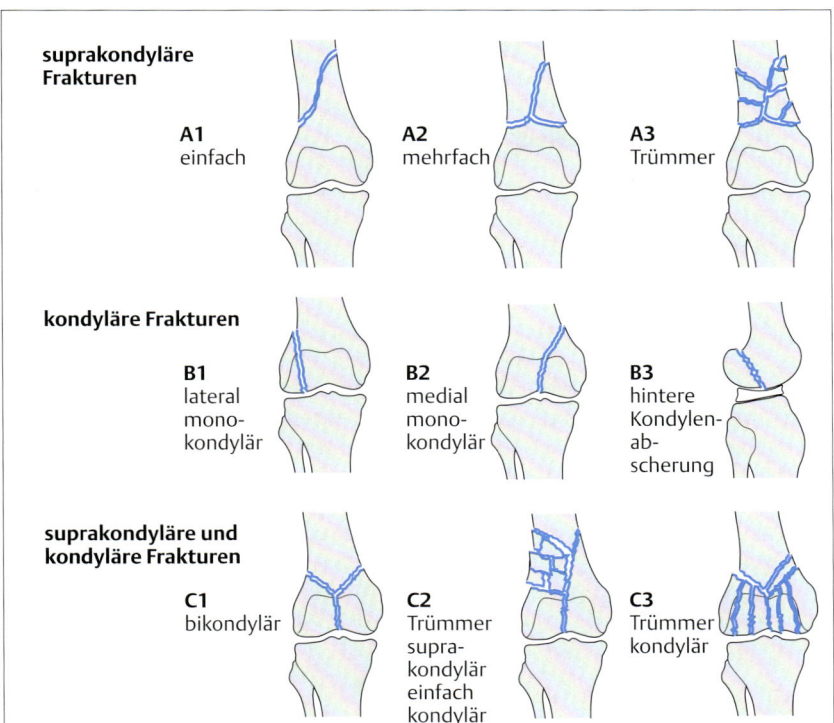

Abb. 1.**257** AO-Klassifikation der distalen Femurfrakturen.

suprakondyläre Frakturen

A1 einfach

A2 mehrfach

A3 Trümmer

kondyläre Frakturen

B1 lateral monokondylär

B2 medial monokondylär

B3 hintere Kondylenabscherung

suprakondyläre und kondyläre Frakturen

C1 bikondylär

C2 Trümmer suprakondylär einfach kondylär

C3 Trümmer kondylär

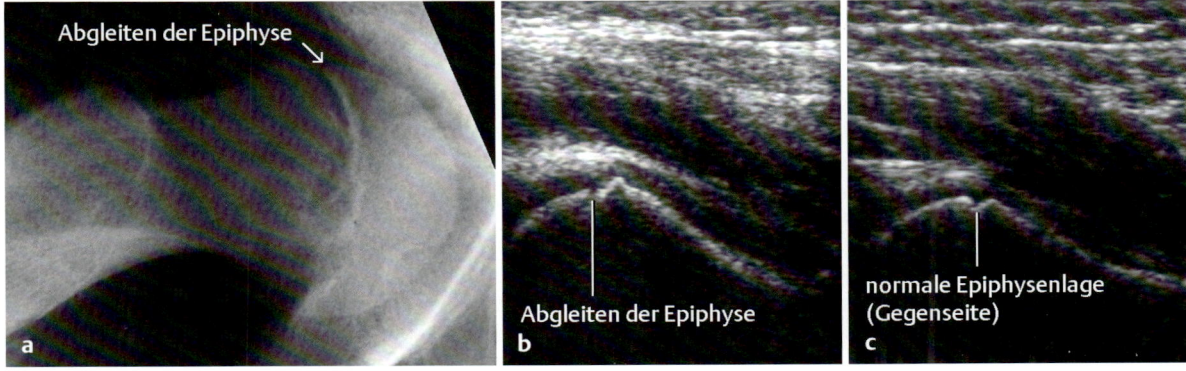

Abb. 1.**258** Typisches Bild einer Epiphysenlösung des Femurkopfes bei 11-jährigem Jungen.
a Die Lauenstein-Aufnahme zeigt deutlich das Abgleiten nach dorsal-medial.
b Die Verschiebung der Epiphyse ist auch sonographisch leicht erkennbar.
c Sonographisches Bild der gesunden Seite zum Vergleich.

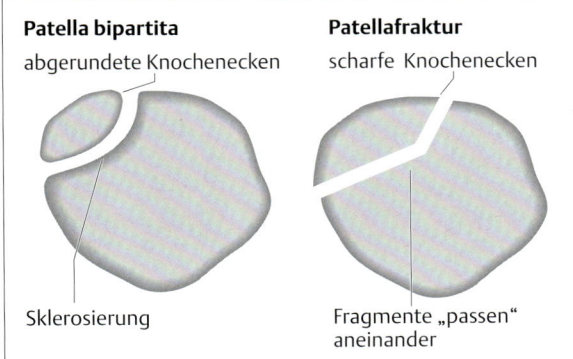

Abb. 1.**259** Bei der Patella bipartita sind die Konturen sklerosiert und abgerundet, sie passt nicht genau in die Mulde des großen Ossifikationskerns.

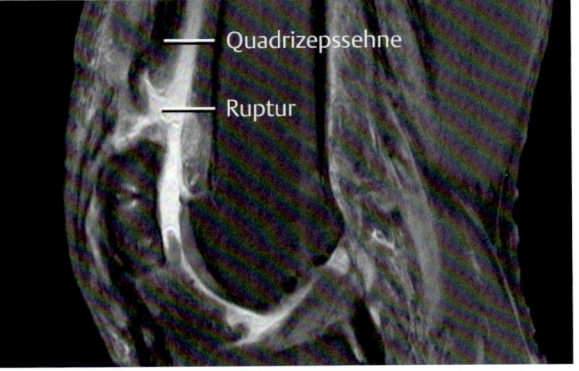

Abb. 1.**260** Ruptur der Quadrizepssehne am patellaren Ansatz. Fettunterdrückte Protonendichtesequenz.

Binnenläsion des Kniegelenks

Funktionelle Anatomie

Das Kniegelenk ist eine funktionelle Einheit. Traumen führen daher zu typischen, immer wiederkehrenden Verletzungsmustern an Knochen, Bändern, Menisken und Weichteilen. Die Kenntnis dieser Muster erleichtert anhand der offensichtlichen Verletzungen (z. B. einer Knochenkontusion) das Auffinden diskreterer Läsionen (z. B. eines peripheren Meniskusrisses).

Menisken sind C-förmig gestaltete, stark kollagenhaltige, fibrokartilaginäre Strukturen. Sie bilden für die Femurkondylen einen Sockel und wirken damit stabilitätsverstärkend. In der axialen Ebene werden sie von vorn nach hinten in drei Zonen eingeteilt: Vorderhorn, Pars intermedia und Hinterhorn (Fig. 1.**262**). In sagittalen und koronaren Ebenen sind sie dreieckförmig konfiguriert. Der laterale Meniskus ist kleiner als der mediale und ist weniger fest mit der Kapsel verbunden. Eine erhöhte Beweglichkeit des lateralen Meniskus und die stärkere Belastung des medialen Kompartiments erklärt die höhere Anzahl von medialen Rissen.

Auf MRT-Bildern sind die Menisken in allen Sequenzen von geringem bis fehlendem Signal, d. h. sie kommen grau bis schwarz zur Abbildung. Im Zentrum des Meniskus ist bei Kindern eine etwas signalreichere „vaskularisierte" Zone normal.

Kreuzbänder sind die wesentlichen Stabilisatoren des Kniegelenks. Sie liegen intraartikulär, allerdings außerhalb der Synovialauskleidung:

- Das *vordere Kreuzband* (VKB) erstreckt sich von der vorderen Eminentia intercondylaris der Tibia zur Innenfläche des lateralen Femurkondylus. Multiple Kollagenbündel sind gegeneinander verdreht wie die Stränge eines Taus. Gerade in T1 SE, weniger in T2 TSE, hat das vordere Kreuzband eine mittlere Signalintensität, u. a. bedingt durch den umgebenden Synovialschlauch und das zwischen den Faszikeln liegende Fettgewebe. Funktionell verhindert es das Ventralgleiten der Tibia gegenüber dem Femur und stabilisiert gegenüber Hyperextension und Innenrotation.
- Das *hintere Kreuzband* (HKB) ist dicker und homogener in seiner Struktur und kommt weitgehend schwarz zur Abbildung. Es erstreckt sich von der hinteren Eminentia intercondylaris zur Innenfläche des medialen Femurkondylus. Das hintere Kreuzband ist eine Sperre für die dorsale Translation der Tibia.

Kollateralbänder und Retinakula. Der mediale Kollateralbandapparat besteht aus verschiedenen Schichten. Die tiefe Schicht entspricht einer Verstärkung der Gelenkkapsel. Darüber liegt das eigentliche mediale Kollateralband (MKB), das durch das posteriore schräge Längsband ergänzt wird. Letzteres ist für die Stabilität von besonderer Bedeutung. Das mediale Kollateral-band geht nach ventral in das Retinakulum über. Nach außen wird es durch eine Faszie überdeckt, die den M. sartorius umschließt und nach ventral und dorsal zieht. Diese Faszie verschmilzt ebenfalls mit dem Retinakulum. Nach dorsal verbindet sich das mediale Kollateralband zusätzlich mit dem Ansatz des M. semimembranosus. Seine Ansatzstelle liegt etwa 5 – 7 cm kaudal des Gelenkspaltes, d. h. bei der Beurteilung des Gelenks sollte das Field-of-View bei der MRT nicht zu klein gewählt werden.

Das laterale Kollateralband ist der Hauptanteil des sog. lateralen ligamentären Komplexes. Es verbindet den *hinteren* Teil des lateralen Femurkondylus mit dem Fibulaköpfchen, wo es einen gemeinsamen Ansatz mit der Sehne des M. biceps femoris bildet.

Das mediale Kollateralband schränkt die Valgusbewegung (und damit die Öffnung des medialen Gelenkspaltes) sowie die Außenrotation ein. Beim lateralen ligamentären Komplex sind es entsprechend Varusbewegung und Innenrotation.

Die Retinakula sind Ausläufer der Muskelfaszien von M. vastus medialis und lateralis zur Patella. Sie verstärken die Patellaführung.

Traumamechanismen

Verletzungen, die mit einer *Distraktion* der Gelenkenden einhergehen, können zu Rissen der Ligamente und Sehnen sowie zu Knochenödemen an deren Ansätzen und Ursprüngen führen (Knochenmarködem vom Distraktionstyp). Auch Avulsionsfrakturen sind klassische Distraktionsverletzungen. Demgegenüber sind *Impaktionen* Ursache von Meniskusrissen sowie chondralen, osteochondralen Frakturen (Abb. 1.**261**) und subchondralen Ödemen (Knochenmarködem vom Kompressionstyp).

Meniskusrisse entstehen hauptsächlich durch übersteigerte Rotation, insbesondere bei gleichzeitiger Flexion des Kniegelenks. Repetitive, geringfügige Traumen werden als Ursache für den „degenerativen" Meniskusriss angenommen. Meniskusrisse, isoliert oder als Teil eines komplexen Schadens, sind die häufigste Verletzungsart am Kniegelenk.

Auch traumatische Schädigungen des vorderen Kreuzbandes sind häufig, insbesondere in Form von Teilrupturen. Rupturen vorderen Kreuzbandes sind in $\frac{2}{3}$ der Fälle Teil eines komplexen Schadens, bei dem vorderes und mediales Kreuzband, Menisken und subchondraler Knochen (insbesondere laterodorsal) bevorzugt betroffen sind.

Meniskusverletzungen

KLINIK Vertikale Meniskusrisse sind meist schmerzhaft, im Gegensatz zu den nicht selten asymptomatischen, horizontalen Rissen. Zur Verdachtsdiagnose führen zudem Schwellung (Erguss) und Funktionseinschränkung (Streckhemmung). Die sog. Meniskusprovokationstests sind von begrenztem Wert, da sie zwar seltener falsch negativ, aber häufig falsch positiv sind. Dies ist einer der wesentlichen Gründe für die Tatsache, dass in ca. 50 % der Patienten mit einer Überweisung zur MRT zum Ausschluss einer Kniebinnenläsion keine arthroskopisch behandelbare Pathologie zu finden ist. Dies unterstreicht die Bedeutung der MRT als Selektionskriterium für eine therapeutische Arthroskopie.

Die Rissmorphologie ist sehr variabel (Abb. 1.**263** u. 1.**264a – d**):
- **Vertikale oder longitudinale Risse** sind in aller Regel traumatisch induziert und leicht zu diagnostizieren. Sie treten bevorzugt bei Jugendlichen und jungen Erwachsenen auf.
- **Horizontale oder komplexe Risse.** „Komplex" bedeutet multiple horizontale oder schräge Linien und Fragmentierungen. Sie sind bevorzugt „degenerativer" Natur, d. h. keinem Trauma zuzuordnen.

Sie sind zwar häufig, aber nicht immer symptomlos und gehen dann mit Ergüssen einher. Sie sind meist im Hinterhorn des medialen Meniskus lokalisiert.
- Der **Korbhenkelriss** ist ein ausgedehnter longitudinaler Riss mit Abtrennung und Verlagerung von Meniskusanteilen („amputierter Meniskus"). Klassisch ist die Dislokation von inneren Meniskusanteilen in die Fossa intercondylaris („doppeltes Kreuzband"). Die Fragmente können noch Verbindung zum Restmeniskus haben. Liegt eine zusätzliche posteriore meniskokapsuläre Separation vor, kann das Hinterhorn auch nach vorn schlagen (flipped meniscus sign, Abb. 1.**266**).
- **Periphere Risse** sind vertikale Risse, die in der (vaskularisierten) Außenzone des Meniskus (bis maximal 5 mm vom Außenrand entfernt) lokalisiert sind. Ihre Beschreibung ist besonders wichtig, da eine Meniskusnaht Erfolg versprechend ist.
- **Radiäre Risse** sind V-förmig oder senkrecht zum Meniskus stehende Risse, die in der Regel nur in sehr dünnen axialen Schichten erkannt werden können.

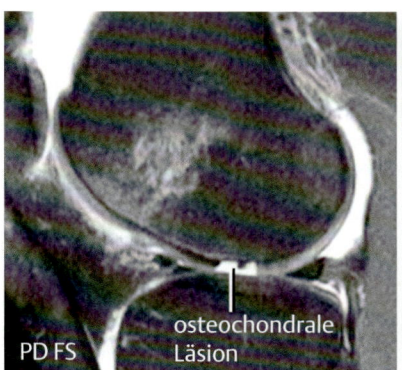 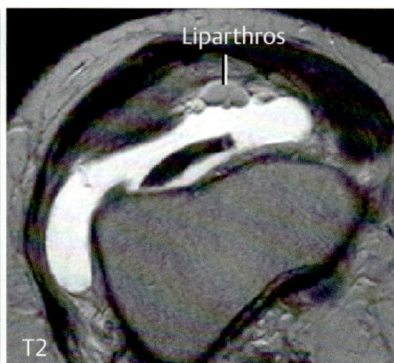 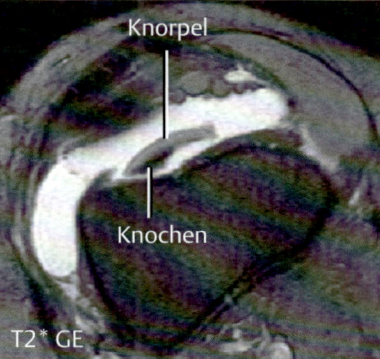

Abb. 1.**261** Osteochondrale Fraktur am Femurkondylus. Der knöcherne Anteil lässt sich in der GE-Sequenz vom knorpeligen unterscheiden. Die Fetttropfen im Erguss beweisen die knöcherne Läsion.

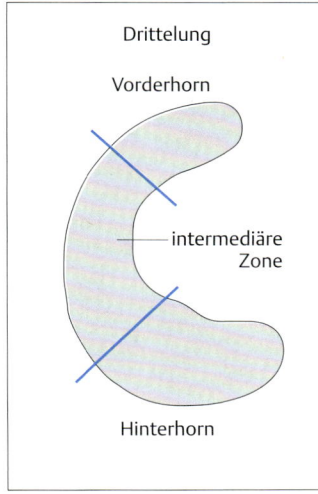 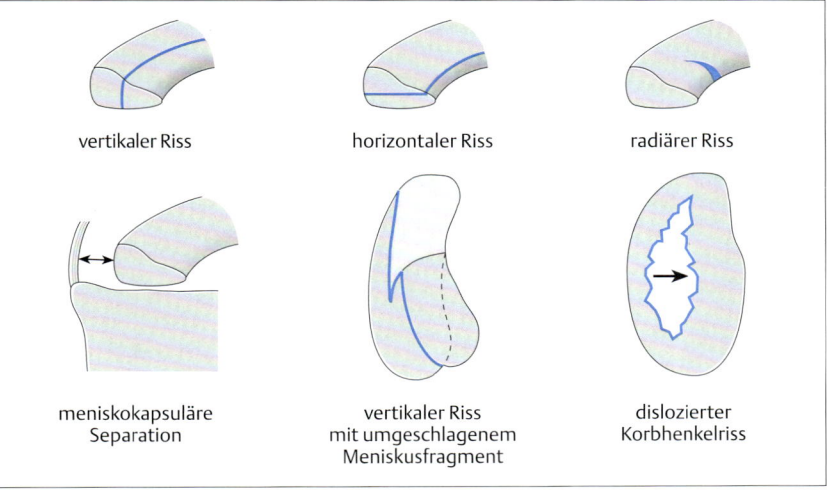

Abb. 1.**262** Meniskusanatomie.   Abb. 1.**263** Arten der Meniskusrisse.

MRT   **Kriterien zur Beurteilung:**

- Größe und Form des Meniskus: Pathologisch sind Verkleinerungen durch Abrisse, Abflachungen (ausgewalzter Meniskus) oder anderweitige Formveränderungen (z. B. scheinbare Vergrößerungen durch Anlagerung von dislozierten Meniskusanteilen).
- Konfiguration von Linien und Arealen gesteigerten Signals innerhalb des normalen signalarmen bzw. signallosen Meniskus. Einfache Risse sind durch ein intrameniskales Signal gekennzeichnet, das die Oberfläche zumindest auf einer Seite vollständig erreicht.
- Beim „double PCL-sign" handelt es sich im sagittalen Schnitt um ein scheinbar gedoppeltes hinteres Kreuzband: Unter dem hinteren Kreuzband liegt eine weitere signalfreie Struktur, hervorgerufen durch ein disloziertes Meniskusfragment bei einem Korbhenkelriss (Abb. 1.**265**).
- Beim „flipped meniscus sign" ist im sagittalen Schnitt das Vorderhorn durch ein umgeschlagenes Hinterhornfragment scheinbar größer als das Hinterhorn (Abb. 1.**266**).

! Ein *intra*meniskales Signal ohne Beteiligung der Meniskusoberfläche ist asymptomatisch und mit großer Wahrscheinlichkeit ohne Krankheitswert. Vor allem sollte es nicht als Riss missdeutet werden. Die Beschreibung eines solchen „Signals" im Befund führt eher zur Verwirrung des Überweisers und sollte unterbleiben.

Bei der **meniskokapsulären Separation** ist die Meniskusperipherie von der Kapsel abgerissen. An der Übergangsstelle findet sich in diesem Fall ein abnorm hohes Signal (speziell in STIR, T2 TSE, T1 SE mit Kontrastmittel). Der Knorpel des posterioren Tibiaplateaus ist um mehr als 5 mm unbedeckt.

Cave: Die Diagnose einer meniskokapsulären Separation kann nur vermutet werden. Sie ist MR-tomographisch nicht sicher zu stellen, da ein erhöhtes Signal zwischen Kapsel und Meniskus unspezifisch ist.

Meniskuszysten. Parameniskale Zysten sind nicht selten und typischerweise mit (horizontalen) Rissen assoziert. Eine Verbindung zwischen Riss und Zyste ist manchmal darstellbar (Abb. 1.**267**). Die Signalintensität der Zyste ist nicht immer identisch mit dem Signal des Kniegelenkergusses, da die Flüssigkeit in der Zyste eindicken kann. Die Größe ist variabel. Sie sind bei Entdeckung meistens klein. Große, septierte Zysten, die sogar zu Knochenerosionen führen, kommen vor. Intrameniskale Zysten oder synoviale Zysten in Höhe des Meniskus sind selten.

CT- und MR-Arthrographie: Eine Indikation zur CT- oder MR-Arthrographie des Kniegelenks stellt der postoperative Meniskus, insbesondere nach partieller Meniskektomie, dar. Die oben beschriebenen intrameniskalen Signaländerungen erreichen naturgemäß nach partieller Meniskektomie die künstlich geschaffene Meniskusoberfläche und können Rezidive vortäuschen. Die Diagnose gelingt nur sicher bei Nachweis von linienförmigen Kontrastmitteltrassen im operierten Meniskus.

Die CT-Arthrographie für diese Fragestellung setzt Multislice-Scanner voraus, die mit (nahezu) isotropen Voxeln eine multiplanare Rekonstruktion in koronarer und sagittaler Ebene erlauben (Abb. 1.**268**).

Kreuzbandverletzungen

KLINIK   Schmerzen, Schwellung (Erguss) und das Gefühl der Instabilität führen zur Verdachtsdiagnose des vorderen Kreuzbandrisses. Ein verstärktes Ventralgleiten der Tibia gegenüber dem Femur („vordere Schublade") lässt sich häufig bei der klinischen Untersuchung auslösen.

Die klinische Verdachtsdiagnose des seltenen hinteren Kreuzbandrisses gelingt nur schwer.

MRT   Kriterien für eine **komplette vordere** Kreuzbandruptur sind:

Direkte Zeichen:
- Komplette Kontinuitätsunterbrechung, eventuell mit Retraktion: Es ist das sicherste Zeichen und bei subakuten und chronischen Rupturen sehr gut darzustellen (Abb. 1.**269 a, b**).
- Abnormer Verlauf des Kreuzbandes: Nur bei (fast) horizontalem Verlauf als diagnostisch einzustufen, da der Verlauf des vorderen Kreuzbandes vom Grad der Flexion des Knies abhängt.
- Deutliche Verdickung (eventuell Auffaserung) und Signalsteigerung des vorderen Kreuzbandes statt guter Abgrenzbarkeit: Ursache der Verdickung sind Blutungen und Schwellung des Synovialschlauchs. Dieses Zeichen ist bei akuter Verletzung immer vorhanden, sowohl bei kompletten als auch bei Partialrupturen. Zu dieser Differenzierung muss in verschiedenen Ebenen die Kontinuität der noch dunklen Bandanteile (am besten in T2 TSE oder PD TSE) sorgfältig geprüft werden.

Indirekte Zeichen:
- Eine Knickbildung (verstärkte Winkelung) des hinteren Kreuzbandes. Diese Knickbildung tritt allerdings auch bei Hyperextension des Kniegelenks auf (Abb. 1.**270**).
- Vorderes Schubladenzeichen: Das Hinterhorn des lateralen Meniskus schließt mit der hinteren Tibiakante ab oder überragt diese Kante sogar. Es handelt sich um ein sehr spezifi-

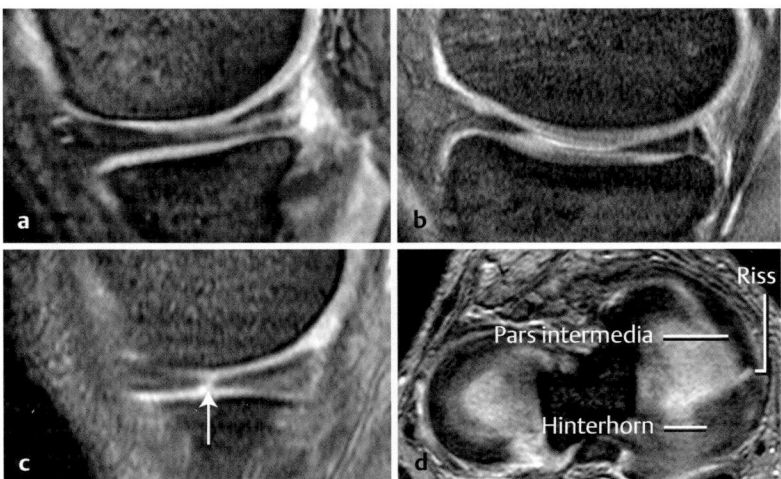

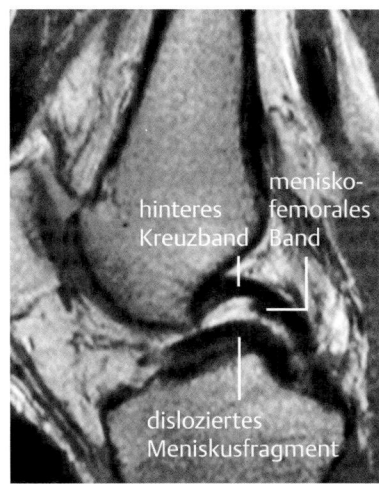

Abb. 1.**264** Horizontaler (**a**), peripherer vertikaler Riss, jeweils sagittale Ebene (**b**). Kleiner radiärer Riss (**c**), sehr gut erkennbar in der dünnen axialen Ebene (**d**).

Abb. 1.**265** „Double PCL sign": Das dislozierte Meniskusfragment liegt als zweite signalfreie Struktur unter dem hinteren Kreuzband.

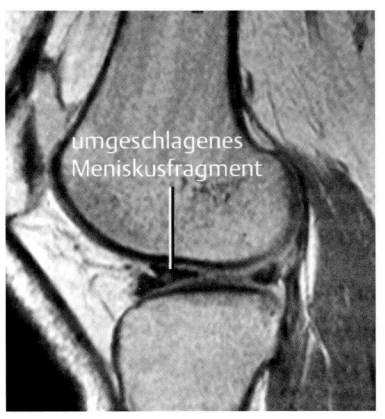

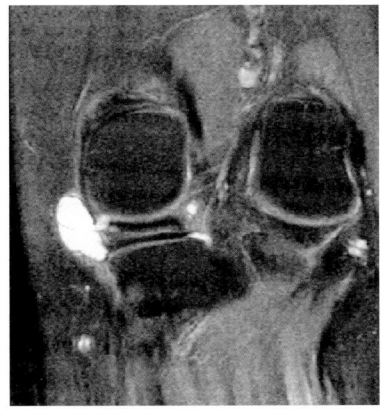

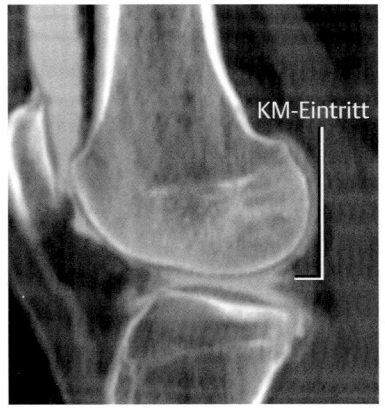

Abb. 1.**266** „Flipped meniscus sign": durch das umgeschlagene Hinterhornfragment scheinbar vergrößertes Vorderhorn.

Abb. 1.**267** Horizontaler Meniskusriss mit parameniskaler Zyste.

Abb. 1.**268** Horizontale Reruptur nach partieller Außenmeniskusresektion. Sagittale Rekonstruktion einer CT-Arthrographie.

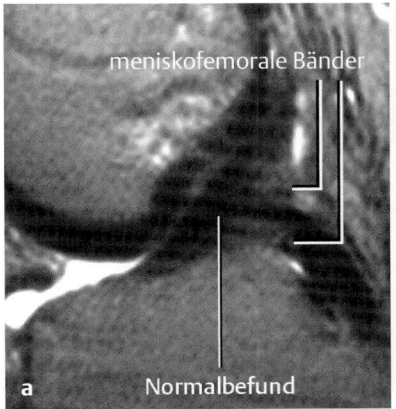

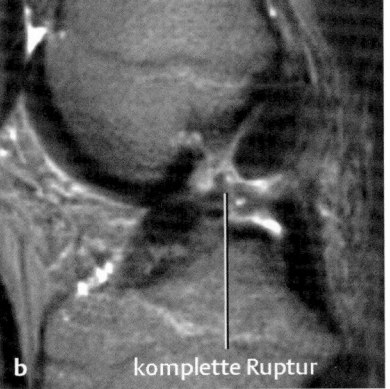

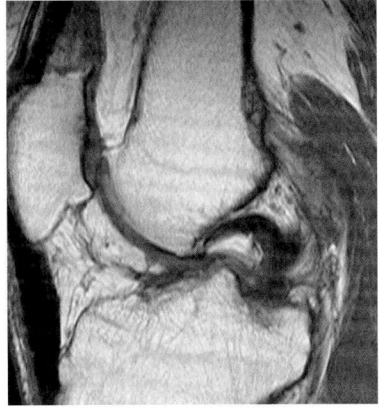

Abb. 1.**269** Vorderes Kreuzband in T2 FSE. Normalbefund (**a**), Komplettruptur in Bandmitte (**b**).

Abb. 1.**270** Buckelung des hinteren Kreuzbandes als indirektes Zeichen einer vorderen Kreuzbandruptur.

sches, aber seltenes Zeichen (vollständige Relaxation des Kniegelenks ist notwendig, Abb. 1.**272**).
- „Kissing contusions": Zeichen des Ödems gleichzeitig im posterolateralen Tibiaplateau und lateralem Femurkondylus (Abb. 1.**272** u. 1.**273 a, b**).

Hinweise auf eine **Partialruptur** sind:
- Verdünnung und Unschärfe des Bandes bei länger bestehenden Teilrupturen.
- Verdickung und Signalsteigerung des vorderen Kreuzbandes in der Akutphase und gleichzeitiger Nachweis von noch durchgängigen signalarmen Fasern.

Zur Technik. Sagittale und transversale Sequenzen (in erster Linie T2 TSE) sind unbedingt erforderlich. Um Anschnittphänome zu reduzieren, sollte die sagittale Schichtführung entsprechend dem Bandverlauf um ca. 10° von dorsolateral nach ventromedial gedreht werden. In unklaren Fällen hilft neben der ohnehin im Untersuchungsprotokoll erforderlichen koronaren Ebene (weitere Verletzungen!) eine zusätzliche schräg koronare Sequenz entlang dem vorderen Kreuzband.

MRT   Kriterien für eine **hintere Kreuzbandruptur** sind:
- Kontinuitätsunterbrechung (komplette Ruptur)
- erhöhtes Signal innerhalb des hinteren Kreuzbandes (partielle Ruptur)
- erhöhtes periligamentäres Signal.

! Das hintere Kreuzband ist der Arthroskopie nicht bzw. nur schwer zugänglich. Dies erklärt manche „Diskrepanz" zwischen MRT und Arthroskopie.

Kollateralbandverletzungen

KLINIK   Die Kollateralbänder sind medial viel häufiger verletzt als lateral. An die Kombination von vorderer Kreuzbandverletzung und Rupturen der Kollateralbänder muss gedacht werden. Lateral ist dabei nicht selten statt einer Kollateralbandruptur ein Ausriss am Fibulaköpfchen oder ein Kapselausriss an der Tibia (Segond-Fraktur) zu beobachten.

MRT   Die Kriterien und die Graduierung der medialen Kollateralbandverletzungen sind in Abb. 1.**274 a – c** dargestellt. Sie gelten sinngemäß auch für das laterale Kollateralband, wobei auf knöcherne Verletzungen (Ausriss aus dem Fibulaköpfchen) geachtet werden muss.

Retinakula

Nach lateraler (traumatischer) Patellaluxation kommt es zur Zerreißung des medialen Retinakulums. Es lassen sich Unterbrechungen des Bandes oder ein „Pseudotumor" durch eingerollte Fasern nachweisen. Gleichzeitig besteht ein Ödem oder Hämatom (signalintensiv in STIR, fettunterdrückte T2 TSE, Abb. 1.**275**) in den Weichteilen um das Retinakulum. Als Zeichen der vorangegangenen Luxation können Kontusionen im lateralen Femurkondylus und in der medialen Patellafacette vorliegen.

Synoviale Plicae

Es handelt sich um intraartikuläre synoviale Umschlagfalten. Sie liegen
- unter der Patella, vor dem Kreuzband (Plica infrapatellaris)
- über der Patella, hinter der Quadrizepssehne (Plica suprapatellaris)
- medial und/oder lateral der Patella (Plica mediopatellaris oder lateropatellaris, Abb. 1.**276**)

Das „Plica-Syndrom" ist eine klinische Diagnose und bezeichnet ein Schmerzsydrom am medialen Patellarand. In der MRT kann dieser Befund mit einer verdickten Plica mediopatellaris einhergehen.

Zur Beurteilung **postoperativer Veränderungen** (Kreuzbandplastik, Knorpeltransplantation, Meniskektomie) wird auf Spezialliteratur verwiesen.

Literatur

Breitenseher M. Der MR-Trainer, Untere Extremität. Stuttgart: Thieme; 2003.
Rubin DA. MRI of the knee menisci. Radiol Clin North Am 1997; 35: 21 – 44.
Totty WG, Matava MJ. Imaging of the postoperative meniscus. Magnetic Reson Imaging Clin North Am 2000; 8: 271–84.

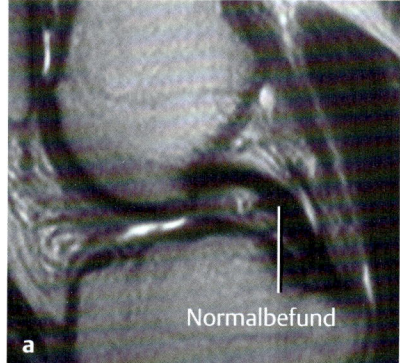 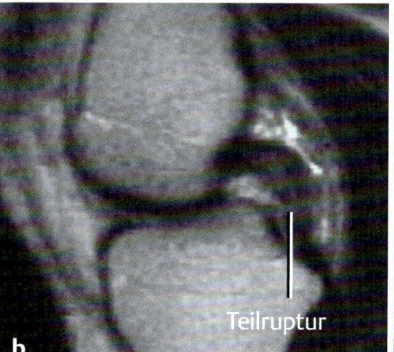 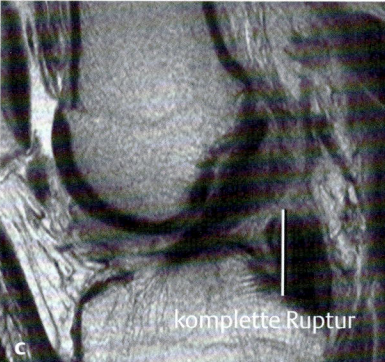

Abb. 1.**271**   Hinteres Kreuzband, T2 (T)SE.
a Normalbefund,   **b** Teilruptur,   **c** komplette Ruptur.

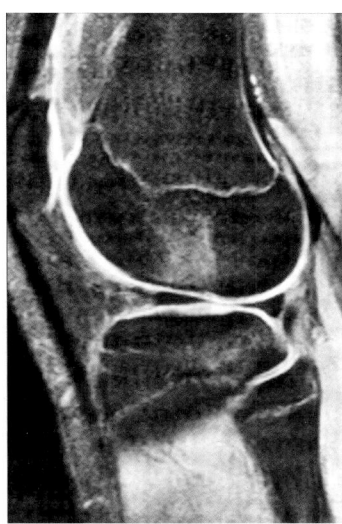

Abb. 1.**272** Vorderes Schubladenzeichen: Das Außenmeniskus-Hinterhorn überragt die Tibiahinterkante. Zusätzlich „kissing contusions".

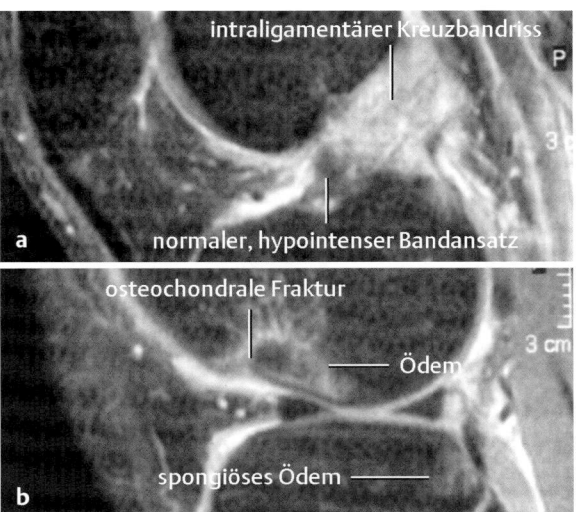

Abb. 1.**273** Vorderer Kreuzbandriss, „kissing contusions" mit osteochondraler Fraktur femurseitig.

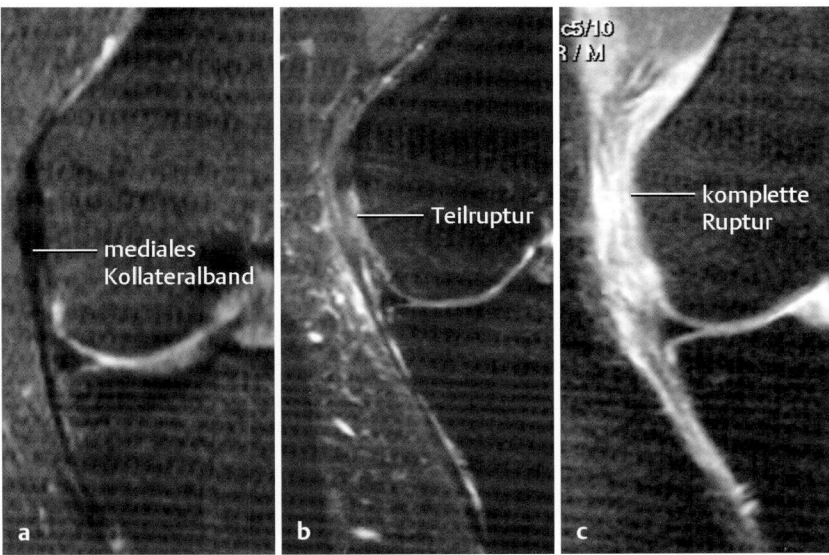

Abb. 1.**274** Mediales Kollateralband. Fettunterdrückte Protonendichtesequenzen.
a Normalbefund.
b Teilruptur.
c Komplettruptur.

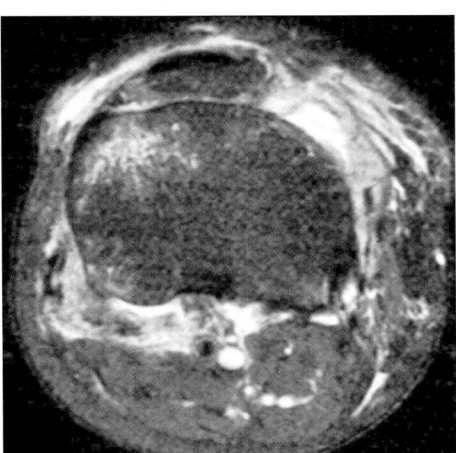

Abb. 1.**275** Ruptur des medialen Retinakulums mit erheblichem Ödem. STIR-Sequenz transversal.

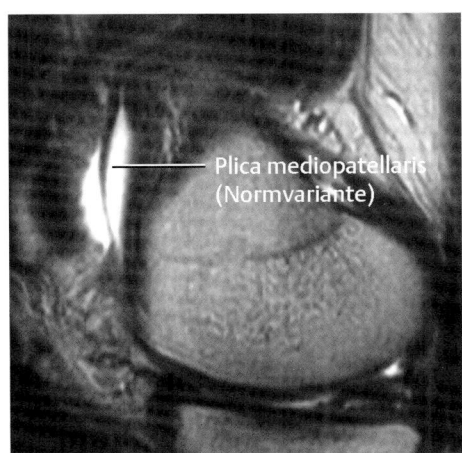

Abb. 1.**276** Die Plica mediopatellaris ist als dünnes Band im medialen Recessus patellaris zu erkennen. T2 FSE.

Tibia/Fibula

Tibiakopffrakturen

Einteilung der Tibiakopffrakturen: Tibiakopffrakturen werden in Frakturen ohne Luxation im Kniegelenk, sog. Tibiaplateau-Frakturen (überwiegender Anteil) und in Luxationsfrakturen eingeteilt. Da auch die meisten Luxationsfrakturen zum Zeitpunkt der Röntgenuntersuchung in bereits spontan reponiertem Zustand sind, lassen sie sich lediglich an den typischen Frakturverläufen erkennen. Die Luxationsfrakturen werden nach Moore klassifiziert. Die Bedeutung dieser Einteilung liegt darin, dass der Frakturtyp Hinweise auf mögliche begleitende Bandläsionen gibt (Abb. 1.**277**). Vor einem operativen Eingriff sind diese abzuklären, damit eventuelle ligamentäre Läsionen mitversorgt werden können. Da die AO-Klassifikation international am weitesten Berücksichtigung findet, wird sie hier zusätzlich illustriert (Abb. 1.**278**).

RÖ In der Primärdiagnostik genügen meist Röntgenaufnahmen in zwei Ebenen. Bei Verdacht auf laterale oder mediale Avulsionsfrakturen sind Schrägaufnahmen hilfreich. Allerdings können Tibiakopffrakturen in den Röntgenaufnahmen okkult oder schwer erkennbar sein.

CT Die CT kann diese okkulten Frakturen nachweisen und sollte frühzeitig ergänzend eingesetzt werden. Sie ist besonders zur Therapieplanung (Lage und Depressionsgrad der Fragmente) geeignet (Abb. 1.**279a–c**).

MRT Die Bedeutung der MRT liegt neben der Detektion von Frakturen ohne Kortikalisbeteiligung im Nachweis begleitender Band-, Meniskus- und Knorpelverletzungen. Kleine Avulsionen sind manchmal schwer zu erkennen (Abb. 1.**280**).

Sonderformen der Luxationsfrakturen

Verletzungen, die mit einem lateralen Aufklappen des Gelenks einhergehen, verursachen häufig knöcherne Band- oder Sehnenausrisse (Avulsionen):

- knöcherner Ausriss des lateralen Kapselbandes am Tibiaplateau = „Segond-Fraktur" (Abb. 1.**281 a, b**)
- knöcherner Ausriss des Tractus iliotibialis am „Tuberculum Gerdy" am Tibiaplateau.

Der knöcherne Ausriss der Bizepssehne am Fibulaköpfchen ist eine mögliche Begleitverletzung. Das Fragment hat eine typische gebogene Kontur („arcuate sign", Abb. 1.**281 a, b**).

! Beim Nachweis eines solchen Fragments sollte stets eine MRT veranlasst werden, da die radiologisch erkennbare Verletzung oft nur die „Spitze des Eisbergs" darstellt und meist erhebliche Kniebinnenläsionen vorliegen.

Ausriss der Eminentia intercondylaris

Beim Eminentiaausriss – häufig eine Verletzung des Wachstumsalters – handelt es sich um einen knöchernen Ausriss des vorderen Kreuzbandes. Sofern das Fragment nur ventral angehoben ist, der dorsale Kontakt jedoch erhalten ist, wird konservativ therapiert. Vollständig dislozierte Fragmente erfordern ein operatives Vorgehen.

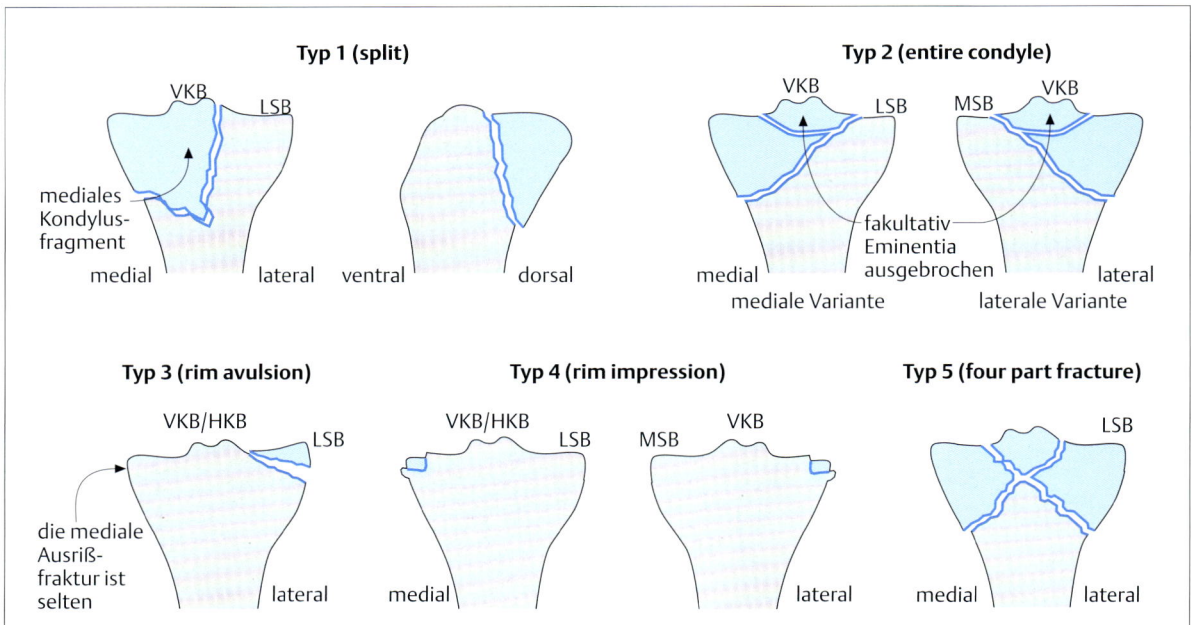

Abb. 1.**277** Luxationsfrakturen des Tibiakopfes nach Moore. Die möglichen ligamentären Begleitverletzungen und distalen knöchernen Bandausrisse sind jeweils angegeben (MSB, mediales Seitenband; LSB, laterales Seitenband; VKB, vorderes Kreuzband; HKB, hinteres Kreuzband).

A		**B**		**C**	
Extraartikuläre Frakturen		Partiell artikuläre Frakturen*		Vollständig artikuläre Frakturen	
A 1: Avulsionsfraktur von Fibulaköpfchen (A 1.1), Tuberositas tibiae (A 1.2) oder Eminentia intercondylaris (A 1.3)		**B 1**: Spaltungsfraktur lateral (B 1.1), medial (B 1.2) oder schräg, mit Beteiligung der Eminentia und eines Teils der Gelenkfläche (B 1.3)		**C 1**: solitäre Gelenk- und solitäre Metaphysenfraktur minimal disloziert (C 1.1), mit Dislokation eines (C 1.2) oder beider (C 1.3) Kondylen	
A 2: einfache metaphysäre Fraktur; Frakturverlauf schräg in der Frontalebene (A 2.1), in der Sagittalebene (A 2.2) oder horizontal (A 2.3)		**B 2**: Impressionsfraktur des gesamten lateralen Tibiaplateaus (B 2.1), eines Teils des lateralen Tibiaplateaus (B 2.2) oder des medialen Tibiaplateaus (B 2.3)		**C 2**: solitäre Gelenkfraktur und metaphysäre Mehrfragmentfraktur mit intaktem (C 2.1) oder fragmentiertem (C 2.2) Keil oder komplexer Fraktur (C 2.3)	
A 3: metaphysäre Mehrfragmentfraktur; Frakturkeil intakt (A 3.1), fragmentiert (A 3.2) oder komplexe Fraktur (A 3.3)		**B 3**: Kombination aus Spaltungs- und Impressionsfraktur lateral (B 3.1), medial (B 3.2) oder schräg, mit Beteiligung der Eminentia und einer Gelenkfläche (B 3.3)		**C 3**: artikuläre Mehrfragmentfraktur lateral (C 3.1), medial (C 3.2) oder beides (C 3.3)	

* „partiell" artikulär bedeutet, dass nur ein Teil der Gelenkfläche frakturiert ist, der andere Teil der Gelenkfläche jedoch mit der Diaphyse in Verbindung steht

Abb. 1.**278**   AO-Klassifikation der Tibiakopffrakturen.

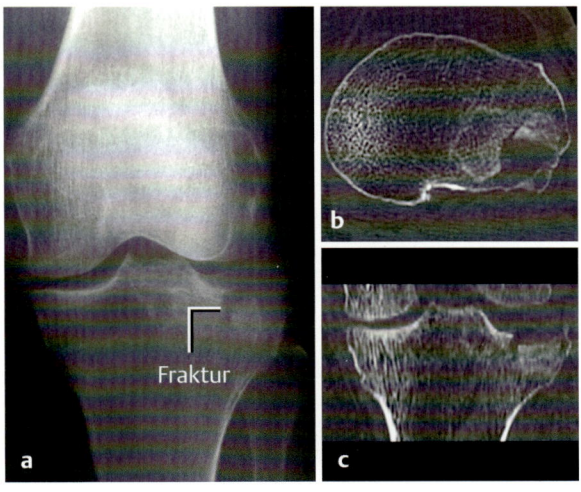

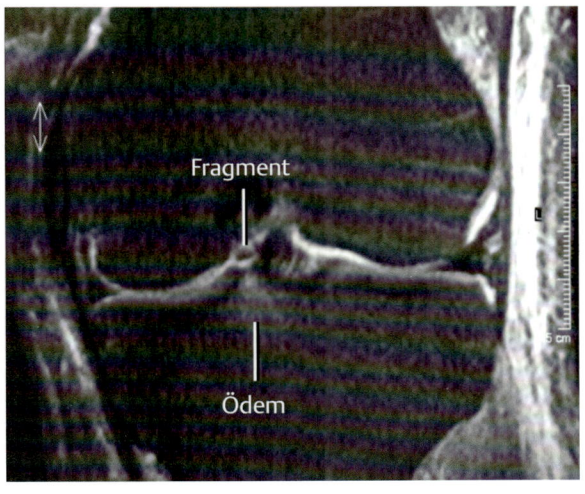

Links oben:
Abb. 1.**279**   Tibiakopf-Impressionsfraktur des lateralen Tibiaplateaus im Röntgenbild (**a**). In der CT ist die Fraktur umfassend zu beurteilen (**b**). Koronare Rekonstruktion (**c**).

Oben:
Abb. 1.**280**   Kleine Avulsionsfrakturen haben in der MRT meistens nur ein geringes Begleitödem.

Links:
Abb. 1.**281**   Avulsionen lateral:
a Ausriss des lateralen Kapselbandes an der Tibia,
b Bizepssehnenausriss am Fibulaköpfchen.

Ausriss der Tuberositas tibiae

Auch die Ausrissfrakturen der Tuberositas tibiae ereignen sich meist im Wachstumsalter. Bei den dislozierten Frakturen (häufiger) ist ein operatives Vorgehen obligat. Undislozierte und gering dislozierte Frakturen werden konservativ behandelt.

> ⚠ Nicht das sekundäre Ossifikationszentrum der Tuberositas tibiae oder einen Morbus Osgood-Schlatter (Abschnitt 1.5.1) mit einer akuten Ausrissfraktur verwechseln (Abb. 1.**283 a, b**)! Die entscheidende Hilfe ist die Einbeziehung des klinischen Befundes und der Anamnese.

Glossar

Epiphysenfrakturen und **-lösungen** der proximalen Tibia sind sehr seltene Verletzungen. Lediglich die undislozierten Epiphysenlösungen können, vor allem wenn keine metaphysäre Beteiligung vorliegt, übersehen werden, wenn die klinischen **Zeichen** (Schwellung, lokaler Schmerz) nicht genügend beachtet werden. Eine isolierte proximale Fibulafraktur kann auf eine undislozierte Epiphysenlösung der Tibia hinweisen. Sekundär kann die Verdachtsdiagnose bei einer Röntgenverlaufskontrolle durch eine periostale Reaktion in der Umgebung der Epiphysenfuge bestätigt werden. Vorzugsweise sollte jedoch in unklaren Fällen frühzeitig die MRT eingesetzt werden.

Tibia-, Fibula- und Unterschenkelfrakturen

> ➡ Die gleichzeitige Fraktur von Tibia und Fibula im Schaftbereich wird als Unterschenkel- oder Unterschenkelschaft-Fraktur bezeichnet.

Zu **Tibia-** oder **Unterschenkelfrakturen** können sowohl direkte Traumen (Schlag, Stoß) als auch indirekte Krafteinwirkungen (Biegung, Torsion, axiale Stauchung des Unterschenkels) führen.

Isolierte **Fibulafrakturen** kommen im Rahmen direkter Traumen vor, sind jedoch selten. Zudem können Fibulafrakturen Begleitverletzungen bei Pilon- und Tibiakopffrakturen sein.

Isolierte Fibulafrakturen müssen aus therapeutischer Sicht von **Frakturen des oberen Sprunggelenks (Weber-C)** differenziert werden. Hinweise für letztere sind der typische Unfallmechanismus (Pronationstrauma) sowie Zeichen einer Syndesmosenruptur (Schwellung, Spontan- und Druckschmerz über der Syndesmose, gestörter Gabelschluss, Subluxation des Talus).

> **RÖ** Röntgenaufnahmen in zwei Ebenen sind ausreichend. Die Abbildung der angrenzenden Gelenke ist obligat.

Sonderform: metaphysäre Stauchungsfraktur im Wachstumsalter.

Durch axiale Krafteinwirkung am Unterschenkel kommt es zu einer Einstauchung der Spongiosa und der hier dünneren Kortikalis in der proximalen oder distalen Metaphyse. Diese therapeutisch unproblematischen Frakturen sind bisweilen radiologisch nur an einer diskreten, bandförmig quer verlaufenden Strukturunruhe der Spongiosa mit geringer Spongiosaverdichtung und einer minimalen Konturirregularität (Wulstfraktur) der Kortikalis erkennbar (Abb. 1.**284 a, b**).

> ⚠ Bei sehr geringen Veränderungen im Röntgenbild ist es hilfreich, durch die Untersuchung des Kindes einen Hinweis auf die genaue Lokalisation zu erhalten. Auch die Sonographie kann die Konturirregularität darstellen helfen (Abb. 1.**285**). Die MRT ist die Methode der Wahl bei unklaren Fällen und Therapierelevanz.

Pilon-Tibial-Frakturen

> ➡ Frakturen der distalen Tibiametaphyse mit Gelenkbeteiligung werden als Pilon-Tibial-Frakturen bezeichnet.

Ursache dieser Verletzung ist ein **axiales Stauchungstrauma** (z. B. Sturz aus größerer Höhe), im Unterschied zur Fraktur des oberen Sprunggelenks. Dabei wird der Talus in die distale Tibiagelenkfläche gestoßen (Abb. 1.**282**).

Einteilung. In der AO-Klassifikation der Pilon-Tibial-Frakturen werden auch **extraartikuläre** Frakturen der distalen Tibiametaphyse subsumiert (Abb. 1.**286**).

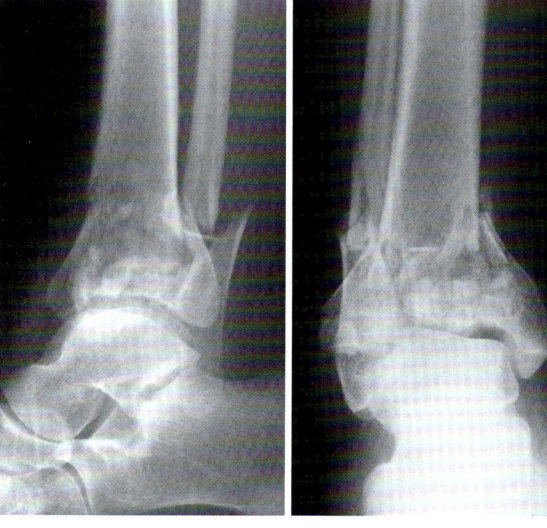

Abb. 1.**282**   Pilon-Tibial-Fraktur durch axiales Stauchungstrauma.

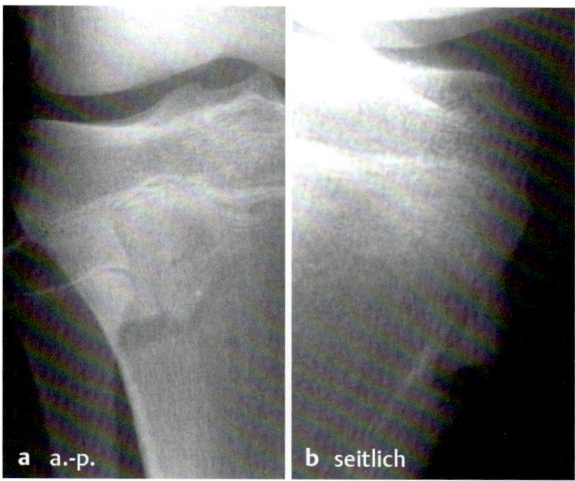

Abb. 1.**283** Verwechslungsmöglichkeiten: sekundäres Ossifikationszentrum der Tuberositas tibiae a.-p. (**a**) und seitlich (**b**). Keine Fraktur!

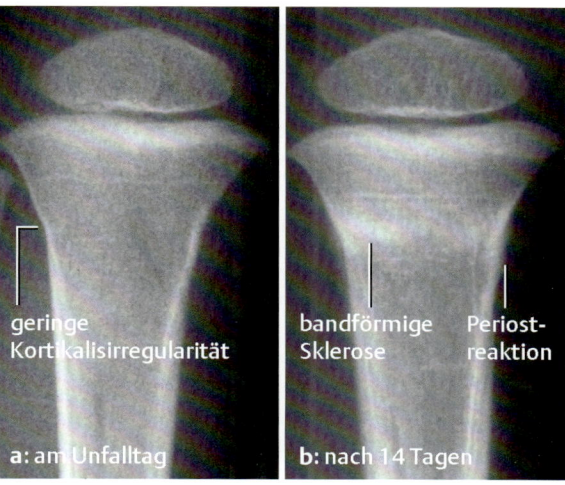

Abb. 1.**284** Metaphysärer Stauchungsbruch der proximalen Tibiametaphyse (1-jähriges Mädchen).

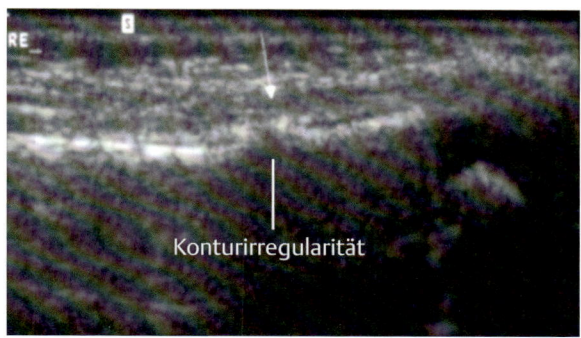

Abb. 1.**285** Sonographie einer distalen, metaphysären Stauchungsfraktur.

A	B	C
Extraartikuläre Frakturen	Partiell artikuläre Frakturen*	Vollständig artikuläre Frakturen
A 1: einfache metaphysäre Fraktur spiralförmig (A 1.1), schräg (A 1.2) oder horizontal (A 1.3)	**B 1**: Spaltungsfraktur frontal (B 1.1), sagittal (B 1.2) oder mit mehreren metaphysären Fragmenten (B 1.3)	**C 1**: solitäre Gelenk- und solitäre Metaphysenfraktur ohne Impression (C 1.1), mit Impression (C 1.2) oder mit Ausdehnung in die Diaphyse (C 1.3)
A 2: metaphysäre Keilfraktur mit dorsolateraler Impaktion (A 2.1), ventromedialem Keil (A 2.2) oder Frakturausdehnung in Diaphyse (A 2.3)	**B 2**: Spaltungsfraktur mit Impression frontal (B 2.1), sagittal (B 2.2) oder zentral (B 2.3)	**C 2**: solitäre Gelenkfraktur und metaphysäre Mehrfragmentfraktur mit (C 2.1) oder ohne Stufenbildung (C 2.2) oder mit Ausdehnung in die Diaphyse (C 2.3)
A 3: komplexe metaphysäre Fraktur mit drei (A 3.1) oder mehr (A 3.2) Fragmenten oder Ausdehnung zur Diaphyse (A 3.3)	**B 3**: Mehrfragmentimpressionsfraktur frontal (B 3.1), sagittal (B 3.2) oder metaphysär (B 3.3)	**C 3**: artikuläre Mehrfragmentfraktur auf die Epiphyse beschränkt (C 3.1), bis zur Metaphyse (C 3.2) oder zur Diaphyse (C 3.3) reichend

* „partiell" artikulär bedeutet, dass nur ein Teil der Gelenkfläche frakturiert ist, der andere Teil der Gelenkfläche jedoch mit der Diaphyse in Verbindung steht

Abb. 1.**286** AO-Klassifikation der distalen Tibia- und Fibulafrakturen. Alle Frakturtypen können mit oder ohne assoziierter Fibulafraktur auftreten.

Distale Tibiafrakturen im Wachstumsalter

Epiphysenlösungen der distalen Tibia

Die distale Tibia gehört zu den häufigsten Lokalisationen von Epiphysenlösungen.

Frakturen des Malleolus medialis

Bei Epiphysenfrakturen der distalen Tibia bei noch weit offener Fuge handelt es sich fast immer um mediale Malleolarfrakturen (ohne oder mit metaphysärer Beteiligung). Sie liegen in der Verlängerungslinie der medialen Taluskante (Abb. 1.**287**). Bei dislozierten Frakturen droht ein vorzeitiger partieller Verschluss der Epiphysenfuge mit konsekutiver Varusfehlstellung. Undislozierte Frakturen, bei denen keine Wachstumsstörungen zu erwarten sind, werden konservativ behandelt.

! Unter Umständen stellt sich die Fraktur im primären Röntgenbild nicht dar. Besteht jedoch klinisch ein Verdacht auf eine mediale Malleolarfraktur, so sollte mittels MRT oder CT versucht werden, eine etwaige Fraktur und deren Dislokationsgrad darzustellen.

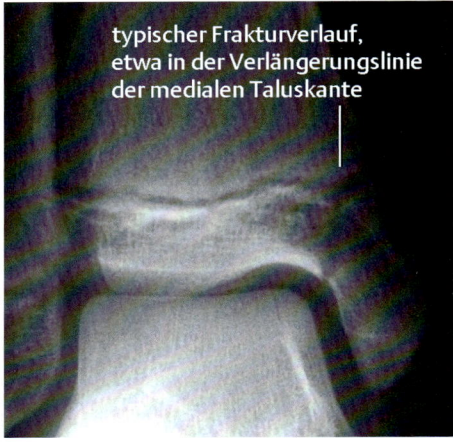

typischer Frakturverlauf, etwa in der Verlängerungslinie der medialen Taluskante

Abb. 1.**287**   Mediale Malleolarfraktur Salter-Harris Typ 3 (Aitken II) bei 12-jährigem Jungen.

Übergangsfrakturen der distalen Tibiaepiphyse

➡ Als Übergangsfrakturen der distalen Tibiaepiphyse bezeichnet man Frakturen, die sich im Übergangsalter zwischen Adoleszenz und Erwachsenenalter bei partiell verschlossenen Fugen ereignen.

PATHO   Die Mineralisation der distalen Tibiaepiphysenfuge verläuft von medial nach lateral.

Beim gleichen Trauma, das im Kindesalter zu einer Epiphysenlösung führen würde, wird bei den Übergangsfrakturen lediglich der noch nicht verschlossene, mehr oder weniger große laterale Anteil der Fuge gelöst. An der Grenze zum bereits verknöcherten medialen Bereich der Fuge wird eine Fraktur in die Gelenkfläche ausgeleitet (Ausnahme: die intramalleoläre Fraktur ist extraartikulär). Der medial gelegene geschlossene Fugenanteil bleibt unverletzt (Abb. 1.**288a–c** u. 1.**289a,b**). Eine solche Fraktur wird auch als „two-plane-fracture" bezeichnet, da die Fraktur in zwei Ebenen (transversal und sagittal) verläuft. Geht die Fraktur zusätzlich mit einem dorsal gelegenen metaphysären Keil einher, so handelt es sich um eine „tri-plane-fracture" (zusätzliche Fraktur in der Frontalebene (Abb. 1.**288a–c** u. 1.**290**). Bei diesen „tri-plane-fractures" unterscheidet man noch einen Typ 2, bei dem sich im Gegensatz zum Typ 1 die dorsale Fraktur in die Epiphyse fortsetzt.

RÖ   Die Diagnose der Übergangsfraktur wird aus dem typischen schrägen epiphysären Frakturverlauf im a.-p. Röntgenbild gestellt, die Einteilung in den Frakturtyp erfolgt im seitlichen Röntgenbild (Abb. 1.**289a,b**).

! Fehlt im a.-p. Bild der epiphysäre Frakturspalt, so handelt es sich nicht um eine Übergangsfraktur!

Bei den „two-plane-fractures" ist in der Seitenaufnahme meist kein Frakturspalt zu erkennen, bei den „tri-plane-fractures" erkennt man seitlich den metaphysären Keil. Die Unterscheidung der Typen 1 und 2 bei den „tri-plane-fractures" gelingt im Seitenbild nicht immer. MRT oder auch CT können diese Differenzierung ermöglichen und sollten großzügig eingesetzt werden (Abb. 1.**288a–c**).

Eine konservative Behandlung ist bei allen undislozierten Frakturen sowie bei extraartikulären Frakturen möglich. Daher muss im Sonderfall der intramalleolären Fraktur besonders auf den Frakturtyp geachtet werden: „Two-plane-" und „tri-plane-fractures" vom Typ 1 sind in diesem Fall extraartikulär, „tri-plane-fractures" vom Typ 2 jedoch intraartikulär.

Literatur

Carey J, Spence L, Blickman H, Eustace S. MRI of pediatric growth plate injury: correlation with plain film radiographs and clinical outcome. Skeletal Radiol 1998; 27: 250–5.

Helfet DL, Koval K, Pappas J, Sanders RW, DiPasquale T. Intraarticular "Pilon" fracture of the tibia. Clin Orthop 1994; 298: 221–8.

von Laer L. Frakturen und Luxationen im Wachstumsalter. 4. Aufl. Stuttgart: Thieme; 2001.

Meyers MH, McKeever FM. Fracture of the intercondylar eminence of the tibia. J Bone Joint Surg 1970; 52: 1677–84.

Moore TM. Fracture-dislocation of the knee. Clin Orthop 1981; 156: 129–40.

Rüedi TP, Murphy WM. AO Principles of Fracture Management. Stuttgart: Thieme; 2000.

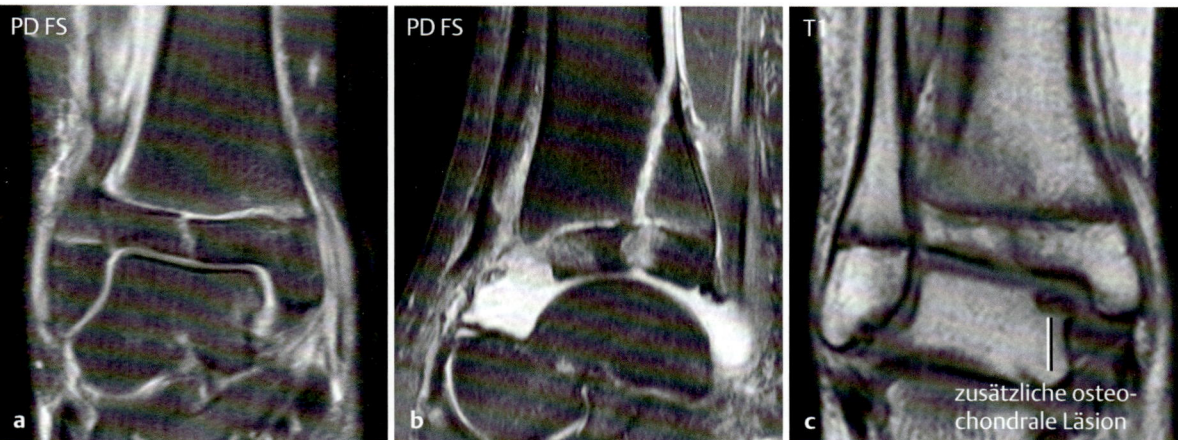

Abb. 1.**288** MRT einer Übergangsfraktur bei 15-jährigem Mädchen zur Veranschaulichung des Frakturverlaufs (tri-plane-fracture type 2).

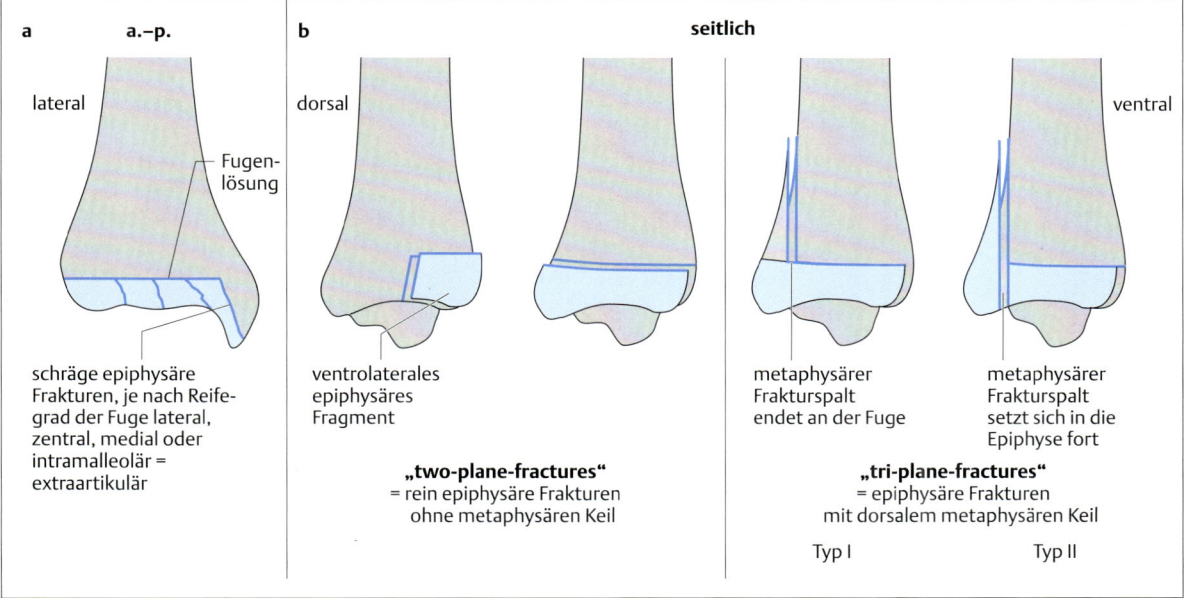

Abb. 1.**289** Übergangsfrakturen der distalen Tibiaepiphyse.
a Mögliche Frakturverläufe im a.-p. Röntgenbild.
b Einteilung der Übergangsfrakturen durch die Seitenaufnahme.

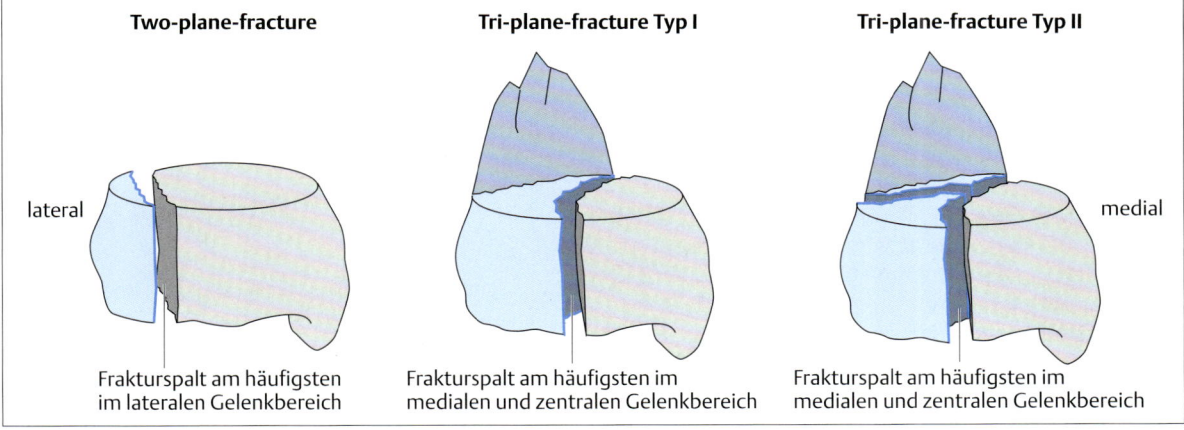

Abb. 1.**290** Typische Fragmente bei den verschiedenen Übergangsfrakturen der distalen Tibiaepiphyse.

Normalanatomie und Varianten des Sprunggelenks und Fußes

Bänder des oberen Sprunggelenks

Die **Syndesmosis tibiofibularis** gewährleistet die Stabilität der Malleolengabel. Sie besteht aus aus einem vorderen und einem hinteren Syndesmosenband (Ligg. tibiofibulare anterius und posterius). Sie wird zusätzlich durch die Membrana interossea (Lig. tibiofibulare interosseum) verstärkt, die zwischen Tibia und Fibula nach proximal reicht (Abb. 1.**291**).

Lateral bilden drei Außenbänder zusammen den Außenbandapparat:

- Das Lig. fibulotalare anterius zieht annähernd horizontal von der Malleolenspitze zum Talushals.
- Das Lig. fibulocalcaneare zieht schräg nach dorsokaudal zur Außenseite des Kalkaneus und unterkreuzt dabei die Peronealsehnen.
- Das Lig. fibulotalare posterius zieht von der konkaven Innenseite des Außenknöchels zum Processus posterior tali.

Das **medial** gelegene Deltaband besteht aus vier Anteilen, den Partes tibiotalaris posterior (am kräftigsten), tibiocalcaneare, tibionaviculare und tibiotalaris anterior.

Sehnen

Die gesunde **Achillessehne** ist im Querschnitt oval bzw. plankonvex und hat eine Dicke von etwas 4–6 mm. Sie besitzt keine Sehnenscheide. Ventral der Achillessehne liegt der präachilläre (Kager'sche) Fettkörper, zwischen distaler Achillessehne und Kalkaneus die Bursa subachillea.

Die **Flexoren** verlaufen gemeinsam mit A. und V. tibialis posterior und N. tibialis um den Innenknöchel zum medialen Fußrand. Die Tibialis-posterior-Sehne ist etwa doppel so kräftig wie die Sehnen des Flexor digitorum und Flexor hallucis longus. Die Sehnenscheide der Flexor-hallucis-longus-Sehne kommuniziert mit dem oberen Sprunggelenk, daher ist Flüssigkeit in dieser Sehnenscheide nicht pathologisch. Die Flexorensehnen werden durch das Retinaculum flexorum in ihrer Position gehalten, das Innenknöchel und Kalkaneus verbindet. Der enge Raum unterhalb dieses Retinakulums entspricht dem **Tarsaltunnel**.

Die **Peronealsehnen** verlaufen um den Außenknöchel zum lateralen Fußrand. Während die Peroneus-brevis-Sehne an der Metatarsalebasis des V. Strahls inseriert, unterkreuzt die Peroneus-longus-Sehne den Fuß, um an der Metatarsale-I-Basis zu inserieren („Steigbügel"). Die Sehnen werden durch das Retinaculum peroneale fixiert.

Die **Extensorensehnen** ziehen zusammen unter dem Retinaculum extensorum zur Streckseite des Fußes.

Plantarfaszie

Die Plantarfaszie ist eine zentrale Verstärkung der Plantaraponeurose, die sich vom Tuber calcanei bis zu den Phalangen und zur Haut erstreckt. Im Normalfall sollte deren Dicke 4 mm nicht übersteigen.

Sinus tarsi

Der Sinus tarsi befindet sich zwischen Talus und Kalkaneus. Er enthält neben Fettgewebe die Ligg. cervicale und talocalcaneare interosseum, Gefäße und Nerven.

Akzessorische Knochen

Multiple akzessorische Knochen können vorkommen (Abb. 1.**294**). In der Regel handelt es sich um unbedeutende Zufallsbefunde, allerdings kann die Abgrenzung gegenüber kleinen Knochenfragmenten im Einzelfall Schwierigkeiten bereiten. Von besonderer Bedeutung sind das Os naviculare accessorium und das Os trigonum, da diese Ossikel im Rahmen von Überlastungssyndromen Symptome verursachen können.

Tarsale Koalition

Es handelt sich um eine kongenitale knöcherne, knorpelige oder fibröse Verbindung zwischen Talus, Kalkaneus und den Mittelfußknochen. Die talokalkaneare und die kalkaneonavikulare Koalition sind dabei mit Abstand am häufigsten. Die Häufigkeit wird mit 1 % angegeben, in ca. 50 % sind beide Füße betroffen. Die tarsale Koalition kann Beschwerden verursachen.

Zahlreiche Röntgenzeichen werden zur Erkennung einer Koalition angegeben. Die hilfreichsten sind für die talokalkaneare Koalition (Abb. 1.**295**):

- kurzer Talushals mit Talusschnabel: einer Ausziehung der oberen vorderen Talusecke; hiervon abzugrenzen ist die Talusnase, die einer Fibroostose am Kapselansatz des oberen Sprunggelenks am Talushals entspricht
- „C-Zeichen": eine *durchgängige* Linie von der medialen Taluskortikalis zur unteren Begrenzung des Sustentakulums
- die fehlende Abgrenzbarkeit der mittleren Facette der subtalaren Gelenkfläche.

Bei der kalkaneonavikulären Koalition ist oft eine Verbreiterung des Processus anterior des Kalkaneus in der Seitenaufnahme und gelegentlich eine direkte Darstellung der Verbindung in der a.-p. Aufnahme des Mittelfußes erkennbar.

Literatur

Breitenseher M. Der MR-Trainer. Untere Extremität. Stuttgart: Thieme; 2003.

Crim JR, Kjeldsberg KM: Radiographic diagnosis of tarsal coalition. AJR 2004; 182: 323–8.

Liu PT et al. „Absent middle facet": A sign on unenhanced radiography of subtalar joint coalition. AJR 2003; 181: 1565–72.

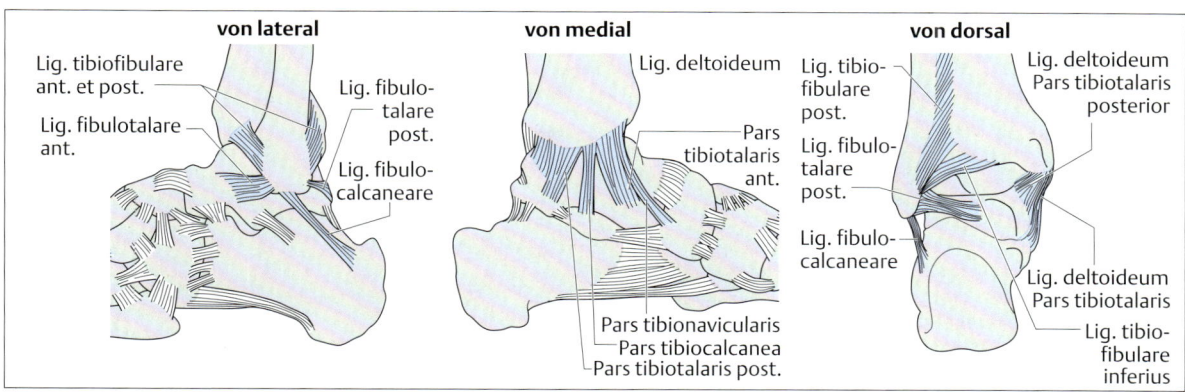

von lateral

Lig. tibiofibulare ant. et post.

Lig. fibulotalare ant.

Lig. fibulo- talare post.

Lig. fibulo- calcaneare

von medial

Lig. deltoideum

Pars tibiotalaris ant.

Pars tibionavicularis

Pars tibiocalcanea

Pars tibiotalaris post.

von dorsal

Lig. tibio- fibulare post.

Lig. fibulo- talare post.

Lig. fibulo- calcaneare

Lig. deltoideum Pars tibiotalaris posterior

Lig. deltoideum Pars tibiotalaris

Lig. tibio- fibulare inferius

Abb. 1.**291**   Bandapparat des oberen Sprunggelenks.

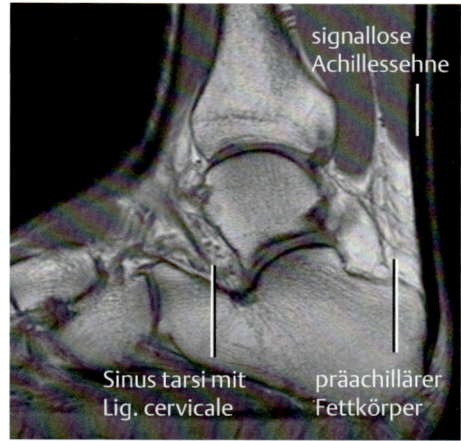

signallose Achillessehne

Sinus tarsi mit Lig. cervicale

präachillärer Fettkörper

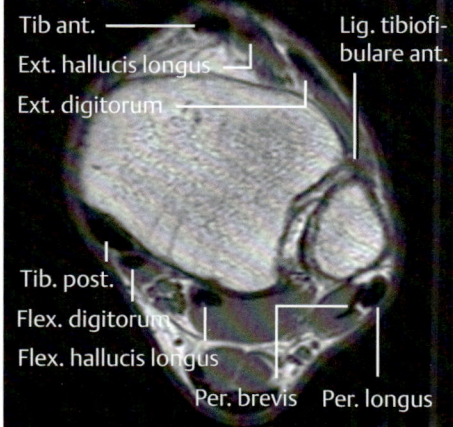

Tib ant.

Ext. hallucis longus

Ext. digitorum

Lig. tibiofi- bulare ant.

Tib. post.

Flex. digitorum

Flex. hallucis longus

Per. brevis   Per. longus

Links:
Abb. 1.**292**
Normalanatomie am Sprunggelenk, T1 SE sagittal.

Rechts:
Abb. 1.**293**
Normalanatomie am Sprunggelenk, T1 SE transversal.

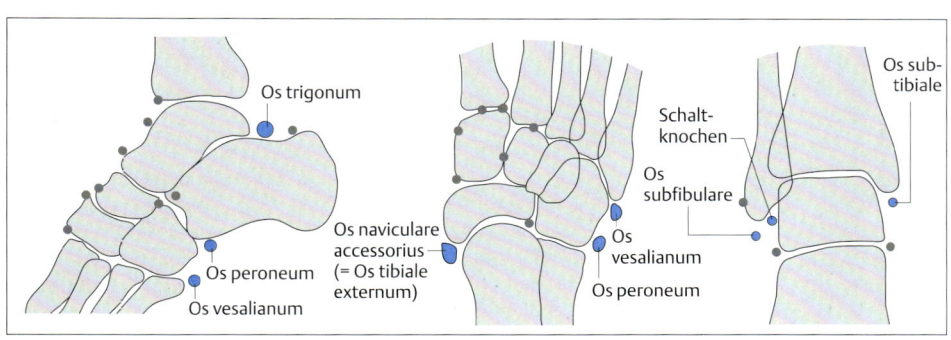

Os trigonum

Os naviculare accessorius (= Os tibiale externum)

Os peroneum

Os vesalianum

Os vesalianum

Schalt- knochen

Os subfibulare

Os vesalianum

Os peroneum

Os sub- tibiale

Abb. 1.**294**   Akzessorische Knöchelchen im Bereich des Sprunggelenks und Mittelfußes. Wichtige Ossikel in Blau.

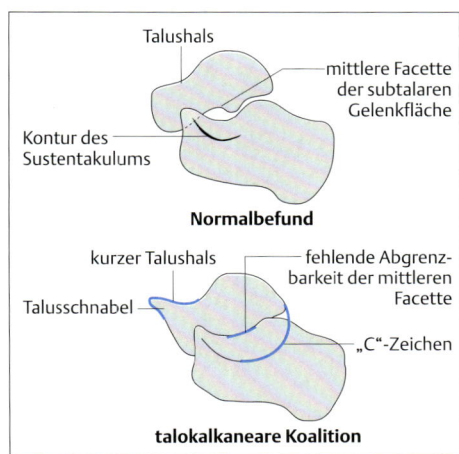

Talushals

mittlere Facette der subtalaren Gelenkfläche

Kontur des Sustentakulums

Normalbefund

kurzer Talushals

Talusschnabel

fehlende Abgrenz- barkeit der mittleren Facette

„C"-Zeichen

talokalkaneare Koalition

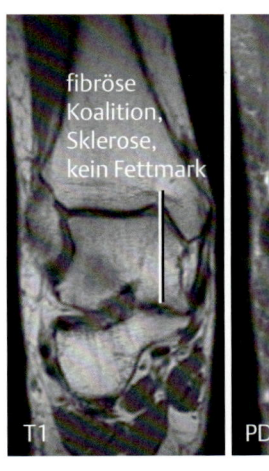

fibröse Koalition, Sklerose, kein Fettmark

T1

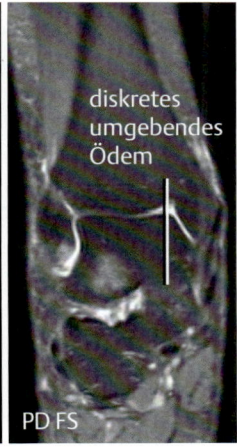

diskretes umgebendes Ödem

PD FS

Links:
Abb. 1.**295**
Schematische Darstellung der Röntgenzeichen bei talokalkanearer Koalition.

Rechts:
Abb. 1.**296**
Fibröse talokalkaneare Koalition in der koronaren MRT.

Frakturen des oberen Sprunggelenks

> Die Fraktur des oberen Sprunggelenks (OSG) ist eine der häufigsten Knochenverletzungen. Sie entsteht durch Dreh- oder Kippbewegungen des Talus in der Malleolengabel. Das klassische Supinationstrauma ist am häufigsten.

Da bei jeder Belastung der Talus gegen den Außenknöchel gedrückt wird, ist für eine korrekte Funktion des oberen Sprunggelenks die Stabilität der Malleolengabel und damit der Syndesmose entscheidend. Daher ist bei der Beurteilung der Sprunggelenkverletzungen und der Therapiekontrollen die Stellung des Talus in der Malleolengabel von größter Bedeutung. Eine fehlende laterale Führung und somit eine Subluxation entsteht bei:

- Verkürzung des Außenknöchels
- Fehlstellung des Außenknöchels in der Incisura fibularis tibiae
- Insuffizienz der Syndesmose.

Bereits eine minimale persistierende Subluxation von 1 mm nach lateral führt zu einer erheblichen Fehlbelastung der Gelenkflächen von Tibia und Talus und somit zur posttraumatischen Arthrose.

Verletzungen können zur Ruptur der Syndesmosenbänder führen. Häufiger ist jedoch der knöcherne Bandausriss, insbesondere dorsal. Von einem Volkmann-Dreieck spricht man, wenn das ausgerissene hintere Tibiakantenfragment mehr als 25 % der Tibiagelenkfläche erfasst. Ist das Fragment kleiner, wird es meist als „hintere Schale" bezeichnet.

Die **Einteilung der Frakturen des oberen Sprunggelenks** erfolgt entsprechend der „pathologisch anatomischen" Klassifikation **nach Danis-Weber**. Demzufolge werden die Frakturen nach der Höhe der Fibulafraktur in Bezug zur Syndesmose in drei Gruppen eingeteilt (Abb. 1.**297** bis 1.**299**):

- Weber-A:
  unterhalb der Syndesmose
- Weber-B:
  in Höhe der Syndesmose
- Weber-C:
  oberhalb der Syndesmose.

Eine Sonderform der Weber-C-Fraktur stellt die **Maisonneuve-Fraktur** dar. Derselbe Unfallmechanismus führt durch das Aushebeln der Fibula aus der Inzisura fibularis zu einer oberhalb der Schaftmitte gelegenen Fibulafraktur. In seltenen Fällen kann alternativ eine Luxation im proximalen Tibiofibulargelenk vorliegen.

Die Bedeutung der Klassifikation liegt darin, dass sich begleitende Bandverletzungen ableiten lassen, die wiederum für die Therapie relevant sind (Tabelle 1.**10**).

Tabelle 1.**10**   Begleitverletzungen bei Außenknöchelfrakturen

Weber	A	B	C
Verletzung der Syndesmosenbänder	nie	möglich	immer
Verletzung der Membrana interossea	nie	Nie	häufig, bis zur Frakturhöhe
Innenknöchelfraktur oder Innenbandruptur	möglich	möglich	immer

Die **AO-Klassifikation** orientiert sich an der Danis-Weber-Klassifikation, berücksichtigt jedoch die nicht seltenen zusätzlichen knöchernen und ligamentären Verletzungen. Sie ist sehr detailliert (s. Spezialliteratur).

Die **Lauge-Hansen-Klassifikation** beurteilt (in 5 Gruppen) die Position des Fußes zum Zeitpunkt des Traumas (Inversion/Eversion) und die Richtung der Talusbewegung (Rotation, Abduktion, Adduktion, Dorsalflexion).

Therapie. Entscheidend sind die Höhe und der Dislokationsgrad der Fibulafraktur sowie das Ausmaß der Bandverletzungen. Typ-A-Verletzungen können meist konservativ behandelt werden, Typ-B- und Typ-C-Verletzungen müssen in aller Regel operativ versorgt werden. Im Einzelfall ist eine konservative Therapie nichtdislozierter Weber-B-Frakturen möglich.

Ein Volkman-Dreieck wird in der Regel von ventral mittels Spongiosazugschraube adaptiert. Besteht eine Instabilität der Syndesmose, wird diese für ca. 8 Wochen durch eine sog. Stellschraube versorgt. Hierfür wird bei korrekter Stellung der Fibula ein Gewinde in Fibula und Tibia vorgebohrt und danach die Schraube eingebracht. So lässt sich eine unerwünschte Kompression der Syndesmose vermeiden.

Die isolierte Fibulafraktur in Schaftmitte oder proximal wird nur ruhig gestellt.

> **RÖ** *Hinweis zur Technik:* Von besonderer Bedeutung ist die a.-p. Aufnahme in 20°-Innenrotation, die die Trochlea tali und die Gelenkflächen der Malleolen frei projiziert (Abb. 1.**300 a, b**).

Besteht der Verdacht auf eine Maisonneuve-Fraktur (Druckschmerz über der proximalen Fibula prüfen!) ist der gesamte Unterschenkel darzustellen.

Grundsätzlich sollte bei jeder Sprunggelenkverletzung nach osteochondralen Frakturen des Talus gefahndet werden.

Beim Typ B handelt es sich meist um eine Schrägfraktur in der Frontalebene, die auf der a.-p. Aufnahme übersehen werden kann. Sie kann intersyndesmal verlaufen, die Syndesmosenbänder können intakt sein. Daher ist in diesem Fall der Nachweis eines ausgerissenen Volkmann-Dreieck von besonderer Bedeutung.

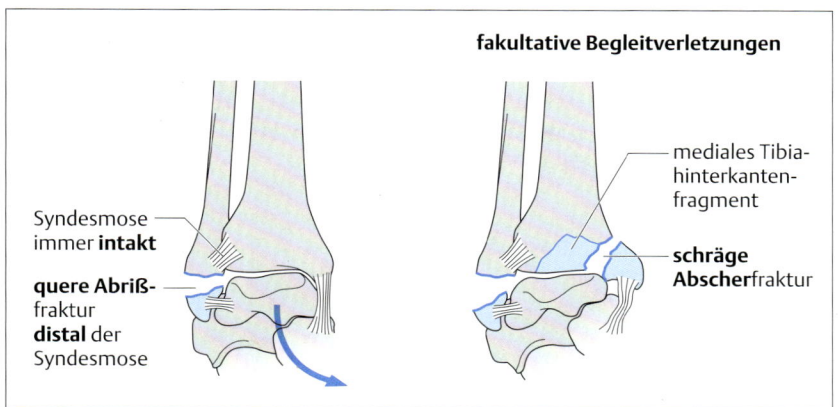

Abb. 1.**297**   Weber-A-Fraktur. Adduktion des Talus bei supiniertem Fuß.

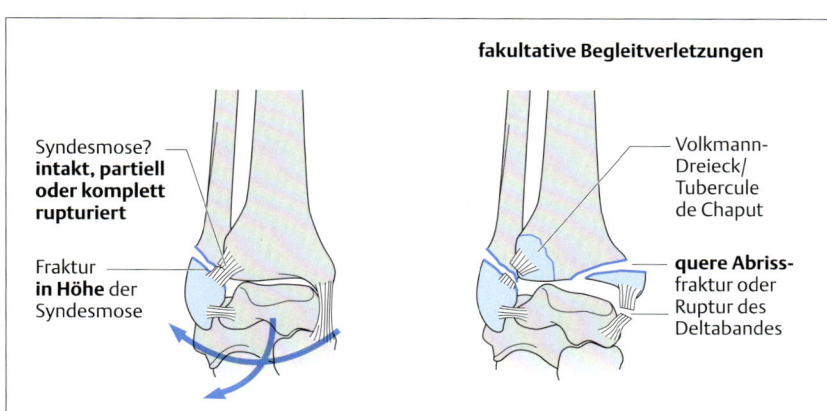

Abb. 1.**298**   Weber-B-Fraktur. Außenrotation des Talus bei supiniertem Fuß oder Abduktion des Talus bei proniertem Fuß.

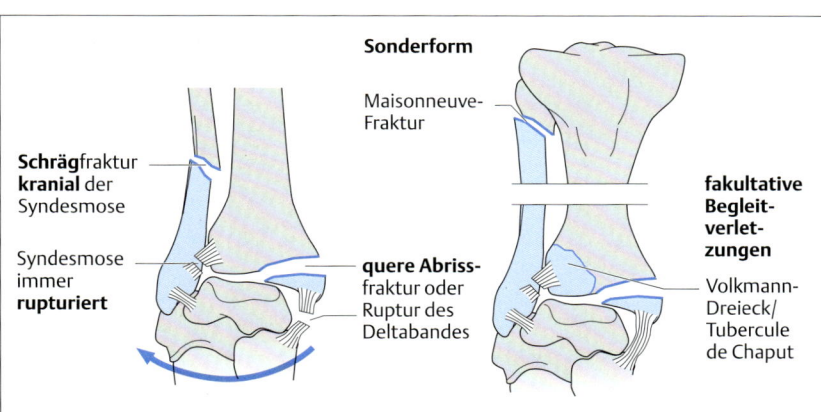

Abb. 1.**299**   Weber-C-Fraktur. Außenrotation des Talus bei proniertem Fuß.

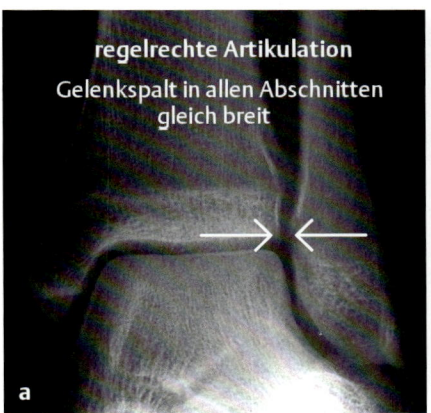
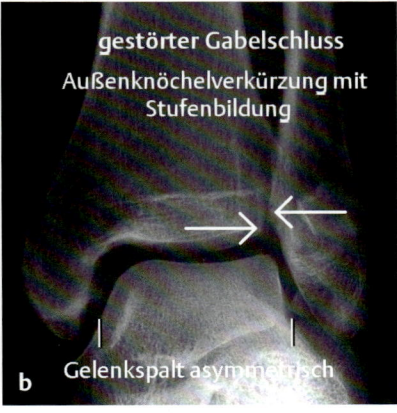

Abb. 1.**300**   Gelenkstellung im OSG in a.-p. Projektion bei 20°-Innenrotation. Bei einer regelrechten Gelenkstellung im oberen Sprunggelenk ist der Gelenkspalt in allen Abschnitten gleich breit (**a**). Bei einer Außenknöchelfraktur (**b**) lässt sich bereits die kleinste Verkürzung des Außenknöchels im Röntgenbild an einer Stufenbildung der subchondralen Knochenlinie erkennen.

Tarsus, Metatarsus

Talusfrakturen

Die häufigste Verletzung ist die Talushalsfraktur. Sie entsteht meist durch axiale Krafteinwirkung, z. B. beim Sturz aus der Höhe oder bei Pkw-Unfällen. Osteochondrale Frakturen der Talusrolle (dome fracture) entstehen dagegen durch Scherbewegungen.

Anatomische Besonderheiten. Versorgende Gefäße gelangen vornehmlich an zwei Zonen in den Talus: dorsal am Talushals und plantar im Sinus tarsi. Vor allem nach dislozierten Halsfrakturen und nach Luxationen ist der Talus auf Grund dieser Gefäßversorgung nekrosegefährdet.

Einteilung der Talusfrakturen. Die Talusfrakturen werden nach der anatomischen Lokalisation in Taluskopf-, Talushals- und Taluskörper-Frakturen eingeteilt. Unter den Talus*körper*frakturen werden auch die osteochondralen Frakturen der Talusrolle und Frakturen des Processus lateralis und posterior subsumiert. Die Klassifikation der Talus*hals*frakturen nach **Hawkins** (Abb. 1.**301**) berücksichtigt den Dislokationsgrad im unteren und oberen Sprunggelenk und gibt deshalb prognostische Hinweise.

Cave: Die Unterscheidung zwischen Hawkins I und II ist nicht immer so leicht wie im Schema! Die Veränderungen im unteren und oberen Sprunggelenk können im Sinne einer *Sub*luxation gering ausgeprägt sein und sind *trotzdem* als Hawkins II zu werten. Die CT hilft bei der Beurteilung.

Die Gelenkfläche am Talus ist häufige Lokalisation von osteochondralen Frakturen und der Osteochondrosis dissecans.

RÖ Röntgenaufnahmen in zwei Ebenen sind Standard. Nichtdislozierte Frakturen und osteochondrale Läsionen an der Talusschulter können jedoch übersehen werden.

CT Die CT mit multiplanaren Rekonstruktionen sollte bei radiologisch nachgewiesen Frakturen zur genauen Frakturbeurteilung und zur Suche nach weiteren Frakturen eingesetzt werden. Sie kann den Zustand der Gelenkflächen am besten darstellen.

MRT Sie sollte bei unauffälligem Röntgenbild, aber weiterhin klinischem Verdacht auf eine tarsale Verletzung eingesetzt werden, da sie okkulte Frakturen, osteochondrale Läsionen und Weichteilverletzungen am besten nachweist.

Literatur

Brunner U, Schweiberer L. Verletzungen des Talus und Kalkaneus. Unfallchirurg 1996; 99: 136–51.

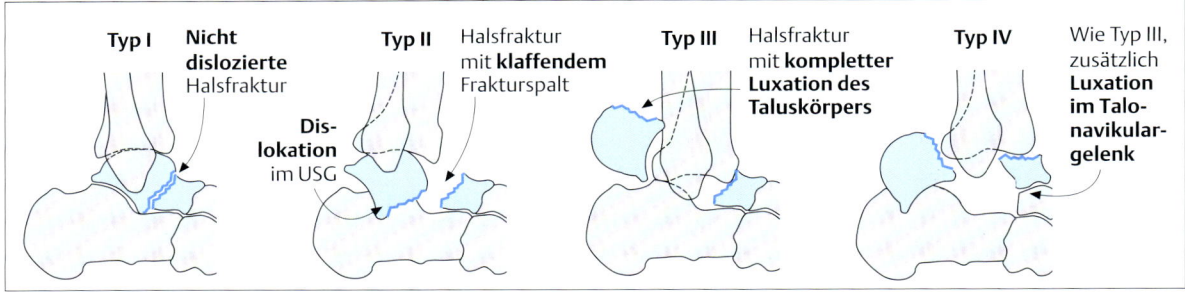

Abb. 1.**301**   Einteilung der Talushalsfrakturen nach Hawkins.

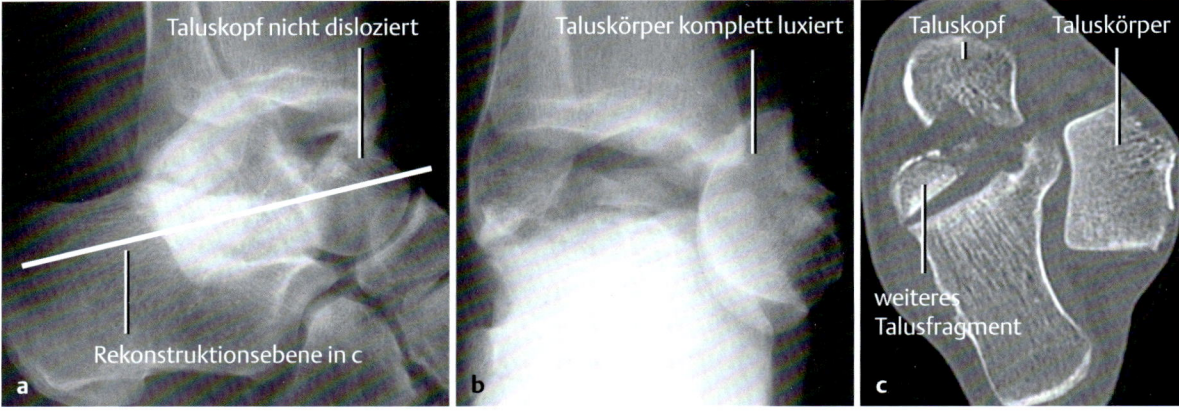

Abb. 1.**302**   Talushalsfraktur Typ III. Die CT zeigt zusätzliche Knochenfragmente und veranschaulicht die exakte Fragmentstellung.

Kalkaneusfrakturen

Der typische Mechanismus der Fersenbeinfraktur ist die axiale Stauchung, z. B. nach Sturz aus größerer Höhe. Eine seltene Ausnahme stellt die sog. Entenschnabelfraktur dar (vgl. Abb. 1.**248**), bei der es durch Zugwirkung der Achillessehne zu einem knöchernen Ausriss aus dem Tuber calcanei kommt. Nur etwa ⅓ der Kalkaneusfrakturen sind bezüglich des unteren Sprunggelenks extraartikulär (Abb. 1.**303**). In den übrigen ⅔ ist die subtalare Gelenkfläche beteiligt. Bei diesen **intraartikulären** Frakturen wird durch die axial einwirkende Kraft der Talus in den Kalkaneus eingetrieben. Es kommt zu einer **primären Frakturlinie** (Abb. 1.**304 a**), wobei der Kalkaneus in zwei Hauptfragmente, das anteromediale (sustentakuläre) und das posterolaterale (tuberale) Fragment auseinander bricht. Häufig ist vom sustentakulären Fragment zusätzlich der Processus anterior abgebrochen. Bei noch größerer Krafteinwirkung entsteht eine **sekundäre Frakturlinie**, die vom tuberalen Fragment ein posteriores Facettenfragment abtrennt (Abb. 1.**304 b, c**). Nach Essex-Lopresti bilden sich dann zwei Frakturtypen aus, abhängig davon ob die sekundäre Frakturlinie im Bogen nach kranial um die subtalare Gelenkfläche zieht (**„joint depression type"**, Abb. 1.**304 b** u. 1.**305 b**) oder horizontal nach dorsal bis in den Tuber verläuft und somit ein zungenförmiges posteriores Fa-

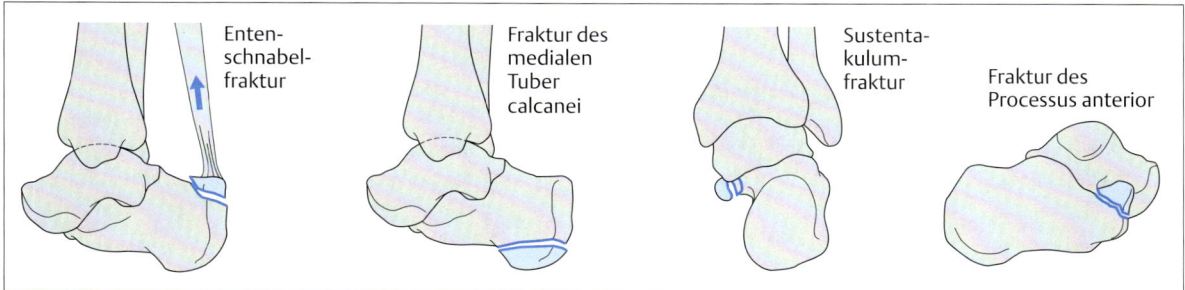

Abb. 1.**303** Extraartikuläre Kalkaneusfrakturen *ohne* Beteiligung der subtalaren Gelenkfläche.

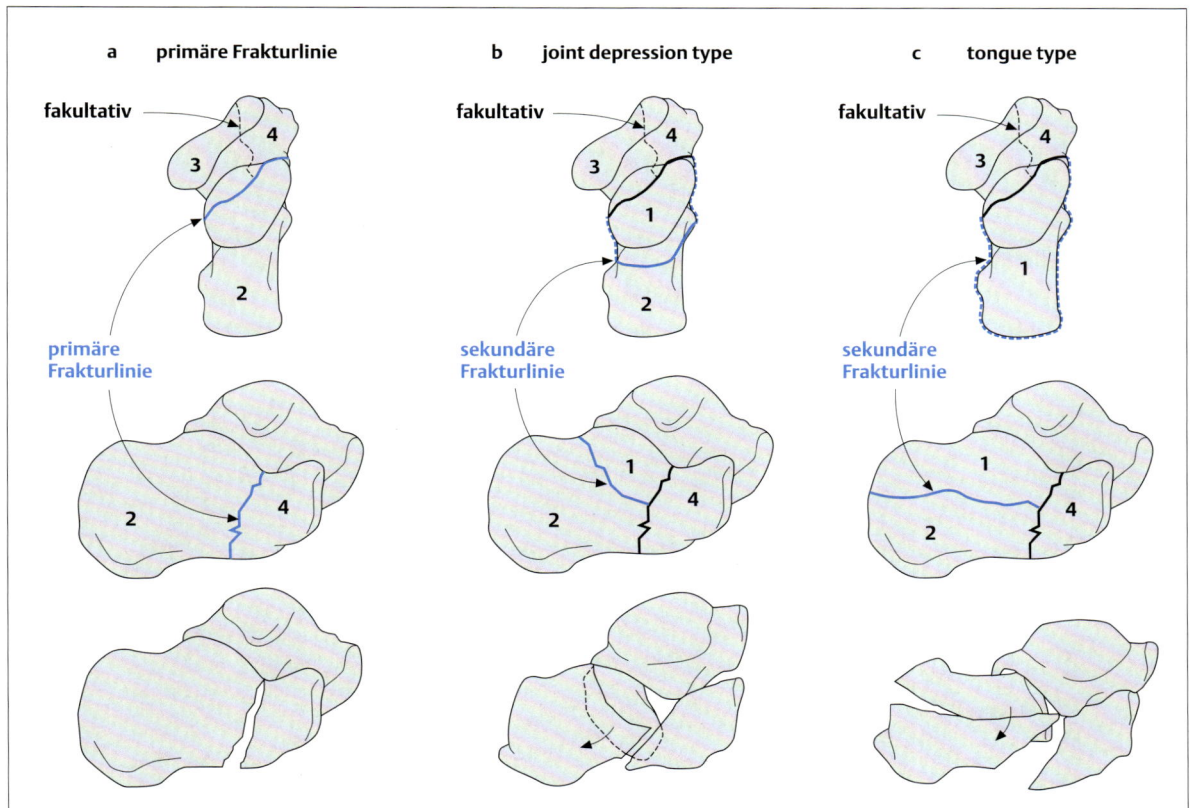

Abb. 1.**304** Intraartikuläre Kalkaneusfrakturen *mit* Beteiligung der subtalaren Gelenkfläche. Hauptfragmente: 1 = posteriores Facettenfragment; 2 = tuberales Fragment; 3 = sustentakuläres Fragment; 4 = Processus-anterior-Fragment.

cettenfragment vorliegt („**tongue type**", Abb. 1.**304 c** u. 1.**305 c**). Das posteriore Facettenfragment ist in beiden Fällen unter Drehung in das tuberale Fragment eingestaucht und kann zusätzlich in sich frakturiert sein. Es kommt zu einer Verbreiterung und Höhenminderung des Kalkaneus.

Therapie. Bei der operativen Therapie intraartikulärer Kalkaneusfrakturen wird in erster Linie die anatomische Rekonstruktion der prognostisch wichtigen subtalaren Gelenkfläche angestrebt. Eine etwaige Beteiligung des Kalkaneokuboidgelenks hat meist keine therapeutische Konsequenz.

RÖ   Anhand der seitlichen und axialen Kalkaneusaufnahme lässt sich die Fraktur typisieren und das Ausmaß der Fragmentfehlstellung abschätzen. Wie sehr die subtalare Gelenkfläche eingestaucht ist, lässt sich am Tuber-Gelenk-Winkel nach Böhler (Abb. 1.**305 a – c**) erkennen.

!   Die Beurteilung der subtalaren Gelenkfläche (Gelenkstufe[n], Größe, Anzahl und Lage der Fragmente) hat für die Therapieplanung dominierende Bedeutung. Sie gelingt nur in der CT mit der nötigen Genauigkeit (Abb. 1.**306 a – c**).

Frakturen der übrigen Tarsalia und der Metatarsalia

Typische Läsionen am **Os naviculare** sind der knöcherne Ausriss an der dorsalen Oberfläche nahe des Talonavikulargelenks, die Avulsion an der Tuberositas durch Zug der Sehne des M. tibialis posterior im Rahmen eines Pronationstraumas und die Fraktur des Körpers.

An den **Kuneiformia** und am **Kuboid** kommen neben Begleitfrakturen bei Luxationen im Lisfranc-Gelenk (s. u.) kleine, häufig nur im CT nachzuweisende Absprengungen durch direkte Traumen vor.

!   An vielen Lokalisationen des Tarsus sind Verwechslungsmöglichkeiten mit sekundären Ossifikationszentren gegeben! Die Einbeziehung des klinischen Lokalbefundes und das Studium der Normvarianten ist deshalb wichtig (vgl. Abb. 1.**294**)!

Eine besondere Mittelfußfraktur ist die **Avulsionsfraktur** der Tuberositas des V. Metatarsale, die durch Zugwirkung der Sehne des M. peroneus brevis oder eines

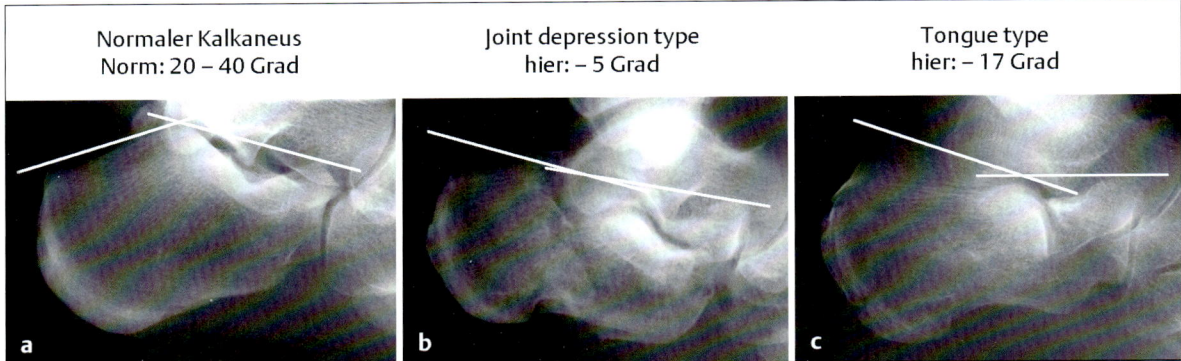

Abb. 1.**305**   Tuber-Gelenk-Winkel nach Böhler. Der Winkel zwischen den Verbindungslinien vom höchsten Punkt des Tuber calcanei zur Hinterkante der subtalaren Gelenkfläche (**a**) und von dieser zum höchsten Punkt des Processus anterior (**b**) sollte + 20 bis + 40° betragen.

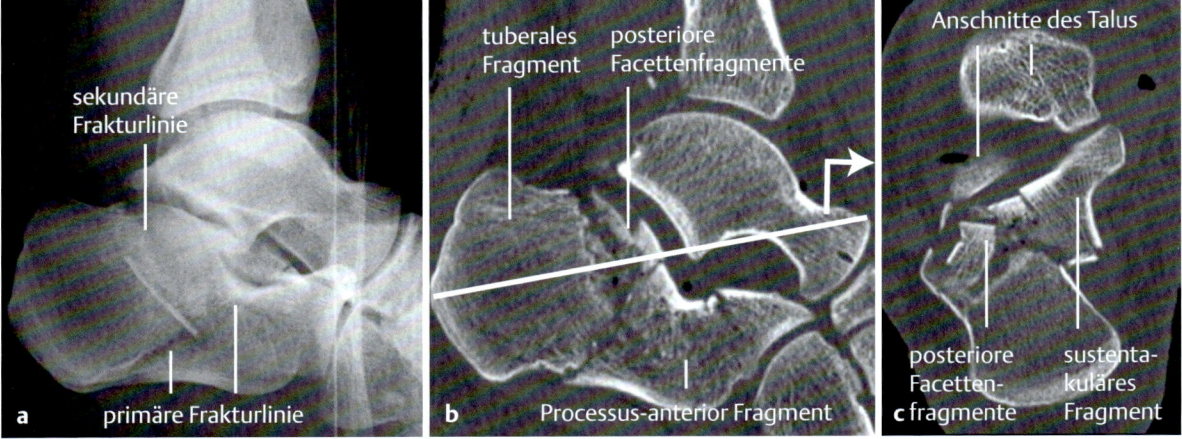

Abb. 1.**306**   Kalkaneusfraktur, „joint depression type". Sagittale (**b**) und schräg axiale Rekonstruktionen (**c**) im CT.

lateralen Zügels der Plantaraponeurose im Rahmen eines Supinationstraumas entsteht.

Bei der **Jones-Fraktur** handelt es sich um eine Querfraktur am proximalen metadiaphysären Übergang (Isthmus) des V. Metatarsale. Es kann sich sowohl um eine akute Fraktur als auch um eine Stressfraktur (s. u.) handeln. Die Jones-Fraktur neigt zu verzögerter Bruchheilung, Pseudarthrosenbildung und Refraktur.

Ein weitere Sonderform ist die **Stressfraktur** der Mittelfußknochen („Marschfraktur"). Meist ist der mittlere oder distale Schaftabschnitt des II. und III. Metatarsale betroffen. Radiologisch kann sich als Reaktion ein queres, breites, unscharf begrenztes Skleroseband zeigen. Sehr häufig sind die Stressfrakturen jedoch radiologisch okkult. Im frühen Stadium besteht daher die Indikation zur MRT, da sie die Stressreaktion noch vor Auftreten einer eigentlichen Frakturlinie zeigt (Abb. 1.**308**). Eine kräftige Umgebungsreaktion ist typisch.

Rein morphologisch kann die Abgrenzung gegenüber einer Osteomyelitis Probleme bereiten. Allerdings lässt sich bei subtiler Anamnese fast immer die Ursache der Überlastungsreaktion aufdecken (neue Schuhe, Fehlbelastung durch andere Gelenkbeschwerden etc.).

Subchondrale und osteochondrale Frakturen der Metatarsaleköpfchen können im weiteren Verlauf zum Kollaps des Metatarsaleköpfchens führen (Morbus Freiberg). Sie werden im Abschnitt der Osteonekrosen besprochen.

Luxationen des Fußes

Luxationen können in allen Gelenken des Fußes auftreten. Am häufigsten kommen sie im **oberen Sprunggelenk** und entlang der tarsometatarsalen Gelenklinie (**Lisfranc-Gelenk**) vor (Abb. 1.**307**). Je nach einwirkendem Trauma sind bei der Luxation im Lisfranc-Gelenk nur einzelne oder alle Metatarsalia luxiert. Begleitende Frakturen der Basen – insbesondere des II. Metatarsale – sowie der Kuneiformia und des Kuboids sind bei dieser Luxationsform häufig.

Um geringere Dislokationen im Lisfranc-Gelenk nicht zu übersehen, ist eine genaue Überprüfung des Alignments der Metatarsalebasen bezüglich der distalen Tarsalreihe in der dorsoplantaren, seitlichen und dorsoplantaren Schrägprojektion erforderlich. Manchmal wird erst durch die CT eine Dislokation aufgedeckt.

Etwas seltener sind Luxationen im **unteren Sprunggelenk**, Luxationen zwischen proximaler und distaler Fußwurzelreihe (**Chopart-Gelenk**), sowie die **Luxatio tali**, bei der der Talus sowohl im oberen als auch im unteren Sprunggelenk luxiert.

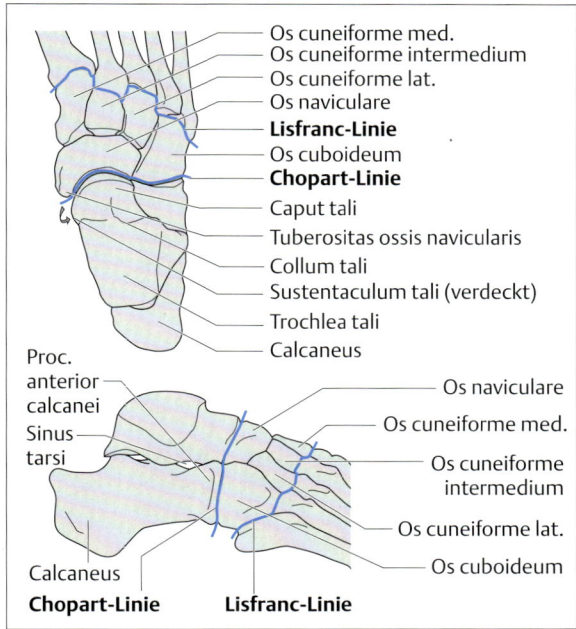

Abb. 1.**307** Anatomie der Fußwurzel.

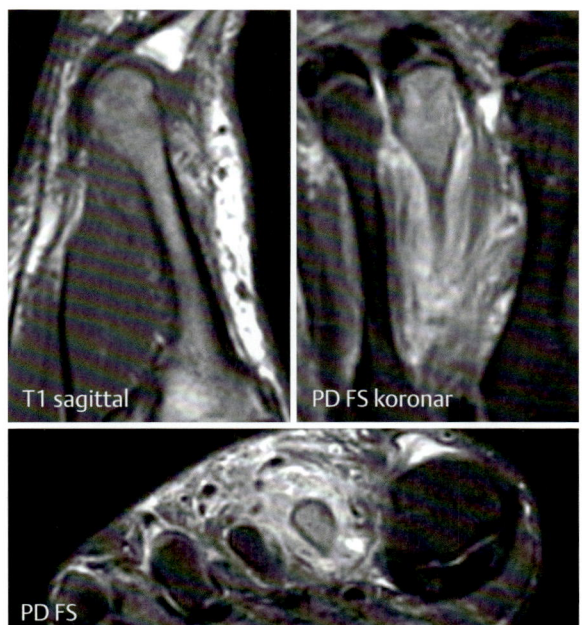

Abb. 1.**308** Stressreaktion des Metatarsale D III, noch keine Frakturlinie, aber bereits ausgeprägte Umgebungsreaktion.

Bandverletzungen am oberen Sprunggelenk

Distale Syndesmosenbänder

Die Verletzung der distalen Syndesmosenbänder ist häufig mit einer Fibulafraktur kombiniert. In diesem Fall erfolgt im Rahmen der operativen Versorgung die direkte Revision der Syndesmose.

Allerdings kommen auch isolierte Rupturen der Syndesmosenbänder vor, insbesondere nach Verletzungen, die mit einer forcierten Plantarflexion einhergingen. Klinisch besteht ein typischer Schmerz streckseitig auf Höhe des oberen Sprunggelenks.

Radiologisches Zeichen der Syndesmosenruptur ist eine Erweiterung der Syndesmose. Allerdings ist deren Weite im a.-p. Bild äußerst projektionsabhängig, so dass nur ein deutliches **Klaffen der Knöchelgabel** verwertet werden kann. Ein besseres Zeichen ist die **Asymmetrie des oberen Sprunggelenkspaltes** (vermehrte Distanz zwischen Innenknöchel und Talus, Abb. 1.**309**). Bei unklarem Befund und klinischem Verdacht sollte die MRT zum Einsatz kommen, da sie die direkte Beurteilung der Bänder erlaubt (Abb. 1.**310 a, b**). Außerdem können eine ungewöhnliche weit nach kranial reichende tibiofibulare Tasche (> 1 cm) und eine Inkongruenz der Gelenkflächen des distalen Tibiofibulargelenks als indirekte Hinweise auf eine Syndesmosenverletzung gewertet werden.

Verletzung der lateralen Sprunggelenkbänder

Verletzungen der lateralen Sprunggelenkbänder durch ein Supinationstrauma sind die häufigsten Bandverletzungen überhaupt. Die Bandanteile reißen stets von ventral nach dorsal, eine Verletzung aller drei Bänder ist selten.

Therapie. Klare Richtlinien zur OP-Indikation gibt es nicht, sie wird jedoch immer zurückhaltender gestellt. Viele Chirurgen sehen nur noch bei Leistungssportlern mit einer 3-Band-Verletzung eine Operationsindikation.

RÖ **„Gehaltene" Röntgenaufnahme des Sprunggelenks:** Vielerorts werden nach radiologischem Frakturausschluss „gehaltene Aufnahmen" angefertigt. Hierzu wird nach Anlegen einer Peroneusblockade durch ein Lokalanästhetikum der Fuß in einer Haltevorrichtung mit einer definierten Kraft (in der Regel 15 kp) einmal nach medial (laterale Aufklappbarkeit) und einmal nach ventral (Talusvorschub) gedrückt (Abb. 1.**311**). Der Wert dieser Aufnahmen ist jedoch äußerst fragwürdig, was sich schon in der enormen Schwankungsbreite der als normal angesehenen Messwerte (5 – 15 %) widerspiegelt.

Die Ursachen für die Variabilität der Messwerte liegen neben konstitutionellen Unterschieden in der sehr unterschiedlichen muskulären Anspannung und insbesondere in einer variablen Schwäche der Peronealmuskulatur nach Peroneusblockade.

Da letztlich der behandelnde Chirurg nach klinischer Prüfung der Stabilität entscheiden muss, ob er aus den Ergebnissen der Untersuchung Schlussfolgerungen für die Therapie ziehen möchte, sollte die Indikation im Einzelfall abgesprochen werden.

SONO Aufgrund des Hämatoms sind die Bänder beim frischen Trauma nicht hinreichend beurteilbar. Die Sonographie hat daher in der Notfalldiagnostik noch keine Bedeutung.

MRT **Indikationen.** Das klassische Supinationstrauma stellt *keine* Indikation zur MRT dar, da für die Therapie das exakte Verletzungsausmaß unerheblich ist. Indikationen bestehen bei klinischem Verdacht auf eine begleitende Syndesmosen- oder Sehnenverletzung oder auf eine okkulte Fraktur. Ferner sollte bei ungewöhnlicher Beschwerdepersistenz nach einem Supinationstrauma eine MRT zum Ausschluss einer osteochondralen Läsion durchgeführt werden.

Befunde:
- Signalsteigerung der normalerweise signalfreien Bänder in allen Sequenzen.
- Bei frischer kompletter Bandruptur zeigt die MRT die Diskontinuität des Bandes und ein umgebendes Ödem (Abb. 1.**312 a, b** u. 1.**314 a, b**).
- Distorsionen und Teilrupturen können als Bandverdickung imponieren. Außerdem können die Bänder elongiert und gewellt erscheinen.
- Bei alten, narbig verheilten Läsionen kann ebenso eine Verdickung der Bänder bestehen, ohne umgebendes Ödem (Abb. 1.**313**).

Bei der Beurteilung ist zu beachten, dass das Lig. fibulotalare posterius streifige Fetteinlagerungen enthält und daher in nichtfettsupprimierten Sequenzen signalangehoben erscheint.

Mediale Sprunggelenkbänder

Eine isolierte Verletzung der medialen Sprunggelenkbänder ist sehr selten. Meist entstehen sie im Rahmen von Luxationen oder Luxationsfrakturen des oberen Sprunggelenks. Für die Beurteilung gelten die gleichen Kriterien wie an den Außenbändern.

Literatur

Breitenseher MJ. Akutes Trauma des Sprunggelenks. Radiologe 1999; 39: 16 – 24.
Brown KW et al. MRI findings associated with distal tibiofibular syndesmosis injury. AJR 2004; 182: 131–6.

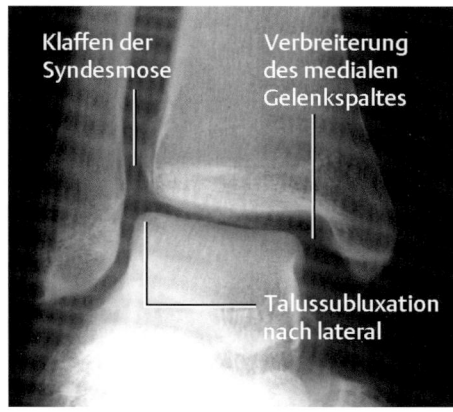

Abb. 1.**309** Zeichen der Syndesmosenverletzung im a.-p. Röntgenbild: Klaffen der Sprunggelenkgabel und Asymmetrie des Gelenkspaltes.

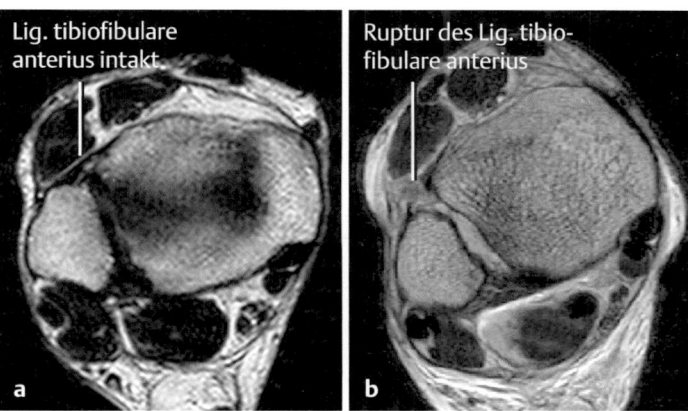

Abb. 1.**310** Intaktes (**a**) und rupturiertes vorderes Syndesmosenband (**b**) im transversalen T2-TSE-Bild.

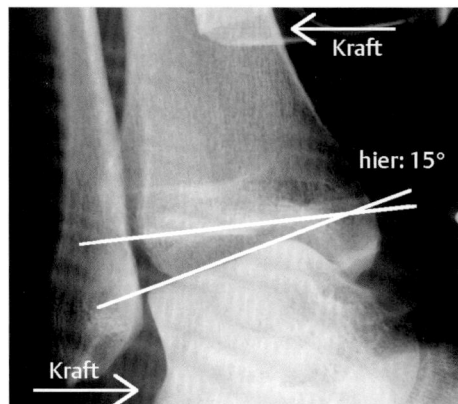

Abb. 1.**311** „Gehaltene" Aufnahme mit 15 kp Belastung. Zur Messung der lateralen Aufklappbarkeit werden Tangenten an Tibiagelenkfläche und Talusrolle gelegt.

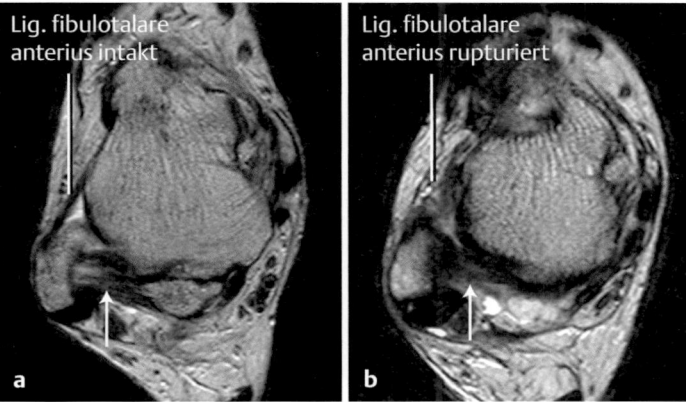

Abb. 1.**312** Intaktes (**a**) und rupturiertes Lig. fibulotalare anterius (**b**) im Vergleich. Das Lig. fibulotalare posterius ist in beiden Fällen intakt (Pfeile). Jeweils transversale T2 TSE.

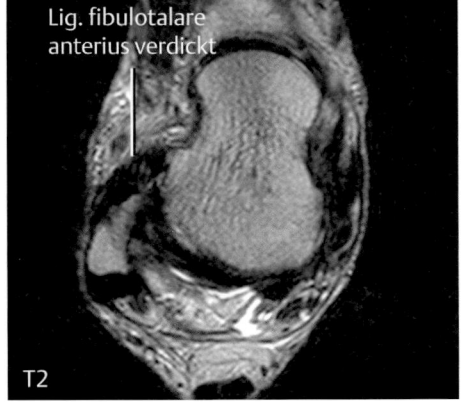

Abb. 1.**313** Zustand nach früherer, narbig verheilter Ruptur des Lig. fibulotalare anterius.

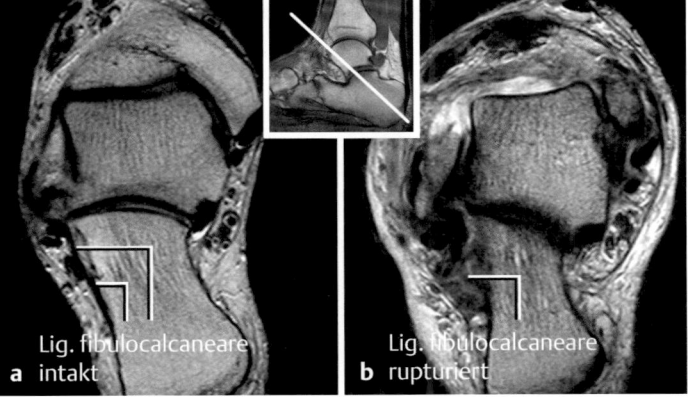

Abb. 1.**314** Intaktes (**a**) und rupturiertes Lig. fibulocalcaneare (**b**). Jeweils schräg transversale T2 TSE.

Impingementsyndrome am oberen Sprunggelenk

> Impingement bedeutet „Anstoßen". Im oberen Sprunggelenk wird unter Impingementsyndrom eine biomechanische Funktionseinschränkung verstanden, hervorgerufen durch gelenkeigene Strukturen wie bindegewebige Synovialproliferationen, Knochen oder Knorpel. Man unterscheidet dabei ein anteriores, anterolaterales, posteriores und ein mediales Impingement.

PATHO Ursache des **anterioren** Impingements sind Knochenosteophyten, freie Gelenkkörper und Synovialproliferationen, hervorgerufen durch repetitives „Anstoßen" zwischen Tibia und Talus bei Dorsalflexion. Nicht nur Sportler sind betroffen. Auch ein Klumpfuß und laxe fibulotalare Bänder sind Überlastungsgründe.

Ursache des **anterolateralen** Impingements ist raumforderndes, narbiges Bindegewebe in der ventrolateralen Grube zwischen Tibia, Fibula und Talus. Aufgrund der Beschaffenheit wurde auch der Begriff „meniskoides" Gewebe geprägt. Dieses entwickelt sich bei manchen Patienten (in ca. 3 %) nach Verletzung des lateralen Bandapparates oder auch durch sportbedingte chronische Überlastung des lateralen Bandapparates.

Das **posteriore** Impingement kann durch ein Os trigonum (akzessorischer Knochen des Tuberculum laterale in ca. 7 % der Erwachsenen) oder durch einen kräftigen Processus posterior tali bedingt sein. Das Tuberculum laterale des Processus posterior ist generell etwas größer und neigt im Besonderen dazu, sich zur Protuberanz zu entwickeln (Stieda'scher Prozess). Andere Ursachen sind Frakturen oder Fragmentation des Tuberculum laterale oder des Os trigonum. Liegen diese Bedingungen vor, kommt es insbesondere bei forcierter Plantarflexion (Balletttänzer!) zur Entzündung der Kapsel und der umgebenden Weichteile und schließlich zur Funktionseinschränkung. Die Sehne des Flexor hallucis longus (sie verläuft in der Rinne zwischen medialem und lateralem Tuberkulum des Talus) ist oft mitbeteiligt. Analog zum anterolateralen Impingement können auch chronische Verletzungen des dorsalen Bandapparates (speziell des posterioren intermalleolären Ligaments) zu dorsalen Impingementsyndromen führen.

Das **anteromediale** Impingement ist in erster Linie eine posttraumatische Verdickung und Synovialproliferation von anterioren Anteilen des Deltabandes.

Das **posteromediale** Impingement ist sehr selten und kann Folge eines Inversionstraumas sein.

KLINIK **Anterior.** Bewegungseinschränkung und Schmerzen bei forcierter Dorsalflexion sowie umschriebener Druckschmerz am Vorderrand des oberen Sprunggelenks.

Anterolateral. Chronische Schmerzen anterolateral, insbesondere bei Eversion (Auswärtsdrehung) und Dorsalflexion des Fußes.

Posterior. Schmerzen bei forcierter Plantarflexion und bei Palpation des dosalen Anteils des oberen Sprunggelenks.

RÖ **Anterior.** Wulstige Randanbauten ventral an der distalen Tibia oder kleine nasenartige Osteophyten am Talushals. Eine gut eingestellte seitliche Röntgenaufnahme ist entscheidend, am besten in Funktion (in Dorsalflexion).

Posterior. Der röntgenologische Nachweis eines Os trigonum mit kleinen osteophytären Randausziehungen oder ein sehr kräftiger Processus posterior tali ist *kein* Beweis für ein Impingementsyndrom. Die reaktive Entzündzungsreaktion im MRT ist als Ergänzungsbefund notwendig.

Anteromedial. In seltenen Fällen wird ein talarer Osteophyt anteromedial beobachtet.

MRT **Anterior.** Die knöchernen Randanbauten sind zu erkennen. Hauptbefund ist aber eine deutliche Signalsteigerung in T2 TSE, STIR und T1 SE nach Kontrastmittelgabe, die ein Hinweis auf die entzündliche Komponente ist (Abb. 1.**316**).

Anterolateral. Bei Vorliegen eines Ergusses des oberen Sprunggelenks (besser auch nach Arthro-MRT) findet sich hinter dem anterioren talofibularen Band – nicht immer von diesem trennbar – eine Raumforderung von niedriger bis mittlerer Signalintensität in T1 SE und T2 TSE (Abb. 1.**317**). Diese kann auch bandförmig zur Darstellung kommen.

Posterior. Im dorsalen Anteil des oberen Sprunggelenks findet sich eine deutliche Signalsteigerung im Os trigonum oder im Processus posterior tali. Die dorsale Gelenkkapsel ist verdickt und nimmt Kontrastmittel auf. Ein dorsaler Erguss ist immer nachzuweisen (Abb. 1.**318**).

Anteromedial. Unterhalb und vor dem Malleolus medialis findet sich (in T2-TSE-Bildern) eine Verdickung des Lig. deltoideum. Ein wichtiger Hinweis auf die Diagnose ist die starke Kontrastmittelanreicherung in T1-fettgesättigten SE-Bildern (Abb. 1.**319**). Die MR-Arthrographie wird als Goldstandard zur Detektion des anteromedialen Impingement angesehen.

CT Mittels CT-Arthrographie sollte bei Verwendung von Mehrzeilentechnologie eine sehr exakte Diagnose möglich sein, ohne dass bisher wesentliche Erfahrungen publiziert wurden.

DD Die Bildgebung hat die Aufgabe, eine Differenzierung des häufig etwas diffusen Beschwerdebildes zu ermöglichen. Die MRT- und Röntgenbefunde des **posterioren** Impingementsyndroms sind gegenüber Achillessehnenveränderungen, dem Haglund-Syndrom, der retrokalkanearen Bursitis, der Tenosynovitis der Flexor-hallucis-longus-Sehne, osteochondralen Läsionen und Zerrungen und Subluxation der Peronäussehnen abzugrenzen.

Literatur

Cerezal L et al. MR imaging of ankle impingement syndromes. AJR 2002; 181: 551–9.

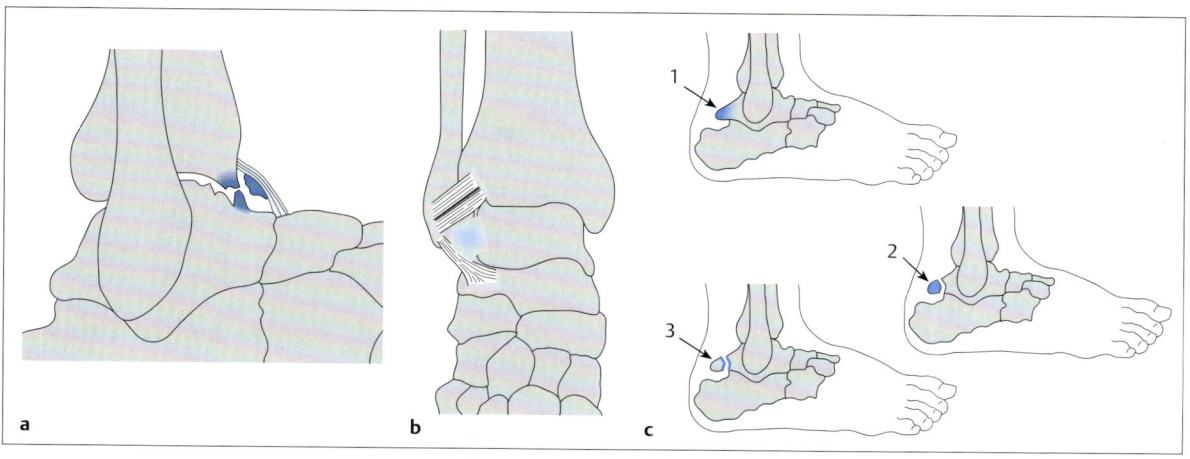

Abb. 1.**315**   Mögliche Pathologien bei anteriorem Impingement: Osteophyten, Gelenkspaltverschmälerung, freie Gelenk-körper, Synovitis (**a**). Weichteilverdichtung bei anterolateralem Impingement, Ansicht von ventral (**b**). Mögliche Ursachen für das posteriore Impingement: Stieda'scher Prozess (1), Os trigonum (2), Fraktur des Tuberculum laterale tali (3) (**c**, modif. nach Cerezal et al.).

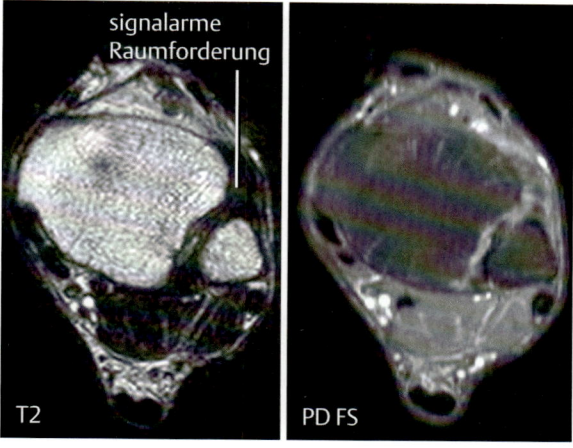

Abb. 1.**317**   Anterolaterales Impingement.

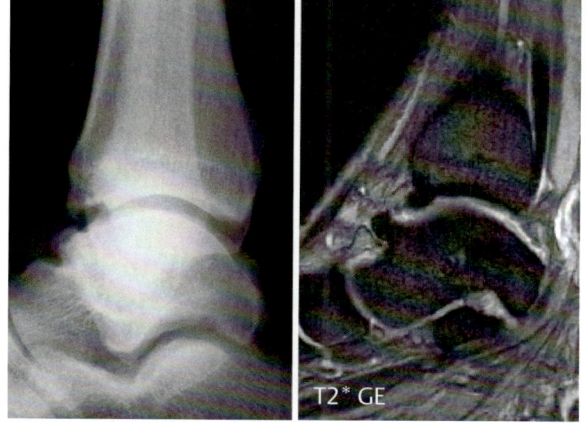

Abb. 1.**316**   Anteriores Impingement mit deutlichen Osteophyten.

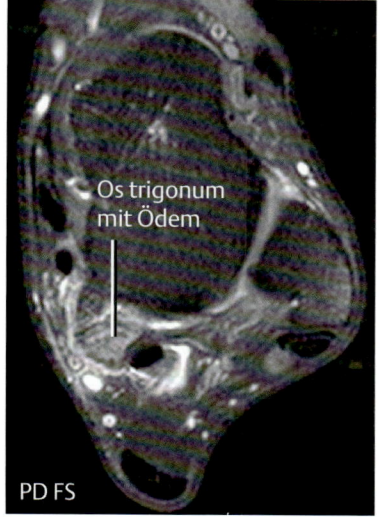

Abb. 1.**318**
Posteriores
Impingement.

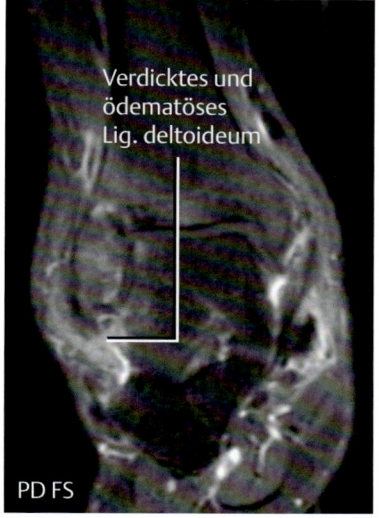

Abb. 1.**319**
Anteromediales
Impingement.

1.8   Spezielle Probleme bei Kindern

1.8.1   Normalentwicklung der Wachstumszone, epi-/metaphysäre Entwicklungsvariationen und Übergänge zur Pathologie

Die postnatale Skelettentwicklung nimmt einen gesetzmäßigen Ablauf und vollzieht sich in drei Ossifikationsschritten, zwischen denen Perioden des Längenwachstums liegen:

- Entwicklung der Ossifikationszentren in den knorpelig präformierten Epiphysen der kurzen und langen Röhrenknochen sowie der Hand- und Fußwurzelknochen.
- Entwicklung der Ossifikationskerne der Apophysen
- knöcherner Epiphysenschluss.

Nur zwei Epiphysenknochenkerne sind beim reifen Neugeborenen vorhanden, nämlich der distale Femur- und meist auch der proximale Tibiaepiphysenkern. Weitere Knochenkerne werden altersabhängig sichtbar. Nach dem Erscheinen eines Knochenkerns schreitet die Ossifikation bis zu den Rändern der Knorpelanlage fort (Abb. 1.**320**). Zum Zeitpunkt des Epiphysenschlusses ist dann die Knorpelplatte zwischen der knöchernen Epiphyse und dem Schaft zurückgebildet, lediglich der Gelenkknorpel bleibt als schmale Knorpelschicht noch erhalten.

Apophysenknochenkerne treten später, knapp vor oder während der Pubertät, auf. Das Verschmelzen der Apophysen mit den Knochen setzt nach der Pubertät ein und ist in der Regel mit dem 25. Lebensjahr abgeschlossen.

Das zeitliche Auftreten der Knochenkerne, ihre Größenentwicklung und das Verschmelzen der Epiphysen und Apophysen mit dem Knochen ist innerhalb einer gewissen Schwankungsbreite konstant, so dass dadurch der Reifungszustand des Skeletts erkennbar und eine Skelettaltersbestimmung ermöglicht wird.

Die **Ossifikationszentren** innerhalb der knorpelig präformierten Epi- und Apophysen weisen während des Skelettwachstums zahlreiche anatomische Varianten auf, beispielweise zwei oder mehrere Knochenkerne, die später wieder zu einem einzigen Ossifikationszentrum verschmelzen. Während dieser Phase erscheinen die Knochenkerne mit unregelmäßiger Randkontur, fragmentiert und irregulär mineralisiert (Abb. 1.**321** u·1.**322**). Weitere häufig anzutreffende epi- bzw. apophysäre Varianten sind:

- **Zapfenepiphysen**, oft verbunden mit einer enchondralen Wachstumsstörung der betroffenen Phalangen, kommen am Handskelett bei normalen Kindern in etwa 4% vor (Abb. 1.**323**). Sie finden sich andererseits sehr häufig bei Kindern mit Chromosomenanomalien und Skelettdysplasien. Fehlbeurteilungen mit Unter- und Überinterpretation sind möglich. Zapfenepiphysen oder epi-/metaphysäre Wachstumsstörungen an den langen Röhrenknochen werden als eine pathologische Ossifikationsstörung angesehen und werden auf eine frühzeitig abgelaufene epi-/metaphysäre Zirkulationsstörung unterschiedlicher Genese zurückgeführt. Ein gemeinsames Kennzeichen ist die epi-/metaphysäre Fusion (Abb. 1.**324**).
- **Pseudoepiphysen** oder atypische Epiphysen treten bei gesunden Kindern an den proximalen Metakarpalia II–IV und am distalen Metakarpale I ohne

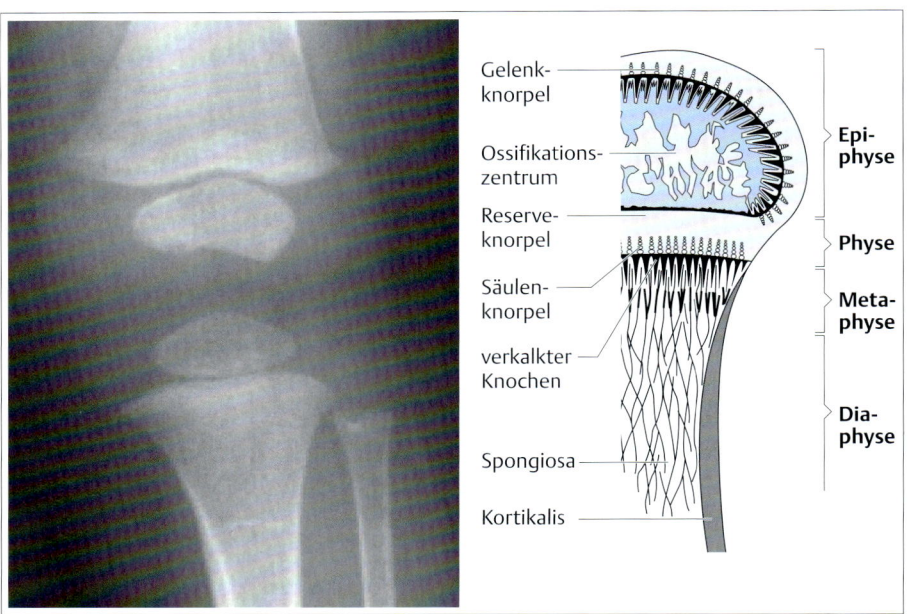

Gelenk-
knorpel

Ossifikations-
zentrum

Reserve-
knorpel

Säulen-
knorpel

verkalkter
Knochen

Spongiosa

Kortikalis

Epi-
physe

Physe

Meta-
physe

Dia-
physe

Abb. 1.**320** Anatomie der epi-/metaphysären Wachstumszone eines Röhrenknochens und das entsprechende radiologische Erscheinungsbild.

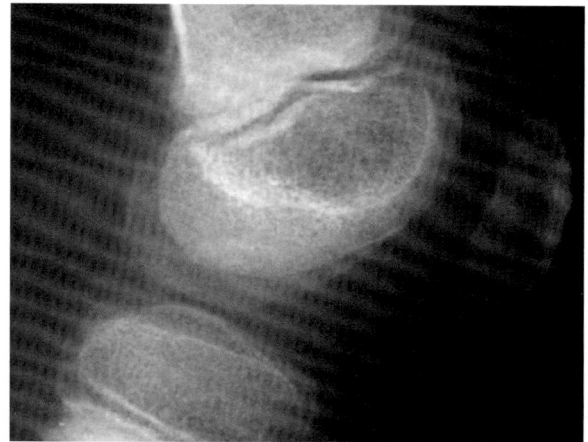

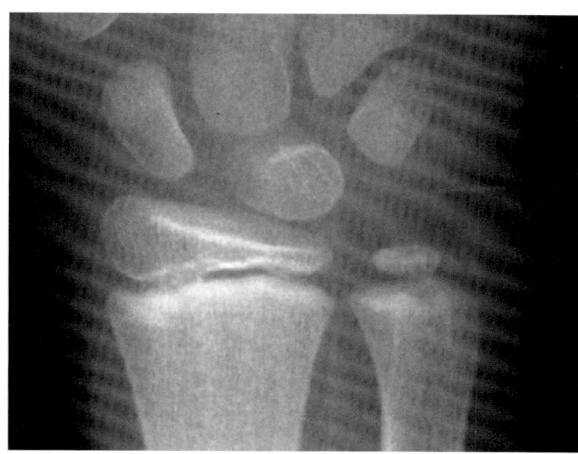

Abb. 1.**321** Physiologische unregelmäßige Randkontur des Ossifikationszentrums der Kondylenepiphyse. Normvariante.

Abb. 1.**322** Ulnaepiphyse bestehend aus drei Ossifikationskernen, die später wieder verschmelzen.

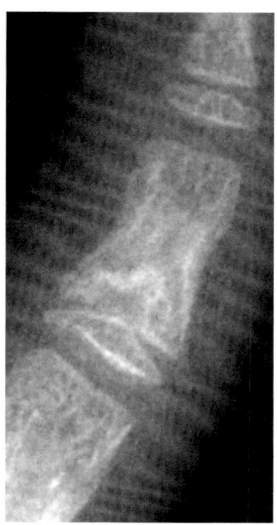

Links:
Abb. 1.**323** Zapfenepiphyse mit Brachymesophalangie. Normvariante mit leichter enchondraler Wachstumsstörung.

Rechts:
Abb. 1.**324** 6-jähriger Junge mit fokaler epi-/metaphysärer Fusion, einer pathologischen Variante der Zapfenepiphyse, die zu Wachstumsstörungen führt.

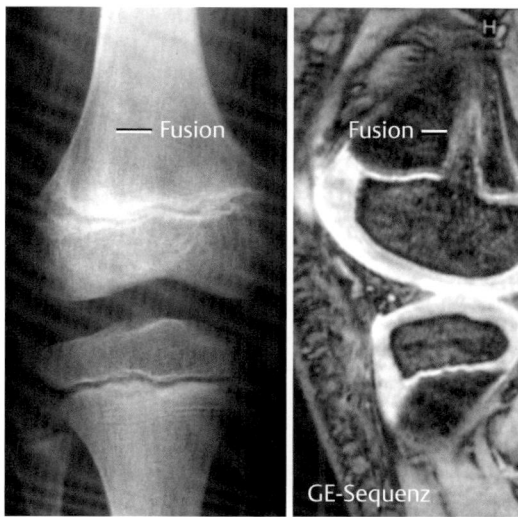

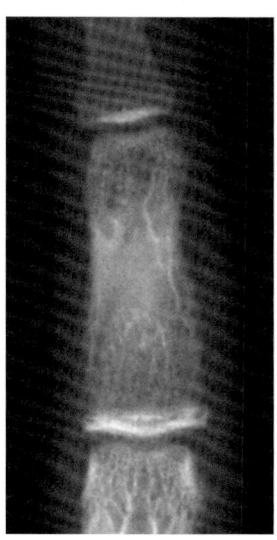

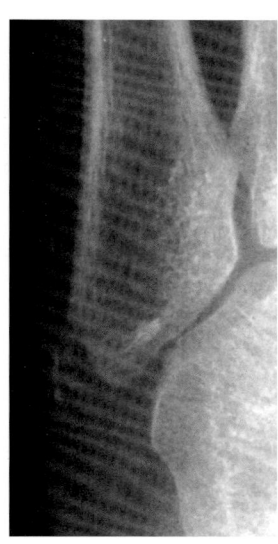

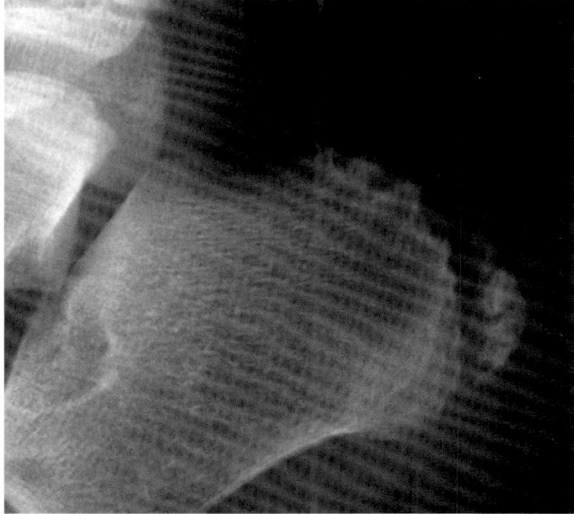

Abb. 1.**325** Verstärkte Sklerosierung der Phalangenepiphysen, sog. Elfenbein- oder Marmorepiphysen. Normvariante.

Abb. 1.**326** Zwei schalenförmige Ossifikationszentren an der Metatarsalebasis V (13 Jahre). Normvariante!

Abb. 1.**327** Normvariante versus aseptische Knochennekrose. Fragmentierte und sklerosierte Kalkaneusapophyse. Normvariante!

Krankheitswert auf. Gehäuft kommen sie bei systemischen Entwicklungsstörungen des Skeletts vor.

- Eine **verstärkte Mineralisation** des Epiphysenknochenkerns kann bei gesunden Kindern angetroffen werden, bevorzugt an den distalen Phalangen. Diese sog. „Elfenbein-" oder „Marmorepiphysen" müssen von weiteren Skeletterkrankungen mit verstärkter Sklerosierung, z.B. „stippled epiphyses" oder Osteopoikilose, abgegrenzt werden (Abb. 1.**325**).

Besonders an den **Hand- und Fußwurzelknochen** variiert das röntgenologische Erscheinungsbild:
- unterschiedliches zeitliches Auftreten der Knochenkerne
- irreguläre Mineralisation
- Fusionen mit benachbarten Knochenkernen
- gelegentlich akzessorisches Auftreten von Knochenkernen.

Eine **Grenzziehung** zwischen einer Wachstumsvariante und einer Veränderung mit Krankheitswert kann gelegentlich schwierig sein, insbesondere wenn passager eine lokale Schmerzsymptomatik mit Gelenkerguss hinzukommt. In diesen Fällen muss eine Entwicklungsvariation bestätigt bzw. eine Pathologie ausgeschlossen werden. In die engere differenzialdiagnostische Überlegung bei einer Epiphysen- oder Apophysenvariante kommt z.B.:
- Epi- oder Apophysenfraktur bei Vorliegen mehrerer atypischer Ossifikationszentren (Abb. 1.**326** u. 1.**328**)
- aseptische Knochennekrose bei irregulärer Sklerosierung mit Verschmälerung der Knochenkerne (Abb. 1.**327** u. 1.**330**)
- Osteochondrosis dissecans oder osteochondrale Fraktur bei einer unregelmäßigen Epiphysenrandkontur (Abb. 1.**329 a – c**)
- angeborene Skelettentwicklungsstörung bei atypischer Epiphysenform (Abb. 1.**331 a – d**).

SONO Durch die Darstellung des Ossifikationszentrums innerhalb des Epiphysenknorpels und der Lagebeziehung zu der bereits ossifizierten Metaphyse ist im Säuglingsalter ein Normalbefund von einer Traumatisierung mit Epiphysendislokation und Gelenkerguss zu differenzieren. Bei Verdacht auf eine subchondrale Fraktur, eine Osteochondrosis dissecans oder eine aseptischen Knochennekrose im Kleinkindes- und Schulalter führt bei Schmerzangabe der immer vorhandene Begleiterguss zu einer weiterführenden Diagnostik. Fehlt der Gelenkerguss, ist ein frisches Trauma unwahrscheinlich.

NUK Die Skelettszintigraphie ermöglicht die Differenzierung zwischen einer Entwicklungsvariante (keine Asymmetrie der Traceraufnahme) und einer traumatischen Epiphysen- oder Apophysenläsion bzw. einer aseptischen Knochennekrose. Die fehlende anatomische Detaildarstellung ist Nachteil der Methode.

MRT Morphologischer Befund und Signalinformation erlauben fast immer eine Unterscheidung zwischen Trauma und einer Ossifikationsvariante oder -störung. Die MRT wird heute routinemäßig ergänzend bei unklaren sonographischen Befunden eingesetzt.

! Anatomische Varianten im röntgenologischen Erscheinungsbild der Epiphysen und Apophysen sind in **allen** Wachstumszonen des kindlichen Skeletts zu finden. Ausführlich sind diese in der einschlägigen Literatur behandelt. Sie gehört als Nachschlagewerk an jeden „Skelettarbeitsplatz"!

Literatur

Brossmann J, Czerny C, Freyschmidt J: Freyschmidt's „Köhler/Zimmer" – Grenzen des Normalen und Anfänge des Pathologischen. 14. Aufl. Stuttgart: Thieme; 2001.

Greulich WW, Pyle SI. Radiographic Atlas of Skeletal Development of the Hand and Wrist, 2nd ed. Stanford: University Press; 1959.

Keats TE, Anderson MW. Atlas of Normal Roentgen Variants that may simulate Disease, 7th ed. St. Louis: Mosby; 2001.

Silvermann FN, Kuhn JP, eds. Caffey's Pediatric X-Ray Diagnosis, 9th ed. St. Louis: Mosby; 1993: 1484–527.

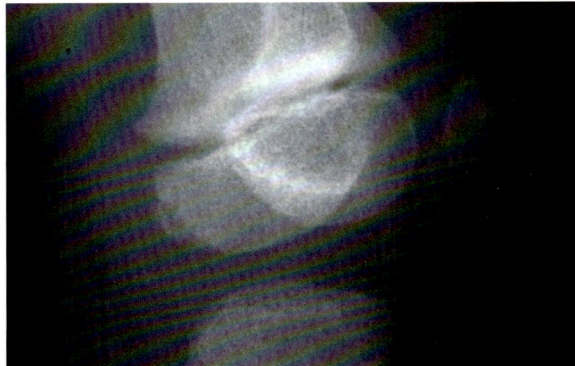

Abb. 1.**328** Fraktur versus Normvariante. Schalenförmiger Knochenkern am medialen, dorsalen Kondylus, der später wieder fusioniert. Normvariante!

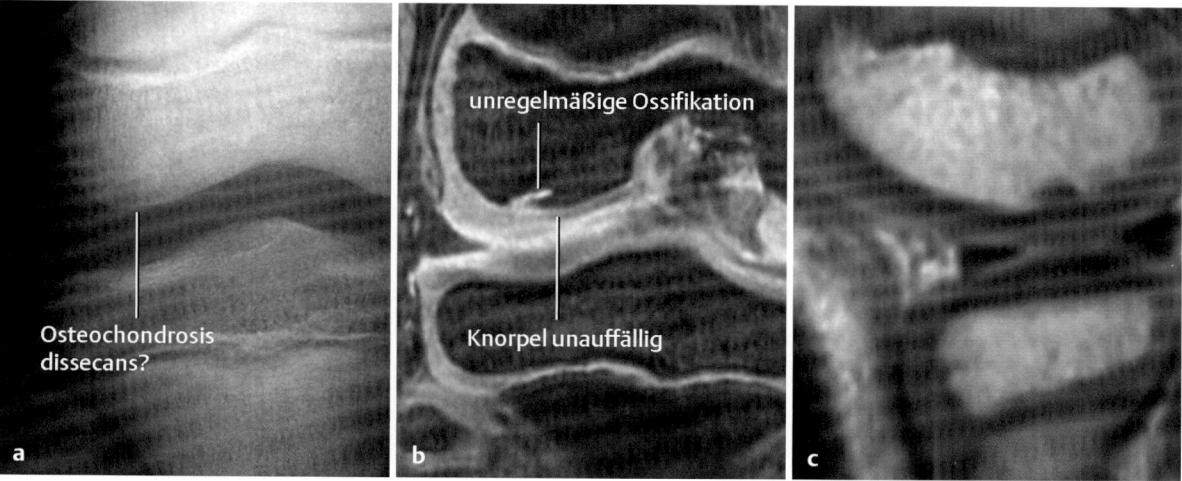

Abb. 1.329 Normvariante versus Osteochondrosis dissecans: 7-jähriger Junge mit Knieschmerzen seit 4 Wochen. Kleine Kontur-Unregelmäßigkeit an der lateralen Kondylusepiphyse (**a**). In der MRT Ossifikations-Unregelmäßigkeit bei unauffälligem Gelenkknorpel (**b**, koronare GE; **c**, sagittale T1 SE).

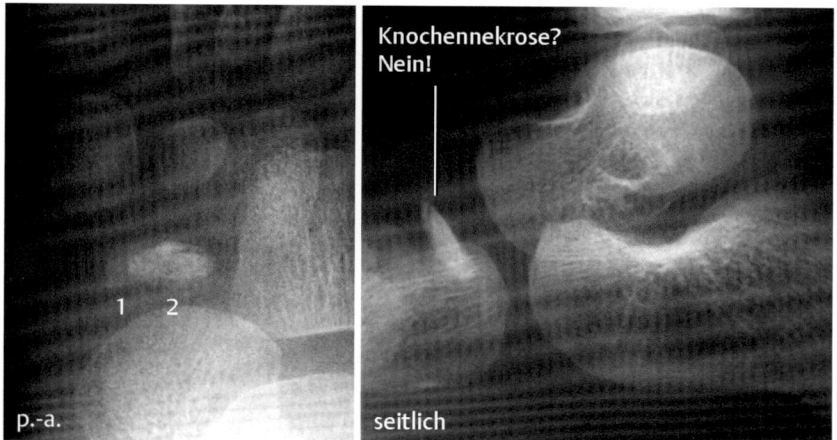

Abb. 1.330 Normvariante versus Navikularosteonekrose (Köhler I): 5-jähriger Junge, keine Beschwerden im Mittelfuß. Zwei Ossifikationszentren des Os naviculare täuschen eine aseptische Nekrose mit Fragmentation vor.

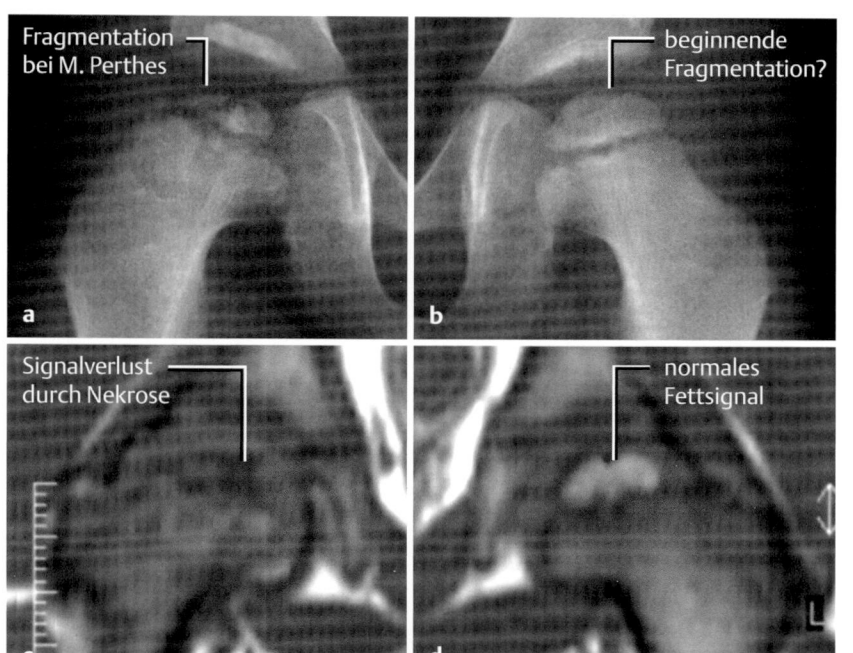

Abb. 1.331 Normvariante (Meyer-Dysplasie) versus Morbus Perthes.
a Morbus Perthes im Fragmentationsstadium.
b Unregelmäßig konturierte, aus mehreren „Fragmenten" bestehende Epiphyse.
c In der MRT (T1 SE) zeigt sich der Signalverlust bei Morbus Perthes.
d Normales Signal bei unregelmäßiger, aus mehreren Knochenkernen zusammengesetzter Epiphyse = Meyer'sche Dysplasie.

1.9.2 „Battered child"

Synonym: Kindesmisshandlung, „child abuse".

> Das „Battered-Child-Syndrom" umfasst alle Arten von Schädigungen des Kindes wie körperliche und psychische Traumatisierung, Verwahrlosung und sexuellen Missbrauch. „Battered child" ist das körperlich misshandelte Kind.

Der körperlichen Misshandlung sind meist **Neugeborene, Säuglinge** und **Kleinkinder** ausgesetzt. Die Dunkelziffer liegt erschreckend hoch, nur eine geringe Prozentzahl wird gerichtlich verfolgt. Dem Radiologen kommt bei der Diagnostik der körperlichen Misshandlung eine entscheidende Rolle zu, die möglicherweise für das Kind lebensrettend sein kann.

KLINIK Die wegweisenden Verdachtsmomente sind:
- Hämatome, Abschürfungen und Verbrennungen unterschiedlichen Alters und ungewöhnlicher Lokalisation
- inadäquate Angaben zur Art des Traumas und verzögerte Vorstellung des Kindes beim Arzt
- Skelettverletzungen unterschiedlichen Alters sowie für ein „battered child" „pathognomonische" Frakturen
- subdurale Hämatome, Hirnkontusionen mit/ohne Schädelfraktur
- Kindesalter in der Regel unter 2 Jahre.

Skelettverletzungen kommen einzeln oder multipel in unterschiedlichen Stadien der Abheilung mit ausgeprägter Periostreaktion und Kallusbildung vor. Ältere Frakturen sind bereits symptomlos. Extremitätenfrakturen kommen als meta- und diaphysäre Läsionen in gleicher Häufigkeit vor.

Hirnverletzungen treten durch direkte Gewalteinwirkung oder durch Schleudertrauma mit/ohne Schädelfraktur in Form von subduralen Hämatomen und Hirnkontusionen auf. Auch Schütteltraumen führen durch den Einriss der Brückenvenen zu subduralen Hämatomen. Retinablutungen werden begleitend gefunden. Ultraschall bis zum 1. Lebensjahr sowie CCT bzw. MRT sind die diagnostischen Maßnahmen der Wahl (Abb. 1.**343 a, b**).

RÖ Metaphysäre Kantenabsprengungen sind pathognomonisch für eine körperliche Gewaltanwendung. Das radiologische Erscheinungsbild sind kleine Kantenfragmente (corner sign) zum Teil mit feinem, schalenförmigem Fragment entlang der metaphysären Ossifikationszone (Abb. 1.**332**, 1.**333** u. 1.**336**).

! Diese Verletzungsart wird durch ein ruckartiges Zerren oder Verdrehen der Extremität herbeigeführt. Die metaphysäre Kantenabsprengung entsteht dadurch, dass das Periost und der Ansatz der Gelenkkapsel im Bereich der Ossifikationszone der Metaphyse sehr fest haftet, so dass bei plötzlicher Zugbelastung ein metaphysäres Fragment zusammen mit der Epiphyse abgesprengt wird.

Rippenfrakturen, insbesondere im dorsalen Abschnitt, sind im frühen Kindesalter selten. Sie sind daher wie die Fraktur der **Skapula**, des **Sternums** und des **Processus spinosus** der Wirbelsäule sehr verdächtig auf eine körperliche Misshandlung (Abb. 1.**342**).

Die periostale Knochenneubildung – auch ohne Fraktur – gehört zu den häufigen Befunden. Im frühen Kindesalter ist das Periost der Diaphyse im Gegensatz zur Metaphyse nur gering an der Kortikalis verhaftet. Ein Trauma führt daher leicht zu einem subperiostalen Hämatom (Abb. 1.**335** u. 1.**340**).

Knochenläsionen unterschiedlichen Alters sind hinweisend für ein „battered child". Sie haben auch eine forensische Bedeutung für die zeitliche Zuordnung der Misshandlungen. Eine periostale Knochenneubildung ist bei Säuglingen und Kleinkindern nicht vor dem 6. Tag, aber spätestens ab dem 8. Tag nach dem Trauma im Röntgenbild zu erkennen (Abb. 1.**337** u. 1.**340**).

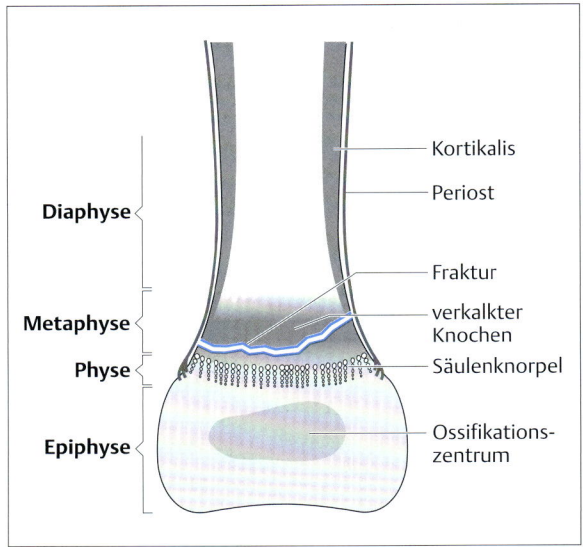

Abb. 1.**332** Wahrer Frakturverlauf bei einer röntgenologisch sichtbaren metaphysären Kantenabsprengung (vgl. Abb. 1.**333**).

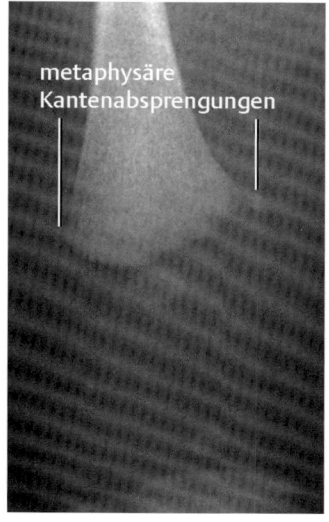

Abb. 1.**333** „Battered child": 9 Tage altes Neugeborenes.

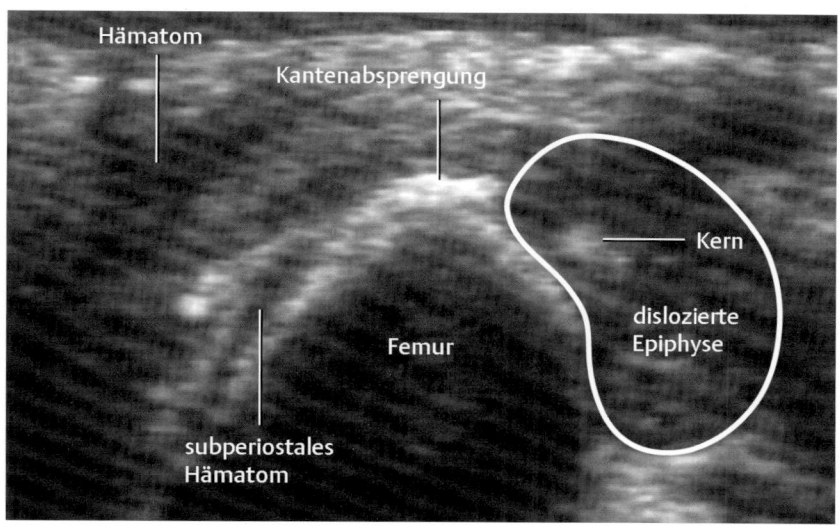

Abb. 1.**334** „Battered child" mit Epiphysendislokation, metaphysärer Kantenabsprengung und subperiostalem Hämatom.

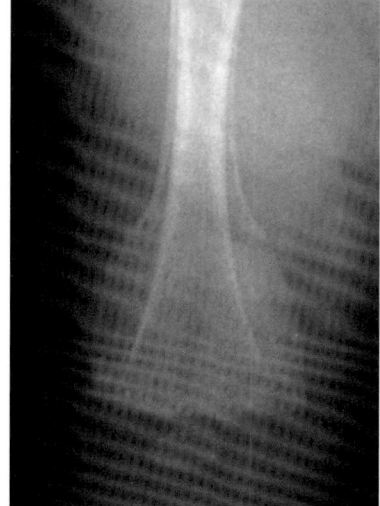

Abb. 1.**335** „Battered child". Mantelförmige periostale Knochenneubildung meta-/diaphysär nach distaler Metaphysenfraktur mit subperiostalem Hämatom, 3 Wochen nach Trauma.

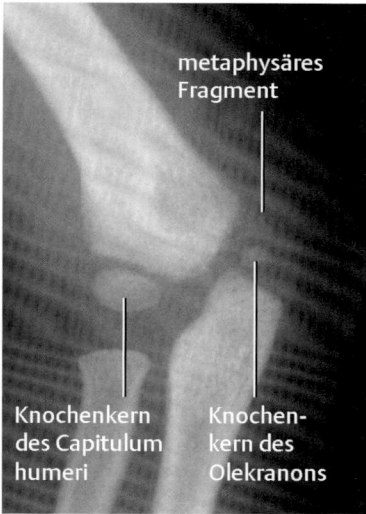

Abb. 1.**336** „Battered child". 6 Monate alter Säugling mit Schonhaltung des Ellenbogens. Kaum sichtbare metaphysäre Kantenabsprengung des distalen Humerus.

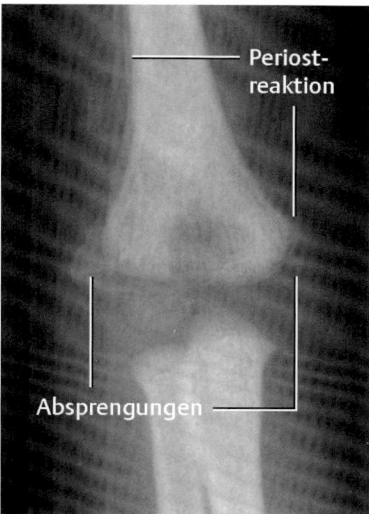

Abb. 1.**337** Gleiches Kind wie Abb. 1.**336**, drei Wochen später. Feine periostale Knochenneubildung mit jetzt deutlich erkennbarer beidseitiger metaphysärer Kantenabsprengung.

! Die konventionelle Röntgenaufnahme ist in der Regel die erste bildgebende Untersuchung. Jedoch kann das Ausmaß der Schädigung, insbesondere bei metaphysärer Kantenabsprengung, nicht oder nur schwer erfasst werden, da die Epiphysen im frühen Kindesalter überwiegend knorpelig angelegt sind.

SONO Mit der Sonographie ist die Lagebeziehung zwischen bereits ossifizierter Metaphyse und knorpeliger Epiphyse zu erkennen und damit das Ausmaß der Traumatisierung und der Epiphysendislokation zu beurteilen (Abb. 1.**334**). Leicht nachzuweisen sind Gelenkergüsse. Subperiostale Hämatome werden bereits in der Frühphase, nicht erst zum Zeitpunkt der beginnenden periostalen Knochenneubildung erfasst.

NUK Die Skelettszintigraphie eignet sich als sichere Suchmethode auch bei klinisch stummen Knochenläsionen. Schädelfrakturen und Frakturen, die älter als 3–5 Monate sind, werden jedoch nicht sicher erfasst. Daher ist bei Verdacht auf frühere Misshandlungen ein kompletter Röntgenstatus in einer Ebene erforderlich.

MRT Die MRT erlaubt im Einzelfall eine bessere Differenzierung zwischen Salter-Harris-II- und Salter-Harris-IV-Frakturen bei komplexen Gelenken wie dem Ellenbogengelenk. Bei der präoperativen Planung ist die gegenüber der Sonographie größere Übersicht von Vorteil. Ein Nachteil ist die für die Untersuchung erforderliche Sedierung.

! Erhärtet sich der Verdacht auf ein „battered child", ist zum Schutz des Kindes eine Erweiterung der bildgebenden Diagnostik erforderlich und zwar aus therapeutischer und forensischer Indikation. Vor allem Verletzungsfolgen des ZNS müssen rechtzeitig einer Therapie zugeführt werden und typische, auf eine Misshandlung hinweisende Verletzungsmuster des Skeletts müssen zur Beweisführung herangezogen werden.

Das in Abb. 1.**338** dargestellte diagnostische Vorgehen ist bei Verdacht auf eine Kindsmisshandlung zu empfehlen.

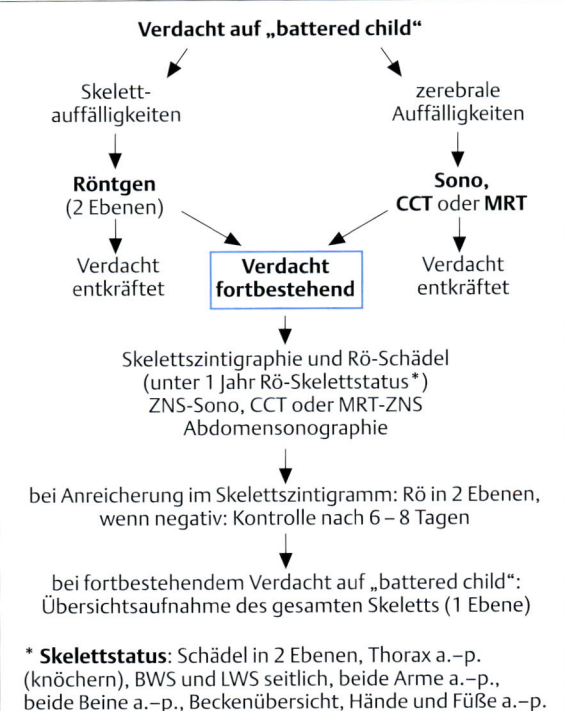

Abb. 1.**338** Diagnostisches Vorgehen bei Verdacht auf körperliche Misshandlung.

DD Im Falle typischer Skelettveränderungen ist die Diagnose nicht schwierig. Wegen der Konsequenz dieser schwerwiegenden Diagnose müssen Krankheitsbilder mit ähnlichem Bild ausgeschlossen werden. Ähnliche Knochenläsionen werden beobachtet bei:

- geburtstraumatischer und akzidenteller Fraktur bei überheftigem Spiel durch Erzieher
- neurologischem Defekt, z.B. Meningomyelozele, mit Frakturen auch im Rahmen krankengymnastischer Behandlung
- Osteogenesis imperfecta
- Stoffwechselstörungen: Rachitis, Menke-Syndrom
- Prostaglandintherapie
- infantiler kortikaler Hyperostose.

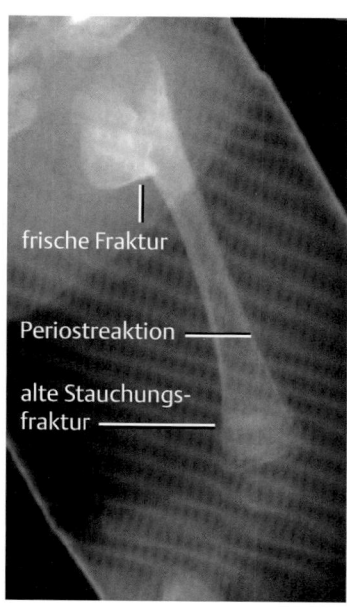

Abb. 1.**339**
„Battered child",
2 Monate alter
Säugling.

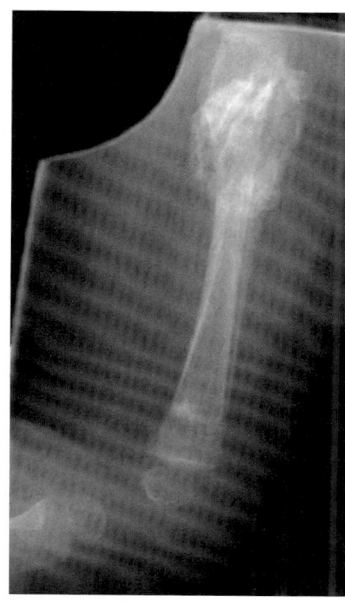

Abb. 1.**340**
Gleiches Kind wie
Abb. 1.**339**, 3 Wochen später. Mächtiger Kallus bei guter Frakturstellung,
subperiostaler
Knochenanbau
nach subperiostalem Hämatom.

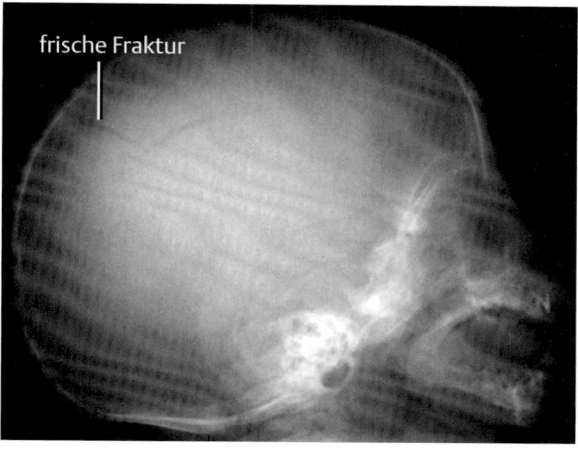

Abb. 1.**341** Gleiches Kind wie Abb. 1.**339**. Frische parietale
Kalottenfraktur.

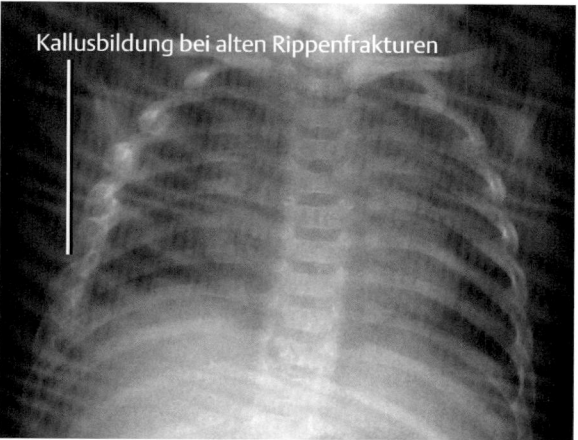

Abb. 1.**342** Gleiches Kind wie Abb. 1.**339**. Ältere Rippenserienfraktur rechts.

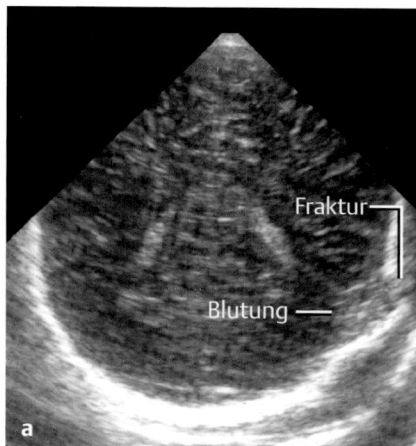

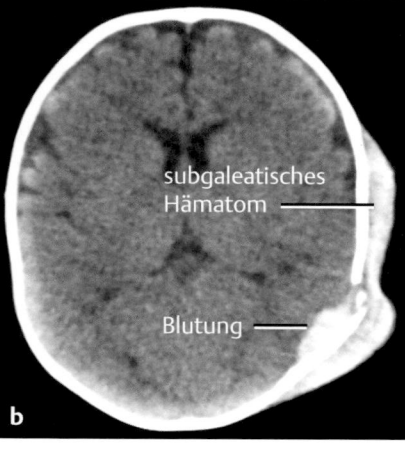

Abb. 1.**343** „Battered child",
4 Monate alter, somnolenter
Säugling. Sonographie (**a**)
und native CCT (**b**).

2 Knochen- und Weichteilentzündungen

2.1 Osteomyelitis

> Die Osteomyelitis stellt eine Infektion des Knochens und des Knochenmarks dar. Die Erkrankung kann im Knochen selbst beginnen („primäre Osteomyelitis" durch hämatogene Erregerausbreitung, meist akute Erkrankung) oder von den umgebenden Weichteilen auf den Knochen übergreifen (exogene oder „sekundäre Osteomyelitis"). Gelangen die Erreger durch Traumen, operative Eingriffe oder durch die Haut anderweitig von außen in den Knochen, so spricht man ebenfalls von einer exogenen Osteomyelitis. Diese verläuft meist chronisch.
> Die verschiedenen Einteilungen beruhen auf dem Infektionsweg, dem Erregertyp, dem zeitlichen Verlauf der Erkrankung und dem Alter der Patienten.

Glossar

Osteomyelitis: Infektion des Knochenmarks und des Knochens.

Ostitis: Alleinige (seltene) Infektion der Kortikalis, die sekundär auf Markraum und Weichteile übergreift.

Periostitis: Der subperiostale Raum kann sich (selten) primär infizieren. **Cave:** Der Begriff wird allerdings vor allem für *nicht*infektiöse, dennoch entzündliche Zustände verwendet (z. B. bei rheumatischen Erkrankungen und chronischen Überlastungen)!

Weichteilinfektion: Infektion der den Knochen und die Gelenke umgebenden Weichteile (Abschnitt 2.2); ein sekundäres Übergreifen auf den Knochen ist möglich.

Septische Arthritis: Infektion der Gelenkflüssigkeit und/oder der Synovialmembran. Ein Übergreifen auf den gelenkbildenden Knochen ist möglich.

Sequestrum: avitale Knochenanteile, die von Flüssigkeit oder Granulationsgewebe umgeben sind.

Der Begriff der **Osteomyelitis** ist im täglichen Sprachgebrauch mit der **Infektion** des Knochens durch einen humanpathogenen Erreger assoziiert. Klinische Beobachtung und Forschung haben allerdings gezeigt, dass es Formen der Knochenentzündung gibt, bei denen eine direkte Induktion durch Erreger nicht existiert oder zumindest unwahrscheinlich ist. Dies gilt für die Mehrzahl der **chronischen** Osteomyelitiden, sofern es sich nicht um therapieresistente, akute Osteomyeliti-

den, den bakteriell bedingten Brodie-Abszess und die große Gruppe der posttraumatischen, postoperativen Entzündungen handelt. Diese chronischen Osteomyelitiden *ohne* Erregernachweis haben viele Namen, u.a. „chronische sklerosierende Osteomyelitis Garré", „plasmazelluläre Osteomyelitis". Es setzt sich immer mehr die Auffassung durch, dass diese nicht direkt erregerinduzierten Osteomyelitiden eher als „reaktive" Erkrankung des rheumatischen Formenkreises zusammenzufassen sind. Dies gilt auch für die sog. chronisch rekurrierende multifokale Osteomyelitis (CRMO, Abschnitt 2.3).

Einteilungsprinzipien

Infektionsweg

Hämatogen (Synonym: primär, endogen) versus exogen (Synonym: sekundär).

Voraussetzung für eine hämatogene Knocheninfektion ist eine Bakteriämie, wie bei Urogenitalinfektionen, Enteritis, Cholangitis, Endokarditis.
Die exogene Osteomyelitis entsteht:
- durch Penetration natürlicher Körperbarrieren (Haut, Nasennebenhöhlen, Mastoid und vor allem die Zähne!)
- nach Verletzung natürlicher Körperbarrieren (Riss-, Schnitt- und Bissverletzungen); auch Verbrennungen und Dekubitus begünstigen Weichteilinfektionen, die nachfolgend Knochen und Gelenke erreichen
- durch direkte Inokulation von Erregern in den Knochen (Trauma, OP, Biopsie).

Zeitlicher Verlauf der Erkrankung

Akut: Beginn innerhalb von Tagen, bei adäquater Therapie jedoch rascher Rückgang der Symptome, z.B.: Osteomyelitis des Säuglings- und Kindesalters.
Chronisch: schleichender oder ebenfalls plötzlicher Beginn der Erkrankung, dann jedoch trotz Therapie längerer Verlauf über mindestens 6 Wochen, zum Teil über Jahre. Die Mehrzahl der sekundären, posttraumatischen Osteomyelitiden verläuft chronisch.
Subakut: Der Begriff berücksichtigt einen klinisch nichtseptischen Beginn der Erkrankung mit längerem Verlauf. Die Grenzziehung zwischen akuter, subakuter und chronischer Osteomyelitis ist unscharf.

Erregertyp

Praktisch alle humanpathogenen Bakterien, Pilze, Viren, Helminthen können sich, wenn auch teilweise sehr selten, osteoartikulär manifestieren:

- Grampositive Bakterien, vor allem Staphylococcus aureus, sind die häufigsten Osteomyelitiserreger.
- Gramnegative Bakterien (z. B. Escherichia coli, Klebsiellen, Pseudomonas) werden häufiger bei posttraumatischen Infektionen und bei reduzierter Immunkompetenz angetroffen.
- Salmonelleninfektionen sind bei Patienten mit Sichelzellanämie besonders häufig.
- Mykobakterien sind, auch in Europa und den USA, ein wichtiger Erreger der Spondylitis (Abschnitt 9.3) und der Osteomyelitis („spezifische Osteomyelitis").

Alter des Patienten

Bei den primären Osteomyelitiden mit akuter Verlaufsform wird zwischen der Neugeborenen-, der Kindes- und der Erwachsenenform unterschieden.

> **!** Die sog. **plasmazelluläre Osteomyelitis** wird heute der chronisch rekurrierenden multifokalen Osteomyelitis (CRMO, Abschnitt 2.3) zugeordnet.
> Die **„sklerosierende, nichteitrige Osteomyelitis Garré"** bezeichnet in der Zahnheilkunde eine periodontale, langsam verlaufende chronische Entzündung in der **Mandibula** und im **Oberkiefer**, die wahrscheinlich von einem kariösen Zahn ausgeht. Die Entität firmiert auch unter dem Begriff „Periostitis ossificans".
> Bei sklerosierten Befunden an den **Röhrenknochen** sollte der vor über 100 Jahren von Garré geprägte Begriff fallen gelassen werden. Eine bakterielle Genese ist unwahrscheinlich, es handelt sich eher um ein Endstadium der CRMO (Abschnitt 2.3).

Komorbidität bei Knochen- und Weichteilentzündungen

Patienten mit offenen Frakturen, vorangegangenen Operationen am Knochen, Prothesenversorgung und stattgehabten Infektionen (nicht nur am Knochen) haben ein höheres Risiko für eine Osteomyelitis. Ist die Blutversorgung reduziert (Diabetes mellitus) oder liegt eine Hämoglobinopathie (z. B. Sichelzellanämie) vor, steigt das Infektionsrisiko am Knochen.

2.1.1 Akute Osteomyelitis

> ➡ Die akute Osteomyelitis ist meist hämatogen bedingt. Säuglingsosteomyelitis, juvenile Osteomyelitis und die ab dem 50. Lebensjahr wieder vermehrt zu beobachtende Erwachsenenosteomyelitis werden unterschieden. Ein akuter Beginn einer exogenen Osteomyelitis ist ebenfalls möglich; diese verläuft dann jedoch meist chronisch (Abschnitt 2.1.3).

PATHO Die infektiöse Knochenentzündung ist durch ein leukozytäres Exsudat mit Fibrinabscheidungen und ausgeprägtem Ödem charakterisiert. Das Exsudat durchsetzt die Markräume, die Kortikalis und breitet sich ggf. periostal weiter aus. Durch mehrkernige Osteoklasten wird der Knochen destruiert. Die Destruktion größerer Knochenareale führt zur Bildung eines Sequesters (nekrotischen Knochens). Die Verflüssigung von abgestorbenem Gewebe hat einen Abszess zur Folge. Die Heilung beginnt mit Bindegewebsproliferation und Kapillareinsprossung.

KLINIK Die akute Osteomyelitis ist eine Allgemeinerkrankung. Sie verläuft mit Fieber, Schüttelfrost und lokalen Schmerzen. Lokal finden sich Schwellung, Rötung und Überwärmung. Fulminant septische Krankheitsbilder werden immer seltener gesehen. CRP-Wert, BSG und Leukozytenzahl sind erhöht. In ca. 50 % der Fälle gelingt der Erregernachweis in der Blutkultur.

Die **Säuglingsosteomyelitis** ist eine hoch akute Erkrankung. Die Femurmetaphysen sind besonders betroffen. Als Vorerkrankung finden sich Nabelinfekte, Entzündungen des Nasen-Rachen-Raumes und der Ohren. Erreger sind vorwiegend Streptokokken. Bei Ausbreitung des Infekts über die Havers'schen Kanäle in den Subperiostalraum oder/und über die noch offenen metaphysär-epiphysären Gefäßverbindungen kann es zum Übergreifen auf die Epiphyse kommen. In der Folge sind Gelenkempyem, Zerstörung des Epiphysenknorpels und Epiphysenlösung mit schwerster Gelenkdeformierung möglich.

Juvenile Osteomyelitis. Ab dem 2. Lebensjahr kommt es zu einem Verschluss der metaphysär-epiphysären Gefäße. In der Metaphyse liegen erweiterte Gefäßschlingen, die eine Erregerabsiedlung begünstigen. Dies ist der Grund, warum Entzündungsherde zunächst in der Metaphyse auftreten. Es kommt rasch zu einem Durchbrechen der dünnen Kortikalis und so zur subperiostalen Infektausbreitung. Das Periost wird hierbei abgehoben. Der Infekt kann sich vor allem dann auf das angrenzende Gelenk ausbreiten, wenn die Metaphyse innerhalb der Gelenkkapsel liegt, wie beim Hüft- und Kniegelenk.

Akute Osteomyelitis des Erwachsenenalters. Die akute Knochenentzündung in diesem Lebensalter wird zunehmend häufiger diagnostiziert, betrifft allerdings in erster Linie die Wirbelkörper (S. 359 f).

RÖ In den Röntgenbildern ist auf eine Vielzahl von Befunden zu achten:

- Die Formen und Ausprägungen der **Knochendestruktion** sind unterschiedlich. Von der solitären Aufhellung über irreguläre, multiple Aufhellungen („Mottenfraß") bis zum homogen-permeativen Muster ist das ganze Spektrum möglich (Abb. 2.**1 a – c** bis 2.**3**).
- Die Ränder der Läsionen sind in der Regel unscharf und irregulär.
- Ein **Weichteilbefund** ist bei Erwachsenen im Gegensatz zum Säuglings- und Kindesalter selten als diagnostisches Zeichen zu verwerten.
- Uni- bis multilamelläre **Periostreaktionen** sind regelmäßig nachzuweisen (Abb. 2.**1**).
- Die reparative Phase unter Therapie ist durch enossale und periostale Knochenneubildungen, Aufbau einer Randsklerose um den Herd und teilweise auch flächige Osteosklerosen gekennzeichnet.
- Im Säuglings- und Kleinkindesalter erlauben Röntgenbilder schon frühzeitig (innerhalb der ersten Tage nach Symptombeginn) die Verdachtsdiagnose einer Weichteilschwellung aufgrund der Obliteration der Fettlinien (Abb. 2.**4 a**). Die Skelettveränderungen benötigen mindestens 7 – 10 Tage, um sichtbar zu werden. Die lamellären Periostreaktionen sind manchmal eher zu erkennen als die Knochendestruktionen. Spätzeichen bei dieser Altersgruppe sind eine Auftreibung der Metaphyse, eventuell unter Einbeziehung der Epiphyse. Die kräftige Periostreaktion kann im Spätstadium als periossäre Ossifizierung imponieren.

! Patienten mit akuter Osteomyelitis im Säuglings- und vor allem Kindesalter werden heute häufig in einem so frühen Stadium der Erkrankung vorgestellt, dass nur subtile oder keine Röntgenbefunde erhoben werden können.

NUK Bei der akuten Osteomyelitis wird in der Regel mit knochenaffinen Tracern (^{99m}Tc-markierte Diphosphonate) gearbeitet. Andere Methoden (Abschnitt 2.1.5) finden nur in Ausnahmefällen Anwendung.

Mehrphasenszintigramm mit ^{99m}Tc-markierten Diphosphonaten: Die verschiedenen zur Verfügung stehenden Diphosphonate sind praktisch als gleichwertig anzusehen. ^{99m}Tc ist aufgrund seiner kurzen physikalischen Halbwertszeit (6 Stunden), seinen strahlenphysikalischen Eigenschaften (reiner Gammastrahler) und seiner geringen Strahlenbelastung als ideale Strahlenquelle anzusehen.

Die Untersuchung verläuft in drei Phasen:
- arterielle Frühphase, ca. 1 Minute,
- Blutpoolphase, ca. 2 – 4 Minuten und
- statische (Knochen-)Phase, ca. 2 – 4 Stunden nach Tracerinjektion.

Der diagnostische Befund einer floriden Osteomyelitis besteht in einer kräftigen fokalen Anreicherung des Radionuklids in allen drei Phasen. Ein vermehrter Uptake in der Blutpoolphase ohne Anreicherung in der Knochenphase wird als Hinweis auf eine alleinige Weichteilentzündung gewertet.

Cave: Bei akuter Osteomyelitis des Säuglingsalters kann es zu Fällen mit vermindertem Uptake und einem falsch negativen Knochenscan bzw. zu einer „cold lesion" kommen. Als Erklärung für die verminderte Penetration des Tracers wird ein erhöhter Gewebedruck postuliert. Auch ist eine Interpretation szintigraphischer Befunde im Bereich der physiologischerweise mehrbelegten Wachstumsfuge schwierig, so dass in diesen Regionen ebenfalls falsch negative Befunde möglich sind.

SONO Im Säuglingsalter sind die Schallbedingungen besonders günstig, was den Einsatz der Sonographie nahe legt. Primäres Zeichen, noch vor jeder periostalen Reaktion, ist die echoarme oder auch -reiche ödematöse Weichteilschwellung (Abb. 2.**4 b**). Anschließend zeigt sich eine dünne, echoarme Flüssigkeitsschicht, die das Periost abhebt. Diese kann sich bis zum raumfordernden Abszess mit echofreier bis echoarmer Binnenstruktur und echoreicher Wand entwickeln. Eine Destruktion der Kortikalis ist bei guten Schallbedingungen als Konturunterbrechung oder -verwerfung nachzuweisen.

Die Bedeutung der Sonographie nimmt mit zunehmendem Alter ab. Die Indikationen beschränken sich bei der akuten Osteomyelitis im Wesentlichen auf die ergänzende Weichteildiagnostik. Abszesse, Zysten und Hämatome werden als echofreie oder echoarme Läsionen exzellent nachgewiesen und sind damit einer einfachen Diagnostik mittels Punktion zugänglich.

Der Nachweis eines Gelenkergusses kann diagnostisch wegweisend sein, da er nicht nur die Schmerzsymptomatik oder die Bewegungseinschränkung des Patienten erklärt, sondern auch häufig Anlass zur Gelenkpunktion ist.

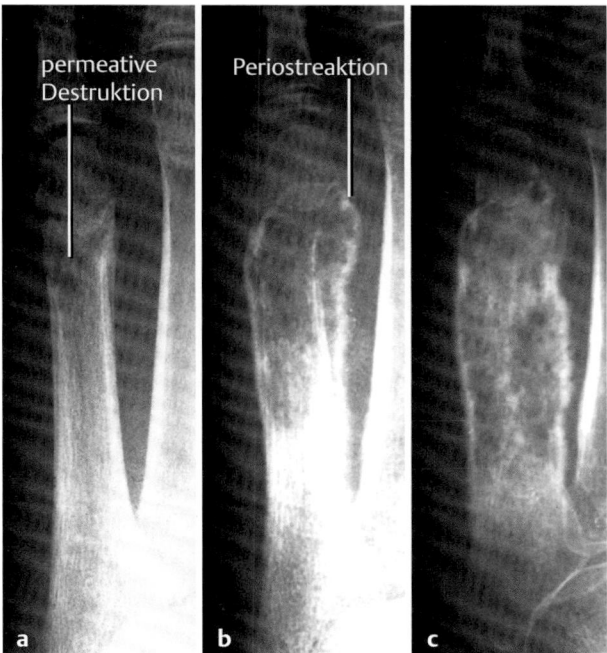

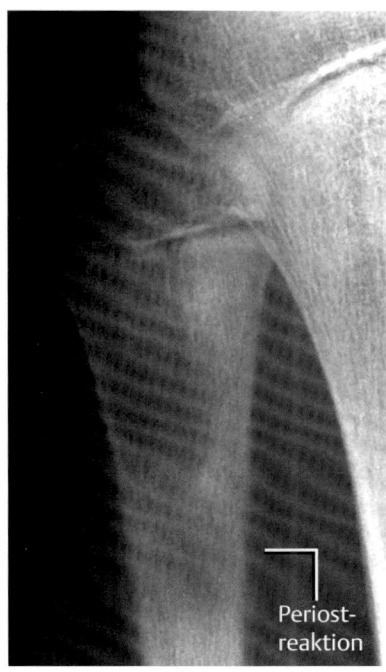

Abb. 2.**1**   Verlauf einer akuten Osteomyelitis bei verschleppter Diagnose. 11-jähriges Mädchen: Ausgangsbefund (**a**), Zustand 14 Tage (**b**) und 4 Wochen später (**c**).

Abb. 2.**2**   Akute Osteomyelitis mit Osteolysen an der proximalen Fibula. 14-jähriger Junge.

Abb. 2.**3**   Akute Osteomyelitis der distalen Radiusmetaphyse. 2-jähriges Mädchen.

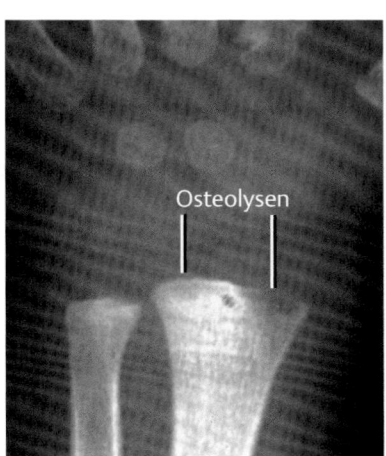

Unten:
Abb. 2.**4**   Akute Osteomyelitis bei einem 11 Tage alten Säugling mit periossärer Ausdehnung. Röntgenologisch ist eine erhebliche Weichteilschwellung zu erkennen (**a**). Die Sonographie zeigt im Vergleich zur gesunden Gegenseite (**c**) die periostalen und periossären Veränderungen (**b**).

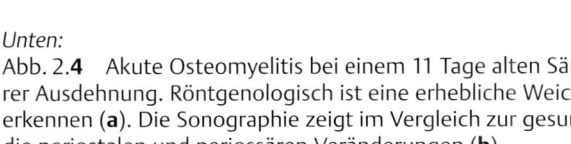

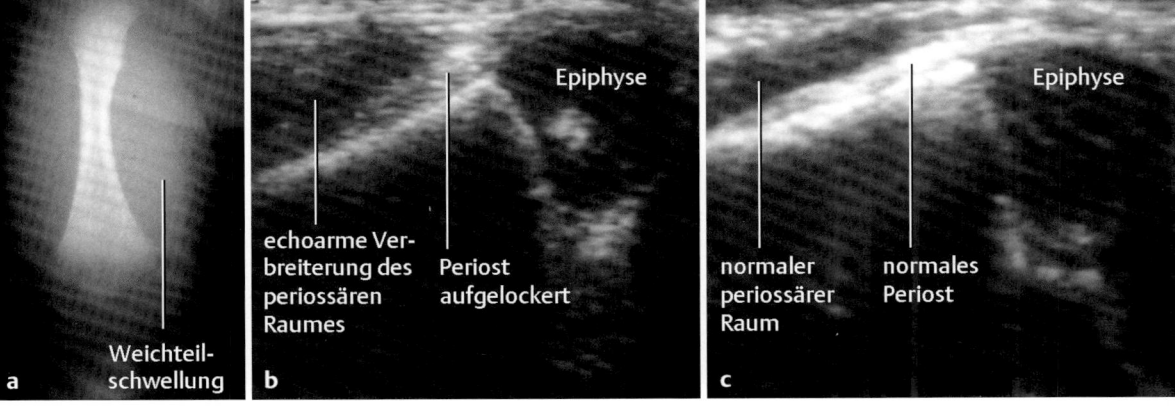

MRT   **Untersuchungstechnik:**
- STIR, PD oder T2 FSE mit Fettsättigung dienen als Suchsequenzen.
- T1 SE demonstriert die Anatomie und ergänzt den Befund der fettgesättigten Sequenzen.
- T1 SE mit Fettsättigung nach i.v. Applikation von Gadolinium hilft bei der sicheren Darstellung von Abszessen und Sequestern, ist in der Routine aber nicht immer notwendig.

Morphologie und Signalverhalten:

Es handelt sich oft um kleine, umschriebene, sehr signalreiche Bezirke im PD-FatSat-FSE-Bild, entsprechend signalarm sind die Läsionen im T1 SE (Abb. 2.**5 a – c**). Um die fokale Läsion bildet sich ein ödematöser Hof, der irregulär und unscharf zum normalen Knochenmark ausläuft. Als Regel hat zu gelten, dass ein periossäres Ödem immer nachzuweisen ist (Abb. 2.**6 a – d**). Zum Nachweis sind axiale Schichten (besonders an Röhrenknochen) gut geeignet. Die periossären hellen Ödemzonen können bei Frühbefunden subtil sein. Dies gilt auch für intrakortikale Signalanhebungen.

Intraossäre **Abszesse** sind bei der akuten Osteomyelitis eher klein (< 1,5 – 2 cm), häufig relativ scharf begrenzt und zeigen im T2 FSE und STIR-Bildern einen signalarmen Saum. Zusätzlich beweisend für einen Abszess ist die kräftige randständige Kontrastmittelaufnahme, während sich im Zentrum der Läsion kein oder deutlich weniger Kontrastmittel anreichert. Zu beachten sind in diesem Fall allerdings nekrotische **Sequester**, die ebenfalls zentral kein Kontrastmittel aufnehmen. Das T2- oder STIR-Bild hilft bei der Differenzierung, da beim Sequester im Gegensatz zum Abszess ebenfalls das Signal fehlt. Problematisch ist, wie mit anderen bildgebenden Methoden auch, die Abgrenzung der Osteomyelitis zur Arthritis. Die bakterielle Arthritis kann zur ödematösen Mitbeteiligung von Epi- und Metaphyse führen, ohne dass eine erregerinduzierte Osteomyelitis vorliegen muss. Im Gegenzug führt eine gelenknahe Osteomyelitis häufig zum (reaktiven) Gelenkerguss. Die Differenzierung zwischen Osteomyelitis und primärer Weichteilentzündung gelingt mit der MRT in der Regel sehr gut.

Heilungszeichen der akuten Osteomyelitis:

Im Röntgenbild gilt als erstes Heilungszeichen die zunehmende, vom Rand beginnende Sklerosierung. Szintigraphisch findet sich eine Aktivitätsabnahme, kernspintomographisch ein Rückgang der ödematösen Veränderungen und Weichteilschwellung sowie die Entwicklung eines sich mit Kontrastmittel anfärbenden, progressiv zunehmenden fibrovaskulären Granulationsgewebes. Die Kontrastmittelanfärbung wird im zeitlichen Ablauf (über Monate) immer geringer. Im Idealfall tritt die komplette Restitutio ad integrum ein. In vielen Fällen kommt es jedoch zu einer Defektheilung. Als „Narbe" verbleibt eine vermehrte Sklerosierung oder Fibrosierung bzw. periostale Verdickung bzw. eine Fettmarkkonversion in der MRT.

Komplikationen der akuten hämatogenen Osteomyelitiden (alle Altersstufen):

- Knochennekrosen und Sequesterbildung
- Rezidive: sind auch noch nach Jahren an der Stelle einer abgelaufenen Osteomyelitis möglich
- polytope Osteomyelitis: Mehrfachlokalisationen sind vor allem im Säuglingsalter nicht selten
- Übergreifen der Entzündung auf die benachbarten Weichteile und Entstehung einer Weichteilphlegmone.
- Durchbruch durch die Kortikalis mit Entstehung einer Periostitis und Ausbildung von subperiostalen Abszessen
- Änderung des Längenwachstums: Bei Übergreifen der Osteomyelitis auf die Wachstumsfuge kommt es häufig zu Verkürzungen des betroffenen Knochens. Hyperämiebedingt kann es aber auch zu einer vermehrten Knorpelproliferation mit überschießendem Längenwachstum kommen.

Empfehlungen zur Untersuchungsstrategie:

Bei klinischem Verdacht auf eine akute Osteomyelitis ist weiterhin die Röntgenaufnahme die primäre Methode der Wahl, im Säuglings- und Kleinkindesalter routinemäßig durch die Sonographie ergänzt. Besteht die Notwendigkeit einer zusätzlichen Diagnostik, stellen MRT und szintigraphische Methoden konkurrierende Verfahren dar. Die MRT hat sich in den letzten Jahren gegenüber den szintigraphischen Methoden in den Vordergrund geschoben. Sie ist schneller und die differenzialdiagnostischen Aussagen sind eindeutiger.

Die Wirbelsäule und komplexe anatomische Strukturen, wie die Beckenknochen in der Nähe der Iliosakralgelenke und der Gesichtsschädel, sind mittels MRT wesentlich besser zu beurteilen als mittels Szintigraphie. In diesen Regionen hat sich deswegen die MRT eindeutig durchgesetzt.

Bei Verdacht auf ein multifokales Geschehen ist die Knochenszintigraphie Methode der Wahl. Die MRT ist bei Verdacht auf Abszess einzusetzen. Die Computertomographie hat heute bei der Beurteilung der akuten Osteomyelitis nur noch eine sehr begrenzte Einsatzbreite. Sie stellt den bei der akuten Osteomyelitis sehr seltenen Sequester hoch auflösend dar.

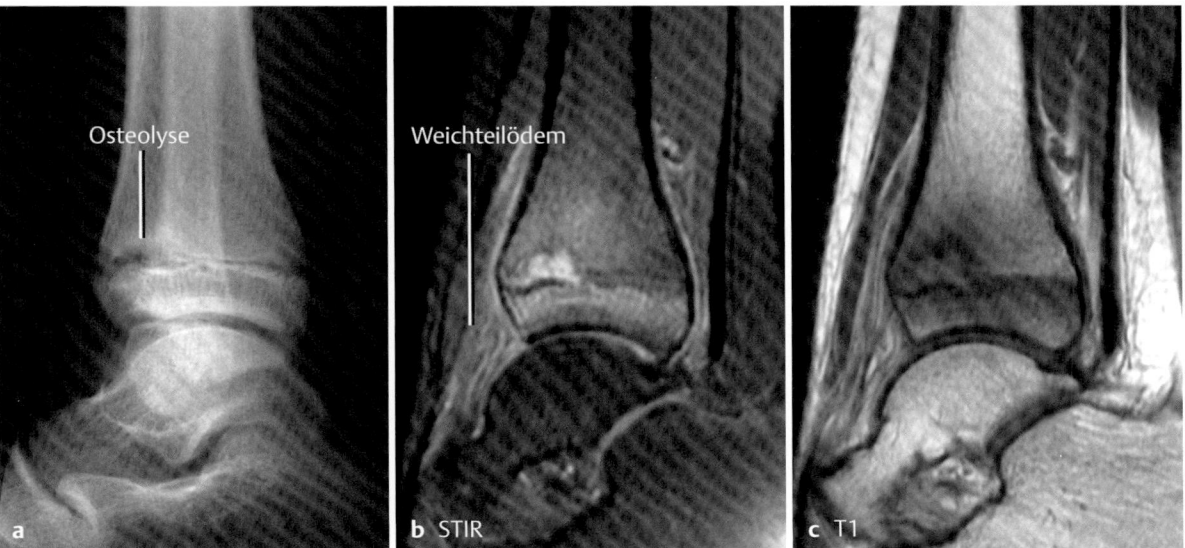

Abb. 2.**5**   Akute Osteomyelitis in der Tibiametaphyse. 11-jähriges Mädchen. Staphylococcus aureus in der Blutkultur. Die abakterielle, „reaktive" chronisch rekurrierende multifokale Osteomyelitis (CRMO, vgl. Abschnitt 2.3) hat im Frühstadium einen praktisch identischen Befund.

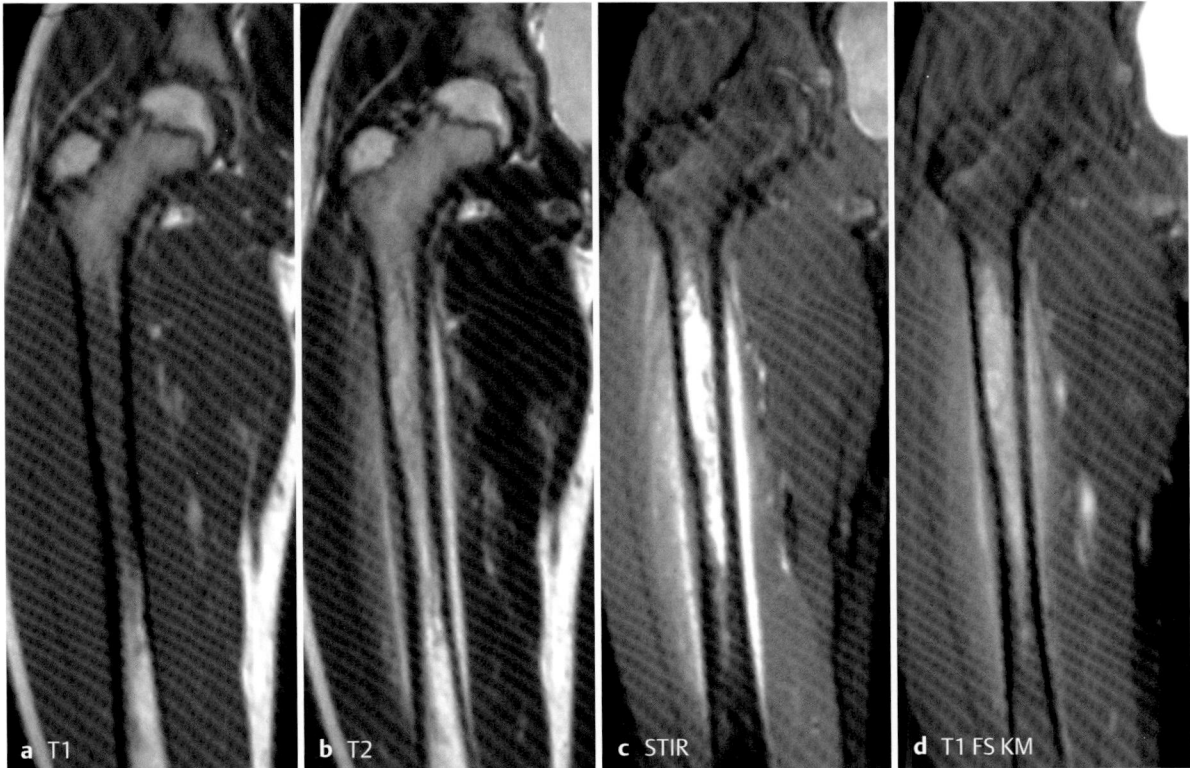

Abb. 2.**6**   Akute Osteomyelitis im Femurschaft. 14-jähriger Junge. Signalverhalten in verschiedenen Sequenzen.

DD **Primäre und sekundäre Knochentumoren:**
Im Kindes- und Jugendlichenalter ist das **Ewing-Sarkom**, seltener das Osteosarkom, eine entscheidende Differenzialdiagnose, da Klinik und Labor häufig an eine Entzündung denken lassen (Abb. 2.**7**). Röntgen und Szintigraphie sind zur Abgrenzung in aller Regel nicht geeignet. Die MRT – Erfahrung in der Beurteilung vorausgesetzt – bietet hier die entscheidende Hilfestellung. Der solide Tumor hat raumfordernden Charakter und hat die Kortikalis häufig schon durchbrochen (Abb. 2.**7**). Das peritumorale Ödem ist deutlich vom Tumor abgrenzbar. Bei der akuten Osteomyelitis nimmt die Osteomyelitis diffus oder gesprenkelt Kontrastmittel auf. Beginnt die Osteomyelitis als fokaler Herd, ist dieser klein und von einem kräftigen Ödem umgeben.

Das **Osteoidosteom** kann MR-tomographisch ähnlich wie ein fokaler Herd einer Osteomyelitis aussehen. Charakteristisch für das Osteoidosteom ist aber der umgebende Sklerosesaum, der bei der akuten Osteomyelitis fehlt (Röntgenbild oder CT muss zur Begutachtung der MRT-Befunde vorliegen) (Abb. 2.**9**).

Bei Erwachsenen ist die Differenzialdiagnose Tumor versus Entzündung seltener ein klinisches Problem (Abb. 2.**8 a – c**). Es gelten die gleichen Differenzierungskriterien wie bei Kindern/Jugendlichen.

Eine randständige Anreicherung um flüssigkeitsgefüllte Hohlräume findet sich im MR-Tomogramm auch um Zysten, nekrotische Tumoren und posttraumatische Serome (siehe auch chronische Osteomyelitis). In diesen Fällen gelingt die Differenzierung nur über die Dicke der randständigen Anreicherung und den Nachweis des begleitenden Ödems. Der Abszess weist Letzteres immer auf. Intraossäre nekrotische Tumoren haben die Kortikalis in der Regel durchbrochen, da fast nur große Tumoren ohne Therapie nekrotisch zerfallen.

2.1.2 Brodie-Abszess

> Der Brodie-Abszess ist der Hauptvertreter der hämatogenen Osteomyelitiden, die primär chronisch oder subakut verlaufen.

PATHO Innerhalb der Spongiosa liegt ein mit Eiter gefüllter, 1 – 5 cm großer Hohlraum vor. In der Umgebung besteht eine ausgeprägte Sklerosierung der Spongiosa. Aus dem Abszesspunktat lässt sich in der Hälfte der Fälle Staphylococcus aureus anzüchten.

KLINIK Die Klinik ist sehr gering ausgeprägt, so dass im Einzelfall ein Jahr vergeht, bis ein Arzt aufgesucht wird. Die Erkrankung kommt am häufigsten in der 2. Lebensdekade vor. Die Befunde sind vor allem metaphysär am distalen Femur und der proximalen Tibia lokalisiert.

RÖ Brodie-Abszesse bilden Osteolysen. Runde, ovale und polymorphe Formen sind möglich (Abb. 2.**10**). Charakteristisch ist der Rand, der praktisch immer scharf begrenzt ist und Zeichen der Sklerose aufweist (Abb. 2.**11**). Die Osteosklerose nimmt nach außen ab, so dass der Übergang dieser Sklerose zum normalen Knochen häufig unscharf ist. Periostale, solide Reaktionen sind möglich. Brodie-Abszesse können in der Kortikalis lokalisiert sein, werden dann allerdings von kräftigen, soliden Periostreaktionen begleitet, die den Knochen „aufgetrieben" erscheinen lassen.

MRT Der Abszess stellt sich typischerweise als stark Kontrastmittel anreichernder Ring um ein flüssiges, nicht anreicherndes Zentrum dar (Abb. 2.**12 a – c**). Allerdings kann es durch die rasche Diffusion von Kontrastmittel zu einer schwachen Kontrastierung des Zentrums kommen. Der Randsaum geht in eine Mischung aus Sklerose und Ödem über. Im STIR- oder T2-gewichteten Bild ist die ganze Läsion stark signalreich.

„Penumbra sign": Bezeichnung für die in der nativen T1 SE signalreichen, randständigen Auskleidungen um Abszesse, speziell beim Brodie-Abszess (Abb. 2.**12 a**). Histologisch ungeklärt (Blut? Proteine?). Dieser Raum nimmt Kontrastmittel stark auf (Penumbra: Randgebiet um einen Sonnenfleck).

DD Die röntgenologische Differenzialdiagnose umfasst das Osteoidosteom (Abb. 2.**9**), das Osteoblastom, das Chondroblastom, das nichtossifizierende Fibrom, den Riesenzelltumor, das eosinophile Granulom, die aneurysmatische Knochenzyste und die fibröse Dysplasie. Diese sehr lange Liste lässt sich in aller Regel durch den Einsatz der MRT reduzieren, da **Tumoren** und **tumorähnlichen Läsionen** bei Einsatz der MRT im Zentrum meist deutlicher Kontrastmittel aufnehmen. Die Differenzierung einer einfachen **Zyste** zum Brodie-Abszess gelingt durch die Zusammenschau von Röntgenologie und MRT. Die Zyste hat röntgenologisch nur einen schmalen sklerotischen Randsaum und hat, sofern keine Frakturen vorliegen, kein perifokales Ödem im MR-Tomogramm. Septen und Flüssigkeitsspiegel, wie bei der **aneurysmatischen Knochenzyste**, werden in der MRT des Brodie-Abszesses nicht beobachtet.

! Es ist wahrscheinlich, dass es auch hämatogene, chronische oder subakute Osteomyelitiden mit schleichendem, nichteitrigem Beginn gibt, die nicht zu einer intraossären Abszessformation führen und damit nicht als Brodie-Abszesse bezeichnet werden können. Ein sicherer Erregernachweis gelingt selten. Die Grenzziehung zur „reaktiven" chronischen Osteomyeilitis aus dem rheumatischen Formenkreis ist schwierig.

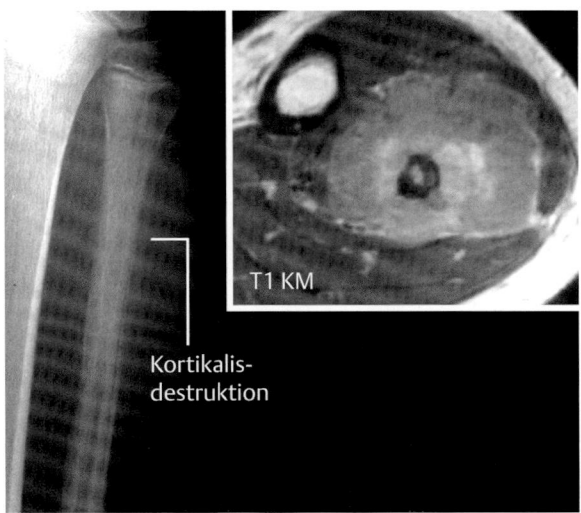

Abb. 2.**7** Ewing-Sarkom in der Fibula. Die MRT beweist den extraossären Tumor.

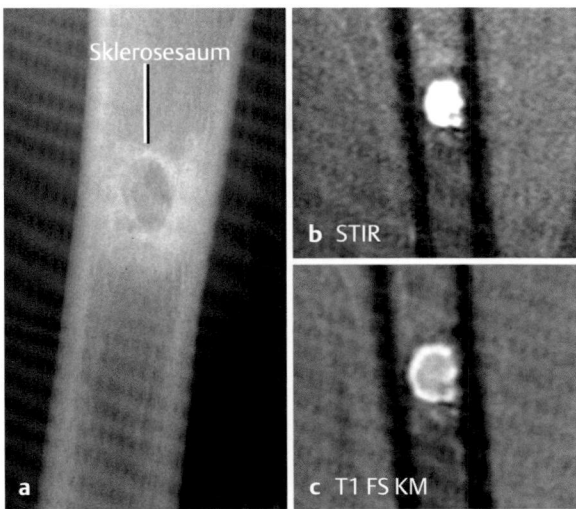

Abb. 2.**8** Xanthofibrom. Im MRT fehlt das periläsionale Ödem. Also: keine Entzündung!

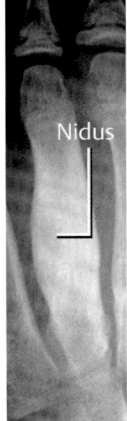

Abb. 2.**9** Osteoidosteom. Schwierige Differenzialdiagnose zum Brodie-Abszess.

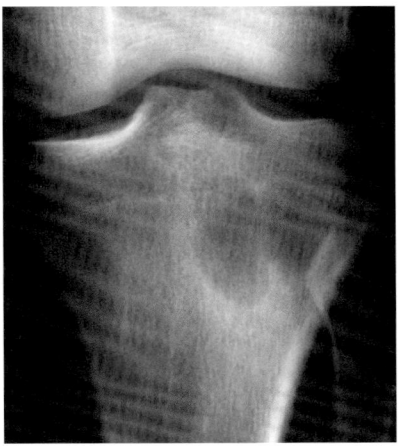

Abb. 2.**10** Brodie-Abszess mit Lyse und umgebender Sklerose.

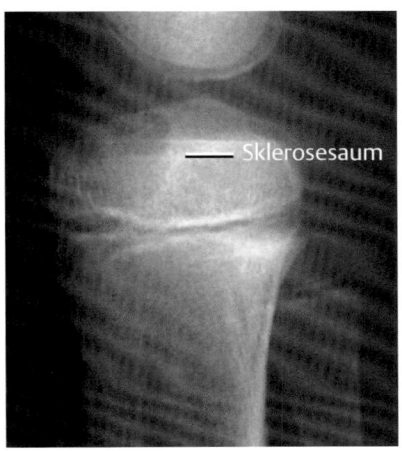

Abb. 2.**11** Brodie-Abszess in der Tibiaepiphyse (Aufnahme von M. Davies, Birmingham).

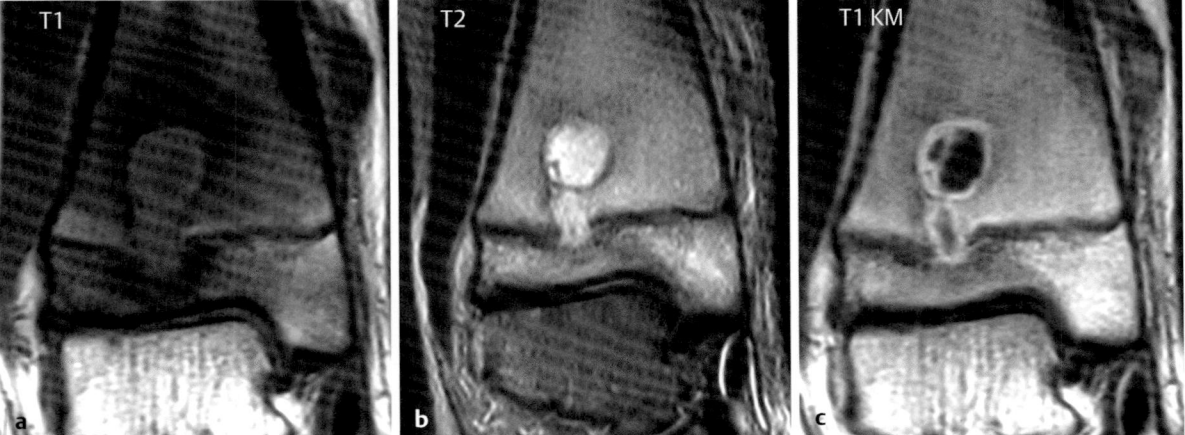

Abb. 2.**12** Klassischer MRT-Befund eines Brodie-Abszesses (siehe Text).

2.1.3   Chronische, exogene Osteomyelitis

> Die chronische, exogene Osteomyelitis ist eine nichthämatogen induzierte Knocheninfektion, die nach häufig akutem Beginn chronisch rezidivierend verläuft. Ein langsamer, klinisch schleichender Beginn ist ebenfalls möglich. Die exogene Osteomyelitis ist Folge entweder der Durchwanderung eines Erregers aus den Weichteilen und Gelenken oder der direkten Inokulation des Erregers in den Knochen nach Trauma oder Operation. In Europa und den USA ist die posttraumatische Osteomyelitis die häufigste exogene Osteomyelitis.

PATHO Nach Durchwanderung verletzter Körperbarrieren wie Haut, Nasennebenhöhlen und Zähnen ist die Entwicklung von Eiterhöhlen und Fistelgängen nicht selten die Folge einer exogenen Infektion. Die Ausbreitung des Infekts bei der posttraumatischen Osteomyelitis hängt nicht nur von der Anzahl und Virulenz der Keime und der Resistenz des Individuums ab, sondern vor allem von lokalen Bedingungen, wie dem Ausmaß des Weichteilschadens, den Vaskularisationsstörungen des Knochens, dem Stadium der Knochenbruchheilung und den eingebrachten Fremdmaterialien. Trotz verbesserter organisatorischer wie operationstechnischer Voraussetzungen liegt die Infektquote für alle **offenen** Frakturen bei 5 – 10 %.

Gestörte Vaskularisation und veränderte Stabilität des traumatisierten Weich- und Knochengewebes sind Kofaktoren bzw. die Ursache der schleichenden Entwicklung zur chronischen Osteomyelitis.

Bei Verletzungen der Haut mit nachfolgender **Weichteilinfektion** sind, so etwa am Fuß, gramnegative Bazillen, wie Pseudomonas aeruginosa, häufig zu erwarten. Beim **Dekubitus** liegt ein Mischspektrum von Erregern vor: Staphylococcus aureus, Proteus mirabilis, E. coli, Streptokokken, Klebsiella und Pseudomonas sind anzutreffen. Der mit ca. 90 % häufigste Erreger der **posttraumatischen Osteomyelitis** ist Staphylococcus aureus. In der Hälfte der Fälle findet er sich in Mischkultur, insbesondere mit gramnegativen Keimen wie Pseudomonas aeruginosa. Anaerobier sind selten.

KLINIK Die posttraumatische und die postoperative Osteomyelitis beginnt in der Mehrheit der Fälle akut. Rötung, Überwärmung und Schwellung im Operationsgebiet mit Wundheilungsstörungen wie Eiterung, Serom- und Fistelbildung, vergesellschaftet mit Druckschmerz und Bewegungseinschränkung, sind die üblichen klinischen Symptome. Die Entzündungsparameter (Leukozytenzahl, BSG und CRP-Wert) und die Körpertemperatur sind erhöht.

Der weitere Verlauf exogener Infekte, insbesondere der posttraumatischen Osteomyelitis, ist schleichend rezidivierend. Wenn Monate, Jahre oder Jahrzehnte nach der ersten Infektion ein Rezidiv auftritt, spricht man von einem *akuten Schub* einer chronischen Osteomyelitis.

RÖ **Radiologische Symptomatik:**
Die radiologischen Befunde unterscheiden sich deutlich in Abhängigkeit vom Weg der Infektion. Bei der posttraumatischen, direkten Inokulation des Erregers wird das Röntgenbild stark von Frakturen und ihren Heilungs- und Umbauvorgängen bestimmt. Der infektiöse Prozess ist im Einzelfall schwierig zu erkennen. Nach Operationen, speziell nach Einbringen alloplastischen Materials, können Schrauben, Platten und Nägel das Bild überlagern. Führt eine Weichteilinfektion zu einer Osteomyelitis, wird das Periost sehr früh reagieren. In Abhängigkeit vom klinisch in aller Regel zu vermutenden Infektionsweg werden auch die verschiedenen bildgebenden Verfahren eine unterschiedliche Wertung erfahren.

Bei Durchwanderung und Verletzung der Haut:
- Verdichtung der Weichteile, Verschwinden der Fettlinien
- Periostreaktion, primär lamellär (Abb. 2.**14 a, b**)
- konsekutive Kortikalisveränderungen (Mottenfraß, flohstichartige Infiltration)
- vollständige Knochendestruktion, vor allem an Fingern und Zehen (Abb. 2.**13**).

Posttraumatisch, postoperativ:
- Periostreaktion (Abb. 2.**16**)
- scheinbare „Aufweitung" des Frakturspaltes (Abb. 2.**15**)
- zirkuläre Aufhellungslinien ohne Sklerosierungsrand um Schrauben
- unscharf begrenzte Aufhellungssäume um Implantate > 1,5 mm (Abb. 2.**15**). Cave: artifizielle Aufhellungssäume an der kontrastreichen Grenzfläche von Metall zu Knochen bei der digitalen Radiographie!
- Sequester (irreguläre, umschriebene Zone starker Verdichtung).

SONO Weichteilabszesse und diffuse Phlegmonen lassen sich um die Röhrenknochen gut abgrenzen (Abb. 2.**17 a, b**). Dies gilt auch für Kortikalisdestruktionen und Periostreaktionen.

NUK Bei Verdacht auf eine Osteomyelitis nach früherer Infektion, nach Trauma und nach Operation ist die **3-Phasen-Szintigraphie** ein sehr sensitives Verfahren, die Spezifität der Untersuchung ist allerdings niedrig. Sie wird jedoch weiter als Basis einer nuklearmedizinischen Herangehensweise an das Problem exogene Osteomyelitis angesehen, da sie unabhängig von alloplastischem Material ist und auch eine Knochen- von einer Weichteilinfektion unterscheidet (Abb. 2.**18 a**). Ein normales Knochenszintigramm schließt eine chronische Osteomyelitis mit hoher Wahrscheinlichkeit aus. Die Leukozytenszintigraphie steigert die Spezifität der Befunde deutlich.

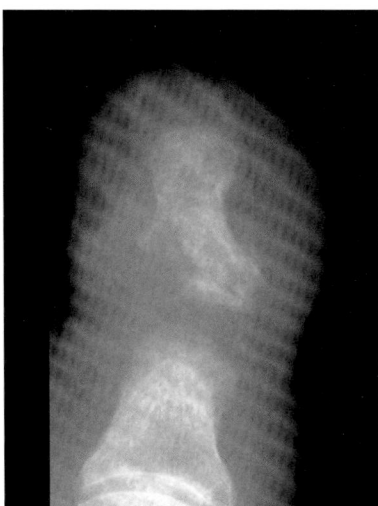

Abb. 2.**13**
Exogene Osteo-
myelitis und
Arthritis nach
Weichteil-
infektion
(siehe Text).

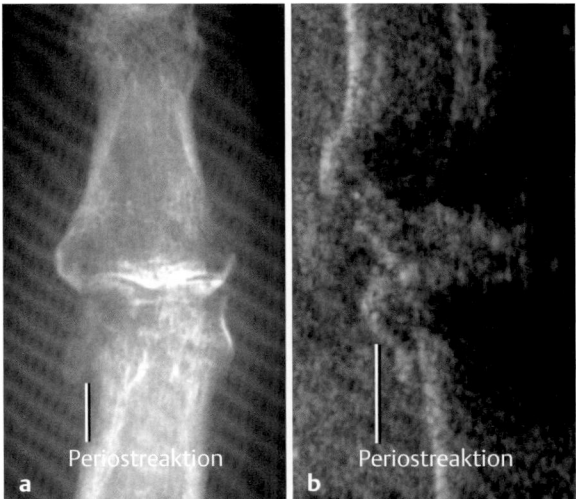

Abb. 2.**14** Exogene Osteomyelitis.
a Übergreifen der Infektion auf Knochen und Gelenk.
b Sonographie in gleicher Anordnung wie in **a**.

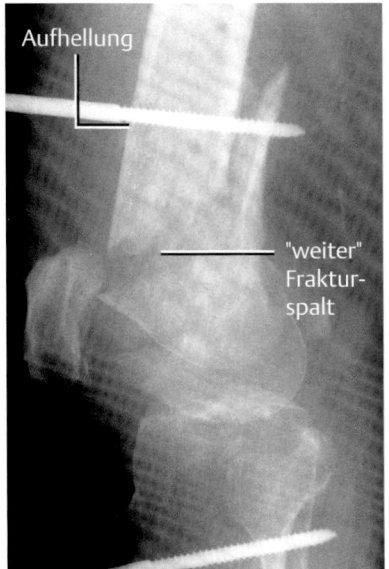

Abb. 2.**15**
Posttraumati-
sche Osteo-
myelitis, akutes
Stadium.

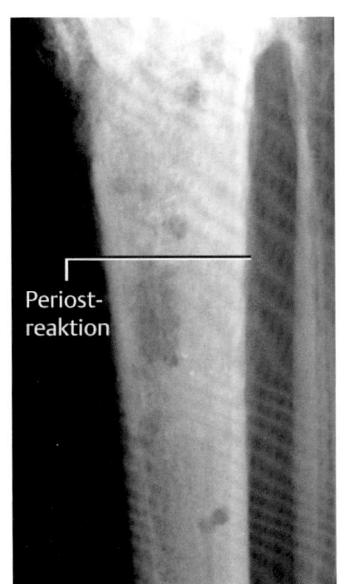

Abb. 2.**16**
Posttraumatische
Osteomyelitis,
akutes Stadium.

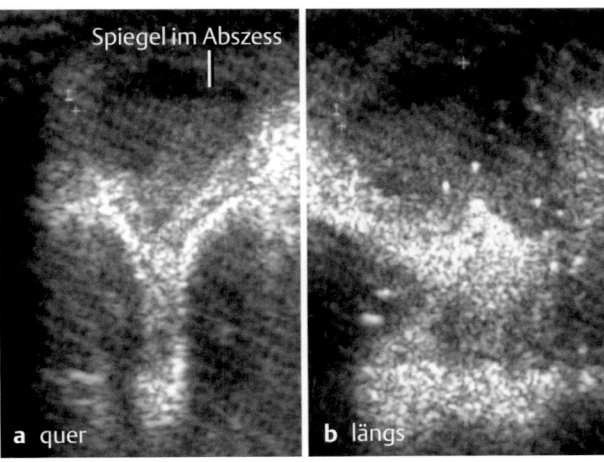

Abb. 2.**17** Posttraumatische Osteomyelitis.
Die Sonographie zeigt den Abszess am Ausgang
der Fistel.

Leukozytenszintigraphie. Zwei Verfahren finden praktische Anwendung:

- Körpereigene Leukozytensuspensionen werden isoliert, mit [111]Indium-Verbindungen oder ^{99m}Tc-Hexamethylpropylen (HMPAO) markiert und reinjiziert (Abb. 2.**18 a, b**).
- In-vivo-Markierung von Granulozyten mit [99m]Tc- oder [123]J-markierten Fragmenten muriner monoklonaler Antikörper. Der Antikörper kann sich sowohl an zirkulierende Granulozyten binden als auch durch die Kapillarwand in entzündetes Gewebe diffundieren.

Als Hinweis auf eine Osteomyelitis gilt jede Traceranreicherung, die vom physiologischen Verteilungsmuster abweicht.

Erste positive Berichte existieren über den Einsatz der Fluor-18-markierten FDG-Positronenemissionstomographie (PET) als ein potenziell neues bildgebendes Verfahren zum Nachweis einer postoperativen chronischen Osteomyelitis.

CT   Die CT ist bei der chronischen Osteomyelitis selten indiziert. Der Nachweis eines avitalen, vom übrigen Knochen getrennten Sequesters ist jedoch die Domäne der CT. Der Sequester ist von hoher Dichte und von einem Flüssigkeits- oder Weichteilsaum umgeben (Abb. 2.**19 a, b**).

MRT   Die Untersuchungstechnik bei der posttraumatischen exogenen Osteomyelitis ist ähnlich der bei der akuten Osteomyelitis (Abschnitt 2.1.1). Metallartefakte können die Aussagekraft der MRT aufgrund lokaler Feldinhomogenitäten einschränken. Dies gilt auch nach Entfernung von Implantaten, da störender Metallabrieb verbleibt. Diese Abriebartefakte produzieren umschriebene Signalverzerrungen bis zu 1 cm Größe: Eine vollständige Signalauslöschung ist von einem sehr signalreichen (Halb-)Ring umgeben. Dieser Ring ist bei fettsupprimierten Sequenzen größer als bei normalen SE-Sequenzen. Die STIR-Sequenz und Turbo-SE-Sequenzen, letztere wegen ihrer multiplen Refokussierungspulse, sind relativ stabil.

Bei der posttraumatischen Osteomyelitis bestimmen mehrheitlich ausgedehnte Umbauprozesse mit in allen Sequenzen hypointensen Sklerosierungen, Fibrosierungen und Kortikalisverdickung das Bild. Trotzdem behalten die prinzipiellen Regeln der Entzündungsdiagnostik, wie bei der akuten Osteomyelitis (Abschnitt 2.1.1) dargestellt, ihre Gültigkeit. In T1 SE sind Markraumveränderungen signalarm gegenüber dem Fettmark. In den PD-(T2-)FatSat-FSE-Bildern sind die entzündlichen Areale signalreich. Nach Kontrastmittelinjektion kommt es im Bereich von Abszessmembranen und von Granulationsgewebe zu einer – mehr oder weniger – deutlichen Signalsteigerung. Die Abszesshöhle nimmt gar nicht oder verzögert Kontrastmittel auf (Abb. 2.**20 a – c**). Fistelgänge imponieren meist als mäanderförmig, netzartig konfigurierte Kontrastmittelanreicherungen. Fistelgänge stellen sich in diesen Sequenzen als lineare Hyperintensitäten dar.

In den ersten Wochen und Monaten nach einem Trauma oder einem operativen Eingriff ist eine Infektion oft nicht sicher zu diagnostizieren, da Ödem, Granulationsgewebe, Fibrose und Kallusbildung zu Signalalterationen führen, die denen eines Infekts stark ähneln. Diese postoperativ unspezifischen Veränderungen werden bis zu 6 – 12 Monate nach OP gesehen und erschweren in diesem Zeitraum die MRT-Diagnostik. Nur der sichere Nachweis von Abszessen und Fisteln sollte in dieser Zeit zur eindeutigen Diagnose einer posttraumatischen, bakteriellen Entzündung Anlass geben.

Empfehlungen zur Untersuchungsstrategie:
Basisuntersuchung bei der chronischen Osteomyelitis ist die konventionelle Röntgenuntersuchung in zwei Ebenen, die bei der MRT-Untersuchung vorliegen muss. Die eindeutig höhere Spezifität und die exakte anatomische Zuordnung der Läsionen mittels MRT haben dazu geführt, dass heute die MRT die erste Wahl bei der ergänzenden Diagnostik der chronischen exogenen Osteomyelitis darstellt, obwohl die 3-Phasen-Szintigraphie eine exzellente Sensitivität aufweist. Liegt die letzte Operation im betroffenen Knochen weniger als ein Jahr zurück, muss im Einzelfall entschieden werden, ob die MRT durch die 3-Phasen-Szintigraphie (in aller Regel ergänzt durch eine Leukozytenszintigraphie) ersetzt wird. Bei Metall- und Spongiosaimplantaten ist der Einsatz der 3-Phasen-Szintigraphie und Leukozytenszintigraphie indiziert. Die CT ist speziellen Fragestellungen (vor allem der Suche nach Sequestern) vorbehalten.

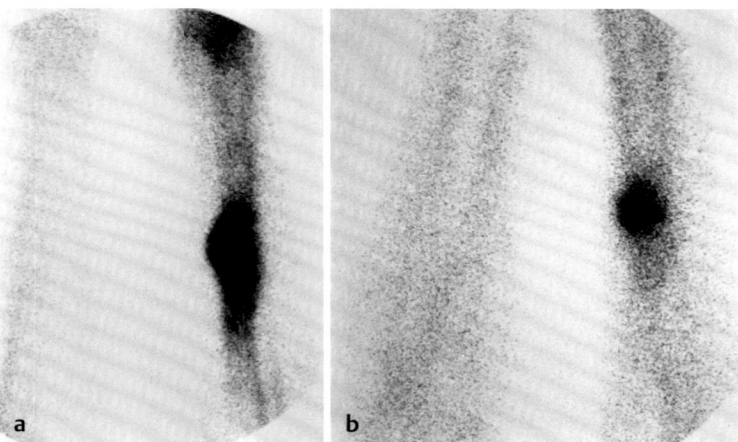

Abb. 2.**18** Posttraumatische chronische Osteomyelitis der Tibia (Aufnahmen von J. Sciuk, Augsburg).
a Kräftige Anreicherung in der stationären Phase der Knochenszintigraphie.
b Die Leukozytenszintigraphie führt zur Anreicherung im infizierten Knochenabschnitt.

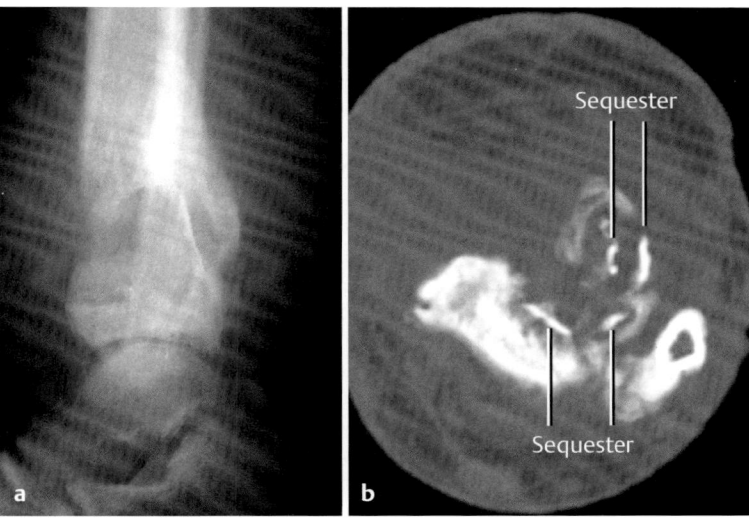

Abb. 2.**19** Posttraumatische Osteomyelitis (Aufnahmen von M. Davies, Birmingham).
a Zustand nach komplizierter Fraktur und multiplen Operationen.
b Darstellung der Sequester im CT.

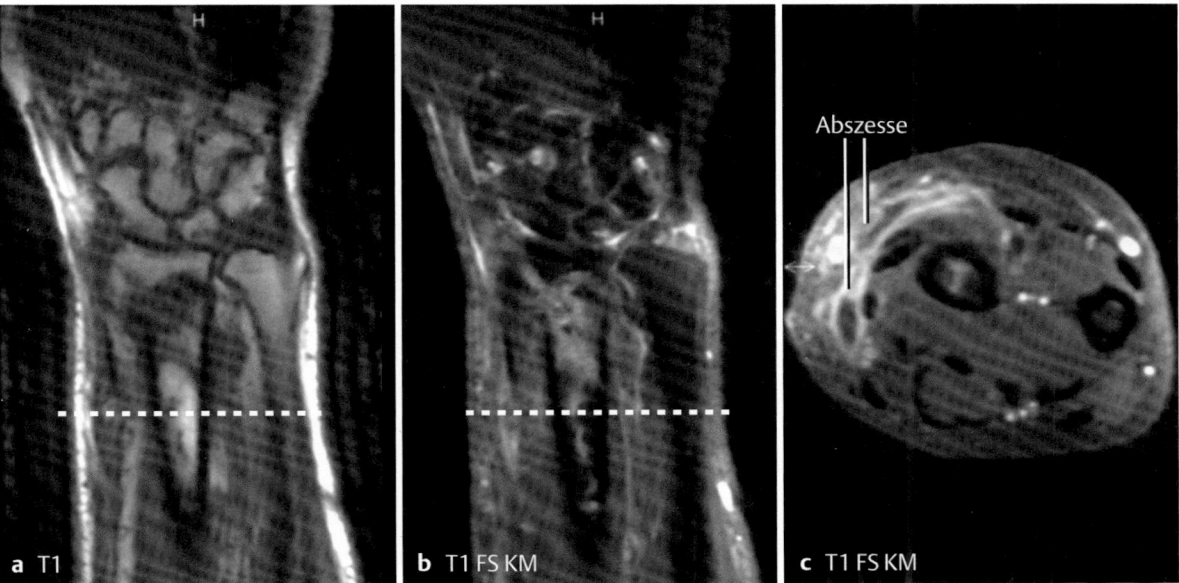

Abb. 2.**20** Posttraumatische Osteomyelitis mit Weichteilabszessen bei Radiusfraktur vor 7 Monaten (**a**, **b**). Axiale Schicht auf Höhe der gestrichelten Linie (**c**).

2.1.4   Osteomyelitiden – spezielle Erreger

Tuberkulose

Die Tuberkulose ist eine Infektion, die durch Mycobacterium tuberculosis, selten Mycobacterium bovis, ausgelöst wird. Ca. 1 – 2 % aller Tuberkulosepatienten entwickeln hämatogen eine osteoartikuläre Manifestation. Eine Primärinfektion in andere Organe geht praktisch immer voraus. Am häufigsten (> 50 %) ist die Wirbelsäule betroffen. Auch ein primärer oder sekundärer Gelenkbefall (Abschnitt 9.4.10) ist wesentlich häufiger als eine alleinige Osteomyelitis. Die weltweit zunehmende Prävalenz der Tuberkulose betrifft vor allem immuninkompetente und immunsupprimierte Patienten (HIV, Alkoholkranke, Malignome, Chemotherapie).

PATHO   Bei der **exsudativ-käsigen** Form (im Gegensatz zur produktiven Tuberkulose) werden große Markanteile nekrotisch, am Rand entwickelt sich ein wenig Granulationsgewebe.

KLINIK   Charakteristisch ist der schleichende Verlauf der Erkrankung. Der Allgemeinzustand ist reduziert, es kommt zu Gewichtsverlust und subfebrilen Temperaturen. Es treten lokale Schmerzen und Schwellung, jedoch keine Hautrötung, auf. Die Entzündungsparameter sind erhöht.

RÖ
- Charakteristisch sind reaktionslose Osteolysen (Abb. 2.**21** u. 2.**23**). Nur in seltenen Fällen (vor allem an der Wirbelsäule) und bei Erwachsenen dominiert die Sklerose.
- Die Periostreaktion hat ein individuell sehr unterschiedliches Ausmaß.
- Bei Kindern sind „gestanzte", lochartige Destruktionsmuster möglich (Abb. 2.**21**).
- Die sog. Daktylitis bei Säuglingen und Kleinkindern an den Phalangen von Hand und Fuß ist heute eine Rarität. Es kommt zu einer Periostreaktion und diffusen Auftreibung der Phalanx („Spina ventosa", Abb. 2.**22**).
- Ein permeatives bzw. mottenfraßartiges Muster mit und ohne Periostreaktion ist selten (Abb. 2.**24 a – c**).

DD   Die Abgrenzung zu anderen, mehr chronisch verlaufenden Formen der unspezifischen Osteomyelitis ist im Einzelfall schwierig.
Bei der Tuberkulose ist das Röntgenbild häufig „zystoider". Auch die MRT kann nach Einzelbeobachtungen helfen, da die Tuberkulose an den Röhrenknochen eher wie ein solider Tumor aussieht. Eine Biopsie wird in den meisten Fallen nicht zu umgehen sein.

Bruzellose

Die Bruzellose wird über Milchprodukte auf den Menschen übertragen, ist heute in Europa und den USA selten. Die klinisch akute Form führt in 30 – 40 % zu Arthritiden, die in erster Linie als reaktiv anzusehen sind. Das Röntgenbild dient der Ausschluss- und Basisdiagnostik und ist in der Regel negativ. Bei den chronischen Verlaufsformen dominieren bei osteoartikulärer Beteiligung Spondylitis und Spondylodiszitis. Das röntgenologische und MR-tomographische Bild ähnelt der Tuberkulose und erlaubt praktisch nur eine Verdachtsdiagnose.

Syphilis

Der Erreger der Syphilis, Treponema pallidum, gehört zu den Spirochäten. Die Syphilis ist heute in Europa und den USA selten, wird zudem so früh klinisch und serologisch diagnostiziert, dass es nur noch sehr selten zu Knochenmanifestationen kommt (Abb. 2.**25**). Dies gilt auch für die konnatale Syphilis. Die osteoartikulären Komplikationen der Tabes dorsalis mit neuropathischer Osteoarthropathie und Insuffizienzfrakturen können im Einzelfall von Bedeutung sein.

Lepra

Der ossäre und artikuläre Befall durch Mycobakterium leprae ist in Europa und den USA eine Rarität, allerdings nicht in Teilen Asiens und Afrikas. Der Knochenbefall durch den Erreger – in der Regel per continuitatem – führt zu ausgeprägten Osteodestruktionen (Abb. 2.**26**). Typisch für die Lepra ist allerdings die sekundäre, neurogene Osteoarthropathie. Eine in erster Linie wohl reaktive Arthritis der großen und kleinen Gelenke ist eine häufige Begleiterscheinung der Lepra.

Salmonellose

Die Salmonellose am Knochen tritt als Bild der subakuten bis chronischen Osteomyelitis bzw. Spondylitis auf. Der Erreger induziert keine spezifischen radiologischen Befunde. Charakteristisch ist allerdings, dass der Erreger sich am Knochen besonders häufig in Knocheninfarkten ansiedelt und dort eine Infektion auslöst. Dies führt bei Patienten mit Sichelzellanämie zum Problem der Abgrenzung von Sichelzellkrise und Superinfektion. Diese gelingt mit bildgebenden Methoden, auch mittels MRT, nicht oder nicht immer mit der nötigen Sicherheit.

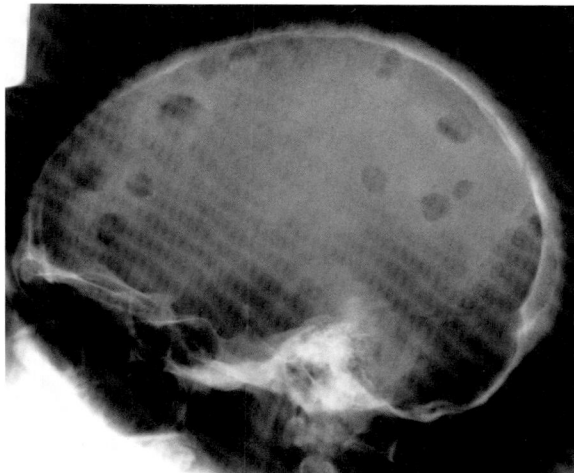

Abb. 2.**21**   Knochentuberkulose am Schädel bei 13-jähri-gem Jungen. Wie „ausgestanzt" wirkende, osteolytische Herde.

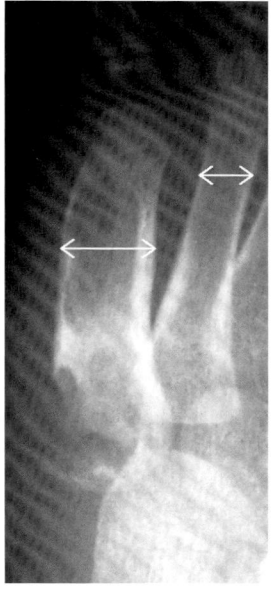

Abb. 2.**22**   „Spina ventosa": Tuberkulose einer proximalen Phalanx am Fuß. Gleiches Kind wie in Abb. 2.**21**.

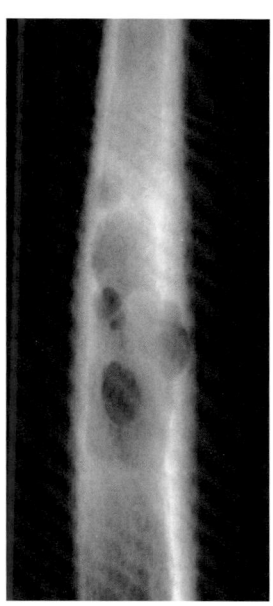

Abb. 2.**23**   Knochentuberkulose im Femur mit Osteolysen und relativ gering ausgeprägter Sklerose.

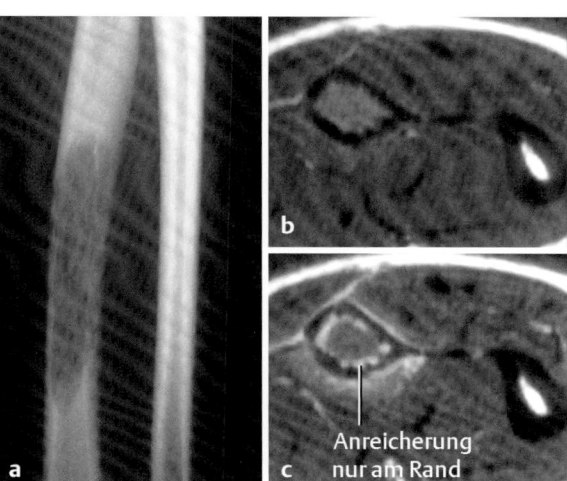

Abb. 2.**24**   Tuberkulose im Radius mit mottenfraßartiger Destruktion (**a**). Die MRT ohne Kontrastmittel [T1 SE] (**b**) und nach Kontrastmittelgabe (**c**) zeigt nur im Randbereich eine Anreicherung. Dies dürfte Ausdruck einer weitgehenden Verkäsung des Zentrums sein.

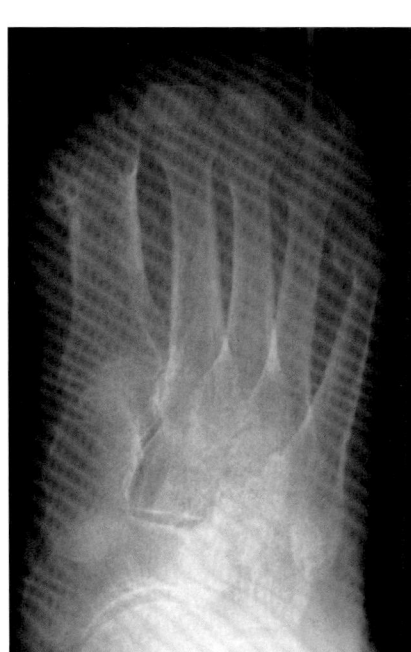

Abb. 2.**26** Lepra mit fast reaktionslosem Zehenverlust (Aufnahme von R. Kilcoyne, Denver).

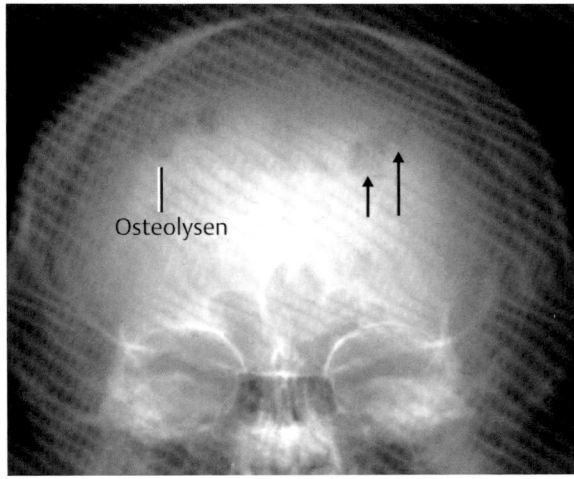

Abb. 2.**25**   Lues des Schädeldachs.

Myzetome

Myzetome sind klassische Formen einer exogenen Osteomyelitis, die durch Pilze, häufig gemischt mit Bakterien, zu einer chronischen, granulomatösen Infektion der Weichteile und konsekutiv zu einer Knocheninfektion führen. Hauptlokalisation ist der Fuß. Nach der Erstbeschreibung in der indischen Region Madura, spricht man auch vom **Madura-Fuß** (Abb. 2.**27**).

Echinokokkose

Häufigster Erreger ist Echinococcus granulosus, in der Regel ohne viszerale Begleiterkrankung. Ein seltener Erreger ist E. multilocularis, der regelhaft mit einem Leberbefall einhergeht.

In etwa 2% der Fälle kommt es durch Verschleppung der Erreger über den Blutweg zum Skelettbefall. Hauptlokalisationen sind die Beckenknochen und das Os sacrum.

Röntgenologisch sind multiple expansive „zystoide" Osteolysen charakteristisch, die Trabekel enthalten können. Die Kortikalis kann destruiert sein (Abb. 2.**28**).

In der MRT sind im T2-FSE-Bild wasseräquivalente Areale nachzuweisen.

Radiologisch bestehen Ähnlichkeiten zur fibrösen Dysplasie, zum Riesenzelltumor, zur aneurysmatischen Knochenzyste, zu Enchondromen, Skelettmetastasen, braunen Tumoren und Angiosarkomen. Am Sakrum besteht als besondere Differenzialdiagnose das Chordom. Die MRT ist besonders hilfreich in der Abgrenzung der Echinokokkose von im Röntgenbild zystisch imponierenden Tumoren. Die diagnostische Biopsie mit Aspiration von Zysteninhalt ist in unklaren Fällen unumgänglich.

2.1.5   Sonderformen der Osteomyelitis

Osteomyelitis des diabetischen Fußes

➡ Der diabetische Fuß ist eine häufige Erkrankung, basierend auf Angiopathie, Neuropathie und repetitivem Trauma bei reduzierter oder fehlender Propriozeption (S. 364). Die Superinfektion der Weichteile und auch der Knochen ist ein wichtiges Phänomen beim diabetischen Fuß. Die bildgebende Sicherung der klinischen Verdachtsdiagnose ist ein schwieriges, manchmal auch unmögliches Unterfangen.

KLINIK Der klinische Verlauf des diabetischen Fußes ist durch Rötung, Erwärmung und Schwellung gekennzeichnet. Eine Superinfektion mit oder ohne Osteomyelitis hat ähnliche klinische Zeichen, so dass die Differenzierung ausgesprochen schwierig ist, sofern nicht hochgradige Entzündungen mit großen Abszessen und sich entleerenden Fisteln vorliegen.

Die klinische Diagnose der normalerweise nicht foudroyant verlaufenden Osteomyelitis ist außerdem schwierig, da Fieber und Bakteriämie fast immer fehlen und auch die BSG normal sein kann.

! Da eine Ischämie die Knochenresorption, Periostreaktion und auch Heilungsvorgänge zumindest verzögert, entspricht das Bild der Osteomyelitis am diabetischen Fuß nicht dem klassischen Befund einer akuten Osteomyelitis.

RÖ
- Sklerosierung, pathologische Frakturen und Subluxationen sind Ausdruck der diabetischen Osteoarthropathie und nicht der (Super-)Infektion.
- Nur am Mittel- und Rückfuß sind **Dichteminderungen** als Hinweis auf eine Infektion zu werten. Am Vorfuß ist der Befund als unspezifisch einzustufen.
- Unscharf begrenzte Erosionen und Osteodestruktionen sind Hinweise auf eine Osteomyelitis (Abb. 2.**29 a, b** u. 2.**31**). Die Spezifität der Befunde ist aber aufgrund der Überlappung der Befunde mit Zeichen der Ischämie gering.

NUK
- Die 3-Phasen-Szintigraphie hilft bei der Frage nach einer Superinfektion nicht, da die Osteoarthropathie allein schon hoch pathologische nuklearmedizinische Befunde liefert.
- Die Leukozytenszintigraphie (Abschnitt 2.1.3) steigert die Treffsicherheit deutlich. Ein negativer Befund schließt eine Osteomyelitis aus (Abb. 2.**30 a, b**).

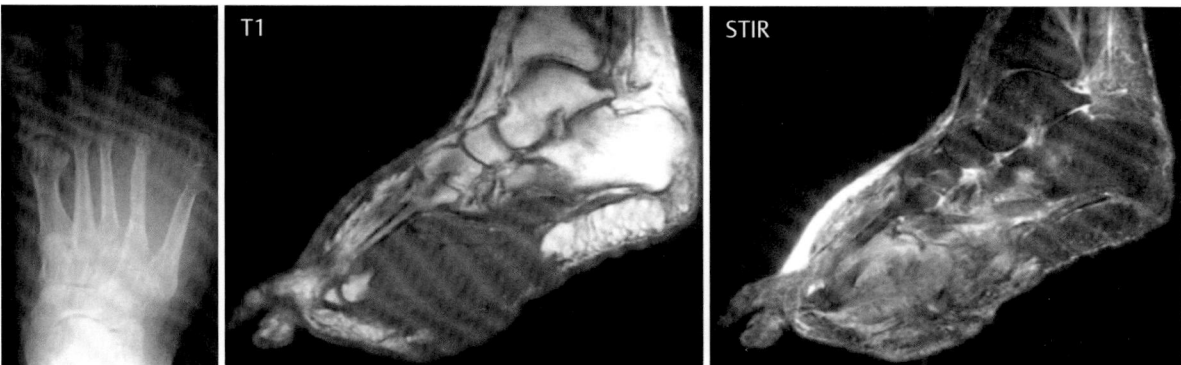

Abb. 2.**27** Madurafuß. Exogene granulomatöse Weichteilinfektion mit sekundärer Knochenbeteiligung (Aufnahme von M. Davies, Birmingham).

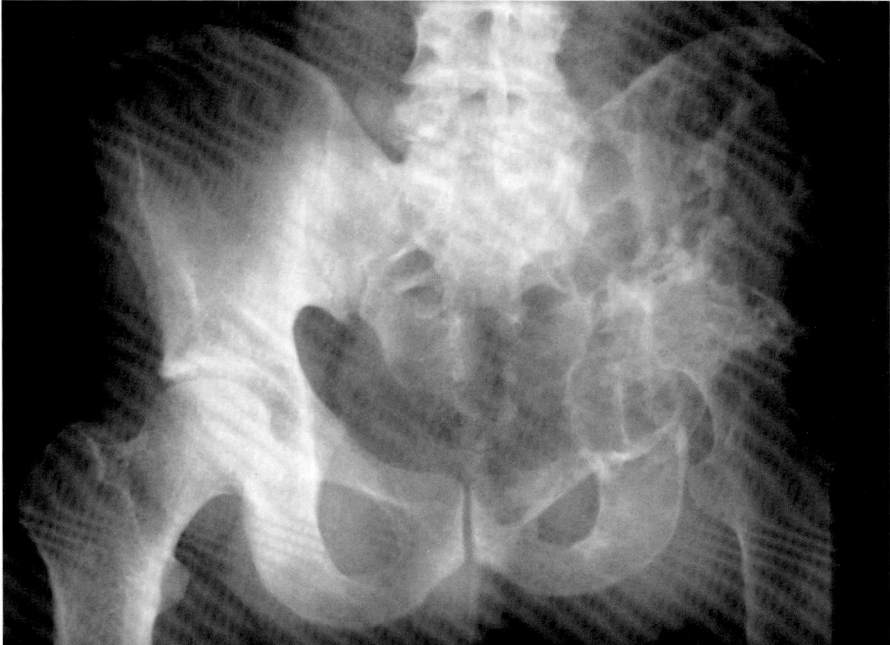

Abb. 2.**28** Echinococcus multilocularis mit multiplen, konfluierenden Osteolysen (Aufnahme von T. Pope, Charlston).

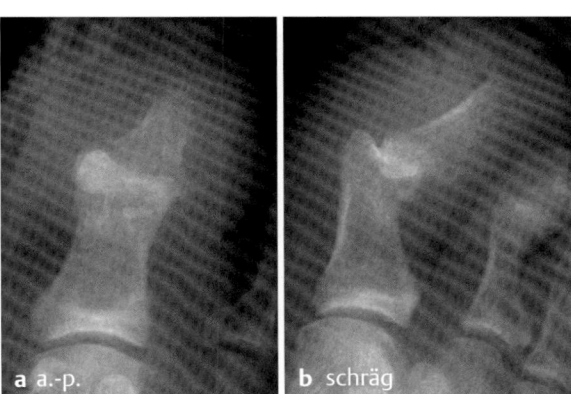

Abb. 2.**29** Osteomyelitis (exogen) und septische Arthritis bei diabetischem Fuß.

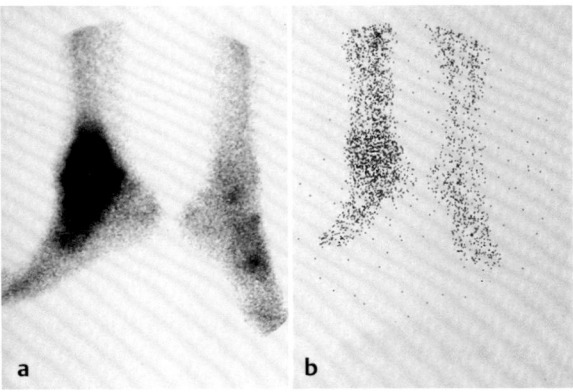

Abb. 2.**30** Diabetischer Fuß (Aufnahmen von J. Sciuk, Augsburg). Ausschluss einer Osteomyelitis durch Leukozytenscan (**b**) bei hoch aktiver Knochenszintigraphie (**a**), bedingt durch eine Osteoarthropathie.

MRT Die Signalveränderungen der Osteomyelitis werden durch offene Frakturen, Fragmentationen, spongiöse Frakturen, Verlust der Gelenkintegrität und der daraus resultierenden starken Ödementwicklung in den Weichteilen und Knochen überlagert. Der in der Regel auf eine Kontrastmittelgabe gestützte Nachweis eines Abszesses (in den Weichteilen und/oder Knochen) ist unserer Erfahrung nach allein als relativ spezifisches Zeichen zu werten (Abb. 2.**33 a – c**). In allen Sequenzen signallose Areale im Knochen (Sklerosierungen) und ein normales Fettmark schließen eine Osteomyelitis aus.

Cave! Signallose Areale in allen Sequenzen können auch Luft/Gas repräsentieren. Sie sind beim diabetischen Fuß in den Weichteilen häufig. Der Vergleich mit Röntgenaufnahmen vermeidet Fehlbefunde.

Empfehlungen zur Untersuchungsstrategie:

Als erste Übersicht ist die Röntgenuntersuchung einzusetzen.

Bei negativem oder unklarem Röntgenbild oder zweifelhafter Klinik sind als weiterführende bildgebende Methoden MR-Tomographie und Leukozytenszintigraphie konkurrierende Methoden. Falsch positive Befunde sind bei beiden Methoden zu erwarten. Die MRT hat sich jedoch unter praktischen Erwägungen durchgesetzt.

Die perkutane Knochenbiopsie unter CT- oder Durchleuchtungskontrolle wird von amerikanischen Autoren bei unklaren Fällen empfohlen.

Muskuloskeletale Entzündungen bei HIV-Infektionen

Der Befall des Skelettsystems und der Gelenke bei HIV-Patienten ist in ihrer Häufigkeit, ihrer Ausprägung und ihrem Erregerspektrum in ganz starkem Maße abhängig von der Geographie und den therapeutischen Möglichkeiten. Die osteoartikuläre Beteiligung in Asien, Afrika unterscheidet sich vollständig von der Situation in Europa und Nordamerika.

Prinzipiell sind Infektionen durch ein sehr breites Spektrum humanpathogener Keime von Autoimmunreaktionen an Gelenken und Knochen zu unterscheiden. HIV-Patienten leiden im Verlauf ihrer Erkrankung an:

- septischen Arthritiden (breites Keimspektrum einschließlich Tuberkulose)
- Osteomyelitiden (häufig multifokal; in 50% Staphylococcus aureus, ansonsten Mischbesiedelung. Auch eine Tuberkulose ist möglich, speziell an der Wirbelsäule. Die Tuberkulose tritt bei HIV-Patienten 500-mal häufiger auf als in der Normalpopulation.)
- Periostitis (auch mit Abszessen, Abb. 2.**34 a – c**)
- Pyomyositiden (bakterielle Infektionen der Muskulatur)
- Polymyositis (rheumatoide, reaktive Entzündung von Muskulatur)
- nichtseptische Arthritiden (Klinik und Röntgenbild wie bei der rheumatoiden Arthritis; sog. HIV-Arthritis (virusinduziert); kurzfristige, schmerzhafte Monoarthritiden ohne pathologisches Röntgenbild; Morbus-Reiter-artige Arthropathie an der Wirbelsäule
- bazilläre Angiomatose (vaskuläre Proliferation an der Haut, aber selten auch am Knochen; Erreger sind Rochalimaea henselae und quintana).

Unter differenzialdiagnostischen Gesichtspunkten sollte nicht vergessen werden, dass HIV-Patienten verstärkt auch unter Infarkten und Osteonekrosen (speziell an der Hüfte) sowie an der hypertrophischen Osteoarthropathie (im Zusammenhang mit Pneumocystis-carinii-Infektionen) leiden.

Literatur

Abd El Bagi ME et al. Rare bone infections „excluding the spine". Eur Radiol 1999; 9: 1078 – 87.

Bohndorf K. Entzündliche Erkrankungen. In: Stäbler A, Hrsg. Handbuch diagnostische Radiologie. Muskuloskelettales System II. Berlin: Springer; 2005.

Cardinal E et al. Role of ultrasound in musculoskeletal infection. Radiol Clin North Am 2001; 39: 191 – 202.

Chhem RK et al. Imaging of fungal, viral and parasitic musculoskeletal and spinal disease. Radiol Clin North Am 2001; 39: 357 – 78.

Dormans JP, Drummond DS. Pediatric hematogenous osteomyelitis: New trends in presentation, diagnosis, and treatment. J Am Acad Orthop Surg 1994; 2: 333 – 41.

Gold RH et al. Imaging the diabetic foot. Skeletal Radiol 1995; 24: 563 – 71.

Gross T et al. Current concepts in posttraumatic osteomyelitis: a diagnostic challenge with new imaging options. J Trauma 2002; 52: 1210 – 9.

Ledermann HP et al. Pitfalls and limitations of magnetic resonance imaging in chronic posttraumatic osteomyelitis. Eur Radiol 2000; 10: 1815 – 23.

Soler R et al. MRI of musculoskeletal extraspinal tuberculosis. J Comput Assist Tomogr 2001; 25: 177 – 83.

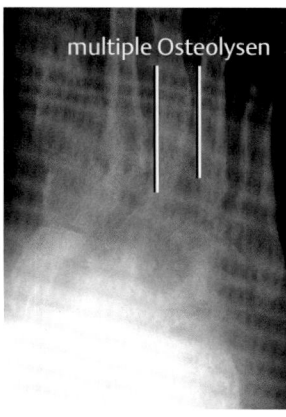

Abb. 2.**31** Diabetischer Fuß mit Mittelfußosteomyelitis.

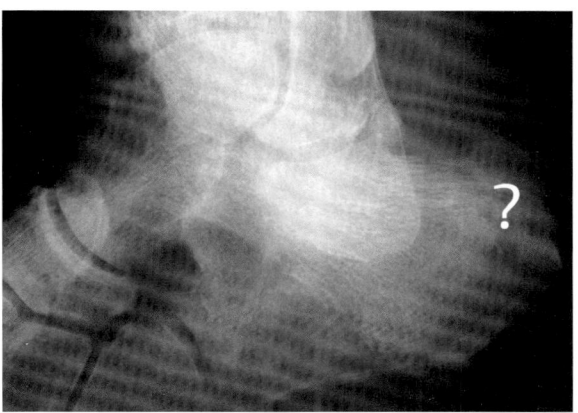

Abb. 2.**32** Diabetische Osteopathie mit eiternder Fistel am Rückfuß. Zustand nach OP am Kalkaneus. Keine eindeutigen Osteodestruktionen.

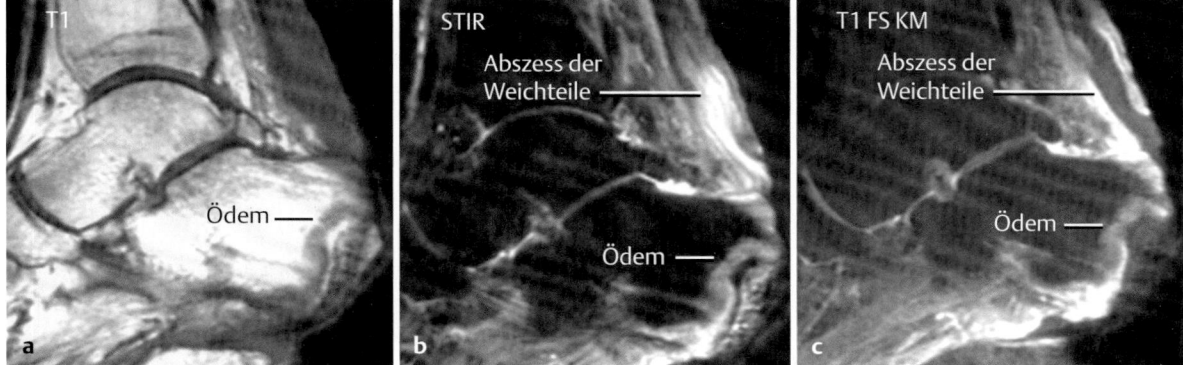

Abb. 2.**33** MRT zu Abb. 2.**32**. Massive Weichteilinfektion einschließlich Abszess in der Achillessehne. Die Beteiligung des Kalkaneus ist unspezifisch, der Befund darf nicht als Osteomyelitis überinterpretiert werden.

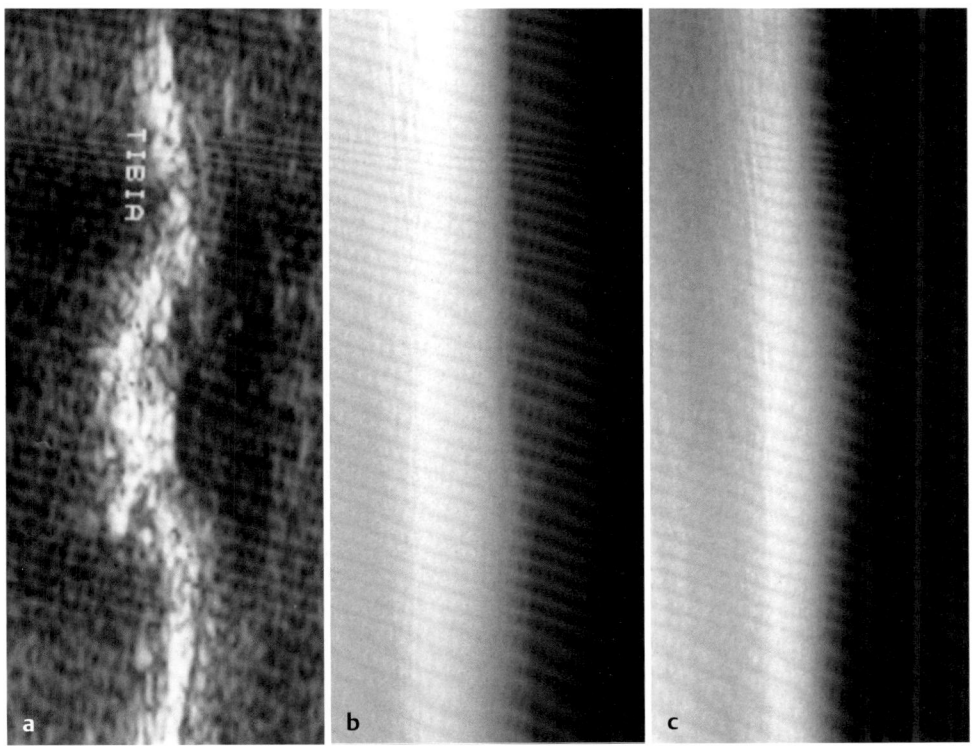

Abb. 2.**34** HIV-Infektion. Periostaler Abszess im Verlauf. Primärbefund im Sonogramm und Röntgenbild (**a**, **b**), Verlauf nach 6 Monaten mit solider Periostreaktion (**c**).

2.2   Weichteilinfektionen

Ebenso wie am Knochen können im Rahmen einer Bakteriämie durch hämatogene Absiedlung Weichteilinfektionen entstehen. Weitaus häufiger sind jedoch Wundinfekte die Ursache. Hierbei kann sich die Infektion per continuitatem von der Stelle des Erregereintritts in die umgebenden Weichteile ausbreiten oder auch lymphogen zu einer Infektausbreitung entlang der Lymphabflusswege führen.

Folgende Erkrankungen werden unterschieden:

Pannikulitis. Infektion des Unterhautfettgewebes ohne Beteiligung der Muskeln. Die Ausbreitung der Infektion ist diffus (Abb. 2.**38**).

Erysipel (Synonym: Wundrose). Von einer Erregereintrittspforte (Nagelbett, Rhagaden, Ulcus cruris) sich **lymphogen** ausbreitende Infektion mit Entzündung der Haut und des Unterhautfettgewebes. Erreger sind meist Streptokokken (Abb. 2.**40**).

Phlegmone. Im Gegensatz zum Erypsel breitet sich die Entzündung nicht entlang der Lymphabflusswege, sondern flächig aus (Abb. 2.**36**). Auch hier ist meist ein peripherer Streptokokkeninfekt die Ursache. Andere Weichteile, vor allem Sehnen, sind häufig mitbeteiligt. Eine Sonderform ist die Hohlhandphlegmone, die sich meist von einem Panaritium ausgehend unter der Palmaraponeurose im Bereich der Beugesehnen ausbreitet. Gefürchtete Komplikation dieser Form ist die Ausbreitung auf den Unterarm mit Beteiligung der Sehnenscheiden.

Pyomyositis. Die infektiöse Pyomyositis wird nach dem Erreger klassifiziert und hat ihren Ausgangspunkt in der Muskulatur. Sie manifestiert sich als diffuse oder abszedierende Entzündung. Z. B. bei der Tuberkulose sind auch mehr granulomatöse Verlaufsformen häufig.

Abszess. Wie auch in anderen Organen stellt der Abszess eine umschriebene, abgekapselte Eiteransammlung dar. Erreger sind meist Staphylokokken (Abb. 2.**35**).

Nekrotisierende Fasziitis. Hochakute Erkrankung der periossären Weichteile, insbesondere der Faszien. Diese lebensbedrohliche Infektion mit starker Tendenz zur Nekrotisierung wird von Streptokokken oder von Mischinfektionen durch grampositive, gramnegative, aerobe und anaerobe Bakterien hervorgerufen (Abb. 2.**39**). Bei der Pannikulitis, dem Erysipel, der Phlegmone, der Pyomyositis und der Fasziitis kommt es zu einer diffusen Kontrastmittelanreicherung.

Cave: Man sollte sich darüber im Klaren sein, dass sich die Ausbreitungswege der Infektion nicht immer trennen lassen. Gerade bei der Myositis und Fasziitis ist das Unterhautfettgewebe häufig betroffen.

! Die Mehrzahl der Myositiden sind nicht infektiösen Ursprungs, sondern den Autoimmunerkrankungen zuzuordnen. Die Biopsie ist ein wesentliches Instrument zur Klassifikation.

Die Untersuchung der Weichteile erfolgt heute primär sonographisch, in unklaren Fällen oder zur genauen Lokalisation ist eine weitergehende Diagnostik mittels MRT erforderlich.

RÖ Eine Reihen von Weichteilinfektionen führen zu röntgenologisch sichtbaren Verkalkungen, z. B. bei der Zystizerkose (Abb. 2.**37**).

SONO Die sonographischen Befunde bei Weichteilinfektionen lassen sich in drei Kategorien einordnen:
- Diffuse Echogenitätszunahme des Gewebes: Sie ist Ausdruck eines Weichteilödems. Über dessen Herkunft lässt sich sonographisch jedoch keine Aussage machen (z. B. Erysipel versus Stauungsödem).
- Umschriebene echoarme bis echofreie Areale: Es handelt sich um unterschiedlich fortgeschrittene Gewebeeinschmelzungen. Ob ein umschriebener Abszess vorliegt, ist sonographisch nur dann sicher zu entscheiden, wenn sich die Abszesskapsel eindeutig abgrenzen lässt. Dies gelingt nur in einem Teil der Fälle (Abb. 2.**35**).
- Streifige oder flächige „fuchsbauartige" echoarme bis echofreie Areale: Bei einer Phlegmone entsprechen sie Eiteransammlungen (Abb. 2.**36**). **Cave:** Auch stauungsbedingte Wassereinlagerungen können ein derartiges Bild hervorrufen. Sonomorphologisch ist die Differenzierung nicht möglich!
- Gaseinschlüsse lassen sich als echoreiche Gewebealteration mit Signalauslöschung erkennen.

CT Diffuse Entzündungen lassen sich allenfalls an einer ödematösen Infiltration des Fettgewebes (Dichtezunahme) erkennen. Abszedierungen zeigen sich als ringförmige Kontrastmittelaufnahme um ein hypodenses Zentrum. Gaseinschlüsse sind gut abgrenzbar.

MRT Das entzündliche Ödem lässt sich als Signalanhebung in der STIR-Sequenz oder im PD/T2 FSE nach Fettunterdrückung nachweisen (Abb. 2.**39** u. 2.**40**). Die Struktur der Muskulatur ist nicht verändert. Ein Abszess stellt sich in diesen Sequenzen als sehr signalreiche Läsion mit signalarmem Rand dar. Nach Kontrastmittelgabe findet sich eine Anreicherung unterschiedlicher Dicke um den Abszess.

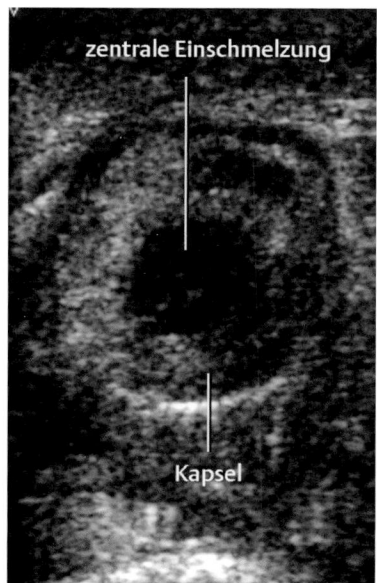

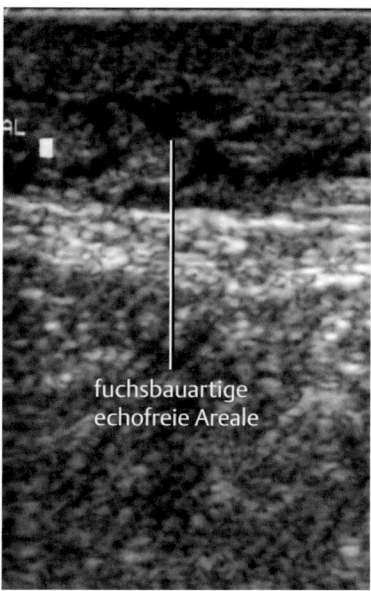

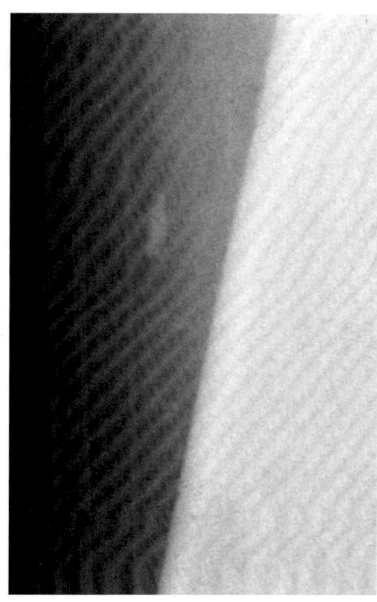

Abb. 2.**35** Weichteilabszess am Unterschenkel mit zentral fast echofreier Einschmelzung und dicker umgebender Kapsel. Als Erreger wurde Staphylococcus aureus isoliert.

Abb. 2.**36** Sonographischer Befund einer phlegmonösen Entzündung am Fußrücken.

Abb. 2.**37** Zystizerkose mit verkalkter Finne in der Muskulatur.

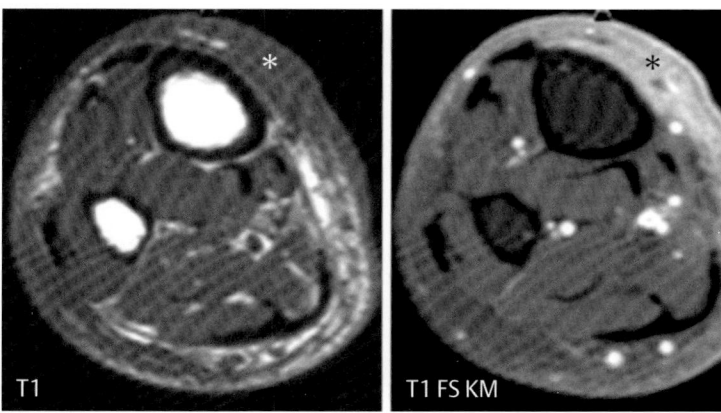

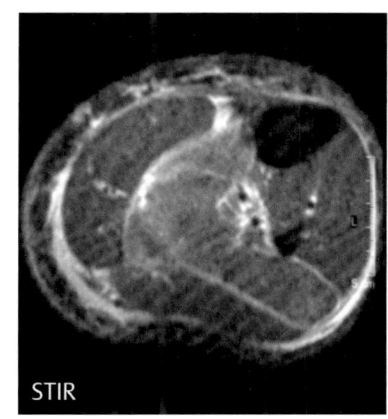

Abb. 2.**38** Pannikulitis (*). Keine Mitbeteiligung der Muskulatur.

Abb. 2.**39** Nekrotisierende Fasziitis und Myositis bei Heroinabusus.

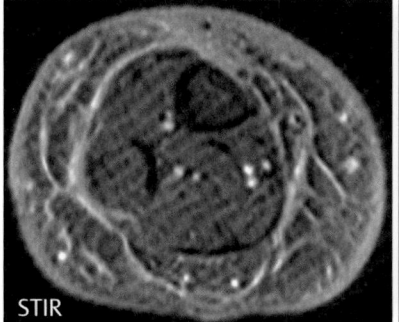

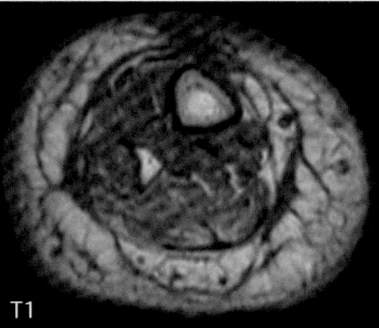

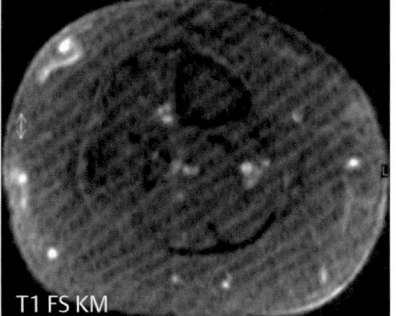

Abb. 2.**40** Erysipel. Klinische Diagnose wichtig. In der MRT ist der Befund manchmal nicht von einem nichtinfizierten Lymphödem zu unterscheiden.

2.3 Chronisch rekurrierende multifokale Osteomyelitis (CRMO)

Die CRMO ist eine abakterielle Sonderform der chronischen Skelettentzündung. Die Einordnung der CRMO als „reaktive" Osteomyelitis aus dem rheumatologischen Formenkreis hat sich inzwischen durchgesetzt. Es bestehen Überschneidungen zum SAPHO (Abschnitt 2.4).

PATHO Histologisch werden drei Phasen unterschieden:

- eine noch überwiegend granulozytäre akute Initialphase, die histologisch mitunter schwer abgrenzbar ist von einer akuten hämatogenen Osteomyelitis,
- eine lymphoplasmazellulären Intermediärphase, die gleichgesetzt wird mit dem Begriff der **Plasmazellosteomyelitis**,
- eine Ausheilungsphase mit starker Sklerosierung.

Die Ursache der Entzündung ist umstritten. Ein Erregernachweis geling typischerweise nicht, es werden weder Eiter- noch Fistelbildungen beobachtet. Daher ist eine Biopsie mit der Gefahr einer Kontamination nur in seltenen Fällen indiziert. Assoziationen der CRMO zur palmoplantaren Pustulose und der Psoriasis vulgaris sind bekannt. Eiter- oder Fistelbildungen werden nicht beobachtet.

KLINIK Intermittierende Schmerzen und Schwellungen stehen im Vordergrund. Fieber, BSG- und CRP-Wert-Erhöhung fehlen oder sind nur gering ausgeprägt. Kinder und Jugendliche sind betroffen. Die Symptomatik kann sich über Monate und Jahre rezidivierend und an unterschiedlichen Lokalisationen entwickeln. Arthritiden können die CRMO begleiten. Betroffen sind besonders die Metaphysen der langen Röhrenknochen, der mediale Abschnitt der Klavikula, die Wirbelsäule und das Sakrum, potenziell jedoch alle Skelettabschnitte. Die Therapie ist symptomatisch. Antibiotika sind nicht nötig. Das Auftreten der CRMO ist zumeist multifokal, aber auch ein monofokales Auftreten wird zunehmend beobachtet.

RÖ Das röntgenologische Bild ist abhängig von der Dauer der klinischen Symptomatik. Besteht die klinische Symptomatik nur kurz (< 3 Wochen), sind Osteolysen wie bei der akuten Osteomyelitis vorherrschend. In den Fällen mit länger bestehender Symptomatologie ist die Röntgenmorphologie variabel: Osteolysen mit sklerotischem Saum, gemischt lytisch-blastische Läsionen und reine Osteosklerosen können nachgewiesen werden (Abb. 2.**41** bis 2.**43 a, b**). Auch der gleichzeitige Befall der Gelenke, speziell der Sakroiliakal- und der Sternoklavikulargelenke, ist nicht selten. Der röntgenologische Verlauf der Läsion, auch ohne Therapie, ist durch eine progressive Sklerose bis zu einer Restitutio ad integrum nach Jahren gekennzeichnet.

NUK Die 3-Phasen-Knochenszintigraphie mit ^{99m}Technetium-Verbindungen ist zur primären Diagnosestellung wie zur Verlaufskontrolle unentbehrlich, da bei der CRMO klinisch stumme Herde vorkommen, die nur mit der Skelettszintigraphie aufzudecken sind. Diese Befunde helfen bei der Diagnose der Erkrankung.

MRT Die Befunde sind im Frühstadium identisch mit denen der akuten Osteomyelitis, später wird die osteosklerotische Komponente auch im MR-Tomogramm sichtbar (Abb. 2.**43 a – e**; vgl. Abschnitt 2.1, S. 148).

DD Liegt ein multifokales Geschehen vor, ist praktisch nur an das **maligne Lymphom** zu denken. Diese Erkrankung ist wiederum im Kindes- und Jugendlichenalter eine extreme Seltenheit. Bei solitärem Befund ist die Abgrenzung zum **Osteoidosteom** radiologisch nicht immer einfach, da der Nidus des Osteoidosteoms im MRT auch als ein kleiner zentraler Abszess gewertet werden kann. Auch die zentral fehlende Kontrastmittelaufnahme bei kleinen Befunden ist mit Vorsicht zu deuten, da dies sowohl durch liquiden Eiter als auch durch eine zentrale Verkalkung beim Osteoidosteom hervorgerufen werden kann. Zur Differenzierung wird eher die unterschiedliche Schmerzsymptomatik mit einem Schmerzhöhepunkt nachts und gutem medikamentösem Ansprechen des Osteoidosteoms beitragen. Nur selten wird eine CT-gesteuerte Biopsie notwendig sein.

Der Nachweis eines Weichteiltumors und das Überschreiten der Knochengrenzen sind Differenzierungskriterien zum **Osteosarkom**. Hierzu ist der Einsatz der CT oder MRT notwendig. Die ausschließlich sklerotischen Osteosarkome sind fleckig sklerotisch und ohne Fokus. Dies ist nur im Spätstadium der CRMO anzutreffen.

! Bei solitären Herden im Kindesalter und beim Jugendlichen kann zwischen bakterieller Osteomyelitis und CRMO bildgebend nicht unterschieden werden, sofern kein Abszess vorliegt. Eine gering ausgeprägte Klinik, nur gering erhöhte oder gar fehlende Entzündungsparameter sowie Zeichen der Sklerose im Röntgenbild erlauben eine abwartende Haltung und eine rein symptomatische Therapie.

Literatur

Jurik AG. Chronic recurrent multifocal osteomyelitis. Semin Musculoskelet Radiol 2004; 8: 243–53.

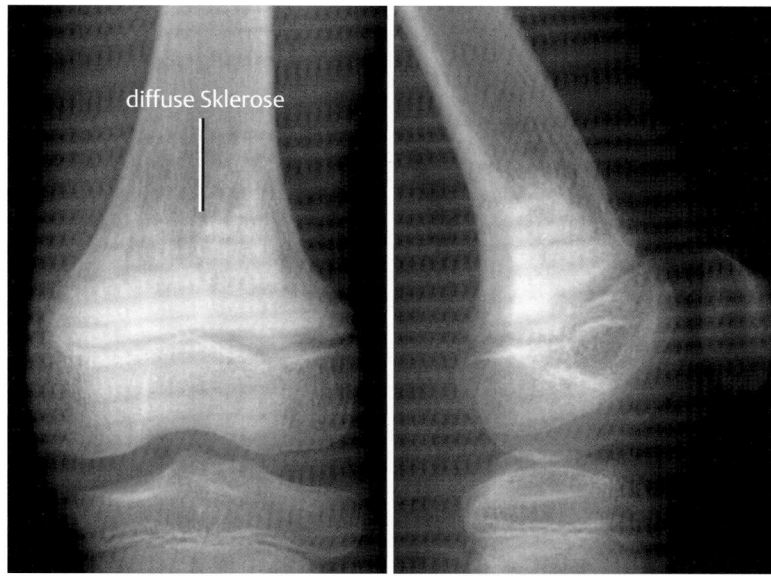

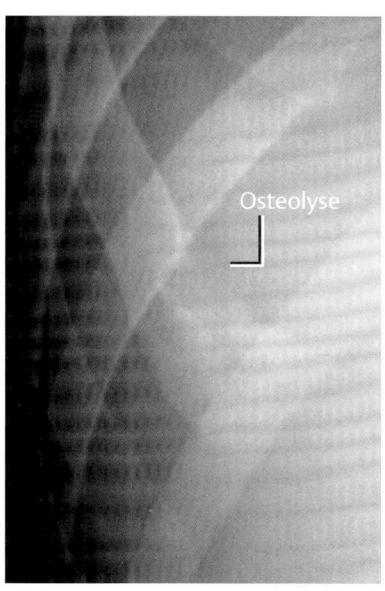

Abb. 2.**41**   CRMO, 10-jähriges Mädchen. Sklerotisches Stadium. Weitere Herde bekannt.

Abb. 2.**42**   CRMO, 23-jähriger Mann. Vier Herde seit Jahren bekannt.

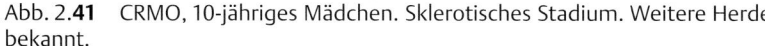

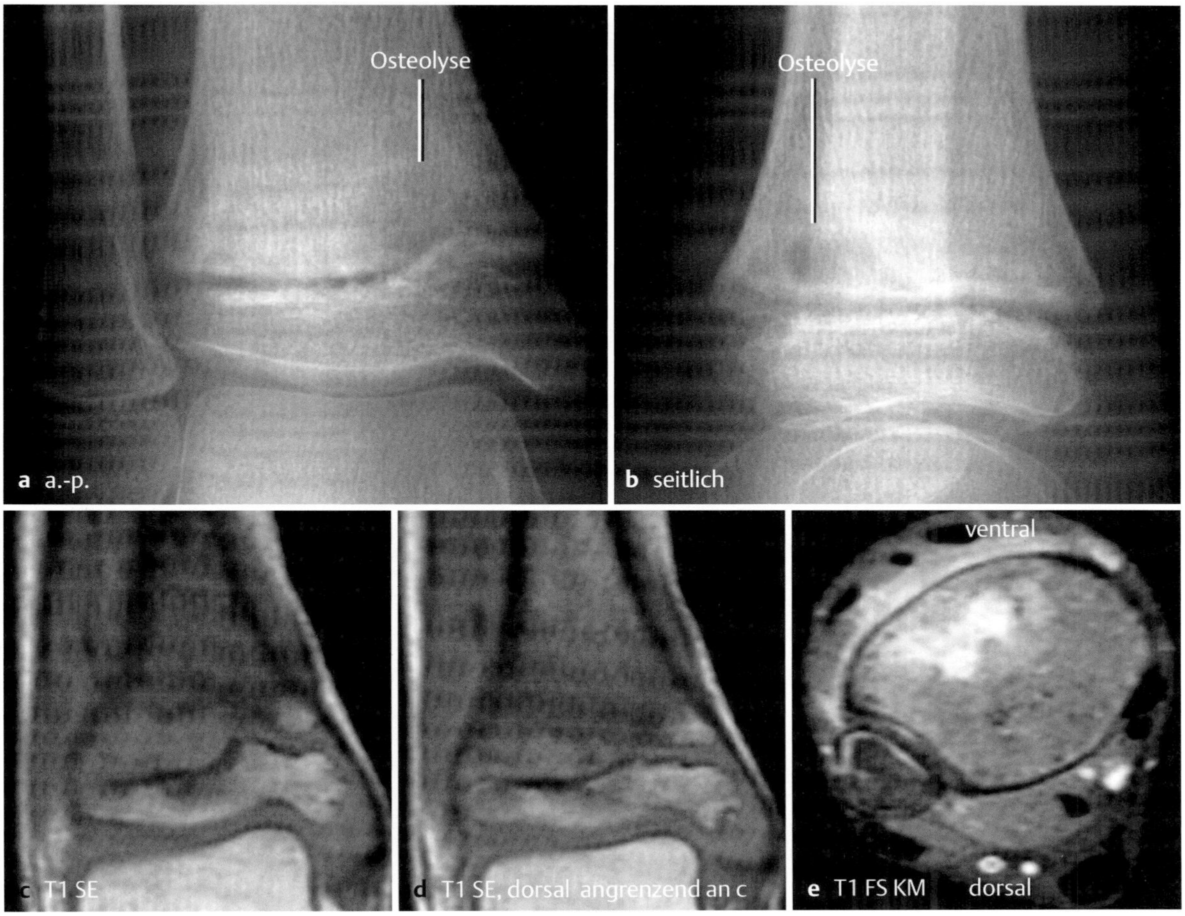

Abb. 2.**43**   CRMO, 10-jähriger Junge. Zufallsbefund im Rahmen eines Supinationstraumas. Derzeit keine weiteren Herde.

2.4   SAPHO

> SAPHO steht für ein **Spektrum** von Pathologien an Haut, Knochen und Gelenken, die gleichzeitig oder nacheinander sowie in unterschiedlicher Gewichtung und Ausprägung auftreten können. An Skelett und Gelenken manifestiert sich SAPHO als Synovitis, Hyperostose und Osteitis. Der grundlegende Bestandteil des SAPHO-Spektrums ist dabei die Knochenentzündung. Klinischer Verlauf mit Remissionen und Rezidiven, Pathohistologie, Labor und bildgebende Befunde belegen den engen Zusammenhang zwischen CRMO (bei Kindern und Jugendlichen, Abschnitt 2.3) und SAPHO (bei bevorzugt jüngeren Erwachsenen). Ätiologie und Pathogenese von CRMO und SAPHO sind weiterhin ungesichert.

Der Begriff SAPHO (syndrome acne pustulose hyperostose osteite) wurde von Chamot und Mitarbeitern 1987 geprägt. Schon 1961 wurde die Beziehung zwischen Acne conglobata und einer Arthritis und 1972 zwischen einer CRMO und einer Pustulosis palmoplantaris (PPP) beschrieben. Das „S" in SAPHO, primär für „Syndrom" stehend, wurde bald zur Abkürzung für „Synovitis".

Inzwischen hat sich die Auffassung durchgesetzt, dass SAPHO tatsächlich nicht ein Syndrom darstellt, sondern ein Spektrum krankhafter Veränderungen umfasst.

Im deutschen Sprachraum werden auch Begriffe wie „Pustulöse Arthroosteitis", „akquiriertes Hyperostosesyndrom", „Spondylarthritis hyperostotica pustulopsoriatica" verwendet.

Das SAPHO-Spektrum:

Hauterkrankungen: Akne und Pustulosis palmoplantaris sind typische Begleiterkrankungen, deren Inzidenz bei SAPHO in verschiedenen Zusammenstellungen mit 20–60 % angegeben wird. Das Fehlen einer Hautveränderung schließt also SAPHO keineswegs aus. Hautläsionen können den osteoartikulären Manifestationen um Jahre vorangehen, gleichzeitig auftreten oder nachfolgen.

Auch die Psoriasis vulgaris bzw. die pustulöse Psoriasis kann mit dem osteoartikulären SAPHO-Spektrum assoziiert sein, mit oder ohne klassische Zeichen der psoriatischen Spondylarthropathie.

Hyperostose und **Osteomyelitis** sind Ausdruck einer chronischen Entzündung von Kortikalis und Spongiosa, ohne dass eine bakterielle Ursache festzustellen ist. Histologisch sind die Veränderungen im Frühstadium nicht von denen einer bakteriell induzierten Osteomyelitis zu unterscheiden. Eine **Synovitis** ist eine häufige Miterkrankung, eine Entzündung am fibroossären Übergang („Enthesitis") eine seltenere Miterkrankung bei SAPHO.

Die Zielorgane von Synovitis, Hyperostose und Osteomyelitis sind altersabhängig. Bei Erwachsenen sind die Gelenke der vorderen Thoraxwand (ca. 80 %), die Sakroiliakalgelenke und seltener die peripheren Gelenke betroffen. Die Hyperostose findet sich bei Erwachsenen vornehmlich in den gelenknahen Knochen der vorderen Thoraxwand, in den Wirbelkörpern, sel-ten im Becken und den Röhrenknochen. Die CRMO (Kinder und Jugendliche) betrifft bevorzugt die Metaphysen der langen Röhrenknochen und die Klavikeln (Abschnitt 2.3).

SAPHO ist eine chronische Erkrankung des (jungen) Erwachsenenalters mit Remissionen und Rezidiven. Der klinische Verlauf variiert individuell sehr stark. Jahrzehntelange Verläufe sind berichtet worden. Klinische Befunde sind Schmerzen, Schwellung und Bewegungseinschränkung. BSG und CRP-Wert sind nicht oder nur mäßig erhöht.

RÖ **Vordere Thoraxwand.** Alle Komponenten sind beteiligt, speziell die Sternoklavikulargelenke, sowie sternokostale, kostochondrale und manubriosternale Verbindungen. Es finden sich:

- erosive Destruktionen der Gelenksockel
- Irregularität und Teilerweiterung des Gelenkspaltes
- Volumenzunahme und Sklerosierung der gelenknahen Knochen
- Verknöcherung der Ligamente, speziell des Lig. costoclaviculare
- Ankylose der sternokostalen Verbindungen.

Wirbelsäule. Die Brustwirbelsäule ist bevorzugt betroffen. Vier Hauptbefunde sind zu unterscheiden, die einzeln oder nebeneinander vorkommen können:

- Spondylodiszitis. Erosionen mit umgebender Sklerose sind in den Deck- und Bodenplatten nachweisbar. Der Intervertebralraum ist häufig erniedrigt.
- Osteosklerose eines oder mehrerer Wirbelkörper.
- Paravertebrale Ossifikationen. Sie ähneln den Parasyndesmophyten der psoriatischen Spondylarthropathie. Zudem können sich langstreckige knöcherne Brücken ventral der Wirbelkörper bilden.
- Beteiligung der SI-Gelenke. Eine unilaterale Sakroiliitis ist häufiger Bestandteil von SAPHO. Es finden sich Osteosklerose und Hyperostose bevorzugt an der iliakalen Seite des Sakroiliakalgelenks unter Mitbeteiligung größerer Anteile des Os ilium (Abb. 2.**45a, b**).

Röhrenknochen, flache Knochen. Im Frühstadium sind manchmal Osteolysen und mottenfraßartige Destruktionen zu beobachten. Es dominieren aber die Osteosklerose und Hyperostose.

Periphere Gelenke. In der akuten Phase der Synovitis kommt es zur juxtaartikulären Osteopenie. Eine Gelenkspaltverschmälerung wird nur ganz selten gesehen. Die gelenkbildenden Knochen können im Spätstadium sklerosieren.

NUK Sie ist die Methode der Wahl bei Verdacht auf SAPHO: Es findet sich eine massive Aktivitätsanreicherung in der Speicherphase des 3-Phasen-Skelettszintigramms. Am Sternoklavikular- und Sternokostalgelenk ist das „Stierkopfzeichen" nachweisbar (Abb. 2.**44**). Finden sich weitere Anreicherungen im Skelett, ist die Diagnose SAPHO als sicher anzusehen, unabhängig vom Hautbefund.

CT Die röntgenologischen Befunde werden überlagerungsfrei dargestellt, was an der vorderen Thoraxwand, in der Wirbelsäule und im Becken von großem Vorteil ist.

MRT Die MRT ist nur im Einzelfall hilfreich und schließt insbesondere Abszesse, die bei SAPHO nicht vorkommen, aus. Die Befunde der Synovitis und chronischen Osteomyelitis bei SAPHO sind unspezifisch. Insbesondere gelingt keine Differenzierung zu Arthritiden anderer Genese. Das frühe Stadium des SAPHO gleicht den Befunden der akuten (bakteriellen) Osteomyelitis, sofern kein Abszess vorliegt (Abschnitt 2.1.1).

DD **Bakterielle Arthritis.** Die Szintigraphie beweist bei SAPHO aufgrund der anderen Topik und des multilokulären Befalls (sofern vorhanden) die andere Genese. Zudem dominiert bei SAPHO im Spätstadium die Osteosklerose der gelenkbildenden Knochen.
Bakterielle Spondylodiszitis. Bei SAPHO sind keine paravertebralen Abszesse nachzuweisen. Die starke Osteosklerose ist ebenfalls ein Hinweis auf SAPHO. Im Frühstadium ist die Bandscheibe bei SAPHO manchmal noch nicht beteiligt.

Bakterielle Osteomyelitis. Im Frühstadium ist keine Differenzierung zum SAPHO möglich.
Degenerative Veränderungen der vorderen Thoraxwand. Die Skelettszintigraphie mit ihrem typischen Anreicherungsmuster differenziert SAPHO von degenerativen Veränderungen. Das CT beweist Erosionen, Osteosklerosen und Hyperostosen des SAPHO.

Glossar

Hyperostosis (Osteitis) condensans claviculae: Stressbedingte, nichtentzündliche, schmerzhafte Hyperostose des medialen Klavikulaendes. Die Knochenauftreibung ist gering. Das Gelenk zum Sternum ist nicht beteiligt.

Literatur

Earwaker JWS, Cotten A. SAPHO: Syndrome or concept? Imaging findings. Skeletal Radiol 2003; 32: 311–27.

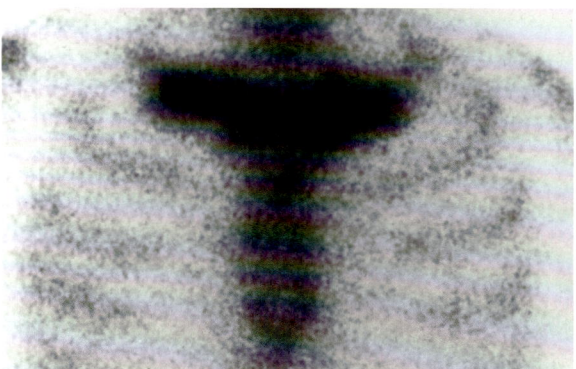

Abb. 2.**44** Szintigraphisches „Stierkopfzeichen" bei SAPHO.

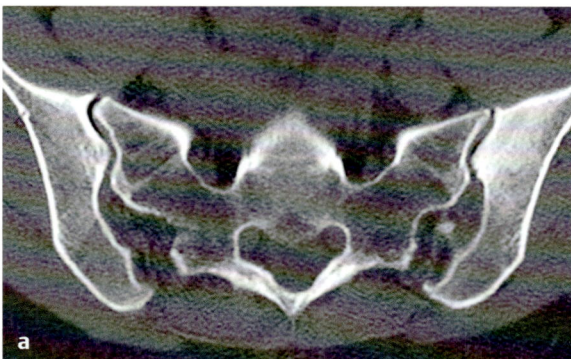

a

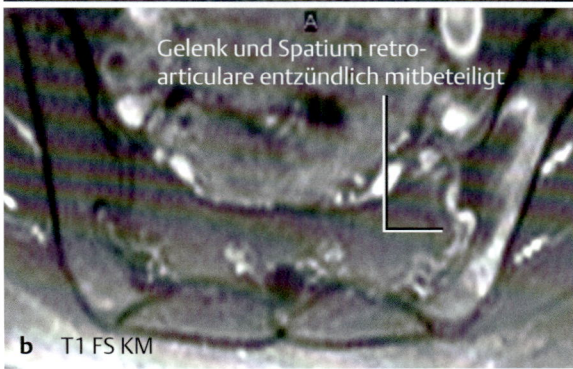

Gelenk und Spatium retroarticulare entzündlich mitbeteiligt

b T1 FS KM

Abb. 2.**45** SAPHO bei 28-jähriger Patientin mit Hyperostose und Osteomyelitis im Os ilium.

3 Tumoren und tumorähnliche Läsionen des Skeletts und der Weichteile

3.1 Allgemeine Aspekte der skelettalen Tumordiagnostik

Primäre Knochentumoren sind im Gegensatz zu Metastasen oder hämatologischen Erkrankungen sehr selten. Metastasen werden als sekundäre Knochentumoren bezeichnet. Plasmozytom und maligne Lymphome sind den hämatologischen Erkrankungen (Kapitel 4) zuzuordnen. Tumorähnliche Läsionen werden zwar immer mit den primären Knochentumoren abgehandelt, wie auch in diesem Text; sie unterscheiden sich aber grundlegend von den primären Knochentumoren: Bei den tumorähnlichen Läsionen besteht die Möglichkeit des spontanen Wachstumsstillstandes oder auch der Regression. Zudem metastasieren diese Läsionen nie. Es sind also Skelettläsionen, die sich wie primäre Knochentumoren darstellen, biologisch jedoch nicht die Kriterien einer Neoplasie erfüllen.

> **!** Tumorähnliche Läsionen sind im Vergleich zu primären Knochentumoren relativ häufig. Sie stellen meistens Zufallsbefunde dar oder werden durch eine pathologische Fraktur klinisch evident.

> **!** Tumorähnliche Läsionen sind häufig nicht therapiewürdig und zudem oftmals sicher radiologisch zu definieren.

Knochentumoren sind von den primären Weichteiltumoren zu differenzieren (Abschnitt 3.5).

Die in Tabelle 3.1 dargestellte Übersicht orientiert sich an der WHO-Klassifikation und verzichtet bewusst auf Raritäten (siehe dazu Spezialliteratur). Das grundlegende Einteilungsprinzip der primären Knochentumoren basiert auf der Matrixproduktion; dieses Prinzip lässt sich jedoch auf eine Vielzahl von Tumoren nicht anwenden, so dass der Ausgangspunkt des Tumors ebenfalls mit herangezogen wird.

> **!** Die Matrix ist die interzelluläre Substanz, die durch mesenchymale Zellen produziert wird. Dazu gehören Osteoid, Knorpel, myxoide Grundsubstanz und (fibröse) Kollagenfasern.

Tabelle 3.1 Übersicht der primären Knochentumoren (in Anlehnung an WHO)

Benigne Tumoren	Maligne Tumoren
1. Chondrogene Tumoren	
– Osteochondrom	– Chondrosarkom (Subklassifikationen beachten)
– Chondrom	
– Chondroblastom	
– Chondromyxoidfibrom	
2. Osteogene Tumoren	
– Osteoidosteom	– Osteosarkom (Subklassifikation beachten)
– Osteoblastom	
3. Fibrogene und fibrohistozytäre Tumoren	
– Desmoplastisches Fibrom	– Fibrosarkom
– Benignes fibröses Histiozytom	– malignes fibröses Histiozytom
4. Ewing-Sarkom/primitiver neuroektodermaler Tumor	
5. Riesenzelltumor	
6. Vaskuläre Tumoren	
– Hämangiom	– Angiosarkom
7. Lipogene Tumoren	
– Lipom	– Liposarkom
8. Verschiedene Tumoren	
	– Chordom
	– Adamantinom

Tabelle 3.2 Übersicht der tumorähnlichen Läsionen

- Kompaktainsel/Osteom
- Nicht ossifizierendes Knochenfibrom (fibröser Kortikalisdefekt)
- Periostales Desmoid
- Einfache ("juvenile") Knochenzyste
- Aneurysmatische Knochenzyste
- Eosinophiles Granulom
- Fibröse Dysplasie/osteofibröse Dysplasie
- Heterotope Ossifikation (s. Abschnitt 8.5.1)
- Intraossäres Ganglion
- Epidermoid
- Reparatives Riesenzellgranulom

3.1.1 Die Aufgabe des Radiologen bei tumorverdächtigen Skelettläsionen

1. Nachdem eine Läsion als pathologisch erkannt und von einer Normvariante abgegrenzt wurde, sollte der Versuch unternommen werden, die Läsion korrekt zu diagnostizieren. Zumindest sollte eine nachvollziehbare Differenzialdiagnose erarbeitet werden (maximal drei Diagnosen) (Abschnitt 3.1.2). In einem Teil der Fälle wird nur die Unterscheidung zwischen „wahrscheinlich benigne" oder „wahrscheinlich maligne" möglich sein.
2. Der Ort der Biopsie oder der chirurgischen Entfernung sollte angegeben werden. In Abhängigkeit von der vermuteten Histologie (z. B. Metastase oder primärer Knochentumor) bzw. der Natur der Läsion (benigne versus maligne) sollte vorgeschlagen werden, ob eine Biopsie oder primär die Entfernung anzuraten ist. Der Radiologe muss mit den Kategorien des Stagings von primären Knochentumoren vertraut sein und die entsprechenden bildgebenden Methoden zum Staging der Läsion vorschlagen. Insbesondere ist darauf zu achten, dass erst dann eine Biopsie erfolgt, wenn die Möglichkeiten der Bildgebung ausgeschöpft wurden. Bei einer MRT nach einer *offenen* Biopsie sind Signalalterationen zu erwarten, welche die Größe der Läsion verfälschen.
3. Der Radiologe muss wissen, welche bildgebenden Methoden sinnvoll in der Therapie- und Verlaufskontrolle einzusetzen sind.
4. Nur die Trias Chirurg/Pathologe/Radiologe ist bei entsprechender Zusammenarbeit in der Lage, eine korrekte Diagnosestellung und eine vernünftige therapeutische Strategie bei primären Knochentumoren auszuarbeiten.

3.1.2 Generelle Herangehensweise an potenziell tumorverdächtige Knochenläsionen

Schon aus dem Röntgenbild lässt sich vielfach (Differenzial-)**Diagnose**, Schnelligkeit des Wachstums einer Läsion (**Wachstumsrate**), **Dignität** (benigne/maligne), aber auch das **Wesen** einer Erkrankung (systemische Erkrankung, umschriebene Läsion) ablesen.

Die fünf „D"

Im angloamerikanischen Sprachraum werden die grundlegenden Schritte der radiologischen Beurteilung einer Knochenveränderung mit den fünf „D" umschrieben:

- **D**etect
- **D**escribe
- **D**iscuss
- **D**ifferential Diagnosis
- **D**iagnosis.

Auf der Basis der fünf „D" müssen anhand von Röntgenbild, CT, MRT, Szintigramm etc. grundlegende Fragen beantwortet werden:

Detect

Liegt eine pathologische Knochenveränderung vor? Dies ist zwar häufig offensichtlich, vielfach ist das Erkennen der Läsion jedoch eine schwierige Aufgabe. Das Auffinden pathologischer Strukturen ist letztlich eine Sache der Erfahrung, weil im Laufe der Zeit ein Engramm des Normalen – in all seinen möglichen Erscheinungsformen – entwickelt wird. Knochenläsionen werden im Röntgenbild in der Kortikalis besser als in der Spongiosa erkannt. Bei Knochensubstanzverlust (z. B. Osteoporose) ist die Detektion von Osteolysen erschwert.

Describe

Die Beschreibung einer Läsion umfasst als Erstes die Bestimmung, ob die Läsion dem Knochen, den Weichteilen oder den Gelenken zuzuordnen ist. Wo liegt der Befund im Skelettsystem? Im Röhrenknochen? Wenn ja, wo genau (epi-, meta-, diaphysär)? Handelt es sich um eine solitäre oder um multiple Läsionen?

Bei fokalen Knochenläsionen stellen sich spezielle Fragen: Um welche Art von Knochenläsionen handelt es sich (Lyse, Sklerose, gemischte Läsion)? Liegen Kortikalisveränderungen oder Periostreaktionen vor? Ist eine Matrixproduktion dem Röntgenbild, dem CT oder MRT zu entnehmen? Liegt eine Beteiligung der umgebenen Weichteile vor? (Vgl. Abschnitt 3.1.3.) Die korrekte Beantwortung dieser Fragen ist die Voraussetzung für die weiteren drei „D".

Discuss

Dieser Schritt umfasst eine erste Wertung der zuvor beantworteten Fragen. Der röntgenologisch sichtbaren Reaktion des Knochens auf die pathologische Läsion ist die Schnelligkeit des Wachstums einer Läsion **(Wachstumsrate)** zu entnehmen. Auf diese Weise gelingt häufig schon mit einer gewissen Wahrscheinlichkeit die Unterscheidung zwischen einer benignen oder malignen Läsion (Abschnitt 3.1.4).

Differential diagnosis

Zur Entwicklung einer Differenzialdiagnose ist die Verbindung der röntgenologischen Befunde mit den klinischen und laborchemischen Daten notwendig.

> ⚠ Die Differenzialdiagnose einer fokalen Knochenläsion beruht auf der zusammenfassenden Bewertung von:
> - Wachstumsrate (Abschnitt 3.1.4)
> - Matrix (Abschnitt 3.1.3)
> - Lage der Läsion (welcher Knochen, welcher Teil des tumortragenden Knochens)
> - Patientenalter (Abschnitt 3.2. u. 3.3)
> - Anamnese und klinischem Befund (Schmerzen und deren Dauer)
> - Laborparametern (BSG, CRP-Wert, alkalische Phosphatase).

Diagnosis

Eine Diagnose sollte nur dann gestellt werden, wenn entweder das Röntgenbild eindeutig ist (z. B. beim fibrösen Kortikalisdefekt) oder wenn die Kombination aus Röntgenbild, Anamnese und klinischem Befunden zu eindeutigen Diagnosen Anlass gibt (z. B. Diagnose einer Metastase aufgrund einer Osteolyse bei gleichzeitigem Nachweis multipler Läsionen und bekanntem Primärtumor).

> ⚠ Zur Diagnosestellung gehört im weitesten Sinne auch die Korrelation des histologischen Biopsiebefundes mit dem Röntgenbild. Liegt eine Diskrepanz zwischen der radiologischen Differenzialdiagnose und der histologischen Diagnose vor, muss der röntgenologisch Tätige den Pathologen auf diese Diskrepanz hinweisen. Dies ist immer Anlass, die histologische Diagnose noch einmal einer sorgfältigen Überprüfung, eventuell einer zweiten Meinung, zuzuführen, da die histologische Differenzierung primärer Knochentumoren oft ausgesprochen schwierig ist.

3.1.3 Beschreibung einer fokalen Knochenläsion

Art der Knochenläsion (Muster)

Jede röntgenologisch sichtbare Knochenläsion reflektiert das Ungleichgewicht von (osteoklastärem) Abbau und (osteoblastärem) Aufbau. An der Grenzzone zwischen normalem und gestörtem Knochenaufbau entstehen Ränder. Das Muster röntgenologischer Knochenläsionen ist abhängig von:
- der Lage im Knochen (Spongiosa und/oder Kortikalis)
- dem Ausmaß des Knochenverlusts bzw. -anbaus
- der Struktur und Dichte des angrenzenden (normalen) Knochens.

Aus diesem Grund sind Lysen in der Metaphyse der Röhrenknochen besser sichtbar als in der spongiosaarmen Diaphyse. Auch ist deswegen die Ausdehnung metaphysärer Läsionen in die Diaphyse im Nativbild schwieriger zu erfassen. Folgende Muster sind im Röntgenbild und CT zu erwarten:
- Solitäre **Aufhellung**: Fokale, abgrenzbare Knochendichteminderung. Diese Aufhellung kann scharf oder unscharf begrenzt sein. Sklerosesäume sind möglich (Abb. 3.**1 a, b**).
- Solitäre **Verdichtung**: Fokale, abgrenzbare Knochendichtezunahme. Die Verdichtung kommt mehr oder weniger homogen zur Darstellung. Form und Ausmaß der Verdichtung sind völlig variabel (Abb. 3.**2 a, b**).
- Solitäre, **gemischte** Läsion: Fokale, abgrenzbare Knochenläsion. Gleichzeitige Dichteminderung und -zunahme mischen sich zu einer inhomogenen, irregulären Läsion, die deswegen weder einer solitären Aufhellung noch einer solitären Verdichtung zugeordnet werden kann. Sowohl die Verdichtungen als auch die Aufhellungen können dominieren. Die Berandung der Läsion kann scharf oder unscharf sein (Abb. 3.**3 a, b**).
- Irreguläre, multiple Aufhellungen **(„Mottenfraß")**: Multiple, irregulär verteilte Aufhellungen, die in ihrer Größe variieren und in der Regel konfluieren (Abb. 3.**4 a, b**).
- Homogene, multiple Aufhellungen **(„permeativ")**: Multiple, kleine (< 2 – 3 mm), teils rundliche, teils ovale, aber auch längliche Aufhellungen in der Kortikalis. Das deutlich homogenere Bild differenziert diese Form von den mottenfraßähnlichen Läsionen. Eine permeative Destruktion lässt sich praktisch nur im kortikalen Knochen erkennen (Abb. 3.**5 a, b**).

Berandung einer Knochenläsion

Die Berandung einer Läsion spiegelt im Besonderen das Verhältnis zwischen Abbau und Anbau im Knochen wieder (Abb. 3.**6 a, b**). Der Rand der Läsion ist:

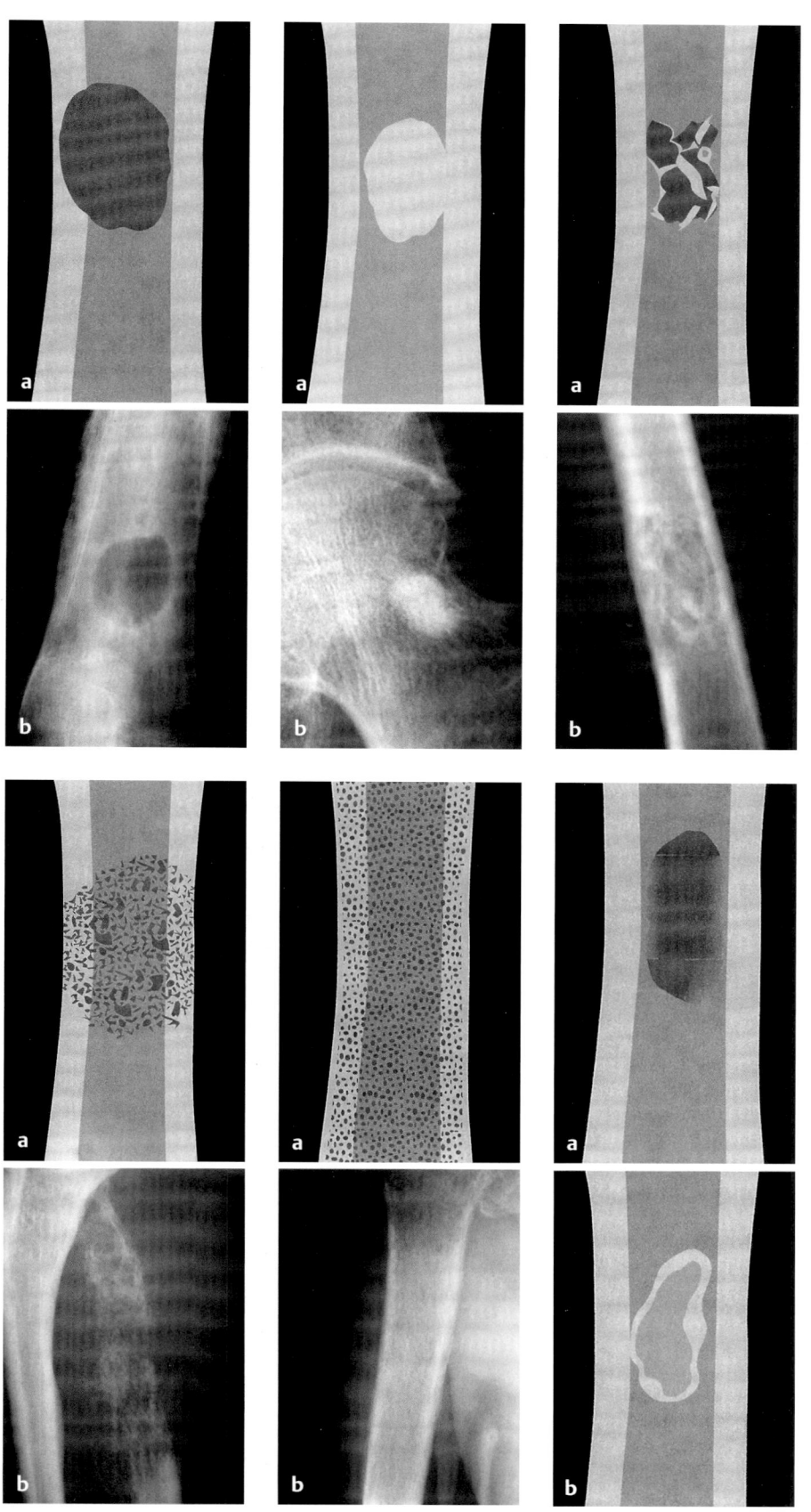

Links:
Abb. 3.**1**
Solitäre Aufhellung.

Mitte:
Abb. 3.**2**
Solitäre Verdichtung.

Rechts:
Abb. 3.**3**
Gemischte Läsion.

Links:
Abb. 3.**4** Multiple irreguläre Aufhellungen („Mottenfraß").

Mitte:
Abb. 3.**5** Multiple homogene Aufhellungen („permeativ").

Rechts:
Abb. 3.**6** Berandung einer Läsion.

- *scharf,* wenn der Übergang zwischen normalem und pathologisch verändertem Knochen einer klar erkennbaren Linie folgt (die man ohne zu zögern mit dem Bleistift abfahren könnte). Eine scharf berandete Läsion kann teilweise oder vollständig von einem Skleroserand umgeben sein.
- *unscharf,* wenn die Übergangszone zwischen normalem und pathologisch verändertem Knochen breit ist und man die Grenze der Läsion daher kaum erkennen kann. Eine irreguläre (gezackte, wellige, polymorphe) Berandung hat nichts mit der Schärfe zu tun!
- *Mischformen* sind möglich.

Veränderungen der Kortikalis

Die Kortikalis ist am Röhrenknochen diaphysär am stärksten ausgeprägt und verdünnt sich langsam Richtung Metaphyse und Epiphyse. An den knorpelig überzogenen Gelenkflächen gibt es keine Kortikalis, sondern nur eine hauchdünne subchondrale Grenzlamelle.

Enossale Verdünnung der Kortikalis. Diese Verdünnung von „innen" kann linear oder halbmondförmig ausgeprägt sein. In der Diaphyse findet sich häufig eine gelappte Verdünnung (Abb. 3.7 a).

Kortikalisdestruktion (durchbrochen/nicht durchbrochen). Der Vergleich mit einer Mauer oder Wand ist geeignet, die Veränderungen zu erläutern. Durchbrochen bedeutet, es liegt ein mehr oder weniger großes „Loch" in der Kortikalis vor. Nicht durchbrochen heißt, die Mauer „steht" noch, sie ist aber in sich schon morsch. Diese Knochendestruktion führt oft zum Eindruck „Mottenfraß" (Abb. 3.7 b, c).

Neokortex. Die ursprüngliche Kortikalis ist durch eine Knochenschale ersetzt worden. Der Knochen wirkt „aufgeweitet" (Abb. 3.7 d).

Periostreaktion

Zum Verständnis: Die Stimulation einer Knochenproduktion durch das Periost stellt in erster Linie einen Anpassungsvorgang dar, der die Stabilität des Knochens erhalten soll. Dies wird besonders bei durch Osteolysen induzierten Periostreaktionen deutlich. Aber auch eine Hyperämie oder eine Zirkulationsstörung der umgebenden Weichteile können Anlass für eine Periostreaktion sein.

Die Periostreaktion ist ein ausgesprochen wichtiger Indikator der biologischen Aktivität einer Läsion. Aggressivität und Dauer des auslösenden Prozesses sind durch die Analyse der Periostreaktion abzuschätzen.

Eine Periostreaktion ist sowohl bei intakter als auch bei zerstörter Kortikalis möglich. Die Periostreaktion selbst kann wiederum unterbrochen sein. Letzteres ist ein wichtiger Hinweis auf ein aggressives Wachstumsverhalten.

 10 Tage sind das Minimum, ehe eine Periostreaktion radiologisch sichtbar wird. Je älter der Patient, desto verzögerter kommt die Periostreaktion zur Abbildung.

Eine Periostreaktion fehlt, wenn:
- die Läsion derart langsam wächst, dass sie keine Stimulation des Periosts hervorruft
- die Läsion derart schnell wächst, dass sich keine Periostreaktion ausbilden konnte
- die Läsion sehr klein ist.

 Das Fehlen einer Periostreaktion darf nicht als Zeichen eines langsamen Wachstums fehlinterpretiert werden.

Solide Periostreaktion. Multiple Lagen von Knochen bilden eine kräftige Auflagerung auf eine radiologisch intakte Kortikalis oder haben die Kortikalis ersetzt („Neokortex", „Knochenschale"). Solide Periostreaktionen können auch undulierend, knotig oder trabekuliert („Seifenblase") zur Darstellung kommen. Sie weisen auf eine geringe biologische Aktivität hin (Abb. 3.8 a – d).

Lamelläre Periostreaktion. Einzelne Lamelle: Eine Lamelle kann unterschiedlich dick sein – je dicker, desto weniger aggressiv wächst der Prozess. Der Übergang zur soliden Periostreaktion ist fließend; ab einer Dicke von etwa 2 mm sollte man von einer soliden Periostreaktion sprechen. Die Kortikalis kann gleichzeitig zerstört sein (Abb. 3.9 a, b). Der Begriff Lamelle bedeutet allerdings nicht, dass es sich immer um einen scharfen Strich handelt. Das **Codman-Dreieck** bezeichnet die unterbrochene Form der einzelnen (oder auch mehrerer) Lamelle(n). Die Kortikalis ist in der Regel destruiert. Die Definition des Codman-Dreiecks ist eindeutig, obwohl der Begriff falsche Assoziationen hervorruft. In der englischen Literatur wird deshalb lieber von „angle" gesprochen (Abb. 3.9 c). Das Codman-Dreieck muss eindeutig von einem „Sporn" oder „Erker" (einer unterbrochenen soliden Periostreaktion) getrennt werden.

Multilamelläre Periostreaktion („Zwiebelschale"). Zu beachten ist, dass die einzelnen parallel angeordneten Lamellen unterschiedlich dick und – je nach Güte der Röntgenaufnahme – schwer zu trennen sein können (Abb. 3.9 d). Aus diesem Grund ist die Differenzierung zur soliden Periostreaktion nicht immer ganz einfach, jedoch praktisch von großer Bedeutung. Der Nachweis einer multilamellären Periostreaktion bedeutet, dass die Wachstumsrate der Läsion zwischen einer soliden periostalen Reaktion und einer unilamellären periostalen Reaktion anzusiedeln ist.

Spikulae sind streifige, parallele, senkrecht zur Kortikalis stehende Knochenneubildungen. Die Kortikalis ist dabei häufig intakt. Durch tumoröses Wachstum

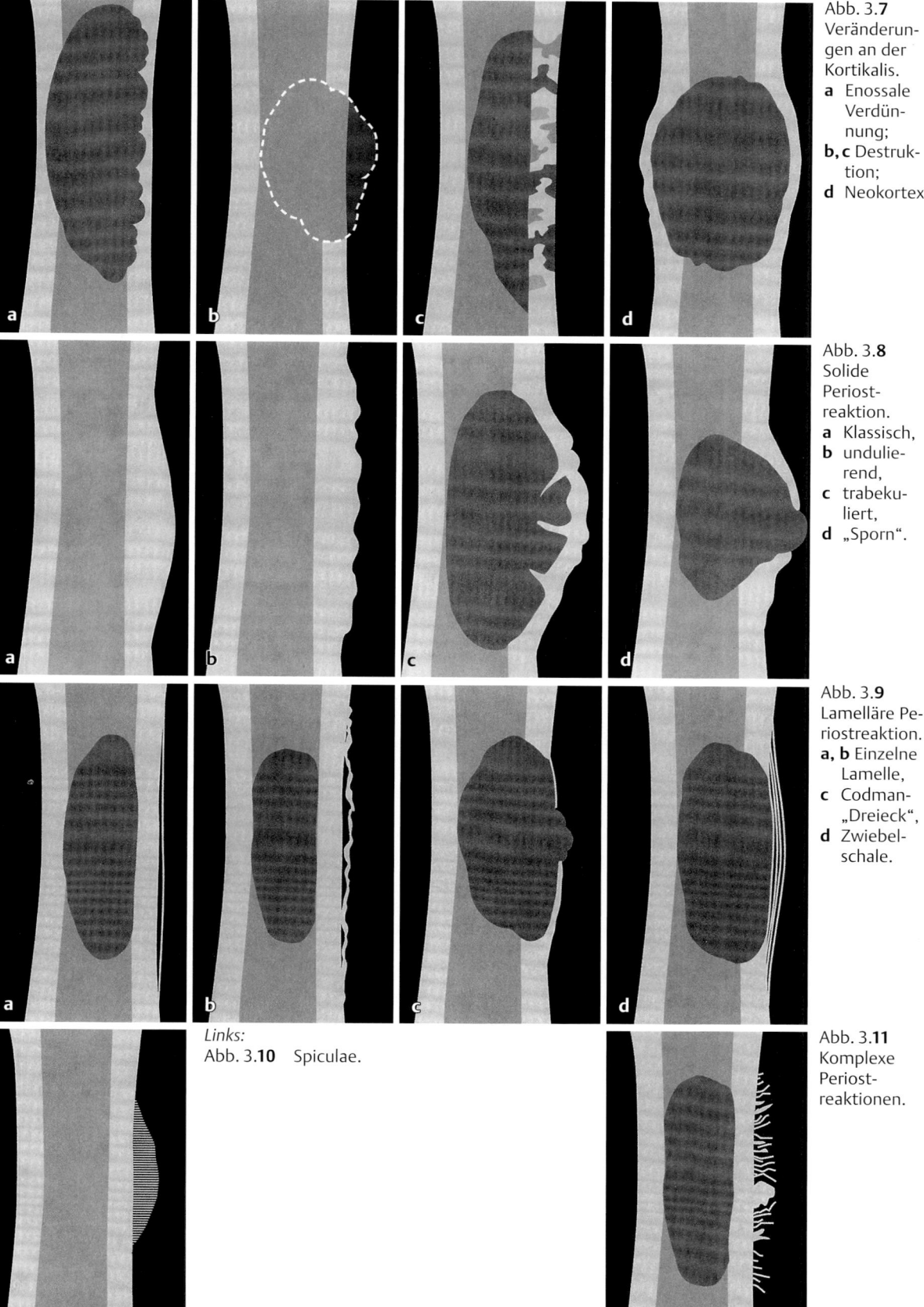

Abb. 3.**7**
Veränderungen an der Kortikalis.
a Enossale Verdünnung;
b, c Destruktion;
d Neokortex.

Abb. 3.**8**
Solide Periostreaktion.
a Klassisch,
b undulierend,
c trabekuliert,
d „Sporn".

Abb. 3.**9**
Lamelläre Periostreaktion.
a, b Einzelne Lamelle,
c Codman-„Dreieck",
d Zwiebelschale.

Links:
Abb. 3.**10**   Spiculae.

Abb. 3.**11**
Komplexe Periostreaktionen.

kann auch die spikuläre Form der Periostreaktion unterbrochen werden (Abb. 3.**10**).

Komplexe Periostreaktionen sind Varianten der spikulären Periostreaktion wie das sog. Sunburst-Phänomen. Dabei sind die länglichen, unterschiedlich dicken und langen Knochenverdichtungen divergierend, also nicht regelmäßig angeordnet. Reaktive Knochenveränderungen sind dann nicht selten schwierig von tumoröser Knochenproduktion zu trennen. Auch ungeordnete oder flächenhafte Periostreaktionen sind den komplexen Reaktionen zuzuordnen (Abb. 3.**11**).

Beurteilung der Matrix

Die Beurteilung der Matrix (zur Definition siehe Einleitung Abschnitt 3.1) ist mitunter außerordentlich schwierig. Oft ist es sogar unmöglich zu entscheiden, ob überhaupt eine Matrixproduktion vorliegt oder die kalkdichten Areale im Inneren einer Läsion die Reste des ursprünglich vorhandenen Knochens darstellen. Auch die Abgrenzung von einer sich summierenden (z.B. soliden) Periostreaktion ist nicht immer möglich. Hier kann die CT weiterhelfen.

- Eine **tumoröse knöcherne** Matrix („Tumorknochen") entsteht durch die Produktion von Osteoid durch neoplastische Osteoblasten. Erst die Mineralisation des Tumorosteoids (letzter Schritt) macht sie röntgenologisch sichtbar. Eine knöcherne Matrix ist dann radiologisch zu diagnostizieren, wenn flächige, große Verdichtungsbezirke vorliegen (Abb. 3.**12**). Diese können dicht und elfenbeinartig oder auch weniger dicht und wolkig zur Abbildung kommen. Grobe, dichtstreifige, konfluierende Areale weisen ebenfalls auf eine knöcherne Matrix.
- Der durch **metaplastische** Knochenneubildung entstandene Knochen (**Knochenbildung durch pluripotente Zellen**) unterscheidet sich in seinem radiologischen Erscheinungsbild vom „normalen" Knochen. Aufgrund seines trüben Aussehens spricht man vom Milchglasphänomen (Abb. 3.**13**).
- **Knorpelige** Matrix weist im Unterschied zu allen Formen der knöchernen Matrix vor allem ein stippchenförmiges, flockiges, punkt-, ring- oder kommaförmiges Verkalkungsmuster auf (Abb. 3.**14**).
- Mineralisation von **dystrophischem** Gewebe (Ablagerung von Calciumphosphaten und -carbonaten in degeneriertem, nekrotischem Gewebe) zeigt ebenfalls stippchenförmige, flockige, mitunter auch fleckige Kalzifikationen. Diese Form der Mineralisation lässt sich daher manchmal nicht von der knorpeligen Matrix und der metaplastischen Knochenneubildung unterscheiden (Abb. 3.**15**).

3.1.4 Beurteilung der Aggressivität einer Knochenläsion: „Wachstumsrate"

Die Beurteilung der Aggressivität einer Läsion, die Schnelligkeit ihres Wachstums bzw. ihrer Ausbreitung im Knochen, ist einer der wesentlichsten Beiträge, die die diagnostische Radiologie in der Skelettdiagnostik liefern kann. Sie basiert auf der exakten Beschreibung der Knochenläsion (Abschnitt 3.1.3). Gelingt es, die Wachstumsrate zu bestimmen, bildet dies häufig die Grundlage der Differenzierung von benignen und malignen Läsionen; zudem werden artdiagnostische Überlegungen unterstützt. Dies betrifft in erster Linie die Knochentumoren und tumorartige Läsionen, aber auch die Entzündungen. Die Bestimmung der Wachstumsrate im Röntgenbild ist auch ein Hilfsmittel bei der histologischen Beurteilung von Knochenprozessen.

Zur Geschichte: Der Pionier dieser Herangehensweise war G. S. Lodwick. Aufbauend auf Arbeiten von Johnson, lieferte er eine weltweit bekannte Klassifikation der Wachstumsrate. Seine vor allem in Lehrbüchern regelmäßig zitierte Klassifikation hat jedoch zwei Nachteile: Zum einen beschränkt sich das System auf osteolytische Läsionen, zum anderen hat sich die Gliederung in fünf Gruppen für klinische Fragestellungen nicht bewährt. Dies hat dazu geführt, dass das System nicht die praktische Bedeutung erlangt hat, die es vom Prinzip her verdient. Unseres Wissens wurde die Idee, eine Einteilung in drei Gruppen vorzunehmen, zum ersten Mal von Terry M. Hudson vorgestellt.

Einteilung von Knochenläsionen anhand der Wachstumsrate:

Stadium I: nichtaggressives, langsames oder gar stationäres Wachstum (**„latent"**, Abb. 3.**16**)

Stadium II: intermediäres Wachstum bzw. intermediäre Ausbreitungsgeschwindigkeit (**„aktiv"**, Abb. 3.**17**)

Stadium III: aggressives Wachstum, schnelle Ausbreitung der Läsion (**„aggressiv"**, Abb. 3.**18**).

Zweifelsohne ist der Nachweis einer aggressiven Wachstumstendenz ein Hinweis auf ein malignes Geschehen. Allerdings gibt es Fälle mit sehr aggressivem Wachstum (Stadium III), bei denen es sich z.B. um eine akute Osteomyelitis handelt. Genauso können Metastasen von sklerotischen Randsäumen umgeben sein und als Stadium I eingestuft werden.

Zudem ist mit aller Klarheit festzuhalten, dass sich die Wirklichkeit, wie sie sich uns in Röntgenbildern präsentiert, nie exakt in drei, fünf oder noch so viele Gruppen einzwängen lässt. Selbstverständlich ist es möglich, im Einzelfall auch Zwischenformen zu bilden (z.B. „II/III"). Man muss sich immer wieder vergegenwärtigen, dass es nur darum geht, eine Vorstellung für die ablaufenden pathophysiologischen Vorgänge zu entwickeln. Es gilt, wie es J. Ewing postuliert hat, die „Konzeption" der Erkrankung zu erfassen.

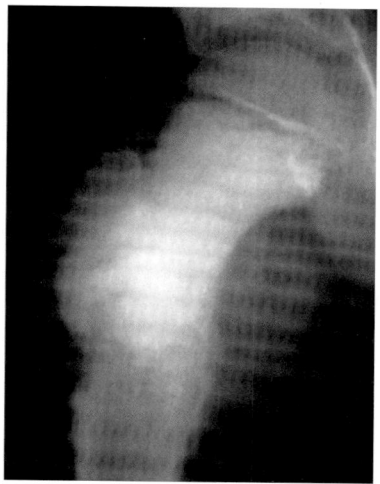

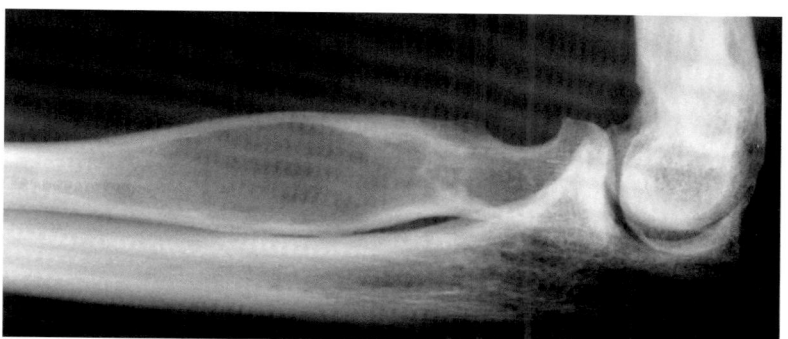

Abb. 3.**13** Metaplastische Knochenmatrix (fibröse Dysplasie).

Abb. 3.**12** Knöcherne Matrix (Osteo-sarkom).

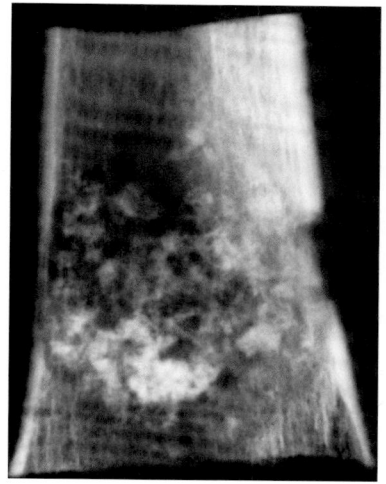

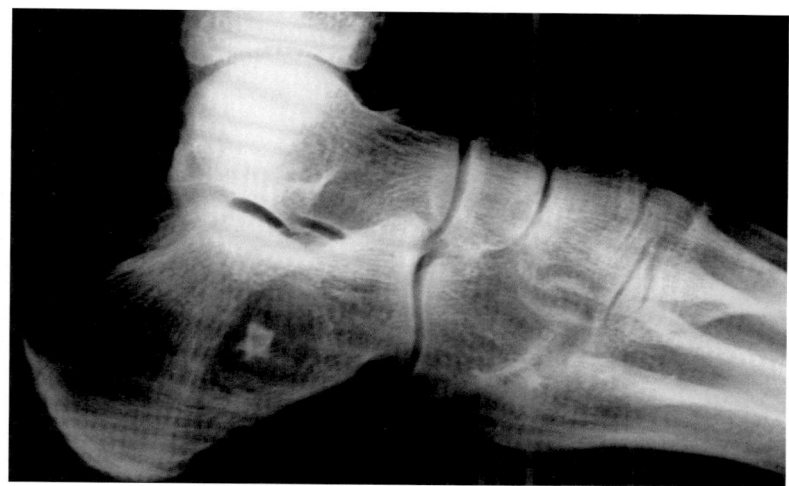

Abb. 3.**14** Knorpelige Matrix (Präpara-te-Radiographie eines Enchondroms).

Abb. 3.**15** Dystrophische Mineralisation (Lipom).

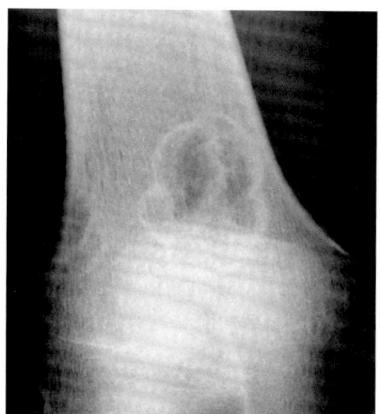

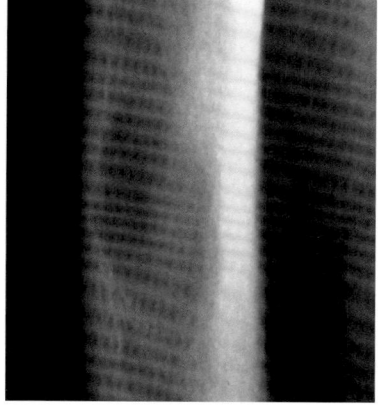

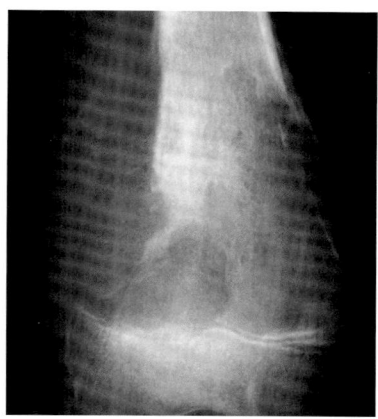

Abb. 3.**16** Latentes Wachstum (I). Nichtossifizierendes Fibrom.

Abb. 3.**17** Aktives Wachstum (II). Brauner Tumor bei primärem Hyper-parathyreoidismus.

Abb. 3.**18** Aggressives Wachstum (III). Malignes fibröses Histiozystom.

! Hinweise auf ein *nicht*aggressives Wachstum im Röntgenbild oder CT sind:
- solitäre Verdichtung
- scharfe Berandung sowie Randsklerose
- nur enossal veränderte Kortikalis
- Neokortex
- solide Periostreaktion.

! Hinweise auf ein *sehr* aggressives Wachstum im Röntgenbild oder CT sind:
- Mottenfraß sowie permeatives Muster
- unscharfe Berandung
- zerstörte Kortikalis
- Spikulae sowie lamelläre oder komplexe Periostreaktion
- Weichteilinfiltration.

3.1.5   Staging von Knochentumoren

Die heute üblichen Staging-Systeme bei primären
Knochentumoren, insbesondere bei den malignen Formen, beruhen auf dem TNM-System. Diese Einteilungen basieren auf einer histologischen Graduierung
(G1–G4), einer Bestimmung der Ausdehnung (in erster Linie mit bildgebenden Methoden), dem Nachweis
von Metastasen (im Knochen oder insbesondere in der
Lunge) und dem Befall von Lymphknoten (bei Knochentumoren eine Rarität). Diese Faktoren werden zusammengeführt, um eine Behandlungsstrategie für jeden einzelnen Knochen- und Weichteiltumor zu entwickeln. Für den Radiologen ist neben dem Nachweis
von Metastasen durch Szintigraphie und Computertomographie der Lunge die Bestimmung der Ausdehnung des Tumors von besonderer Bedeutung. Die
TNM-Klassifikation für **primäre Knochentumoren** definiert T1 als Tumor < 8 cm, T2 als Tumor > 8 cm in
der größten Ausdehnung. T3 liegt vor, wenn der Tumor
diskontinuierlich in einem Knochen wächst („Skip-
Metastasen").

3.1.6   Bewertung verschiedener bild-gebender Methoden zur Diagnose, Bestimmung der biologischen Aktivität und zum Staging von Knochentumoren

Röntgenaufnahme

Der Nachweis einer tumorverdächtigen Läsion wird
weiterhin häufig mit der Röntgenaufnahme geführt.
Insbesondere ist jedoch die Röntgenaufnahme die primäre bildgebende Methode bei der Diagnostik tumor-
verdächtiger Läsionen: Die Bestimmung der Wachstumsrate der tumorverdächtigen Läsion sowie eine
erste Differenzialdiagnose können häufig allein mit
der Röntgenaufnahme erarbeitet werden.

Szintigraphische Methoden

Die 99 mTechnetiumdiphosphonat-Knochenszintigra-
phie wird zum Nachweis eines multilokulären Befalls,
zur Darstellung von Metastasen bei malignen Knochentumoren sowie zur Verlaufskontrolle unter (Che-
mo-)Therapie eingesetzt. Nur im Einzelfall sind relativ
charakteristische Muster der Radionuklidaufnahme
zu beobachten, z. B. bei Morbus Paget oder Osteoidosteomen. Biologisch inaktive reaktive **Sklerosen** sind
von aktiven neoplastischen oder entzündlichen Knochenläsionen differenzierbar.

Computertomographie

Obwohl die Bedeutung der CT im Staging gerade von
malignen Tumoren im Vergleich zur MR-Tomographie
abgenommen hat, ist sie insbesondere an Wirbelsäule,
Schulter und Becken weiterhin eine gute Methode, um
unklare röntgenologische und szintigraphische Befunde weiter abzuklären (Nachweis, Artdiagnose). Der
subtile Nachweis von Verkalkungen und Ossifikationen erlaubt zudem, besser als in der Röntgenüber-
sichtsaufnahme und vor allem der MRT, durch die Bestimmung der Matrix differenzialdiagnostische Hilfe
zu leisten.

Sonographie

Die Methode ist zur Beurteilung und zum Nachweis
von unklaren Schwellungen der peripheren Weichteile eine sehr gute „Bedside"-Methode zur Ergänzung
der Palpation und Inspektion. Sie kann als Steuerungs-
instrument für die perkutane Biopsie dienen. Mithilfe
der farbkodierten Duplexsonographie ist sie auch für
einfache Differenzialdiagnosen wie z. B. Tumor versus
Hämatom geeignet.

MR-Tomographie

Die MRT gilt heute als Goldstandard im Staging maligner Tumoren. Dies betrifft das gesamte Skelett, insbesondere jedoch die distalen und proximalen Extremitäten. Die MRT ist auch in der Lage, eine Reihe von differenzialdiagnostischen Überlegungen durch unterschiedliche Signalgebung und Kontrastmittelanfärbung zu unterstützen.

Hinweis zur Technik: Wie bei fast allen anderen Fragestellungen basieren differenzialdiagnostische Überlegungen auf den Signalgebungen in T1 SE und T2 FSE. Eine intravenöse Kontrastmittelgabe zusammen mit T1 SE (fettunterdrückt) ist in der Regel hilfreich. **Cave:** Die MR-Tomographie muss bei Verdacht auf einen Knochentumor immer zusammen mit dem Röntgenbild beurteilt werden!

> **!** Die MR-Tomographie ist häufig *nicht* in der Lage, eine Artdiagnose benigner oder maligner Knochen- und Weichteiltumoren zu erstellen. Allerdings erlaubt sie mit großer Zuverlässigkeit die Abgrenzung von Tumoren gegenüber entzündlichen und ischämischen Läsionen. Insbesondere die Abgrenzung zwischen Tumor, Osteomyelitis und Knocheninfarkt ist von großer klinischer Bedeutung.

Der MRT-Nachweis eines **peritumoralen Ödems**, im oder außerhalb des Knochens, ist ein unspezifisches Zeichen:

- Ein peritumorales Ödem ist häufiger mit malignen als mit benignen Tumoren vergesellschaftet. Eine wirkliche Unterscheidungsmöglichkeit ergibt sich aus dem Nachweis eines Ödems nicht.
- Ein Ödem kommt auch bei Infektion und bei Traumen, selten auch bei frischen Knocheninfarkten vor.
- Es muss immer daran gedacht werden, dass bei Tumoren mit einem peritumoralen Ödem Tumornester (nur mikroskopisch nachweisbar) im Bereich des Ödems selbst nachzuweisen sind. Dies ist bei der Bestimmung von Resektionsgrenzen zu beachten, die wenn möglich diese Ödemzone miteinbeziehen sollten.

Tabelle 3.3 Tumoren und tumorähnliche Läsionen, die mit der MRT häufig diagnostiziert werden

- Lipome
- Hämangiome, AV-Malformationen
- Pigmentierte, villonoduläre Synovialitis (Gelenktumor)
- Zysten
- Aneurysmatische Knochenzyste
- Enchondrom

Die MRT setzt sich zunehmend auch zur Verlaufkontrolle und nach Chemotherapie durch. Eine Signalabnahme der Läsion in T2 FSE ist ein Indikator für eine zunehmende Ossifikation oder einen erhöhten Anteil an fibrösem Gewebe. Kommt es nach i. v. Kontrastmittelgabe zu keiner Signalanhebung, kann eine Tumornekrose diagnostiziert werden. Dynamische Kontrastmittelstudien (Beobachtung der Signalsteigerung eines Volumens oder einer Schicht in definierten Zeitabständen) sind erfolgreich angewandt worden, um vitales Tumorgewebe von umgebenem reaktivem Gewebe zu unterscheiden (vgl. Spezialliteratur).

Literatur

Fletcher DM, Unni K, Mertens F, eds. Tumours of soft tissue and bone. Oxford: Oxford University Press; 2002.

Freyschmidt J, Ostertag H, Jundt G. Knochentumoren. Klinik – Radiologie – Histologie, 2. Aufl. Berlin: Springer; 1998.

Hudson TM. Radiologic – Pathologic Correlation of Musculoskeletal Lesions. Baltimore: Williams & Wilkins; 1987.

UICC. Wittekind C, Meyer HJ, Bootz F, Hrsg. TNM Klassifikation maligner Tumoren. 6. Aufl. Berlin: Springer; 2003.

Verstraete KL et al. Dynamic contrast-enhanced MR imaging of musculoskeletal tumors: basic principles and clinical applications. J Magn Reson Imaging 1996; 6: 311–21.

3.2   Primäre Knochentumoren

3.2.1   Chondrogene Tumoren

Knorpeltumoren gemeinsam ist die Produktion von chondroider Matrix. Diese kann manchmal nur spärlich und nestartig vorhanden sein. Maligne Tumoren werden von benignen unterschieden. Benigne Tumoren sind häufig asymptomatisch und stellen Zufallsbefunde dar. Die Befunde der bildgebenden Methoden sind bei der Diagnose und Bewertung der Biologie der Tumoren von außerordentlicher Bedeutung. Die Transformation eines benignen Knorpeltumors in seine maligne Variante ist sehr selten.

Osteochondrom

Synonym: kartilaginäre Exostose.

> Osteochondrome sind von Knorpel überzogene Knochenerweiterungen. Sie gehen von der äußeren Oberfläche des Knochens aus und enthalten Knochenmark, das in Verbindung mit dem zentralen Knochenmarkraum steht. Die multiple Osteochondromatose (ca. 15 % der Patienten) ist eine autosomal dominant vererbte Erkrankung. Zytogenetische Untersuchungen weisen darauf hin, dass sowohl sporadische als auch vererbte Osteochondrome echte Tumoren und nicht einfache Entwicklungsstörungen sind.

PATHO   Ein Osteochondrom wächst gestielt oder breitbasig („sessil") und hat Verbindung zum Knochenmarkraum.

!   Ist die Knorpelkappe, d. h. der unverkalkte Teil des Osteochondroms, im Erwachsenenalter dicker als 2 cm (bei Kindern > 3 cm), ist eine sarkomatöse Entartung möglich. Bei solitären Osteochondromen ist damit in ca. 1%, bei multiplem Vorkommen in 3 – 5% der Fälle zu rechnen.

KLINIK   Keine Schmerzen. Zufallsbefund. Selten Probleme durch mechanische Kompression.
Alter: 1. – 3. Lebensdekade (Entdeckung aber auch später).
Lokalisation: Vor allem diaphysär und/oder metaphysär in den langen Röhrenknochen (ca. 70%). Auch das Achsenskelett ist betroffen.
Therapie: Keine oder einfache Exzision.

RÖ   Entweder sitzt die Exostose stielartig der Kortikalis auf („langer Tropfen", „Blumenkohl") (Abb. 3.**20**) oder sie ist breitbasig so mit dem Knochen verbunden, dass die „alte" Kortikalis kaum noch zu erkennen ist (Knochenverbreiterung; Abb. 3.**19** u. 3.**21 a, b**). Folge großer Exostosen ist eine Formänderung des Knochens. Verkalkungen (strähnig, flächig, irregulär) sind immer nachweisbar, es sei denn die Exostose ist schon vollständig ausgereift und in den Knochenmarkraum eingebaut. Die Grenze zu den umgebenden Weichteilen ist scharf, häufig aber irregulär konfiguriert. Sklerotische Randsäume fehlen.

NUK   Zum Nachweis eines polyostotischen Befalls und zur Aktivitätsbeurteilung.

CT   Überlagerungsfreie Darstellung der unter „Röntgen" beschriebenen Zeichen (Abb. 3.**21**). Der Ursprung der Läsion, besonders im Achsenskelett, ist sehr gut zu erkennen. Die unverkalkte Knorpelkappe ist schlecht darzustellen (Abb. 3.**22**).

SONO   Liegen die Osteochondrome oberflächlich, ist die Knorpelkappe gut sichtbar zu machen (echoarm).

MRT   Wie im CT ist der direkte Übergang zwischen Knochenmark und dem mit Fettmark angefüllten Binnenraum der schon reiferen Osteochondrome beweisend für die Diagnose. Die MRT ist die beste Methode, um die Dicke der Knorpelkappe exakt zu bestimmen (Abb. 3.**20 a – d**).

DD   **Parosteales Osteosarkom.** Die MRT beweist die Verbindung des Osteochondroms zum normalen Knochenmarkraum und zeigt die Knorpelkappe. Beim parostealen Osteosarkom ist entweder eine Grenzzone zwischen Markraum und Tumor oder eine direkte Invasion des Markraumes durch den Tumor zu erkennen.
Parossales Osteom. Das Osteom sitzt der Kortikalis auf (Abb. 3.**23 a, b**).
Chondrosarkom. Große, flockenartig verkalkte Areale sind verdächtig auf ein Chondrosarkom. Liegt ein zusätzlicher Weichteilanteil vor, ist ein Chondrosarkom wahrscheinlich.

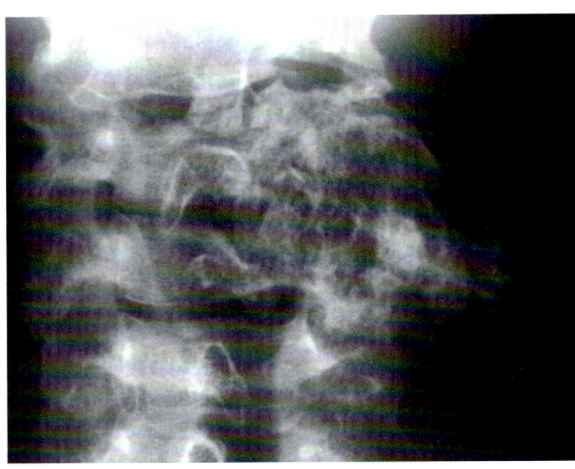

Abb. 3.**19**   Osteochondrom an der Halswirbelsäule.

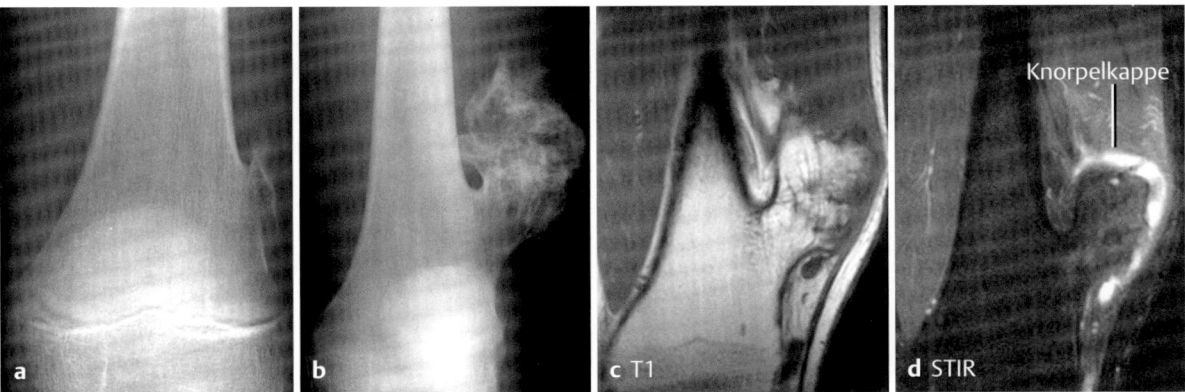

Abb. 3.**20** Osteochondrom.
a Stielartiger Primärbefund. **b** Wachstum innerhalb von 6 Jahren. **c** MRT, T1 SE: Kontinuität zum Knochenmark vorhanden. **d** STIR, helles Signal des Knorpels.

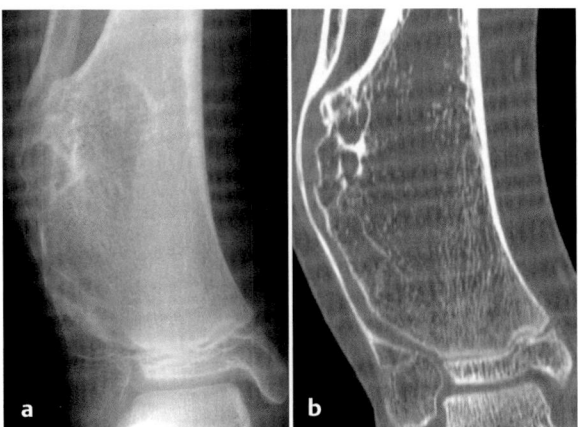

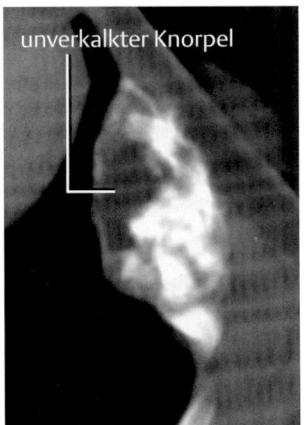

Abb. 3.**22** Osteochondrom an der Rippe, stark verkalkt (Computertomographie).

Abb. 3.**21** Osteochondrom, breitbasiger Typ. Man beachte die Verdrängung der Fibula.

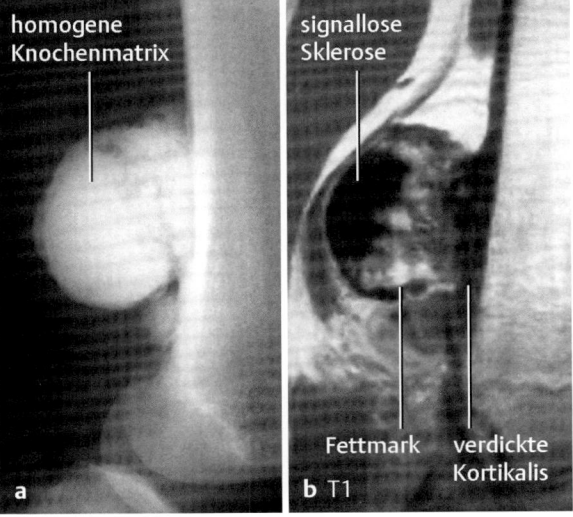

Abb. 3.**23** Parossales Osteom als Differenzialdiagnose. Keine Verbindung zum Knochenmark!

Chondrome

> Es handelt sich um eine Gruppe benigner Knorpeltumoren, die in Lokalisation und Klinik unterschiedlich sind. **Enchondrome** sind in der Regel solitäre Tumoren des Knochenmarkraumes. **Periostale** (juxtakortikale) **Chondrome** sind vom Periost ausgehende Tumoren der Knochenoberfläche.
> Die Enchondromatose ist eine Störung der normalen enchondralen Ossifikation.

! Enchondromatose = Morbus Ollier.
Enchondromatose mit Weichteilhämangiomen = Maffucci-Syndrom.

PATHO Chondrome sind hypozelluläre, nur in der Peripherie vaskularisierte Tumoren mit ausgeprägter Knorpelmatrixproduktion. Sie wachsen meist traubenförmig, knollig.

KLINIK In den langen Röhrenknochen sind Chondrome schmerzlos, an den Fingern fallen Schwellungen auf. Die Tumoren werden meist vor dem 40. Lebensjahr (häufig zufällig) entdeckt. Nicht selten führen pathologische Frakturen zur Diagnose. Die Masse der Chondrome entwickelt sich an den Händen (ca. 40%), in den langen Röhrenknochen und den Rippen. In den platten Knochen, auch an der Wirbelsäule, sind die Chondrome selten. Die (chirurgische) Therapie asymptomatischer Chondrome ist umstritten.

Ein persistierendes oder wieder neu aufgetretenes Wachstum im Erwachsenenalter ist verdächtig auf ein Chondrosarkom. Man vermutet, dass bis zu 1% der solitären Enchondrome maligne entarten können.

RÖ Im Vordergrund steht die Osteolyse, in die flockenartige, gepunktete, ring- und bogenförmige Verkalkungen eingestreut sind (Abb. 3.**24 a, b** u. 3.**25**). Dominieren die Kalzifikationen, so spricht man von „kalzifizierten Enchondromen". Die Abgrenzung zum normalen Knochen ist scharf und zeigt häufig einen sklerotischen Rand. In den langen Röhrenknochen liegt der Tumor fast immer zentral, die Kortikalis ist dabei nicht selten von innen wellig verdünnt (scalloping). Eine Periostreaktion und eine Verbreiterung des Knochens sind möglich. An den kleinen Knochen der Hand und an den flachen Knochen ist die Osteolyse expansiv. Verkalkungen sind meist als vereinzelte, punktförmige Verdichtungen (allerdings nicht regelmäßig!) zu sehen.

CT Verkalkungen sind besser erkennbar, ansonsten gleiche Diagnosekriterien wie im Röntgen (Abb. 3.**24**).

MRT Hypointenses Signalverhalten in T1-SE-Bildern. Das Signal in T2 FSE ist abhängig vom Verkalkungsgrad. Das unverkalkte Enchondrom kann so hell sein, dass in T2 FSE die Differenzierung zur Zyste schwierig ist. Die i.v. Gabe von Kontrastmittel ist dann hilfreich. Es zeigt sich ein typisches lobuliertes Bild mit Septierungen (Abb. 3.**27 a – d**).

DD **Hände**

Riesenzelltumor der Sehnenscheiden: Der Tumor wächst im Gegensatz zum Enchondrom von außen in den Knochen. Die Differenzierung zwischen periostalem Chondrom an den Phalangen und dem Riesenzelltumor der Sehnenscheiden ist mittels Röntgenbild sehr schwierig.

Andere Lokalisationen

Knocheninfarkt: Die Verkalkungen der Infarkte sind mehr peripher (an der Grenze zum gesunden Knochens) angeordnet. Die MRT zeigt beim Infarkt zentral in der Läsion Fett und/oder eine zystische Degeneration.

Chondrosarkom: Eine Kortikalisdestruktion und Invasion in die Weichteile findet sich beim Enchondrom der langen Röhrenknochen nie. An der Hand und am Fuß lassen das expansive Wachstum des Enchondroms oder die exzentrische Lage mit sehr dünner oder kaum sichtbarer (Neo-)Kortikalis manchmal radiologisch Zweifel aufkommen. Hier gilt die alte klinische Regel: Je peripherer der Knorpeltumor, desto unwahrscheinlicher ist eine sarkomatöse Entartung (vgl. Abschnitt Chondrosarkom).

Chondroblastom

Das Chondroblastom ist ein benigner, Knorpel produzierender Tumor. Es kommt vor allem in der Nähe der Epiphyse der langen Röhrenknochen vor, selten in Talus, Kalkaneus, Patella und anderen Lokalisationen. Der Tumor ist selten (ca. 1% aller primären Knochentumoren) und betrifft Patienten in der 2.–3. Lebensdekade. Röntgenologisch sind rundliche Aufhellungen mit Sklerosesaum, teilweise mit intraläsionalen Verkalkungen, zu finden (Abb. 3.**28 a, b**).

Chondromyxoidfibrom

Es handelt sich um einen sehr seltenen, benignen Tumor, der durch reichliche myxo- oder chondroide Interzellulärsubstanz charakterisiert ist. Der Tumor ist relativ häufig in der proximalen Tibia lokalisiert (ca. 35%). Röntgenologisch sind scharf begrenzte, solitäre Aufhellungen typisch. Intratumorale Verkalkungen sind selten.

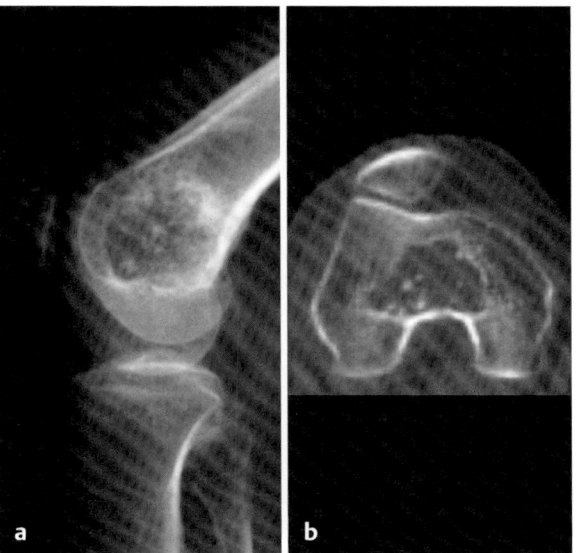

Abb. 3.**24**   Enchondrom.

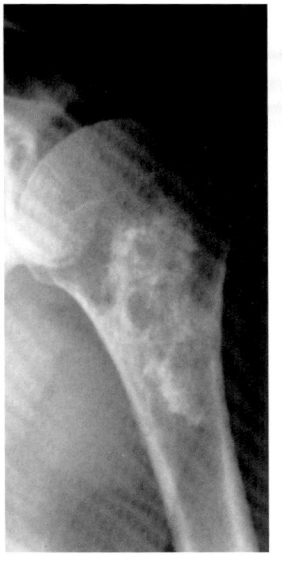

Abb. 3.**25**   Enchondrom.

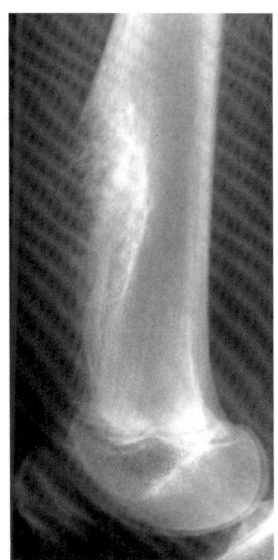

Abb. 3.**26**   Periostales Chondrom.

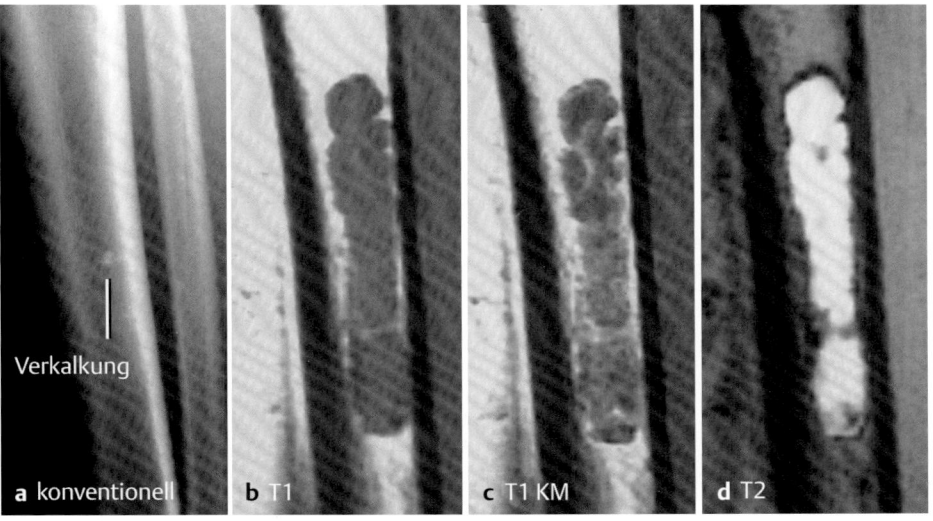

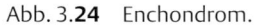

Abb. 3.**27**   Enchondrom. Man beachte in der MRT das sehr helle Knorpelsignal in T2 (**d**). Die T1-Sequenz mit Kontrastmittelgabe (**c**) belegt die septenartige Kontrastmittelanreicherung.

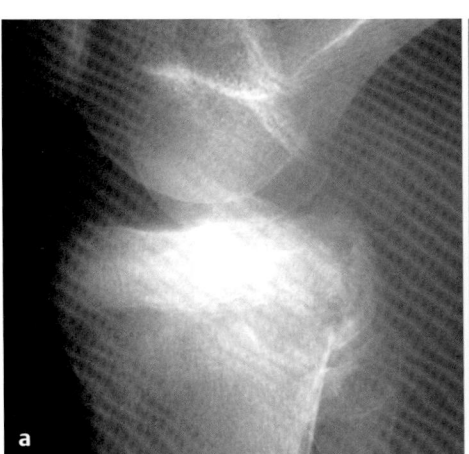

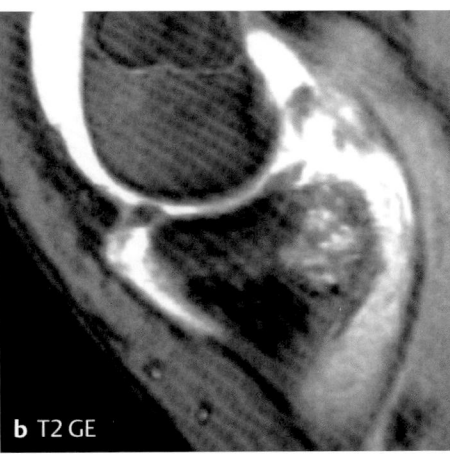

Abb. 3.**28**   Chondroblastom, epi-/metaphysäre Lage. Die T2*-GE-Sequenz zeigt den hellen Knorpel mit signallosen Zonen (Kalk; **b**).

Chondrosarkome

> → Chondrosarkome umfassen eine heterogene Gruppe maligner Knorpeltumoren, die sich histomorphologisch und klinisch unterscheiden.

Primäres (oder konventionelles) Chondrosarkom: ca. 90 % aller Chondrosarkome (Abb. 3.**29** u. 3.**33**).

Sekundäres Chondrosarkom: Es entsteht durch Entartung eines primär benignen Chondroms oder Osteochondroms (Abb. 3.**30**).

Periostales Chondrosarkom: Es entsteht auf der Oberfläche des Knochens.

Dedifferenziertes Chondrosarkom: Es ist charakterisiert durch zwei Komponenten: Ein gut differenzierter Knorpeltumor (Enchondrom oder Low-Grade-Chondrosarkom) geht abrupt in ein hoch malignes, nicht-kartilaginäres Sarkom über (Abb. 3.**31 a – c**).

Mesenchymales Chondrosarkom: Seltene Variante mit undifferenzierten, kleinen Rundzellen und Inseln aus gut differenziertem Knorpel (Abb. 3.**32**).

Klarzell-Chondrosarkome: Eine niedrig maligne Variante mit typischer Lokalisation in den Epiphysen der langen Röhrenknochen.

PATHO   Beim **konventionellen Chondrosarkom** sind neben einer dominierenden Knorpelmatrixproduktion myxoide und zystische Veränderungen, Kalzifikationen und Ossifikationen zu beobachten.

Ein histologisches Grading von I – III basierend auf Kerngröße, Anfärbbarkeit der Kerne und Zellularität hat sich unter prognostischem Gesichtspunkt bewährt. Die Abgrenzung von Enchondrom und Chondrosarkom I ist selbst für erfahrene Pathologen sehr schwierig!

! Je zentraler ein Knorpel produzierender Tumor in Relation zum Rumpf lokalisiert ist, desto größer ist die Wahrscheinlichkeit des Vorliegens eines Chondrosarkoms. Dies gilt auch umgekehrt: Knorpeltumoren an der Hand sind sehr selten maligne.

KLINIK   Lokale Schwellung und Schmerzen, die meistens erst nach Wochen und Monaten zum Arzt führen, stehen im Vordergrund.

Alter: Mehr als die Hälfte der Patienten sind älter als 50 Jahre. Alle Altersstufen können aber betroffen sein.

Lokalisation: Die Beckenknochen, proximaler Femur, proximaler Humerus und Rippen sind bevorzugt betroffen. Andere Lokalisationen sind möglich.

RÖ   **Primäres (oder konventionelles) Chondrosarkom:**
- Umschriebene Aufhellung, teilweise mit permeativem Charakter. Die Kortikalis ist destruiert (Abb. 3.**33**).
- Die Begrenzung des Tumors ist unterschiedlich: Teilweise scharf, teils unscharf begrenzt. Nur selten findet sich ein Sklerosesaum.
- Periostreaktion und Verbreitung des Knochens sind möglich (Abb. 3.**29**).
- Die Tumoren zeigen in etwa der Hälfte der Fälle Verkalkungen. Die Verkalkungen sind bei den mittel- und hoch malignen Tumoren meist irregulärer, fleckiger als bei Enchondromen und Low-Grade-Chondrosarkomen.

NUK   In der Regel findet sich eine kräftige Anreicherung (Abb. 3.**29**).

CT   Die Darstellung der Auftreibung des Knochens, der Destruktion und der chondroiden Matrix gelingt besser als im Röntgenbild (Abb. 3.**30**).

MRT   Die MRT ist sehr hilfreich bei der exakten Bestimmung der Knorpelkappe bei sekundären Chondrosarkomen. Sie hilft wenig bei der Differenzierung zwischen Low-Grade-Chondrosarkom und Enchondrom. Die Ausdehnung eines Tumors wird gerade bei Vorliegen eines Weichteiltumors exakt bestimmt (Abb. 3.**31**).

DD   Das klinisch, histologisch und röntgenologisch entscheidende Problem ist die Unterscheidung zwischen Low-Grade-Chondrosarkom und Enchondrom. Sowohl die Bildgebung als auch die Histologie scheitern nicht selten an diesem Problem mit der Folge der Über- oder Untertherapie. Das Alter des Patienten, die Lokalisation des Tumors und der Schmerzcharakter sind häufig wichtiger für die biologische Bewertung als die Bildgebung.

! Ist die Kompakta fokal destruiert und existiert ein Weichteiltumor, liegt vermutlich ein Chondrosarkom und kein Enchondrom vor.

Für die detaillierte Beschreibung der seltenen Varianten der Chondrosarkome wird auf die Speziallitteratur verwiesen.

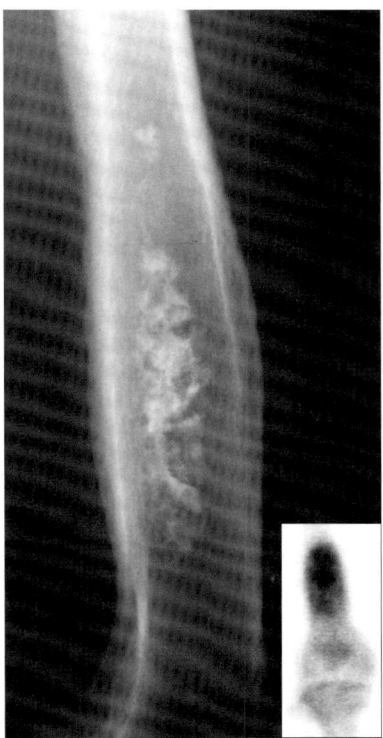

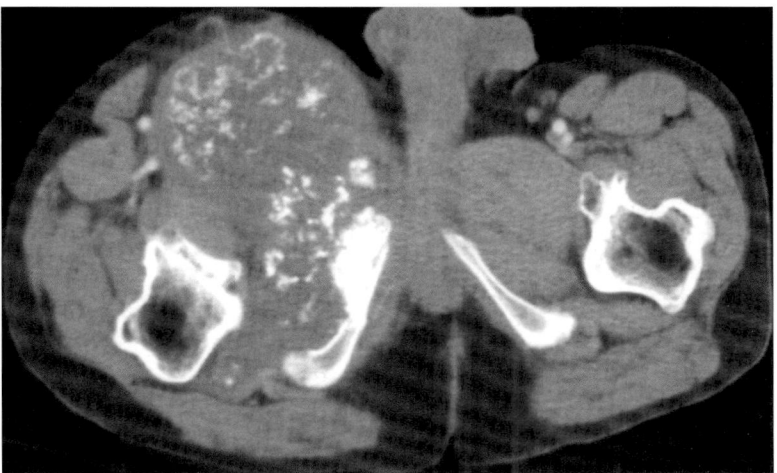

Abb. 3.**30** Sekundäres Chondrosarkom.

Links:
Abb. 3.**29** Chondrosarkom Grad I. Schwierige Differenzialdiagnose zum Enchondrom. Die vorhandenen Schmerzen und die szintigraphische Anreicherung helfen bei der Diagnosestellung.

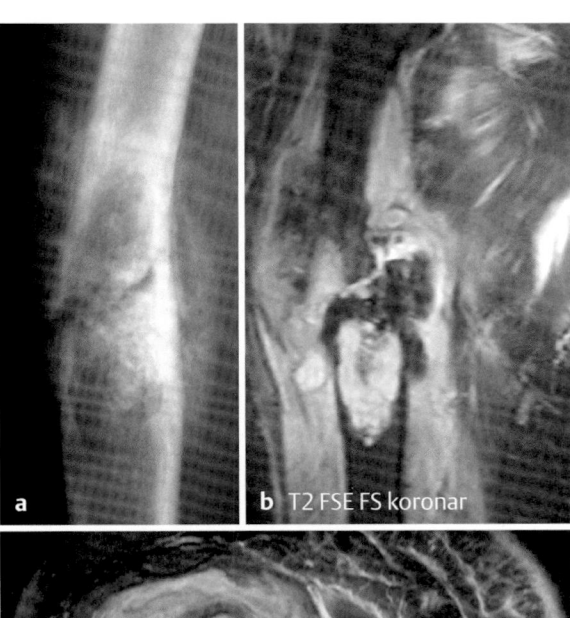

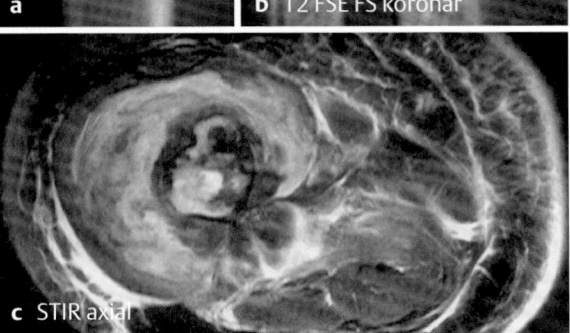

Abb. 3.**31** Dedifferenziertes Chondrosarkom mit pathologischer Fraktur.

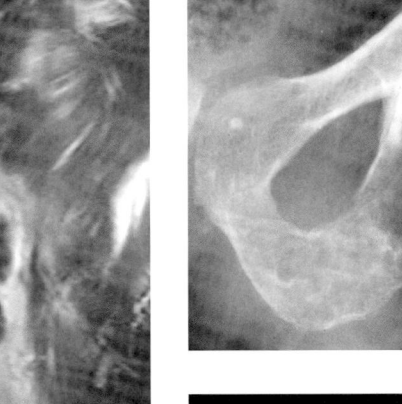

Abb. 3.**32** Mesenchymales Chondrosarkom. 35-jähriger Mann mit Schmerzen seit 1 Jahr.

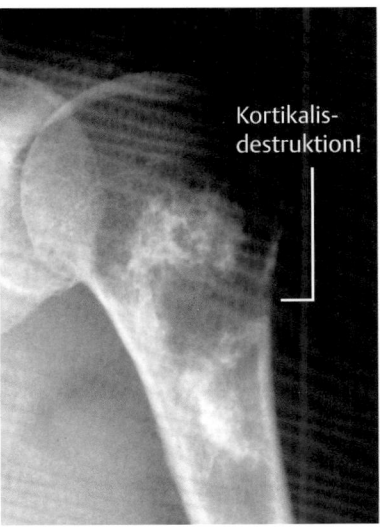

Kortikalis-destruktion!

Abb. 3.**33** Primäres Chondrosarkom Grad I.

3.2.2 Osteogene Tumoren

Osteogenen Tumoren gemeinsam ist die Produktion einer knöchernen Matrix. Sie zeigen sowohl ein benignes als auch ein malignes biologisches Verhalten.

Das Osteosarkom ist der häufigste maligne primäre Knochentumor. Klinisch, röntgenologisch und histologisch existieren teilweise große Unterschiede, so dass Osteosarkome subklassifiziert werden müssen. Etwa 15 % aller Osteosarkome bilden sich bei Erwachsenen auf dem Boden präexistenter Erkrankungen, speziell beim Morbus Paget.

Osteoidosteom

> Das Osteoidosteom ist ein benigner, Knochen bildender Tumor. Er ist durch eine geringe Größe (< 1,5 cm) und ein langsames Wachstum gekennzeichnet und ruft unproportional starke Schmerzen hervor.

PATHO Der Tumor besteht aus stark vaskularisiertem Bindegewebe mit Osteoid und unreifem Knochen.

KLINIK Langsam zunehmende, dann starke Schmerzhaftigkeit (speziell nachts). Acetylsalicylsäure ist sehr wirksam.
Alter: 1. – 3. Lebensdekade.
Lokalisation: Femur (30 %) und Tibia (25 %) sind am häufigsten betroffen. Die Läsion liegt exzentrisch, häufig intrakortikal (80 – 90 %).
Therapie: Therapie der Wahl ist die perkutane Ablation mit Radiofrequenz, Laser oder Alkohol.

! Gelenknahe, intrakapsuläre Osteoidosteome führen klinisch zur Symptomatik einer Arthritis (reaktive Synovitis mit Ergussbildung). An der Wirbelsäule können Osteoidosteome zum schmerzhaften Spasmus der Rückenmuskulatur und zur skoliotischen Fehlhaltung führen.

RÖ Der Tumor führt zur Osteolyse (Nidus), umgeben von einer mehr oder weniger ausgeprägten Sklerose. Wenn das vom Tumor abgelegte Osteoid ossifiziert, findet sich in der Osteolyse selbst eine diffuse oder punktförmige Dichtezunahme. Diese Nidusossifikation kann so ausgeprägt sein, dass der Nidus in der Umgebungssklerose untergeht. Man unterscheidet je nach Lage des Nidus:

- Bei **intrakortikaler** Lage des Nidus kommt es zu einer starken, soliden Periostreaktion (Abb. 3.**34**).
- Bei **medullärer** Lage des Nidus (z. B. am Hand- und Fußskelett) findet sich in der Regel eine weniger ausgeprägte Sklerose (Abb. 3.**35**). Häufig demarkiert sich der Nidus selbst als sklerotisches Gebilde.
- In der **Wirbelsäule** sitzt das Osteoidosteom häufig in den Wirbelbögen oder in der Pars articularis.
- Bei **intraartikulärer** Lage des Nidus (z. B. Hüftgelenk) findet sich zumeist eine relativ diskrete, subartikuläre, rundlich bis ovale Aufhellung, die nur von einem geringfügigen Sklerosesaum umgeben ist.

NUK Umschriebene, häufig exzentrische Anreicherung. Der Befund ist oft wegweisend.

CT Die CT erlaubt eine überlagerungsfreie Darstellung des Nidus, selbst bei einer Nidusgröße < 3 mm. Die CT ist die Methode der Wahl bei der Suche nach diesem Tumor (Abb. 3.**34 a, b** u. 3.**37 a, b**).

MRT Der Nidus ist signalarm in T1 SE, aber von unterschiedlicher Signalintensität in T2 FSE (abhängig vom Ausmaß der Verkalkung).
Cave: Die Läsion kann aufgrund eines kräftigen Ödems um den Herd unter Beteiligung der Weichteile sehr „aggressiv" wirken!

DD **Brodie-Abszesse** haben eine andere Klinik (geringere Schmerzen) und liegen häufiger intramedullär. Sie verkalken intraläsional nicht. Röntgenologisch ist bei exzentrischer Lage und kleinen Läsionen das Bild fast identisch (Abb. 2.**9**).
An der Wirbelsäule ist die **Stressfraktur** eine klinische, röntgenologische und MR-tomographische Differenzialdiagnose. Nur die CT erlaubt häufig die sichere Nidusidentifikation.
Liegt das Osteoidosteom im Nagelkranz, hat der **Glomustumor** praktisch ein ähnliches Bild.

Osteoblastom

Das Osteoblastom ist ein seltener, benigner, Knochen bildender Tumor. Er ähnelt histologisch dem Osteoidosteom („großer Bruder des Osteoidosteoms"). Über 40 % der Fälle finden sich an der Wirbelsäule, alle übrigen Knochen sind potenziell betroffen. Das sog. Zementoblastom des Unterkiefers ist eine Variante des Osteoblastoms. Osteoblastome führen zur Osteolyse, die häufig von einem Sklerosesaum umgeben ist. In gut der Hälfte der Fälle sind intraläsionale Verkalkungen zu erkennen (Abb. 3.**38**). Differenzialdiagnostisch sind aneurysmatische Knochenzysten, der Riesenzelltumor und langsam wachsende („Low-Grade-")Osteosarkome zu bedenken.

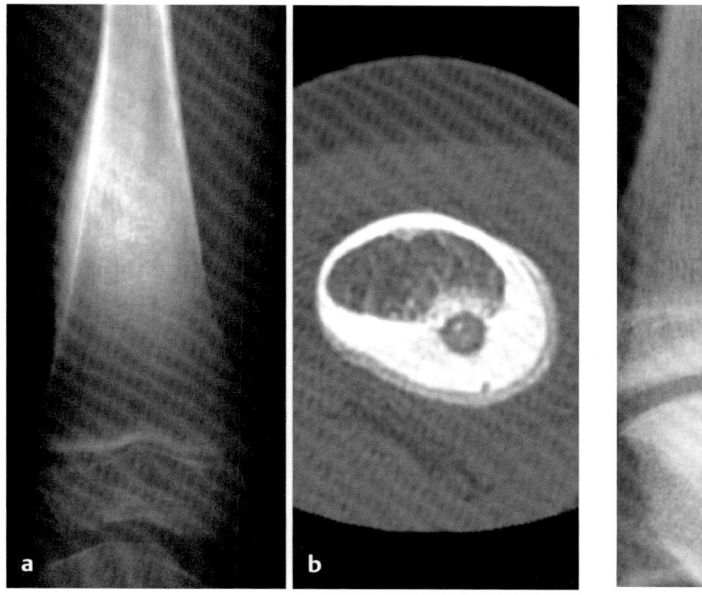

Abb. 3.**34** Osteoidosteom.

Abb. 3.**35** Osteoidosteom.

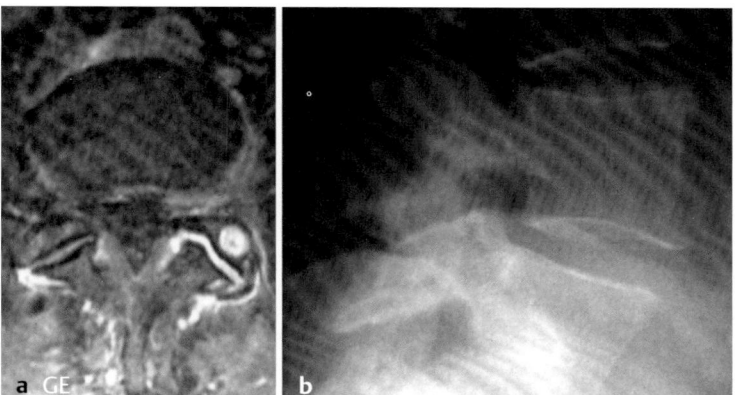

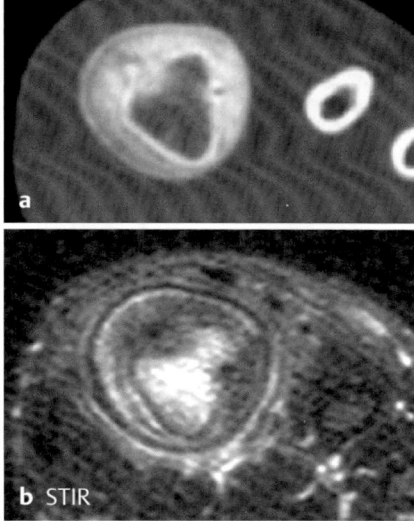

Abb. 3.**36** Osteoidosteom. In der Wirbelsäule seitlich nur Verdichtung der kleinen Wirbelgelenke.

Rechts:
Abb. 3.**37** Osteoidosteom. Verkalkter Nidus (**a**), in der MRT kaum sichtbar (**b**).

Abb. 3.**38** Osteoblastom.

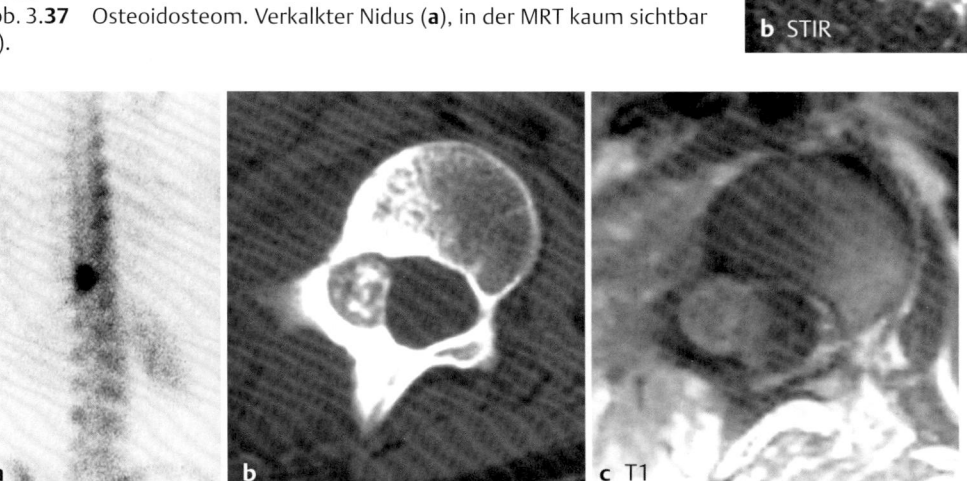

Konventionelles (klassisches) Osteosarkom

> Es handelt sich um einen intramedullären, hochgradig malignen Tumor, der, wenn auch manchmal in nur geringen Mengen, Osteoid produziert. Auch vom konventionellen Osteosarkom gibt es eine Vielzahl von histologischen Subtypen, die sich jedoch biologisch nicht unterscheiden.

PATHO Osteosarkome sind anaplastische, pleomorphe Tumoren mit komplexen Mischungen von Tumorzellen (Spindelzellen, Klarzellen, epitheloiden Zellen, Rundzellen etc.) Entscheidend ist das Auffinden von Osteoid. Auch Knorpel und fibröse Matrix kann von den Tumorzellen produziert werden. Dies führt zu weiteren histologischen Subtypisierungen wie: osteoblastisches, chondroblastisches, fibroblastisches Osteosarkom und anderen Varianten, die biologisch keine wesentlichen Unterschiede aufweisen (siehe Spezialliteratur).

KLINIK Über Wochen und Monate zunehmende Schmerzen und lokale Schwellung.
Alter: 60 % der Patienten sind unter 25 Jahre.
Lokalisation: Der Tumor kann grundsätzlich jeden Knochen befallen. Mehr als 80 % der Osteosarkome wachsen in den langen Röhrenknochen (Femur, Tibia), in der Mehrzahl der Fälle metaphysär.
Prognose und Therapie: Der wichtigste Prognosefaktor ist das Ausmaß des Ansprechens auf die präoperative Chemotherapie. Patienten mit einer Tumornekrose von über 90 % (Responder) haben eine Langzeitüberlebensrate von 80 – 90 %. Auch eine postoperative Chemotherapie verbessert die Überlebenschancen. Einer präoperativen Chemotherapie folgt die Amputation oder die weite Resektion. Das chirurgische Vorgehen ist abhängig vom lokalen Tumorstaging (MRT!) und vom Metastasennachweis (Knochenszintigraphie, Thorax-CT).

RÖ Die Röntgenmorphologie ist sehr variabel:
Gemischt lytisch/osteoblastische Morphologie: Diese Manifestationsform ist die häufigste. Röntgenologisch findet sich eine Mischung aus Knochendestruktionen und Osteosklerose, mineralisiertem Osteoid entsprechend (Abb. 3.**39** bis 3.**41**). Osteolyse und Osteosklerose können dabei von Fall zu Fall unterschiedlich stark ausgeprägt sein. Die Ränder des Tumors sind unscharf. Eine periostale Knochenbildung wird fast regelmäßig beobachtet, wobei die Entwicklung von „Spikulae" ein Hinweis auf ein Osteosarkom darstellt (Abb. 3.**39**). Codman-Dreiecke kommen vor. Auch lamelläre, häufig unterbrochene periostale Knochenneubildungen sind regelmäßig zu beobachten (Abb. 3.**42**).
Osteosklerotisches Osteosarkom (ca. 10 % der Fälle): Das osteosklerotische Osteosarkom zeichnet sich durch elfenbeinartige oder „wolkig" dichte sklerotische Tumorschatten aus (Abb. 3.**43**). Der Tumor respektiert gelegentlich relativ lange die Grenzen des befallenen Knochens. In solchen Fällen ist auch die scharfe Grenze des Tumorbezirks gegen die umgebende Spongiosa bemerkenswert. Bricht der Tumor in die Weichteile ein, kommt es zu periostalen Reaktionen.

NUK Wichtig, um Metastasen auszuschließen, und zur Verlaufskontrolle unter Therapie.

CT Differenziert besser als die konventionelle Aufnahme zwischen reaktiven Veränderungen (z. B. Periostreaktion) und der eigentlichen osteogenen Tumormatrix.

MRT Die Signalveränderungen hängen vom Ausmaß der Mineralisation der Matrix ab. Die MRT ist Methode der Wahl zum Staging der Läsion an den Röhrenknochen (Ausdehnung intramedullär, „Skip-"Metastase, Weichteilinfiltration, Gelenkbeteiligung; Abb. 3.**44** u. 3.**45 a, b**).

DD **Ewing-Sarkom:** Keine Unterscheidungsmöglichkeit, wenn das Osteosarkom nicht oder nur wenig osteogene Tumormatrix produziert.
Kortikales Desmoid: Die exzentrische Lage an der distalen, dorsalen Femurmetaphyse ist der Schlüssel zur Diagnose des kortikalen Desmoids (s. dort).
Chronische Osteomyelitis: Differenzierung mittels MRT. Diese zeigt den soliden Tumor, der bei der Osteomyelitis fehlt.
Chondrosarkom: Da auch Osteosarkome teilweise erhebliche Mengen an Knorpelzellen enthalten können, ist die Differenzierung „chondroblastischer" Osteosarkome vom Chondrosarkom teilweise unmöglich.
Bei älteren Patienten gelingt die Differenzierung zu **Metastasen** und **Plasmozytomen** manchmal nur schwer.

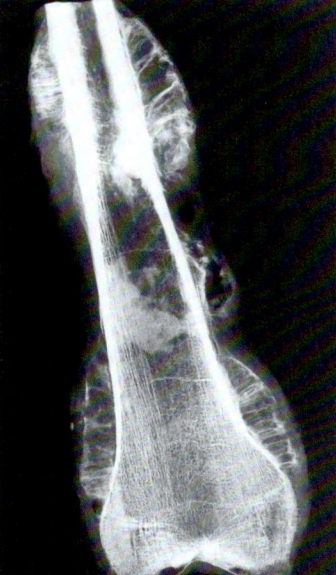

Abb. 3.**39**
Präparate-Radiographie eines konventionellen Osteosarkoms nach Chemotherapie.

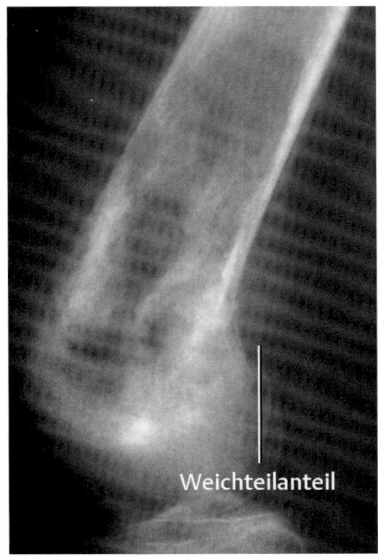

Abb. 3.**40** Osteosarkom, gemischt osteolytisch/osteoblastisch.

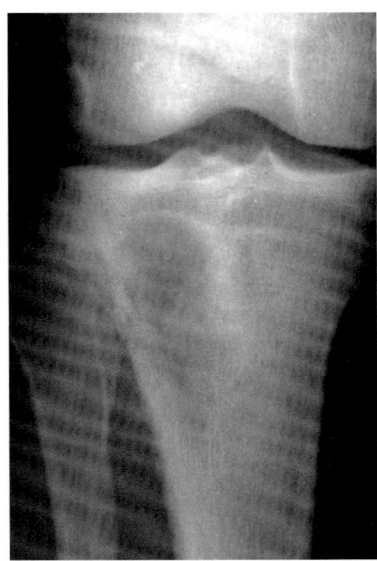

Abb. 3.**41** Osteosarkom.

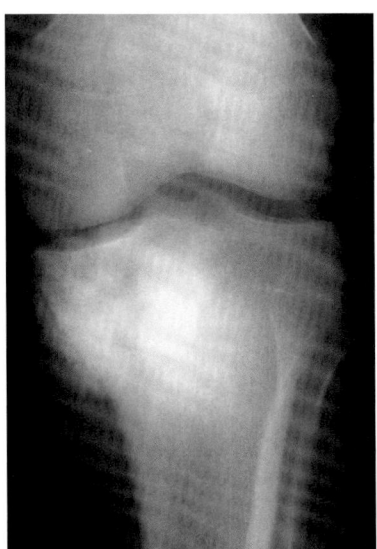

Abb. 3.**43** Osteosarkom, sklerotisch.

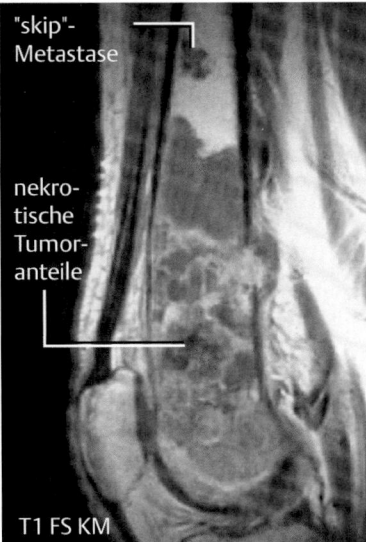

Abb. 3.**44** Osteosarkom.

Abb. 3.**42** Osteosarkom mit kräftiger Periostreaktion.

Abb. 3.**45** Osteosarkom des 2. Os metacarpale.

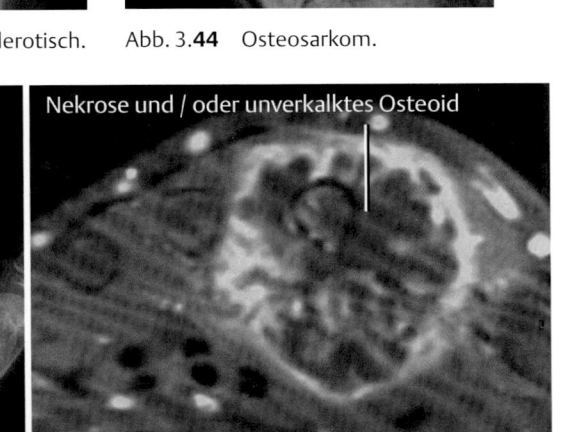

Andere Osteosarkome

Teleangiektatisches Osteosarkom. Hoch maligner Tumor, der von blutgefüllten Räumen durchzogen ist. Röntgenologisch dominiert die Lyse ohne osteogene Matrix (Abb. 3.**47**).

Kleinzell-Osteosarkom. Prognostisch ungünstiges Osteosarkom. Röntgenologisch dominiert die Osteodestruktion mit eingesprengten Sklerosierungen.

Niedrig malignes, zentrales Osteosarkom. Prognostisch günstige, langsamer wachsende Variante. Röntgenologisch dominiert die Osteolyse.

Parosteales Osteosarkom. Niedrig malignes, prognostisch günstiges Osteosarkom, das sich auf der Oberfläche des Knochens entwickelt und erst sekundär den Markraum befällt. Röntgenologisch dominiert die exzentrisch gelegene Verdichtung (Abb. 3.**48 a, b** u. 3.**51**).

Periostales Osteosarkom. Chondroblastischer Typ, der sich wie das parosteale Osteosarkom auf der Oberfläche des Knochens entwickelt. Die Weichteilkomponente mit unterschiedlich viel mineralisierten Tumoranteilen dominiert.

Hoch malignes Oberflächen-Osteosarkom. Extrem seltene, prognostisch ungünstige Variante.

Sekundäre Osteosarkome. Sie entwickeln sich auf der Basis präexistenter Knochenerkrankungen:

- *Morbus Paget.* Jede Veränderung der klinischen Symptome eines Patienten mit Morbus Paget oder eine pathologische Fraktur muss Anlass sein, nach einem sekundären Osteosarkom zu suchen! Im Röntgenbild sind eingesprengte Lysen und kortikale Destruktionen ein wesentlicher Baustein der Diagnose. Die MRT belegt den Weichteiltumor.
- *Postradiogenes Osteosarkom.* Das Risiko zur Entstehung eines Osteosarkoms nach Radiatio wird mit 0,03 – 0,8 % angegeben. Zur Tumorentstehung sind Dosen über 30 Gy notwendig. In der Regel vergehen über zehn Jahre bis zur Tumormanifestation.

- Extrem selten sind Assoziationen zwischen Osteosarkomen und Knocheninfarkten, der fibrösen Dysplasie (bei Albright-Syndrom) und Osteosarkome nach Totalendoprothese (TEP) berichtet worden (Abb. 3.**46 a, b**).

3.2.3   Fibrogene und fibrohistiozytäre Tumoren

> Die Tumoren fibrösen Ursprungs bilden eine kollagene Matrix, die nicht sekundär mineralisiert. Desmoplastisches Fibrom und Fibrosarkom sind Vertreter der seltenen fibrogenen Tumoren.
> Fibrohistiozytäre Tumoren werden von den fibrogenen Tumoren abgegrenzt, da sie aus Histiozyten entstehen oder die Tumorzellen die Potenz zur histiozytären Differenzierung haben.

Desmoplastisches Fibrom. Intraossäres Äquivalent zur aggressiven Fibromatose (Desmoid) der Weichteile. Es tritt bei jüngeren Erwachsenen auf, hat eine aktive Wachstumsrate und metastasiert nicht. Röntgenologisch zeigt sich die Erkrankung als Osteolyse mit multizentrischen Aufhellungen. Kleine Knochen können weitgehend destruiert zur Abbildung kommen.

Fibrosarkom. Sehr seltener, maligner, fibrogener Tumor mit unspezifischen Röntgenbild, das jedoch die aggressive Wachstumstendenz belegt.

Benignes fibröses Histiozytom. Sehr seltener, benigner Knochentumor mit langsamer Wachstumsrate im Röntgenbild. Der Tumor ähnelt dem fibrösen Kortikalisdefekt, tritt jedoch bei älteren Patienten und in anderen Skelettabschnitten auf (Abb. 3.**49**).

Malignes fibröses Histiozytom (MfH). Seltener, maligner Tumor der histologisch manchmal Überlappungen zu Formen des Osteosarkoms und zum Fibrosarkom zeigt. Wichtig ist, dass ein MfH sekundär auf dem Boden eines Knocheninfarkts oder des Morbus Paget auftreten kann. Das Röntgenbild ist unspezifisch und beweist die aggressive Wachstumsrate des Tumors (Abb. 3.**50**).

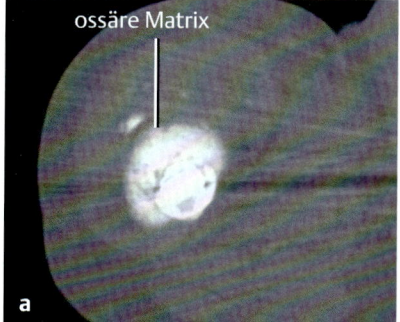
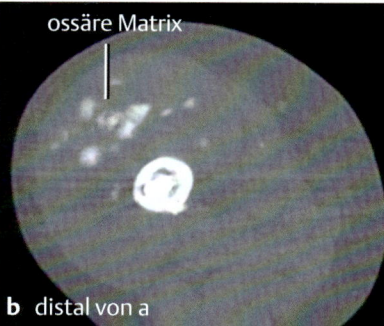

Abb. 3.**46**   Osteosarkom. Wahrscheinlich sekundäres Osteosarkom nach Totalendoprothese. Keine Radiatio.

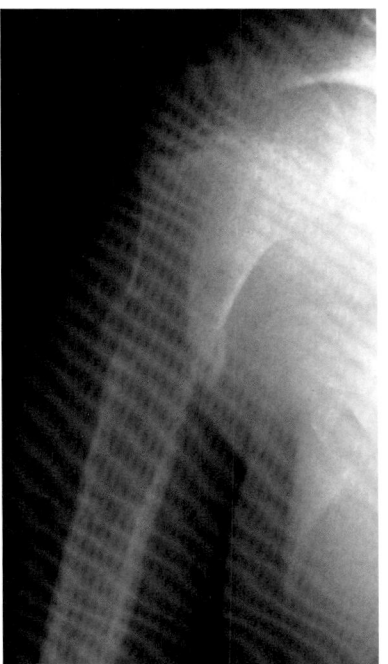

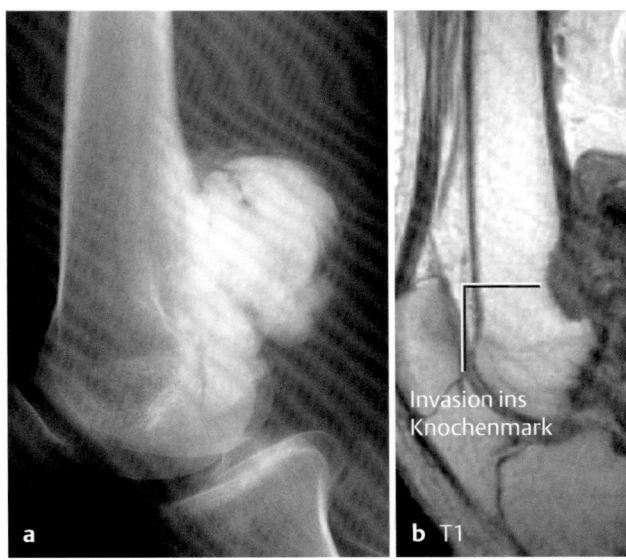

Abb. 3.**48** Parosteales Osteosarkom (zur Differenzialdiagnose vgl. Abb. 3.**23**).

Abb. 3.**47** Teleangiektatisches Osteosarkom.

Abb. 3.**49** Benignes fibröses Histiozytom. 40-jähriger Patient.

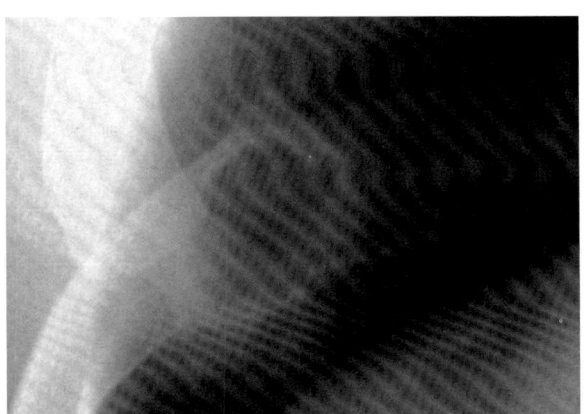

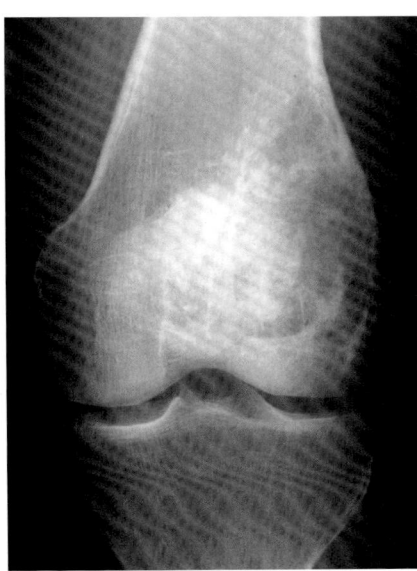

Abb. 3.**50** Malignes fibröses Histiozytom. Wahrscheinlicher Ausgangspunkt war ein Knocheninfarkt.

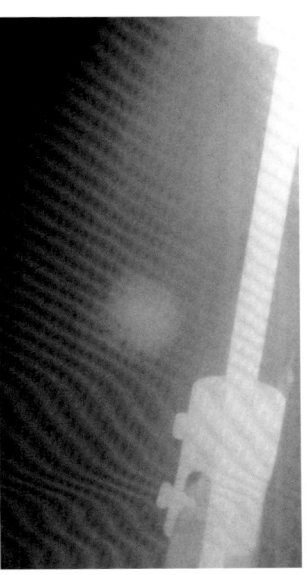

Abb. 3.**51** Parosteales Osteosarkom. Lokale Weichteilmetastase nach Prothesenversorgung.

3.2.4 Ewing-Sarkom / PNET

> Es handelt sich um ein hoch malignes Sarkom aus Rundzellen neuroektodermalen Ursprungs. Der sog. primitive neuroektodermale Tumor (PNET) ist nach neuerer Auffassung die gleiche Entität wie das Ewing-Sarkom.

PATHO Kennzeichnend ist die einförmige Struktur aus dicht gepackten, schmalen Zellen mit runden Kernen. Der Tumor produziert keine Matrix.

KLINIK Im Gegensatz zu anderen Knochengeschwülsten können beim Ewing-Sarkom Allgemeinsymptome (Fieber, Anämie, Leukozytose, erhöhte Entzündungsparameter) auftreten. Eine Weichteilschwellung, lokaler Schmerz und Hautrötung sind sehr häufig zu beobachten.

Alter: Die meisten Ewing-Sarkome werden zwischen dem 9. und 18. Lebensjahr beobachtet.

Lokalisation: Grundsätzlich kann das Ewing-Sarkom in allen Knochenabschnitten vorkommen. Bevorzugt sind Beckenknochen, Femur, Fibula, Rippen und Humerus betroffen.

Therapie: Präoperative Chemotherapie zur Tumorreduktion und weitestmögliche Resektion. Gerade wenn die Extremität erhalten werden soll, muss die postoperative Chemotherapie und eventuell Strahlentherapie folgen.

RÖ Die Röntgensymptomatik des Ewing-Sarkoms kann sehr vielgestaltig sein. In der Hälfte der Fälle dominieren lytische Knochendestruktionen. In einem Drittel liegen Mischformen von Osteolysen mit mehr oder weniger ausgeprägten Osteosklerosen vor. Diese Sklerosen repräsentieren reaktive Knochenveränderungen und dystrophischen Knochen. Veränderungen in Röhrenknochen:

- Überwiegend liegen mottenfraßartige Destruktionen vor, wobei das Spektrum von der solitären Aufhellung mit mottenfraßartigem Rand bis zu multizentrischen, feinen Osteolysen reicht (Abb. 3.**54**).
- Durch permeative Destruktionen bekommt die Kortikalis einen faserigen Aspekt (Abb. 3.**52**).
- Die Übergangszone zwischen normalem und krankhaftem Knochen ist weit.
- Häufig sind Periostreaktionen zu beobachten (Abb. 3.**56 c**). Unterbrochene, uni- oder multilamelläre Formen dominieren. Auch komplexe Periostreaktionen sind möglich.

Veränderungen in platten Knochen:

- Die Osteolysen sind in der Regel irregulär, unscharf begrenzt oder es finden sich rein mottenfraßartige Destruktionen mit dazwischen liegenden und sich in die Umgebung unscharf ausbreitenden fleckigen Sklerosezonen (Abb. 3.**53**).
- „Sklerotische" Ewing-Sarkome sind in flachen Knochen keine Seltenheit (ca. 10 %) (Abb. 3.**55**).

NUK In den meisten Fällen ist eine kräftige Anreicherung nachzuweisen. Die Szintigraphie dient besonders dem Ausschluss von Skelettmetastasen sowie der Verlaufskontrolle unter Therapie (Abb. 3.**56 a**).

CT Die CT ist eine gute Methode zur Beurteilung des Tumors (Abb. 3.**56 b**), besonders am axialen Skelett.

MRT Der Tumor zeigt die klassische Signalgebung (hypointens in T1 SE und hyperintens in T2 FSE) und eine starke Kontrastmittelaufnahme. Charakteristisch an den Röhrenknochen ist der große Weichteilanteil des Tumors, der zum Zeitpunkt der Diagnose fast immer zu beobachten ist (Abb. 3.**54 a, b** u. 3.**56 c**).

DD **Akute hämatogene Osteomyelitis.** Klinisch und röntgenologisch ergeben sich häufig keine Unterscheidungsmöglichkeiten. *Aber:* Mittels MRT ist das Ödem bzw. der Abszess der Osteomyelitis von der soliden Raumforderung des Ewing-Sarkoms gut abzugrenzen. Dies gilt auf jeden Fall, wenn das Sarkom die Knochengrenze überschritten hat. Die MRT nach Gabe von Kontrastmittel erlaubt dann relativ sicher die Differenzierung zwischen Tumor und peritumoralem Ödem (Abb. 3.**56 a – c**). In den seltenen Fällen, in denen das Ewing-Sarkom noch auf den Knochen begrenzt ist und zudem (nicht Kontrastmittel aufnehmende) Nekrosen im Tumor vorliegen, kann die Differenzierung unmöglich sein.

Eosinophiles Granulom. Diese Differenzierung ist mit bildgebenden Verfahren an den Röhrenknochen zum Teil sehr schwierig, insbesondere bei Vorliegen periostaler Lamellen, die bei beiden Erkrankungen zu sehen sein können.

Osteosarkom. Eine fehlende osteogene Tumormatrix spricht für das Ewing-Sarkom. Zu beachten ist, dass diese auch in einem kleinen Teil der Osteosarkome bildgebend nicht nachweisbar ist. Bei den gemischt lytisch-sklerotischen und den „sklerotischen" Ewing-Sarkomen ist die Differenzierung zum Osteosarkom teilweise unmöglich.

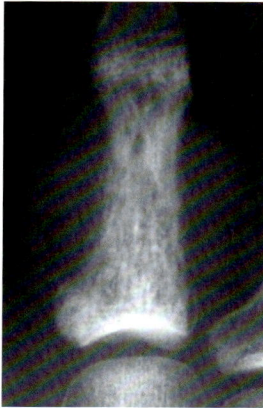

Abb. 3.**52** Ewing-Sarkom. Permeative Destruktion.

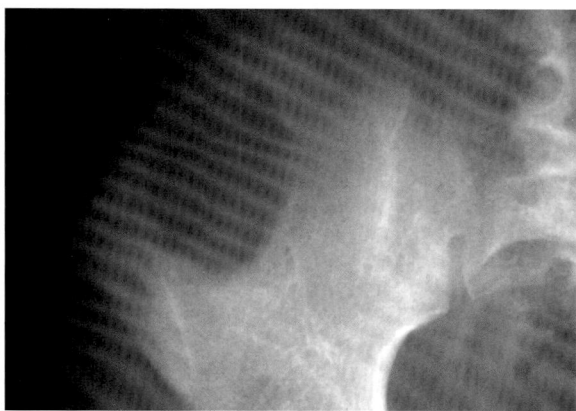

Abb. 3.**53** Ewing-Sarkom im Os ileum in Form einer Osteolyse mit relativ scharfem Rand, der für diesen Tumor eher ungewöhnlich ist.

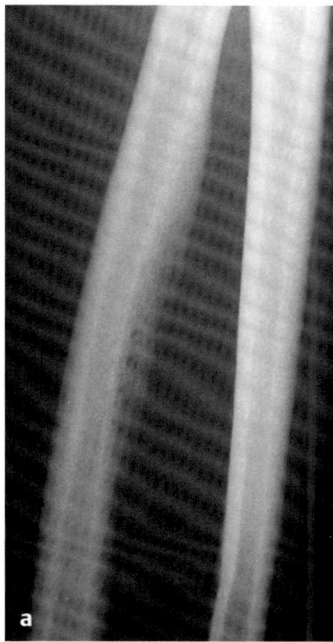

Abb. 3.**54** Ewing-Sarkom mit Ausgangspunkt Periost oder Ewing-Sarkom der Weichteile, das sekundär den Knochen infiltriert.

a

b T1 KM

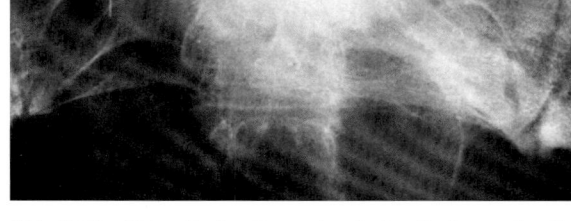

Abb. 3.**55** Sklerotische Form des Ewing-Sarkoms, im Becken keineswegs ungewöhnlich.

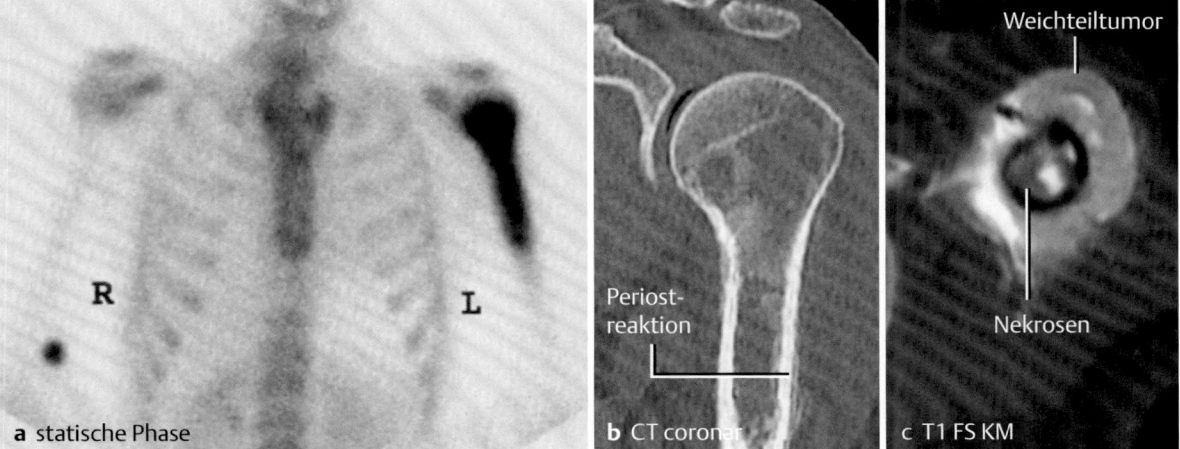

R   L

a statische Phase

Periost-reaktion

b CT coronar

Weichteiltumor

Nekrosen

c T1 FS KM

Abb. 3.**56** Ewing-Sarkom. Zentrale Nekrosen in der axialen MRT (**c**).

3.2.5 Riesenzelltumor

> Es handelt sich um einen benignen, lokal aggressiv wachsenden Tumor unklarer Genese. Seine histologische Diagnose stützt sich auf den Nachweis gleichmäßig verteilter Riesenzellen, in Kombination mit runden oder ovalen, einkernigen Zellen. Auch das seltene Auftreten von Lungenmetastasen ändert nichts an der in den allermeisten Fällen günstigen Prognose.

PATHO Riesenzellen, die relativ gleichmäßig im Tumor verteilt sind, bilden das konstituierende Element des Tumors. Riesenzellen kommen in einer Vielzahl von anderen Skelettläsionen vor (z. B. in der aneurysmatischen Knochenzyste), was Anlass zu histologischen Fehlinterpretationen sein kann.

KLINIK Leitsymptom ist der lokale Schmerz, der im Lauf von Monaten zunimmt. Metastasen (Lunge!) sind in 5 % der Fälle zu erwarten.

Alter: Das Prädilektionsalter für den Riesenzelltumor liegt eindeutig in der 3. Lebensdekade, in der etwa 40 % aller Riesenzelltumoren entdeckt werden. Alle Altersstufen können betroffen sein.

Lokalisation: Zirka die Hälfte aller Riesenzelltumoren sind in der Knieregion lokalisiert. Weitere Lokalisationen sind der distale Radius und der proximale Humerus. Andere Lokalisationen sind seltener. Im Röhrenknochen sitzt der Tumor primär in der Metaphyse und exzentrisch. Er wächst dann in Richtung Epiphyse. Zum Zeitpunkt der Diagnose ist diese fast immer schon beteiligt.

Therapie: weite Resektion oder Kürettage (**cave:** hohe Rezidivrate!).

RÖ
- Typisches Kennzeichen eines Riesenzelltumors im Röntgenbild ist eine exzentrisch in der Epiphyse liegende Osteolyse ohne Matrixverknöcherungen (Abb. 3.**57**).
- In etwa der Hälfte der Fälle findet sich eine Binnenstruktur in Form von feinen oder gröberen, septenartigen Verdichtungen (Abb. 3.**58 a – c**).
- Die Berandung der Läsion ist in der Regel scharf. Bei rasch wachsenden Tumoren können die Grenzen unscharf und irregulär sein (Abb. 3.**60 a – c**).
- Der Riesenzelltumor hat die Neigung, aus dem Knochen herauszuwachsen. Entweder wird die Kortikalis dabei vollständig destruiert oder es kommt zu einer Periostreaktion und der Bildung eines Neokortex („Knochenschale").
- Lamelläre oder komplexe Periostreaktionen kommen nur selten vor. Die Tumoren perforieren leicht in die umgebenen Weichteile.

CT Tumor mit fehlender Matrixproduktion. Einzelne reaktive Verkalkungen (Septen) dürfen nicht mit einer Matrixproduktion verwechselt werden (Abb. 3.**59 a – c**).

MRT Klassische Zeichen eines Tumors (hypointens in T1 SE und hyperintens in T2 FSE) und eine starke Kontrastmittelaufnahme machen eine Artdiagnose des Riesenzelltumors im MRT schwierig (Abb. 3.**60 a – c**). Einblutungen und Nekrosen führen zu einer inhomogenen Signalintensität und Kontrastmittelaufnahme.

NUK Es findet sich eine starke Anreicherung in allen 3 Phasen des Knochenszintigramms (Abb. 3.**60 c**).

DD **Chondroblastom.** Dieser Tumor hat, im Gegensatz zum Riesenzelltumor, eine chondroide Matrixproduktion und in der Regel einen kräftigen Skleroserand. Bei Chondroblastomen ohne sichtbare Matrixbildung ist die Differenzierung nur schwer möglich.

Ein rein osteolytisches **Osteosarkom** ist schwer zu differenzieren.

Plasmozytom/Metastasen. Das Alter der Patienten und der Nachweis weiterer Läsionen (extrem selten beim Riesenzelltumor) sind häufig die einzigen Differenzierungskriterien.

Aneurysmatische Knochenzyste. Als Regel gilt: keine Differenzierungsmöglichkeit mittels Röntgenbild. Die MRT ist häufig wegweisend durch Nachweis von Flüssigkeit und Blut in der aneurysmatischen Knochenzyste (in geringerem Ausmaß allerdings auch beim Riesenzelltumor).

An der Wirbelsäule, speziell im Sakrum, ist an das **Chordom** zu denken. Dieses wächst mittelständig und hat manchmal zentrale Verkalkungen.

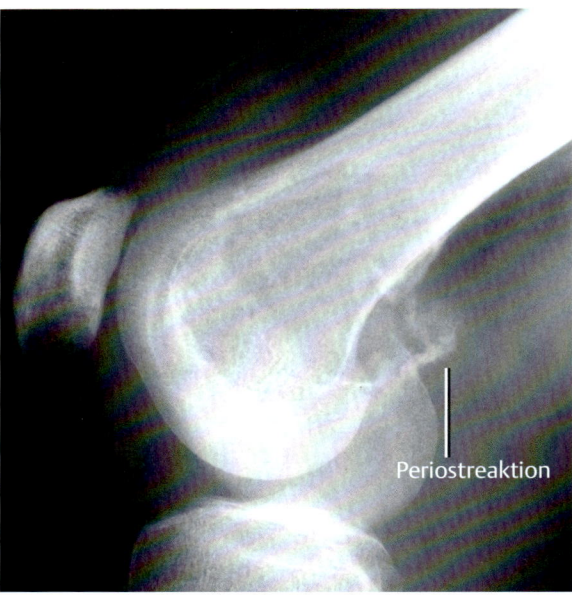

Abb. 3.**57** Riesenzelltumor in typischer Lokalisation.

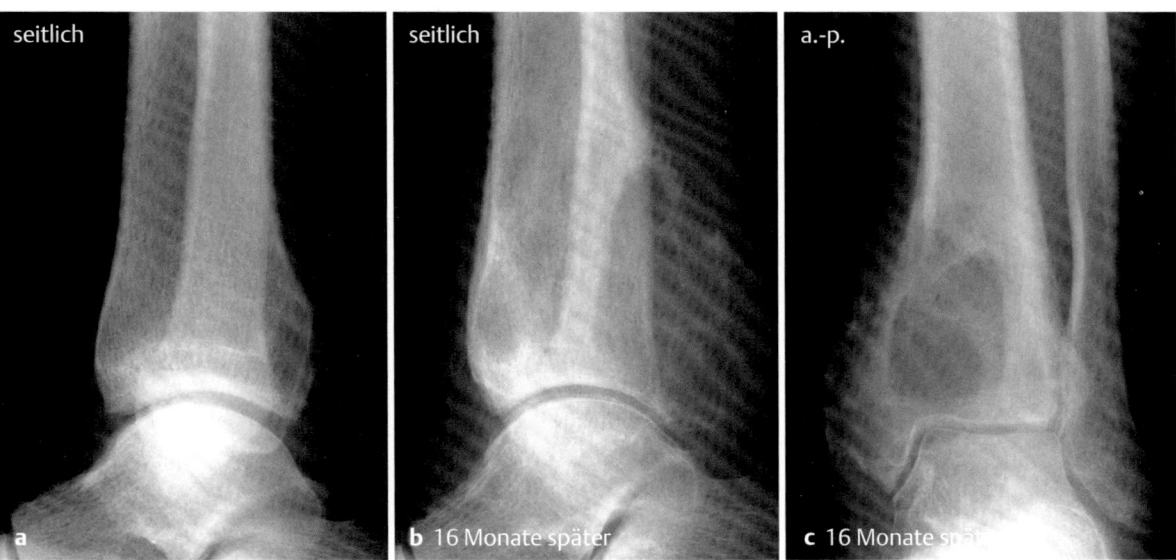

Abb. 3.**58** Riesenzelltumor der distalen Tibia. Die Läsion wurde primär übersehen (**a**).

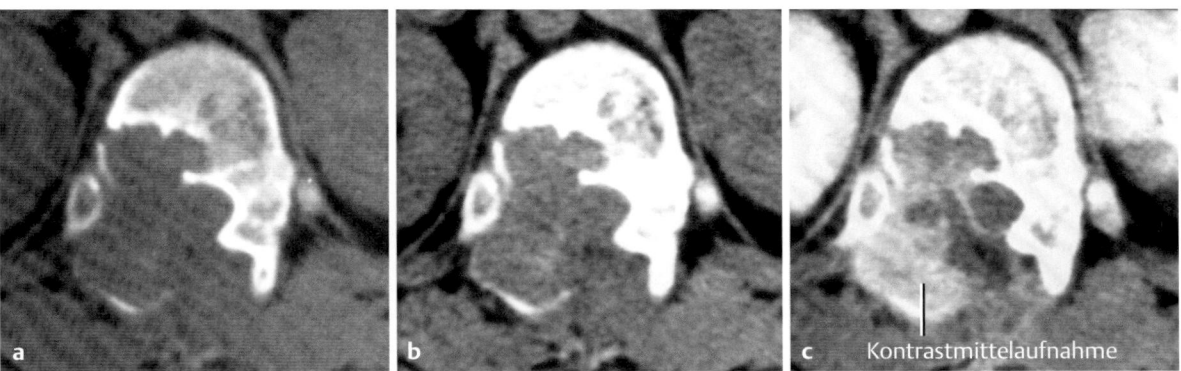

Abb. 3.**59** Riesenzelltumor im Wirbelkörper, axiale CT im Knochen- (**a**) und Weichteilfenster (**b, c**). Man erkennt eine deutliche Kontrastmittelaufnahme des Tumors (**c**).

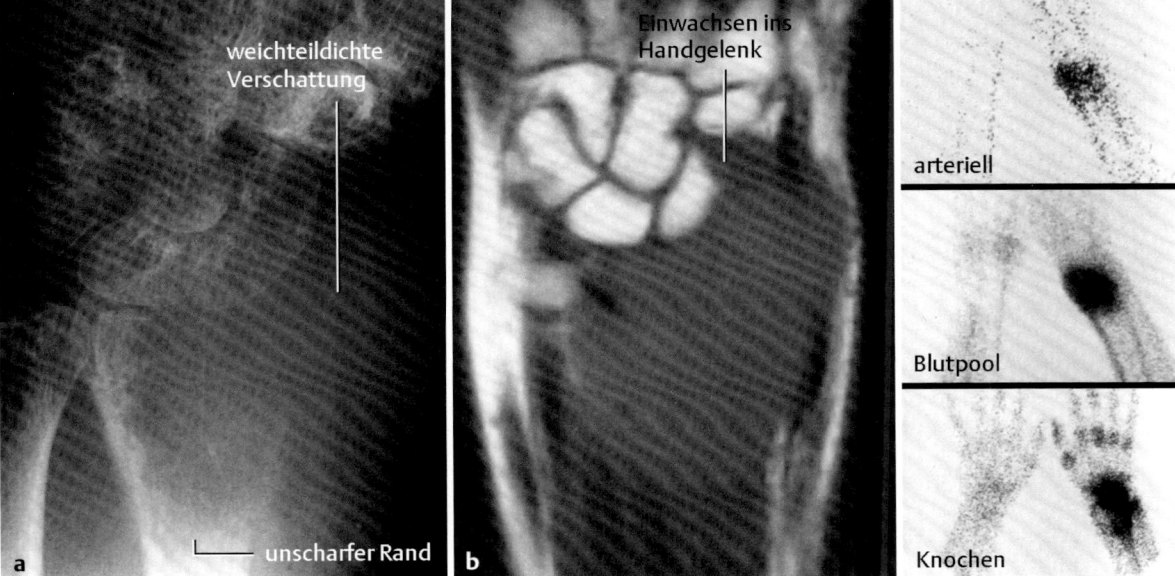

Abb. 3.**60** Riesenzelltumor mit aggressiver Wachstumstendenz am distalen Radius. **a** P.-a. Aufnahme; **b** T1 SE; **c** kräftige Anreicherung in allen Phasen der 3-Phasen-Szintigraphie.

3.2.6   Vaskuläre Tumoren

Hämangiom

> Das Hämangiom ist eine benigne, gefäßbildende Entwicklungsstörung (bzw. ein Tumor) endothelialen Ursprungs.

 PATHO   Es besteht heute Einigkeit, dass es sich eher um eine tumorähnliche Läsion als um einen Tumor handelt. Traditionsgemäß werden sie noch den Tumoren zugeordnet, da eine kleine Subpopulation an den Wirbelkörpern eine Wachstumstendenz mit Weichteilanteil aufweist, so dass in diesen Fällen der Begriff Tumor gerechtfertigt ist.

Hämangiome unterscheiden sich hinsichtlich ihres Aufbaus: Kapillare Hämangiome bestehen aus Lobuli von Kapillaren mit einigen großen zuführenden Gefäßen, die kavernösen Hämangiome aus vielen dünnwandigen Räumen.

Es gibt zahlreiche Varianten des Hämangioms mit ähnlicher Histologie:

- **Angiomatose.** Beim **Gorham-Stout-Syndrom** (vanishing bone disease) beginnt die Osteolyse in einem Knochen und breitet sich immer mehr aus, bis der Knochen ausgelöscht ist. Die Erkrankung greift kontinuierlich auf andere Knochen über. Die seltene „zystische" Angiomatose ist dagegen eine multizentrische Angiomatose. Meistens liegt auch ein Befall der Viszeralorgane vor. Röntgenologisch überwiegen Osteolysen sowie mottenfraßartige Destruktionen. Sklerotische Knochenreaktionen liegen teilweise vor.
- **Lymphangiome** und die **Lymphangiomatose** sowie AV-Malformationen können auch das Skelett (mit)befallen (Abb. 3.**65 a, b**).
- **Glomustumor.** Benigner Tumor mit lokal teilweise aggressiver Wachstumstendenz an Fingern und Zehen (terminale Phalanx). Die Befunde sind sehr schmerzhaft.

KLINIK   Meist symptomlos; bei Lokalisation in Nähe des Spinalkanals sind neurologische Symptome möglich.

Alter: Das 2. – 5. Lebensjahrzehnt dominiert, andere Altersstufen sind möglich.

Lokalisation: Prädilektionsstellen des Hämangioms sind die Wirbelkörper (> 70 %). Weitere Orte sind das Becken, die Schädelkalotte, die Kiefer, die Rippen und die langen Röhrenknochen. Nicht nur an der Wirbelsäule können Hämangiome multipel vorkommen.

Therapie: Keine Therapie bei asymptomatischen Patienten. Bei Patienten mit Rückenmarkkompression Operation oder Vertebroplastie, eventuell mit präoperativer Embolisation.

RÖ
- In Wirbelkörpern gelegene Hämangiome führen zu einer druckbedingten Auflösung der horizontalen Trabekel. Kompensatorisch werden die vertikalen Knochenbälkchen verstärkt und imponieren als dicke „Strähnen" im Röntgenbild (Abb. 3.**61**).
- Am Wirbelkörper sind auch grobkörnige, diffuse Osteosklerosen möglich.
- Hämangiome in platten Knochen bilden sich im Röntgenbild als rundlicher, scharf begrenzter Osteolyseherd (zum Teil mit streifigen Binnenstrukturen) mit schmalem Sklerosesaum ab. Auch wabige Osteosklerosen sind möglich (Abb. 3.**62**). Bei Tangentialaufnahmen zeigen sich nicht selten komplexe Periostreaktionen (sunburst), die vielfach die Binnenstrukturen im Aufsichtsbild mitbedingen.

- In Röhrenknochen finden sich oft scharf begrenzte Osteolyseherde mit zum Teil bizarrem sklerotischem Randsaum.
- Auch Weichteilhämangiome können zu Arrosionen des benachbarten Knochens führen (vgl. Abschnitt 3.5: Weichteiltumoren).

CT   Hämangiome sind ein häufiger Zufallsbefund im Rahmen anderer Untersuchungen. Typischerweise findet sich eine aufgelockerte Knochenstruktur in Teilen oder im gesamten Wirbelkörper (einschließlich Bogen und Processus spinosus, Abb. 3.**63 a – c**). Noch vorhandene Trabekel sind verdichtet, teilweise tupferartig angeordnet. Die Dichtemessung erlaubt in einzelnen Arealen den Nachweis, dass kein solides Gewebe zwischen dem Trabekeln vorliegt. In seltenen Fällen (< 5 %) liegt ein paravertebraler Weichteiltumor vor, der ebenfalls eine Trabekelstruktur aufweisen kann (Abb. 3.**64 a, b**).

MRT   Häufiger Zufallsbefund. Die MRT zeigt einen charakteristischen Befund einer signalreichen Läsion in T1 SE und T2 FSE (bedingt durch Fett oder Blut). Allerdings kann die Fettkomponente auch gering(er) sein. Dies führt zu einem muskelisointensen Bild in T1 SE. In T2 FSE bleiben die Läsionen hell. Die klassischen Hämangiome haben einen geringen Stromaanteil und nehmen nur wenig Kontrastmittel (Gadolinium) auf. Die Vaskularisation ist ausgeprägter, wenn die Hämangiome einen Weichteilanteil aufweisen.

DD   Wirbelsäule

Plasmozytom/Metastasen. Diese Tumoren weisen nur selten verdickte, strähnige Trabekel im Röntgenbild auf. Bei Unklarheiten erlaubt die MRT/CT die sichere Zuordnung der Läsion.

Morbus Paget. Liegt eine Verdickung und Vergrößerung der Wirbelkörperkanten vor, so differenziert dies vom Hämangiom. Auch eine harmonische Volumenvermehrung des Wirbelkörpers ist als Hinweis auf den Morbus Paget zu werten. Da dieser im Wirbelkörper in der Regel noch fettige Knochenmarkreste aufweist, ist die MRT/CT nur mit Vorsicht zur Differenzialdiagnose heranzuziehen. Die Skelettszintigraphie ist beim Morbus Paget stark positiv, beim Hämangiom nicht.

Platte Knochen

Fibröse Dysplasie, solitäres Plasmazytom, eosinophiles Granulom und Metastasen. Diese Diagnosen sind dann in Betracht zu ziehen, wenn das trabekuläre Muster des Hämangioms nicht in klassischer Ausprägung vorliegt. Hilfreich ist dann die MRT: Sie weist den fehlenden Weichteilanteil und vor allem in T1 signalintensive Anteile nach und sichert so die Diagnose eines Hämangioms. Die Differenzialdiagnose zu Lipomen ist schwierig, aber klinisch ohne Relevanz.

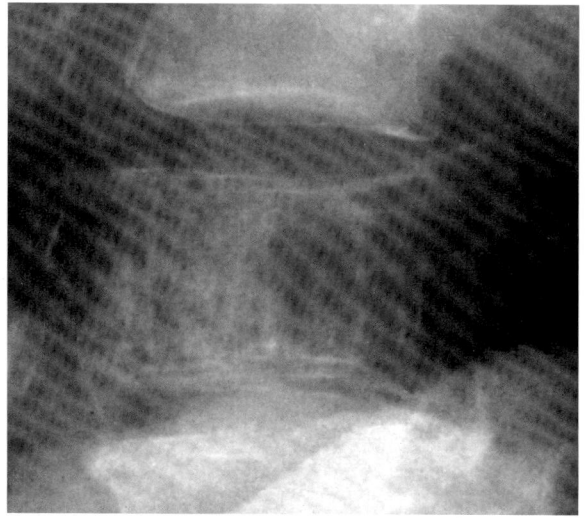

Abb. 3.**61**   Hämangiomwirbel.

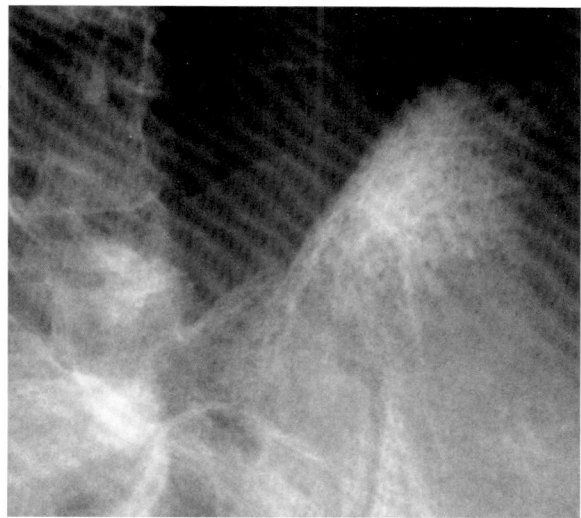

Abb. 3.**62**   Hämangiom im Os ilium.

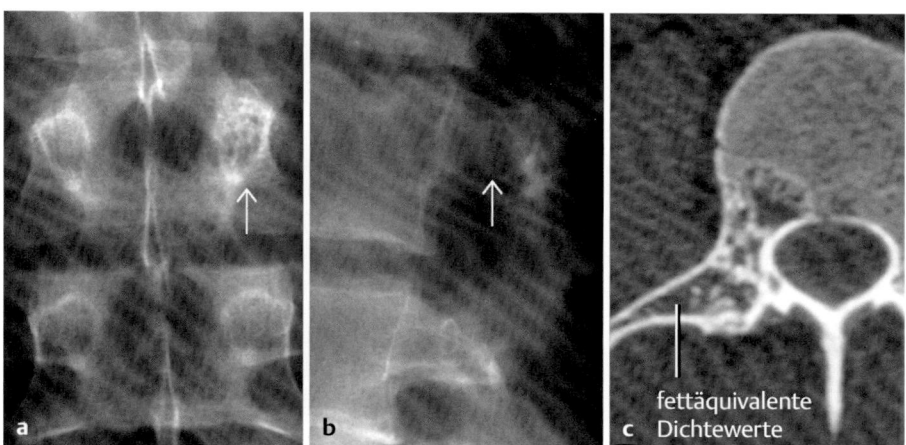

Abb. 3.**63**   Hämangiom im Wirbelbogen.

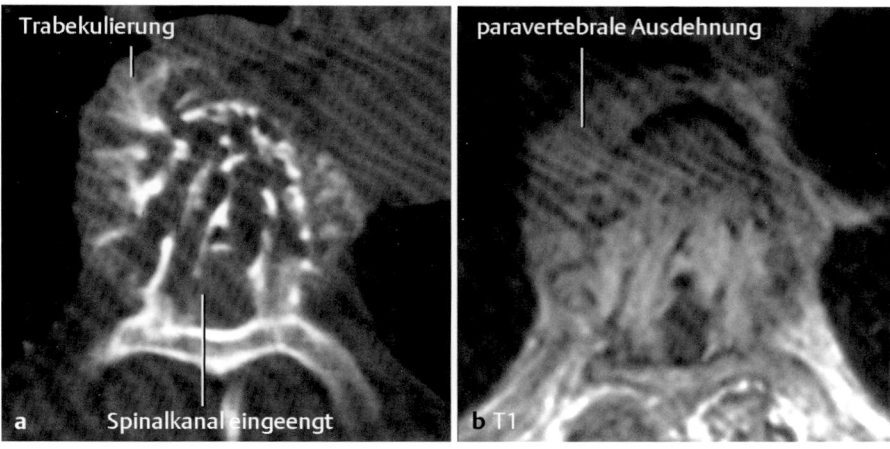

Abb. 3.**64**   Hämangiom mit paravertebraler Ausbreitung.

Maligne Gefäßtumoren

Hierunter fallen **Hämangioendotheliom**, **Hämangioendothelsarkom**, **Angiosarkom** und **Hämangioperizytom**. Die Klassifizierung der malignen oder semimalignen Gefäßtumoren des Knochens (aber auch der Weichteile) ist umstritten, uneinheitlich und für den Radiologen weniger wichtig. Die Hämangioendotheliome haben die besten Prognosen, trotz einer Potenz zur Metastasierung. Alle malignen Gefäßtumoren können bis auf das Hämangioperizytom polyostotisch auftreten (Abb. 3.**66 a, b**).

3.2.7 Lipogene Tumoren

Lipom

> Es handelt sich um einen seltenen, benignen Tumor, der von Adipozyten ausgeht. Er entsteht im Markraum, in der Kortikalis und auf der Knochenoberfläche. Lipome können zentral verkalken oder sich zystisch umbauen.

RÖ Es dominiert die Lyse, teilweise septiert, mit Skleroserand. Manchmal finden sich zentrale Verkalkungen (Abb. 3.**69** u. 3.**71**).

CT Dichtemessungen belegen den Fettgehalt des Tumors.

MRT Die Signalintensität in T1 SE ist charakteristisch und führt zur Diagnose (Abb. 3.**70 a, b**).

DD **Knocheninfarkte** sind Lipomen ähnlich. Einige Autoren gehen davon aus, dass Lipome alte Knocheninfarkte sind. Bei Knocheninfarkten sind zystische, fibröse und verkalkte Anteile häufiger nachweisbar.

An platten Knochen kann im Röntgenbild die Differenzierung zum **Hämangiom** schwierig sein, wenn bei letzterem das wabige Muster fehlt (Klärung durch MRT). Die Differenzierung zu **Zysten** gelingt mittels MRT/CT (Fett statt Wasser intraläsional).

Die **fibröse Dysplasie** kann im Röntgenbild ähnlich dem Lipom zur Darstellung kommen.

Liposarkome im Knochen sind absolute Raritäten.

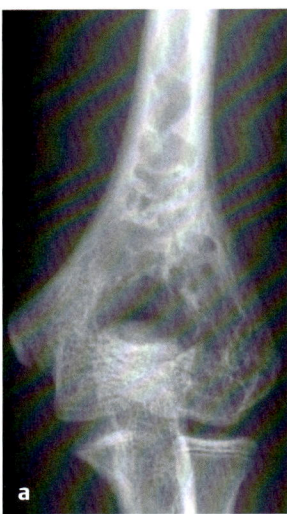

Abb. 3.**65** Arteriovenöse Malformation mit primärem Knochenbefall (**a**). Starke Signalauslöschung in T1 SE durch hohen Blutfluss (**b**).

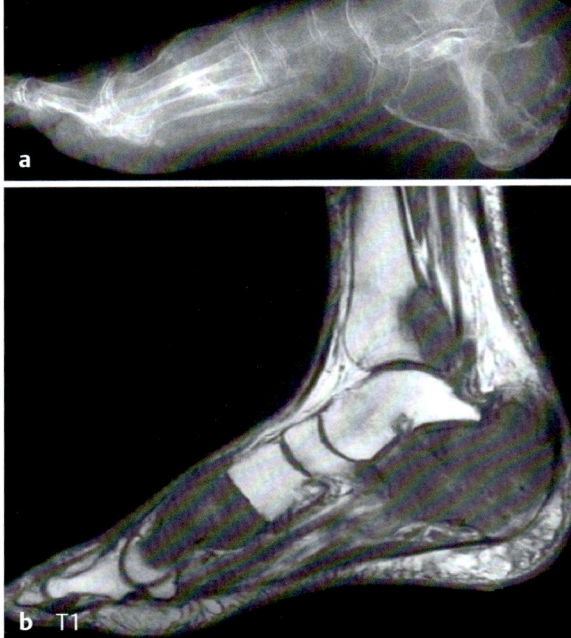

Abb. 3.**66** Multiple Hämangioendotheliome (distale Tibia, Kalkaneus, Os metatarsale).

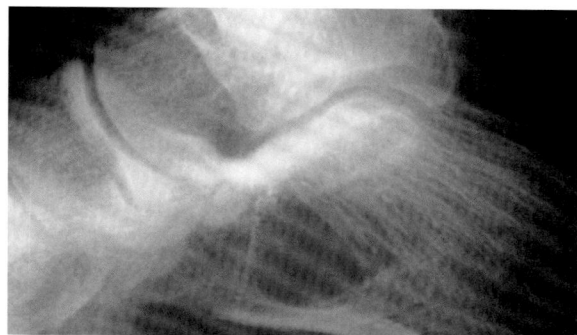

Abb. 3.**67** Lipom im Kalkaneus. Da die zentrale Verkalkung fehlt, ist die Differenzierung gegenüber einer Zyste anhand der Röntgenaufnahme nicht möglich.

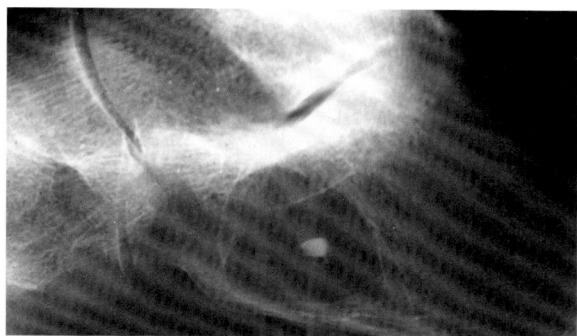

Abb. 3.**68** Lipom.

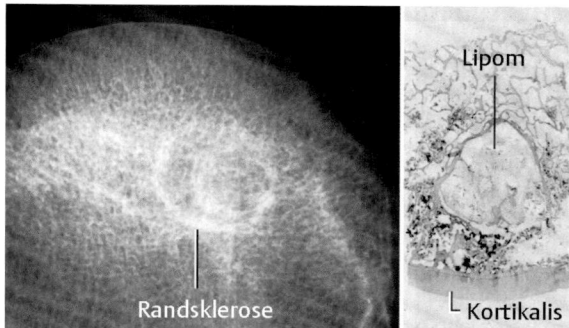

Abb. 3.**69** Präparate-Radiographie eines Lipoms im Humeruskopf mit zugehörigem histologischen Präparat.

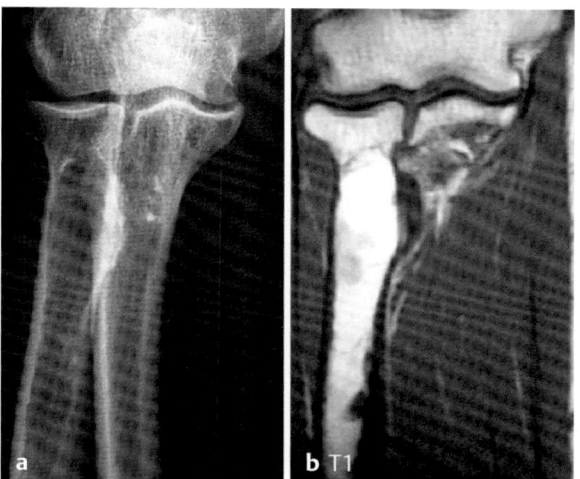

Abb. 3.**70** Intraossäres Lipom des proximalen Radius.

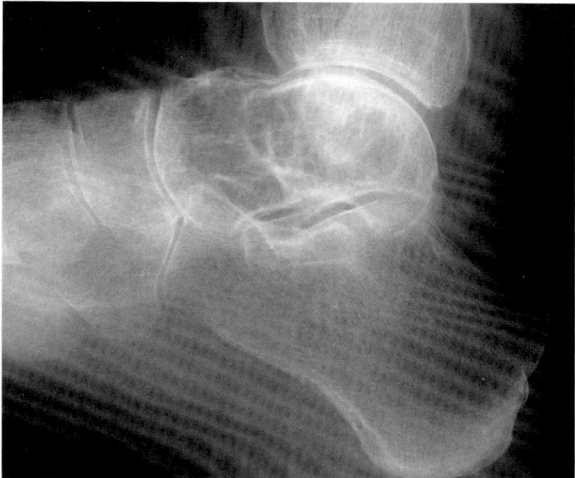

Abb. 3.**71** Intraossäres Lipom im Talus.

3.2.8   Verschiedene Tumoren

Chordom

> → Es handelt sich um einen niedrig bis mittelgradig malignen Tumor notochordaler Herkunft, der nur am Achsenskelett auftritt und häufig rezidiviert.

PATHO Der Tumor hat eine lobuläre Struktur und besteht gewöhnlich aus hoch vakuolisierten (physaliphoren) Zellen.

KLINIK Es treten meist neurologische Symptome vergleichbar denen eines Bandscheibenvorfalls auf. Bei zervikaler Lage und ventralem Tumoranteil kann es durch Verdrängung von Ösophagus oder Trachea zu Dysphagien oder Stridor kommen. Sakrokokzygeale Chordome sind meist rektal vor dem Os sacrum zu tasten und führen bei entsprechender Ausdehnung zu Miktions- und Defäkationsstörungen. Intrakraniell liegende Tumoren verursachen Kopfschmerzen, Gesichtsfeldeinschränkungen und Doppelbilder.
Alter: Der Tumor kann in jedem Alter auftreten. Prädilektionsalter ist das 5. und 6. Lebensjahrzehnt.
Lokalisation: Prädilektionsstellen sind die Sphenookzipital- und Sakrokokzygealregion.
Therapie: Weite Resektion. Häufige Rezidive, da dieses chirurgische Ziel nicht immer erreicht wird.

RÖ Das Chordom stellt sich im Röntgenbild als eine eventuell von einem welligen Sklerosesaum umgebene Osteolyse und als Weichteilmasse dar. Eine Matrix wird nicht produziert, aber Verkalkungen sind nachzuweisen. Diese sind als Knochenreste bzw. als reaktiv anzusehen.

CT Gute Methode zur Ausdehnungsbestimmung des Tumors. Das Ausmaß der Knochendestruktion ist gut zu erkennen.

MRT Methode der Wahl aufgrund der multiplanaren Schichtführung (Abb. 3.**72 a, b**). Die Beziehung zum Rückenmark bzw. zum Stammhirn wird in sagittaler Ebene überlegen gezeigt.

DD   Sakrum:
Riesenzelltumoren, Chondrosarkome, Plasmozytome und Metastasen sind häufiger als das Chordom. Eine auf der Bildgebung basierende sichere Abgrenzung zum Chordom gelingt nicht. Allerdings liegt das Chordom praktisch immer mittelständig.

Klivus/Halswirbelsäule:
Metastasen und Chondrosarkome sind die wesentlichen Differenzialdiagnosen. Eine sichere Abgrenzung zum Chordom gelingt nicht, Kraniopharyngeome weisen keine Kalzifikationen auf.

Adamantinom der langen Röhrenknochen

> → Es handelt sich um einen auf Tibia und Fibula sich beschränkenden niedrig malignen Tumor, der relativ langsam wächst und im Einzelfall metastasieren kann.

PATHO Adamantinome sind niedrig maligne Tumoren, die durch den Nachweis umschriebener Ansammlungen in erster Linie epithelialer Zellen charakterisiert sind. Diese sind von einem spindelzelligen Gewebe umgeben.

! Der Name „Adamantinom" leitet sich von der histologischen Ähnlichkeit zum Adamantinom (Ameloblastom) der Kieferknochen ab. Es handelt sich aber um eine eigene Entität.

KLINIK Klinisches Leitsymptom des Adamantinoms ist der lokale Schmerz.
Alter: Altersgipfel ist die 2. – 3. Lebensdekade.
Lokalisation: Mehr als 95 % aller Adamantinome finden sich in Tibia und Fibula, diametaphysär. Andere Lokalisationen sind Raritäten.
Therapie: weite Resektion.

RÖ
- Multizentrische, konfluierende Aufhellungen mit Randsklerosierungen (Abb. 3.**74**).
- Seifenblasenartige Osteolyse mit kräftigem Randsaum.
- Neokortexbildung aufgrund einer soliden Periostreaktion.
- Auch zwei oder drei nebeneinander liegende Osteolysen sind möglich (Abb. 3.**73**).

CT Keine wesentliche Zusatzinformation zum Röntgenbild.

MRT Normales Signalverhalten eines Tumors. Muskelisointenses Signal in T1 SE, signalreich in T2 FSE und deutliche Kontrastmittelaufnahme.

DD Die **fibröse Dysplasie** ist in Betracht zu ziehen, tritt aber kaum multizentrisch konfluierend über große Teile der Tibia auf.
Eine eigene Entität, die sog. **osteofibröse Dysplasie Campanacci** (Variante der fibrösen Dysplasie, Abschnitt 3.3.6), dokumentiert die auch histologisch fließenden Übergänge zwischen Adamantinom der langen Röhrenknochen und fibröser Dysplasie. Bei diesem zu Rezidiven neigenden, benignen Tumor sind praktisch identische Röntgenbilder zu erwarten.

Literatur

Erlemann R, Wörtler K. Knochentumoren. In: Stäbler A, Hrsg. Handbuch der diagnostischen Radiologie, Muskuloskelettales System 2. Berlin: Springer; 2005.
Fletcher DM, Unni K, Mertens F, eds. Tumours of soft tissue and bone. Oxford: Oxford University Press; 2002.

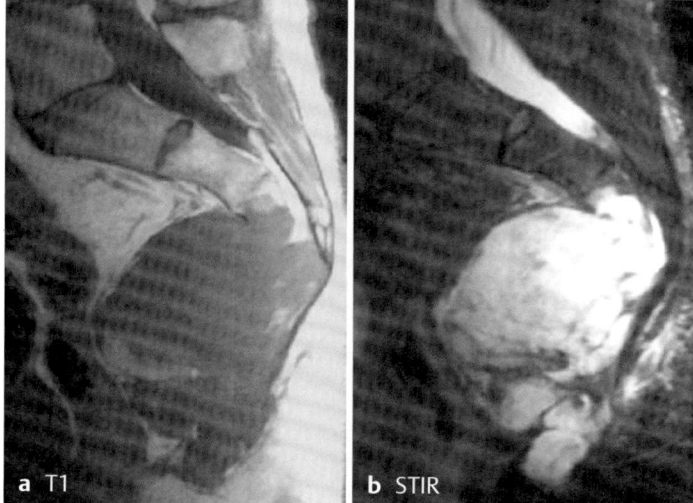

Abb. 3.**72** Chordom des Sakrums.

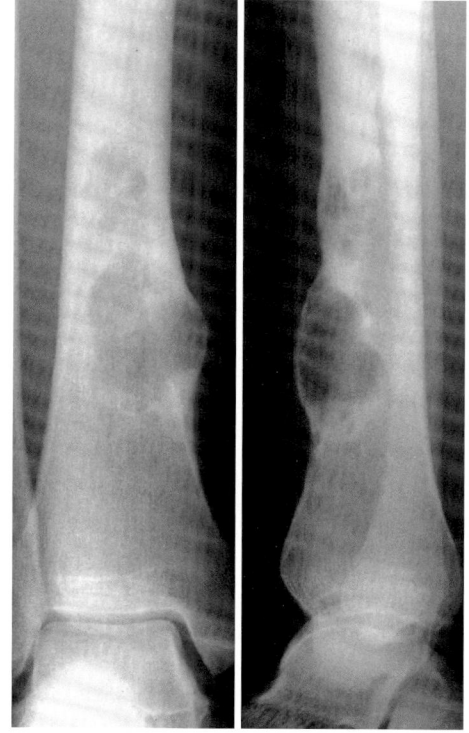

Abb. 3.**73** Adamantinom der Tibia. Multizentrische Aufhellungen mit reaktiver Sklerose.

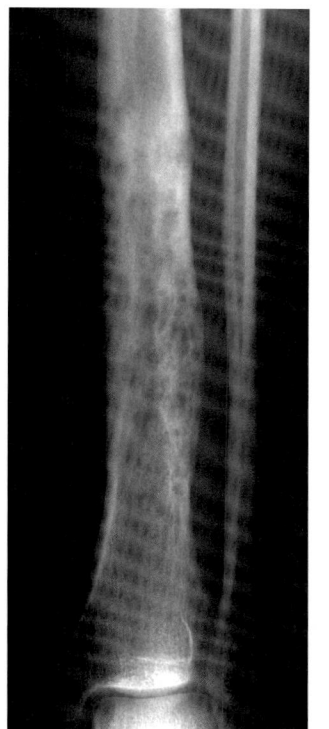

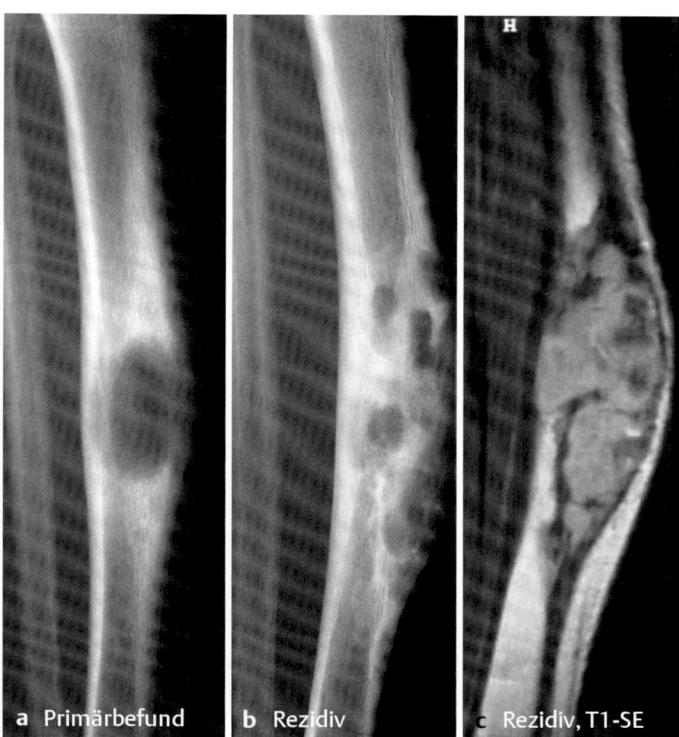

Abb. 3.**74** Adamantinom an der distalen Tibia.

Abb. 3.**75** Osteofibröse Dysplasie Campanacci.

3.3 Tumorähnliche Läsionen

3.3.1 Osteom, Kompaktainsel, Osteopoikilose

> Osteome und Kompaktainseln sind benigne, Knochen bildende Läsionen, die monostotisch oder oligoostotisch vorkommen.

PATHO Osteome und Kompaktainseln bestehen aus gut differenziertem, reifem Knochengewebe mit überwiegend lamellärer Struktur und sehr langsamem Wachstum. Die Osteome werden als Hamartome gesehen.

In Anlehnung an Freyschmidt sind drei Gruppen zu unterscheiden:

Klassisches Osteom. Es kommt fast ausschließlich im bindegewebig präformierten Schädelknochen vor (Kalotte, Sinus frontalis, Kieferknochen). Die Läsion wird ab der 2. Lebensdekade gesehen und ist klinisch symptomlos. Röntgenologisch handelt es sich um eindeutig zu identifizierende Entitäten. Sie sind extrem dicht und scharf begrenzt. Ihre Form ist rundlich, tropfenförmig, ovalär (Abb. 3.**80**). Szintigraphisch sind klassische Osteome nicht oder nur schwach anreichernd.

> ! Die Kombination von klassischen Osteomen, intestinalen Polypen und Fibromen der Weichteile wird Gardner-Syndrom genannt.

Parossales Osteom. Es finden sich elfenbeindichte Auflagerungen an den Röhrenknochen (Femur!), aber auch am Schädel (Abb. 3.**77**). Die klinisch allerdings irrelevante Differenzialdiagnose zur Melorheostose kann schwierig sein. Verkalkte Osteochondrome sehen ähnlich aus, sind aber inhomogener und haben einen Knorpelsaum (→ MRT).

Medulläres Osteom (Enostom, Enosteom, Kompaktainsel). Diese bis 3 cm großen Herde sind polymorphe, dichte Strukturen, die sich in ihrer Form häufig der Anatomie des Knochens anpassen (Abb. 3.**78**). Sie sind nur in den Röhrenknochen klassisch rundlich-ovalär (Abb. 3.**76**). Der röntgenologische Ersteindruck ist der einer scharf begrenzten Läsion; bei genauerem Hinsehen (Lupe!) sind jedoch gerade die feinen Ausläufer („Füßchen") charakteristische Befunde dieser Verdichtung. Kompaktainseln werden ab dem 2. Lebensjahrzehnt beobachtet. Alle Knochen können betroffen sein. Über Jahre ist eine leichte Größenzunahme nicht selten (Abb. 3.**76**). Szintigraphisch nehmen die Läsionen wenig Radionuklid auf (je größer, desto aktiver).

Anamnese, Labor und Klinik sind zusammen mit der Szintigraphie die entscheidenden Differenzierungsmöglichkeiten zur osteoplastischen Metastasierung, speziell des Prostatakarzinoms. Die röntgenologischen Kriterien (scharfer versus unscharfer Rand) sind unsicher. Eine Erhöhung der alkalischen Phosphatase, Schmerzen und eine kräftige Radionuklidanreicherung sprechen für eine osteoplastische Metastase.

> ! Die **Osteopoikilose** (Synonym: Osteopoikilie) ist eine autosomal vererbbare Knochendysplasie, die mit multiplen linsen- bis erbsengroßen Verdichtungen im Knochen einhergeht (Abb. 3.**81**). Diese finden sich in allen Knochen, in den Röhrenknochen gehäuft, epiphysär. Die Dysplasie ist klinisch asymptomatisch.

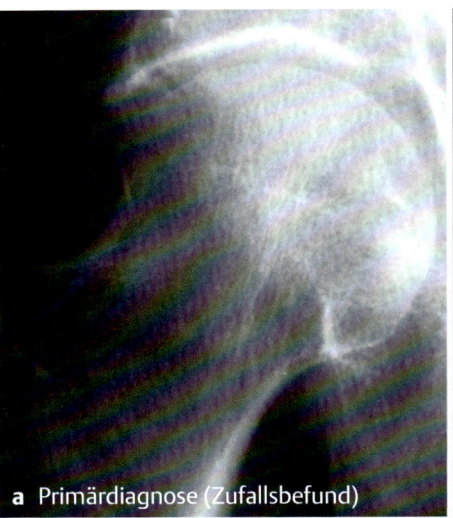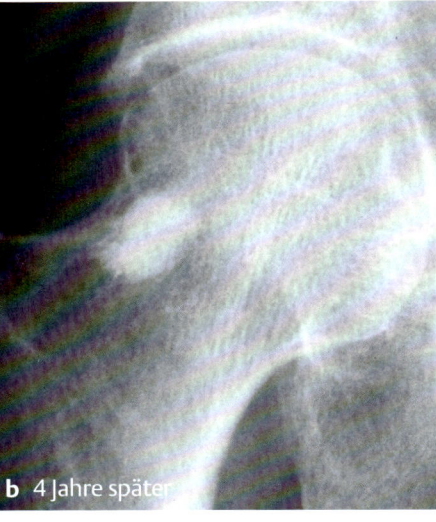

a Primärdiagnose (Zufallsbefund)   b 4 Jahre später

Abb. 3.**76** Medulläres Osteom. Entwicklung über 4 Jahre.

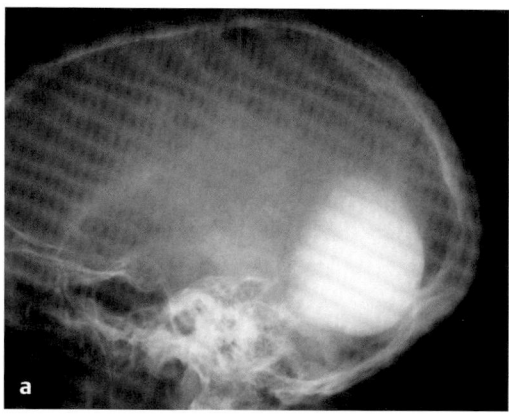

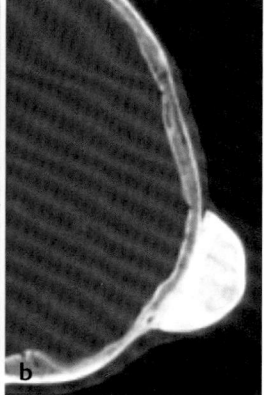

Abb. 3.**77**   Parossales Osteom am Schädel.

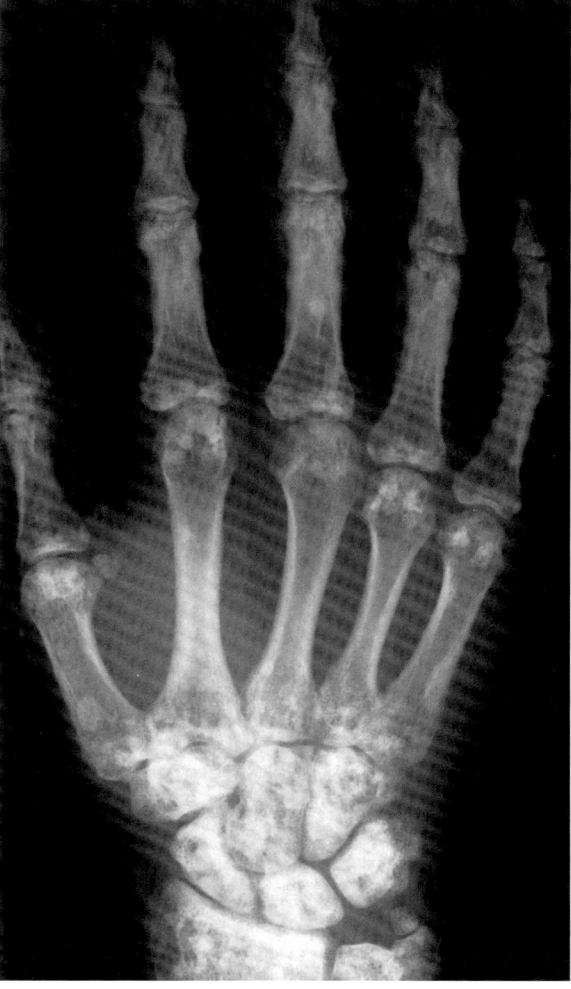

Abb. 3.**78**   Medulläres Osteom in ventralem Rippenabschnitt. Leichte Expansion des Knochens.

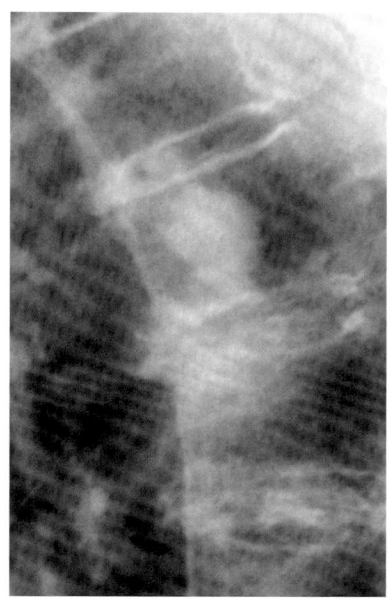

Abb. 3.**79**
Medulläres
Osteom in
einem Wirbel-
körper.

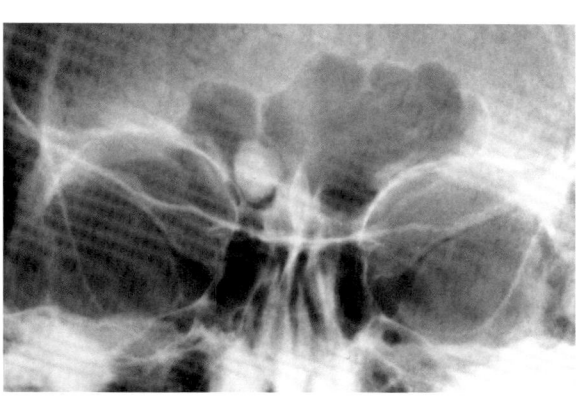

Abb. 3.**80**   Klassisches Osteom im Sinus frontalis.

Abb. 3.**81**   Osteopoikilose. Man beachte die epiphysäre Häufung der Verdichtungen.

3.3.2   Fibröser Kortikalisdefekt/nicht-ossifizierendes Knochenfibrom

> Es handelt sich um eine exzentrisch und primär metaphysär gelegene Läsion der langen Röhrenknochen, die in der Regel im Rahmen der Knochenentwicklung spontan verschwindet. Der fibröse Kortikalisdefekt ist die klassische „tumorähnliche" Läsion und in der Regel ein röntgenologischer Zufallsbefund.

PATHO Der Defekt ist mit faserreichem, von mehrkernigen Riesenzellen und Makrophagen durchsetztem Bindegewebe ausgefüllt, das mit dem darüber liegenden Periost in Verbindung steht. Nach Freyschmidt und anderen ist das „nichtossifizierende Knochenfibrom" eine unphysiologische Fortentwicklung eines „fibrösen Kortikalisdefekts". Deswegen werden beide Begriffe auch als „fibröser metaphysärer Defekt" zusammengefasst.

KLINIK Keine Symptome, meist Zufallsbefund. Selten treten pathologische Frakturen auf (Abb. 3.**87**).
Alter: Das nichtossifizierende Fibrom wird in der 1. und 2. Lebensdekade entdeckt.
Lokalisation: Diese Läsion tritt diaphysär, metadiaphysär und metaphysär in den langen Röhrenknochen auf. Prädilektionssitz (90%) ist die untere Extremität.
Therapie: keine.

RÖ • Im Stadium des fibrösen Kortikalisdefekts stellt sich die exzentrische Läsion als ovale, in der Längsachse parallel zur Kortikalis verlaufende, scharf begrenzte, solitäre Aufhellung dar. Diese ist vom gesunden Knochen durch einen Sklerosesaum getrennt. Eine die Läsion zu den Weichteilen abgrenzende Neokortex ist die Regel (Abb. 3.**86 a, b**).
• Größere Läsionen (bis 7 cm Längsdurchmesser) können sich in die benachbarte Spongiosa ausbreiten. Sie weisen dann stärkere (1 – 2 mm Dicke), gelegentlich lobulierte Sklerosesäume auf (Abb. 3.**82**).
• Im Stadium der Heilung bzw. der physiologischen Modellierung während des Wachstums kann die Läsion fast vollständig sklerosieren (Abb. 3.**84** u. 3.**85**).

CT Nur geringe Zusatzinformation zum Röntgenbild (Abb. 3.**84**).

MRT Keine wesentlichen Zusatzinformationen (Abb. 3.**83**). Gelegentlich sind MR-tomographisch in der Läsion neben Bindegewebe Fett und auch zystische Residuen zu erkennen. Die Läsion nimmt teils homogen oder teils inhomogen Kontrastmittel auf.

DD Das klassische Bild ist eindeutig.
Bei älteren Patienten mit Schmerzen an der Stelle des Tumors und einem positiven Szintigraphiebefund ist auch an die histologisch ähnliche Diagnose des **benignen fibrösen Histiozytoms** zu denken.
Beim „großen" nichtossifizierenden Fibrom kann die **aneurysmatische Knochenzyste** im Einzelfall zu erwägen sein (Differenzierung mittels MRT über den Flüssigkeitsnachweis).
Das **periostale Chondrom** ist noch zu bedenken. In der MRT findet sich beim chondroiden Tumor in T2 FSE ein sehr helles Signal und nur eine randständige und septierte Kontrastmittelaufnahme.

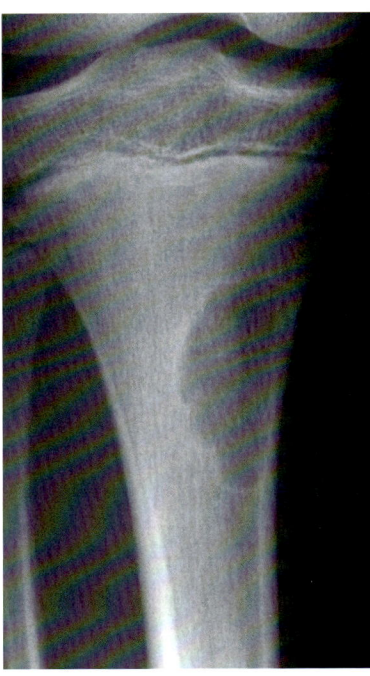

Abb. 3.**82** Nichtossifizierendes Fibrom. 11-jähriger Junge.

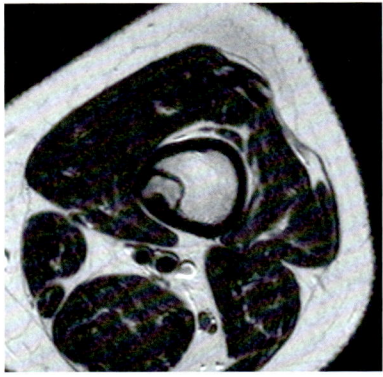

Abb. 3.**83** Fibröser Kortikalisdefekt. Helles fibröses Gewebe neben enostaler Sklerose. T2 FSE.

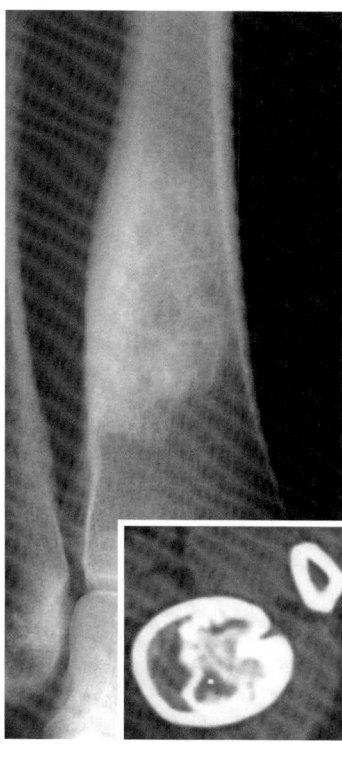

Abb. 3.**84**
Nichtossifizierendes
Fibrom. 23-jährige
Frau.

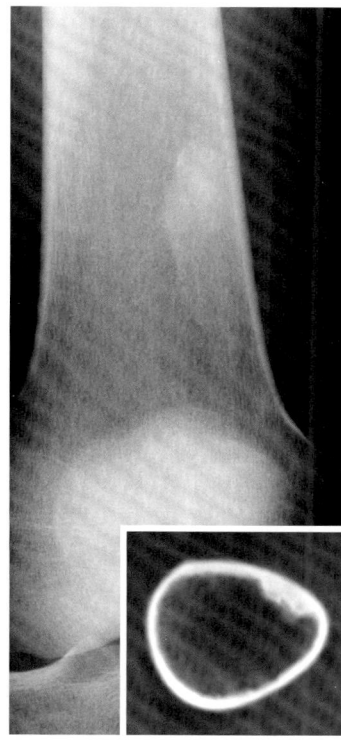

Abb. 3.**85**
Fibröser Kortikalis-
defekt im Stadium
der spontanen
Regression.
22-jähriger Mann.

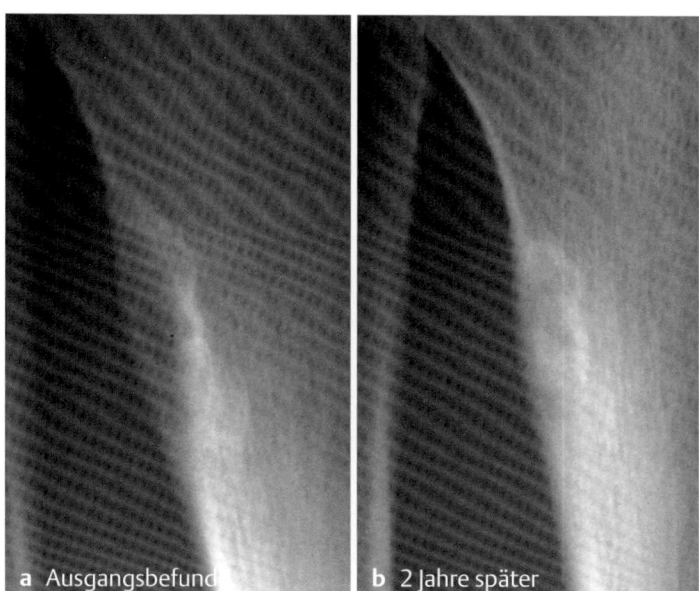

a Ausgangsbefund   b 2 Jahre später

Abb. 3.**86**   Fibröser Kortikalisdefekt. 15-jähriger Junge.

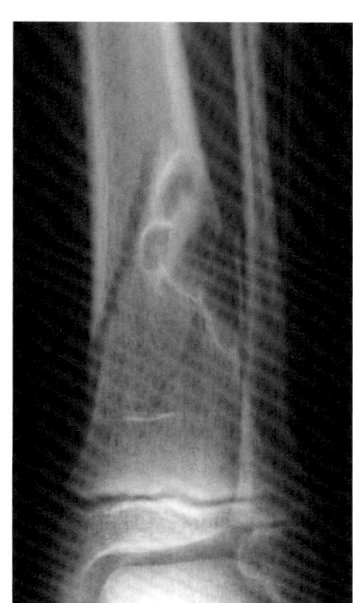

Abb. 3.**87**   Nichtossifizierendes Fibrom. Pathologische Fraktur nach
Sprung aus 1 m Höhe.

3.3.3 Einfache (juvenile) Knochenzyste

 Die Knochenzyste ist eine benigne, flüssigkeitsgefüllte Läsion mit dem Altersgipfel vor dem 20. Lebensjahr.

PATHO Es handelt sich um eine primär einkammerige Höhle mit klarer oder sanguilenter Flüssigkeit, die von einer unterschiedlich dicken Membran ausgekleidet ist. Diese ist aus einem lockeren, gefäßhaltigen Bindegewebe aufgebaut, das verstreut osteoklastische Riesenzellen und vereinzelt Zonen neuerer oder älterer Blutungen oder Cholesterol-Ablagerungen erkennen lässt.

KLINIK Einfache Knochenzysten werden meist erst durch Spontanfrakturen symptomatisch.

Alter: 70–80 % der Läsionen werden vor dem 20. Lebensjahr festgestellt.

Lokalisation: Prädilektionsstellen sind proximaler Humerus (50 %) und proximaler Femur (25 %). Bei älteren Patienten sind hingegen meist Knochen mit desmaler Ossifikation betroffen. In Röhrenknochen sind einfache Knochenzysten bevorzugt metadiaphysär lokalisiert.

Therapie: Steroidinjektionen. Kürettage mit Spongiosaplastik, insbesondere bei mehrkammerigen Zysten. Allen Methoden ist eine hohe Rezidivrate eigen.

RÖ Im Röntgenbild stellt sich die einfache Knochenzyste als zentral gelegene, scharf begrenzte, solitäre Aufhellung dar (Abb. 3.**88**). Ein Sklerosesaum ist regelmäßig nachzuweisen (Abb. 3.**90 a, b**). Bei größeren Zysten treten solide Periostreaktionen mit konzentrischer Umfangszunahme des Knochens bei Abbau der ursprünglichen Kortikalis auf (Neokortex, Abb. 3.**89**). Meist liegen intraläsionale Frakturen vor, die der Zyste ein mehrkammeriges Aussehen geben können.

! Ein „fallen fragment" ist ein Knochenfragment, das nach pathologischer Fraktur in der Zyste „schwimmt" (Abb. 3.**91**).

CT Die CT-Diagnose gelingt eindeutig durch die Dichtemessung. Die Frage, ob eine ein- oder mehrkammerige Läsion vorliegt, ist sicher zu entscheiden.

MRT Eine sichere Diagnose gelingt durch den Flüssigkeitsnachweis (stark signalreich in T2 FSE). Der Rand der Zyste, aber auch die Zystenauskleidung entlang der Septen nimmt Kontrastmittel auf (Abb. 3.**92 a, b** u. 3.**93 a, b**).

DD **Aneurysmatische Knochenzyste.** Diese ist mehr exzentrisch gelegen und wächst in die Weichteile. Die MR-tomographische Abgrenzung ist manchmal schwierig, da auch in „einfachen" Zysten nach Fraktur Blutflüssigkeitsspiegel nachzuweisen sind.

Fibröse Dysplasie. Diese kann durchaus röntgenologisch identisch aussehen, wenn flächige, reparative Vorgänge das Röntgenbild der Knochenzyste verkomplizieren. Auch hier ist der Nachweis des fibrösen Weichgewebes im MRT der sichere Differenzierungshinweis.

Im Kalkaneus ist die Differenzialdiagnose zwischen **Zyste** und **Lipom** röntgenologisch nur möglich, wenn das Lipom eine zentrale Verkalkung zeigt. Die Differenzierung ist jedoch klinisch irrelevant, da beide Läsionen „leave-me-alone lesions" darstellen.

Enchondrom. Nur mittels MRT gelingt die Unterscheidung im Einzelfall. Allerdings glückt die Differenzierung nicht immer mittels T2 FSE (da Knorpel auch ein sehr helles Signal haben kann). Die Kontrastmittelgabe ist obligat.

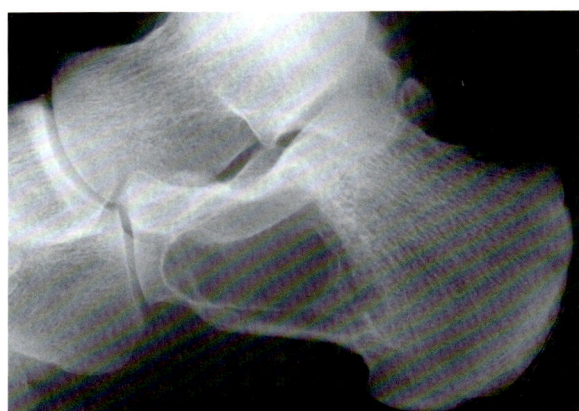

Abb. 3.**88** Einfache Knochenzyste im Kalkaneus.

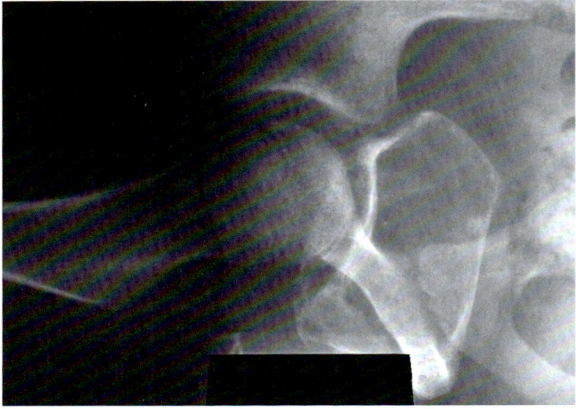

Abb. 3.**89** Ausgedehnte einfache Knochenzyste des Os pubis bei 9-jährigem Jungen.

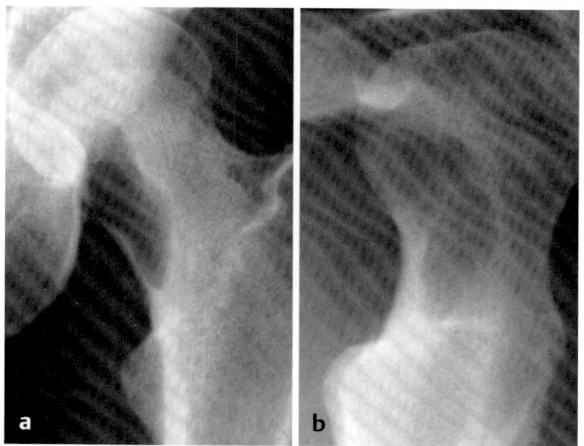

Abb. 3.**90** Einfache Knochenzyste. 28-jährige Frau. Nur minimaler Skleroserand.

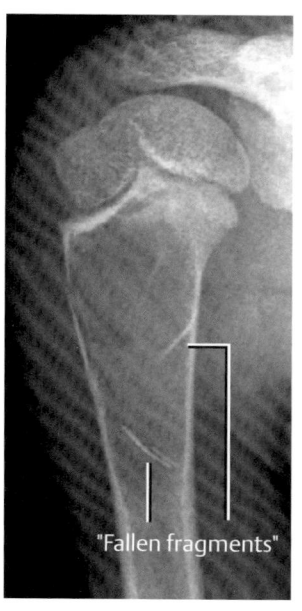

Abb. 3.**91** Juvenile Knochenzyste. Pathologische Fraktur.

"Fallen fragments"

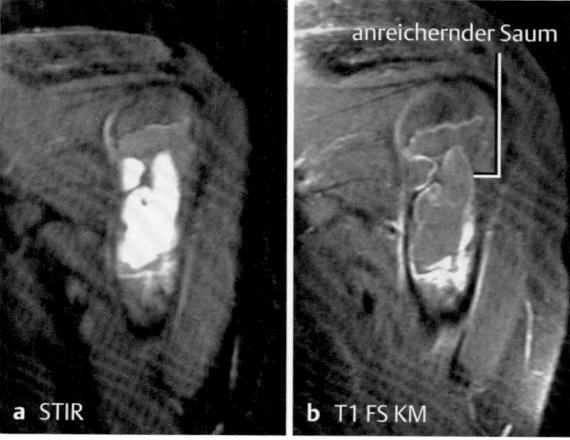

anreichernder Saum

a STIR

b T1 FS KM

Abb. 3.**92** Juvenile Knochenzyste. 14-jähriger Junge. Klassischer MRT-Befund.

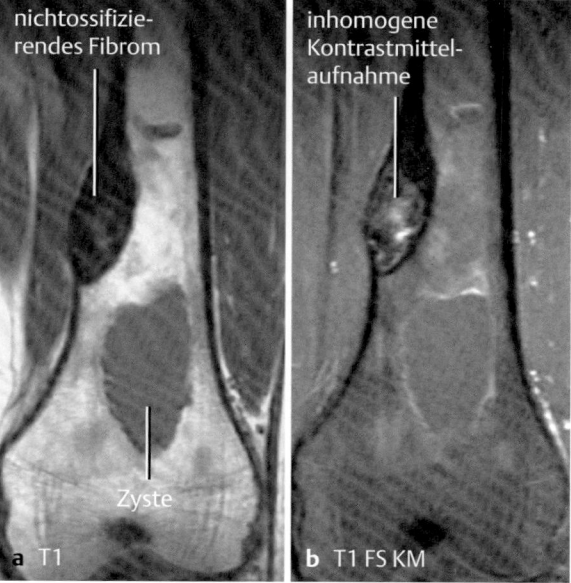

nichtossifizierendes Fibrom

inhomogene Kontrastmittelaufnahme

Zyste

a T1

b T1 FS KM

Abb. 3.**93** Knochenzyste und weitgehend verkalktes, nichtossifizierendes Fibrom.

3.3.4   Aneurysmatische Knochenzyste

> → Die aneurysmatische Knochenzyste ist eine benigne, zystische Knochenläsion. Sie entsteht de novo (primäre AKZ) oder sekundär als Begleitbefund anderer benigner oder maligner Knochentumoren.

PATHO Die aneurysmatische Knochenzyste besteht aus blutgefüllten Hohlräumen, die durch Bindegewebesepten unterteilt werden. Auch eine primäre AKZ kann solide Anteile aufweisen. Meistens handelt es sich bei den soliden Anteilen eher um andere Knochentumoren, so dass eine sekundäre AKZ vorliegt. Ätiologie und Pathogenese der aneurysmatischen Knochenzyste sind ungeklärt.

KLINIK Schwellungen und Knochenschmerzen sind unspezifische klinische Befunde. Die Läsion kann sehr schnell wachsen und einen malignen Tumor vortäuschen.

Alter: Die aneurysmatische Knochenzyste tritt in der Regel (> 80%) innerhalb des 1. und 2. Dezenniums auf.

Lokalisation: Alle Knochen können betroffen sein. Prädilektionsorte sind Wirbelsäule, Femur, Tibia und Becken. In den langen Röhrenknochen sind sie im Bereich der Meta- und Diaphyse lokalisiert.

Therapie: Kürettage. Rezidivrate ca. 20–40%.

RÖ Die aneurysmatische Knochenzyste stellt sich in der Regel als große, exzentrisch gelegene, scharf begrenzte, solitäre Aufhellung dar (Abb. 3.96 a–c). Die Osteolyse ist teilweise von einem Sklerosesaum umgeben. Eine Expansion in die Weichteile ist häufig. Der die Knochengrenzen überschreitende Teil kann entweder eine Knochenschale („Neokortex") aufweisen (Abb. 3.95) oder röntgenologisch von den Weichteilen nicht abgrenzbar sein. Trabekel/Septen durchziehen eine Vielzahl von aneurysmatischen Knochenzysten (Abb. 3.97 a, b).

CT Die Neokortex kann als feiner Sklerosesaum meistens auch dann noch erkennbar sein, wenn das Röntgenbild den Befund schon nicht mehr zeigt. Wesentliche Zusatzinformationen des CT ist der Nachweis mehrkammeriger Zysten mit Flüssigkeitsspiegeln aufgrund der unterschiedlichen Dichte des Zysteninhalts.

MRT Die MRT ist am besten in der Lage, die Zystenflüssigkeiten unterschiedlicher Zusammensetzung als „Spiegel" sichtbar zu machen (Abb. 3.98 a–d). T2-FSE-Sequenzen sind hierzu besonders geeignet. Obligat ist die Kontrastmittelgabe. Die Zystensäume nehmen kräftig Kontrastmittel auf. Manchmal sind unterschiedlich ausgedehnte *solide*, weichteildichte Areale in der aneurysmatischen Knochenzyste nachzuweisen, die ebenfalls eine Kontrastmittelanreicherung aufweisen (Abb. 3.94 a, b).

! Die sorgfältige histologische Aufarbeitung des kürettierten Materials ist besonders wichtig, da Tumoren, z. B. Osteosarkome oder Osteoblastome, nur so erkannt werden können.

DD **Riesenzelltumor.** CT oder MRT sind oft in der Lage, die beiden Läsionen bildgebend zu trennen. Der Riesenzelltumor ist meistens bis auf zentrale Nekrosen „solide" und alle oder große Teile des Tumors nehmen Kontrastmittel auf, im Gegensatz zur Zyste mit ihren Septierungen. Probleme ergeben sich bei aneurysmatischen Knochenzysten mit hohen soliden Anteilen.

Einfache Knochenzyste. Die Unterscheidung ist röntgenologisch manchmal nicht möglich, insbesondere bei multipel septierten, „einfachen" Zysten nach Spontanfraktur. Einfache Knochenzysten können, wenn auch seltener, ebenfalls Flüssigkeitsspiegel aufweisen, allerdings finden sich nie „solide", Kontrastmittel aufnehmende Strukturen.

Nichtossifizierendes Fibrom. Dieses hat einen kräftigen Sklerosesaum und kommt mehr traubenförmig oder als einfache, sich vertikal ausdehnende Osteolyse zur Abbildung. Eine Abgrenzung zu den Weichteilen durch eine Knochenschale ist beim nichtossifizierenden Fibrom immer gegeben. Die MRT/CT erlaubt sicher die Differenzierung zwischen fibrösem Gewebe und Zysteninhalt.

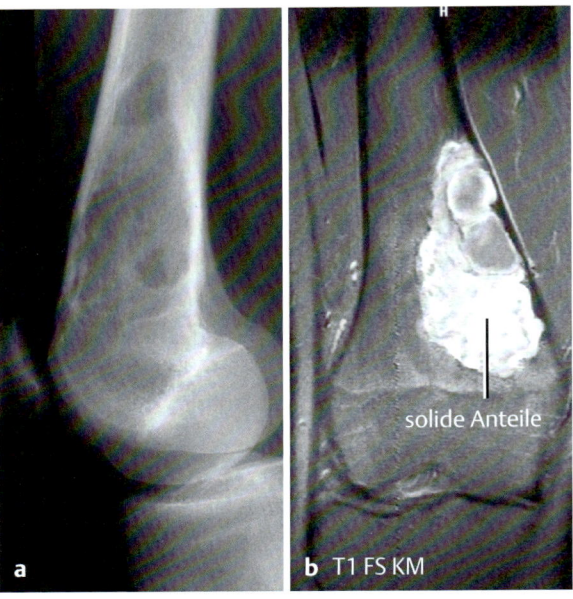

Abb. 3.**94** Aneurysmatische Knochenzyste mit ausgeprägten soliden Anteilen.

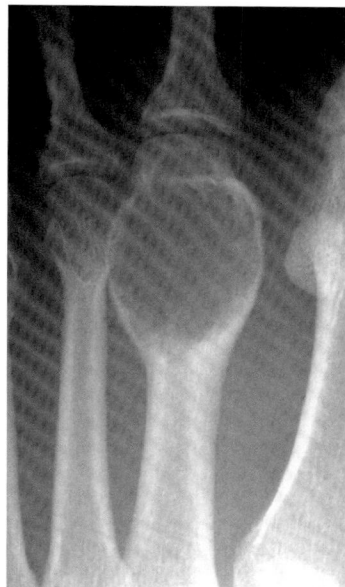

Abb. 3.**95** Aneurysmatische Knochenzyste im 2. Os metatarsale.

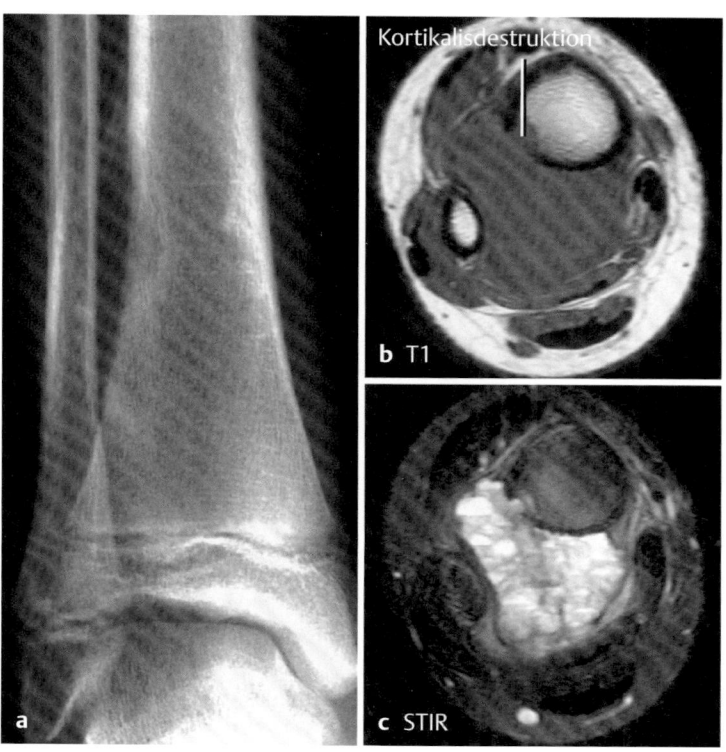

Abb. 3.**96** Exzentrische, vom Periost ausgehende aneurysmatische Knochenzyste.

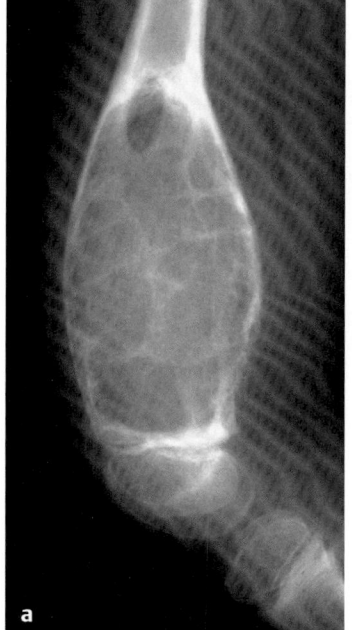

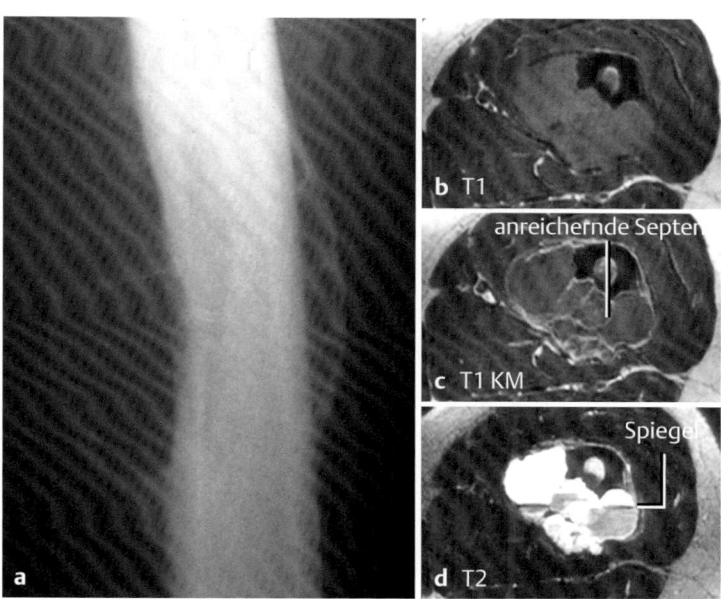

Abb. 3.**98** Exzentrische aneurysmatische Knochenzyste. Osteodestruktion des Femurs.

Links:
Abb. 3.**97** Klassische, intramedulläre aneurysmatische Knochenzyste.

3.3.5   Langerhans-Zell-Histiozytose

> → Die Langerhans-Zell-Histiozytose repräsentiert ein ganzes Spektrum von Erkrankungen, die nicht nur das Skelett betreffen. Das **eosinophile Granulom** ist die häufigste und klinisch mildeste Variante. Andere Formen sind der sog. **Morbus Hand-Schüller-Christian** und der **Morbus Abt-Letterer-Siwe**. Letztere sind extem seltene systemische Erkrankungen (s. Spezialliteratur). An dieser Stelle wird nur das eosinophile Granulom angesprochen.

PATHO Alle Läsionen bestehen aus fibrohistiozytärem Granulationsgewebe, das einen unterschiedlichen Gehalt an Langerhans-Zellen (spezielle Histiozyten) und eosinophilen Granulozyten hat. Auch mehrkernige Riesenzellen, Lymphozyten und Plasmazellen sind nachweisbar.

KLINIK Teilweise ist das **eosinophile Granulom** ein röntgenologischer Zufallsbefund, insbesondere an der Schädelkalotte. Ansonsten treten Schwellungen und lokale Schmerzen auf.
Alter: Prädilektionsalter ist die 1. und 2. Lebensdekade. Der Befund ist jedoch schon ab dem Kleinkindesalter, im Einzelfall auch bis zur 5. Lebensdekade, zu erheben.
Lokalisation: Bevorzugt sind Schädel, Femur, Beckenskelett, Rippen und die Wirbelsäule betroffen. Alle anderen Lokalisationen des Skeletts sind ebenfalls möglich. Die Erkrankung verläuft meistens monostotisch, multiple Herde sind in ca. 20 % der Fälle zu finden.
Therapie: Spontanheilungen sind besonders am Schädel häufig zu beobachten. Intraläsionale Steroidinjektionen sind mit fraglichem Erfolg versucht worden. In der Regel erfolgt eine Kürettage an statikgefährdeten Skelettabschnitten und bei rascher Progression.

RÖ Typisch ist die morphologische Vielfalt der eosinophilen Granulome. Sowohl aggressive als auch latente und aktive Wachstumsmuster sind zu finden. Die Röntgenmorphologie ist in hohem Maße davon abhängig, in welchem Stadium ein eosinophiles Granulom diagnostiziert wird. In der **Kalotte des Schädels** finden sich in der Regel rundliche bis ovale Osteolysen mit Durchmessern bis zu 3 cm (Abb. 3.**102**). Die Läsionen wirken glatt begrenzt, wie „ausgestanzt" (Abb. 3.**103 a–c**). Knochenreste im Inneren der Läsionen sehen wie ein Sequester aus (button sequester). Zwar ist die Begrenzung scharf, ein Skleroserand fehlt jedoch im Frühstadium. Im Einzelfall finden sich landkartenartige Bilder.
In der **Wirbelsäule** liegen ebenfalls häufig Osteolysen vor (teilweise von Trabekeln durchzogen, Abb. 3.**104 a, b**). Die Wirbelkörper können zusammenbrechen, so dass sich das Bild der „Vertebra plana" ergibt (Abb. 3.**99**).
In den **Röhrenknochen** sind sowohl relativ scharf begrenzte Herde (Abb. 3.**101**), aber auch mottenfraßähnliche Osteolysen nachzuweisen (Abb. 3.**100 a, b**). Lamelläre Periostreaktionen kommen beim eosinophilen Granulom vor.
Bei Spontanheilung der Läsionen kommt es zu einem Skleroserand zunehmender Dicke, in der Folge zu einem sklerotischen Umbau. Eine völlige Restitutio ad integrum ist nicht selten.

NUK Wichtige Methode zur Beurteilung, ob eine monostotische oder polyostotische Form der Erkrankung vorliegt. In Abhängigkeit von der Aktivität besteht eine unterschiedliche Anreicherung.

CT Die Form der Herde, deren „ausgestanzter" Charakter, lässt sich manchmal übersichtlicher als im Röntgenbild darstellen (Abb. 3.**104**).

MRT Die MRT weist das klassische Signalverhalten aller Tumoren auf: Signalarm in T1 SE, signalreich in T2 FSE. Die Läsion nimmt Kontrastmittel auf (Abb. 3.**103 c**).

DD **Röhrenknochen:**
Eine **Osteomyelitis** kann röntgenologisch ein eosinophiles Granulom vortäuschen, obwohl letzteres doch häufig einen relativ scharfen Rand zum gesunden Knochen aufweist.
Ewing-Sarkom. Diese Differenzierung ist manchmal bildgebend nicht möglich, so dass nur die Probebiopsie bleibt.
Langsam wachsende eosinophile Granulome können eventuell mit der **fibrösen Dysplasie** oder **Zysten** verwechselt werden.

Schädel:
Bei multiplem Auftreten kann im Kindesalter die Tuberkulose ähnliche Bilder erzeugen.
Bei Einzelherden ist die Epidermoidzyste zu bedenken.

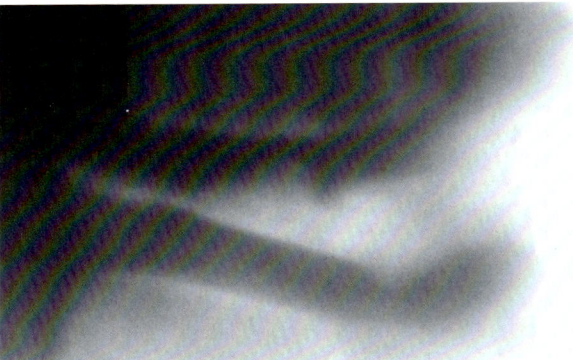

Abb. 3.**99**   Langerhans-Zell-Histiozytose. Destruktion eines Wirbelkörpers, „Vertebra plana". 7-jähriger Junge.

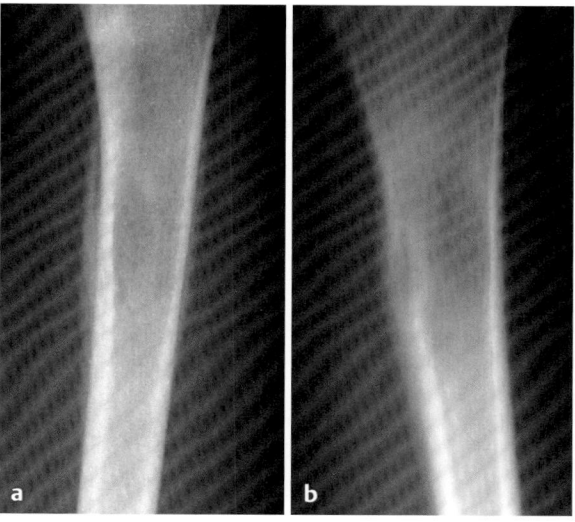

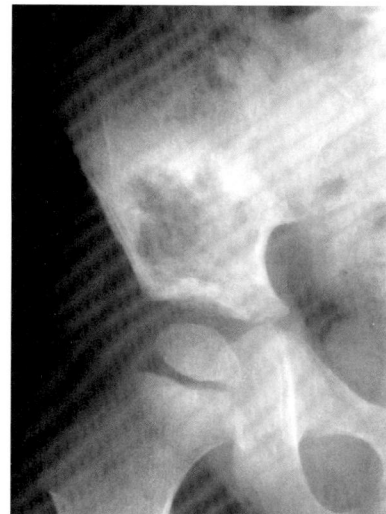

Abb. 3.**101**
8-jähriges Kind
mit eosinophi-
lem Granulom.
Im Vergleich
zu Abb. 3.**100**
relativ scharfe
Begrenzung
der Läsion.

Abb. 3.**100**   Eosinophiles Granulom der Tibia mit permeativer Destruktion und Periostreaktion bei 7-jährigem Jungen. Schwierige Differenzialdiagnose gegenüber einem
Malignom, insbesondere dem Ewing-Sarkom.

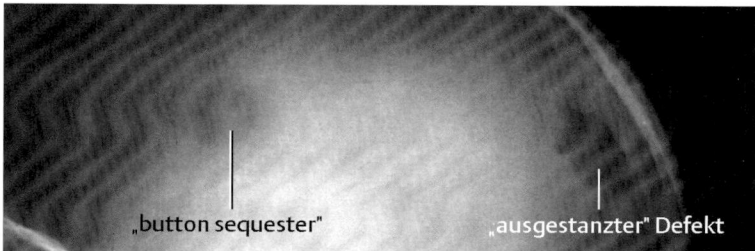

Abb. 3.**102**   Eosinophiles Granulom.
Zwei Herde am Schädel.

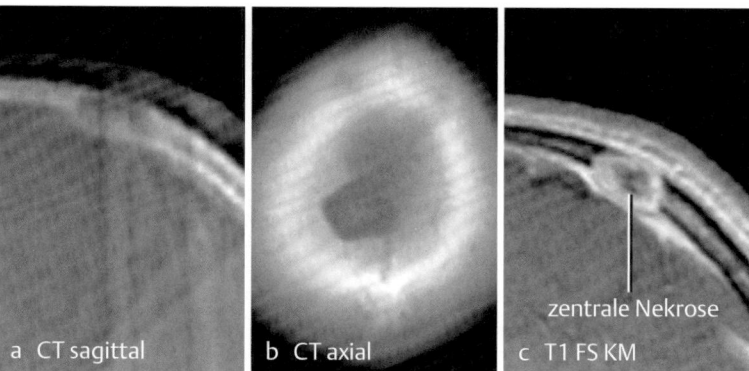

Abb. 3.**103**   Eosinophiles Granulom
am Schädel.

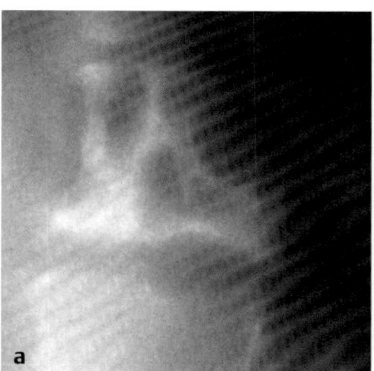
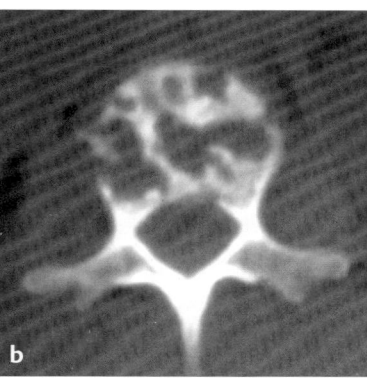

Abb. 3.**104**   Konventionelle (**a**) und
Computertomographie (**b**) eines eosinophilen Granuloms im Wirbelkörper.
Konfluierende, wie ausgestanzt
wirkende Herde.

3.3.6 Fibröse Dysplasie

> Die fibröse Dysplasie ist eine mono-, oligo- oder polyostotische, anlagebedingte Störung, bei der normales Knochenmark durch fibroossäres Gewebe ersetzt ist.

PATHO Es handelt sich um einen benignen, geschwulstähnlichen Prozess, der auf eine lokale Störung der Differenzierung des Knochen bildenden Mesenchyms beruht. Anstelle einer normalen lamellären Spongiosa entsteht ein isomorphes Bindegewebsstroma, das sekundär in ein Netzwerk aus statisch insuffizientem Faserknochen umgewandelt wird. Der Prozess ist langsam progredient und kommt in der Regel mit der Pubertät zum Stillstand. Ätiologie und Pathogenese sind ungeklärt. Ein Enzymdefekt wird diskutiert, die Erkrankung wird nicht vererbt.

Eine maligne Entartung ist möglich (0,5 %).

Die oligo- oder polyostotische Form der fibrösen Dysplasie ist häufig mit anderen ekto-, meso- und endodermalen sowie endokrinen Entwicklungsstörungen assoziiert. Die wichtigste dieser Assoziationen ist das **Albright-Syndrom** (polyostotische fibröse Dysplasie/„Cafe-au-lait-Flecken" an Stamm und Extremitäten/Pubertas praecox).

KLINIK Bei der monostotischen Form handelt es sich manchmal um einen röntgenologischen Zufallsbefund. Bei der polyostotischen Form sind lokale Schmerzen, Spontanfrakturen oder Verbiegungen der Knochen zu beobachten.

Alter: Die fibröse Dysplasie ist eine Störung der Knochenentwicklung, die sich während des Knochenwachstums manifestiert. Daher wird die Erkrankung meist vor dem 20. Lebensjahr diagnostiziert. Auch Diagnosen im Erwachsenenalter sind möglich.

Lokalisation: Die fibröse Dysplasie tritt überwiegend monostotisch, selten oligo- und polyostotisch auf. Alle Knochen können betroffen sein, wobei Wirbel, Schultergürtel und Handskelett fast ausschließlich bei der polyostotischen Form beteiligt sind. Prädilektionsorte sind Femur (bei der polyostotischen fibrösen Dysplasie fast immer betroffen), Schädel und Rippen. In den langen Röhrenknochen sind die Herde häufig diaphysär lokalisiert, dehnen sich aber auch in andere Abschnitte aus.

Therapie: selten notwendig, eventuell operativ.

RÖ Die Röntgenmorphologie der fibrösen Dysplasie ist abhängig vom Alter des Patienten, der Lokalisation im Skelett, dem Grad der Verknöcherung und dem Kalksalzgehalt des fibrotischen Gewebes. Sie ist daher sehr variabel. In der Regel stellt sich die fibröse Dysplasie als scharf begrenzte, zystenähnliche Destruktion der Spongiosa mit Auflösung ihrer normalen Textur dar (Abb. 3.**107**). Ihr konzentrisch expansives Wachstum führt zur Ausbildung einer schalenartigen Periostreaktion, wobei das Periost nur sehr selten durchbrochen wird. Ein Sklerosesaum oder eine Kortikalisverdickung ist die Regel. Ein „seifenblasenartiges" Muster ist typisch, aber nur manchmal zu finden (Abb. 3.**106**). Ebenso ist das „Milchglasphänomen" zwar ein klassisches Kennzeichen der fibrösen Dysplasie, sein Auftreten hängt jedoch von der Beschaffenheit der Matrix und deren Mineralisation ab (Abb. 3.**105**). Die Läsion kann daher auch zystisch imponieren oder unregelmäßige flächige oder diffuse Sklerosierungen aufweisen. Häufig treten Schaftverbiegungen und Frakturen mit Kallusbildung auf. Durch Nekrose und Einblutung können echte Zysten entstehen. Ältere Herde führen zu groben, reparativ-sklerotischen Spongiosazügen, mit denen der Knochen seine Stabilität wiederzuerlangen sucht.

An den **Rippen** imponiert die fibröse Dysplasie als wurst- oder blasenartige Auftreibung.

In **Röhrenknochen** überwiegt der Eindruck der Vielkammerigkeit. Frakturen und Schaftverbiegungen (Hirtenstabfemur) stehen im Vordergrund (Abb. 3.**111**).

In **platten Knochen** zeigt sich die fibröse Dysplasie unter einem mono- oder polyzystischen Bild mit wabiger Binnenstruktur.

Am **Schädel** werden drei Formvarianten beschrieben:

Pagetoide Form:
- die Diploe ist bucklig oder blasig „aufgetrieben" (Abb. 3.**108**)
- Milchglasphänomen (Abb. 3.**109**)
- fleckig wolkige Sklerosierungen.

Sklerosierende Form:
- Sklerosierungen stehen im Vordergrund
- fast keine zystoiden Strukturen.

Zystoide Form:
- multiple lochartige oder polyzyklische Defekte.

NUK Die Methode differenziert die mono- von den polyostotischen Formen, meist besteht eine deutliche Mehranreicherung.

CT Das Milchglasphänomen wird mittels CT am besten diagnostiziert, so dass die CT bei der fibrösen Dysplasie häufig diagnostisch ist und die Röntgenaufnahme sinnvoll ergänzt (Abb. 3.**108** u. 3.**109**).

MRT Die Signalveränderungen bei der fibrösen Dysplasie folgen dem uniformen Muster aller Tumoren (signalarm in T1 SE, intermediär bis signalreich in T2 FSE). Das fibröse Gewebe nimmt Kontrastmittel auf (Abb. 3.**110 a, b**). Sowohl das Bild nach Kontrastmittelgabe als auch das T2-FSE-Bild können relativ inhomogen sein, da Blut, Fett und Verkalkungen zu Signalalterationen führen.

DD *Röhrenknochen:* Bei monostotischen Formen muss an die **solitäre** oder **aneurysmatische Knochenzyste** gedacht werden, wenn der fibrös dysplastische Herd nicht große Teile des Knochens erfasst. Eine Differenzierungsmöglichkeit erlaubt die MRT (siehe Abschnitt 3.3.4, S. 206).

Rippen: Da an diesen Knochen ein mehr aggressiv anmutendes Wachstumsmuster vorliegen kann, ist im Einzelfall das **eosinophile Granulom** eine Differenzialdiagnose. Hilfe bietet die CT mit dem Nachweis des Milchglasphänomens bei der fibrösen Dysplasie.

Schädel: Der **Morbus Paget** kann nur bei älteren Patienten eine Differenzialdiagnose sein. Beim überwiegend sklerotischen Typ ist das Meningeom zu bedenken (→ CT/MRT).

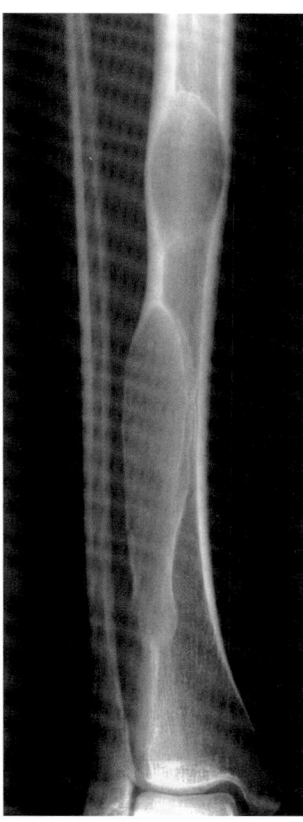

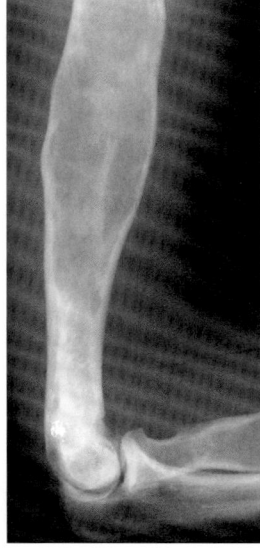

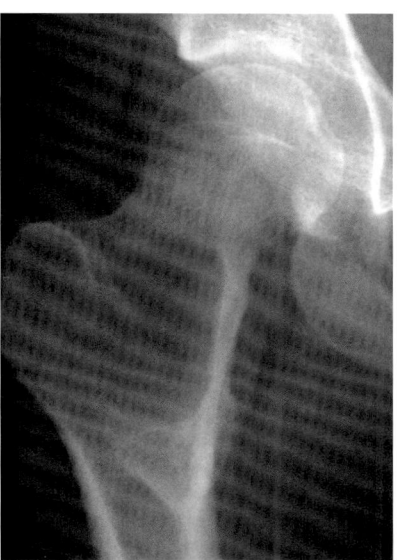

Abb. 3.**106** Fibröse Dysplasie. Multizystische Variante.

Abb. 3.**107** Fibröse Dysplasie. Reine Osteolyse.

Abb. 3.**105** Fibröse Dysplasie. Klassisches Milchglasmuster.

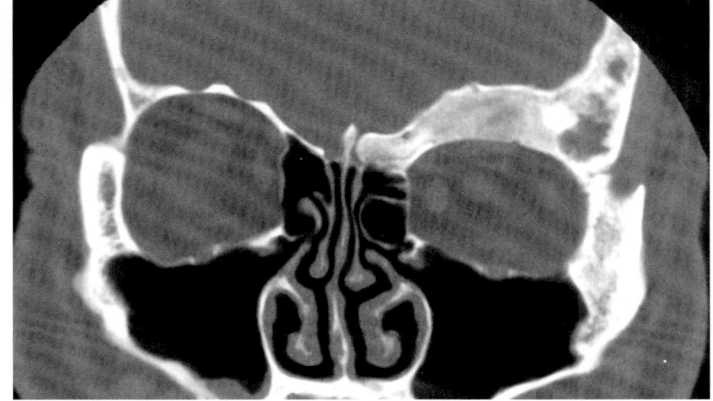

Abb. 3.**108** Fibröse Dysplasie. Pagetoide Form mit Milchglasphänomen.

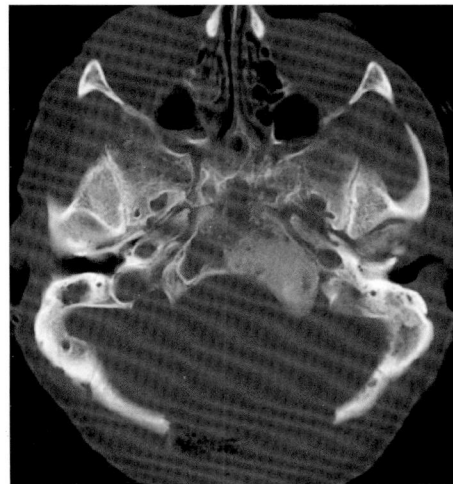

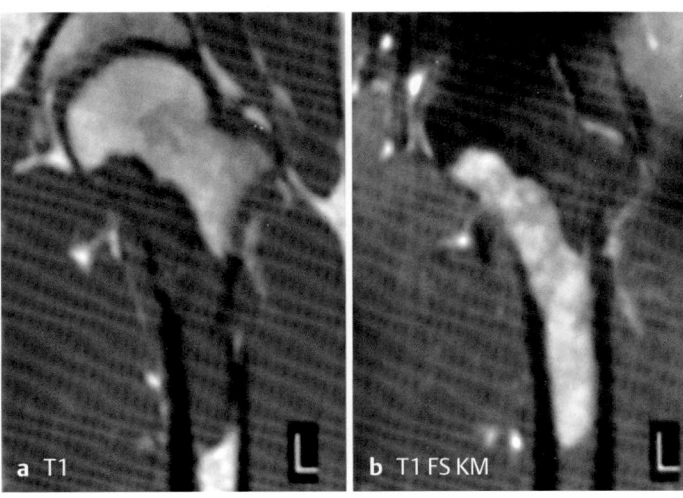

Abb. 3.**109** Fibröse Dysplasie. Pagetoide Form an der Schädelbasis.

Abb. 3.**110** Fibröse Dysplasie. Signalverhalten in der MRT.

Glossar

Osteofibröse Dysplasie Campanacci: Wahrscheinlich eine aktive Variante der fibrösen Dysplasie. Histologisch bestehen Überschneidungen zum Adamantinom, aber auch zum ossifizierenden Fibrom am Gesichtsschädel. Die osteofibröse Dysplasie ist zwar benigne, wächst aber lokal aggressiv. Fast alle Läsionen sind – wie das Adamantinom – an der Tibia lokalisiert. Fast alle Herde sind in der Diaphyse und meist exzentrisch gelegen. Das röntgenologische Bild ist typischerweise eine lobulierte Osteolyse (vgl. Abb. 3.75 a – c). Manchmal ist das Milchglasphänomen zu erkennen. Reaktive periphere und zentrale Sklerosen sind fast immer nachzuweisen.

Periostales (kortikales) Desmoid: Im Gegensatz zum Desmoid der Weichteile (das eine tumorähnliche Läsion darstellt) handelt es sich beim periostalen Desmoid um eine die Kortikalis betreffende, reaktive Läsion (Traumafolge?!) am fibroossären Ansatz von Muskeln. Die Läsion tritt bei Kindern und Jugendlichen im Wachstumsalter (3 – 17 Jahre) auf. Typischer Sitz des periostalen Desmoids ist die posteromediale Oberfläche der distalen Femurmetaphyse. Aber auch distale Humerus-, Radius- und Ulnametaphyse sowie die proximale Tibiametaphyse sind mögliche Lokalisationen.

Röntgenbild und CT des periostalen Desmoids sind durch eine mehr oder weniger flache Kompaktaarrosion charakterisiert. Diese ist etwa 3 – 4 mm tief und meist 1 – 2 cm lang (Abb. 3.113). Die Arrosion ist scharf begrenzt und manchmal bildet das Periost an der Außenseite des Prozesses auch eine dünne Knochenhülle (Abb. 3.112). Der Defekt kann auch irregulär konturiert sein. Manchmal reagiert das benachbarte Periost mit einer ausgeprägten Verdickung. (Periostale Desmoide sind in der Regel szintigraphisch negativ.)

Epidermoid: Epithelzyste unterhalb des Periosts, die eine tumorähnliche Knochenläsion verursacht. Während Epidermoide am Schädel symptomlos sind, bereiten sie an anderen Lokalisationen Schmerzen. Die Läsionen treten überwiegend an den Endgliedern der Finger, seltener am Schädel auf (Abb. 3.114). Röntgenologisch führen Epidermoide zu einer umschriebenen „Auftreibung" des Knochens mit Verdünnung der Kompakta. Das Innere der Läsion ist in der Regel strukturlos. Aktive, mit stärkeren Schmerzen einhergehende Epidermoide sind oft unscharf begrenzt, inaktive weisen einen Sklerosesaum auf.

Reparatives Riesenzellgranulom: Reaktive, tumorähnliche Ansammlung von Riesenzellen, bevorzugt in den Röhrenknochen der Hand und des Fußes (Abb. 3.115). Lokale Schmerzen führen zur röntgenologischen Untersuchung. Die Röntgensymptomatik ist sehr variabel und besteht aus einer Osteolyse mit scharfem oder unscharfem Rand. Die Kortikalis kann destruiert sein, so dass aggressiv wachsende Tumoren vermutet werden müssen. Einfache „Auftreibungen" des Knochens mit einem Neokortex sind ebenfalls möglich.

Intraossäres Ganglion: Benigne Zyste, die mit Gelenkflüssigkeit oder fibrösem, stark mukoid degeneriertem Gewebe ausgefüllt ist. Eine Traumagenese ist häufig anzunehmen (Abb. 3.116). Das typische Bild ist eine epiphysär oder epimetaphysär gelegene Osteolyse mit einem Sklerosesaum ohne begleitende Arthrosezeichen bei einem Patienten jenseits des 40. Lebensjahres (Abb. 3.117). Demgegenüber ist die Diagnose einer Geröllzyste bei Arthrose bei ähnlicher Röntgenmorphologie an den Nachweis weiterer Arthrosezeichen gebunden.

Literatur

Freyschmidt J, Ostertag H, Jundt G. Knochentumoren. Klinik – Radiologie – Histologie. 2. Aufl. Berlin: Springer; 1998.

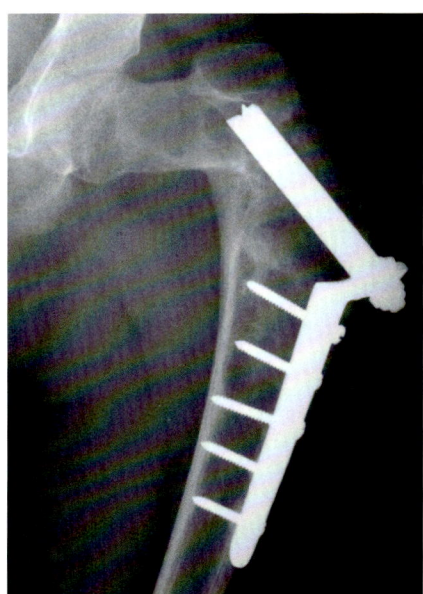

Abb. 3.**111**   Fibröse Dysplasie mit Hirtenstabdeformität.

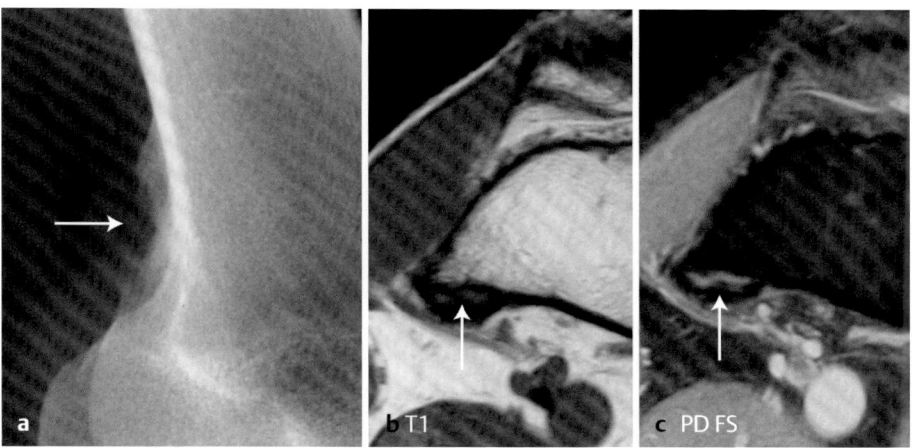

Abb. 3.**112** Kortikales Desmoid. 25-jähriger Patient mit Schmerzen. Klassische Lokalisation.

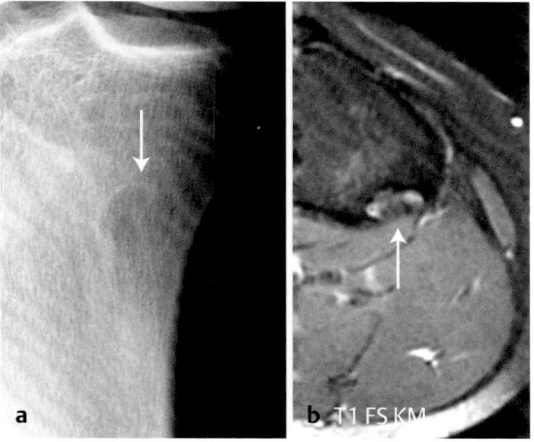

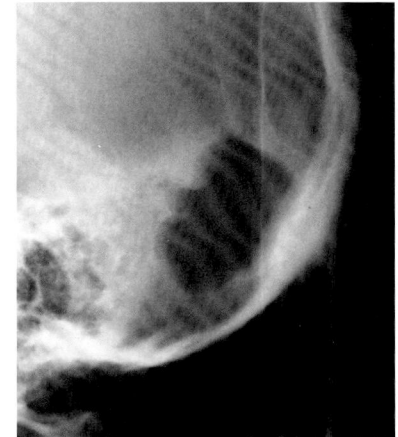

Abb. 3.**113** Kortikales Desmoid an der Tibia.

Abb. 3.**114** Epidermoid am Schädel.

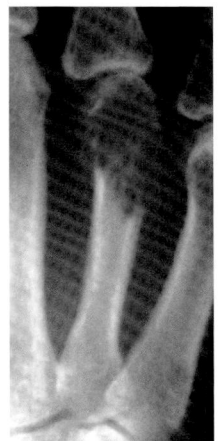

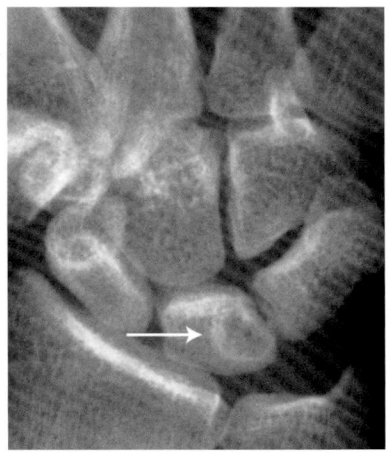

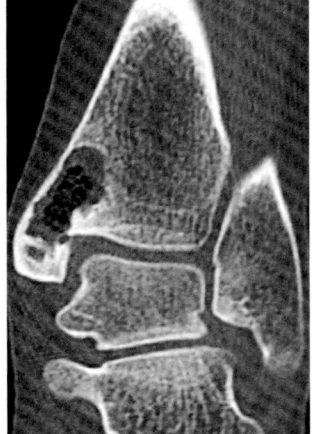

Abb. 3.**115** Reparatives Riesenzellgranulom des Os metacarpale IV.

Abb. 3.**116** Intraossäres Ganglion. 25-jährige Frau. Vor 2 Jahren Trauma mit Subluxation des Os lunatum.

Abb. 3.**117** Intraossäres Ganglion. Die Verbindung zum Gelenk ist sichtbar. Intraläsionales Gas.

3.4   Metastasen

> Metastasen sind der häufigste Knochentumor. Sie sind ab dem 40. Lebensjahr die primäre Differenzialdiagnose einer Osteodestruktion oder einer sklerosierenden Knochenläsion.

PATHO   Die Einnistung und das Wachstum von Tumorzellen im Rahmen der Skelettmetastasierung beruhen auf einer Störung der Balance von Osteoklasten- und Osteoblastentätigkeit. Immer noch gültig ist die schon von Paget formulierte „Seed-and-Soil-Theorie", derzufolge Tumorzellen (seed) und Organmilieu des Knochens (soil) eine spezielle Affinität aufweisen müssen. Tumorspezifische Faktoren der Primärtumoren und die Ortsantwort im Knochenmark bestimmen die Art der Dysregulation des Knochenabbaus und -wiederaufbaus und damit das radiologisch erfassbare Bild osteolytischer, osteoblastischer oder gemischt lytisch-blastischer Metastasen. Nach heutigem Wissensstand steht die hämatologische Ausbreitung der Tumorzellen eindeutig im Vordergrund. Grundsätzlich sind für die Skelettmetastasierung aber auch direkte Infiltrationen und eine lymphatische Ausbreitung möglich.

KLINIK   Leitsymptom ist der dumpfe, intermittierende Schmerz. Allgemeinsymptome wie Gewichtsabnahme, Schwächegefühl und Müdigkeit sind Folge der Tumorgeneralisierung. Die Entzündungsparameter können erhöht sein. Bei massiver Osteodestruktion durch Metastasen ist ein Hyperkalzämiesyndrom zu beachten.

Alter: Metastasen im Skelett werden in aller Regel erst ab dem 40. Lebensjahr beobachtet. Ausnahmen sind unter anderem:
- Neuroblastom-Metastasen beim Kind
- Mammakarzinom-Metastasen bei jungen Frauen
- Seminom-Metastasen bei jungen Männern.

Lokalisation: Metastasen können in **allen** Knochen vorkommen. Die Wirbelsäule, generell das Achsenskelett und der Schädel, sind der bevorzugte Sitz. Als Regel gilt: Je peripherer ein Knochen, desto seltener ist er von Metastasierung betroffen. Aus diesem Grund sind Metastasen an Händen und Füßen Seltenheiten. Es handelt sich dann meist um Metastasen des Bronchialkarzinoms.

 Nur 10 % der Skelettmetastasen sind primär solitär.

Tabelle 3.**4**   Primärtumoren mit häufiger Skelettbeteiligung

- Mammakarzinom
- Prostatakarzinom
- Bronchialkarzinom
- Hypernephroides Karzinom
- Karzinome des Gastrointestinaltraktes
- Schilddrüsenkarzinome

RÖ   Die röntgenologischen Befunde sind sehr variabel:
- **Osteolytische Herde.** Solitäre Aufhellungen mit unscharfer, selten auch scharfer Berandung sind häufig (Abb. 3.**118**). Das Destruktionsmuster reicht jedoch von mottenfraßartigen bis zu infiltrativ-permeativen Befunden. Sklerotische Ränder sind nie oder sehr selten zu finden. Die Periostreaktion ist ausgesprochen variabel. Ein Einwachsen der Metastase in die Weichteile nach Kortikalisdestruktion ist häufig schon im Röntgenbild zu sehen.
  Die lytische Destruktion findet sich bevorzugt beim Bronchial-, Nieren- und Schilddrüsenkarzinom, aber auch bei kolorektalen und Mammakarzinomen.
- **Knochenverdichtungen** (osteoblastischer Typ) unterschiedlicher Größe. Die Dichtezunahme umfasst umschriebene kleine Flecken bis hin zu einem Befall des ganzen Knochens (Abb. 3.**122** u. 3.**123**). Die Berandung der Sklerosen ist in der Regel unscharf.
  Dieser Metastasentyp ist bei Prostata-, Mammakarzinomen, seltener (ca. 20 %) auch bei gastrointestinalen Tumoren (z. B. Kolonkarzinom, Karzinoid) anzutreffen.
- Ein **gemischtförmiger lytisch-blastischer Typ** ist Ausdruck des Nebeneinanders von osteolytischen und osteosklerotischen Herden, die miteinander konfluieren (Abb. 3.**120** u. 3.**124**). Mamma- und Prostatakarzinome, gastrointestinale Tumoren und Bronchialkarzinome können Ursache dieses Metastasierungstyps sein.

Sonderformen sind:

Zystisch-expansive Metastasen. Es liegt eine Infiltration in die Weichteile vor; die Kortikalis ist dabei weitgehend zerstört (Abb. 3.**119**). Die Tumoranteile sind von feinen, periostalen Knochenreaktionen umgeben, die den Eindruck einer „seifenblasenartigen" Läsion hervorrufen. Dieser Typ ist selten und wird bevorzugt bei Nieren- und Schilddrüsenkarzinomen beobachtet.

Kortikale/periostale Metastasen. Es handelt sich um Osteolysen mit permeativen oder mottenfraßähnlichem Muster in der Kortikalis (Abb. 3.**125 a, b**).

NUK   Die Szintigraphie mit 99 mTechnetium-Diphosphonaten ist die Basisdiagnostik bei der Metastasensuche. Die Szintigraphie wird dabei zumindest in der Erstdiagnostik durch Röntgenaufnahmen ergänzt, um falsch positive Befunde abzugrenzen (degenerative, posttraumatische Veränderungen) oder um Komplikationen zu erkennen (drohende pathologische Fraktur). Ein Problem bleibt allerdings, dass eine Vielzahl von positiven Befunden im Szintigramm, die metastasenbedingt sind, wiederum röntgenologisch nicht sichtbar sind. Sind die Diskrepanzen der Befunde klinisch relevant, müssen andere Methoden (MRT) herangezogen werden.

Insbesondere bei kleinen osteolytischen Metastasen kann die Skelettszintigraphie falsch negativ bleiben. Zu beachten ist ferner der „Superscan" als Ausdruck einer insgesamt verstärkten Aktivitätsbelegung bei diffuser oder disseminierter Metastasierung (häufig bei Prostatakarzinom).

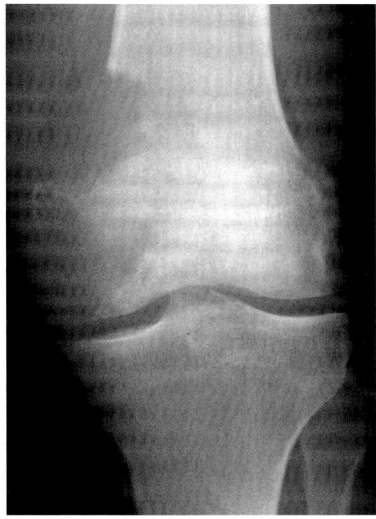

Abb. 3.**118** Osteolytische Metastase (Bronchialkarzinom).

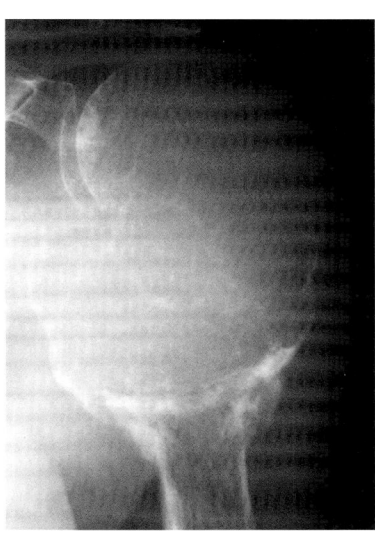

Abb. 3.**119** Osteolytische, expansive Metastase (Schilddrüsenkarzinom).

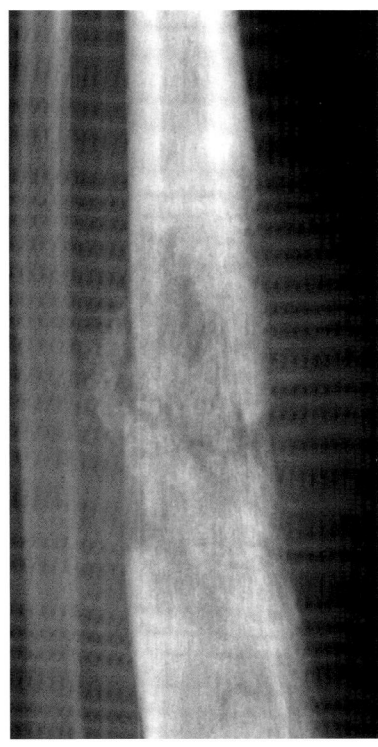

Abb. 3.**120** Gemischt lytisch-blastische Metastasen mit mottenfraßartiger Destruktion (Kolonkarzinom).

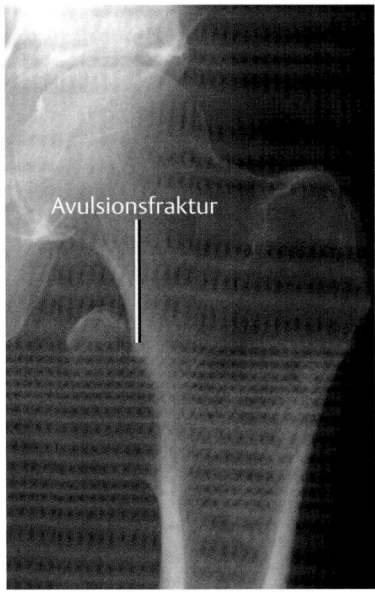

Avulsionsfraktur

Abb. 3.**121** Lytische Metastase. Avulsionsfrakturen des Trochanter minor sind bei älteren Patienten verdächtig auf eine Metastasierung!

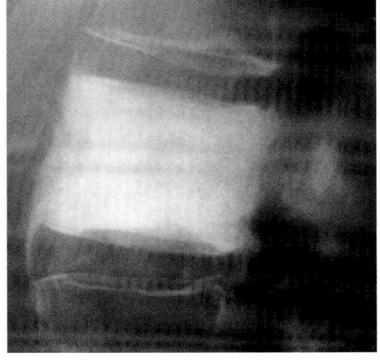

Abb. 3.**122** Osteoblastische Wirbelkörpermetastase (Mammakarzinom).

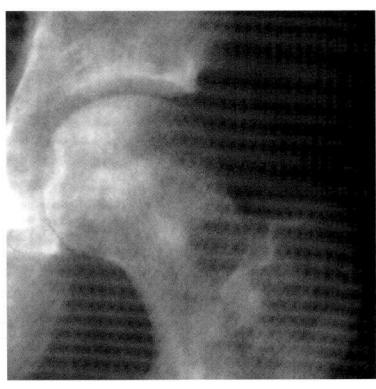

Abb. 3.**123** Diffuse osteoblastische Metastasierung (Prostatakarzinom).

Rechts:
Abb. 3.**124** Gemischt lytisch-blastische Metastasierung (Prostatakarzinom).

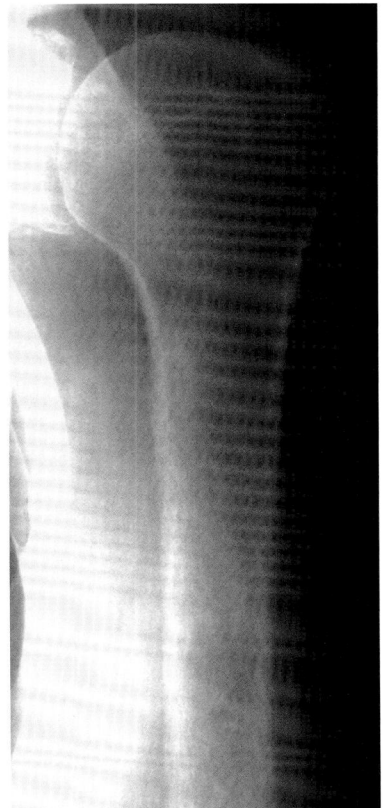

SONO Die Sonographie wird in erfahrener Hand bei oberflächlichen Knochen (z. B. Rippen) mit gutem Erfolg
eingesetzt, da die Kortikalisunterbrechung unschwer zu erkennen ist.

CT Die CT ist der Röntgenaufnahme beim Nachweis der
Osteodestruktion weit überlegen. Sie findet ihren
Einsatz im Bereich der Wirbelsäule (Wirbelbogen, Processus articulares), im Gesichtsschädel und im Becken. Generell gilt: Regionen mit komplexer Skelettanatomie sind zur Abklärung unklarer, metastasenverdächtiger Befunde eine gute Indikation
zur CT.

MRT Die MRT ist die sensitivste Methode zur Detektion
von Skelettmetastasen. Die Signalalteration durch
Metastasen folgen dem klassischen Muster tumoröser Veränderungen (signalarm in T1 SE, signalreich in STIR oder T2 FSE
(Abb. 3.**126** u. 3.**128 a, b**). Das Signal ist stark vom Verkalkungsgrad der Metastase abhängig, so dass in T2 FSE intermediäre
oder signalarme Läsionen vorkommen. Praktisch alle Metastasen nehmen Kontrastmittel auf (Abb. 3.**127 a, b**).
Hinweise zur Technik. Basis ist die PD-FS- oder T2-FS-Sequenz,
bei der die Metastasen häufig signalreich zur Abbildung kommen. In der T1 SE dominiert normalerweise ein helles Fettsignal
im Knochenmark, sofern es sich um Erwachsene ab dem 40. Lebensjahr handelt. Die Tumoren kontrastieren sich gegenüber
dem Fettsignal. Die Kombination von Kontrastmittel mit T1-
FS-Sequenzen dient dem zusätzlichen, oft sehr wertvollen Hinweis auf Kontrastmittel aufnehmendes Tumorgewebe.

Verlaufsbeurteilung

Bei osteolytischen Metastasen ist der Erfolg einer Strahlen-
oder Chemotherapie an einer nach zentral fortschreitenden
vermehrten Sklerosierung zu erkennen (Abb. 3.**125**). Eine Grö-
ßenabnahme des osteolytischen Prozesses ist zwar ebenfalls
ein positiver Verlaufsparameter, wird jedoch seltener ohne Änderung der Knochendichte beobachtet.

DD Die Diagnose einer Knochenmetastasierung ist
dann unproblematisch, wenn bei bekanntem Primärtumor multiple Herde im Szintigramm auftreten und deren
röntgenologischer Befund mit einer Metastase vereinbar ist. In
Abhängigkeit vom Metastasentyp müssen bei **solitären** Herden einige Differenzialdiagnosen beachtet werden:
Osteolysen. Malignes Lymphom und Plasmozytom sind nicht
von Metastasen zu differenzieren. Primäre Knochentumoren
(malignes fibröses Histiozytom, vaskuläre maligne Tumoren
und andere) sind Raritäten.
Osteoblastische Metastasen. Osteom und Kompaktainsel
sind bei Solitärbefunden im Röntgenbild nur schwer abzugrenzen. Die Szintigraphie wird bei metastatischen Herden, im Gegensatz zur Kompaktainsel und dem klassischen Osteom, kräftig anreichern.
Gemischt lytisch-blastische Metastasen. Das maligne Lymphom ist die wesentliche Überlegung bei einer solchen Konstel-
lation.

Zur Abgrenzung einer osteoporotischen Fraktur von einer
metastatischen pathologischen Fraktur an der **Wirbelsäule** sei
auf Abschnitt 1.7.2 verwiesen.

Eine häufige klinische Fragestellung zielt auf die **Stabilität**
des Knochens, nachdem eine Metastase diagnostiziert wurde.
Ist die Stabilität gefährdet, müssen Ruhigstellung und lokale
Maßnahmen (z. B. Radiotherapie) die Folge sein. Von Instabilität ist auszugehen:
Am Röhrenknochen: Wenn > 50 % der Kortikalis im Bereich der
Metastase destruiert sind.
An der Wirbelsäule:
- wenn die Hinterkante des Wirbelkörpers unterbrochen ist
- wenn eine (tumorbedingte) Höhenminderung des Wirbelkörpers vorliegt
- wenn in der MRT der ganze Wirbelkörper mit Tumor ausgefüllt zur Abbildung kommt, obwohl die Kortikalis noch nicht
  durchbrochen ist.

Literatur

Layer G. Skelettmetastasen. In: Stäbler A, Hrsg. Handbuch der
    diagnostischen Radiologie, Muskuloskelettales System 2.
    Berlin: Springer; 2005.

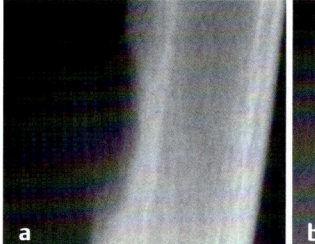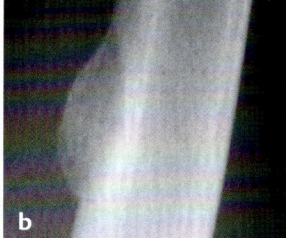

Abb. 3.**125** Veränderung einer kortikalen Rektumkarzi-
nom-Metastase unter Chemotherapie.

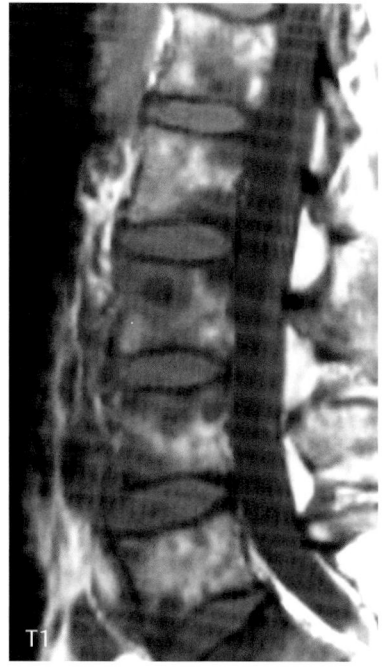

Abb. 3.**126** Diffuse Metastasierung (Mammakarzinom).

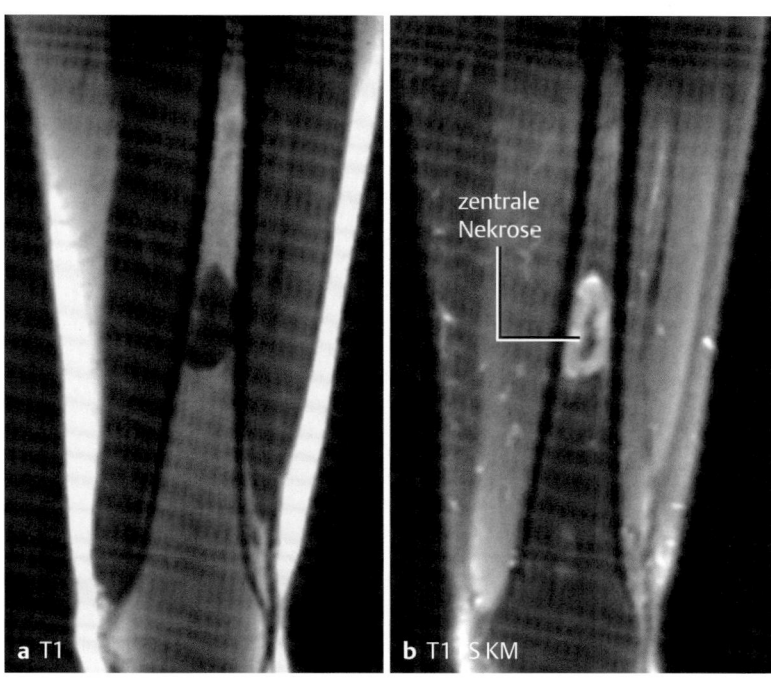

Abb. 3.**127** Metastase (Bronchialkarzinom).

zentrale Nekrose

a T1

b T1 FS KM

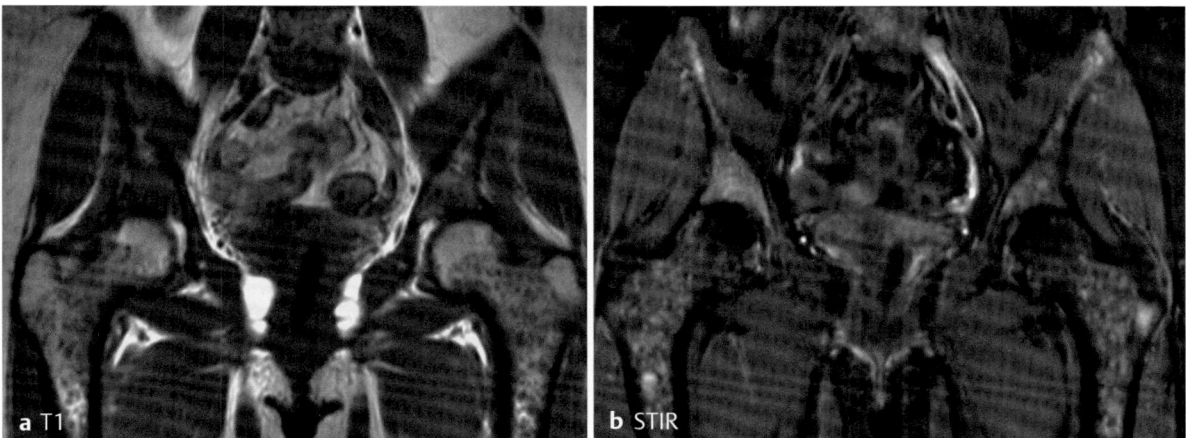

a T1

b STIR

Abb. 3.**128** Multiple Metastasen (Mammakarzinom). Die Epiphysen sind ausgespart!

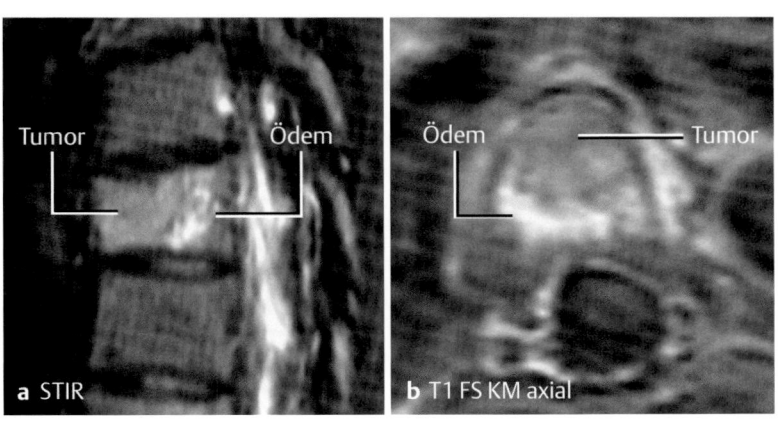

Tumor

Ödem

a STIR

Ödem

Tumor

b T1 FS KM axial

Abb. 3.**129** Metastase (Mammakarzinom). Der Tumor ist vom umgebenden (helleren) Ödem zu trennen.

3.5 Weichteiltumoren

Periphere Weichteile setzen sich aus Korium, subkutanem Fettgewebe, fibrösem Gewebe, Muskeln, Gefäßen, periartikulären Strukturen und peripheren Nerven zusammen. In allen diesen Geweben können periphere Weichteiltumoren entstehen (> 100 WHO-Diagnosen).

PATHO Histologisch werden die Tumoren nach Zelltyp, Ausgangsgewebe und Matrixbildung unterschieden. Unter prognostischen Gesichtspunkten schlägt die WHO vor, die Weichteiltumoren in drei Kategorien einzuteilen:

- **benigne:** Lipome, fibrohistiozytäre und fibröse Tumoren, vaskuläre Tumoren, Nervenscheidentumoren; benigne Tumoren sind etwa 100-mal läufiger als maligne Tumoren
- **intermediär** (lokal aggressiv oder selten metastasierend): Desmoide (aggressive Fibromatose), spezielle Formen der fibrohistiozytären Tumoren
- **maligne:** Weichteilsarkome.

Periphere Weichteiltumoren sind heute eine Domäne von Sonographie und insbesondere MR-Tomographie. Die CT hat an Bedeutung verloren, abgesehen vom Nachweis von Verkalkungen bzw. Verknöcherungen.

Viele Weichteiltumoren lassen sich zwar bildgebend erkennen, aber nicht sicher diagnostisch einordnen. Dies gilt insbesondere für relativ häufige Tumoren wie: Neurinome, Neurofibrome, Riesenzelltumoren der Sehnenscheiden, maligne fibröse Histiozytome, Rhabdomyosarkome und viele andere. Eine Biopsie ist in der Mehrzahl der Fälle notwendig. Die Bildgebung dient dem Nachweis bzw. Ausschluss eines Tumors, der Stadieneinteilung und Therapieplanung.

RÖ Die Röntgenaufnahme dient der Beurteilung der Reaktion des Knochens auf den Tumor. Gefahndet wird nach:

- Arrosion, Usur
- periostaler Knochenreaktion (Abb. 3.**131 a, b**).

Zudem enthält das Röntgenbild Informationen über intratumorale

- Aufhellungen (→ Lipom, Abb. 3.**130**)
- Verdichtungen, Phlebolithen (→ Hämangiom, Lipome, Lymphknoten, Chondrome, Sarkome und Tumormetastasen; Abb. 3.**135**)
- Verknöcherungen.

Die **Angiographie** ist heute nur noch von untergeordneter Bedeutung. Sie kommt präoperativ zur Darstellung der Gefäßstruktur und im Rahmen einer Embolisation zur Anwendung. Bei AV-Malformationen gelingt angiographisch die Unterscheidung der „High-Flow-" von den „Low-Flow-Angiomen". Das Ausmaß der Vaskularisation, die Lokalisation der zuführenden Gefäße sowie die Durchflussgeschwindigkeit beeinflussen die Wahl des Embolisationsverfahrens.

SONO Lipome sind in der Regel echoreich, mitunter lässt sich die umgebene Kapsel sonographisch erkennen. Alle übrigen Weichteiltumoren imponieren meist als inhomogene, echoarme Raumforderungen (Abb. 3.**133**). Zystische Tumoranteile, Nekrosen oder frische Einblutungen können sich als echofreie Bezirke darstellen.

Eine Artdiagnose ist sonographisch nicht möglich.

CT Die CT ist heute bei Weichteiltumoren in den Hintergrund gedrängt. Hypervaskularisierte Tumoren lassen sich gut detektieren (Abb. 3.**138**).

MRT Die Mehrzahl der Weichteiltumoren sind signalarm in T1 SE und signalreich in T2 FSE. Sie nehmen unterschiedlich Kontrastmittel auf.

Hinweise auf Malignität in der MRT sind (nicht beweisend):

- irregulärer Rand
- inhomogenes Signal (T2 FSE und nach Kontrastmittelgabe; Abb. 3.**132 a – c**)
- peritumoröses Ödem (am besten ist die Differenzierung zwischen Tumor und Muskel nach Kontrastmittelgabe zu erkennen)
- Infiltration/Durchwachsen einer Faszie (insbesondere zwischen subkutanem Fettgewebe und Muskulatur)
- Ausdehnung auf mehrere Muskelgruppen oder anatomische Kompartimente (Abb. 3.**132 a – c**).

Cave: Irreguläre Begrenzungen einer Läsion und ein periläsionales Ödem in der MRT sind unspezifische Zeichen. Sie finden sich auch bei Weichteilverletzungen, Myositis ossificans (frühe Form) und Weichteilentzündungen.

Glossar

Im Folgenden werden einige Weichteiltumoren vorgestellt, bei denen bildgebend – vor allem mittels MRT – die (histologische) Diagnose gestellt oder zumindest vermutet werden kann.

Lipom. Scharf abgegrenzter Bezirk in der MRT. Homogenes, hohes Signal in T1 SE und T2 FSE. In einem Teil der Fälle sind feine, signalarme Kapseln zu erkennen (Abb. 3.**131 a, b**).

Liposarkome. Nachweis von fetthaltigen Elementen im Tumor. Myxoide Anteile sind in T2 FSE sehr signalreich.

Cave: Eine Vielzahl von Liposarkomen hat kein charakteristisches Bild, da nur ein solider Anteil zu erkennen ist.

Lymphangiome. Sie zählen zu den angeborenen Gefäßfehlern und können sich nach intraossär ausdehnen. In der Sonographie findet sich eine echoarme, multipel septierte Raumforderung. Die MRT zeigt eine in T1 SE signalarme und in T2 FSE signalreiche, wasseräquivalente Läsion, die von feinen Septen durchzogen ist. Die fehlende oder sehr geringe Kontrastmittelaufnahme differenziert den Tumor gegenüber dem Hämangiom.

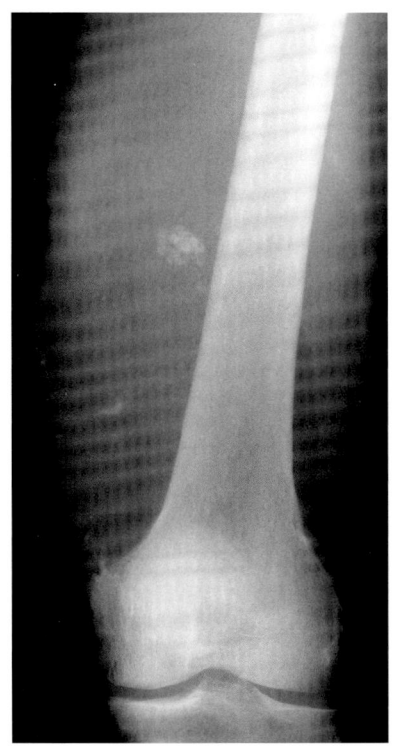

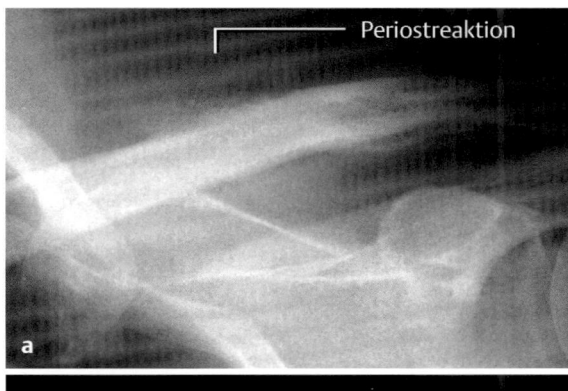

Abb. 3.**131** Parossäres Lipom. Die Periostreaktion legt fälschlicherweise einen malignen Prozess nahe (**a**). Die MRT (**b**) beweist das Lipom.

Abb. 3.**130** Lipom. Aufhellung und Verkalkung.

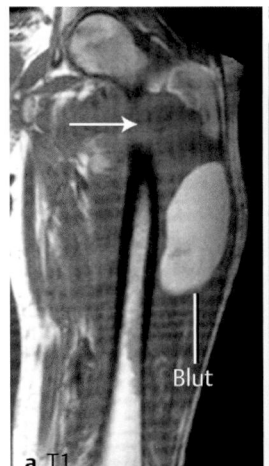

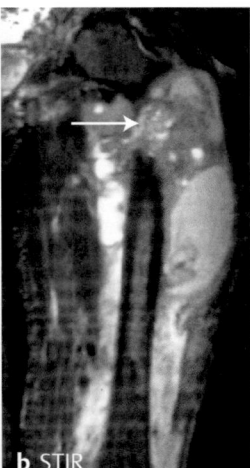

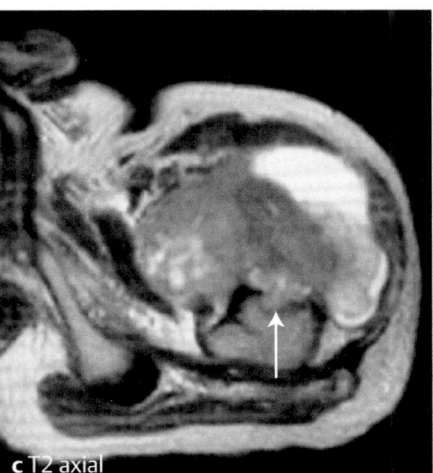

Abb. 3.**132** Leiomyosarkom mit Einblutung. Infiltration in den Femur (Pfeile).

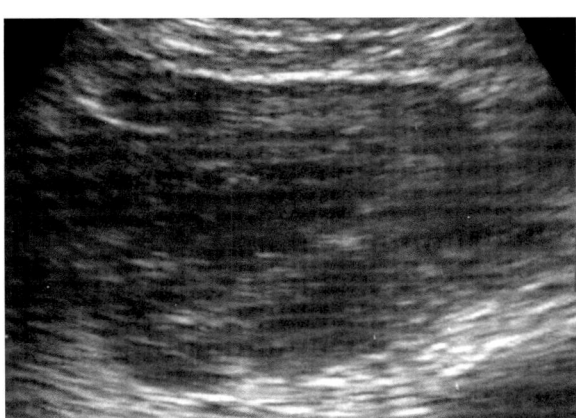

Abb. 3.**133** Sonographie eines Leiomyosarkom-Rezidivs. Inhomogene, echoarme Raumforderung.

Hämangiome und Gefäßmalformationen

Hämangiome sind häufige benigne, proliferativ wachsende Gefäßtumoren, die beim Säugling auftreten und sich meist innerhalb von wenigen Monaten bis Jahren zurückbilden. Die selteneren angeborenen Gefäßmalformationen vergrößern sich dagegen parallel zum Körperwachstum und bilden sich nicht zurück. Sie werden eingeteilt in vorwiegend venöse, arteriovenöse und lymphatische Gefäßmalfomationen. Sonographie und vor allem MRT zeigen die Befundausdehnung am exaktesten.

Hämangiome sind in T1 SE hypointens, reichern deutlich Kontrastmittel an und zeigen in T2 FSE stark hyperintense, konfluierende, traubenartige Formationen, denen Fettgewebe und Bindegewebe zwischengelagert ist (Abb. 3.**134 a, b**).

Die venösen Gefäßmalformationen zeigen eine ähnliche Signalgebung mit septierten, länglich spindelförmigen, blutgefüllten Gefäßkonvoluten, die meist diffus infiltrierend in der Muskulatur liegen. Arteriovenöse Gefäßmalformationen sind in T1 und T2 inhomogen und zeigen einen hohen Blutdurchfluss, der zu Flow-Voids (Signalauslöschungen) im betroffenen Gefäßkonvolut führt. Die Sonomorphologie variiert stark mit echogenen und echoarmen Anteilen, die farbkodierte Duplexsonographie zeigt entsprechend den Durchfluss.

Cave: Sichtbare Hautveränderungen offenbaren oft nur die Spitze des Eisbergs. Eine MRT ist hier zielführend.

Fibromatosen

Es handelt sich um eine Gruppe fibröser Tumoren, die sich in Zeitpunkt und Ort ihres Auftretens unterscheiden.

Charakteristisch für diese Tumorgruppe ist ein lokal infiltratives Wachstum. Im Sonogramm und vor allem in der MRT ist nur selten eine Kapsel zu erkennen. Faszien werden als Barriere nicht respektiert. Die MRT zeigt diese Tumoren als sehr signalarm in T1 SE und unterschiedlich signalintensiv in T2 FSE. Fibromatosen nehmen Kontrastmittel auf:

Im Kindes- und Jugendalter sind Fibrome der Apneurose und der Hand häufig. Alle anderen Lokalisationen, speziell im Gesichtsschädel, sind möglich.

Aggressive Fibromatose (Desmoid): Vorkommen in Bauchwand und Extremitäten; alle Altersstufen (Abb. 3.**136 a, b**).

 Das Desmoid ist ein aggressiver, infiltrativ wachsender Tumor, der in bis zu 70 % der Fälle auch nach weiter Resektion rezidiviert.

Zysten

Zysten und andere flüssigkeitsgefüllte Strukturen sind gut abgegrenzte, von einer fibrösen, signalarmen Kapsel umgebene Gebilde. Die Signalintensität ist abhängig von der Zusammensetzung der Zystenflüssigkeit. Während in T2 FSE die Zyste immer sehr signalreich ist, variiert die Signalintensität in T1 SE zwischen signalarm und intermediär (Blutbestandteile). Die Zysten nehmen nur am Rand etwas Kontrastmittel auf und sind damit von den mehr diffus aufnehmenden Hämangiomen zu unterscheiden.

Synoviales Sarkom

Es handelt sich um ein Weichteilsarkom, das seinen Namen der histologischen Ähnlichkeit der Sarkomzellen mit normalen Synoviozyten verdankt. Er ist nicht synovialen Ursprungs und tritt nur ausnahmsweise (< 5 %) intraartikulär auf. Der Tumor entsteht jedoch bevorzugt in Gelenknähe. Andere Lokalisationen sind möglich. In T2 FSE liegt ein relativ signalreicher, teilweise aufgrund von Verkalkungen etwas inhomogen strukturierter Tumor vor. Verkalkungen (Röntgenbild oder CT!) sind in ca. 30 % der Fälle zu erwarten. Die Tumorgrenzen sind in der Regel scharf, ohne Nachweis eines peritumoralen Ödems. Eine Artdiagnose ist nicht eindeutig möglich.

Verlaufskontrolle, Rezidivdiagnostik von Weichteiltumoren

Sonographie und MRT sind die Methoden der Wahl für die Rezidivdiagnostik, wobei hier die MRT eine besondere und herausragende Bedeutung hat.

Die Verlaufskontrolle und die Rezidivdiagnostik peripherer Weichteiltumoren gestalten sich auch mit der MRT nicht selten schwieriger als die Primärdiagnostik. Nach Operation, aber auch schon nach Biopsie eines Weichteiltumors ist die Aussagekraft innerhalb der ersten Monate deutlich eingeschränkt. Ödematöse Schwellungen, Hämatome, Narbenstränge sowie die veränderte Anatomie erschweren den sicheren Nachweis von Resttumorgewebe. Als generelle Faustregel hat zu gelten, dass innerhalb der ersten 6 Monate nach operativer Therapie eines Weichteiltumors die Beurteilung manchmal eingeschränkt ist.

Für die **Gelenktumoren**, einschließlich der **Ganglien**, siehe Abschnitt 9.6.

Literatur

Fletcher DM, Unni K, Mertens F, eds. Tumours of Soft Tissue and Bone. Oxford: Oxford University Press; 2002.
UICC. Wittekind C, Meyer HJ, Bootz F, Hrsg. TNM Klassifikation maligner Tumoren. 6. Aufl. Berlin: Springer; 2003.

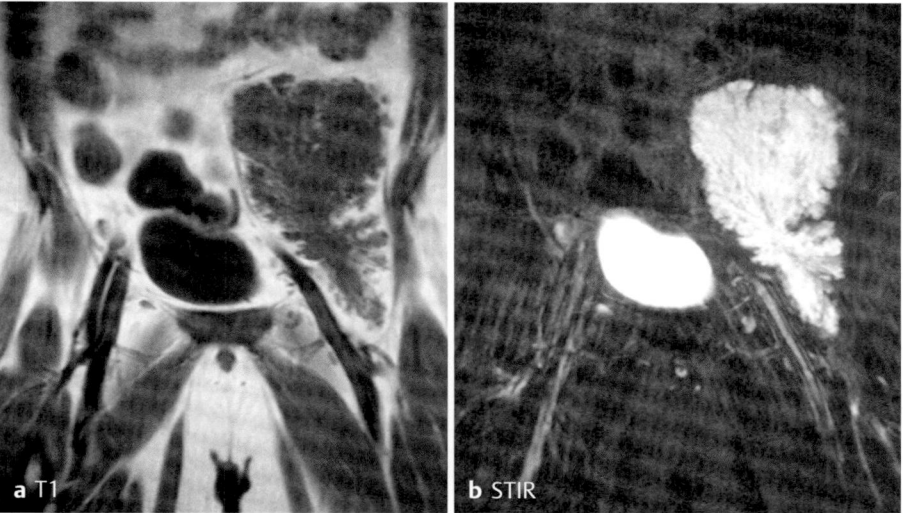

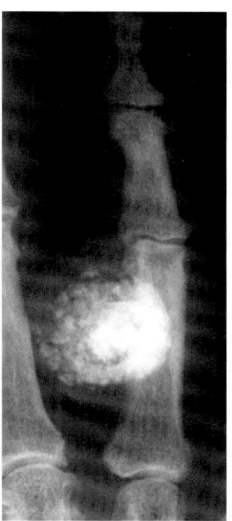

Abb. 3.**134** Hämangiom im M. psoas.

Abb. 3.**135** Sehnen-
scheidenchondrom.

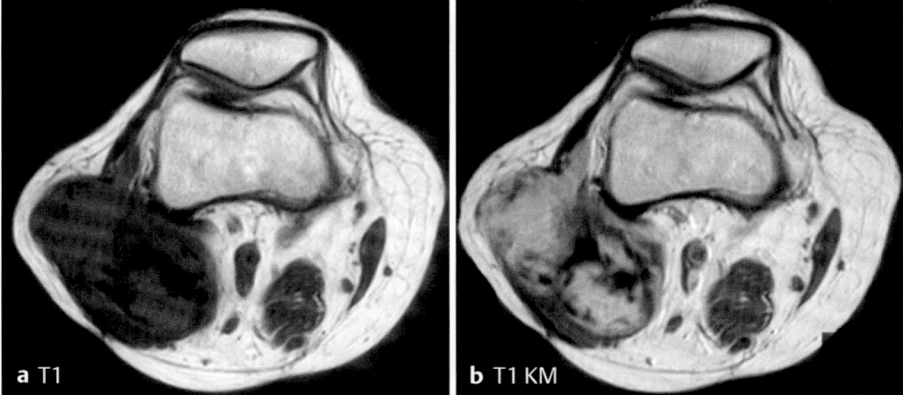

Abb. 3.**136** Aggressive Fibromatose. Signallose (Kollagen!) intratumorale Areale. Vergleich
vor (**a**) und nach Kontrastmittelgabe (**b**).

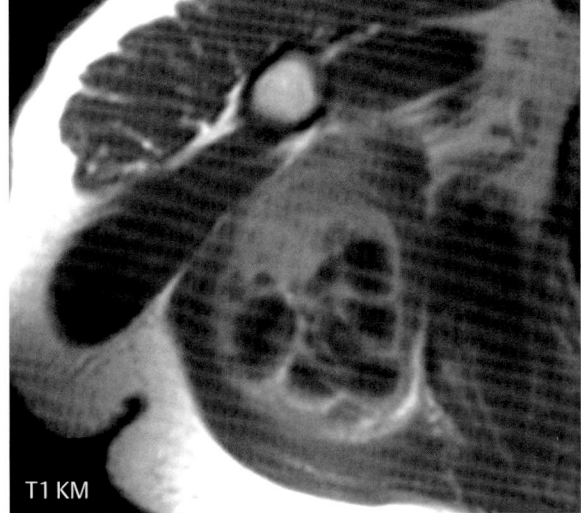

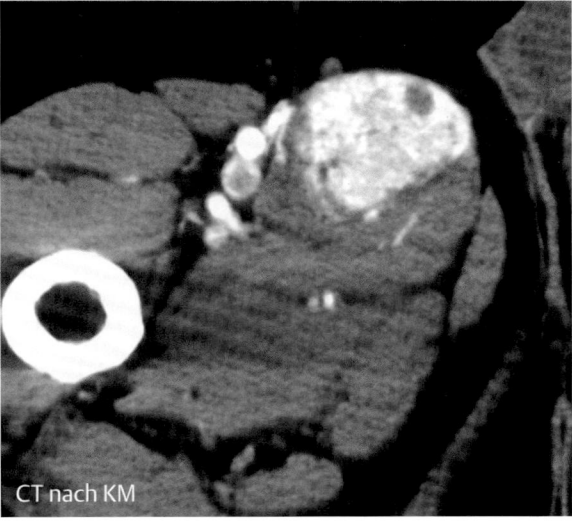

Abb. 3.**137** Neurinom. Nekrotische Areale (häufiger Befund).

Abb. 3.**138** Weichteilmetastase (Hypernephrom).

4 Hämatologische Erkrankungen

4.1 Normales Knochenmark

Aufgrund der unterschiedlichen Zusammensetzung, Vaskularisation und Verteilung werden unterschieden:

- **Gelbes Knochenmark (Fettmark):** Es hat einen hohen Fettgehalt und ein gering entwickeltes Kapillarbett. Beim Erwachsenen findet es sich vorwiegend in den distalen Abschnitten der Extremitäten.
- **Rotes Knochenmark:** Es besteht aus einer Mischung aus Fett und hämatopoetischen Zellen und besitzt ein hoch entwickeltes Netzwerk an Sinusoiden. Beim Erwachsenen kommt es vorwiegend im Stammskelett und zum Teil in den proximalen Abschnitten der Extremitäten vor.

Nach der Geburt findet sich im Skelett überwiegend rotes Knochenmark. Bei der altersbedingten **Konversion von rotem zu gelbem Knochenmark** ersetzt gelbes Knochenmark das rote. Es handelt sich hierbei um einen physiologischen Prozess, der in den Extremitäten mit ca. 25 Jahren abgeschlossen ist. Rotes Knochenmark befindet sich dann noch in Schädel, Wirbelsäule, Becken, proximalem Femur und Humerus (Abb. 4.**1**).

Die Konversion erfolgt:

- in den Extremitäten von distal nach proximal
- innerhalb der Knochen von diaphysär nach metaphysär und von außen nach innen (zentripetal).

Unter **Knochenmarkrekonversion** versteht man den der Konversion entgegengesetzten, zentrifugalen Prozess. Sie ist demnach durch eine Abnahme des Fettgehalts im Stammskelett und Expansion des roten Knochenmarks in das Extremitätenskelett gekennzeichnet. Eine Rekonversion ist in der Regel Ausdruck einer chronischen Erkrankung, die mit einer Steigerung der Blutbildung einhergeht.

CT Die CT kann grob Fettmark (– 100 HE) und rotes Knochenmark (– 50 HE) in Arealen mit wenig Knochentrabekel (Diaphysen langer Röhrenknochen) unterscheiden.

NUK Rotes Knochenmark ist in der FDG-PET etwas stoffwechselaktiver als Fettmark.

MRT **Gelbes Knochenmark** ist signalreich in T1 SE, signalreich in T2 TSE und von intermediärer Signalgebung in T2-SE-Sequenzen. In fettunterdrückts und wasserangeregten Sequenzen ist es signalarm. Nach Gadoliniumgabe besteht keine oder nur minimale Kontrastmittelaufnahme (Gefäße).

Rotes Knochenmark zeigt eine mittlere Signalintensität in T1 SE (signalreicher als Bandscheiben und Muskeln), in T2 TSE, T2 SE, STIR- und fettsupprimierten Protonendichtesequenzen. Nach Gadoliniumgabe findet sich eine diskrete, diffuse Kontrastmittelaufnahme. Bei Kindern kann das rote Knochenmark in den Metaphysen deutlich Kontrastmittel aufnehmen.

MRT des normalen Knochenmarks in Abhängigkeit vom Alter (Abb. 4.**2** u. 4.**3**):

- **Nach der Geburt** findet sich rotes Knochenmark in allen Skelettabschnitten. Aufgrund des Fehlens von Fettzellen ist es sehr signalarm in T1- und T2-SE-Bildern. Nach der Ossifikation werden die Epiphysen durch Fettmark in T1 SE signalreich.
- **Während des Wachstums** überschätzt die MRT den Grad der Konversion von rotem zu gelbem Knochenmark. Das Knochenmark ist in Diaphysen und Epiphysen in T1 SE signalreich.
- **Mit etwa 25 Jahren** ist die Konversion abgeschlossen. Das verbliebene rote Knochemark ist homogen. Mit Ausnahme des proximalen Femur und Humerus enthalten die gesamten Extremitäten, alle Epiphysen und Apophysen gelbes Knochenmark.
- **Während des späteren Erwachsenenalters** wird rotes Knochenmark oft heterogener, da fleckige Fettmarkareale das rote Mark durchsetzen.

Normvarianten:

Umschriebene Fettinseln sind beim älteren Patienten besonders in der Wirbelsäule sehr häufig.

Hämangiome sind im Autopsiegut in etwa 10 % der Wirbelsäulen nachweisbar. Sie haben hohe bis mittlere Signalintensität in T1 SE und sind signalreich in der nicht fettgesättigten T2 TSE.

Knocheninseln entsprechen kortikalem Knochen innerhalb des trabekulären Knochens. Sie sind signalarm in allen Sequenzen.

Bei der **fokal nodulären Hyperplasie des roten Knochenmarks** handelt es sich um konfluierende Areale hämatopoetischer Zellen mit einem Signalverhalten, das in allen Sequenzen rotem Knochenmark entspricht. Sie findet sich häufig in der Wirbelsäule und in den proximalen Diaphysen von Femur und Humerus (Abb. 4.**4**).

Die **diffuse Hyperplasie des roten Knochenmarks** ist ein Zufallsbefund, der ursprünglich im MRT des Kniegelenks beschrieben wurde. Sie zeigt Knochenmark mit intermediärem Signal in T1 SE in der distalen Femurmetaphyse und gelegentlich in der proximalen Tibiametaphyse sowie ein normales Fettsignal in den Femurkondylen und im Tibiaplateau. Die Veränderung wird vorwiegend bei Frauen mittleren Alters (weibliche Hormone oder chronischer Blutverlust durch Menstruation) und bei Patienten mit leichter chronischer Anämie (schwere Raucher [Abb. 4.**5**], Adipöse, Langstreckenläufer) beobachtet.

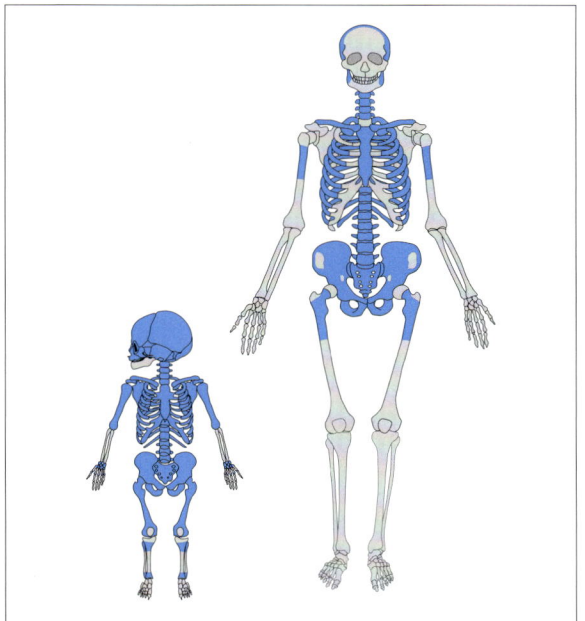

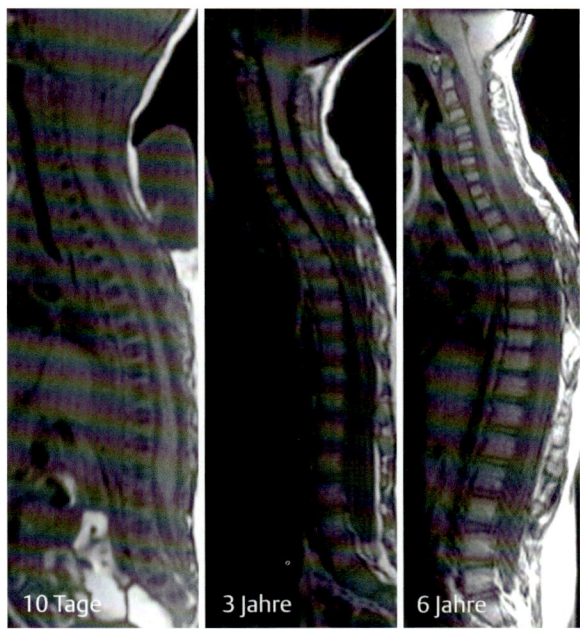

Abb. 4.**1** Verteilung von rotem und gelbem Knochenmark nach der Geburt und beim Erwachsenen.

Abb. 4.**2** Konversion von rotem zu gelbem Knochenmark. Zunahme des Knochenmarksignals in T1 SE mit zunehmendem Alter aufgrund des steigenden Fettanteils (gleiches Kind mit 10 Tagen, 3 und 6 Jahren).

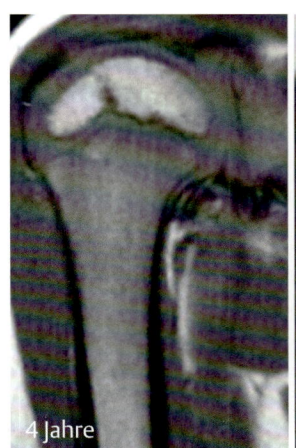
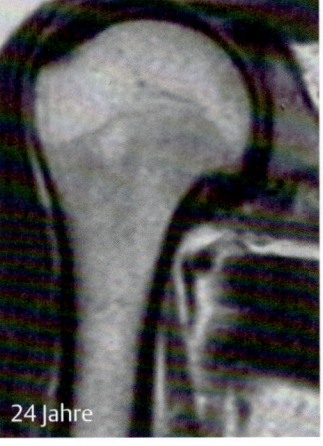
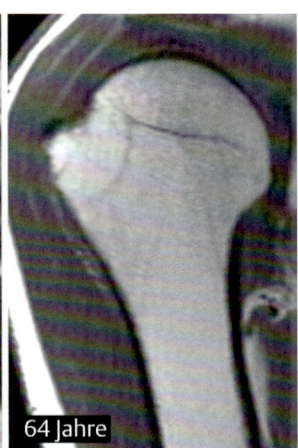

Abb. 4.**3** Knochenmarkkonversion. Zunahme des metaphysären Knochenmarksignals in T1 SE mit zunehmendem Alter (4, 34 und 64 Jahre).

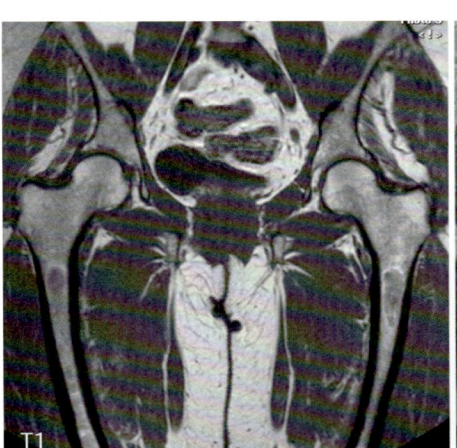
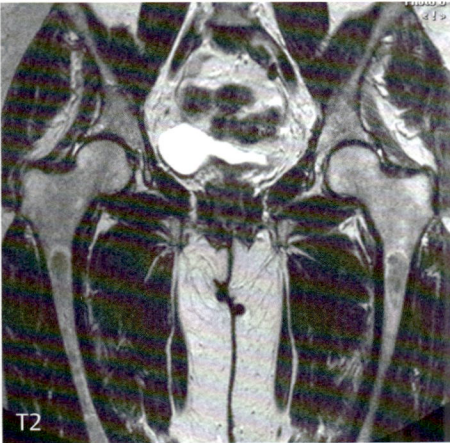

Abb. 4.**4** Symmetrische Bezirke roten Knochenmarks in den Femurdiaphysen, signalarm in T1 SE und T2 TSE. Normvariante!

! Die benigne Hyperplasie von rotem Knochenmark spart die distalen Femur- und proximalen Tibiaepiphysen aus. Fehlt hier das typische Fettsignal von gelbem Knochenmark, so ist dies von seltenen Ausnahmen abgesehen pathologisch.

! Das Knochenmark des Fußskeletts kann bei Kindern zwischen 4 und 12 Jahren sehr inhomogen sein und in STIR-Bildern ein fleckiges, scheinbares „Ödem" vortäuschen (Abb. 4.**6**).

4.2 Anämien

> Anämien beruhen auf einer gestörten Hämoglobin- oder Erythrozytenbildung oder einem vermehrten Erythrozytenuntergang bzw. -verlust. Knochen**mark**veränderungen (in Biopsie und/oder MRT) sind in der Mehrzahl der chronischen Anämien nachweisbar, zusätzliche **Knochen**veränderungen (im Röntgenbild) hingegen nur bei schweren chronischen Anämien, die während des Wachstums bestehen.

4.2.1 Hämoglobinopathien

PATHO Die Veränderungen an Knochen und Knochenmark sind Folge der durch die Hämoglobinopathie bedingten **Knochenmarkhyperplasie**. Sie geht mit einer veränderten Verteilung und Zusammensetzung des Knochenmarks einher. Insbesondere fehlt die physiologische Knochenmarkkonversion von rotem zu gelbem Knochenmark.

RÖ Die Hyperplasie führt zu einer verringerten Anzahl an Trabekeln und einer Verdickung der verbliebenen Trabekel, so dass ein vergröbertes trabekuläres Muster entsteht. Ferner ist die Kortikalis verdünnt und der Markraum verbreitert. Diese Veränderungen finden sich auch an den Extremitäten (Abb. 4.**7 b**).

MRT Die MRT zeigt sehr zellreiches, in T1 SE signalarmes Knochenmark im Stammskelett (Abb. 4.**9**) und vermehrt rotes Knochenmark in den Extremitäten. Zusätzlich kann eine extramedulläre Blutbildung mit Raumforderungen am Knochenmark neben den Wirbelkörpern bestehen (Abb. 4.**10**).

Als **Komplikationen** können auftreten:

Gefäßverschlüsse. Im wachsenden Skelett führen sie zu einer Störung des Knochenwachstums durch vorzeitigem Verschluss der Wachstumsfugen („**H-Wirbel**", Abb. 4.**8**). Im erwachsenen Skelett resultieren epiphysäre Osteonekrosen oder meta-/diaphysäre Infarkte. Knochenmarködeme entstehen bei einer Infarzierung des roten Knochenmarks. Infarkte können auch in Muskeln und Weichteilen entstehen.

Osteomyelitis. Sie wird oft durch Staphylococcus aureus oder Salmonella typhi verursacht. Es gelingt oft nicht, septische Infarkte (Osteomyelitis) von aseptischen Infarkten zu unterscheiden.

Sichelzellanämie

PATHO Die Sichelzellanämie ist eine autosomal dominant vererbte Hämoglobinopathie. Das pathologische Hämoglobin (HbS) verändert die Erythrozytenform zu Sichelzellen bei Abfall des pH oder der Sauerstoffspannung. Dies führt wiederum zu erhöhter Blutviskosität, intravasaler Stase und schließlich Thrombose und Infarkt.

KLINIK Der klinische Verlauf ist variabel und hängt von der Entwicklung von Sichelzellkrisen und wiederkehrenden Organinfarzierungen mit Fieber, Ikterus, Übelkeit, Erbrechen und Bauchschmerz ab.

Es bestehen die oben beschriebenen radiologischen und MR-tomographischen Zeichen der Knochenmarkhyperplasie. Infarkte und Infektionen können ausgeprägt sein.

Thalassämien

PATHO Bei diesen autosomal dominant vererbten Hämoglobinopathien besteht eine verminderte oder fehlende Synthese von α- oder β-Hämoglobin mit variablem Schweregrad.

KLINIK Bei der homozygoten Form besteht eine schwere Anämie und massive Hepatosplenomegalie. Die Patienten sterben in früher Kindheit. Die heterozygote Form ist mit leichten klinischen Symptomen der Anämie verbunden.

Die Knochenmarkhyperplasie mit extramedullärer Blutbildung ist das vorherrschende Merkmal in der Bildgebung. In der Schädelkalotte entwickelt sich der sog. **Bürstenschädel** („Hair-on-End-Erscheinungsbild") (Abb. 4.**7 a**), an den langen Röhrenknochen finden sich sog. **Erlenmeyerkolben**-Konfigurationen (Abb. 4.**7 c**). Infarkte, epiphysäre Osteonekrosen und Frakturen können auftreten, sind aber seltener als bei der Sichelzellanämie.

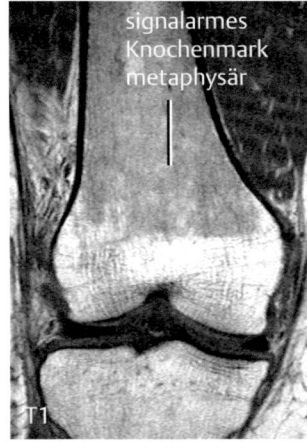

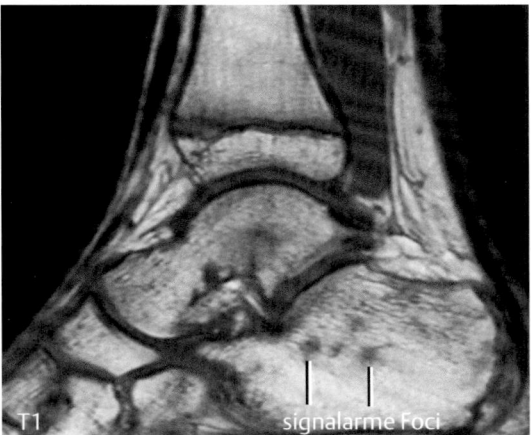

Links:
Abb. 4.**5** Hyperplasie des Knochenmarks. Ein mäßiger Signalabfall in der distalen Femurmetaphyse in T1 SE kann beim Erwachsenen durch Hyperplasie des roten Knochenmarks bedingt sein. Die Kondylen enthalten jedoch Fettmark.

Rechts:
Abb. 4.**6** In T1 SE signalarme und in der STIR signalreiche Flecken sind im Knochenmark 4- bis 12-Jähriger häufig.

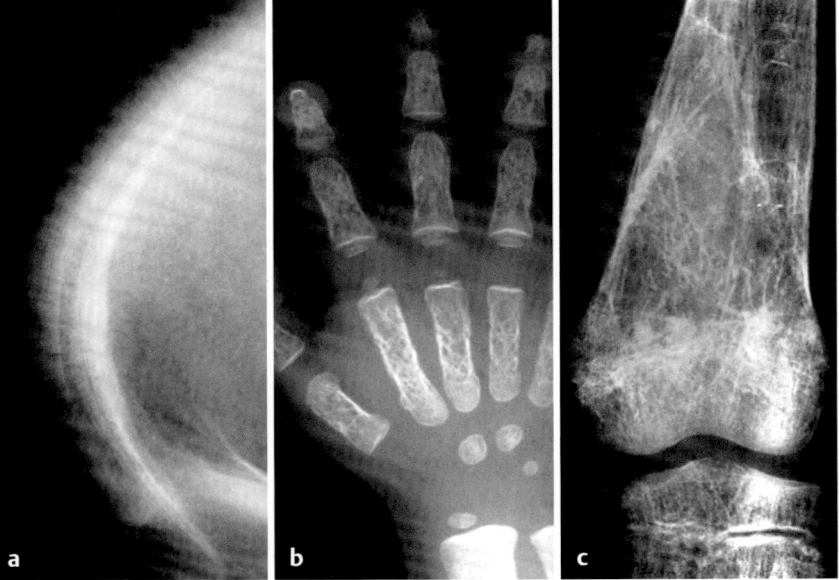

Abb. 4.**7** Thalassämie. **a** Typischer „Bürstenschädel". **b** Vergröberte Trabekulierung und Expansion des Markraums an einer kindlichen Hand. **c** „Erlenmeyerkolben".

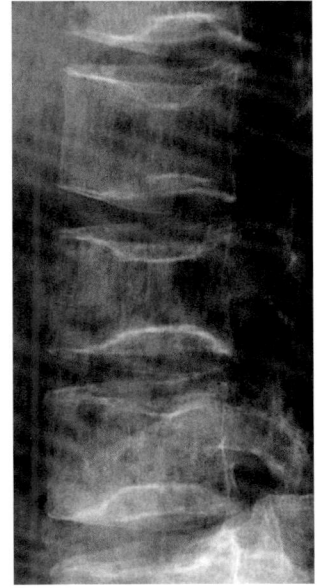

Abb. 4.**8** „H"-Wirbel bei Sichelzellanämie.

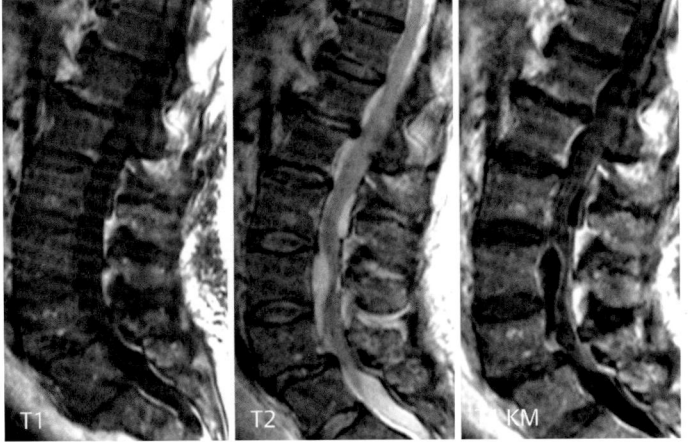

Abb. 4.**9** Bei chronischen Anämien (in diesem Fall aufgrund einer chronischen Infektion) ist das Knochenmark der Wirbelkörper signalarm in T1 SE und T2 TSE. Nach Gadoliniumgabe nur geringer Signalanstieg.

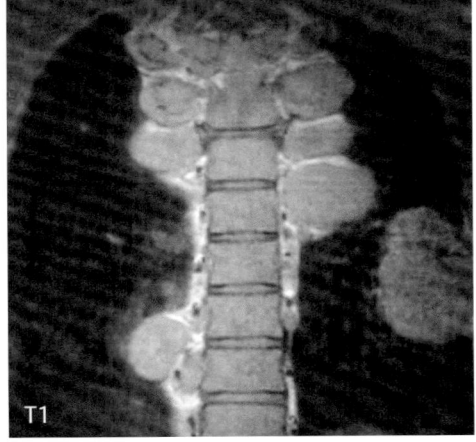

Abb. 4.**10** Extramedulläre Hämatopoese bei Thalassämie.

Aplastische Anämie

PATHO Bei aplastischen Anämien besteht eine unzureichende Blutbildung im Knochenmark und Blut (Stammzell- oder Stromadefekt). Hierfür gibt es vielfältige Ursachen wie Bestrahlung, Chemotherapie, paroxysmale nächtliche Hämoglobinurie, Fanconi-Anämie, Hepatitis, Schwangerschaft oder Thymome. Aplastische Anämie können jedoch auch idiopathisch auftreten.

MRT Die MRT zeigt abhängig von der Ursache ein unterschiedliches Erscheinungsbild des Knochenmarks. Es ist signalreich in T1 SE bei der idiopathischen Form (Abb. 4.**11** u. 4.**12 a, b**).

Therapiebedingte Knochenmarkveränderungen

Knochenmarkstimulierende Faktoren, die unter Chemotherapie gegeben werden, um das Infektionsrisiko zu reduzieren, führen zu einem erhöhten Zellgehalt des Knochenmarks mit deutlicher Signalabnahme in T1-SE-Bildern des Stammskeletts (Abb. 4.**13 a – c**). In den Gliedmaßen können fokale, nodulär imponierende Areale von rotem Knochenmark auftreten. Es ist fast unmöglich, diese Situation vom abnormen Knochenmarksignal im Rahmen der Grunderkrankung zu unterscheiden.

Glukokortikoide vermindern den Zellgehalt des Knochenmarks, was zu einer Signal**zunahme** in T1 SE führt.

Die **Strahlentherapie** hat denselben Effekt in einer lokalisierten und stärkeren Form.

! Regenerierendes oder stimuliertes Knochenmark kann in T1-gewichteten Bildern zu einer deutlichen Signalabnahme in der Wirbelsäule und zu signalarmen Knoten im Knochenmark der Extremitäten führen. Eine neoplastische Infiltration kann so vorgetäuscht werden. Auch andere MRT-Sequenzen und die Gabe von Gadolinium erlauben bei diffuser Infiltration keine sichere Differenzierung. Deshalb ist bei der Befundung Vorsicht geboten.

4.3 Metabolische Knochenmarkveränderungen

Hämosiderose

Bei Patienten mit idiopathischer oder therapieinduzierter Eisenansammlung im Knochenmark (multiple Bluttransfusionen, Knochenmarktransplantation, chronische Infektion, lang anhaltende HIV-Erkrankung) ist das MRT-Bild pathologisch. Es besteht eine niedrige Signalintensität in T2 TSE und sehr niedrige Intensität in T2*-Gradientenecho-Sequenzen (Abb. 4.**14**).

Seröse Konversion

Es handelt sich um einen abnormen Zustand bei stark entkräfteten Patienten und bei Anorexia nervosa, bei dem Adipozyten Mukopolysaccharide anstelle von Lipiden sezernieren. Das Knochenmark hat ein intermediäres Signal in T1 SE und ist signalreich in T2 TSE (Abb. 4.**15**).

Lipidosen und lysosomale Speicherkrankheiten

Diese Gruppe von Erkrankungen ist durch einen Gendefekt bedingt und geht mit der Akkumulation partiell abgebauter, unlöslicher Metaboliten in Lysosomen einher. Ein Beispiel ist der **Morbus Gaucher** (Glukozerebrosidose), eine autosomal rezessive Erkrankung. Glukozerebroside akkumulieren in den retikuloendothelialen Zellen von Leber, Milz (Hepatosplenomegalie) und Knochenmark. Röntgenbilder zeigen eine verminderte Taillierung langer Röhrenknochen (Erlenmeyerkolben-Konfiguration), Osteoporose (mit nachfolgenden Frakturen) und Osteonekrose („H-Wirbel", Abb. 4.**8**, epiphysäre Frakturen). Seltener sind scharf berandete oder mottenfraßartige Osteolysen. Eine Osteosklerose ist selten. Die MRT zeigt eine Signalabnahme in T1 SE mit Knochenmarkexpansion im Extremitätenskelett (Abb. 4.**16**). Als Folge der Erkrankung können Infarkte, epiphysäre Osteonekrosen, eine Osteomyelitis und Frakturen beobachtet werden. Die Knochenmarkveränderungen in der MRT verändern sich in Abhängigkeit von einer Enzymersatztherapie.

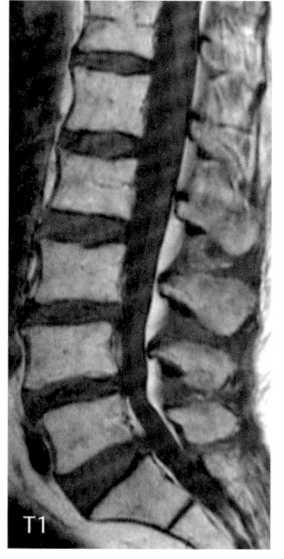

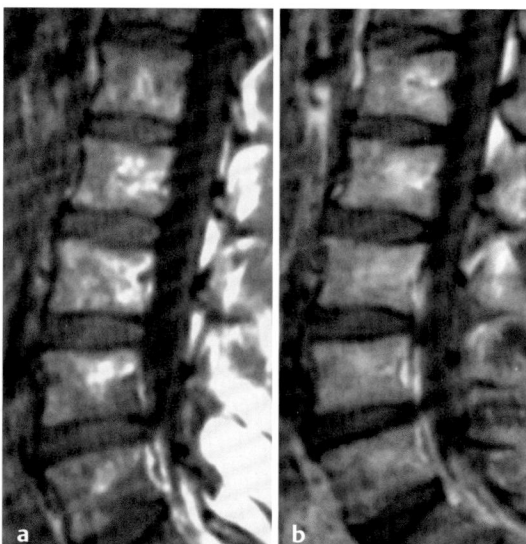

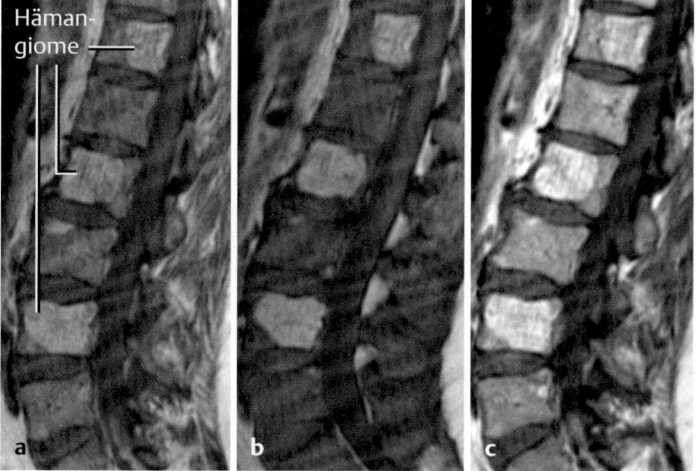

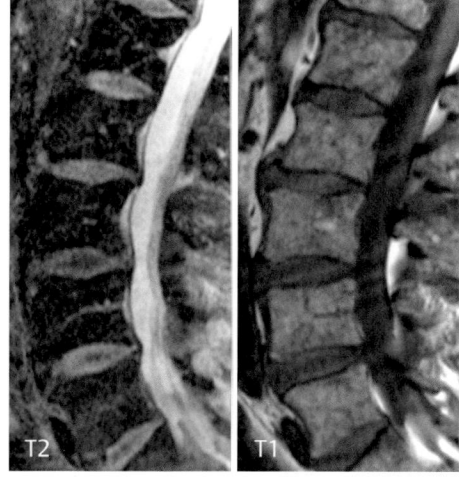

Abb. 4.**13**   T1-SE-Bilder vor (**a**), während (**b**) und nach Therapie mit Knochenmark stimulierenden Faktoren (**c**). Die vorübergehende Zunahme des Zellgehalts führt zur passageren Signalabnahme des roten Knochenmarks. Das Signal der Hämangiome bleibt konstant.

Abb. 4.**14**   Hämosiderose mit deutlicher Signalabnahme in T2 TSE. Das T1-SE-Bild zeigt nur eine geringe, unspezifische Signalminderung.

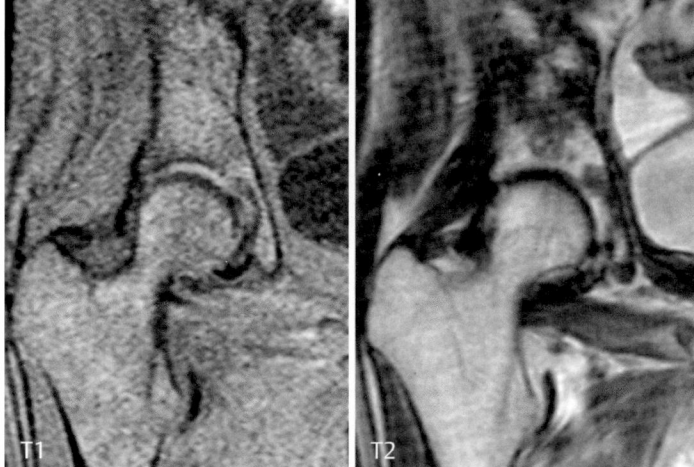

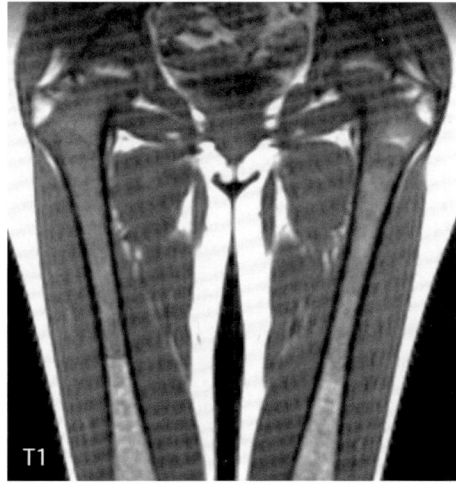

Abb. 4.**15**   Seröse Konversion bei Anorexia nervosa. Die Abnahme des Fett- und die Zunahme des Wassergehalts führen zu diesem ungewöhnlichen Signalverhalten des Knochenmarks.

Abb. 4.**16**   Morbus Gaucher mit diffuser Knochenmarkinfiltration.

4.4   Plasmozytom

Synonym: multiples Myelom (engl. Begriff für die diffuse Form des Plasmozytoms).

> Das Plasmozytom ist klinisch der wichtigste Vertreter der sog. „monoklonalen Gammopathien", einer Gruppe von Erkrankungen, die durch die Existenz von monoklonalen Immunglobulinen im Blut (Paraproteine) oder Urin (Bence-Jones-Proteine) gekennzeichnet sind. Sie gehen mit einer Proliferation und Akkumulation von abnormen Plasmazellen primär im Knochenmark einher. Das Plasmozytom ist charakterisiert durch Akkumulation von Plasmazellen im Knochenmark und Knochendestruktion.

KLINIK   Die klinischen Befunde beinhalten Allgemeinerscheinungen wie Abgeschlagenheit, Gewichtsverlust, Nachtschweiß sowie aufgrund verstärkter Knochenresorption Knochenschmerzen und Frakturen. Nierenversagen entsteht durch die Akkumulation von Paraproteinen. Ebenso kann ein Knochenmarkversagen mit Hämorrhagie, Anämie und Infektionen aufgrund abnormer Plasmazellakkumulation im Knochenmark auftreten.

Altersprävalenz: Über 40 Jahre; Männer und Menschen mit schwarzer Hautfarbe sind häufiger betroffen.

Prognose: Sie ist abhängig von biologischen Parametern und der Tumorlast. Chemotherapie und Knochenmarktransplantation verlängern die Überlebenszeit erheblich.

Labor: Nachweis der Paraproteine durch Elektrophorese und eventuell Nachweis von Bence-Jones-Proteinen im Urin. Ferner bestehen Anämie, erhöhte Senkung, Hyperkalzämie und Hyperurikämie. Ein Plasmozytom ohne abnorme Immunglobuline im Blut ist selten (sog. nichtsekretorische Plasmozytome, ca. 3% der Plasmozytome).

RÖ   Die Kernbefunde sind die Zeichen erhöhter Knochenresorption ohne Knochenrekonstruktion (diffuse Dichteminderung) und das Nebeneinander verschiedener Destruktionsformen beim gleichen Patienten:

- diffuse, homogene Osteoporose (**ohne** hypertrophierte, vertikale Trabekel, Abb. 4.**17 a–d**)
- diffuse, mottenfraßartige Knochendichteminderung
- multiple ausgestanzte, osteolytische Läsionen
- fokale lytische Läsionen mit enostaler Ausdünnung
- große, expansive, langsam wachsende lytische Läsionen mit Neokortexbildung (Abb. 4.**20 b**).

!   Die Sensitivität der Röntgenuntersuchung für den Nachweis der einzelnen Destruktionsformen hängt vom betroffenen Knochen ab (hohe Sensitivität an Schädelkalotte und Rippen).

!   Periostreaktionen und sklerotische Läsionen sind selten.

NUK   Die Skelettszintigraphie spielt beim Plasmozytom eine untergeordnete Rolle, da falsch negative Befunde häufig sind. Ein Nutzen der PET bei Patienten mit monoklonalen Gammopathien ist noch unklar.

MRT   Verschiedene Erscheinungsmuster der Knochenmarkbeteiligung können beobachtet werden:

- solitäre oder multiple fokale Läsionen, die in T1 SE signalarm sind und in T2 FSE unterschiedliche Signalintensität zeigen
- diffuse, winzige Areale verminderter Signalintensität in T1 SE (bunt geflecktes oder „Salz-und-Pfeffer-Erscheinungsbild")
- diffuse Signalabnahme in T1 SE (identisch oder niedriger als Bandscheibensignal, Abb. 4.**17 a–d**)
- normale Signalintensität in T1- und T2-gewichteten Bildern bei Patienten mit geringer Infiltration durch Plasmozytomzellen; in diesen Fällen kann manchmal eine verstärkte Kontrastmittelanreicherung des Knochenmarks ein Hinweis auf die Infiltration sein (Abb. 4.**19 a–d**).

!   Auch wenn die Bildgebung ein fokales Destruktionsmuster zeigt, so ist die tatsächliche Knochenmarkinfiltration meistens diffus. Daher sollte die gezielte Biopsie fokaler Läsionen nur nach negativer Beckenkammbiopsie durchgeführt werden.

DD   **Solitäre** oder vereinzelte lytische Läsionen sind kaum von primären oder sekundären tumorösen Erkrankungen zu unterscheiden. **Multiple** kleine Osteolysen (< 5 mm) finden sich in ähnlicher Form bei:

- Metastasen (oft bei Schilddrüsen- und Bronchialkarzinomen)
- malignem Lymphom
- Leukämie.

Osteolysen mit **Expansion** (solitär oder multipel) kommen auch vor bei:

- Metastasen (insbesondere Schilddrüse, Nierenkarzinom)
- braunen Tumoren bei Hyperparathyreoidismus
- fibröser Dysplasie
- hämophilen Pseudotumoren
- primären Knochentumoren (z. B. Riesenzelltumor).

Glossar

Monoklonale Gammopathie unklarer Signifikanz (MGUS): Bei älteren Patienten häufiger Zustand, der durch eine monoklonale Gammopathie im Blut und eine sehr geringe Tumorlast gekennzeichnet ist. Es besteht ein sehr geringes Risiko, im Langzeitverlauf das Vollbild eines Plasmozytoms zu entwickeln. Die radiologische Skelettübersicht ist normal. Die MRT wird nur in ausgewählten Fällen eingesetzt.

Solitäres Plasmozytom: Seltene Erkrankung, die durch eine vorwiegend im Stammskelett lokalisierte, solitäre lytische Läsion charakterisiert ist. Die Beckenkammbiopsie ist negativ, die Behandlung ist lokal (chirurgische Resektion und/oder Strahlentherapie). Der Patient hat jedoch ein hohes Risiko, ein Vollbild der Erkrankung zu entwickeln. Die MRT kann zur Suche nach weiteren Läsionen durchgeführt werden.

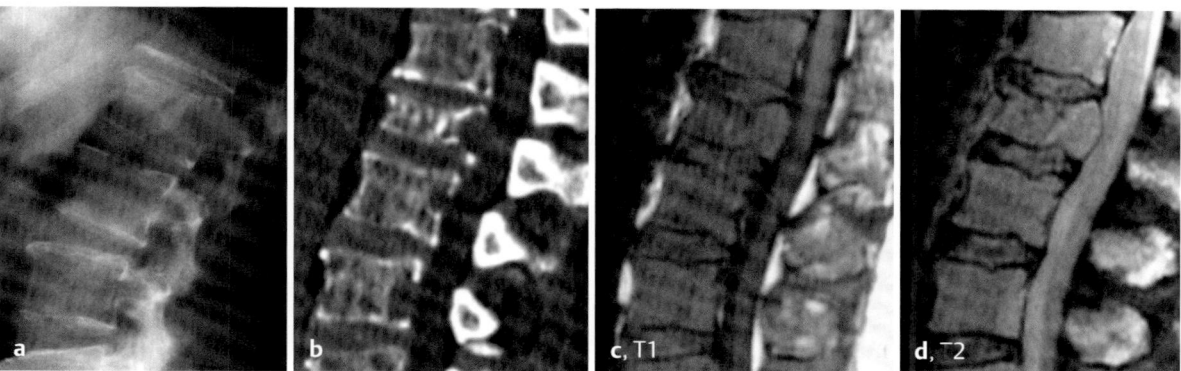

Abb. 4.**17** Osteopenie und multiple Frakturen beim Plasmozytom (**a**). Die sagittale CT-Rekonstruktion zeigt multiple Osteolysen (**b**), die MRT eine diffuse Plasmozytominfiltration (**c, d**).

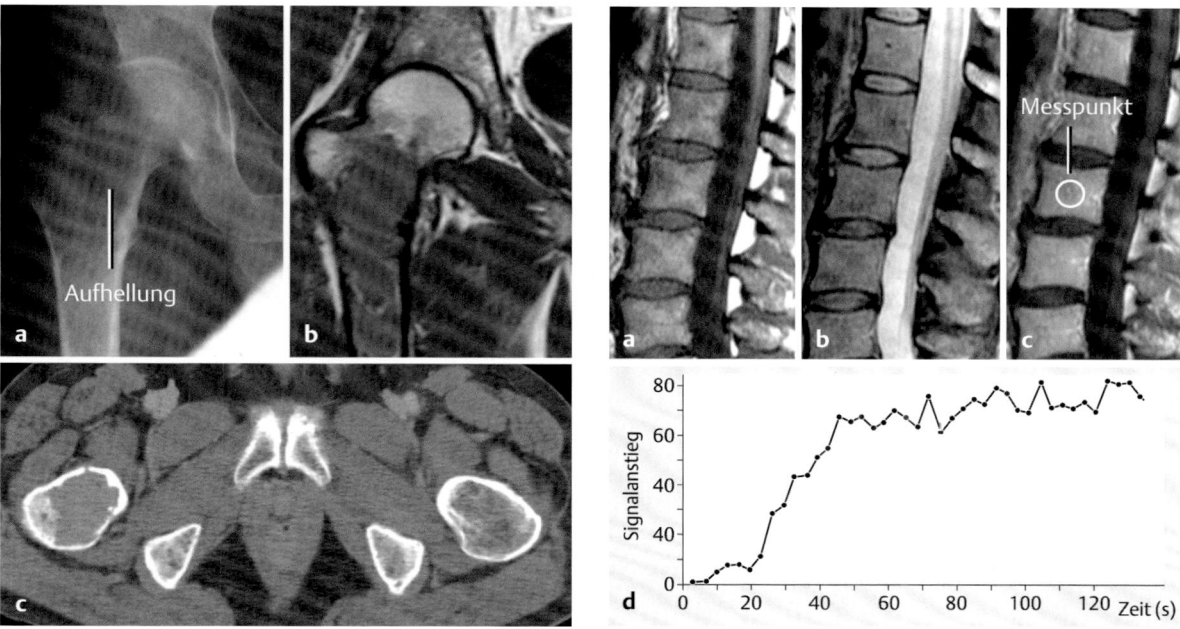

Abb. 4.**18** Plasmozytom mit typischerweise unauffälligem Szintigramm, aber pathologischen Befunden in Röntgenbild (**a**), MRT (**b**, T1 SE) und CT (**c**).

Abb. 4.**19** Plasmozytom mit normalem Erscheinungsbild in T1 SE und T2 TSE (**a, b**). Der kräftige Signalanstieg nach Kontrastmittelgabe ist ein Hinweis auf die Infiltration (**c, d**).

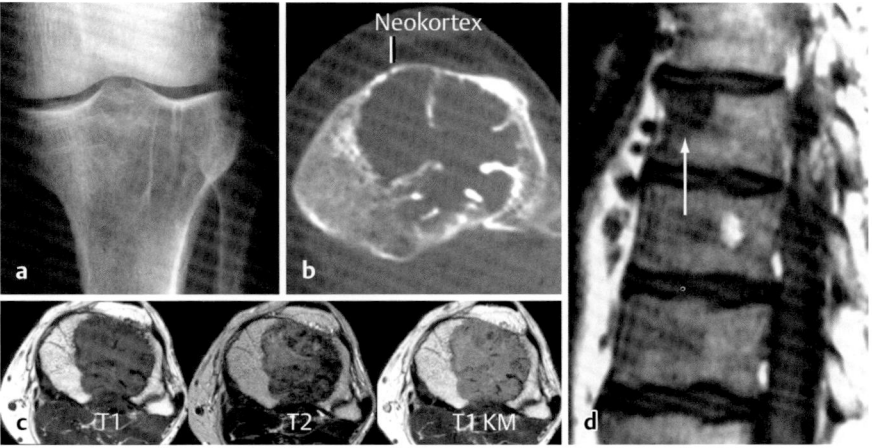

Abb. 4.**20** Zunächst als Stadium 1 des Plasmozytoms eingestufte osteolytische Läsion im Tibiaplateau in Röntgenbild, CT und MRT. Nachweis einer weiteren Läsion in der MRT der Lendenwirbelsäule, folglich handelt es sich um eine fortgeschrittenere Erkrankung. Die Szintigraphie der Wirbelsäule war negativ.

Stadium I des Plasmozytoms: Nachweis einer einzigen Knochenläsion in der radiologischen Skelettübersicht und Vorliegen einer pathologischen Beckenkammbiopsie, jedoch Fehlen einer Anämie oder Hyperkalzämie. Die MRT wird zur Suche nach weiteren Läsionen empfohlen (Abb. 4.20 a–d).

POEMS-Syndrom: Polyneuropathie, **O**rganomegalie, **E**ndokrinopathie, **M**-Proteine, Hautaffektionen (**S**kin). Seltene Form der monoklonalen Gammopathie mit langsamer Progression der Erkrankung. In der Bildgebung finden sich sklerotische Läsionen (die für monoklonale Gammopathien ungewöhnlich sind).

Makroglobulinämie Waldenström: Produktion von IgM-Paraprotein. Die Skelettmanifestationen sind unspezifisch und ähnlich dem Plasmozytom, jedoch weniger ausgeprägt.

Amyloidose: In 5 – 10 % der Fälle eines diffusen Plasmozytoms tritt sekundär eine Amyloidose auf (Abschnitt 6.7).

4.5 Lymphom

> Bei den Lymphomen handelt es sich um eine heterogene Gruppe von Erkrankungen die durch Proliferation und Akkumulation abnormer Lymphozyten vor allem in lymphatischen Organen (Lymphknoten, Milz) und gelegentlich in anderen Organen einschließlich Knochenmark charakterisiert sind.

PATHO Die Lymphome werden in zwei große Kategorien eingeteilt: Hodgkin-Lymphome und Non-Hodgkin-Lymphome (NHL). Die Histologie spielt eine entscheidende Rolle in Diagnose und Management der Patienten, wenn man das weite Spektrum der klinischen Verläufe bei den Lymphomen berücksichtigt. Die Prävalenz der Knochenbeteiligung ist sehr unterschiedlich: Sie ist bei Hodgkin-Lymphomen zum Zeitpunkt der Diagnose niedrig, bei Rezidiven jedoch häufiger. Beim NHL ist sie variabel, abhängig vom histologischen Subtyp.

KLINIK Im Vordergrund stehen die Lymphadenopathie und eventuell eine Hepatosplenomegalie. Allgemeinsymptome wie Fieber, Nachtschweiß und Gewichtsverlust (B-Symptome) weisen oft auf eine schlechtere Prognose hin.
Altersverteilung: Der Morbus Hodgkin hat zwei typische Altersgipfel, im frühen Erwachsenenalter und im fortgeschrittenen Lebensalter. Das NHL tritt bei Erwachsenen oder älteren Patienten auf, wobei der Altersgipfel vom histologischen Subtyp abhängt.
Lokalisation: Skelettabschnitte, die rotes Knochenmark enthalten, sind betroffen. Die Knochenbeteiligung ist diffus, multifokal oder sie entsteht durch Invasion per continuitatem von benachbarten Lymphadenopathien. Solitäre Knochenläsionen sind seltener.
Eine Lymphomerkrankung mit rein ossärer Beteiligung ist selten (NHL) und kann an jeder Stelle im Skelett auftreten.

RÖ Im konventionellen Röntgenbild werden osteoblastische oder osteolytische Läsionen beobachtet. Osteolytische Läsionen sind oft unscharf begrenzt mit mottenfraßartiger oder permeativer Knochendestruktion. Periostreaktionen sind häufig.

CT Die CT zeigt eine häufige Assoziation von Knochendestruktion und -sklerose, auch in radiologisch vorwiegend lytischen Läsionen (Abb. 4.21 a, b u. 4.23 a–c).

NUK Die Skelettszintigraphie kann fokale Knochenbeteiligungen nachweisen. Die FDG-PET spielt eine wichtige Rolle bei der Bestimmung der Erkrankungsausbreitung, da sie sehr sensitiv ist und eine Ganzkörperdarstellung ermöglicht.

MRT Die MRT ist die Methode der Wahl für die Beurteilung symptomatischer Areale bei der Diagnosestellung und bei klinischem Verdacht auf eine Rückenmark- oder Nervenwurzelkompression. Das Erscheinungsbild der Knochenbeteiligung ist unspezifisch und beinhaltet eine diffuse Knochenmarkinfiltration, ein diffuses buntes Bild („Pfeffer und Salz") oder fokale, Knochenmark verdrängende Areale (Abb. 4.22 bis 4.24). Eine Weichteilbeteiligung wird in der MRT oft trotz erhaltener Kortikalis beobachtet. Diese Veränderungen sind ähnlich jenen beim Plasmozytom.

! Lymphome können sich überall im muskuloskelettalen System entwickeln, einschließlich Subperiostalraum, Epiduralraum und Muskeln. Der destruktive Effekt der Tumoren ist im Vergleich zur Größe der Läsion oft überraschend gering („weiche" Tumoren).

DD **Metastasen.** Findet sich eine Weichteilbeteiligung bei erhaltener Kortikalis, so kann dies als Hinweis auf ein Lymphom gewertet werden. Ansonsten gibt es keine radiologischen Unterscheidungskriterien gegenüber Metastasen.

Glossar

Primäres Knochenlymphom: intramedullärer Knochentumor ohne Hinweis auf eine Lymphknotenerkrankung über mindestens 6 Monate nach Erstmanifestation im Knochen. Es wird als ein begrenztes Stadium der Erkrankung angesehen. (Normalerweise zeigt eine Knochenbeteiligung beim NHL ein fortgeschrittenes Stadium an.) Weniger als 1 % aller NHL.

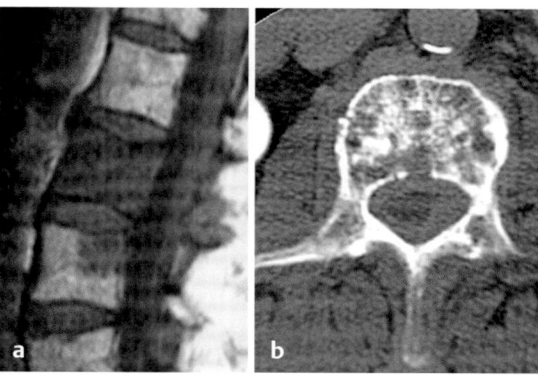

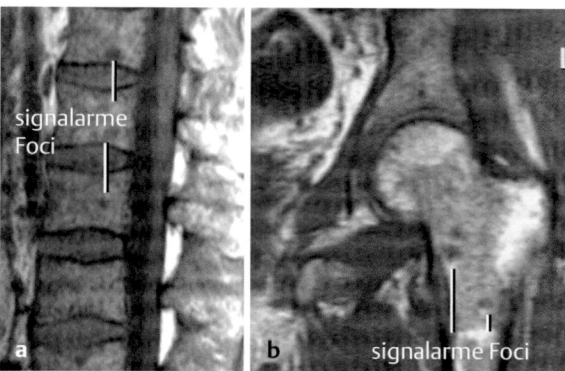

Abb. 4.21 Non-Hodgkin-Lymphom.
a In der T1 SE der Wirbelsäule signalarme Zonen durch Verdrängung des Knochenmarks.
b Der CT-Schnitt durch LWK2 zeigt eine gemischte osteolytische/osteosklerotische Läsion.

Abb. 4.22 Non-Hodgkin-Lymphom. T1-SE-Bilder von Wirbelsäule (**a**) und Becken (**b**) zeigen ein gemischtes Bild mit diffusen und zusätzlich kleinfleckigen Signalminderungen.

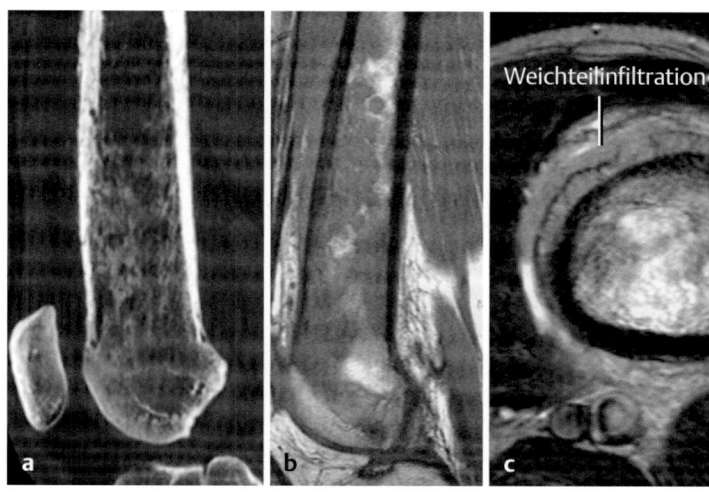

Abb. 4.23 Non-Hodgkin-Lymphom.
a In der sagittalen CT-Rekonstruktion unscharf abgegrenzte permeative Knochendestruktion.
b Das korrespondierende T1-SE-Bild zeigt die Knochenmarkverdrängung.
c In der transversalen T2 TSE ist die Infiltration subperiostal und in die Weichteile erkennbar.

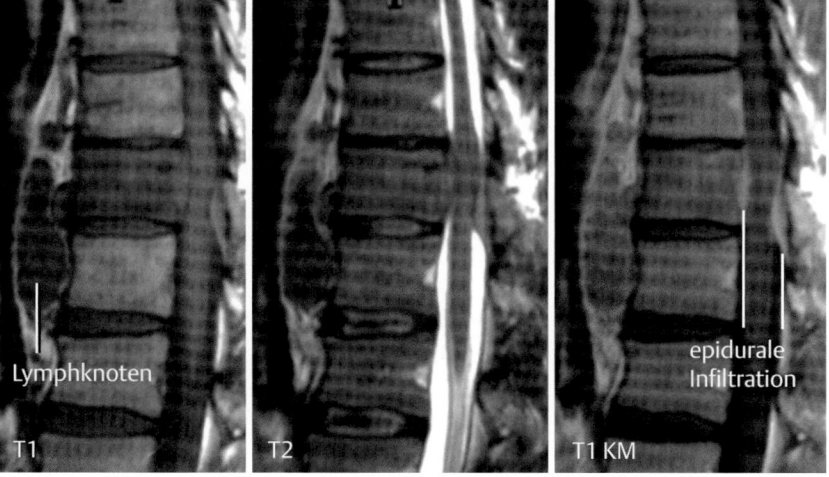

Abb. 4.24 Morbus Hodgkin. Die MRT zeigt die Knochenmarkverdrängung mit Weichteilinfiltration und Myelonkompression durch epidurale Kompression.

4.6   Leukämien

> Leukämien entstehen durch eine gestörte Diffe-
> renzierung und unkontrollierte Proliferation häma-
> topoetischer Zellen. Sie leiten sich vorwiegend von lymphati-
> schen oder myelozytischen Zelllinien ab. Folge sind Zellakku-
> mulationen in Knochenmark und anderen Organen.

KLINIK Bei akuten Leukämien dominieren Zeichen des Kno-
chenmarkversagens (Anämie, Hämorrhagie, Infektion,
Fieber). Bei chronischen Leukämien steht die Multiorganinfiltration
(Lymphadenopathie, Hepatosplenomegalie) im Vordergrund. Ein
Knochenmarkversagen tritt erst im späten Stadium auf.

Altersverteilung: Akute Leukämien kommen in jedem Alter
vor, aber häufig vor dem 20. Lebensjahr (akute lymphatische Leukämie) oder nach dem 60. Lebensjahr (akute myeloische Leukämie).
Chronische Leukämien betreffen Patienten nach dem 50. Lebensjahr.

RÖ **Akute Leukämien.** Radiologisch finden sich eine
diffuse Osteoporose, metaphysäre Aufhellungsbän-
der, fokale lytische Läsionen und Frakturen. Die Röntgenveränderungen sind hauptsächlich bei Kindern, seltener bei Erwachsenen nachzuweisen.

Chronische Leukämien. Radiologische Veränderungen sind
selten und meist diskret. Beobachtet werden eine diffuse
Osteoporose, diskrete Osteosklerose und diskrete lytische Läsionen.

MRT • Diffuse homogene Signalabnahme in T1 SE im
Stammskelett und Ausdehnung des abnormen
Knochenmarks in das Extremitätenskelett. Vorwiegend
bei akuten Leukämien (Abb. 4.**26**).
• Diffuse heterogene Signalabnahme in T1 SE („Pfeffer und
Salz"). Vorwiegend bei chronischen Leukämien (Abb.
4.**27 a, b**).

! Die Bildgebung spielt nur eine geringe Rolle bei der Diagnose der Leukämien. Erkrankungs- oder therapieassozi-
ierte Komplikationen umfassen Gicht, septische Arthritis,
avaskuläre Nekrosen und Osteomyelitis.

! Knochenmarkinfarkte im gelben Knochenmark zeigen ein
landkartenartiges Muster und sind signalreich in T1-SE-
Bildern. Treten sie in infiltriertem signalarmem Knochenmark
auf, so zeigen sie ein diffuses Muster eines Knochenmarködems.

Glossar

Chlorom (granulozytäres Sarkom): Lokalisierte Akkumula-
tion von Blasten in Knochen, Periost, Lymphknoten oder
Weichteilen. Im Knochen bilden sich lytische Läsionen. Die
MRT zeigt unspezifische Weichteilmassen (Abb. 4.**28 a – c**).

Myelofibrose: Seltene chronische Erkrankung im mittleren
und fortgeschrittenen Lebensalter, die durch Fibrosierung
und später Sklerosierung des Markraumes charakterisiert
ist. Sie tritt entweder sekundär bei anderen Knochenmarker-
krankungen oder idiopathisch auf. Knochenmarkversagen,
Hepatosplenomegalie und Reduktion des Allgemeinzustands
entwickeln sich langsam. Röntgenaufnahmen zeigen eine diffuse oder fokale Sklerose und nur selten Zeichen der Knochenresorption. Das MRT-Bild ist unspezifisch und durch einen diffusen Signalabfall des Knochenmarks in T1 SE und
durch eine variable Signalintensität in T2 FSE gekennzeichnet
(Abb. 4.**29 a, b**). Das rote Knochenmark dehnt sich in das periphere Skelett aus. Die Differenzialdiagnose erhöhter Knochendichte im Röntgenbild umfasst andere Knochenmark-
erkrankungen wie Lymphom, Leukämie, Metastasen, Sarkoidose oder metabolische Erkrankungen wie Fluorose, renale
Osteodystrophie und Osteopetrose.

Mastozytose: Proliferation und Akkumulation von Mastzel-
len. Klinische Symptome sind Urticaria pigmentosa, Übelkeit
und Erbrechen. Am Skelett besteht eine mäßige diffuse
Osteopenie oder fokale oder diffuse Osteosklerosen (Abb.
4.**25** u. 4.**30**). Radiologische Unterscheidungskriterien gegenüber der Myelofibrose gibt es nicht, sofern es sich um diffuse
Formen handelt.

Polycythaemia vera: Präneoplastischer Zustand, der von der
Granulozyten- und Megakaryozyten-Zelllinie ausgeht. Kennzeichen sind Hepatosplenomegalie, Thrombosen und Hämor-
rhagien. Im Röntgbild diffuse Osteoporose oder Osteosklerose (oft assoziiert mit einer sekundären Myelofibrose). Knocheninfarkte oder eine Gichtarthritis können auftreten.

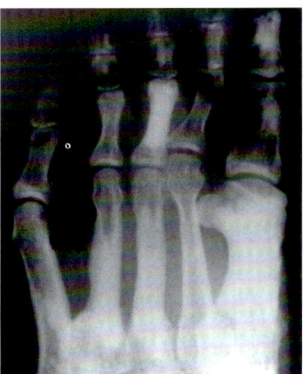

Abb. 4.**25** Mastozyto-
se mit peripheren foka-
len Osteosklerosen. Das
Bild ist zwar nicht spezifisch, Manifestation und
Lokalisation sind aber
durchaus typisch.

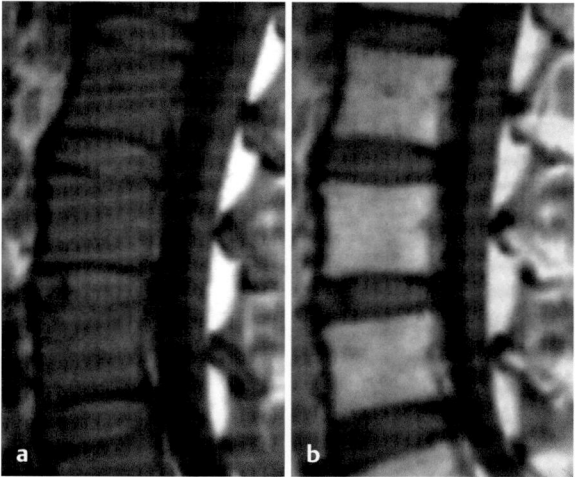

Abb. 4.**26** Akute myeloische Leukämie mit deutlicher Signalabnahme des Knochenmarks in T1 SE (**a**), die nach Therapie wieder verschwindet (**b**).

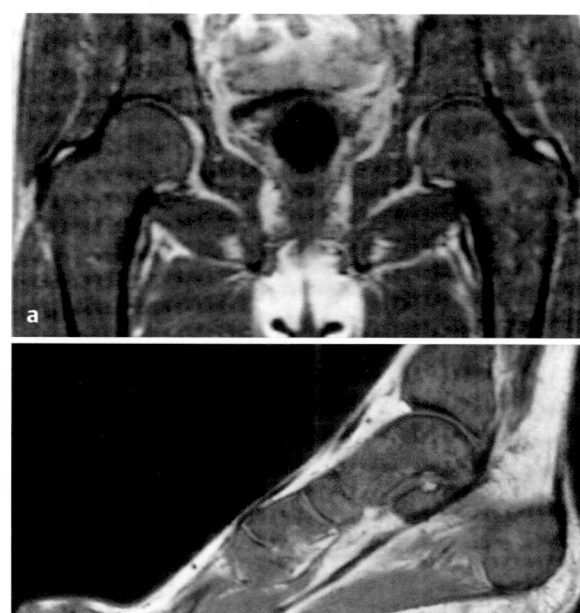

Abb. 4.**27** Chronisch myeloische Leukämie mit extremer Knochenmarkinfiltration aufgrund des chronischen Geschehens in Becken und Femur (**a**) und am Fuß (**b**, jeweils T1 SE).

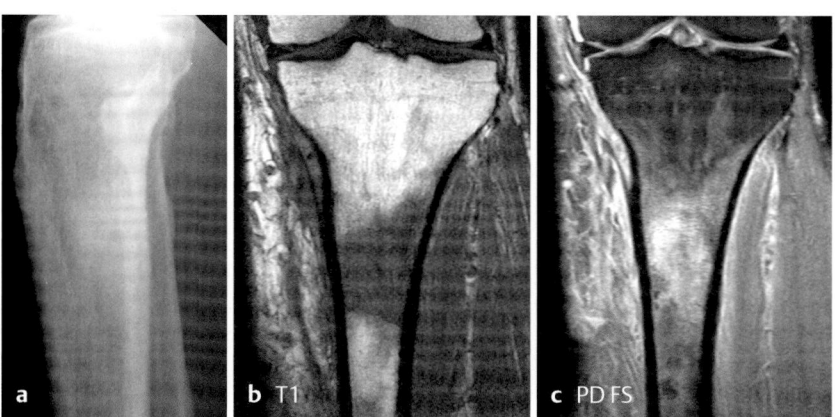

Abb. 4.**28** Chlorom bei chronisch lymphatischer Leukämie.
a Leichtgradige Sklerose der Tibia.
b, c Die MRT demonstriert die Verdrängung des Knochenmarks.

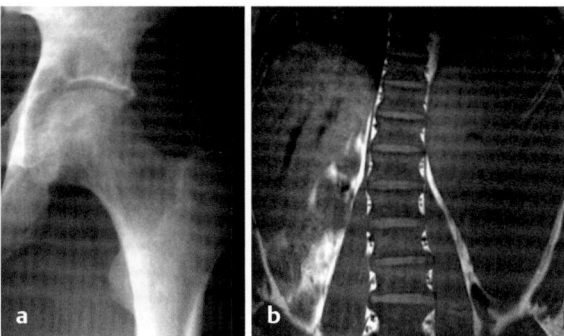

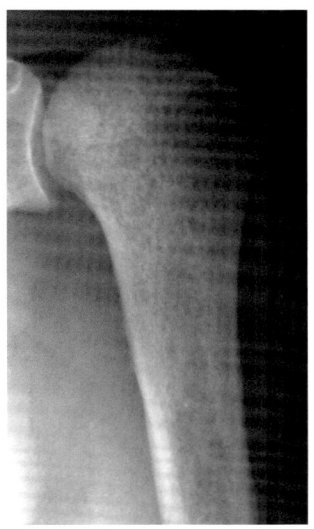

Abb. 4.**30** Mastozytose mit Sklerosierung am proximalen Humerus.

Abb. 4.**29** Bei der Myelofibrose werden Sklerosierungen des Achsen- und Stammskeletts beobachtet (**a**). Die MRT zeigt die Knochenmarkinfiltration sowie die Splenomegalie (**b**, T1 SE).

5   Ischämische Knochenerkrankungen

Definitionen

Nekrose

Unter Nekrose versteht man die Summe der histomorphologisch sichtbaren Veränderungen der **Zelle**, die einem Tod in einem lebenden Gewebe oder Organ folgen. Die Nekrose im Knochen ist durch das Verschwinden der Osteozyten innerhalb der Trabekel, den Untergang der Adipozyten (Abb. 5.**1a, b**) mit zystischem Umbau der fettigen Matrix und – als sehr frühes Zeichen – den Tod der hämatopoetischen Zellen charakterisiert.

> **!** Nekrosen sind im Knochen ein **Begleitphänomen** bei vielen Erkrankungen. So beim Trauma, Osteomyelitis, Tumor und hämatologischen Erkrankungen.

Infarkt

Ein Infarkt ist ein abgegrenztes nekrotisches Areal in einem lebenden **Gewebe**, bedingt durch einen reduzierten arteriellen Zufluss oder eine Blockade des venösen Abstroms. Die histopathologische Antwort auf die Ischämie hängt vom Typ und der anatomischen Verteilung der betroffenen Gefäße im Organ oder Gewebe ab. Im Fettmark des Knochens dominiert der „gelbe" Infarkt als **umschriebene** Läsion (Abb. 5.**2**), im hämatopoetischen Mark der „rote" Infarkt als eher unscharf begrenzte Läsion (vgl. Abschnitt 5.1).

> **!** Infarkte sind in der Mehrzahl der Fälle am Knochen klinisch stumm.

Osteonekrose

Der Begriff der Osteonekrose wird von den Autoren scharf von den Infarkten abgegrenzt, da Klinik, Prognose und radiologisches Bild erhebliche Unterschiede aufweisen. Die Ursachen sind jedoch häufig identisch. Die Osteonekrose ist in der Mehrzahl der Fälle durch eine irreversible, spontane Fraktur bzw. den Kollaps **subchondraler** Knochenanteile gekennzeichnet (epiphysäre Osteonekrose). Dies hat die Funktionseinschränkung und Beschädigung eines Gelenks, das heißt eines **Organs**, zur Folge.

> **!** Die Autoren unterscheiden damit eine epiphysäre Osteonekrose (die sich auf den subchondralen Knochen bezieht) von einem nekrotischen Stück Knochen (z. B. einem Sequester in einem Abszess, ein avaskuläres Knochenfragment oder eine Nekrose nach Radiatio). Dies versucht der Tatsache gerecht zu werden, dass es sich bei der epiphysären Osteonekrose klinisch-radiologisch um eine Krankheit handelt und die Nekrose in diesem Fall der dominierende Faktor ist. Die anderen Osteonekrosen im Knochen sind dagegen in der Regel Begleitphänomene.

5.1   Knocheninfarkt

PATHO Knocheninfarkte ereignen sich häufiger im Fettmark (geringe Anzahl von Kapillaren) als im hämatopoetischen Mark. Knocheninfarkte entstehen durch eine Unterbrechung oder Reduktion der Blutversorgung z. B. bei:
- Frakturen oder Luxationen
- Thrombosen oder Embolien, z. B. bei der Sichelzellanämie
- Schäden der Gefäßwand wie bei der Vaskulitis
- erhöhter Druck auf Blutgefäße durch Einblutungen ins Knochenmark, Fettablagerung in Osteozyten oder durch proliferierende Zellen wie beim Morbus Gaucher.

Darüber hinaus gibt es viele Knocheninfarkte, deren Ursache nicht vollständig verstanden ist. Sie können idiopathisch auftreten oder bei Vorliegen bestimmter Risikofaktoren. Als Risikofaktoren für Knocheninfarkte sind bekannt:
- systemische Kortisontherapie, Morbus Cushing
- Alkoholabusus
- Frakturen
- Sichelzellanämie und andere Hämoglobinopathien
- Zustand nach Nierentransplantation
- Vaskulitiden (unter anderem bei Lupus erythematodes)
- Bestrahlung
- Morbus Gaucher
- Caisson'sche Erkrankung bei Tauchern (Stickstoffbläschen)
- zytotoxische Medikamente (z. B. Vincristin, MTX).

Knocheninfarkte die keinem Risikofaktor zuzuordnen sind, werden als **spontan, primär, idiopathisch** bezeichnet.

KLINIK Die Symptomatik reicht von völliger Beschwerdefreiheit (Mehrzahl der Fälle; Abb. 5.**4a, b**) über leichte Dauerschmerzen bis zu akuten, einschießenden Schmerzen. Ursache für Letztere sind Frakturierungen der Gelenkfläche oder begleitende spongiöse Frakturen.

Asymptomatische epiphysäre Infarkte werden bei Hochrisikopatienten (systemische Kortisontherapie, Zustand nach Nierentransplantation) häufig bei MR-Untersuchungen als Zufallsbefund entdeckt. Trotzdem sind epiphysäre Infarkte häufiger symptomatisch als meta-/diaphysäre.

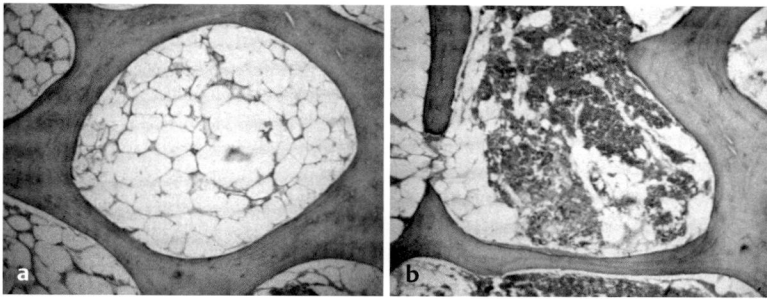

Abb. 5.**1** Histologisches Bild der Knochen- und Marknekrose.
a „Mumifizierte" Adipozyten ohne Kerne, **b** Fettmark im Stadium der „Versei-fung".

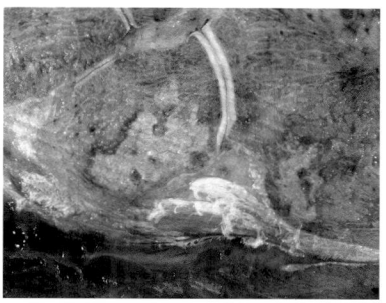

Abb. 5.**2** „Gelber Infarkt" im Kno-chenmark.

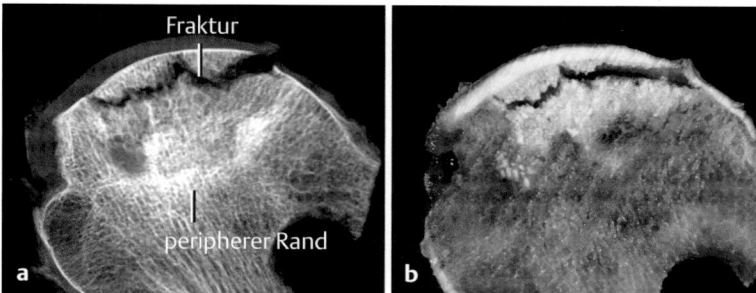

Abb. 5.**3** Epiphysäre Osteonekrose. **a** Präparate-Radiographie, **b** makroskopi-scher Schnitt.

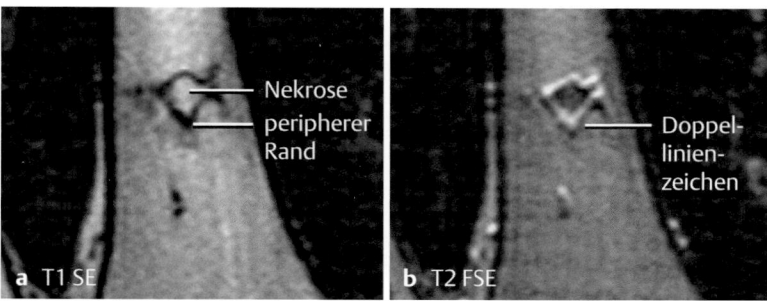

Abb. 5.**4** Knocheninfarkt im Femur, klinisch unauffällig.

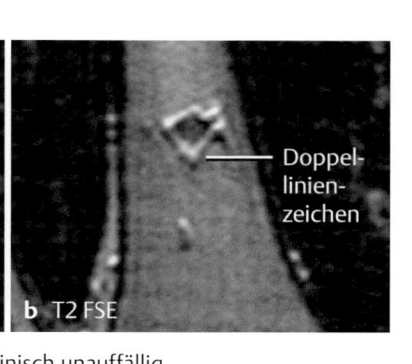

Abb. 5.**5** Knocheninfarkt im Femur.

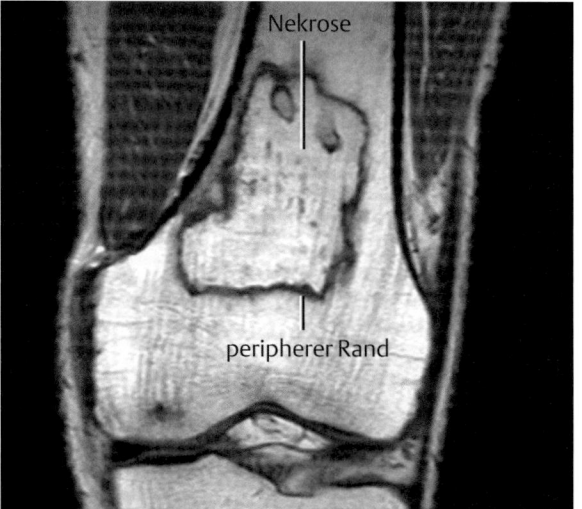

Abb. 5.**6** Knocheninfarkt im Femur, T1 SE.

RÖ   Das Frühstadium von Knocheninfarkten ist röntgenologisch unauffällig. Im späteren Verlauf rahmt ein peripherer Skleroserand den Infarkt ein (Abb. 5.**5**). Das Bild ähnelt einer Landkarte (geographic pattern). Auch flächige, intraläsionale Verkalkungen sind zu erkennen. In sehr seltenen Fällen führt der meta-/diaphysäre Infarkt zu einer Periostreaktion und zu einer „Aufweitung" des Knochens.

NUK   Im Idealfall wird in der Initialphase ein **„cold spot"**, eine verminderte Anreicherung der Nekrose, und im weiteren Verlauf ein **„cold in hot spot"**, eine zusätzliche, vermehrte Anreicherung in der Randzone, beobachtet (Abb. 5.**9 a – c**).

MRT   Ein **gelber Infarkt**, sowohl epiphysär als auch meta-/diaphysär, hat in T1 SE ein hohes fettäquivalentes Signal. Das Areal ist von einer fast schwarzen Linie eingegrenzt. Diese Randzone stellt die Reaktion des lebenden Gewebes auf die Nekrose dar (Abb. 5.**7**). Im T2 FSE findet sich nekroseseitig eine hyperintense Linie (Granulationsgewebe) und zum gesunden Knochen hin eine hypointense Linie (Sklerosierung, Fibrosierung). Dieses Doppellinienzeichen kann je nach MR-Technik (Phasenkodierrichtung, Sequenzwahl) teilweise durch ein „Chemical-Shift-Artefakt" überlagert und verzerrt werden (Abb. 5.**4**).

Die Nekrose selbst ist weitgehend von fettentsprechender Signalintensität (in T1 SE und T2 FSE signalreich). Zystische Degenerationen (nur signalreich in T2-FSE) sind teilweise im Fett abgrenzbar.

Amorphe Kalzifikationen können in der Nekrose ebenfalls auftreten (dunkel in allen Sequenzen).

Der **rote Infarkt** in Arealen mit überwiegend hämatopoetischem Mark oder mit pathologischer Knochenmarkinfiltration (z. B. Sichelzellanämie, Morbus Gaucher) zeigt eine Signalminderung in T1 SE (soweit sie als solche im an sich schon dunklen Knochenmark überhaupt sichtbar ist) und eine ödemartige, schlecht begrenzte Signalsteigerung in fettgesättigten T2 FSE.

Das Kontrastmittelverhalten der Infarkte spiegelt die Pathophysiologie wider: Wird die Diagnose früh gestellt, kommt es zu keiner oder nur geringer Aufnahme im Zentrum des Infarkts (Abb. 5.**8**). Später besteht eine kräftige Anfärbung der gesamten Randzone. Mit zunehmendem Alter des Infarkts wird das kein Kontrastmittel aufnehmende Areal von der Peripherie ausgehend kleiner.

DD   Die Diagnose eines **gelben** Knocheninfarkts basiert entscheidend auf dem MRT-Nachweis von Fett *in* der Läsion. Andere Läsionen, die Fett enthalten können, sind

- Knochenläsionen mit der Potenz zur Spontanheilung (juvenile Knochenzyste, aneurysmatische Knochenzyste, „brauner" Tumor bei renaler Osteodystrophie)
- intraossäre Lipome
- Morbus Paget (das Röntgenbild hilft bei der Differenzierung, da es eine verbreiterte Kortikalis zeigt; auch besteht keine Demarkierung)
- subchondrale Zysten bei Arthrose.

Die Differenzialdiagnose des **roten** Infarkts ist ausgesprochen schwierig. Mithilfe von Anamnese, Klinik, Laborbefunden und Verlaufskontrollen sind Osteomyelitis, Stressfrakturen und nekrotische Tumoren abzugrenzen.

Enchondrom versus Knocheninfarkt

Falls intraläsional bei Infarkten, wenn auch selten, kein Fett nachweisbar ist, ist in T1 SE ein Infarkt von einem chondromatösen Tumor nicht immer zu unterscheiden. In T2 FSE ist die Differenzierung bei einem Nebeneinander von hellem (Zysten, Knorpel) und dunklem Signal (Verkalkungen) ebenfalls schwierig. Der läppchenartige oder knotige Aufbau des Enchondroms ist manchmal wegweisend (Abb. 5.**10**). Das Enchondrom zeigt nach Kontrastmittelgabe entsprechend seinem läppchenartigen Aufbau viele „Septierungen". Beim Knocheninfarkt ist die Anreicherung mehr randbetont oder, wenn innerhalb der Läsion, fleckig.

5.2 Osteonekrose

In diesem Buch werden Osteonekrosen unter klinischen, prognostischen und radiologischen Gesichtspunkten von Infarkten abgegrenzt, auch wenn Osteonekrosen und Infarkte hinsichtlich Pathophysiologie und Risikofaktoren vielfach Überlappungen zeigen. Wie bei den Infarkten auch, ist der Zusammenbruch oder die Störung der Gefäßversorgung der pathophysiologische Hintergrund. Bei den Osteonekrosen spielt jedoch auch ein biomechanischer Funktionsverlust des Knochens („weicher Knochen"), etwa durch Insuffizienz- und Stressfrakturen, traumatische Kontusionen oder Überlastung, eine zusätzliche Rolle.

Osteonekrosen unterscheiden sich von Infarkten in folgender Weise:

- Sie gehen praktisch immer mit Schmerzen einher. Bei subchondraler Lage beeinträchtigen sie die Funktion des ganzen Gelenks.
- Die Prognose der epiphysären Osteonekrosen ist in der Mehrzahl der Fälle sehr ungünstig, da es zu spontanen, irreversiblen Frakturen bzw. zum Kollaps der Gelenkfläche und des subchondralen Knochens kommt.
- Die Bildgebung, speziell die MRT mit T1 SE, differenziert schon früh zwischen gelbem Infarkt (fettäquivalentes Signal, Abb. 5.**11 a – d**) und Osteonekrose (gemischtes oder dunkles Signal).

Osteonekrosen kommen nicht nur an den gelenkbildenden Knochen vor („epiphysäre Osteonekrosen"). Thermische Schädigungen an Füßen und Händen und die Radiatio speziell an Rippen und am Becken führen zu Osteonekrosen auch an anderen Lokalisationen des Skeletts. Das Trauma als wesentliche Ursache für Osteonekrosen ist vielfach beschrieben worden (siehe Handgelenk). Da es sich in der Regel um Begleitphänomene oder Folgen klar definierter Erkrankungen oder Ursachen handelt, wird zur Unterscheidung der Begriff „nekrotischer Knochen" oder Osteonekrose (ohne den Zusatz „epiphysär") benutzt.

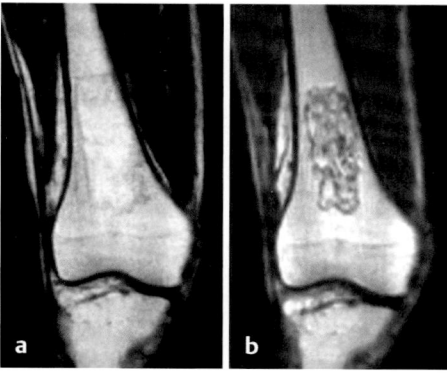

Abb. 5.**7** Knocheninfarkt im distalen Femur (T1 SE, **a**). Der Verlauf nach 1 Jahr (**b**) zeigt einen Größenrückgang und zunehmende Sklerose.

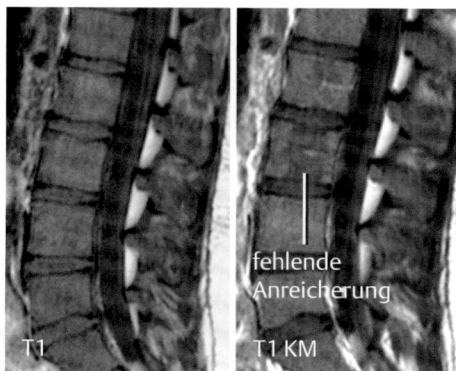

Abb. 5.**8** Roter Infarkt bei einem Patienten mit milder Sichelzellanämie.

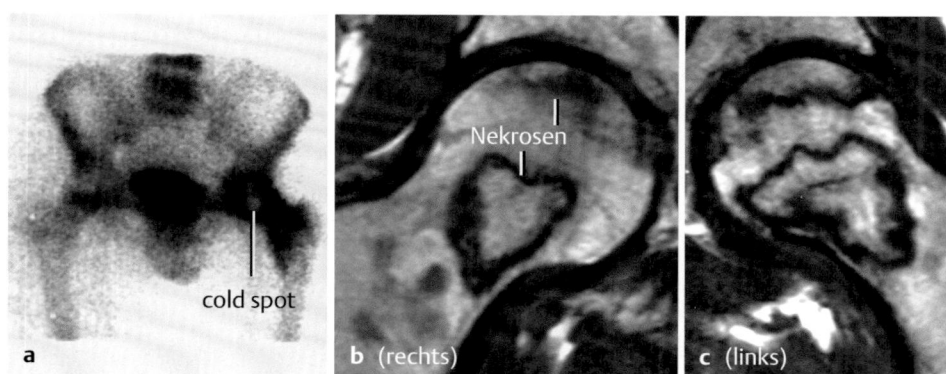

Abb. 5.**9** Knocheninfarkte beidseits am Hüftkopf.
a Szintigraphisch typischer „cold in hot spot". **b, c** Jeweils T1 SE.

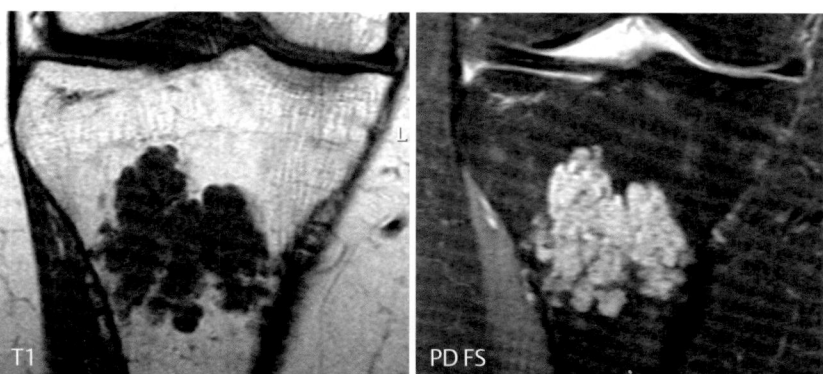

Abb. 5.**10** Enchondrom. Typischer gelappter Aufbau.

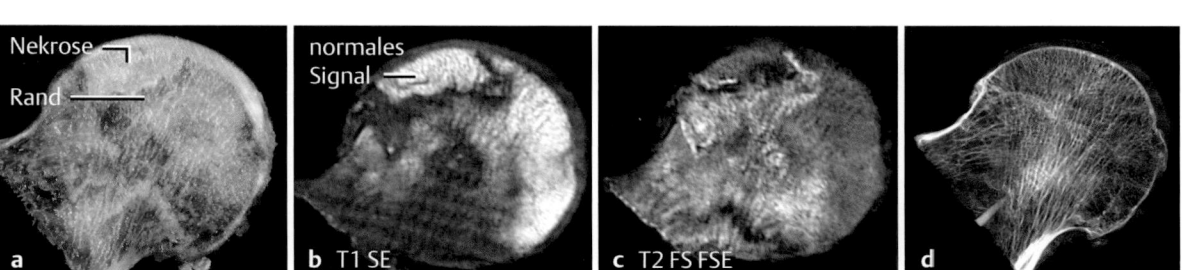

Abb. 5.**11** Hüftkopf**infarkt**. **a** Makroskopisches Präparat. **b, c** MR-tomographisch normales Signal der Nekrose, signalarmer Rand. **d** Die Präparate-Radiographie ist weitgehend unauffällig und ohne Frakturierung.

5.2.1 Hüftkopfnekrose

Die Hüftkopfnekrose ist die häufigste Form der epiphysären Osteonekrose. Sie wird beispielhaft dargestellt. Die Regeln gelten auch für andere Lokalisationen wie Femurkondylen und Humeruskopf und werden nicht im Detail wiederholt.

! Der Begriff Hüftkopf- oder Femurkopfnekrose ist allgemeiner Sprachgebrauch. Es werden mit diesem Begriff allerdings epiphysäre Infarkte und epiphysäre Osteonekrosen sprachlich nicht getrennt, was unter prognostischen und therapeutischen Gesichtspunkten problematisch ist.

PATHO Zur Ätiologie und Pathophysiologie der Hüftkopfnekrose siehe Abschnitt 5.1 (Infarkte) und die Einleitung zu Abschnitt 5.2.

KLINIK Der Beginn der Hüftkopfnekrose ist abhängig von den zugrunde liegenden Ursachen. Sie entwickelt sich häufiger bei Männern als bei Frauen und meist zwischen dem 35.–55. Lebensjahr. Sie ist überwiegend bilateral zu finden. Asymptomatische sind von symptomatischen (Schmerzen bis zur Gehunfähigkeit) Patienten zu unterscheiden, auch unter **prognostischem** Gesichtspunkt. Trotz konservativer Therapie (partielle Gewichtsentlastung) ist eine Progression der Erkrankung bei ca. 90% der **symptomatischen** Patienten zu erwarten. Bei den mittels MRT entdeckten, asymptomatischen epiphysären Infarkten ist in ca. 15–20% das Risiko einer Progression der Symptomatik gegeben, der Rest bleibt über Jahre klinisch stumm (Abb. 5.**12 a, b** u. 5.**13 a–c**).

Prognose: Liegt ein epiphysärer, subchondral gelegener Infarkt vor, so kann sich dieser zur Osteonekrose und letztendlich zum Kollaps entwickeln. Die MRT hat sich dabei zum wesentlichen prognostischen Verfahren entwickelt:

- Grundsätzlich steigt das Risiko einer Osteonekrose mit der Größe des Infarkts. Bestimmt man die Größe der betroffenen Femurkopfzirkumferenz in Prozent (der Femurkopf als gedachte Halbkugel), so gilt:
- < 30%   wahrscheinlich über Jahre stabile Läsion ohne Tendenz zum Kollaps
- 30–40%   unklare Prognose
- > 40%   wahrscheinlich Entwicklung zum Kollaps.
- Ein „reines" Fettsignal lässt ein längeres Intervall ohne Kollapsentwicklung erwarten als ein „heterogenes" Signal mit signalarmen Linien oder Flecken im Infarkt (in T1 SE).
- Liegen große Teile des Infarkts unter der Druckaufnahmezone (insbesondere anterolateral), ist die Wahrscheinlichkeit eines Kollapses größer.
- Liegt ein ödemartiges Muster in der Nähe, aber außerhalb des Infarkts vor (reaktives Ödem), klagen die Patienten nicht nur über Schmerzen, sondern die Progression zum Kollaps ist wahrscheinlich.

Klassifikationen. In allen existierenden Klassifikationen nimmt das Vorhandensein einer Fraktur der Gelenkfläche eine entscheidende Rolle ein, da diese Fraktur den Kollaps des Hüftkopfes einleitet. Frakturen der Gelenkfläche entsprechen in fast allen Systemen dem Stadium III. Das System von **Ficat und Arlet** (Tabelle 5.**1**) basiert auf der Röntgenologie und der funktionellen Exploration des Knochens (durch intraossärer Phlebographie und Druckmessung). Die Steinberg-und-ARCO-Klassifikation schließt die MRT ein, wodurch eine Quantifizierung und Topographie der epiphysären Läsion eingeführt wurde (Tabelle 5.**2**).

! **Cave:** Die Klassifikationen mit ihren Stadien täuschen eine Abfolge, ein „Fortschreiten" der Erkrankung vor. Dies ist zwar möglich, wesentlich für Klinik, Prognose und Therapie ist allerdings die Unterscheidung zwischen Infarkt und Osteonekrose und der Frage, ob die Osteonekrosen spontan/idiopathisch entstehen oder Risikofaktoren (Steroide, Trauma etc.) zugeordnet werden können.

Therapie. Eine Schmerzreduktion bei symptomatischen Hüftkopfnekrosen wird durch nichtsteroidale Antiphlogistika und durch die Benutzung von Gehhilfen (Belastungsreduktion) erzielt.

Die chirurgische Therapie der frühen Stadien umfasst derzeit in erster Linie die Anbohrung des Hüftkopfes mit oder ohne Einbringen von Knochenmaterial. Die Prognose der Erkrankung wird kaum beeinflusst, die Schmerzen werden allerdings deutlich gebessert. Ist der Hüftkopf kollabiert, ist eine Totalendoprothese häufig die einzige Therapie. Ist das kollabierte Areal klein, kann eine Umstellungsosteotomie versucht werden.

RÖ Die röntgenologischen Veränderungen der Hüftkopfnekrose sind in Tabelle 5.**1** dargestellt. Der Nachweis einer subchondralen Aufhellungslinie (crescent sign) oder die Konturveränderung des Hüftkopfes markiert die entscheidende Grenzlinie zwischen Stadium II und III (Abb. 5.**3**). Die Entwicklung einer (sekundären) Arthrose verläuft mehr oder weniger parallel zur Hüftkopfdeformierung. Im Endstadium ist es manchmal unmöglich (und therapeutisch auch von geringer Relevanz), eine fortgeschrittene primäre Arthrose von den Folgen einer epiphysären Osteonekrose zu unterscheiden.

Die Befunde des CT entsprechen den Röntgenzeichen (Abb. 5.**13 a–c** u. 5.**14**). Durch die überlagerungsfreie Darstellung in mehreren Ebenen sind Osteolysen, Sklerosierungen und insbesondere die Kontur- und Formveränderung des Hüftkopfes eindeutig früher und sicherer als im Röntgenbild zu erkennen.

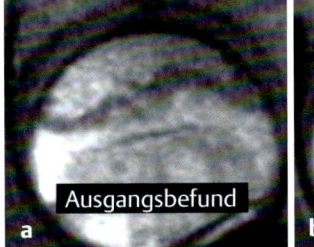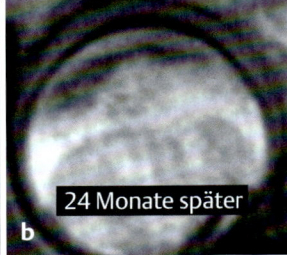

Abb. 5.**12** Spontanverlauf eines Hüftkopf**infarkts** (T1 SE).

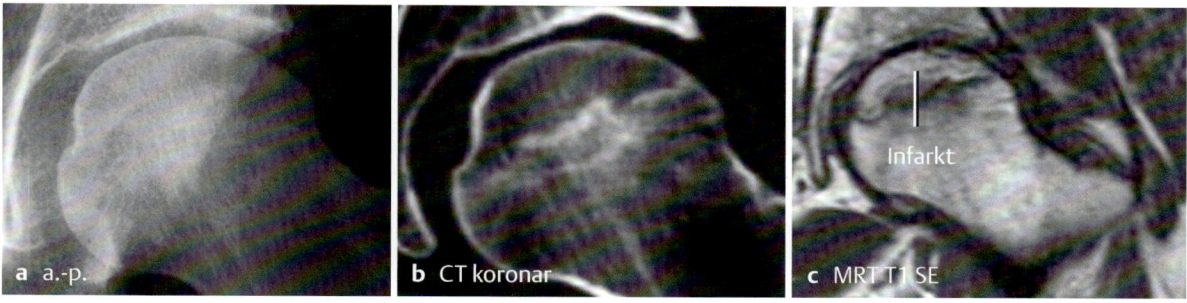

Abb. 5.**13**   Hüftkopfnekrose Stadium II nach Ficat und Arlet und nach ARCO. Asymptomatischer Patient.

Tabelle 5.**1**   Klassifikation der Hüftkopfnekrose nach Ficat und Arlet

Stadium	Klinik	Röntgenologie
I	keine Schmerzen	normales Röntgenbild (im Knochenszintigramm verminderte oder erhöhte Nuklidaufnahme)
II	variable Schmerzsymptomatik (von klinisch stumm bis Belastungsschmerzen)	bandförmige Sklerose, die den Femurkopf durchzieht; nur schwer erkennbare Osteolysen oder „zystoide" Veränderungen; normale (!) Kontur und Form des Femurkopfes, Gelenkspalt nicht verschmälert
III	Schmerzen	stufenartiger Einbruch der Kopfkontur ohne oder mit nur geringer Abflachung des Femurkopfes; bandförmige und sektorförmige Sklerosierung im Femurkopf. Ausbildung von zystoiden Resorptionszonen (und/oder) Ausbildung einer sichelförmigen Aufhellungszone parallel zur Femurkopfkontur (crescent sign)
IV	Schmerzen	Kollaps und Abflachung des Hüftkopfes mit völligem Verlust der Knochenstruktur; Bildung großer zystenartiger Aufhellungen, diffuser Sklerosierungen; (noch) unveränderte azetabuläre Gelenkseite
V		(sekundäre) Hüftgelenkarthrose mit Gelenkspaltverschmälerung, Ausbildung von Randosteophyten und degenerativen Veränderungen auch an der azetabulären Gelenkseite

Tabelle 5.**2**   Stadieneinteilung der Hüftkopfnekrose der Association Research Circulation Osseous (ARCO)

Stadium	Klinik, Pathologie, Bildgebung
0	– Normalbefund im Röntgenbild, MRT und Szintigraphie – Nekrosezeichen in der Histologie
I IA, B, C	– normales Röntgenbild/CT – pathologischer MR- oder Szintigraphiebefund – betroffener Femurkopfanteil lateral, medial oder ventral Beteiligung der Femurkopfzirkumferenz: IA: < 15 %, IB: 15 – 30 %, IC: > 30 %
II IIA, B, C	– im Röntgenbild Strukturveränderungen des Knochens **ohne** Konturveränderungen des Femurkopfes; normaler Gelenkspalt – Hüftkopfnekrose-spezifische MR-Befunde – Beteiligung der Femurkopfzirkumferenz: IIA < 15 %, IIB 15 – 30 %, IIC > 30 %
III III a III b III c	– im Röntgenbild Knochenstrukturveränderungen mit subchondraler Fraktur in Form einer sichelförmigen Aufhellungszone (crescent sign); Kontur des Femurkopfes flacht sich ab; normal weiter Gelenkspalt – „crescent sign" umfasst < 15 % der Gelenkfläche oder Femurkopf < 2 mm abgeflacht – „crescent sign" umfasst 15 – 30 % der Gelenkfläche oder Femurkopf 2 – 4 mm abgeflacht – „crescent sign" umfasst > 30 % der Gelenkfläche oder Femurkopf > 2 mm abgeflacht
IV	– Entwicklung zur Arthrosis deformans. Der Hüftkopf ist abgeflacht. Der Gelenkspalt verschmälert sich. Das Azetabulum zeigt zunehmend die klassischen Zeichen der Arthrose. – Subklassifikation und Quantifizierung sind nicht (mehr) nötig.

! Die CT zeigt besser als die MRT Konturunterbrechungen der subchondralen Grenzlamelle und insbesondere parallel zur Gelenkfläche verlaufende Frakturen (crescent sign).

NUK Die nuklearmedizinische Untersuchung erfolgt als 3-Phasen-Skelettszintigraphie mit ^{99m}Tc-Diphosphonat. Im Initialstadium werden eine verminderte Anreicherung der Nekrose (cold spot) und im weiteren Verlauf eine zusätzliche vermehrte Anreicherung im reaktiven Randbereich (cold in hot spot) als spezifisches Zeichen einer Hüftkopfnekrose bewertet. Häufiger findet sich als unspezifisches Zeichen eine diffuse Anreicherung als Ausdruck der Reparation (Abb. 5.**9 a – c**).

MRT Ein **Infarkt**areal (gelber Infarkt) im Hüftkopf unterscheidet sich nicht von meta-/diaphysären Infarkten. Das Infarktareal kann, muss aber nicht, bis an die Gelenkfläche heranreichen. Der Infarkt zeigt im T1 SE und T2 FSE ein fettiges Signal (Abb. 5.**12 a**). Umgeben ist er von einer im T1 SE dunklen Linie, in T2 FSE in 65 – 80 % der Fälle als „Doppellinie" (vgl. Abschnitt 5.1). Selten wird der klassische Infarkt von einem ödemartigen Muster umgeben (reaktives Ödem). Diese Patienten sind klinisch symptomatisch (Abb. 5.**14 a – d**).

Die Hüftkopfnekrose kommt nicht nur als einfacher Infarkt, sondern auch als eine epiphysäre **Osteonekrose** zur Darstellung. Zwei Formen sind zu unterscheiden:

Das „**landkartenartige**" (geographic) Muster der Osteonekrose ist eine gut abgrenzbare Läsion mit **unterschiedlicher** gemischter intraläsionaler Signalintensität, wobei fettäquivalentes Signal in T1 SE zumindest noch erkennbar ist (Abb. 5.**14 c**). Die reaktive Abgrenzungszone (interface) zum normalen umgebenden Fettmark ist wie beim Infarkt bandförmig, allerdings häufiger unscharf. Die Gelenkflächenfraktur kann zur Abbildung kommen:

- entweder als kleine Stufe der Gelenkfläche (speziell in T2 FSE und GE, Abb. 5.**14 d**)
- oder als subchondrales signalreiches Band auf T2 FSE (Sichelzeichen, „crescent sign", Abb. 5.**15**).

Die Konturveränderung der Gelenkfläche ist besonders gut auf koronaren Bildern in den gewichttragenden Anteilen des Kopfes sichtbar. Das „crescent sign" ist mehr in den nicht gewichttragenden, anterioren Gelenkanteilen zu finden und in sagittalen und axialen Bildern am besten nachzuweisen (Abb. 5.**15**).

! Häufiger als bei einfachen Infarkten sind außerhalb der landkartenartig abgegrenzten Osteonekrose zusätzlich ödemartige, in T2 FSE und STIR helle Areale nachweisbar. Ihre Genese ist noch nicht vollständig geklärt. Lange Zeit glaubte man, es handle sich um weitere Nekrosen, nur mit einem anderen MRT-Bild. Dem widersprechen allerdings neuere histologische Untersuchungen. Diese Signalalterationen kommen häufiger bei Patienten vor, in denen sich relativ „frische" Gelenkflächenfrakturen entwickelt haben (im Gegensatz zu Patienten ohne Frakturen bzw. mit länger bestehendem Kollaps). Diese ödemartigen Areale können zudem verschwinden oder ihren Ort wechseln. Sie werden deshalb heute als reaktiv und transient eingeordnet (Abb. 5.**14 c**).

Das **diffuse** Muster ist an der Hüfte sehr selten und stellt eine große flächige Signalminderung mit unscharfem, schlecht erkennbarem Übergang zum Knochenmark in T1 SE dar. Diese reicht immer bis zur Gelenkfläche. In T2 FSE und STIR zeigt dieses Muster ein hohes oder intermediäres Signal. Von besonderer Bedeutung ist der **gleichzeitige Nachweis** einer **subchondral** angeordneten, zusätzlichen **signallosen** Zone innerhalb des ödemartigen Areals. Es ist signallos in T2 FSE, STIR und nimmt kein Kontrastmittel auf. Dieses signallose Areal hat eine Breite von mindestens 4 mm und wölbt sich meist konvex in Richtung Knochenmark (Abb. 5.**16 a – c**). Der Gelenkknorpel, soweit in der MRT beurteilbar, ist normal, bevor er bei Progress frakturiert und mit dem Knochen kollabiert.

! Das „landkartenartige" Muster ist häufig mit den klassischen Risikofaktoren (Steroide, Alkohol) assoziiert. Ein Auftreten auch in anderen Lokalisationen ist zu erwarten.

Das „diffuse" Muster ist in der Regel eine singuläre Läsion bei Patienten ohne bekannte Risikofaktoren.

Nicht alle Osteonekrosen mit dem diffusen Muster der Osteonekrose führen zu einem Kollaps. Einige Fälle haben einen guten Verlauf mit klinischer Beschwerdebesserung und nur geringen irregulären subchondralen Residuen in der MRT.

DD **Transientes Knochenmarködem.** Die Abgrenzung zur **diffusen** Form der Osteonekrose ist am Hüftkopf bildmorphologisch sehr schwierig. Das Problem ist, dass bei beiden Erkrankungen ein kräftiges ödemartiges Muster im Hüftkopf vorliegt. Bei den transienten Knochenmarködemen kann (muss aber nicht) wie bei der diffusen Osteonekrose eine in T2 FSE und STIR signallose subchondrale Zone vorkommen. Der Unterschied ist, dass bei der transienten Erkrankung diese signallose Zone klein und (< 3 mm) schmal ist und (fast) vollständig verschwindet. Die Patienten mit transientem Knochenmarködem sind meistens jung (Schwangere) oder im 4. – 5. Lebensjahrzehnt (Männer).

Insuffizienzfraktur bei Überlastung oder Osteoporose. Diese ist durch ein diffuses Knochenmarködem in T2 FSE und STIR gekennzeichnet. Linien, die Frakturen entsprechen, sind oft bei Insuffizienzfrakturen anzutreffen. Sie sind anders als bei der diffusen Osteonekrose nicht sichel- oder spindelförmig konfiguriert, sondern schmal, irregulär. Sie sind meistens etwas entfernt von der Gelenkfläche angeordnet.

Auch die Anamnese ist zur Differenzierung hilfreich. Eine Überlastung ist den Patienten mit Insuffizienzfrakturen meistens erinnerlich. Am häufigsten sind übergewichtige Frauen ab 65 Jahren betroffen.

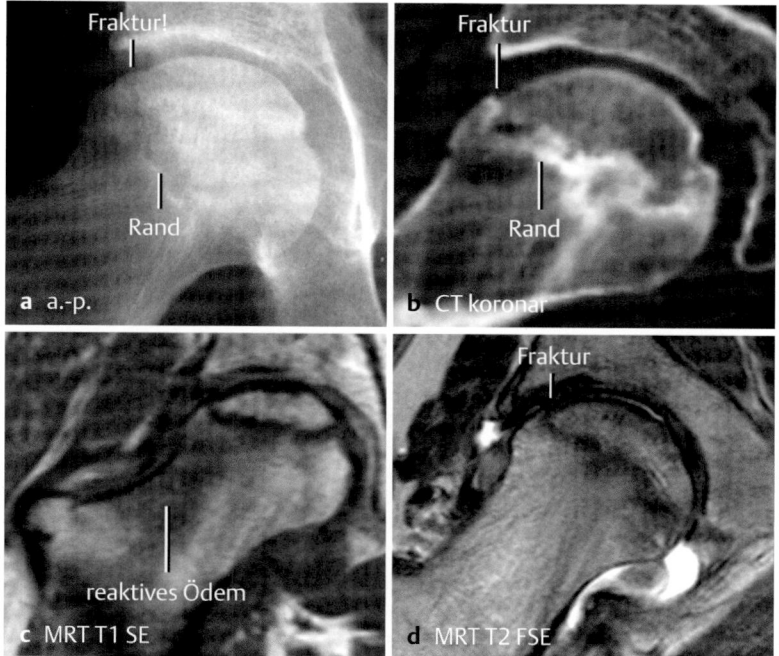

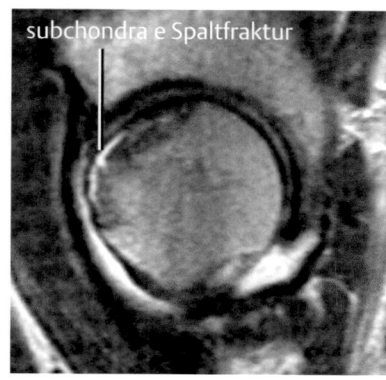

Abb. 5.**15** Hüftkopfosteonekrose mit subchondraler Spaltfraktur (Sichelzeichen, T2 FSE sagittal).

Abb. 5.**14** Symptomatische Hüftkopf-**Osteo**nekrosen mit diskreter Impressionsfraktur und reaktivem Ödem.

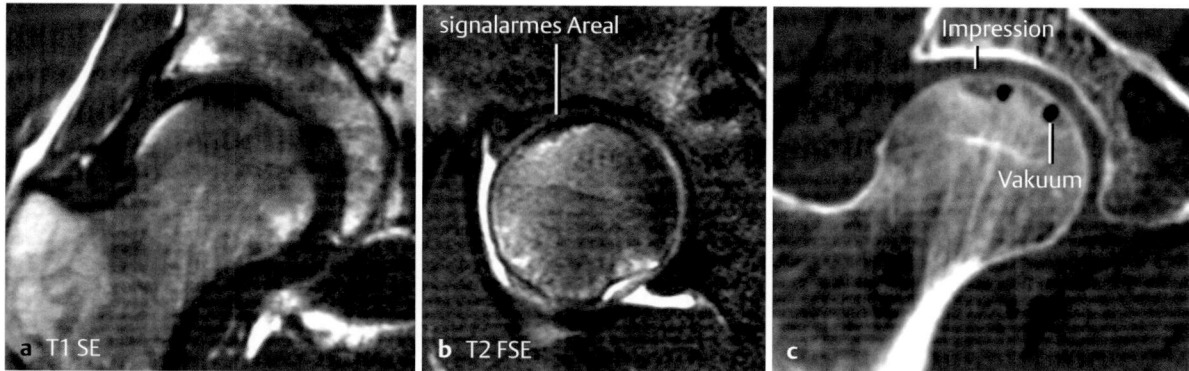

Abb. 5.**16** Diffuse Form der Hüftkopf-**Osteo**nekrose. **a** Diffuse Signalminderung in T1 SE. **b** Die sagittale T2 FSE zeigt eine breite signalarme Zone subchondral als Zeichen einer schlechten Prognose. **c** 5 Monate später ist in der CT eine leichte Impression und ein subchondrales Vakuumphänomen erkennbar.

Posttraumatische Hüftkopfnekrose

Die posttraumatische Hüftkopfnekrose ist Folge einer Schenkelhalsfraktur. Sie zeigt sich mit einiger Zeitverzögerung (Monate bis vereinzelt 1 – 2 Jahre) als landkartenartiges Muster der Osteonekrose im Femurkopf, deutlich vom ehemaligen Frakturspalt abgesetzt. Auch Infarkte können Folge einer Schenkelhalsfraktur sein (Abb. 5.**17 a – c**), gehen aber manchmal in Osteonekrosen über. Nach einer Luxation des Hüftkopfes kommt es dagegen nur selten zu einer Osteonekrose.

Hüftkopfnekrose bei Patienten mit generalisierter Knochenmarkerkrankung

Betroffen sind Patienten mit chronischen Anämien (Sichelzellerkrankung, Thallassämie) oder einer Infiltration (Morbus Gaucher). Es handelt sich hier um „rote" Infarkte, da eine komplette oder weitgehende Fettmarkinfiltration vorliegt. Diese Infarkte heilen meistens spontan. Es findet sich eine unscharf begrenzte, flächige Signalsteigerung im T2 FSE und STIR. Die Entwicklung zur epiphysären Osteonekrose kann dann diagnostiziert werden, wenn subchondrale Frakturen (crescent sign) oder Gelenkflächeneinbrüche zusätzlich nachzuweisen sind (Abb. 5.**18 a – c**).

5.2.2 Infarkte und Osteonekrosen in anderen Lokalisationen

Nach dem Femurkopf sind Humeruskopf, Skaphoid, Lunatum, Femurkondylen, Talus und distale Metatarsalknochen häufige Lokalisationen für Infarkte und Osteonekrosen. Seltener sind proximale Tibia, Patella, Os naviculare am Fuß oder andere Knochen betroffen. Die Osteonekrose der gelenkbildenden Knochen der großen Gelenke (Knie, Schulter) ähneln im Wesentlichen den Veränderungen an der Hüfte. Die Manifestationen an den kleinen Knochen differieren hinsichtlich Bildgebung, Therapie und Prognose.

Osteonekrose des distalen Femurs

Synonym: Morbus Ahlbäck.

Zu unterscheiden ist die idiopathische, spontane Osteonekrose (Morbus Ahlbäck) von Infarkten und Osteonekrosen mit bekannten Risikofaktoren.

Die Osteonekrosen kommen, wie an der Hüfte, als umschriebene „landkartenartige" oder als „diffuse" Form vor. Das Auftreten reaktiver Ödeme und vor allem eine Fraktur der Gelenkfläche sind die Ursachen für Schmerzen. Beide Kondylen eines Femurs und vor allem beide distalen Femura können gleichzeitig betroffen sein. Dies gilt für Patientien mit den bekannten Risikofaktoren (Steroide, Alkohol u. a.).

Die idiopathische Osteonekrose (der eigentliche Morbus Ahlbäck) betrifft bevorzugt Frauen mittleren Alters ohne Risikofaktoren und die mediale Femurkondyle. Ein bilaterales Auftreten ist eine Rarität. Ein Riss oder eine Formveränderung des äußeren Anteils des Hinterhorns des medialen Meniskus ist häufiger Begleitbefund.

RÖ **Nach** Einsetzen der Schmerzen sind Irregularitäten, feine Unterbrechungen und Abflachungen der Gelenkfläche nachzuweisen. Diese unterschiedlich großen Befunde gehen normalerweise mit einer Strukturirregularität und Sklerosierung des subchondralen Knochens einher. Bis zu 5 cm große, kraterartige Knocheneinbrüche werden beobachtet (Abb. 5.**19 a – c**). Im Endstadium kommt es zur Fragmentierung des Knochens.

MRT Die idiopathische, spontane Osteonekrose der Femurkondyle ist der klassische Fall der **diffusen** Form der epiphysären Osteonekrose. In T1-SE- und T2-FSE-Bildern bildet sich direkt unter der Gelenkfläche parallel ein signalarmer oder signalloser Bezirk unterschiedlicher Größe aus (Abb. 5.**20 a – c**). Diese Bezirke nehmen wenig oder kein Kontrastmittel auf. Um das nekrotische Areal findet sich eine ödemartige, signalreiche Fläche (T2 FSE, STIR und nach Kontrastmittelgabe, Abb. 5.**20 a – c**).

Bei Patienten mit bekannten Risikofaktoren dominieren die Befunde des Infarkts bzw. der umschriebenen „landkartenartigen" Osteonekrose (vgl. MRT der Hüftkopfnekrose, Abb. 5.**19 a – c**).

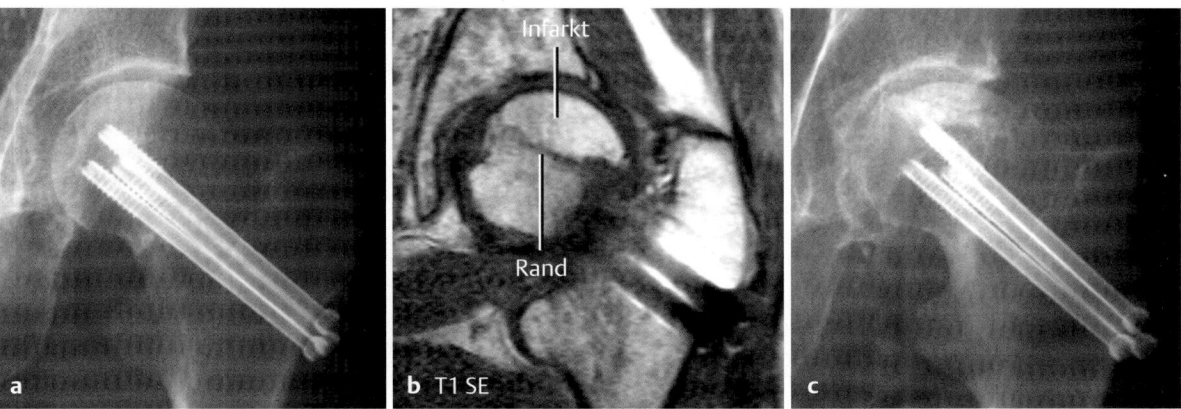

Abb. 5.**17** Verschraubte mediale Schenkelhalsfraktur (**a**) mit Infarzierung des oberen Pols des Hüftkopfes (**b**). In der Verlaufskontrolle Osteonekrose mit Kollaps des Hüftkopfes (**c**).

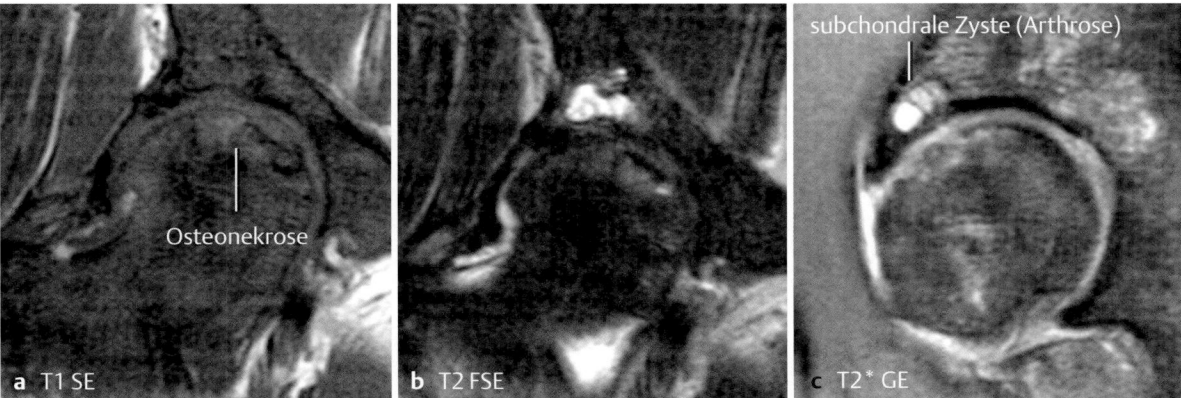

Abb. 5.**18** Hüftkopf-Osteonekrose bei diffuser anämiebedingter Knochenmarkhyperplasie bei Sichelzellanämie. Zusätzlich Arthrose.

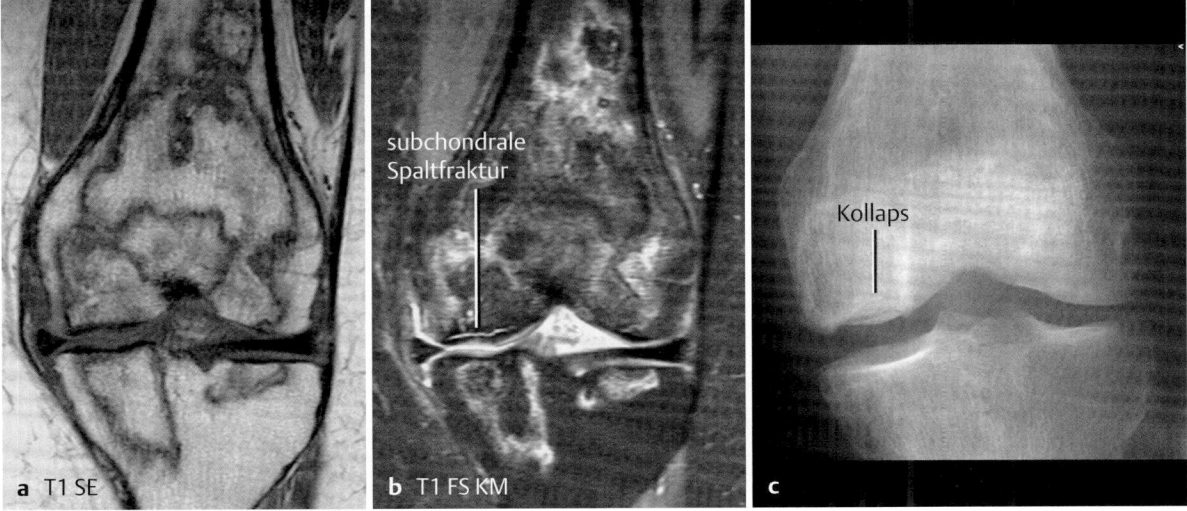

Abb. 5.**19** Steroidinduzierte Osteonekrose am Femurkondylus. Zusätzlich Infarkte in der Tibia.

DD Die Osteochondrosis dissecans des Jugendlichen bzw. des jungen Erwachsenen ist selten in den gewichtstragenden Abschnitten der Femurkondylen lokalisiert. Die diffuse Form der Osteonekrose bei Morbus Ahlbäck ist schwierig von Insuffizienzfrakturen in der MRT abzugrenzen. Der Nachweis von Fraktur**linien** und die Integrität der Gelenkfläche und vor allem die Anamnese sind Kriterien der Differenzierung (vgl. Abb. 5.**31**).

Osteonekrose des Os lunatum

Synonyme: Morbus Kienböck, Lunatummalazie.

Die Ursache der Erkrankung ist noch nicht vollständig geklärt. Akute Traumen und chronisch repetitive Überlastung (Presslufthammer!) scheinen von besonderer Bedeutung zu sein, möglicherweise durch eine Schädigung der das Lunatum versorgenden Gefäße. Ferner begünstigt eine Ulnaminusvariante die Entstehung einer Osteonekrose, was auf eine veränderte Belastung vor allem im radioulnaren Kompartiment zurückgeführt wird. Männer zwischen dem 20. und 40. Lebensjahr sind bevorzugt betroffen.

Die **Stadieneinteilung** der Lunatumnekrose richtet sich nach den morphologischen Veränderungen des Lunatums und ist neben dem Alter und den Beschwerden des Patienten die wichtigste Grundlage für therapeutische Entscheidungen:

Stadium I: Unauffälliges Röntgenbild, pathologischer MRT-Befund (Abb. 5.**21 a**)

Stadium II: diffuse Sklerose und zystische Einschlüsse bei normalen Konturen

Stadium III: Fragmentation des Lunatums; diese beginnt in der Regel an der proximalen Gelenkfläche (Stadium IIIa, Abb. 5.**21 d**). Mit fortschreitendem Kollaps kommt es zu einer karpalen Instabilität (Stadium IIIb) mit pathologischer Flexionsstellung des Skaphoids, Ulnarabweichung des Triquetrums und schließlich karpalem Kollaps.

Stadium IV: vollständiger Kollaps des Lunatums, Sekundärarthrose.

RÖ Für die Zuordnung zu den Stadien II – IV ist meist die konventionelle Röntgenaufnahme ausreichend. Zum Nachweis einer etwaigen Ulnaminusvariante ist eine korrekte Aufnahme in Neutralprojektion zu fordern. Für die wichtige Unterscheidung der Stadien IIIa und IIIb kann bei unklaren Befunden eine Kinematographie hilfreich sein, da dynamische karpale Instabilitäten eventuell nur unter Bewegung erkannt werden.

CT Da diskrete knöcherne Veränderungen mittels hoch aufgelöster CT besser nachgewiesen werden, hat die CT besondere Bedeutung bei der Abgrenzung der Stadien IIIa gegenüber II (Nachweis eines beginnenden Gelenkflächeneinbruchs) und IV gegenüber IIIb (Nachweis von osteophytären Anbauten und Gelenkspalt-Irregularitäten).

MRT Die MRT wird bei der Lunatummalazie zur Beantwortung von zwei Fragen eingesetzt:
- Liegt eine Lunatummalazie vor?
  Eine Indikation mit dieser Fragestellung ergibt sich bei klinischem Verdacht und unauffälligem Röntgenbild. Die MRT zeigt ein ödemäquivalentes Signal (Signalminderung in T1 SE, Signalsteigerung in STIR oder T2 FatSat, Abb. 5.**21 a – f**).
- Wie ist die Vitalität des Lunatums?
  Man darf sich die Lunatummalazie nicht als eine plötzliche und vollständige Unterbrechung der Perfusion vorstellen. Vielmehr findet sich zunächst ein fibrovaskuläres Reparationsgewebe, das die ödemäquivalenten Signalveränderungen verursacht und zu einer deutlichen Kontrastmittelaufnahme führt. Erst im weiteren Verlauf geht die Durchblutung zurück, das MRT-Signal nach intravenöser Kontrastmittelaufnahme wird inhomogener. Schließlich versiegt die Vaskularisation vollständig und das Lunatum bleibt in allen Sequenzen signallos.

Cave: Vom Vitalitätsgrad kann nicht auf das morphologisch definierte Stadium geschlossen werden. So kann beispielsweise in einem Stadium II bereits ein völlig avitaler Knochen vorliegen, umgekehrt können in einem Stadium III noch partiell vaskularisierte Anteile nachweisbar sein.

Osteonekrose des Skaphoids

Der proximale Kahnbeinabschnitt wird retrograd vom distalen Knochenanteil her versorgt. Kahnbeinfrakturen neigen daher zur Osteonekrose des proximalen Fragments, da die Fraktur die Blutzufuhr unterbricht (Abb. 5.**22**). Wie bei der Lunatummalazie kommt es nach initial noch unauffälliger Knochenstruktur röntgenmorphologisch zur Sklerose, Zystenbildung und schließlich zum voranschreitenden Kollaps. Auch hier resultiert im Endstadium eine karpale Instabilität und Sekundärarthrose.

Da es auch bei der Frakturnekrose zunächst zu einer durch Reparationsgewebe bedingten Hyperämie kommt, entsprechen auch die verschiedenen MRT-Befunde jenen der Lunatummalazie.

Neben dieser Frakturnekrose gibt es noch die sehr seltene idiopathische Kahnbeinnekrose (Morbus Preiser).

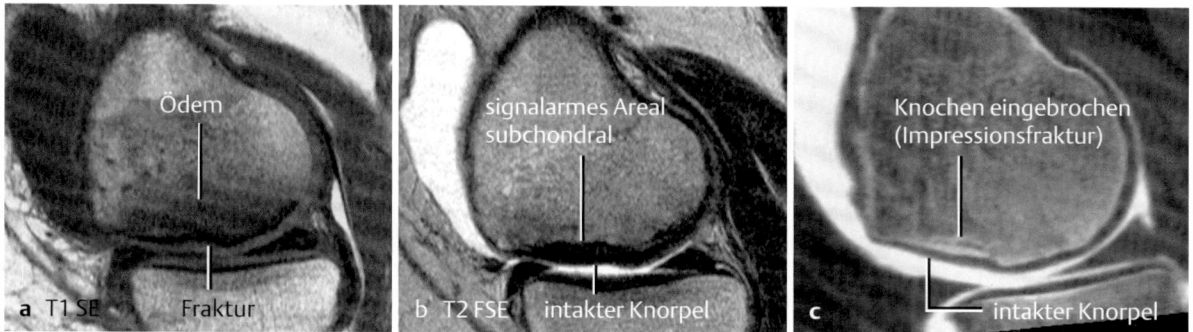

Abb. 5.**20**   Spontane (idiopathische) Osteonekrose am Kniegelenk. **a, b** MRT; **c** CT-Arthrographie.

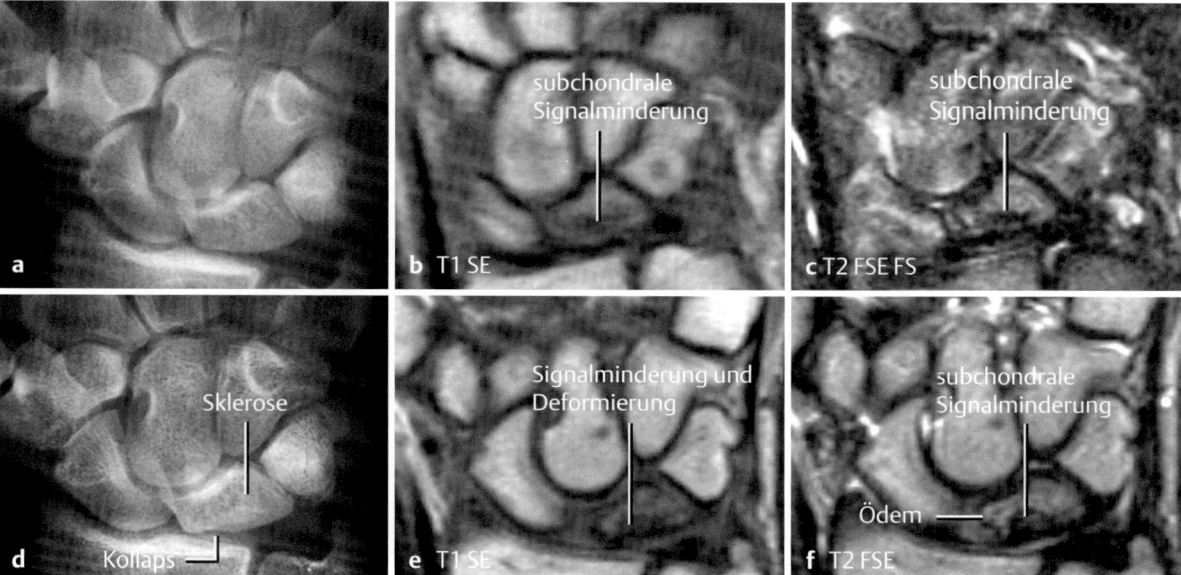

Abb. 5.**21**   Lunatumnekrose. **a** Zunächst normales Röntgenbild. **b, c** MR-tomographisch im Lunatum bereits subchondrale Signalveränderungen und Konturveränderungen der proximalen Gelenkfläche in T1 SE und T2 FSE. **d–f** Im weiteren Verlauf Sklerose und Kollaps des Os lunatum.

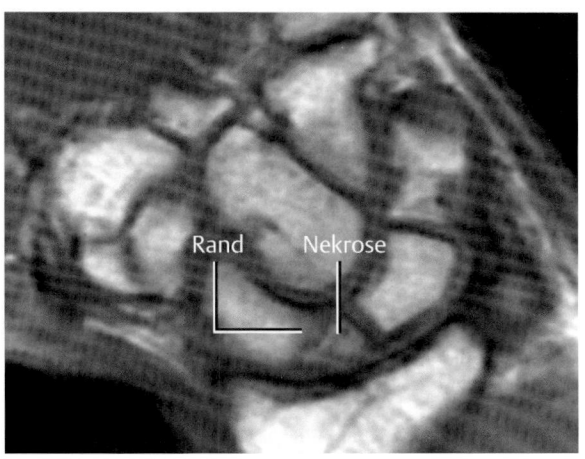

Abb. 5.**22**   Osteonekrose des Skaphoids, T1 SE.

Osteonekrose der Metatarsalköpfchen

Synonyme: Morbus Köhler II, Morbus Freiberg.

Die Ursache der idiopathischen Osteonekrose in dieser Lokalisation (bevorzugt Os metatarsale II) ist unklar. Stress, ähnlich wie bei der Osteochondrosis dissecans am Kniegelenk, während der Wachstumsphase wird diskutiert, da die Erkrankung bei Jugendlichen, häufiger bei Mädchen als bei Jungen, diagnostiziert wird. Nicht selten wird die Diagnose als Zufallsbefund beim Erwachsenen gestellt. Die Röntgenbefunde sind eindeutig (Abb. 5.**23**). Je nach Zeitpunkt der Diagnose

- ist das Köpfchen abgeflacht und verbreitert
- sind Frakturen als Aufhellungsstreifen sichtbar
- kann die Epiphysenfuge vorzeitig geschlossen sein
- sind reaktive Sklerosierungen erkennbar
- bleibt die Weite des Gelenkspalts meistens erhalten
- ist die gegenüberliegende Basis der Grundphalanx bei ausgeprägten Formen verbreitert.

Die Osteonekrose eines Metatarsalköpfchens kann auch im Erwachsenenalter entstehen. Die Befunde ähneln denen an den Femurkondylen. Im frühen Stadium sind die Röntgenbilder normal, der Knochenscan ist positiv und das MRT zeigt ein unspezifisches Ödem (signalreich in T2 FSE, STIR und nach Kontrastmittelgabe) im Knochenmark, aber auch in den umgebenden Weichteilen. Später sind röntgenologisch Sklerosierungen und Periostreaktionen im Röntgenbild zu erkennen. Bei dieser „adulten" Form ist Stress als Ursache die wahrscheinlichste Erklärung, Wachstumsstörungen liegen nicht vor. Man kann sich die Osteonekrose als Endzustand einer insuffizient behandelten Insuffizienzfraktur vorstellen.

Andere Osteonekrosen

Es gibt an anderen Knochen noch eine Vielzahl teilweise mit Eigennamen belegter Osteonekrosen, beispielsweise an Humeruskopf (Abb. 5.**25 a – c**), Capitulum humeri (Morbus Panner), proximaler Tibiaepiphyse (Morbus Blount), Talus (Abb. 5.**26 a–d** u. 5.**27 a–d**), Os naviculare pedis (Morbus Köhler I, Abb. 5.**24**) und an den Wirbelkörpern. Im Einzelfall ist strittig, ob es sich bei den Veränderungen nicht primär um subchondrale Insuffizienzfrakturen handelt.

Literatur

Arlet J, Ficat RP. Diagnostique de l'osteonecrose femorooccipitale primitive au stade I (stade préradiologique). Rev Chir Orthop 1968; 54: 637–48.
Beltran J et al. Femoral head avascular necrosis: MR imaging with clinical-pathological and radionuclide correlation. Radiology 1988; 166: 215–20.
Gardeniers JWM. Report of the Committee of staging and nomenclature. ARCO newsletter 1993; 5: 79–82 (siehe www.arco-intl.org).
Kopecky KK et al. Apparent avascular necrosis of the hip: appearance and spontaneous resolution of MR findings in renal allograft recepients. Radiology 1991; 179: 523–7.
Lafforgue P et al. Early-stage avascular necrosis of the femoral head: MR imaging for prognosis in 31 cases with at least 2 years follow-up. Radiology 1993; 187: 199–204.
Schmitt R, Lanz U. Bildgebende Diagnostik der Hand. 2. Aufl. Stuttgart: Thieme; 2004.
Shimizu K et al. Prediction of collapse with magnetic resonance imaging of avascular necrosis of the femoral head. J Bone Joint Surg Am 1994; 76: 215–23.
Steinberg ME et al. A quantitative system for staging avascular necrosis. J Bone Joint Surg Br 1995; 77: 34–41.
Takatori Y et al. Avascular necrosis of the femoral head. Natural history and magnetic resonance imaging. J Bone Joint Surg Br 1993; 75: 217–21.

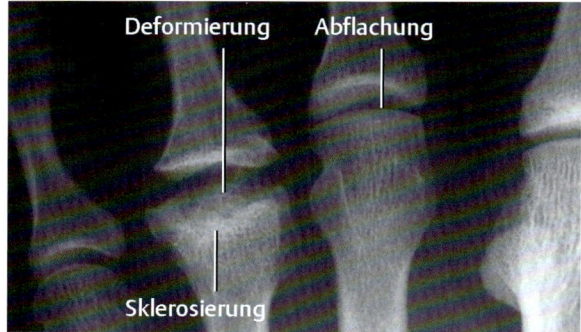

Abb. 5.**23**   Morbus Köhler II. Am Metatarsale II lediglich diskrete Abflachung, am Metatarsale III bereits Deformierung und Verdichtung.

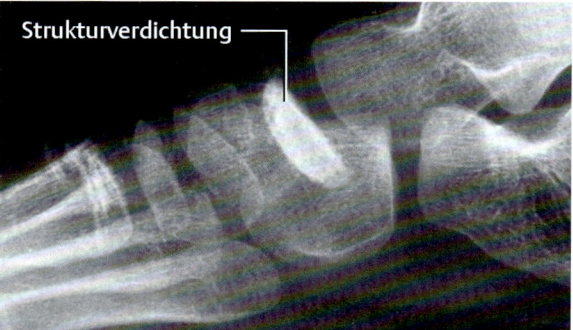

Abb. 5.**24**   Osteonekrose des Os naviculare (Köhler I). Mit ausgeprägter Verdichtung.

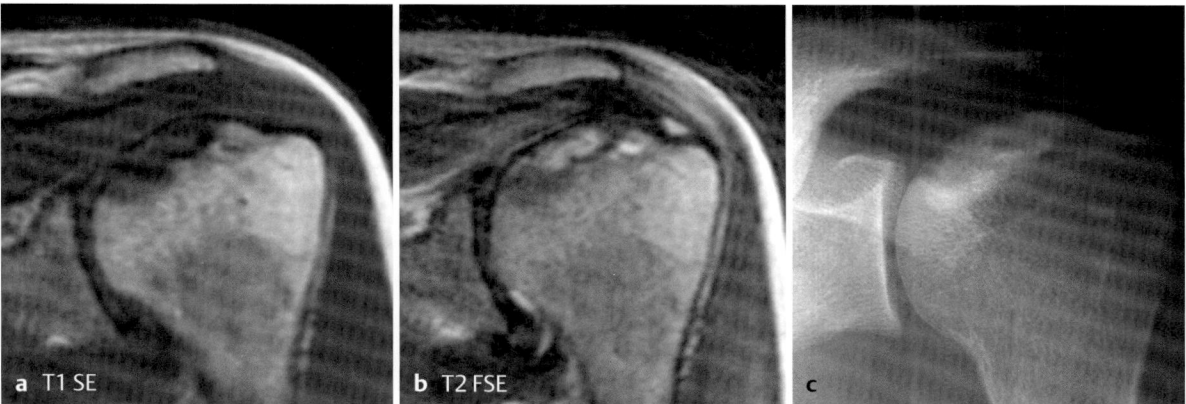

Abb. 5.**25**   Humeruskopf-Osteonekrose.

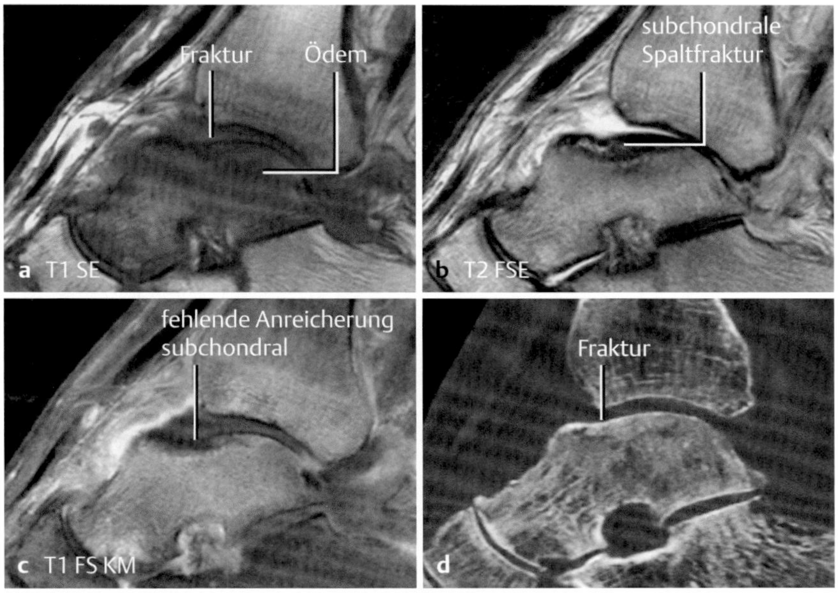

a T1 SE
b T2 FSE
c

Abb. 5.**26**   Spontane
Osteonekrose des Talus.

a T1 SE — Fraktur · Ödem
b T2 FSE — subchondrale Spaltfraktur
c T1 FS KM — fehlende Anreicherung subchondral
d — Fraktur

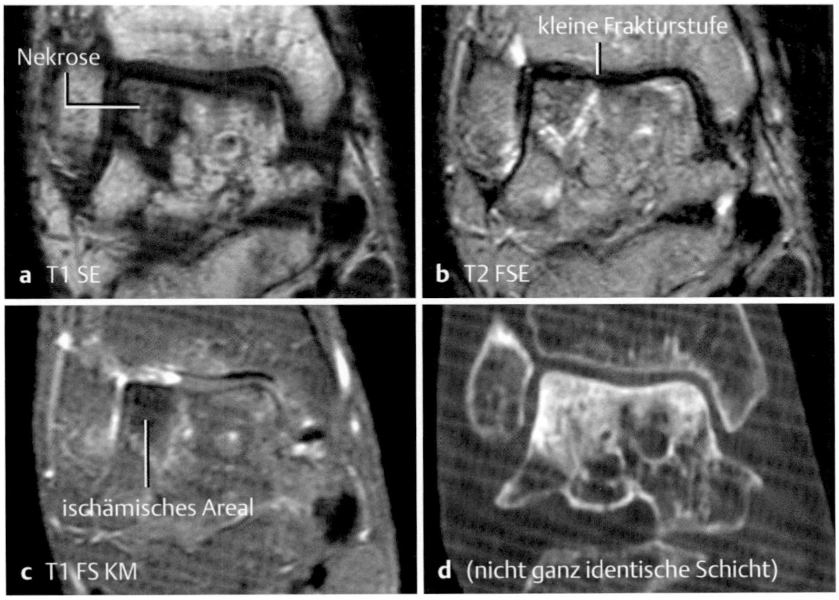

Abb. 5.**27**   Posttraumatische
Osteonekrose des Talus.

a T1 SE — Nekrose
b T2 FSE — kleine Frakturstufe
c T1 FS KM — ischämisches Areal
d (nicht ganz identische Schicht)

5.3   Transiente Osteoporose – transientes Knochenmarködem

! Transitorische Osteoporose und transitorisches Knochenmarködem sind nur insofern verschieden, als sie mit unterschiedlichen bildgebenden Methoden detektiert werden.

Definitionen

Die **transitorische Osteoporose** ist eine seltene knöcherne Störung an den gelenknahen Abschnitten, speziell der Epiphyse der unteren Extremitäten. Die Veränderung ist in Röntgenbildern durch eine Knochendichteminderung bei gleichzeitig normalem Gelenkspalt charakterisiert. Die spontane und transiente Natur der klinischen und röntgenologischen Veränderung ist definitionsgemäß die Besonderheit der Erkrankung.

In Analogie ist das **transiente Knochenmarködem** als ein spontanes Auftreten eines primär epiphysär gelegenen ödemartigen Musters in MR-Bildern zu definieren. Dieser Befund normalisiert sich in Verlaufsuntersuchungen.

Die Erfahrung lehrt: Alle Patienten mit einer transienten Osteoporose im Röntgenbild haben auch ein Ödem in der MRT. Umgekehrt gilt dies nicht! Eine Reihe von Patienten mit transientem Ödembefund in der MRT entwickeln keine Dichteminderung im Röntgenbild.

Cave! Unter einem Knochenmarködem-**Syndrom** wird deskriptiv ein klassischer „ödemartiger" Befund der gelenknahen Knochenabschnitte verstanden, der bei einer Vielzahl von ätiologisch eindeutigen oder auch unklaren Erkrankungen zu finden ist. So bei Frakturen, der Arthrose, der Osteonekrose oder auch dem transienten Knochenmarködem.

Der Begriff Syndrom ist in diesem Zusammenhang zwar gebräuchlich, aber *nicht* korrekt. Ein Syndrom ist ein Krankheitsbild, das sich aus dem Zusammentreffen verschiedener charakteristischer Symptome ergibt. Klassische Beispiele: POEMS-Syndrom, Gardner-Syndrom etc.

PATHO   Zur Ätiologie und Pathophysiologie liegen keine allgemein akzeptierten Ideen vor. Ursächlich sind Ischämie, Frakturen und komplexes regionales Schmerzsyndrom (CRSS) angesprochen worden.

Histologisch finden sich fokale Areale dünner, teils unterbrochener Knochenbälkchen, bedeckt von Osteoid und Osteoblasten. Eine irreguläre Knochenneubildung liegt vor. Das umgebende Knochenmark ist durch Ödem, Fibrose, nekrotische Fettzellen, gestaute Gefäße oder interstitieller Blutablagerung gekennzeichnet. Der Mineralisationsgrad des Knochens ist reduziert („Hydroxylapatitshift").

Cave: Zeichen der Osteonekrose findet man bei der transienten Osteoporose (transientes Knochenmarködem) nicht!

KLINIK   Bevorzugt betroffen sind Männer im mittleren Alter, obwohl die Erkrankung bei Schwangeren im 3. Trimenon primär beschrieben wurde. Klassisches Leitsymptom ist der Schmerz. Die Erkrankung kann selten auch bilateral auftreten und betrifft bevorzugt die Hüfte (75%). Andere Lokalisationen sind Femurkondylus und Fußwurzelknochen. Die Therapie stützt sich auf Analgetika und auf eine Teilentlastung. Eine Knochenmarkbohrung führt zu einer gegenüber dem normalen Verlauf verkürzten Beschwerdedauer.

Cave: Es gibt nur Einzelbeobachtungen, dass ein transientes Knochenmarködem in eine Osteonekrose übergehen kann. Das transiente Knochenmarködem ist kein „Frühstadium" der Osteonekrose!

RÖ   Einige Wochen nach Einsetzen der Beschwerden kann eine vollständige oder segmentale Verdünnung der Spongiosa, der Epiphyse oder der gelenknahen Knochenanteile gesehen werden. Auch die subchondrale Grenzlamelle verliert an Dichte und Schärfe. Die Gelenkspaltweite bleibt normal. Die röntgenologischen Befunde hinken dem MR-Befund hinterher. Die Remineralisation nach 4–10 Monaten kann auch zu milden, teils fleckigen Osteosklerosen führen.

NUK   Die Szintigraphie ist eine sensitive Methode zum Nachweis einer transienten Osteoporose oder eines transienten Knochenmarködems. Wegen ihrer geringen Spezifität kommt sie aber heute bei dieser Fragestellung nicht mehr routinemäßig zur Anwendung.

MRT   Im T1 SE findet man ein diffuses, unscharf begrenztes Areal reduzierter Signalintensität, das subchondral und epiphysär besonders ausgeprägt ist, sich aber fast regelmäßig in Richtung Metaphyse ausbreitet. Auf T2 FSE (ohne Fettsättigung) ist der Befund manchmal nur schwer abzugrenzen oder zeigt gegenüber dem Fett ein höheres Signal (Abb. 5.**28 a–d**). Die häufig verwendeten PD-FatSat-FSE-Sequenzen bzw. die STIR liefern das homogene, helle, ödemartige Muster (Abb. 5.**29 a–c**). Die Läsion nimmt homogen Kontrastmittel auf. Ein begleitender Gelenkerguss ist regelmäßig zu beobachten; eine Mitbeteiligung der umgebenden Weichteile stellt eine Seltenheit dar. Subchondral sind beim transienten Knochenmarködem manchmal feine, sichelförmige, in allen Sequenzen signallose Linien oder Areale abzugrenzen. Diese überschreiten allerdings eine Dicke von 2–3 mm nicht.

Nach Monaten kommt es zu einer völligen Normalisierung des Fettsignals (Abb. 5.**28 a–d**), allerdings verbleiben oft streifige oder punktförmige, signalarme Residuen.

DD   Im **Röntgenbild** muss insbesondere die atrophische Form der Arthrosis deformans abgegrenzt werden, die jedoch mit einer Gelenkspaltverschmälerung einhergeht (Technik: Hüfte a.-p. im Seitenvergleich).

Die Strukturirregularitäten des subchondralen Knochens, Gelenkflächeneinbrüche, sichelförmige Aufhellungslinien und der Kollaps sind die Kennzeichen der **epiphysären Osteonekrose**.

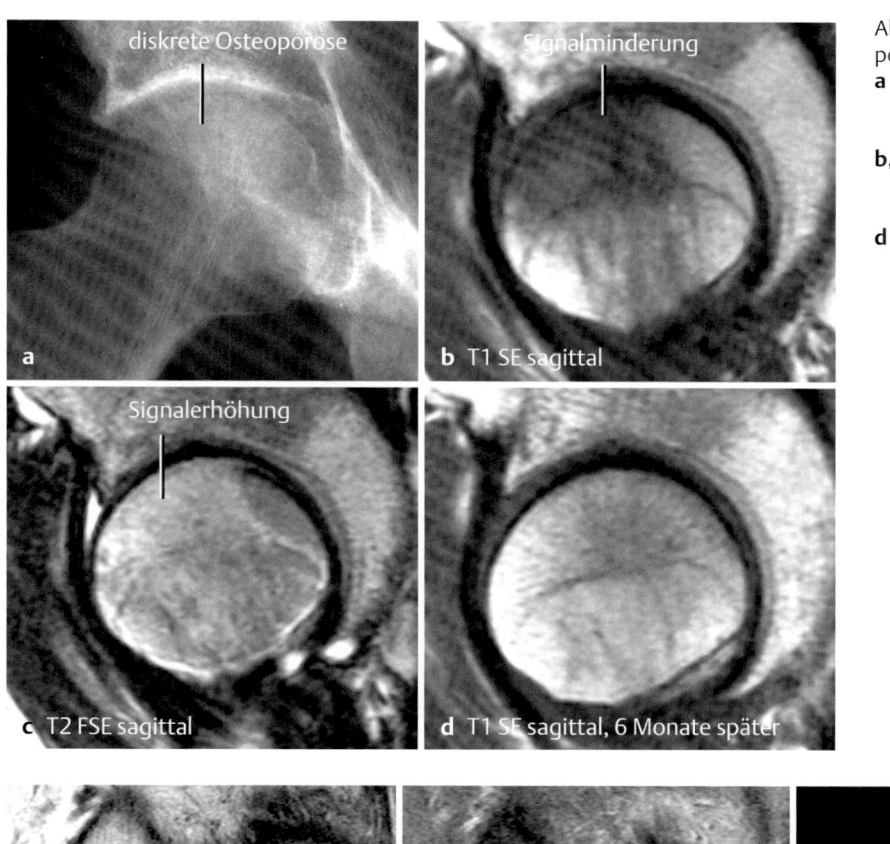

Abb. 5.**28** Transiente Osteoporose an der Hüfte.
a Radicgraphisch diskrete Dichteminderung, erhaltener Gelenkspalt.
b, c Unscharf begrenztes, ödemartiges Signal in der MRT.
d Vollständige Normalisierung des Signals nach 6 Monaten.

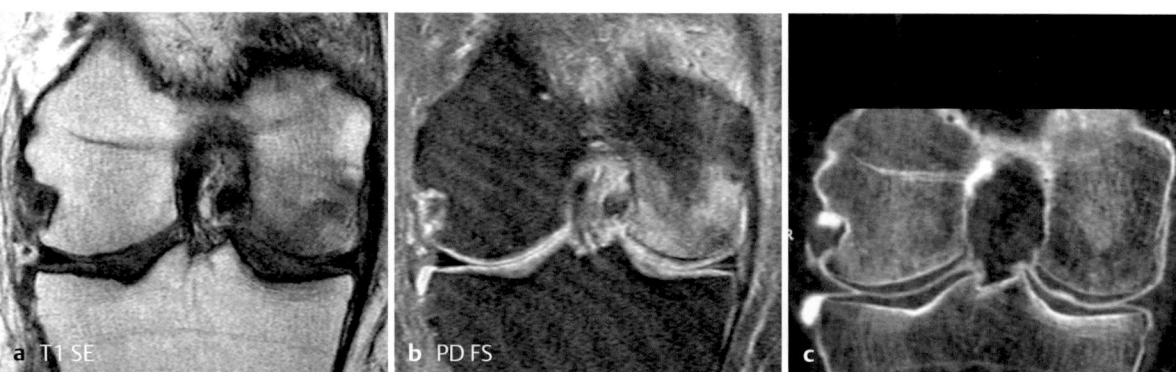

Abb. 5.**29** Transiente Osteoporose am Kniegelenk. **a, b** Unscharfe, ödemartige subchondrale Signalveränderungen. **c** Die CT zeigt die Entkalkung.

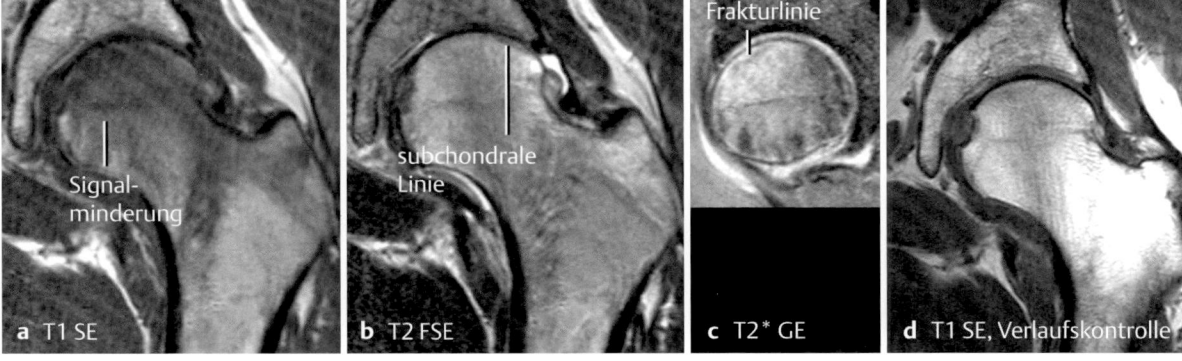

Abb. 5.**30** Insuffizienzfraktur (schwierige Differenzialdiagnose zum transitorischen Knochenmarködem!). Subchondrale Frakturlinie (**b, c**). Vollständige Ausheilung (**d**).

In der **MRT** sind andere Ursachen des Knochenmarködem-Syndroms zu bedenken. Eine Frakturlinie gibt einen Hinweis auf eine **Stress- oder Insuffizienzfraktur** (Abb. 5.**30 a–d** u. 5.**31**). Allerdings muss betont werden, dass das transiente Knochenmarködem ebenfalls mit eher parallel subchondral gelegenen Linien oder feinen Bändern einhergehen kann. Daher ist die Frage berechtigt, ob nicht zwischen spongiösen Frakturen und transienter Osteoporose ein enger Zusammenhang besteht. Umgekehrt gilt das Gleiche: Ein homogenes, ödemartiges Signal ohne (Fraktur-)Linien schließt eine Stress- oder Insuffizienzfraktur nicht aus. Ist das Ödem allerdings an der Hüfte, bevorzugt im Schenkelhals, lokalisiert und spart die Epiphyse aus, handelt es sich zudem um ältere Menschen, dann ist eine Insuffizienzfraktur die wahrscheinlichste Diagnose des Knochenmarködem-Syndroms.

In der **diffusen Form der Osteonekrose** ist das subchondral angeordnete signallose Areal (T1 und T2) das entscheidende Kriterium, sofern seine Dicke mindestens der Gelenkweite entspricht (ca. 4 mm oder mehr auf T2 TSE). Auch eine Fraktur der Gelenkfläche oder ein Kollaps der Epiphyse sind eindeutige Zeichen der Osteonekrose.

Auch die **Arthrosis deformans** kann mit einem Knochenmarködem einhergehen. Nach Knorpelirregularitäten (auch auf der opponierenden Gelenkseite), Geröllzysten und Osteophyten ist zu suchen. Eine besondere diagnostische Herausforderung ist die (rapid) **destruierende Arthropathie**. Entscheidend ist die Beurteilung des Gelenkspaltes im Röntgenbild. Bei der rapid destruierenden Arthrose ist sehr früh und schnell der Gelenkspalt verschmälert (Abb. 5.**32 a–d**). Bei der transienten Osteoporose, aber auch bei Osteonekrosen ist dies erst spät der Fall (Stadium IV nach ARCO).

Migratorische transiente Osteoporose/ Knochenmarködem

Eine Vielzahl von Einzelbeschreibungen unter besonderer Berücksichtigung der MRT-Literatur belegt, dass transitorische Ödeme „wandern" können. Von einem Femurkopf zum anderen, vom Femurkopf zum Azetabulum, von einem Femurkondylus zum anderen oder innerhalb der Fußwurzelknochen. Eine Erklärung gibt es derzeit nicht. Die Beziehung zum CRSS, früher „Algodystrophie" bzw. sog. „Reflexdystrophie", wird diskutiert.

Literatur

Miyanishi K et al. Subchondral changes in transient osteoporosis of the hip. Skeletal Radiol 2001; 30: 255–61.

Kim YM et al. The pattern of bone marrow edema on MRs in osteonecrosis of the femoral head. J Bone Joint Surg Br 2000; 82: 837–41.

Yamamoto et al. A clinicopathologic study of transient osteoporosis of the hip. Skeletal Radiol 1999; 28: 621–7.

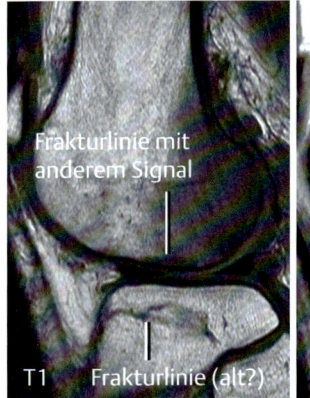
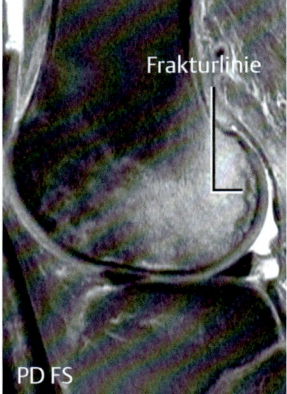

Abb. 5.**31**   Insuffizienzfrakturen. Schwierige Differenzialdiagnose zum transienten Knochenmarködem. Multiple Frakturlinien sind Hinweise auf die Diagnose.

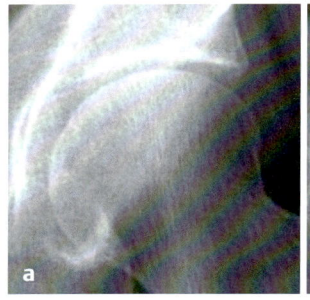
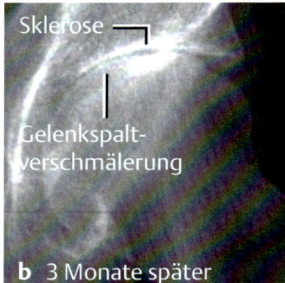
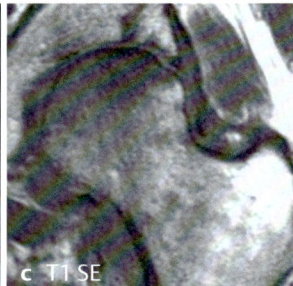
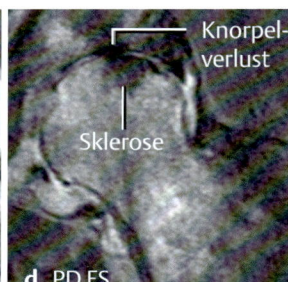

Abb. 5.**32**   Rapid destruktive Arthrose.

5.4 Morbus Perthes

Synonym: Morbus Legg-Calvé-Perthes.

> Der Morbus Perthes ist eine idiopathische Osteo-
> nekrose des Hüftkopfes im Kindesalter mit einem
> selbstlimitierenden stadienhaften Verlauf und dem Risiko ei-
> ner Defektheilung.

PATHO Die Erkrankung tritt zwischen dem 3. und 12. Lebensjahr mit einem Gipfel zwischen dem 5. und 6. Jahr auf.
Es kommt zu einer noch unklaren vaskulären Insuffizienz des Hüftkopfes (eventuell Thrombose bei Thrombophilie) und zu einer manifesten Hüftkopfnekrose. Das Krankheitsbild weist einen charakteristischen Verlauf auf:

Im **Initialstadium** kommt es zu einem Absterben von Knochen-
markzellen und zu einem Knochenmarködem. Begleitend entsteht
eine Synovitis mit Gelenkerguss. Ein Sistieren der enchondralen Ossifikation folgt, der von der Synovialflüssigkeit durch Diffusion er-
nährte Epiphysenknorpel wächst jedoch weiter. Im **Kondensationsstadium** kommt es im Rahmen der Revitalisierung zur Anlagerung von primitiven Faserknochen an die zusammengesinterten
Knochentrabekel. Das **Fragmentationsstadium** ist gekennzeichnet durch den knöchern-bindegewebigen Umbau und die Resorption von Trabekeln. Dadurch entsteht ein instabiles Gefüge mit
Fragmentation und Verkleinerung der knöchernen Epiphyse. Die
Deformierung der Epiphysenkontur und das überschießende
Wachstum des Epiphysenknorpels führen zu einem Zentrierungs-
verlust und zu einer lateralen Subluxation. Die Mitbeteiligung der
Metaphyse verursacht eine Verbreiterung und Verkürzung des
Schenkelhalses. In der **Regenerationsphase** kommt es zu einer Re-
vitalisierung und Knochenneubildung, meist verbunden mit einer
Defektheilung, selten mit einer Restitutio ad integrum.

KLINIK Leitsymptom ist das Hinken. Im Frühstadium sind die
Beschwerden nicht von einer Coxitis fugax zu unter-
scheiden. Die Prognose des Morbus Perthes ist abhängig von der
Früherkennung.

RÖ Beckenübersichts- und Lauenstein-Aufnahme sind
wichtige Untersuchungshilfen für die Diagnosestellung, Graduierung und Abschätzung der Prognose. Für die
Frühdiagnose ist die Röntgendiagnostik jedoch unzureichend.
Die Einteilung der Röntgenveränderungen lehnt sich dem pathogenetischen Verlauf an (Abb. 5.**33 a, b** bis 5.**38**):

Initialstadium – minimal ausgeprägte Röntgenzeichen:
- Gelenkspaltverbreiterung
- Gelenkweichteilschwellung
- diskrete Struktur- und Konturunregelmäßigkeit der Epiphyse (Abb. 5.**33 a, b**).

Kondensationsstadium (Abb. 5.**34 a**): knöcherne Epiphyse verdichtet.

Fragmentationsstadium (Abb. 5.**34 c** u. 5.**36**): Verkleinerung
und Fragmentation der Epiphyse.

Regenerationsstadium (Abb. 5.**37**):
- Verschmelzung der Ossifikationszentren mit Remodellie-
  rungstendenz
- unregelmäßig verbreiterte Epiphysenfuge, später vorzeitiger Epiphysenschluss durch epi-/metaphysäre Brückenbil-
  dung
- Metaphysenbeteiligung mit Aufhellungsbändern, Verdichtungen und zystischen Läsionen.

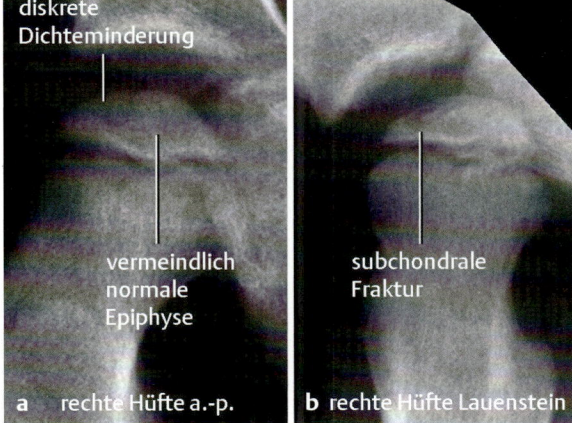

Abb. 5.**33** Initialstadium des Morbus Perthes. Bei nur sehr
diskreten Veränderungen in der a.-p. Aufnahme zeigt die
Lauenstein-Projektion eine typische subchondrale Fraktur.

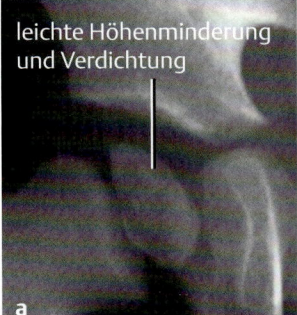 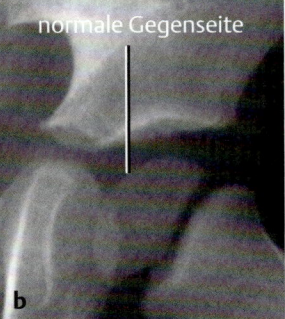 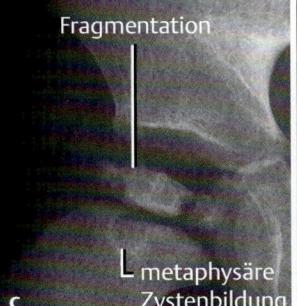 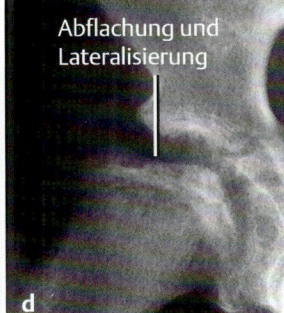

Abb. 5.**34** Morbus Perthes rechts im Kondensationsstadium mit leichter Höhenminderung und Verdichtung der Epiphyse
(**a**). Normale Gegenseite zum Vergleich (**b**). Fragmentationsstadium (**c**), Endstadium mit Remodellierung, Abflachung und
Lateralisierung des Hüftkopfes (**d**).

Endstadium (Abb. 5.**34 d** u. 5.**38**):

- Restitutio ad integrum oder
- Verbreiterung, Abflachung und Subluxation des Femurkopfes (Pilzform, Coxa plana) mit sekundärer Pfannendachhypoplasie (Präarthrose!)
- Verbreiterung der Metaphyse und Verkürzung des Schenkelhalses.

Die Klassifikation nach Catteral ermöglicht eine prognostische Aussage für die Indikation zur Operation (Abb. 5.**35**). Die Stadien III und IV entsprechen schweren Verlaufsformen. Prognostisch ungünstige Röntgenzeichen („Head-at-risk"-Zeichen) sind zusätzlich:

- Dezentrierung des Hüftkopfes
- osteoporotisches Segment am lateralen Femurkopf („Gage"-Zeichen)
- Verkalkung lateral der Epiphysenfuge
- metaphysäre Beteiligung.

SONO   Nachweis eines obligaten Gelenkergusses.

MRT   Im Initialstadium ermöglicht die MRT bei noch unauffälligem Röntgenbild eine Frühdiagnose mit Nachweis eines Knochenmarködems in der Epiphyse (Abb. 5.**39 a–e**). Diagnoserelevante Sequenzen sind die koronare fettunterdrückte T2-FSE- bzw. STIR-Sequenz und die T1 SE, das betroffene Gelenk zusätzlich in T1 SE sagittal. Bei Vorliegen eines Knochenmarködems ist zur Stadienzuordnung (Frühstadium, Stadium der Revaskularisierung) zusätzlich eine fettunterdrückte, kontrastmittelunterstützte T1 SE, besser eine dynamische Kontrastmittel-MRT, erforderlich. MRT-Verlaufskontrollen zeigen die Entwicklung des Nekroseareals sowie die Hypertrophie des Epiphysenknorpels und damit auch die Dezentrierung der Epiphyse in der Pfanne. Im Endstadium findet sich ein fettäquivalentes Signal oder – je nach Schwere des Verlaufs – eine verstärkte Sklerose mit Signalverlust (Abb. 5.**39 a–e**).

NUK   Die Methode ist durch die MRT weitgehend verdrängt worden. Sie ist sensitiv bei der Frühdiagnose durch den Nachweis einer fehlenden oder verminderten Traceranreicherung im anterolateralen Areal des Hüftkopfes.

DD   **Coxitis fugax und Coxitis anderer Genese.** Bei unauffälligem Röntgenbefund, nicht diagnoseweisenden Laborbefunden und unklarer Persistenz des Gelenkerguss im Ultraschall ist zur weiteren Abklärung die MRT erforderlich.

Hüftkopfnekrosen anderer Ursache: zeitgleiches Auftreten einer Hüftkopfnekrose beidseits spricht für eine Systemerkrankung (Sichelzellanämie, Hypothyreose, Morbus Gaucher).

Meyer-Dysplasie. Verzögerte, irreguläre Ossifikation des Hüftkopfes, bestehend aus mehreren Ossifikationszentren. Falls klinisch und röntgenologisch keine Eindeutigkeit besteht, ist die Differenzierung durch die MRT zu erzielen.

Literatur

Kramer J et al. Morbus Perthes. Radiologe 2002; 42: 432–9.
Lahmer S et al. Femoral head vascularisation in Legg-Calvé-Perthes disease: comparison of dynamic gadolinium-enhanced subtraction MRI with bone scintigraphy. Pediatric Radiol 2002; 32: 580–5.

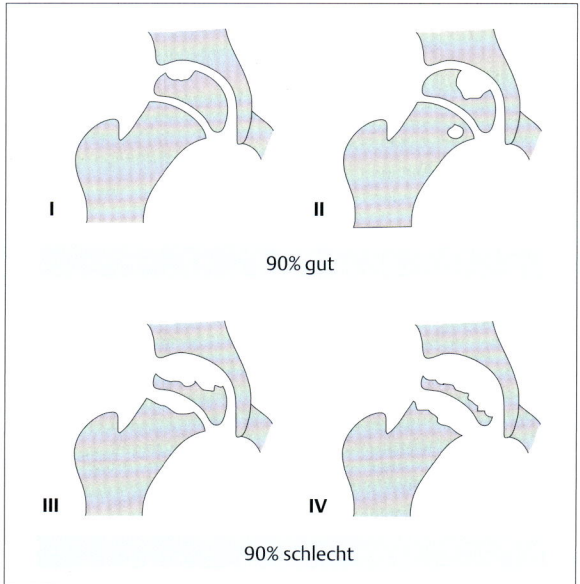

Abb. 5.**35**   Klassifikation nach Catteral zur Prognoseeinschätzung.

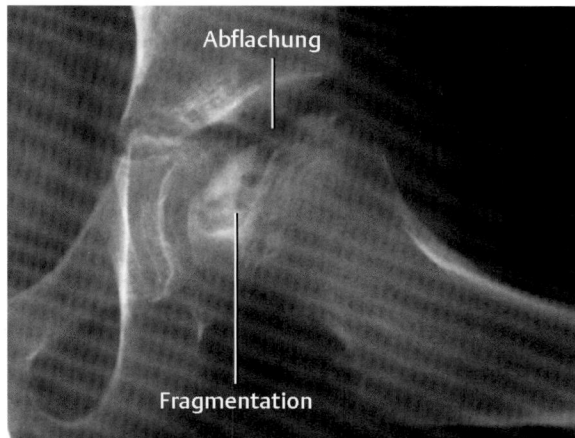

Abb. 5.**36** Fragmentationsstadium. Typisch ist für dieses Stadium neben der Fragmentation die Abflachung der Epiphyse.

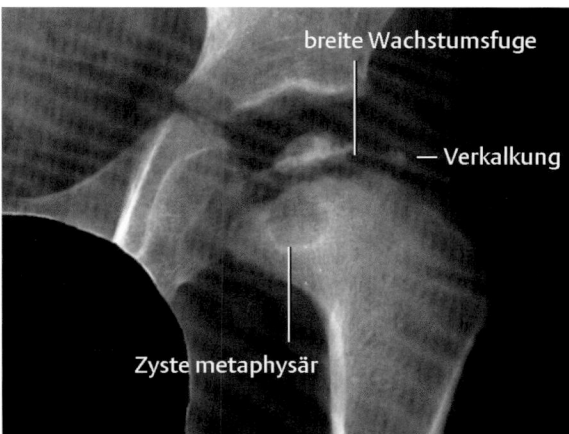

Abb. 5.**37** Regenerationsstadium. Die Verkalkung lateral der Epiphysenfuge und die metaphysäre Zysten gelten als „Head-at-Risk-Zeichen" und sprechen für eine schlechte Prognose.

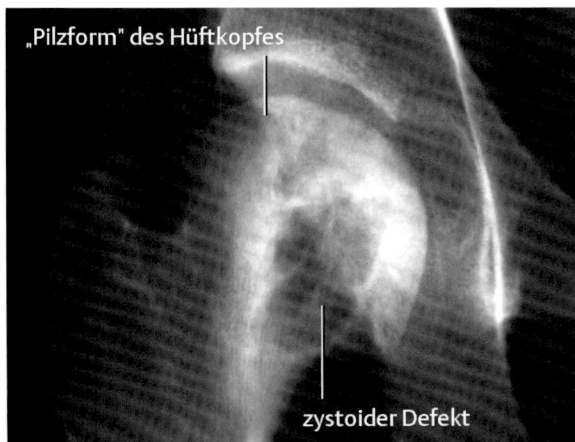

Abb. 5.**38** Endstadium. In diesem Beispiel besteht neben der Pilzform des Hüftkopfes (Präarthrose!) ein großer Defekt im Hüftkopf.

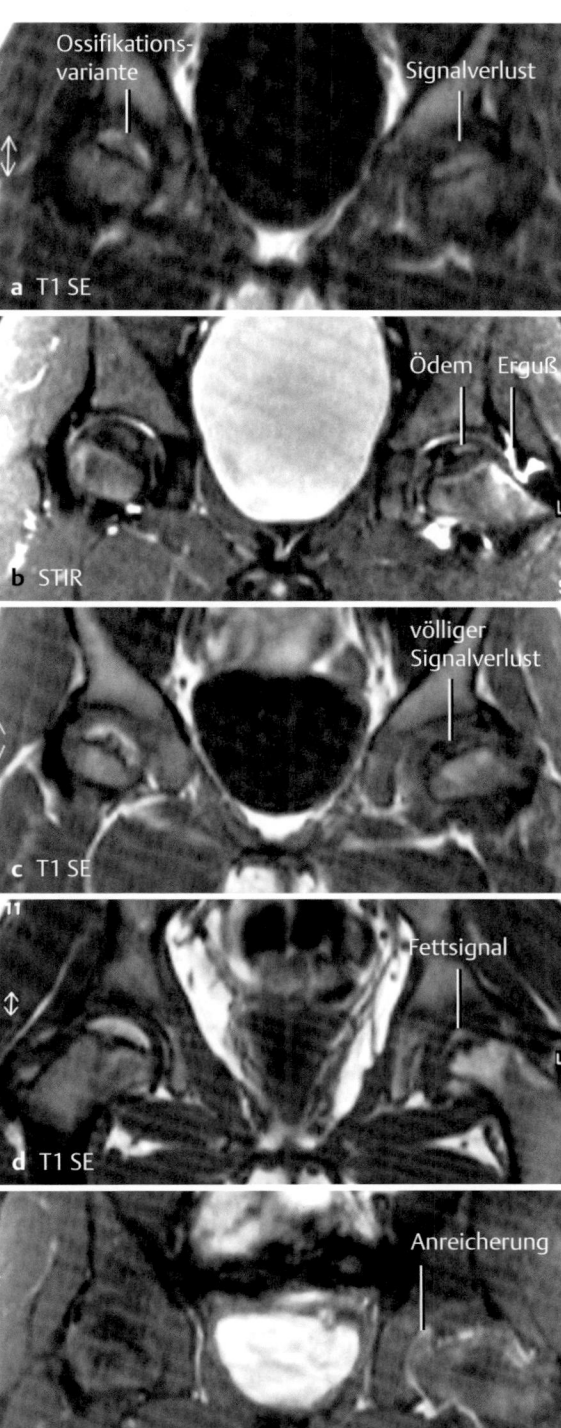

Abb. 5.**39** Verlaufsbeobachtung bei Morbus Perthes.
a, b Frühstadium links.
c Im weiteren Verlauf völliger Signalverlust.
d, e Schließlich zentral wiederbeginnende Konversion des Epiphysenfettsignals und Kontrastmittelaufnahme im medialen Epiphysenanteil als Zeichen der Reparation. Reaktive Fettmarkeinlagerung auch in der Metaphyse.

5.5   Osteochondrosis dissecans

> Die Osteochondrosis dissecans (OCD) ist eine umschriebene Knorpel-Knochen-Fragmentation im Bereich einer Gelenkfläche. Sie ist Folge einer Knochenischämie und kann sekundär den Knorpel mitbetreffen. Von der Osteonekrose unterscheidet sie sich durch Ausprägung, Lokalisation, Patientenalter und Prognose.

PATHO Die Ursache der Osteochondrosis dissecans ist mit hoher Wahrscheinlichkeit akuten (speziell am Talus) und chronischen (speziell beim Knie) Traumen und Überlastungen zuzuschreiben. Allerdings müssen auch prädisponierende Faktoren eine Rolle spielen. Die Krankheit kommt in einzelnen Familien gehäuft vor. Auch das bilaterale Auftreten (speziell am Knie) ist als Hinweis auf eine Prädisposition zu werten.

Der pathologisch-anatomische Ablauf der Erkrankung bei inadäquater Therapie ist in Abb. 5.**40** schematisch dargestellt. Zumindest am Kniegelenk ist bei jungen Patienten (< 18 Jahre) zum Zeitpunkt der Diagnosestellung der Knorpel meistens noch intakt (Stadium I) oder nur gering beteiligt (Stadium IIa).

KLINIK Belastungsabhängige Schmerzen und rezidivierende Ergüsse sind klinische Symptome. Ein freier Gelenkkörper („Gelenkmaus") kann zu typischen intermittierenden Schmerzen und Blockierungen führen.

Die Osteochondrosis dissecans ist häufig asymptomatisch und wird deshalb nicht selten als radiologischer Zufallsbefund (besonders am Talus) entdeckt.

Lokalisation: Gewichtstragende Anteile in allen großen Gelenken sind besonders häufig betroffen (insbesondere Knie, oberes Sprunggelenk). Die klassischen Lokalisationen sind der innere Anteil des medialen **Femurkondylus** und die mediale Facette des **Talus**.

Alter: 2.–4. Dezennium.

Therapie: Ist der Knorpel noch intakt, ist gerade bei Kindern und Jugendlichen eine konservative Therapie mit der Vermeidung einer gesteigerten Belastung, indiziert. Eine Anbohrung, Fixation des Fragments oder eine Knorpel-/Knochentransplantation ist Fällen ab Stadium IIb vorbehalten.

RÖ
- Diffuse, halbmondförmige subchondrale Aufhellungszone (Frühzeichen, Abb. 5.**42**)
- subchondrales Fragment mit normaler oder vermehrter Knochendichte, umgeben von einem Aufhellungssaum (Abb. 5.**45**)
- bandförmige Sklerosen entlang der Aufhellungszone
- unscharf begrenzte subchondrale Sklerose mit Irregularität der Gelenkkontur (Spätzeichen, Abb. 5.**42** bis 5.**45**)
- Zystenbildung (Spätzeichen, Abb. 5.**43 a, b**)
- freie Gelenkkörper und „Mausbett" (Spätzeichen).

CT Die CT dokumentiert die Röntgenzeichen überlagerungsfrei und ist aufgrund des subtilen Nachweises eines Skleroserandes hilfreich bei der Differenzierung zwischen Osteochondrosis dissecans und frischer Fraktur.

MRT Je nach Stadium ist der Knorpel intakt, zeigt Risse und teilweise große Defekte.

Da in aller Regel bei Patienten mit Osteochondrosis dissecans ein Erguss und damit ein arthrographischer Effekt vorliegt, gelingt die Knorpeldarstellung in ausreichender Weise. Auf die (überlegene) direkte intraartikuläre Gabe von Kontrastmittel kann vor allem am Knie meist verzichtet werden. Am Sprunggelenk, an der Hüfte und an den Ellenbogengelenken sollte bei diagnostischer Unsicherheit auf die „Arthro-MRT" zurückgegriffen werden.

Der ischämische, subchondrale Bezirk ist halbmondförmig oder lobuliert signalarm in T1 SE (Abb. 5.**48** u. 5.**49 a–c**). Das Signalverhalten in PD oder T2 FSE ist sehr variabel, sowohl Signalminderung als auch -steigerungen sind möglich. Der ischämische Bezirk nimmt häufig kein i. v. Kontrastmittel auf.

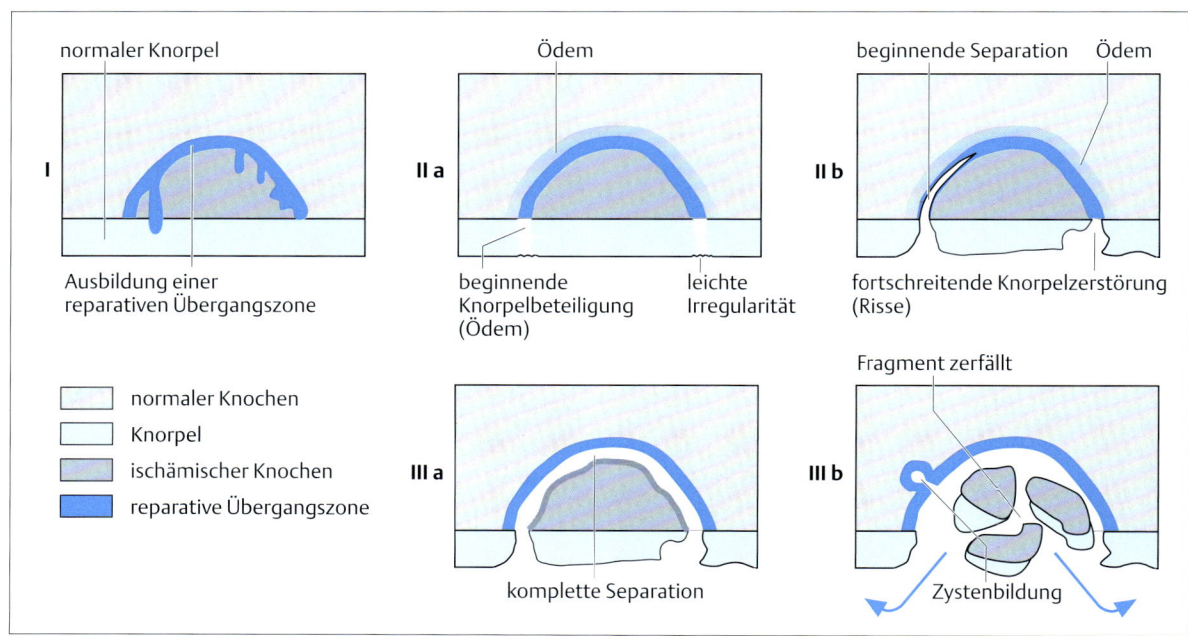

Abb. 5.**40**   Stadienhafter pathologisch-anatomischer Verlauf der Osteochondrosis dissecans.

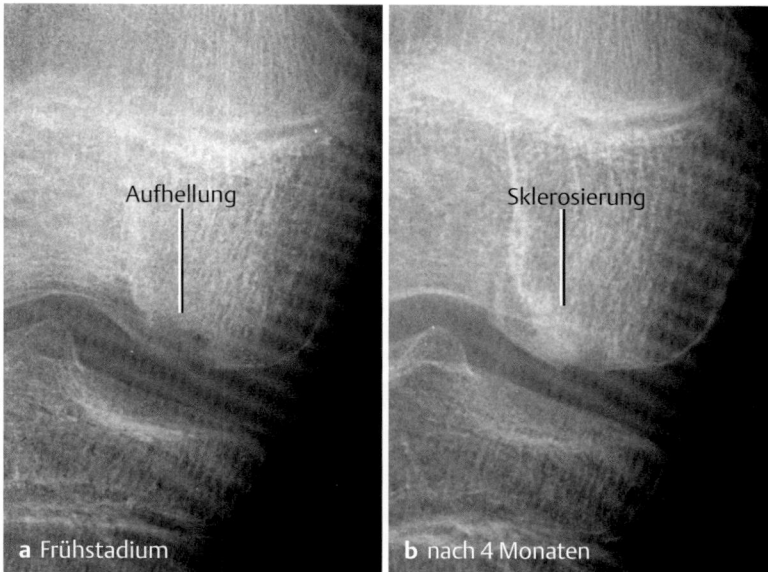

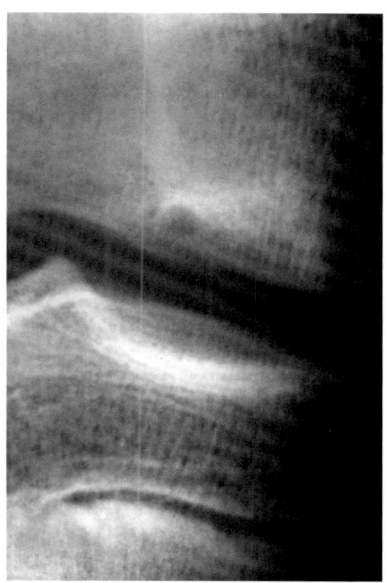

Abb. 5.**41** Osteochondrosis dissecans am medialen Femurkondylus.

Abb. 5.**42** Osteochondrosis dissecans am medialen Femurkondylus. Arthroskopisch war der Knorpel intakt.

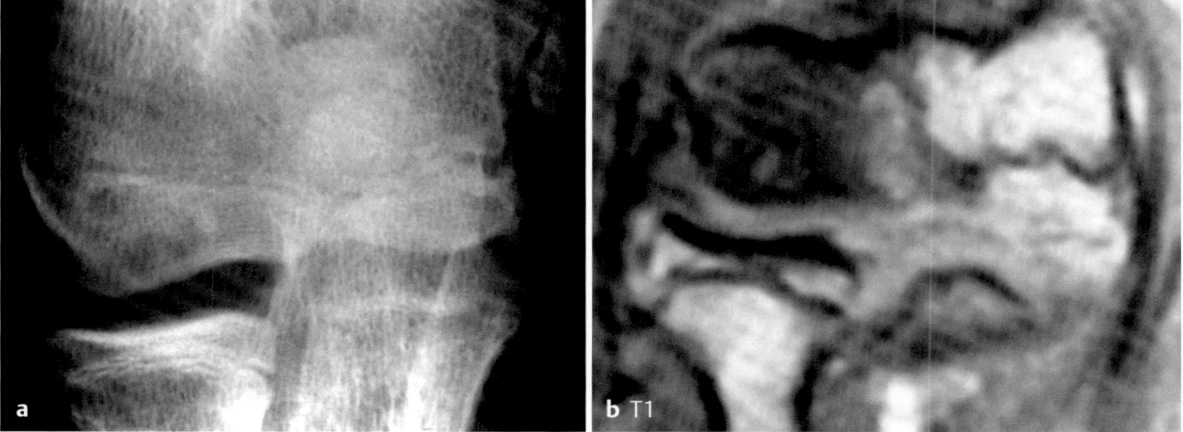

Abb. 5.**43** Osteochondrosis dissecans am Capitulum humeri.

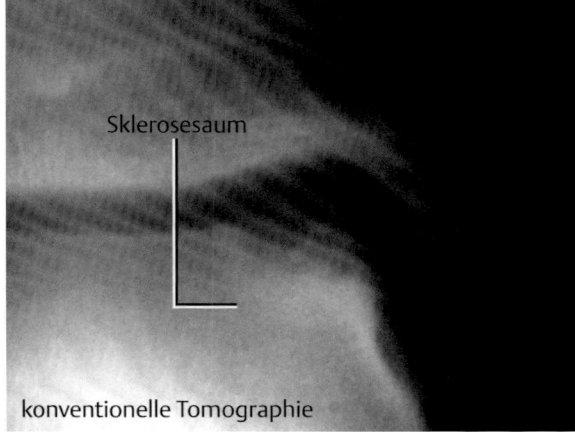

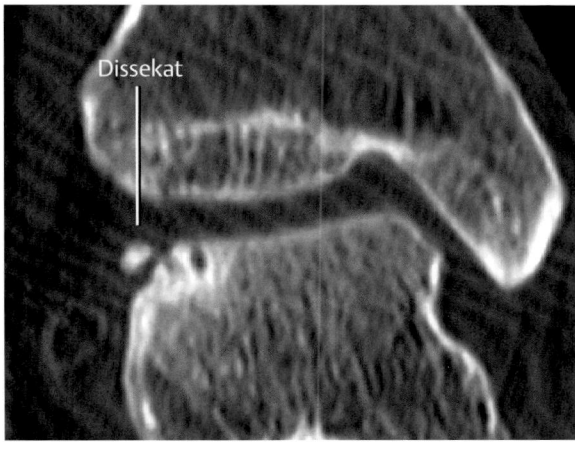

Abb. 5.**44** Osteochondrosis dissecans an der medialen Talusrolle, Trauma nicht erinnerlich.

Abb. 5.**45** Osteochondrosis dissecans an der lateralen Talusrolle.

Die Übergangszone zwischen signalarmer Zone und normalem Knochen in T1 SE ist in PD und T2 FSE meistens hell. Sie nimmt fast immer Kontrastmittel auf (am besten mittels T1 SE FS zu evaluieren, Abb. 5.**48**). In diese Übergangszone zwischen Fragment und Fragmentbett kann jedoch auch Gelenkflüssigkeit eingedrungen sein, was als prognostisch ungünstiges Zeichen zu werten ist (Abb. 5.**51**). Daher muss darauf geachtet werden, dass die T2-Gewichtung eine Unterscheidung zwischen Reparationsgewebe und Flüssigkeit zulässt (nicht zu hohe TE-Zeit, korrekte Fenstereinstellung beachten, eventuell auf Fettsättigung verzichten).

Es ist eine Vielzahl von MRT-Graduierungen vorgeschlagen worden, die sich an den pathologisch-anatomischen und arthroskopischen Einteilungen orientieren. Wichtig hinsichtlich Therapie und Prognose ist die Unterscheidung zwischen:

- OCD mit intaktem Knorpel (stabile OCD, meist konservative Entlastungstherapie, Abb. 5.**48**)
- OCD mit defektem Knorpel; die Befunde reichen vom irregulären Knorpel mit kleinen Einrissen, über das nicht dislozierte Dissekat („Türflügel") bis zum leeren „Mausbett" (Abb. 5.**49 a–c** u. 5.**51**).

Sofern ein Knorpeldefekt nicht sicher dargestellt werden kann (z. B. am Talus mit sehr dünner Knorpeldecke), sind Zeichen der Instabilität:

- größere (> 3–4 mm), umschriebene Zysten in der Übergangszone zwischen Dissekat und gesundem Knochen (Abb. 5.**50 a–c**)
- Flüssigkeit in der Übergangszone (Abb. 5.**51**)
- fehlende Kontrastmittelaufnahme in der Übergangszone.

DD   Die Abgrenzung zum subchondralen Infarkt ist bei Erwachsenen relativ leicht (Abb. 5.**47**). Schwierig ist die Differenzierung zur Osteonekrose.

Am Talus ist die Differenzierung zur frischen **osteochondralen Fraktur** ein klinisches Problem:

- Eine osteochondrale Fraktur ist fast immer mit einem Knochenmarködem (MRT!) vergesellschaftet, die OCD nur in ausgeprägten Stadien.
- OCD liegen meistens medial, akute Frakturen finden sich jedoch mehr an der lateralen Facette des Talus. Die Fragmente sind länglich konfiguriert (Abb. 5.**46**), während die OCD am Talus einen mehr runden, kraterförmigen Charakter hat.
- Ossifikationsvarianten sind zu beachten. Knorpelsensitive Sequenzen (GE, T2 FSE) belegen den Knorpelinhalt bei der Variante (Abb. 5.**52 a, b**).

Literatur

Bohndorf K. Osteochondritis (osteochondrosis) dissecans: A review and new MRI classification. Eur Radiol 1998; 8: 103–12.

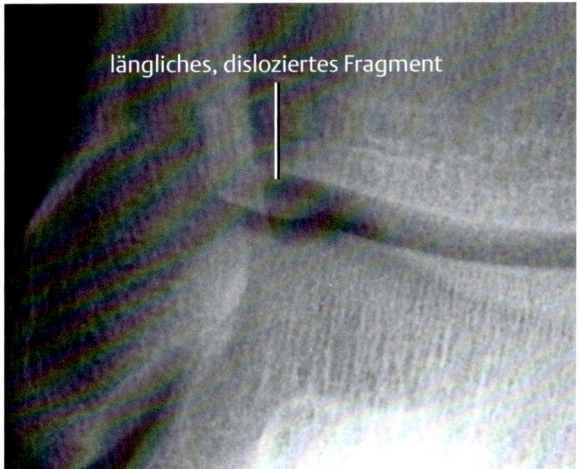

Abb. 5.**46**   Frische osteochondrale Fraktur am Talus, *keine* Osteochondrosis dissecans.

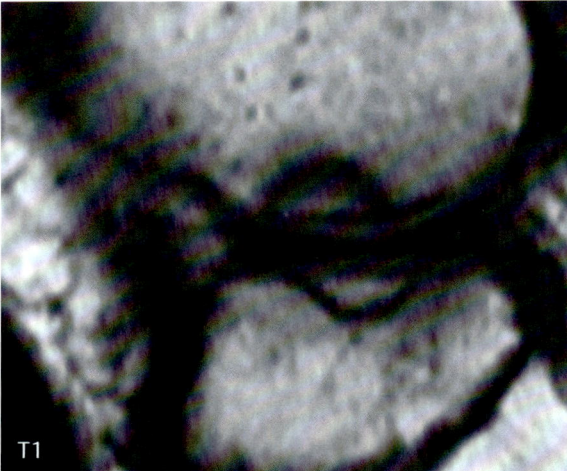

Abb. 5.**47**   Subchondrale Infarkte bei Zustand nach Transplantation, *keine* Osteochondrosis dissecans.

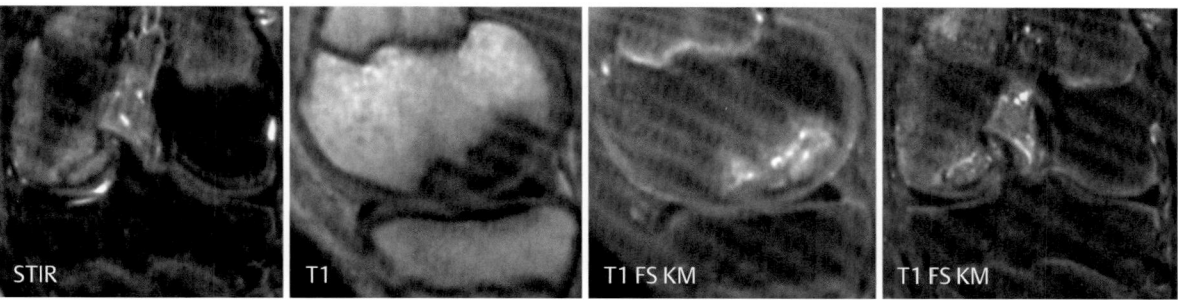

Abb. 5.**48**   Osteochondrosis dissecans mit intaktem Knorpel (vgl. Abb. 5.**40**).

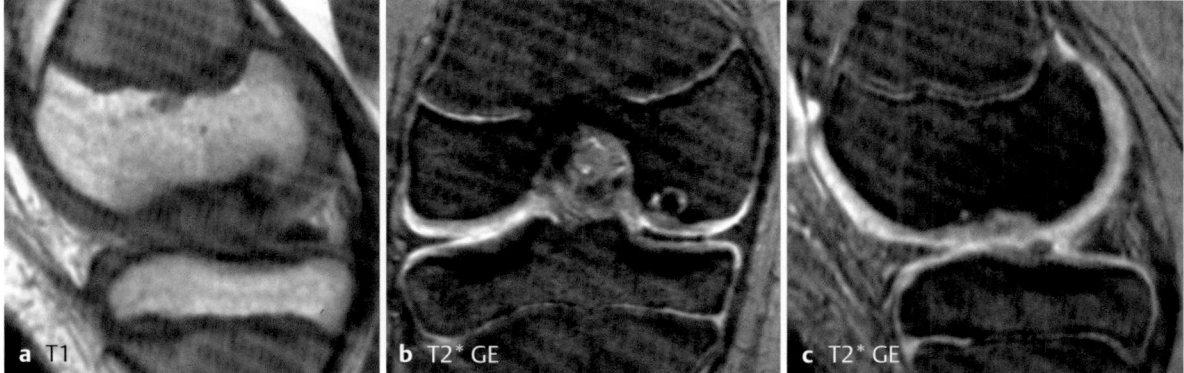

Abb. 5.**49**   Osteochondrosis dissecans mit defektem Knorpel (arthroskopisch Verfärbungen, Einblutungen und Fibrillationen).

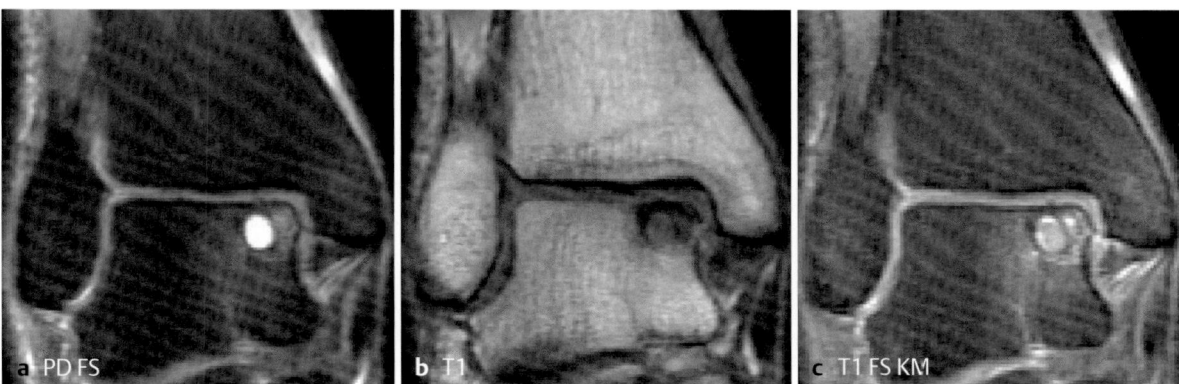

Abb. 5.**50**   Osteochondrosis dissecans mit defektem Knorpel (kleine Irregularitäten) und Zyste = instabil.

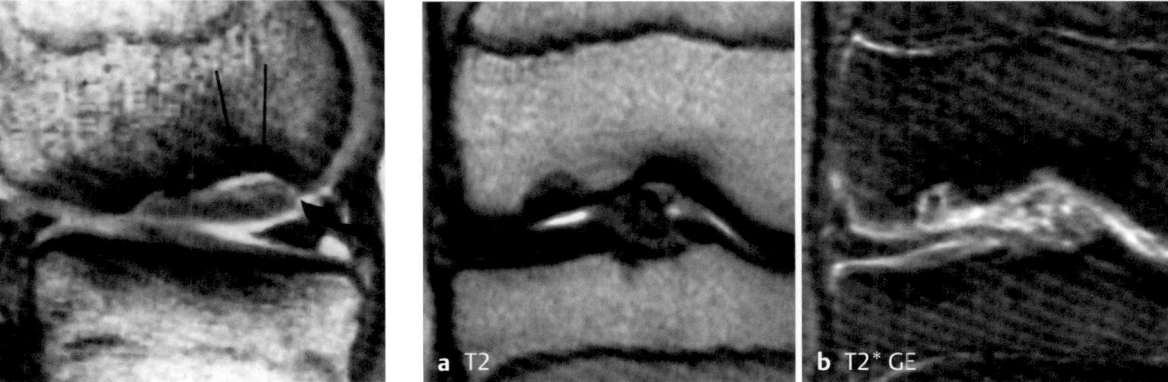

Abb. 5.**51**   Osteochondrosis dissecans mit Knorpeldefekt (Türflügelphänomen).

Abb. 5.**52**   Ossifikationsvariante als Differenzialdiagnose zur Osteochondrosis dissecans.

6 Metabolische, hormonelle und toxisch bedingte Osteopathien

6.1 Osteoporose

PATHO Osteoporose wird definiert als eine Abnahme der Knochenmasse einhergehend mit strukturell-architektonischen Veränderungen, deren Zusammenwirken eine Minderung von Knochenstabilität und Belastbarkeit und somit den Anstieg der Frakturwahrscheinlichkeit und -häufigkeit bedingt. Ursache ist eine Störung des Knochenmetabolismus oder der Osteozytenfunktion. Die Osteoporose hat aufgrund ihrer hohen Prävalenz eine hohe Bedeutung gewonnen. Häufigste Folge der Osteoporose sind Frakturen an Schenkelhals, Wirbelsäule und distalem Unterarm. Bei Frauen besteht mit 50 Jahren eine Inzidenz von 15–17% für die verbleibende Lebenszeit.

Die gesamte Knochenmasse des Menschen besteht zu 80% aus Kortikalis und zu 20% aus Spongiosa. Die Spongiosa hat die weitaus größere Oberfläche und kann deshalb schneller auf metabolische Einflüsse reagieren. Der physiologische Knochenumbau (remodeling) erfolgt innerhalb funktioneller Einheiten, in denen Osteoklasten und Osteoblasten zusammenarbeiten.

Die Mikrostruktur der normalen Spongiosa besteht hauptsächlich aus säulen- und plattenartigen Trabekeln, die breitflächig verknüpft sind (Abb. 6.1). Bei der Osteoporose entstehen an den Platten abnorm tiefe Resorptionslakunen, welche die Trabekel ausdünnen und durchtrennen. Den Osteoblasten fehlt damit das morphologische Substrat zum Anlegen neuen Knochens. Die plattenartigen Trabekel werden zunehmend zu dünneren Stäben, die ihrerseits wieder perforiert werden und schließlich schwinden (Abb. 6.2). In diesem Stadium sind zunehmend Mikrofrakturen und an diesen reparative Mikrokallusbildungen zu beobachten. Es folgt ein zunehmender Verlust an intertrabekulärer Verknüpfung, biomechanischer Kompetenz und damit eine zunehmende Brüchigkeit.

Einteilung der diffusen Osteoporosen

Ätiologisch unterscheidet man primäre und sekundäre Osteoporosen, abhängig davon ob ein Grundleiden vorliegt:

- *Primäre Osteoporose:* senile und postmenopausale Osteoporose. Sie hat multifaktorielle Ursachen und Risikofaktoren, wobei der Alterungsprozess und der Gonadenausfall im Vordergrund stehen. Sie betrifft das gesamte Skelett, besonders jedoch die Wirbelsäule und die stammnahen Extremitäten.
- *Sekundäre Osteoporose:* Sie entsteht iatrogen oder als Folge eines Grundleidens, z.B. Kortisontherapie, Antikoagulanzientherapie, Diabetes, Morbus Cushing, Hyperthyreose, intestinale Resorptionsstörung, Malignome.

Eine regionale Osteoporose findet sich posttraumatisch, peritumorös und perientzündlich.

KLINIK Die Osteoporose kommt erst beim Auftreten von Makrofrakturen klinisch zum Vorschein. Das Labor ist für die Differenzialdiagnose gegenüber den sekundären Osteoporosen und anderen kalzipenischen Osteopathien wichtig.

Wesentlich ist die klinische Vorsorge, die jene Personen erfassen soll, die mit einem Osteoporoserisiko behaftet sind. Dazu gehören Anamnese (hereditäre Belastung, nutritiver Calcium- bzw. Vitaminmangel, herabgesetzte Mobilität, Nikotinabusus, grazile Gestalt, blonde Haare, helle Hautfarbe etc.), hormonelle Situation (vorzeitige Menopause, Amenorrhö bei der Frau, Hypogonadismus beim Mann, Kortisonbelastung etc.) und die Osteodensitometrie.

Am Anfang einer diagnostischen Abklärung steht immer eine konventionelle Röntgenuntersuchung und die quantitative Messung. Knochendichtemessungen eines Individuums werden stets mit einer alters-, geschlechts-, und ethnienspezifischen Kontrollgruppe verglichen. Eine normative Datenbank, wie sie von praktisch allen Herstellern in die Software ihrer Systeme integriert wurde, ist zur Interpretation der Ergebnisse notwendig (Abb. 6.3).

Röntgen und Densitometrie

Die Knochendensitometrie ist die einzige direkte und objektive Methode zur genauen Bestimmung der Knochenmasse und Indikator für das künftige Frakturrisiko. Der Beginn einer Therapie ohne eine initiale Messung ist unsinnig. Das zugrunde liegende Konzept beruht auf der bekannten Beziehung zwischen Knochendichte und Frakturrisiko und wird als T-Score angegeben (Abb. 6.3). Ein T-Score von – 1 verdoppelt das Frakturrisiko, ein T-Score von – 2 erhöht es auf das 4fache und ein T-Score von – 3 auf das 8fache.

WHO-Einteilung. Man spricht von einer manifesten **Osteoporose** bei einem T-Score unter – 2,5. 95% der Patienten, die eine Fraktur erleiden, liegen unter diesem Wert. Darüber hinaus ist es wichtig, Individuen zu identifizieren, die noch keine derartig schwere Verminderung der Knochenmasse erlitten haben, aber deren Frakturrisiko schon erhöht ist. Diese Patientengruppe mit einem T-Score zwischen – 1,0 und – 2,5 wird als **osteopenisch** bezeichnet.

Genau genommen gilt die WHO-Definition nur für weiße Frauen, die bisher keine Fraktur erlitten hatten. In der Praxis wird sie jedoch auch auf Männer übertragen, wobei die Frakturwahrscheinlichkeiten eventuell von denen der Frauen abweichen.

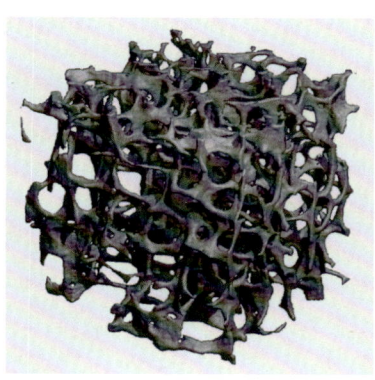

Abb. 6.**1**
Normaler spongiöser Knochen mit überwiegend plattenartigen, breit verknüpften Trabekeln. 3D-CT eines Blockpräparats (4 × 4 mm³) mit ultrahoher Auflösung.

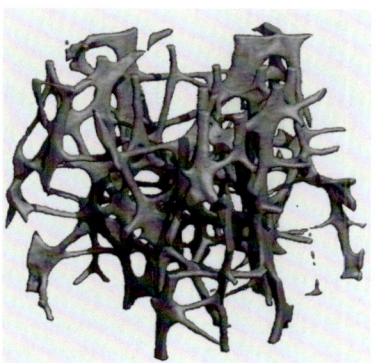

Abb. 6.**2**
Senile Osteoporose mit dünnen, stabartigen Trabekeln, herabgesetzter Trabekelzahl und reduziertem Verknüpfungsgrad. 3D-CT eines Blockpräparats (4 × 4 mm³) mit ultrahoher Auflösung.

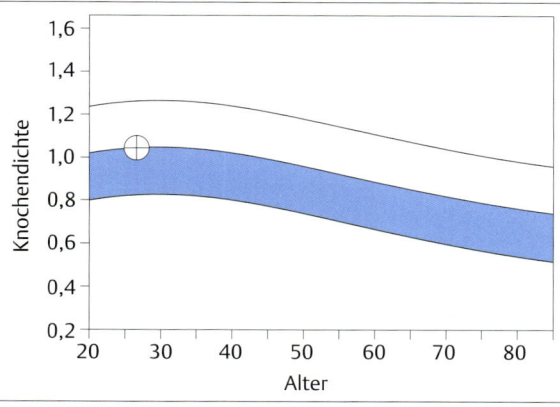

Abb. 6.**3**   Kurve der Knochenmineraldichte für ein weibliches Normalkollektiv („dual energy X-ray absorptiometry" [DXA] der Lendenwirbelsäule). Die Knochendichte ist gegen das Alter aufgetragen. Der aktuelle Wert der Knochendichte eines Patienten wird einer Referenzkurve mit Standardabweichung gegenübergestellt. Die Messwerte werden als Abweichung von der Spitzenknochenmasse, die mit 30 Jahren erreicht wird (T-Score) sowie als Abweichung vom altersentsprechenden Mittelwert (Z-Score) angegeben. Die Interpretation sollte nur zusammen mit einer konventionellen Röntgenaufnahme erfolgen, um Fehlinterpretationen durch Osteophyten, Hämangiome oder andere Sklerosierungen zu vermeiden.

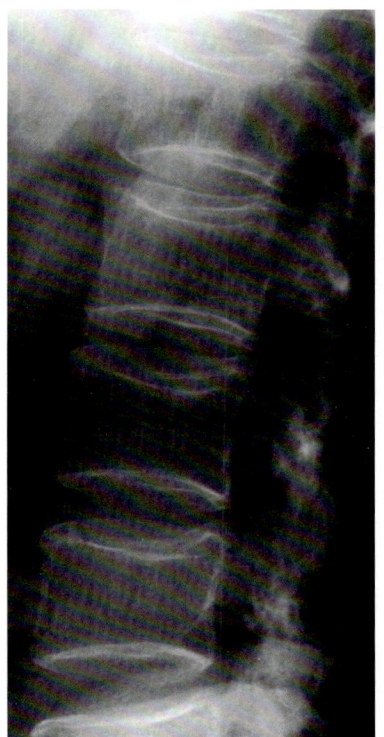

Abb. 6.**4**   Postmenopausale Osteoporose mit deutlicher Längsstreifung durch akzentuierte vertikale Trabekel. Scharfe Wirbelkonturen („Rahmenwirbel").

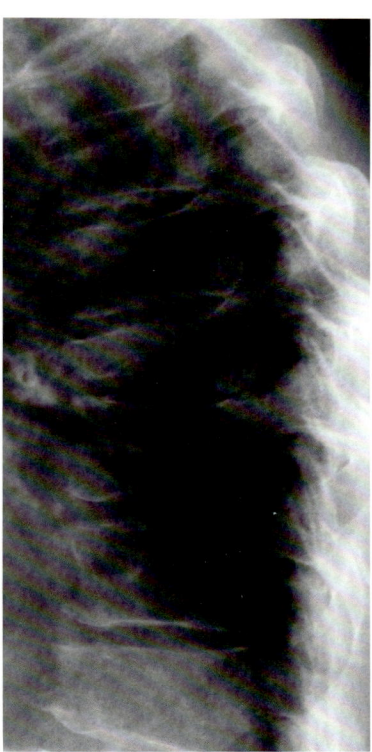

Abb. 6.**5**   Thorakale Keilwirbel bei Osteoporose.

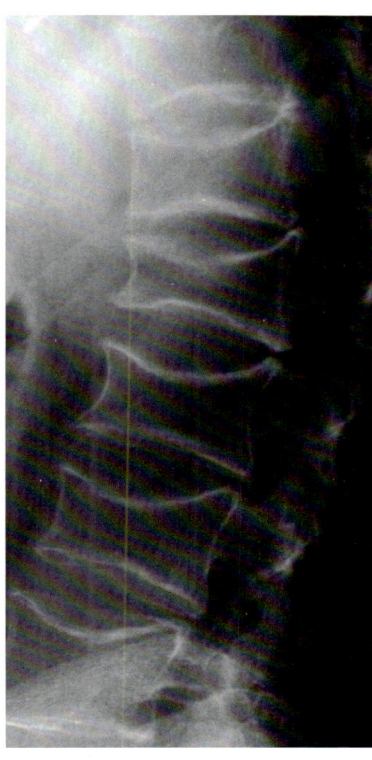

Abb. 6.**6**   Lumbale Fischwirbel mit bikonkaver Deformierung. Extreme Rahmenbetonung der Wirbelkörper.

Konventionelle Röntgenbilder

Die Osteoporose macht den Knochen strahlendurch-lässiger. Die visuelle Einschätzung der Osteoporose ist in erheblichen Maße von der Aufnahmetechnik und der Erfahrung des Radiologen abhängig, eine Früherkennung ist nicht möglich. Die verminderte Knochendichte wird am Röntgenbild erst sichtbar, wenn ca. 30% an Knochenmasse verloren sind.

! Eine reduzierte Knochendichte wird nicht nur bei der Osteoporose, sondern auch bei anderen Skeletterkrankungen beobachtet. Im Vorfeld sollte deshalb der deskriptive Begriff Osteopenie so lange Anwendung finden, bis die Grunderkrankung geklärt ist.

In den Wirbelkörpern kommt es bei der Osteoporose zunächst zu einer Reduktion der horizontalen, mechanisch weniger belasteten Trabekel. Daraus folgt eine Akzentuierung der verbliebenen vertikalen Trabekel, was im Röntgenbild als Längsstreifung imponiert. Dieser Eindruck wird durch eine Verdickung der Trabekel unterstützt. Diese vor allem im Alter zu beobachtende „hypertrophe Atrophie" wird als eine Folge des Mikrokallusbelags angesehen. Die kortikale Begrenzung des Wirbels ist durch den Trabekelschwund akzentuiert und im Gegensatz zur Osteomalazie scharf gezeichnet. Es entstehen sog. Rahmenwirbel (Abb. 6.**4**).

Makrofrakturen kennzeichnen die manifeste Osteoporose. Bei der **postmenopausalen** Osteoporose sind es primär Frakturen der Wirbelkörper. Manchmal findet man sie ohne eindeutig reduzierte Knochendichte. Der Grad der Wirbeldeformierung reicht von einer leichten Zunahme der Endplattenkonkavität über Keil- und Fischwirbel (Abb. 6.**5** bis 6.**7**) bis zum vollständigen Wirbelkollaps. Auch intraspongiöse Diskusherniationen und Frakturen mit intravertebralem Gasphänomen sind zu beobachten. Aufgrund der statischen Belastung sind vorwiegend Wirbelkörper am thorakolumbalen Übergang (am häufigsten Th12 und L1) betroffen. Die Thorakalwirbel sind der Kyphose folgend in der Regel keilförmig deformiert.

Das Frakturmuster der **senilen** Osteoporose bevorzugt das periphere Skelett. Typisch sind Frakturen des Schenkelhalses, des distalen Radius und der Rippen. Neben den akuten Frakturen können am osteoporotischen Skelett auch Insuffizienzfrakturen als bandförmige Sklerose oder Aufhellungslinien mit oder ohne periostale Knochenreaktion auftreten. Prädilektionsstellen sind Wirbelsäule, Kreuzbein, Becken (Darmbein, Schambeinäste), Schenkelhals, Tibia, Kalkaneus.

Kortikalis

Als Folge der Osteoporose im Bereich der Kortikalis werden beobachtet:
- verstärkte endostale Resorption (vor allem beim akzelerierten Umbau der postmenopausalen Osteoporose) in Form von girlandenförmigen Ausdünnungen (scalopping)
- Verdünnung der Kortikalis (Abb. 6.**8**)
- verstärkte intrakortikale Resorptionen in Form von Tunnelierungen (Längsstreifung) und Trabekulierungen.

Solche Veränderungen werden auch im Rahmen des primären Hyperparathyreoidismus, der renalen Osteopathie und der Sudeck-Reflexdystrophie gefunden.

DD Ähnliche Knochendichteminderungen finden sich bei:
- diffusem Plasmozytom (Lymphom)
- diffus metastasierenden Karzinomen
- Osteomalazie (mit verwaschener Knochenstruktur, Looser-Umbauzonen)
- systemischer Mastozytose.

! Die Osteoporose kann manchmal mottenfraßartig oder permeativ und damit ausgesprochen „maligne" aussehen. Dies gilt insbesondere bei umschriebenen Inaktivitätsosteoporosen (Abb. 6.**9**). Bei Verwechslungsgefahr erlaubt der Nachweis von Fett im Knochenmarkraum (MRT) eine Differenzierung.

„Dual energy X-ray absorptiometry". Die DXA ist eine zuverlässige und die im klinischen Alltag am häufigsten angewendete Methode und wird an der Lendenwirbelsäule und am proximalen Femur (Abb. 6.**11**) durchgeführt. Sie gilt heute als Standardmethode. Sie arbeitet mit minimaler Röntgenexposition auf zwei unterschiedlichen Energieniveaus und erlaubt durch Subtraktion der beiden Absorptionsspektren eine Korrektur für unterschiedliche Dicken überlagernder Weichteile. Es wird die Knochenmineraldichte pro Fläche (g/cm^2) bestimmt. Die wichtigste Limitierung der Methode besteht darin, dass an der Lendenwirbelsäule Osteophyten, Aortenkalzifikationen und degenerative Hyperostosen an den Bändern und Gelenken mitgemessen werden, die vor allem bei Patienten über 65 Jahren häufig anzutreffen sind. Das Vorhandensein signifikanter Kalzifikationen muss deshalb immer durch eine initiale Lendenwirbelsäulen-Röntgenuntersuchung ausgeschlossen werden.

Die T- und Z-Scores gelten nur für die DXA.

Die **quantitative Computertomographie** (QCT) wird auf klinischen Standard-Computertomographen mit spezieller Software durchgeführt. Bei der Untersuchung werden mittlere vertebrale Schichten an 3–4 Wirbelkörpern (Th12–L4) angefertigt und die Knochenmineraldichte im trabekulären Knochen überlagerungsfrei bestimmt (in g/cm^3). Mit im Bild, dorsal des Patienten, befindet sich ein extrakorporales Referenzphantom von bekannter Dichte (Abb. 6.**11**). Der tatsächliche Wert wird ausgerechnet, indem der Absorptionswert in

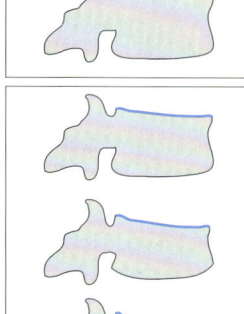

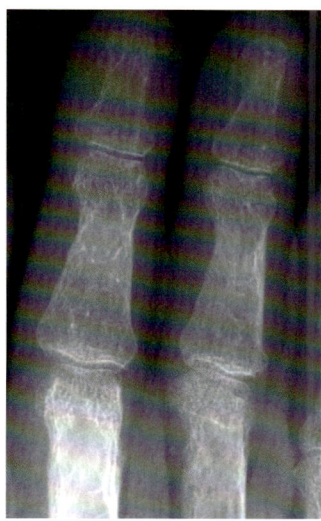

Abb. 6.**8** Senile Osteoporose. Kortikale Verdünnung auf ein Minimum und Markraumerweiterung.

Abb. 6.**7** Einteilung der Wirbelkörperdeformitäten nach dem Ausmaß der anterioren, medialen und/oder dorsalen Höhenminderung (nach Genant et al. 1996).

Grad 0
normal

Grad 1
leichte Deformität
20 – 25% Höhenreduktion

Grad 2
moderate Deformität
25 – 40% Höhenreduktion

Grad 3
schwere Deformität
über 40% Höhenreduktion

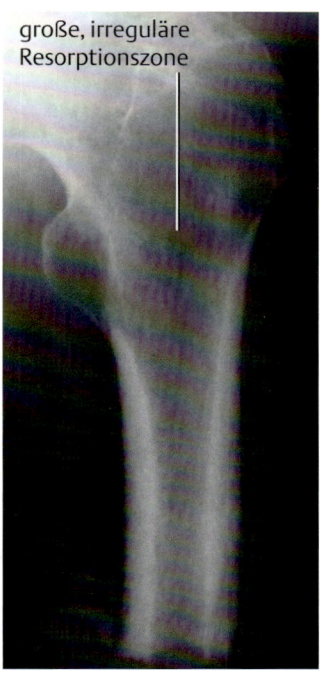

große, irreguläre Resorptionszone

Abb. 6.**9** Mottenfraßartig erscheinende Osteoporose im Femurstumpf bei Zustand nach Amputation wegen eines Osteosarkoms.

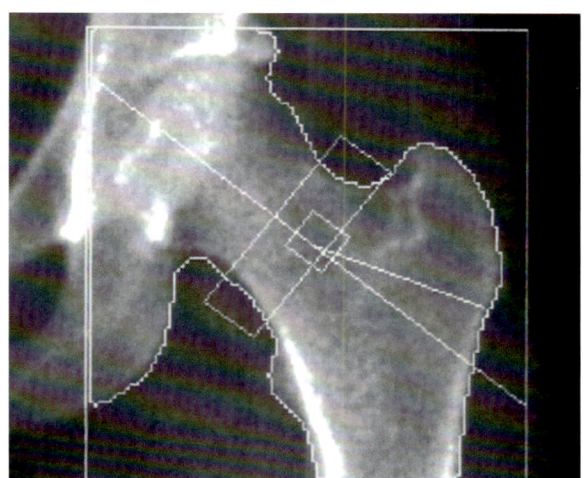

Abb. 6.**10** DXA des proximalen Femurs. Die Region wird im p.-a. Strahlengang gemessen. Verschiedene Messregionen werden computerunterstützt definiert (Schenkelhals, Trochanter, Intertrochantärregion, Ward'sches Dreieck, gesamt).

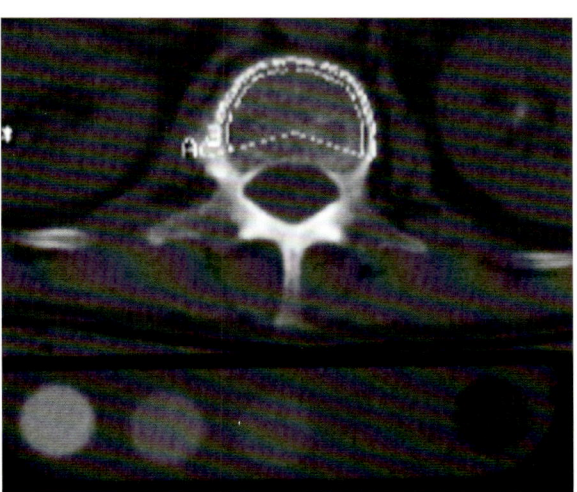

Abb. 6.**11** Axiale QCT im LWK2. Die gepunktete Linie begrenzt die Messregion im trabekulären Knochen. Der Patient liegt auf einem Referenzphantom bekannter und geeichter Dichte mit kreisförmigen Messregionen (unten im Bild). Der tatsächliche Knochendichtewert wird berechnet, indem die Werte mit der Absorption in den Phantomregionen verglichen werden.

Knochen mit den Absorptionswerten in den verschiedenen Phantomregionen verglichen wird.

Zusätzlich zu den Standardmethoden gibt es **additive Methoden**, die für spezielle Anwendungen oder zur Nachkontrolle dienen (nicht zur primären Diagnosestellung):

- periphere quantitative Computertomographie (pQCT) am Radius oder anderen Orten
- DXA am Radius und gesamten Körper
- quantitativer Ultraschall (QUS) des Fersenbeines, der Phalangen und anderer Messorte
- Kernspintomographie trabekulärer Strukturen
- DXA-Morphometrie der Wirbelsäule.

Der Befundbericht sollte enthalten:

- Messtechnik: z. B. QCT, pQCT, DXA, QUS
- Region: z. B. Lendenwirbelsäule, proximaler Femur
- Strahlengang: z. B. p.-a., lateral, axial
- Verhältnisse am Messort: z. B. degenerative Veränderungen, alte Frakturen
- absoluter Messwert (mit Einheit): z. B. 1,013 g/cm^2
- T-Score: Standardabweichung
- Z-Score: Standardabweichung
- Diagnose: mit dem skeletalen Status (Osteoporose/Osteopenie entsprechend der WHO-Kriterien) und Vergleich mit altersentsprechenden Normdaten (Z-Score).

Literatur

Grampp S, ed. Radiology of Osteoporosis. Heidelberg: Springer; 2002.

Kanis JA et al. The diagnosis of osteoporosis. J Bone Miner Res 1994; 9: 1137–41.

Genant HK et al. Comparison of semiquantitative morphometric assessment of prevalent and incident vertebral fractures in osteoporosis. J Bone Miner Res 1996; 11: 984–96.

6.2   Rachitis und Osteomalazie

Beides sind Erkrankungen, bei denen Vitamin-D-Mangelsituationen oder Stoffwechselstörungen zu einer ungenügenden Mineralisation des Osteoids führen. Im wachsenden Skelett kommt es zu einer Unterbrechung der normalen Entwicklung der Epiphysenfuge (Rachitis), im reifen Skelett zu einer verzögerten Mineralisation (Osteomalazie).

PATHO Der Calciumhaushalt wird durch Parathormon, Calcitonin und Vitamin D gesteuert:

- Parathormon wird in den Epithelkörperchen gebildet und bei Hypokalzämie vermehrt ausgeschüttet. Es fördert die Osteoklastentätigkeit.
- Calcitonin wird in den C-Zellen der Schilddrüse produziert und bei einer Hyperkalzämie ausgeschüttet. Es aktiviert die Osteoblasten und fördert die renale Calciumelimination.
- Vitamin D wird in drei Stufen synthetisiert. Die Synthese wird durch Parathormon, Calcium- und Phosphatmangel positiv beeinflusst. Vitamin D fördert die Mineralisation des Knochens und die intestinale Calciumresorption.

Rachitis oder Osteomalazie entstehen, wenn zu wenig Vitamin D oder Calcium zur Verfügung stehen:

- bei inadäquater Resorption von Calcium bei gastrointestinalen Malabsorptionszuständen (nach Magen- und Dünndarmoperationen, bei Pankreasinsuffizienz)
- durch Phosphatverlust bei renalen Tubulusstörungen (kongenital, Hämodialyse, Transplantation)
- bei Frühgeborenen mit einem im Vergleich zu reif Geborenen um 3- bis 6fach erhöhten Bedarf
- bei Lebererkrankungen
- bei antikonvulsiver Therapie (Phenytoin).

KLINIK Am auffälligsten sind bei Kindern der unproportionierte (Zwerg-)Wuchs (das Wachstum der Extremitäten bleibt gegenüber dem Rumpf zurück) und die Knochen**deformierungen**:

- Auftreibung der Wachstumszonen (z. B. „rachitischer Rosenkranz")
- basiläre Impression = Dens überragt Bimastoidlinie um mehr als 1 cm nach kranial
- Säbelscheidentibia
- Skoliose
- Kartenherzbecken.

RÖ **Rachitis.** Die Veränderungen sind in Zonen erhöhten Knochenumbaus am ausgeprägtesten. Die Epiphysenfugen sind becherförmig aufgetrieben, verbreitert, aufgesplittert und ausgefranst (Abb. 6.**12** u. 6.**13 a, b**) und aufgrund der mangelnden Belastbarkeit eventuell in die angrenzenden Metaphysen invaginiert.

Vielfältige Knochenverbiegungen sind möglich. Die Knochenentwicklung ist verzögert.

Osteomalazie. Durch die verringerte Anzahl der Trabekel und das Überangebot an unmineralisiertem Osteoid zeigt sich eine unspezifische Osteopenie mit verwaschener Knochenstruktur (Abb. 6.**14**). Umschriebene Aufhellungen können Osteoidansammlungen oder erweiterten Havers'schen Kanälen entsprechen. Es kommt zur subperiostalen Ablagerung von Osteoid an den langen Röhrenknochen, typischerweise mit Verbreiterung und Aufsplitterung der Kontur am dorsalen Femur. Auch die von der Rachitis bereits bekannten Knochenverbiegungen können beobachtet werden.

Charakteristisch für die Osteomalazie sind die Looser'schen Umbauzonen (Abb. 6.**15 a, b**). Es handelt sich um inkomplette Insuffizienzfrakturen. Sie treten oft symmetrisch und im rechten Winkel zur Kortikalis auf und betreffen typischerweise nur einen Teil der Knochenzirkumferenz (Schambein, Femur, proximale, dorsale Ulna, Skapula, Rippen).

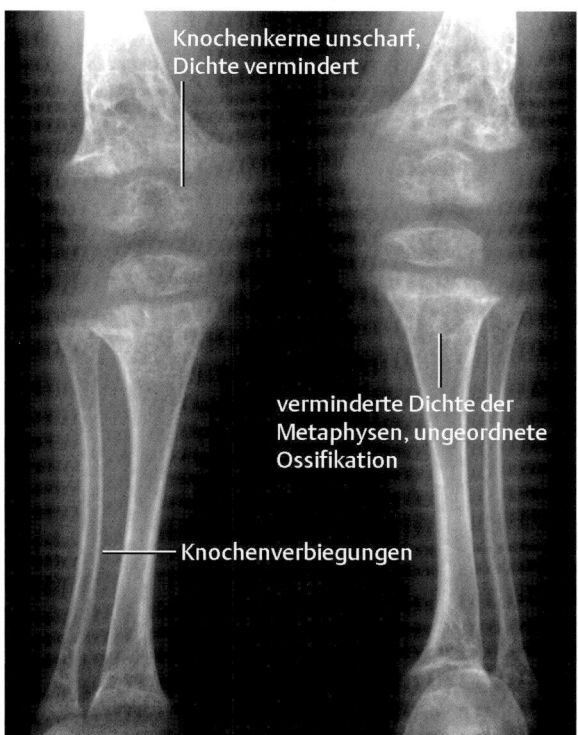

Abb. 6.**12** Knie und Unterschenkel eines 10-jährigen Knaben mit Rachitis. Beachte die becherförmige Auftreibung und Verbreiterung der Epiphysenfugen.

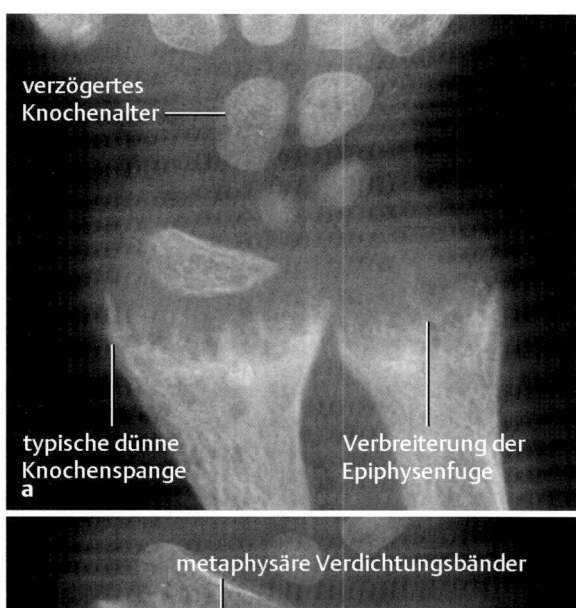

Abb. 6.**13** Hand eines 10-jährigen Knaben mit Rachitis.
a Da die periostale Reaktion deutlich besser hervortritt als die enostale, zeigen sich typische randständige Knochenspangen.
b Nach 1-jähriger Vitamin-D-Therapie metaphysäre Verdichtungsbänder als Folge der massiven Ossifikation der Knochenmatrix.

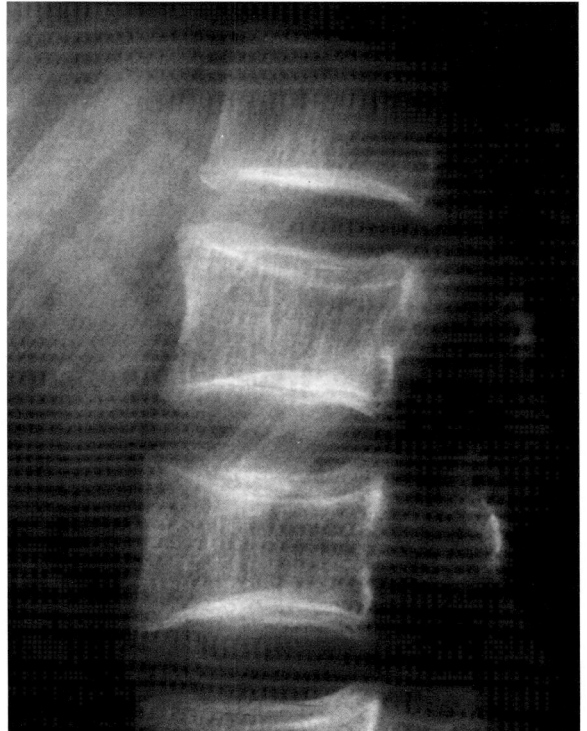

Abb. 6.**14** Lendenwirbelsäule einer 22-jährigen Frau mit Osteomalazie. Die verwaschene Knochenstruktur ist charakteristisch.

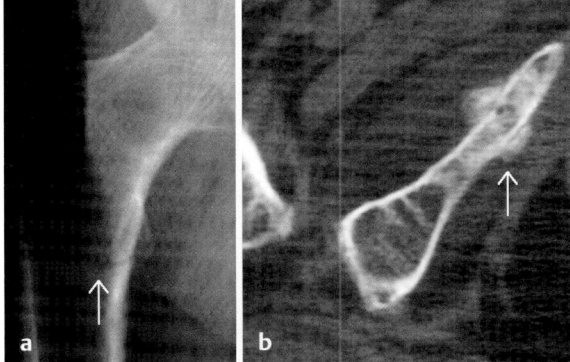

Abb. 6.**15** Looser'sche Umbauzonen.

6.3   Hyperparathyreoidismus

> Der Hyperparathyreoidismus ist durch eine Erhöhung des Parathormons im Blut charakterisiert und geht mit einem typischen Muster von Knochenabbau- und Knochenumbauvorgängen einher.

Der **primäre** Hyperparathyreoidismus wird durch eine autonome Überfunktion der Nebenschilddrüsen (solitäre oder multiple Adenome, Hyperplasie, Karzinom) hervorgerufen und ist durch eine Hyperkalzämie charakterisiert.

Der **sekundäre** Hyperparathyreoidismus wird durch eine lang andauernde Hypokalzämie verursacht. Ursachen sind chronische Niereninsuffizienz, Malabsorption oder Störungen des Phosphatstoffwechsels. In der Mehrzahl der Fälle zeigt sich eine Hyperplasie der Nebenschilddrüsen.

Ein **tertiärer** Hyperparathyreoidismus entsteht, wenn aufgrund eines lang bestehenden sekundären Hyperparathyreoidismus die Nebenschilddrüsenfunktion autonom wird. Es hat sich eine hyperplastische Nebenschilddrüse adenomatös umgewandelt.

KLINIK Die Patienten werden durch Übelkeit, Brechreiz, Nierensteine, peptische Ulzera an Magen und Darm oder eine Pankreatitis symptomatisch. Klinisch ausgeprägte Formen sind selten geworden.

! Die Diagnose erfolgt klinisch und laborchemisch. Die Röntgenaufnahme hat den Zweck der Dokumentation eines Ausgangswertes und der Therapiekontrolle.

RÖ Ausgangsbefund und Verlaufsbeobachtung erfolgen durch eine hoch auflösende Handaufnahme in zwei Ebenen, eventuell in Vergrößerungstechnik.

Das Bild ist charakterisiert durch:
- verstärkten Knochenabbau (Dichteminderung)
- Ablagerung von Calciumpyrophosphat und Urat
- Osteosklerose (Abb. 6.**16**).

Leitsymptome an den Fingern sind subperiostale Resorption, kortikale Tunnelierung und trabekuläre Resorption.

Bei der subchondralen Resorption kommt es durch den Ersatz des subchondralen Knochens mit minderwertigem und weniger belastbaren fibrösen Gewebe zu Einbrüchen der gelenktragenden Knochenanteile („Erosionen") und zu Osteolysen („braune Tumoren", Abb. 6.**16** u. 6.**17**).

Heute ist beim primären Hyperparathyreoidismus nur noch sehr selten eine bandförmige Sklerose in der Wirbelsäule sichtbar.

Am Schädel (heute ebenfalls selten) findet sich auch das sog. „Pfeffer-und-Salz"-Muster.

Der primäre Hyperparathyreoidismus zeichnet sich durch häufiges Auftreten von Chondrokalzinose und braunen Tumoren aus (Abb. 6.**17**).

6.4   Renale Osteodystrophie

> Bei eingeschränkter Nierenfunktion bzw. terminaler Niereninsuffizienz unter chronischer Hämodialyse kommt es zu Knochenveränderungen, die durch eine Zunahme des Osteoids, osteoklastäre Resorption und Änderung der Knochenmasse charakterisiert sind.

PATHO Die renale Osteopathie stellt ein polyätiologisches Krankheitsbild dar, geprägt durch:
- sekundären Hyperparathyreoidismus
- verminderte Vitamin-D-Bildung (osteomalazische Komponente der renalen Osteopathie)
- Parathormonresistenz des Skeletts.

RÖ Alle vom primären Hyperparathyreoidismus bekannten radiologischen Veränderungen werden auch bei der renalen Osteodystrophie gefunden. Subperiostale Resorptionen an der Hand (Abb. 6.**19**) und der subchondrale Knochenschwund an den Akromioklavikulargelenken stehen im Vordergrund (Abb. 6.**20**). Deutlicher als beim primären Hyperparathyreoidismus kommt es zu osteosklerotischen Veränderungen (Abb. 6.**18**), periostalen Knochenneubildungen und Gefäßverkalkungen. Chondrokalzinosen sind seltener.

Die durch die osteomalazische Komponente der renalen Osteodystrophie hervorgerufenen Veränderungen führen zu:
- Osteopenie
- Looser'schen Umbauzonen
- Knochenverbiegungen.

Bei niereninsuffizienten Kindern zeigen sich zusätzlich unregelmäßige Verbreiterungen der Epiphysenfugen als Zeichen der Rachitis. Überdies finden sich häufig Epiphysiolysen.

Überschreitet das Produkt aus Calcium- und Phosphatkonzentration das Löslichkeitsprodukt, lagert sich Calciumphosphat in Knochen und Weichteilen ab. Diese Weichteilverkalkungen können die durch ossäre Veränderungen hervorgerufenen Gelenksymptome imitieren. Sie treten oft bilateral an mehreren Gelenken auf und führen nur sehr selten zu ossären Erosionen. Sind die Kalzifikationen flüssig, bilden sich Spiegel (sichtbar vor allem im CT). Die Befunde können sehr ausgedehnt sein (pseudotumoröse Kalzinose).

Literatur

Tigges S, Nance EP, Carpenter WA, Erb R. Renal osteodystrophy: imaging findings that mimic those of other diseases. AJR 1995; 165: 143–148.

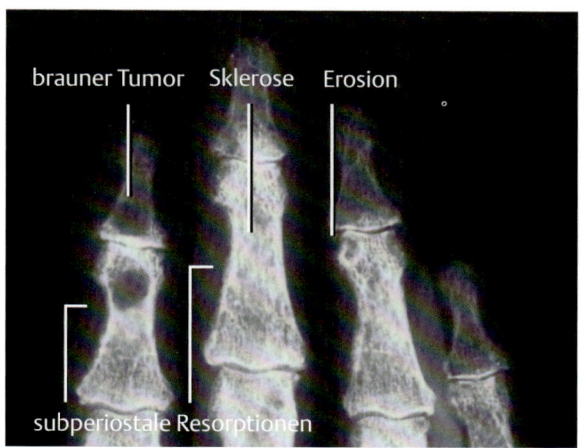

Abb. 6.**16** Sekundärer Hyperparathyreoidismus.

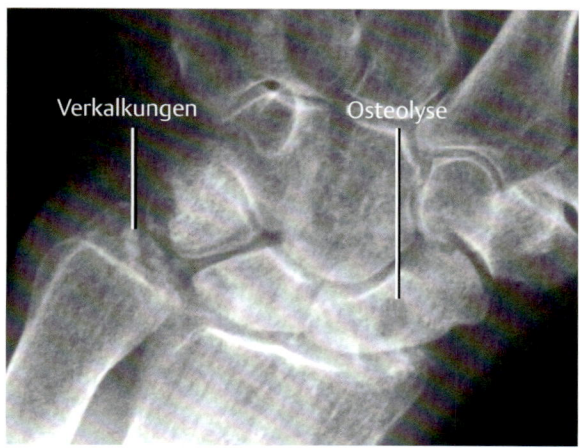

Abb. 6.**17** Primärer Hyperparathyreoidismus bei 72-jähriger Frau. Der Bildausschnitt zeigt die Verkalkung des Discus triangularis.

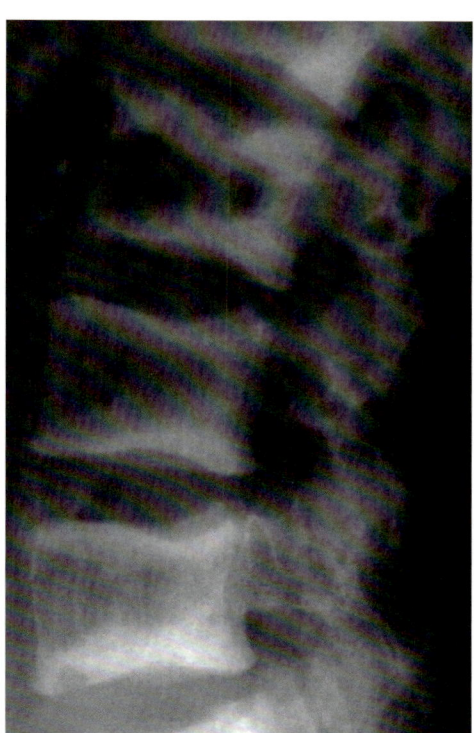

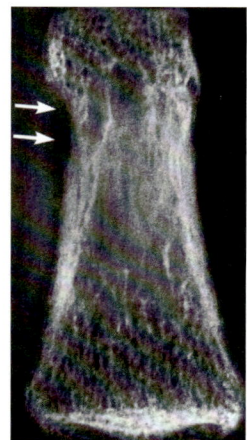

Abb. 6.**19** Subperiostale Resorptionen bei renaler Osteopathie (Vergrößerungsaufnahme).

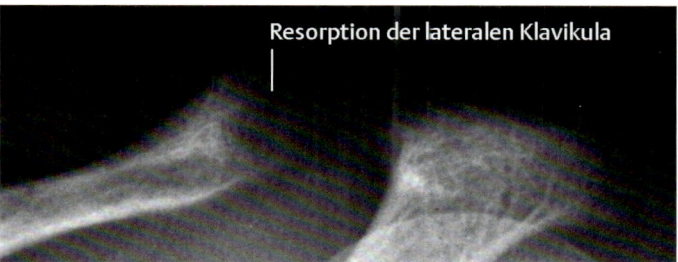

Abb. 6.**18** „Rugger jersey spine" bei renaler Osteodystrophie, 30-jährige Frau (rugger jersey = Muster früherer Sporttrikots).

Abb. 6.**20** Akromioklavikulargelenk eines 17-jährigen Mannes mit renaler Osteodystrophie.

Glossar

Beim **Hypoparathyreoidismus** besteht eine Erniedrigung des Parathormonspiegels im Blut, woraus sich eine Hypokalzämie und Hyperphosphatämie ergibt.

Ein Mangel an Parathormon entsteht iatrogen, durch Aplasie oder durch Atrophie als Folge einer Autoimmunerkrankung. Beim **Pseudohypoparathyreoidismus** besteht genetisch bedingt eine Endorganresistenz mit charakteristischem Phänotyp (Albright'sche Osteodystrophie).

Die Bildgebung spielt in der Frühdiagnose keine Rolle. Röntgenologische Spätbefunde sind Osteosklerose, Zahnschmelzdefekte, Verkalkungen in den Weichteilen und Basalganglien, vorzeitiger Epiphysenfugenschluss, Verdickung der Schädelkalotte.

Beim Pseudohypoparathyreoidismus finden sich zusätzlich Verkürzungen der Metakarpalia und Metatarsalia, von der Knochenlängsachse senkrecht abstehende Exostosen und Knochenverbiegungen.

6.5   Bestrahlungsfolgen und toxisch bedingte Osteopathien

Bestrahlungsfolgen

> Grundsätzlich ist zu unterscheiden zwischen:
> **regelhaften postradiogenen Veränderungen:**
> – Verfettung des Knochenmarks
> – Muskelatrophie (bei hoher Dosis)
> **Komplikationen nach Bestrahlung:**
> – Osteoradionekrosen
> – Insuffizienzfrakturen
> – Weichteilnekrosen
> – strahleninduzierten Tumoren
> – Wachstumsstillstand.

PATHO Der Effekt ionisierender Strahlung ist beim Erwachsenen auf den Kern der Osteoblasten gerichtet. Es kommt primär zu reduzierter Matrixproduktion mit einer Knochenatrophie als Folge. Dosisabhängig ist auch ein Zelltod möglich, der Reparaturversuche des knöchernen Bindegewebes induziert. Misslingen diese, so sind Osteonekrosen größerer Areale die Folge. Echte Osteoradionekrosen sind selten. Sie treten bei sehr hohen Strahlendosen und verzögert nach Jahren auf. Wesentlich häufiger kommt es zur Abnahme der Knochendichte und hierdurch zu Insuffizienzfrakturen. In den Weichteilen reagiert der Muskel entsprechend mit Atrophie und potenziell auch mit Myonekrosen.

Strahleninduzierte Tumoren können benigne oder maligne sein. Das Osteochondrom ist der typische benigne Tumor. Es entsteht nach Bestrahlung in der Kindheit und ist nicht von spontan auftretenden Osteochondromen zu unterscheiden. Osteosarkome des Knochens und maligne fibröse Histiozytome der Weichteile sind die häufigsten strahleninduzierten Sarkome.

KLINIK Die wichtigsten Schmerzursachen sind Insuffizienzfrakturen und Osteoradionekrosen im Bestrahlungsfeld. Typische Frakturlokalisationen sind die Schambeinäste, die Beckenschaufel und das Sakrum. Sie bereiten Schmerzen bei Belastung. Dagegen sind Schultergürtel- und Rippenfrakturen manchmal schmerzfrei. Osteoradionekrosen findet man bevorzugt an der Mandibula, an den Rippen und in den Beckenknochen.

! Die Komplikationen einer Radiotherapie können Jahre nach der Bestrahlung auftreten und sind in der Regel dosisabhängig.

Regelhafte postradiogene Veränderungen

MRT Strahleninduzierte Veränderungen des **Knochenmarks** treten schon ab 10 Gray auf. Das Knochenmark wird bereits innerhalb von 7 Tagen nach Bestrahlungsbeginn in STIR-Sequenzen signalreich. Die danach einsetzende Verfettung führt etwa 6 Wochen nach Ende der Radiatio zum Signalanstieg in T1-gewichteten SE-Sequenzen und zum langsamen Signalabfall in der STIR. Wichtigster Hinweis auf eine bestrahlungsbedingte Verfettung ist die am Rand des Bestrahlungsfeldes ganz scharf begrenzte, regionale Signalveränderung.

Eine **Muskelatrophie** beginnt in der MRT nach etwa 6 Wochen durch eine Steigerung des Fettsignals sichtbar zu werden (Abb. 6.**24**).

Komplikationen nach Bestrahlung

RÖ Eine Strahlentherapie während der Kindheit kann einen Wachstumsstillstand verursachen mit der Folge einer Extremitätenverkürzung, Beckenhypoplasie und Skoliose. Eine Epiphysiolyse des Femurkopfes und verzögert auftretende Osteonekrosen werden ebenso beobachtet.

Die Osteonekrose sowie Reparaturen führen zu einem gemischt fleckigen Nebeneinander von Dichteminderung, -steigerung und grobsträngiger Trabekulierung (Abb. 6.**21** bis 6.**23**). Bei schweren Formen kommt es zum „Verschwinden" des Knochens. Es entwickeln sich pathologische Frakturen und Pseudarthrosen (Abb. 6.**22** u. 6.**23**).

Cave: Frakturen können radiographisch okkult sein!

NUK Die Szintigraphie kann radiologisch okkulte Insuffizienzfrakturen und Osteonekrosen aufdecken. Vertikale Frakturen durch die Massae laterales und eine horizontale Fraktur durch den Sakrumkörper führen zum „H"- oder „Honda"-Zeichen.

MRT **Osteoradionekrosen** sind signalarm in T1 SE. Das T2- und STIR-Signal ist abhängig vom Verflüssigungs- bzw. Fibrosierungsgrad. Die i. v. Applikation von Gadolinium ist bei dieser Fragestellung obligat. Es findet sich im verdächtigen Herd keine Signalsteigerung, sofern die Radiatio schon länger (mindestens 2 Jahre) zurückliegt.

Bei **Insuffizienzfrakturen** zeigt die MRT ein Knochenmarködem und hypointense Frakturlinien (Looser'sche Umbauzonen).

DD Hauptproblem ist die Differenzierung der Osteoradionekrosen gegenüber Skelettmetastasen. Die Metastase hat in der Regel eine stärkere lytische Komponente und einen raumfordernden Charakter. Bei sklerotischen, unklaren Herden ist nicht selten eine CT-gesteuerte Biopsie erforderlich.

Literatur

Mitchell MJ, Logan PM. Radiation-induced changes in bone. Radiographics 1998; 18: 1125–46.

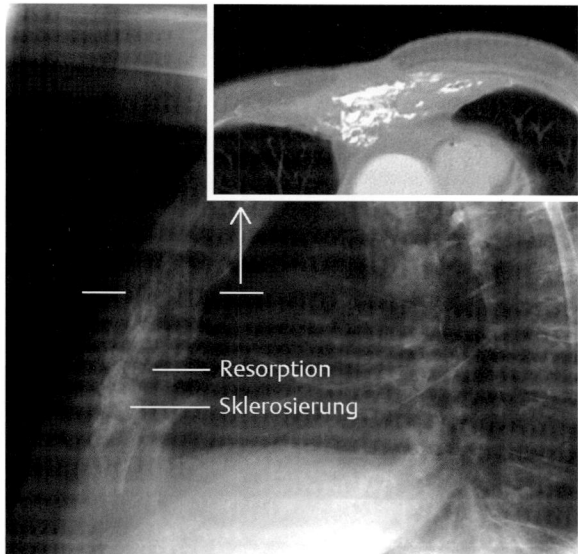

Abb. 6.**21**   Postradiogene Osteonekrose des Sternums.

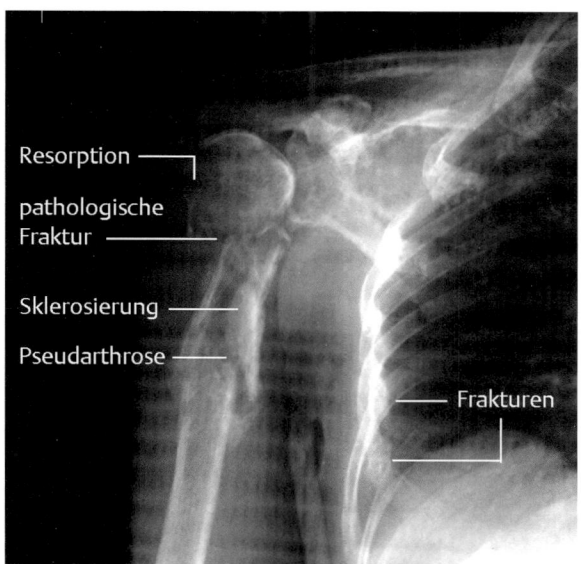

Abb. 6.**22**   Osteonekrose mit pathologischer Fraktur nach hoch dosierter Bestrahlung der Lymphabflusswege bei Mammakarzinom.

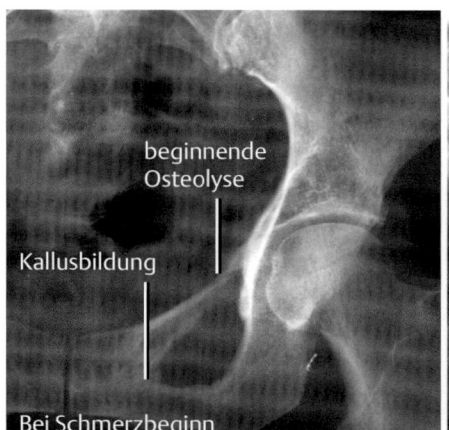

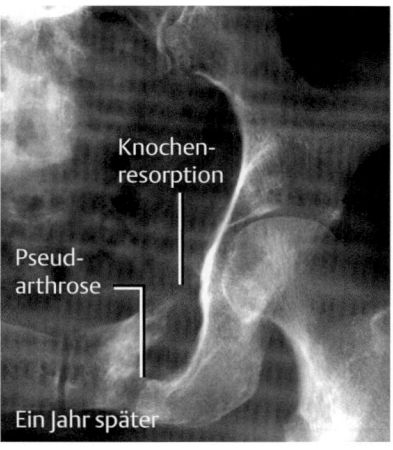

Abb. 6.**23**   Osteoradionekrose im zeitlichen Verlauf nach Bestrahlung eines gynäkologischen Tumors.

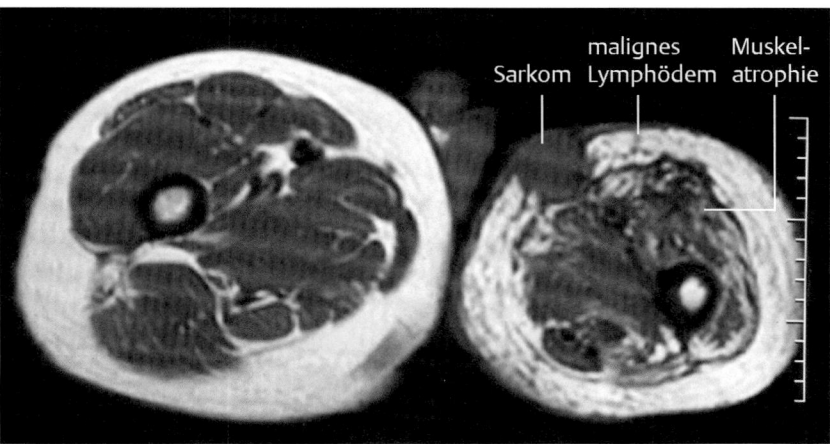

Abb. 6.**24**   Strahleninduziertes High-Grade-Leiomyosarkom im Oberschenkel eines 60-jährigen Mannes 20 Jahre nach Bestrahlung eines Fibrosarkoms. T1 SE.

Kortikosteroide

Nebenwirkungen der Kortikosteroidtherapie am muskuloskelettalen System sind in Tabelle 6.**1** aufgelistet.

PATHO Die Pathogenese der Nebenwirkungen ist nicht vollständig bekannt. Die Osteoporose ist die wesentliche Folge der Steroidmedikation. Das Osteonekroserisiko steigt bei Hochdosistherapie und Langzeitbehandlung (über 6 Monate). Andere Komplikationen können jedoch dosisunabhängig auftreten.

KLINIK **Insuffizienzfrakturen** (als Resultat der Osteoporose) können lange asymptomatisch sein. Steroidinduzierte **Osteonekrosen** treten oft multifokal auf. Hüft- und Humerusköpfe, aber auch der distale Femur und der Talus sind die bevorzugten Lokalisationen. Zunehmend wird schon ein sehr frühzeitiges Auftreten beobachtet (MRT!). **Neuropathische Gelenkdestruktionen** betreffen in der Regel die Hüfte und das Knie und können sich rasch verschlechtern. Die **septische Arthritis** beteiligt meist das Knie.

RÖ Insuffizienzfrakturen erzeugen subtile, quer verlaufende sklerotische Bänder, und zwar bevorzugt im Schenkelhals, in der Tibia oder im Kalkaneus. Typisch sind überschießende Kallusbildungen, die besonders im Becken (Abb. 6.**26**) und in den Rippen auftreten. Wirbelfrakturen führen zur Keilwirbelbildung, zum Deck- und Grundplatteneinbruch und später zur Sklerose der Abschlussplatten (Abb. 6.**25**). Zur steroidinduzierten Neuroosteoarthropathie siehe Abschnitt 9.4.1.

SONO Die Sonographie kann zwischen eine Tendinose, partiellen und kompletten Sehnenrupturen unterscheiden.

MRT Die MRT ist die Methode der Wahl zur Unterscheidung zwischen Infektion, Fraktur und Osteonekrose.

Andere Medikamente

Die durch andere Medikamente und Substanzen verursachten Veränderungen am muskuloskeletalen System sind Tabelle 6.**2** zu entnehmen.

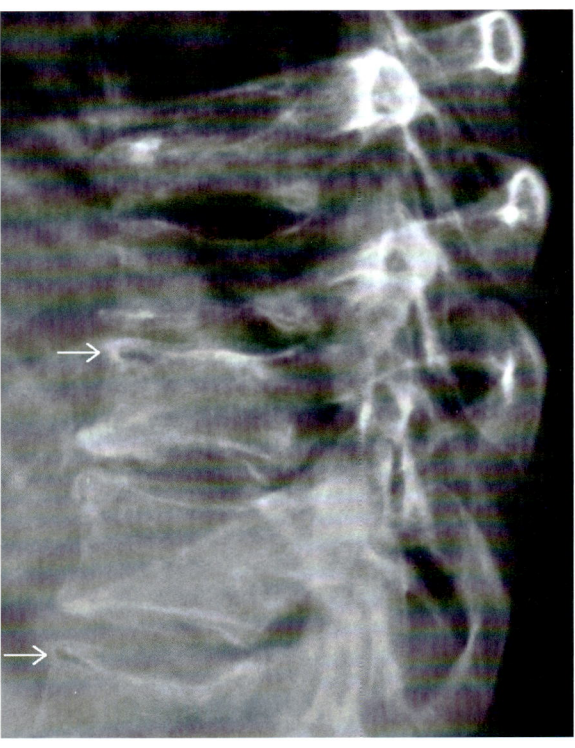

Abb. 6.**25** Brustwirbelsäule einer 66-jährigen Frau nach Kortisontherapie. Multiple steroidinduzierte Wirbelkörpereinbrüche, subdiskales Vakuumphänomen (Pfeile). Das Vakuumphänomen erlaubt die Differenzierung gegenüber neoplastisch bedingten Wirbelkörpereinbrüchen (siehe Abschnitt 1.8.1).

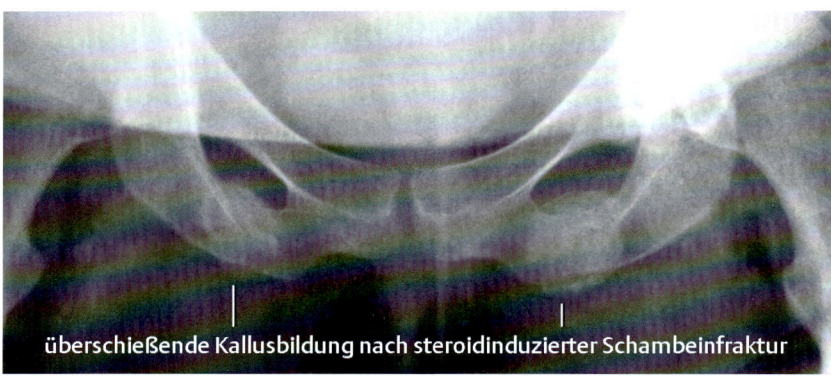

überschießende Kallusbildung nach steroidinduzierter Schambeinfraktur

Abb. 6.**26** Becken einer 34-jährigen Frau mit steroidinduziertem Morbus Cushing.

Tabelle 6.**1** Kortikosteroideffekte am muskuloskelettalen System.

Effekt	Theorie der Entstehung
Osteoporose	Hemmung der Osteoblasten; verstärkte Knochenresorption durch Aktivierung der Osteoklasten. Sekundärer Hyperparathyreoidismus aufgrund einer Hyperkalziurie und erniedrigter Kalziumresorption im Darm.
Osteonekrose	Mikrofrakturen als Osteoporosefolge, vaskuläre Insuffizienz durch Fettembolien, vaskuläre Kompression durch Fettzellen.
Neuropathische Gelenke (Pseudocharcot)	Schädigung des Knorpels durch intraartikuläre Infektionen. Geringere Schmerzempfindung führt zur Überlastung.
Osteomyelitis, septische Arthritis	Immunsuppression. Selten kommen auch sterile Gelenkergüsse vor. Staphylokokkus aureus ist der häufigste Erreger.
Tendinopathie	Beeinträchtigte Sehnenheilung und -spannung. Direkte Injektionen können Degeneration und Nekrose hervorrufen.
Haupt- und Weichteilatrophie	Folge topischer Anwendungen und Injektionen.
Intra-/periartikuläre Verkalkungen	Hydroxylapatitablagerungen können Folge systemischer Kortikoidgaben oder lokaler Injektionen sein.

Tabelle 6.**2** Muskuloskelettale Komplikationen anderer Medikamente, inkorporierter Substanzen und Implantate.

Substanz	Effekt
Dopamin	Gangrän, avaskuläre Nekrose
Kalziumglukonat	Weichteilverkalkungen
Heparin	Osteoporose, Stress-/Insuffizienzfrakturen
Phenytoin	Rachitis, Osteomalazie, Verdickung der Kalotte, Fersenpolster
Vitamin A, Retinoide	Vermehrte Knochenresorption, Weichteilverkalkungen bei Erwachsenen, sklerotische metaphysäre Bänder und Kortikalisverdickungen bei Kindern
Prostaglandine	Periostitis
Kombinierte Chemotherapie (Cisplatin, Bleomycin, Vinblastin/Etoposid)	Osteonekrose
Aluminium	Rachitis, Osteomalazie, Periostitis, Frakturen
Quinolone	Tendinose, Sehnenruptur
Fluor	Sklerose, Hyperostose, Bandverkalkungen, Periostitis
Bisphosphonate	Sklerotische metaphysäre Bänder, epi-/apophysäre Sklerose, „Knochen-in-Knochen" im Wirbelkörper bei Kindern
Phenylbutazon, Indomethazin	Osteonekrose, Arthropathie
Blei, Wismuth	Passiert die Plazenta. Sklerotische metaphysäre Bänder, verlangsamte Skelettreife. Wismuth kann auch avaskuläre Osteonekrosen verursachen.
Prothese	Osteolysen, Metallose (Metallablagerungen in den Weichteilen)
Alkohol	Avaskuläre Osteonekrose, passiert die Plazenta und kann Hüftdysplasien und leichtere Skelettanomalien verursachen.

6.6   Amyloidose

> → Bei der Amyloidose handelt es sich um eine fokale oder generalisierte Ablagerung von Amyloid, einer heterogenen Gruppe von Proteinen.

PATHO Verschiedene Formen der Amyloidose mit jeweils anderen spezifischen Proteinen sind zu unterscheiden:

- *Primäre Form:* Sie kann ohne bekannte Vorerkrankungen auftreten oder mit einer monoklonalen Gammopathie assoziiert sein.
- *Sekundäre Form:* Sie tritt bei chronischen Entzündungen auf, z. B. bei rheumatoider Arthritis, chronischen Infektionen, Morbus Crohn und zystischer Fibrose.
- *Familiäre Form:* In dieser Gruppe sind unter anderem lokalisierte tumoröse Formen zu finden.
- Amyloidose bei Langzeitdialyse.

Bei der Amyloid-Osteoarthropathie lagern sich Proteine in Gelenkkapsel, Synovialis, Gelenkknorpel, Knochenmark, Sehnen und periartikulären Weichteilen ab.

KLINIK Die Amyloid-Osteoarthropathie ist charakterisiert durch eine Beteiligung kleiner und großer Gelenke mit Schmerz, Schwellung, Bewegungseinschränkung und Knötchenbildungen. Keine klinischen Entzündungszeichen. Am Handgelenk kann sie zum Karpaltunnelsyndrom führen.

RÖ   Handgelenk, Hüfte, Schulter, Ellenbogen, Knie:

- Multiple zystenartige subchondrale Aufhellungen oder Erosionen, gewöhnlich mit schmalem sklerotischem Randsaum (Abb. 6.**27** bis 6. **29**); die Erosionen können groß sein und zu einer „Apfelbutzenform" des Hüftkopfes führen.
- Der Gelenkspalt kann normal, durch Amyloidablagerungen erweitert (Abb. 6.**29**) oder durch eine destruktive Arthropathie verschmälert sein.
- Eventuell periartikuläre Weichteilmassen (Abb. 6.**30**).
- Eventuell Osteopenie.

Wirbelsäule:

- Meist Beteiligung der Halswirbelsäule
- verschmälerter Zwischenwirbelraum
- Endplattenerosion oder -destruktion (Abb. 6.**28**)
- fehlende oder nur minimale paravertebrale Weichteilschwellung
- minimale Sklerose oder Spondylophytenbildung.

SONO Die Sonographie zeigt einen Gelenkerguss, synoviale und periartikuläre Gewebevermehrungen (Abb. 6.**29**) und Sehnenverdickungen.

MRT Amyloidläsionen sind typischerweise von niedrigem bis intermediärem Signal in T1- und T2-gewichteten Bildern. Sie können im Einzelfall aber in T2- und STIR-Sequenzen signalreich sein. Sie nehmen kein Kontrastmittel auf.

DD   Intraossäres Ganglion. Es ist selten multipel. Die MRT zeigt den Flüssigkeitsinhalt (signalreich in T2-gewichteten Sequenzen).

Plasmozytom. Multiple osteolytische Läsionen, nicht nur periartikulär. Es fehlt der sklerotische Rand.

Rheumatoide (oder andere entzündliche) Arthritis. Sie kann sehr schwer von einer destruktiven Amyloidosteoarthropathie zu unterscheiden sein. Ein erhaltener Gelenkspalt, ausgedehnte Weichteilmassen, Sklerose und das Fehlen einer juxtaartikulären Osteopenie legen eine Amyloidose nahe.

Pigmentierte villonoduläre Synovialitis (PVNS). Sie ist monoartikulär, befällt die großen Gelenke (in 80 % am Knie) und ist durch Hämosiderinablagerung in der MRT charakterisiert.

Renale Osteodystrophie. Die erosiven Veränderungen infolge eines sekundären Hyperparathyreoidismus betreffen typischerweise die distalen Interphalangealgelenke und Metakarpophalangealgelenke. Subperiostale Resorptionen sind charakteristisch.

Spondylodiszitis. Die Infektion ist durch in T2-gewichteten und STIR-Bildern helle, paravertebrale und epidurale Weichgewebevermehrung und Knochenreaktionen charakterisiert. Sie sind bei der Amyloid-Spondylarthropathie ungewöhnlich.

6.7   Akromegalie

KLINIK Beschwerden setzen meist in der 3.–4. Lebensdekade in Form von Schmerzen in den Extremitäten und der Lendenwirbelsäule ein, es bestehen Gelenkschwellungen und häufig ein Knirschen. Gelenkschmerzen und Bewegungseinschränkungen kommen erst etwas später, mit einsetzender Degeneration hinzu.

RÖ Die Röntgenerscheinungen sind vielfältig. Für die Praxis am bedeutungsvollsten sind arthroseähnlichen Anbauten bei erhaltener oder sogar vergrößerter Gelenkspaltweite. Schulter, Ellenbogen, Hüft- und Kniegelenke sind am stärksten betroffen. Durch die früh einsetzende Degeneration mit entsprechender Gelenkspaltverschmälerung wird die Abgrenzung zur „gewöhnlichen" Arthrose zunehmend erschwert.

> **!** Ungewöhnlich vorangeschrittene arthrotische Veränderungen in den normalerweise weniger belasteten großen Gelenken (Schultern, Ellenbogen) sollten an eine Akromegalie denken lassen. Eine auffallend gut erhaltener Gelenkspalt unterstützt den Verdacht (Abb. 6.**31**).

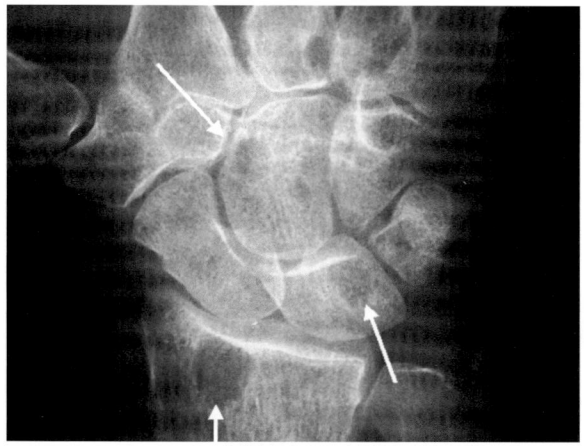

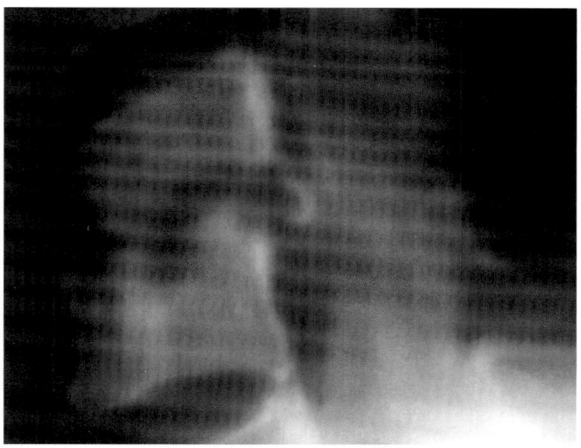

Abb. 6.**27** Amyloidose bei chronischer Hämodialyse. Multiple subchondral gelegene Osteolysen.

Abb. 6.**28** Endplattenerosionen bei Patient unter chronischer Dialyse.

Abb. 6.**29** Amyloidablagerungen in Weichteilen (Bursa subacromialis) und Knochen. Patient mit Langzeitdialyse.

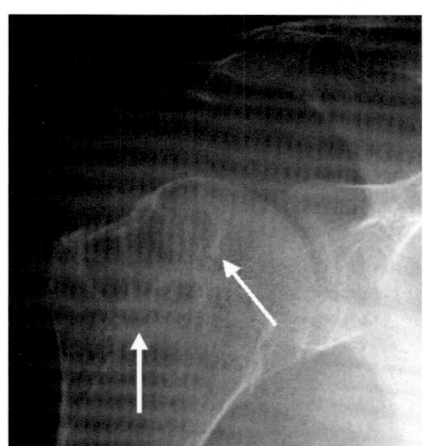

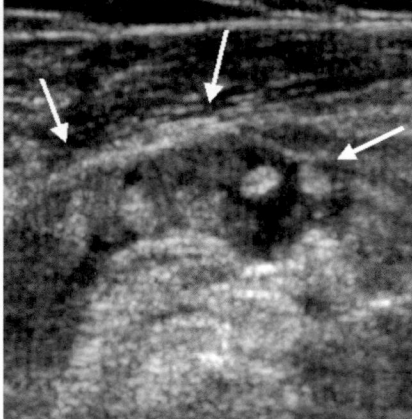

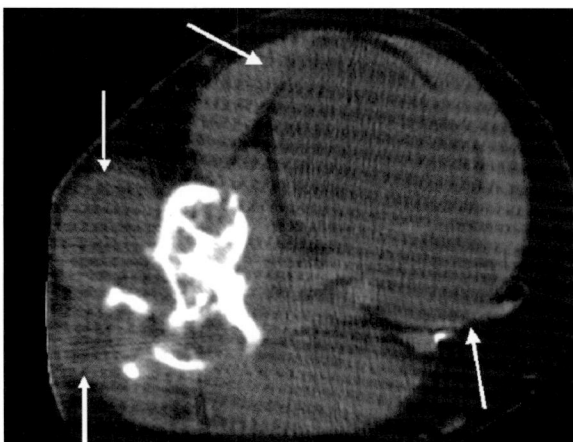

Abb. 6.**30** CT eines Ellenbogens mit destruktiver Arthropathie und großen hypodensen Weichteilmassen aufgrund einer Amyloidose.

Rechts:
Abb. 6.**31** Akromegalie. Auffällige Strukturveränderungen des Humerus sowie Diskrepanz zwischen starken osteophytären Anbauten und hierbei erhaltener Gelenkspaltweite.

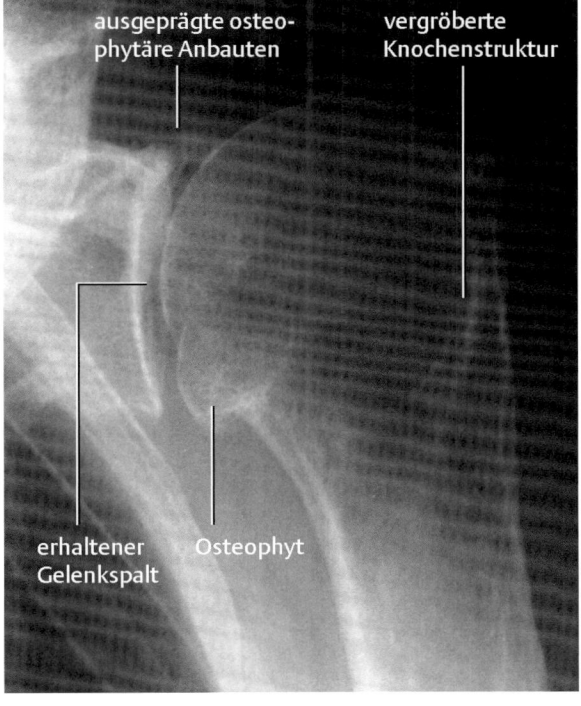

ausgeprägte osteophytäre Anbauten

vergröberte Knochenstruktur

erhaltener Gelenkspalt

Osteophyt

7 Konstitutionelle Skelett- und Gelenkentwicklungsstörungen

7.1 Kongenitale Hüftdysplasie

> Die kongenitale Hüftdysplasie ist eine angeborene Entwicklungsstörung des Pfannendachs und des Pfannenerkers. Die Folge ist eine Gelenkinstabilität, die zu einer Dislokation des Hüftkopfes bis hin zur Luxation führen kann.

PATHO Die Hüftdysplasie ist die häufigste angeborene Skelettfehlentwicklung mit deutlichen regionalen Unterschieden in Europa (Deutschland 2–5%). Mädchen sind 6-mal häufiger betroffen. Die linke Hüfte ist bevorzugt befallen, in 25% tritt die Hüftdysplasie beidseitig auf. Die Ätiologie ist multifaktoriell. Risikofaktoren sind mechanische Ursachen wie Beckenendlage und Oligohydramnion, endogene Ursachen und eine familiäre Disposition.

Der angeborenen Hüftdysplasie liegt eine Wachstums- und Ossifikationsstörung des Pfannendachs, insbesondere des Pfannendacherkers, zugrunde. Das Pfannendach funktioniert nicht mehr ausreichend als Widerlager zum Hüftkopf. Es kommt zur Instabilität des Hüftkopfes mit der Gefahr einer Dezentrierung. Bei kompletter Luxation kann sich eine Sekundärpfanne ausbilden. Bei Subluxation oder Luxation können das elongierte Lig. capitis sowie die interponierte Gelenkkapsel und Fettgewebe ein Repositionhindernis darstellen (Abb. 7.**1 a–c**).

KLINIK Hinweisend sind eine Asymmetrie der Gesäßfalten, eine Abspreizhemmung und eine Beinlängendifferenz. Funktionstests sind die Stabilitätsprüfungen nach Ortolani und nach Barlow. Die allein klinische Diagnostik gilt als nicht sicher.

Therapie: Die Behandlung ist stadien- und altersabhängig, eine möglichst frühzeitige Behandlung ist anzustreben. Ziel der Therapie ist die Retention des Hüftkopfes in der Pfanne, das Nachreifen der Pfanne und die Vermeidung einer Subluxation. Bei einer Subluxation und Luxation ist zusätzlich die Reposition erforderlich.

Prognose: Die Prognose ist umso besser, je früher die Behandlung einsetzt. Bei eingetretener Subluxation oder Luxation hängt die Prognose davon ab, ob es gelingt, eine zentrierte Hüfte mit gut tragfähiger Überdachung des Hüftkopfes zu erreichen.

SONO Die Sonographie ermöglicht die direkte Darstellung des knorpelig präformierten Hüftkopfes, des hyalinknorpeligen Pfannendacherkers mit dem Labrum acetabulare und des knöchernen und knorpeligen Pfannendachs. Bei koronarer Schnittführung entstehen der Röntgenaufnahme vergleichbare Schnittbilder mit dem Unterschied der deutlich besseren Detailerkennbarkeit und der Möglichkeit der Überprüfung von Beweglichkeit und Stabilität des Hüftkopfes.

Die sonographische Klassifikation der Hüftreifungsstörung erfolgt heute allgemein nach Graf und wird eingeteilt in vier Grundtypen. Dazu wird das Gelenk in einer definierten Schnittebene mit der Pfannendachlinie (durch das knöcherne Pfannendach) und der Knorpeldachlinie (vom Knochenerker durch das Labrum) vermessen. Beide Hilfslinien bilden mit einer Grundlinie, die einer Parallellinie der Darmbeinkontur entspricht, jeweils einen Winkel, der zur Klassifikation der Hüftdysplasie herangezogen wird (Abb. 7.**2**). In die sonographische Beurteilung einer Hüftreifung geht somit die knöcherne Formgebung der Pfanne und des Pfannenerkers als auch das Übergreifen des Hüftkopfes durch das knorpelig präformierte Pfannendach ein. Bei dezentriertem Hüftkopf wird das Labrum nach kranial verdrängt (Abb. 7.**4**).

Die Sonographie setzt eine ausreichende Erfahrung des Untersuchers voraus, da schon eine gering fehlerhafte Schnittführung (Verkippung, Versetzung) zu einem falschen Messergebnis und zur Fehldiagnose führt.

Diagnostische Methoden und Anwendungszeitpunkt:
- **Sonographie** (Beurteilungskriterien nach Graf):
  – bei Neugeborenen mit Risikofaktoren (familiäre Belastung, Beckenendlage, auffallende Klinik)
  – obligat in der 4.–6. Lebenswoche
  – sinnvoll noch bis zum Alter von ca. 1 Jahr.
- **Röntgenaufnahme:** ab 9. Monat bzw. bei abnehmender sonographischer Beurteilbarkeit.

RÖ Mit den Möglichkeiten des Ultraschalls sind Röntgenaufnahmen bis zum 9. Lebensmonat nur noch in Ausnahmefällen indiziert, z.B. bei differenzialdiagnostisch unklaren Verläufen oder beim Abschluss einer Behandlung wegen einer Hüftreifungsstörung.

Die Ossifikation der Hüfte ist erst mit 3–6 Monaten so weit fortgeschritten, dass eine Hüftdysplasie sicher erkannt werden kann. Die Diagnostik beruht auf der Vermessung der Geometrie der Hüftpfanne und der Zentrierung des Hüftkopfes mit seinem Ossifikationskern in die Pfanne (Abb. 7.**3**). Mit zunehmender Ossifikation der Hüftpfanne wird der Pfannendachwinkel kleiner. Bei einer Hüftdysplasie wird in Abhängigkeit vom Schweregrad der Dysplasie die knöcherne Überdachung des Hüftkopfes schlechter, der Pfannendach-Neigungswinkel steiler. Der Hüftkopf dezentriert schließlich und es kommt zur Sub-/Luxation (Abb. 7.**5**). Bei länger bestehender Luxationsstellung werden an Azetabulum und Os ilium Veränderungen einer sekundären Hüftpfanne erkennbar.

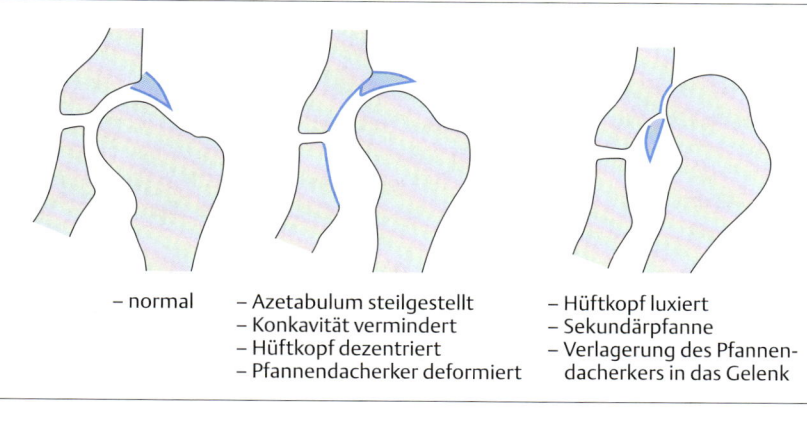

Abb. 7.**1** Unterschiedliche Ausprägungsgrade der Hüftdysplasie.
a Normalbefund.
b Dysplastische Hüfte.
c Zusätzliche Hüftluxation.

– normal

– Azetabulum steilgestellt
– Konkavität vermindert
– Hüftkopf dezentriert
– Pfannendacherker deformiert

– Hüftkopf luxiert
– Sekundärpfanne
– Verlagerung des Pfannen-
dacherkers in das Gelenk

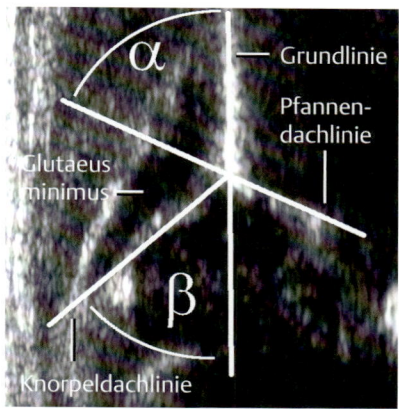

Abb. 7.**2** Normales Ultraschallbild bei 4 Wochen altem Säugling. Winkelbestimmungen nach Graf.

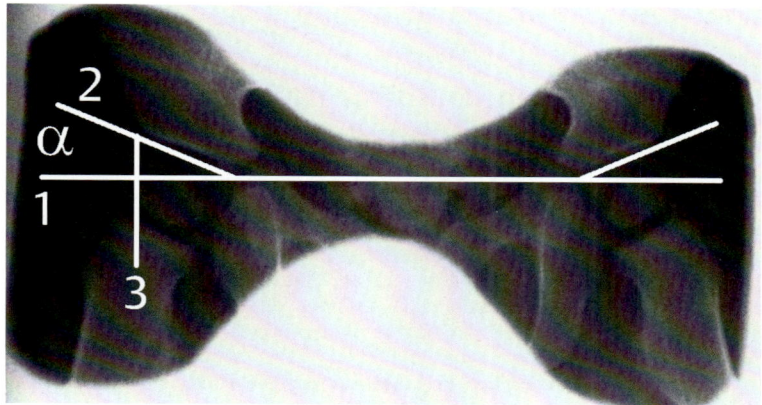

Abb. 7.**3** Messwerte zur Bestimmung der Hüftdysplasie:
1 Hilgenreiner-Linie
2 Pfannendachlinie
3 Ombredanne-Senkrechte
α Azetabulumwinkel

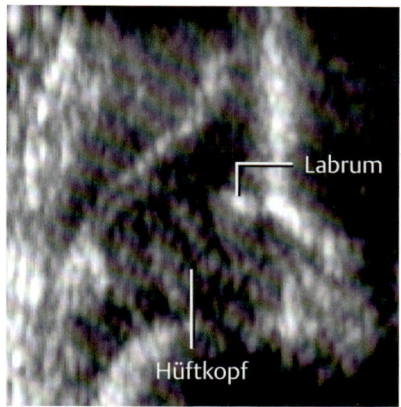

Abb. 7.**4** Dezentrierter Hüftkopf, Labrum nach kranial verdrängt (Typ IIIa nach Graf).

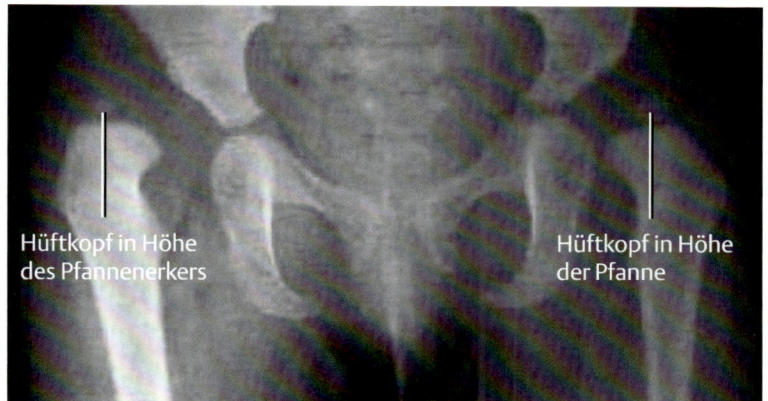

Abb. 7.**5** Hüftluxation beidseits mit steiler Pfanne und dezentriertem Hüftkopf lateral der Ombredanne-Linie.

MRT Konservativ therapieresistente Hüften sowie die präoperative Planung sind die Indikation zur MRT mit dreidimensionaler Darstellung des Gelenks. Durch die MRT werden Repositionshindernisse wie die Verlagerung des Pfannendacherkers in das Gelenk, interponierte Kapselanteile oder Fettgewebe besser sichtbar als durch die Sonographie (Abb. 7.**6**). Eine weitere Indikation stellt der Verdacht auf eine Hüftkopfnekrose dar, die bei forcierten Repositionsmaßnahmen auftreten kann.

Literatur

Gerscovich EO. A radiologist guide to the imaging in the diagnosis and treatment of developmental dysplasia of the hip. Skeletal Radiol 1997; 26: 447–56.

Graf R., Farkas P. Sonographische Diagnostik der Säuglingshüfte. München: Hans Marseille; 1998.

Tönnis D. Die angeborene Hüftdysplasie und Hüftluxation im Kindes- und Erwachsenenalter. Berlin: Springer; 1984.

7.2 Angeborene Fußdeformitäten

Der Fuß des Neugeborenen und Säuglings weist noch seine eigene Form auf: Die Fußwölbung ist bis in das frühe Kleinkindesalter flach, da sie von einem Fettstützgewebe ausgefüllt wird. Eine leichte Hackenfußstellung des Rückfußes und Supinationsstellung des Vorfußes ist ebenfalls vorübergehend. Mit der Gewichtsbelastung in der Aufrichtphase kommt es aus statisch-funktionellen Gründen zu einem scheinbaren Knick-Senk-Fuß, der sich im Alter von 7 – 8 Jahren wieder korrigiert.

Von dieser physiologischen und altersabhängigen Form des Kinderfußes müssen angeborene Fußdeformitäten abgegrenzt werden. Ätiologisch treten Letztere idiopathisch mit familiärer Häufung auf oder auch im Rahmen neurogener oder myogener Grunderkrankungen (z. B. Meningomyelozele, Zerebralparese, Arthrogryposis).

Da die Beweglichkeit eines Säuglingsfußes noch groß ist, die Verknöcherung und Fixierung des Fußskeletts jedoch in den ersten 2 Jahren rasch fortschreitet, ist ein frühzeitiger Behandlungsbeginn für die Prognose ausschlaggebend.

Klumpfuß (Pes equinovarus). Passiv nicht ausgleichbare, komplexe Fußdeformität mit den vier Komponenten:
- Spitzfuß (Pes equinus) mit Hochstand des Fersenbeins bei verkürzter Achillessehne
- Varusstellung der Ferse (Pes varus)
- Sichelfuß (Pes adductus) mit Einwärtsdrehung des Mittelfußes
- Hohlfuß (Pes cavus) mit Vertiefung des Fußgewölbes.

Der Klumpfuß ist mit 0,1 % bei allen Neugeborenen nach der angeborenen Hüftdysplasie die zweithäufigste angeborene Skelettdeformität. Er tritt ein- oder beidseitig und gehäuft mit anderen Fehlbildungen auf, insbesondere in Kombination mit einer Hüftdysplasie.

Sichelfuß (Pes adductus). Fußdeformität mit Adduktion oder Varusstellung des Vorfußes gegenüber dem Rückfuß.

Plattfuß (Talus verticalis). Fehlbildung mit vertikal stehendem Talus und Luxation des Os naviculare nach kranial (nicht zu verwechseln mit dem flexiblen Plattfuß und dem physiologischen Knick-Senk-Fuß).

Hohlfuß (Pes excavatus). Fußdeformität mit vertieftem Fußlängsgewölbe und verstärkter Steilstellung der Metatarsalia, besonders des 1. Strahls.

Hackenfuß (Pes calcaneus). Fehlstellung mit maximaler Flexion des Fußrückens zum Unterschenkel. (Der angeborene Hackenfuß ist abzugrenzen von der oft anzutreffenden harmlosen und passageren Hackenfußstellung des Neugeborenen.)

Spitzfuß (Pes equinus). In Plantarflexion fixierter Fuß mit verkürzter Achillessehne.

RÖ Beurteilung der Achsen der Fußwurzelknochen im dorsoplantaren und seitlichen Strahlengang (Abb. 7.**7** u. 7.**8 a, b**).

MRT Zum Zeitpunkt der wichtigen therapeutischen Weichenstellung sind bei Geburt und im frühen Säuglingsalter die Fußwurzelknochen weitgehend knorpelig präformiert und Kalkaneus, Talus und Kuboid röntgenologisch erst als kleine Knochenkerne sichtbar. Eine genaue Darstellung der Fehlstellung in drei Ebenen ermöglicht zu diesem Zeitpunkt die MRT.

CT Mit fortgeschrittener Ossifikation des Fußskeletts ergibt die CT mit 3D-Rekonstruktion einen sehr guten räumlichen Überblick über das Ausmaß der Fußdeformität.

Literatur

Exner GU. Fehlbildungen des Fußes. Z Orthopädie 1999; 28: 173 – 9.

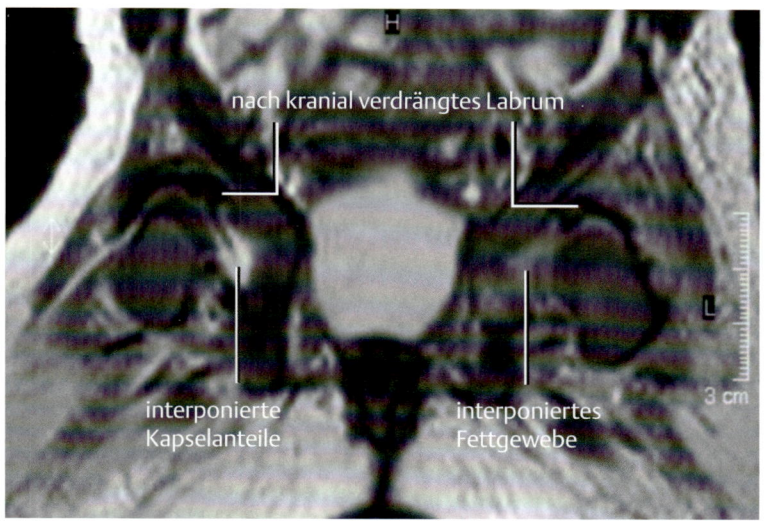

Abb. 7.**6** Hüftluxation beidseits, T2 FSE.

nach kranial verdrängtes Labrum

interponierte Kapselanteile

interponiertes Fettgewebe

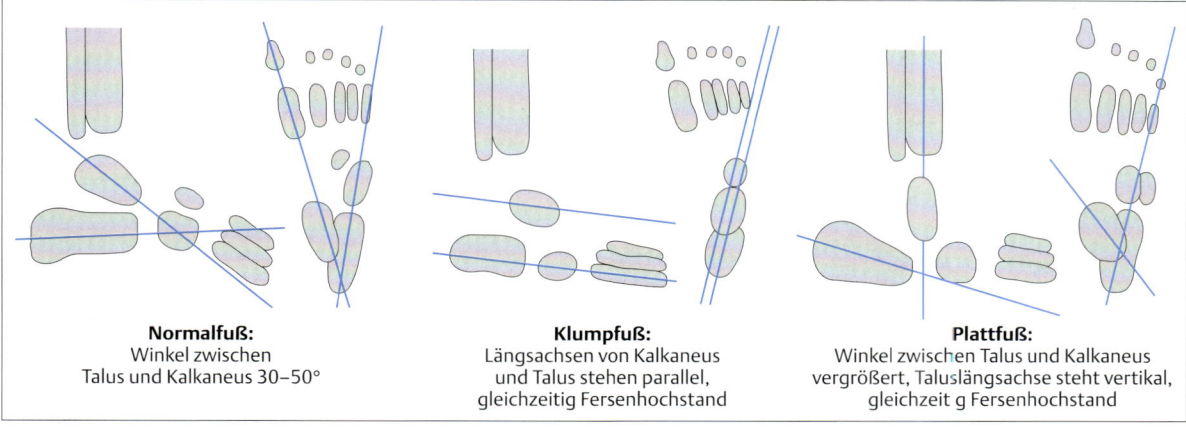

Normalfuß:
Winkel zwischen Talus und Kalkaneus 30–50°

Klumpfuß:
Längsachsen von Kalkaneus und Talus stehen parallel, gleichzeitig Fersenhochstand

Plattfuß:
Winkel zwischen Talus und Kalkaneus vergrößert, Taluslängsachse steht vertikal, gleichzeit g Fersenhochstand

Abb. 7.**7** Schematische Darstellung der Röntgenkriterien von Normalfuß, Klumpfuß und Plattfuß.

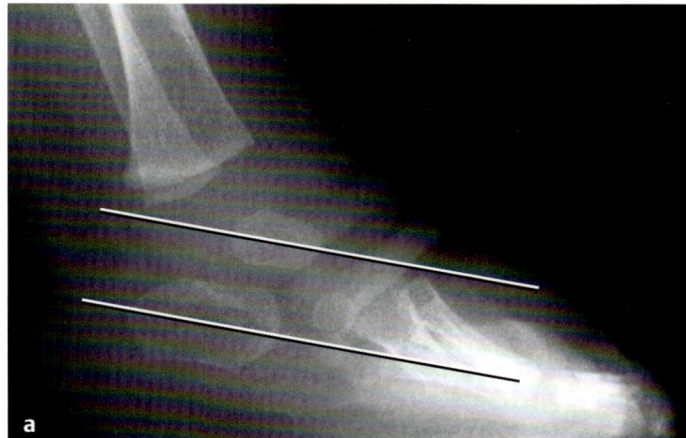
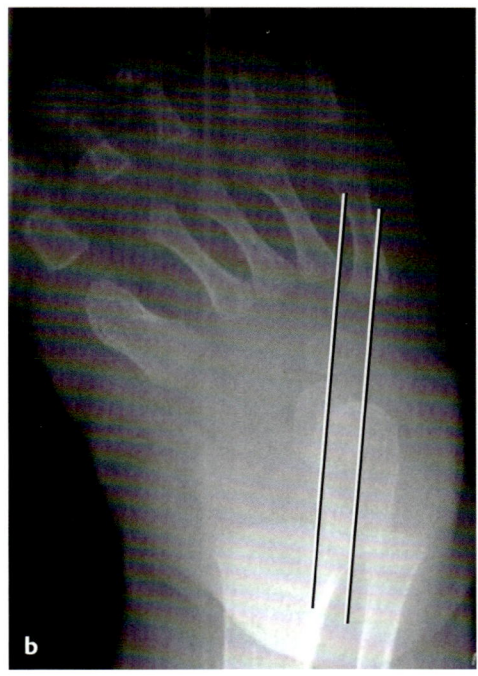

Abb. 7.**8** Klumpfuß seitlich (**a**) und p.-a. (**b**). Die Längsachsen durch Talus und Kalkaneus stehen in beiden Ebenen parallel zueinander (vgl. Abb. 7.**7**).

7.3 Konstitutionelle Skelett-entwicklungsstörungen

→ Zum Formenkreis der konstitutionellen Skelettent-wicklungsstörungen wird eine Vielzahl von ange-borenen Erkrankungen gerechnet, die mit einer Wachstums- und Entwicklungsstörung des gesamten Skeletts oder Teilen davon einhergeht.

Definitionen

Skelettdysplasie (Synonym: **Osteochondrodysplasie**) ist eine *generalisierte* Störung der Knorpel- und Kno-chenentwicklung mit der Folge des Kleinwuchses.

Dysostose ist eine Fehlentwicklung *einzelner* Knochen, isoliert oder kombiniert. Kleinwuchs ist selten.

Eine Einteilung der Skelettdysplasien geht auf die sog. Pariser Nomenklatur von 1986 zurück, wurde je-doch zwischenzeitlich mehrfach revidiert. Die letzte Revision erfolgte 1997. Die Zahl der bekannten Ske-lettdysplasien ist hoch und hat sich – insbesondere dank der enormen Fortschritte der Molekularbiologie – in den letzten zwei Jahrzehnten stetig vergrößert. Es wurden nicht nur neue Erkrankungen entdeckt, sondern auch nicht erwartete Einblicke in die Bezie-hung unterschiedlicher Skelettdysplasien zueinander ermöglicht. Beispielsweise kann der gleiche, durch Mutation entstandene Gendefekt, zu Skelettdysplasi-en mit ganz unterschiedlichem klinischem und rönt-genmorphologischem Phänotyp führen.

Während die frühere Klassifikation sich nach rönt-genmorphologischen Kriterien und nach dem Zeit-punkt des Auftretens richtete, wird in der neuen Klas-sifikation folgerichtig der ätiopathogenetische Ge-sichtspunkt herausgestellt.

Die ätiopathogenetische Differenzierung ist jedoch für eine röntgenologische Diagnostik wenig hilfreich. Eine möglichst exakte diagnostische Zuordnung ist aber wegen der humangenetischen Beratung der El-tern und der Prognosestellung erforderlich. Dazu dient immer noch die konventionelle Röntgenuntersuchung als Basisdiagnostik. Sie hat das Ziel, das Vorliegen ei-ner Skelettdysplasie festzustellen und diese einer defi-nierten Familie oder Untergruppe differenzialdiagnos-tisch zuzuordnen.

Im Rahmen dieses Buches wird auf eine Einzeldar-stellung der verschiedenen Skelettdysplasien verzich-tet und auf die zahlreiche spezielle Literatur hinge-wiesen. Im Folgenden wird ein diagnostischer Weg in 5 Schritten (I–V) aufgezeigt, der als Schlüssel zu einer röntgenmorphologischen Zuordnung dient:

I. Analyse pathognomonischer radiologischer Veränderungen

Für eine systematische Erfassung von Skelettverände-rungen ist eine sinnvolle Röntgendiagnostik erforder-lich. Minimalprogramm einer sinnvollen Röntgen-diagnostik ist:

- Hand p.-a.
- Becken a.-p.
- Lendenwirbelsäule mit Sakrum a.-p. und seitlich
- Ganzkörperaufnahme des Skeletts, das sog. Baby-gramm, im Neugeboreren- und Säuglingsalter und bei Totgeburten
- Thorax a.-p. in Rippentechnik
- eventuell seitliche Schädelaufnahme.

Lange Röhrenknochen

Länge und Proportion. Die Länge der Extremitäten-knochen ist in der Regel vermindert, Ausnahmen sind das Marfan-Syndrom und die Homocystinurie.

Proportionsverschiebungen innerhalb des Extre-mitätenwachstums können zu einer *rhizomelen* (Hu-merus/Femur; Abb. 7.**9**), *mesomelen* (Ulna, Radius/Ti-bia, Fibula; Abb. 7.**10**) oder *akromelen* (Hand/Fuß; Abb. 7.**11**) Form der Kurzgliedrigkeit (Mikromelie) füh-ren. Isolierte Akromelien sind selten und werden dann als periphere Dysostosen angesehen. Akromelien tre-ten gewöhnlich zusammen mit einem mesomelen Minderwuchs auf.

Wachstumszonen der Epi-, Meta- und Diaphysen

Das epi-/metaphysäre Skelettwachstum muss als eine Einheit betrachtet werden. Wachstumsstörungen be-treffen immer beide Abschnitte. Gleichwohl gibt es Skelettdysplasien, bei denen mehr die epiphysäre oder mehr die metaphysäre Wachstumsstörung im Vorder-grund steht.

Epiphysäre Wachstumsstörung. Die Ossifikations-zentren sind klein, irregulär konturiert, fragmentiert; Kalzifikationen im Epiphysenknorpels können auftre-ten (Abb. 7.**12** u. 7.**13**).

Metaphysäre Wachstumsstörung. Die Metaphysen-zone erscheint ausgezogen und verbreitert, gebechert und irregulär konturiert (Abb. 7.**12** u. 7.**14 a, b**).

Diaphysäre Wachstumsstörung. Sie tritt in verschie-denen Ausprägungen auf:
- schmale Röhrenknochen mit dünner Kortikalis – meist auf der Basis einer neuromuskulären Erkran-kung
- kurze, plumpe, breite Extremitätenknochen mit breiter Kortikalis und schmalem Markraum (Abb. 7.**15**).

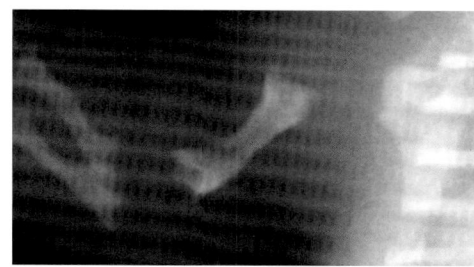

Abb. 7.**9** Rhizomeler und mesomeler Minderwuchs mit Verkürzung und Verplumpung des Humerus und der Unterarmknochen. Bsp.: **thanatophore Dysplasie**.

Abb. 7.**10** Mesomelie mit Verkürzung der Unterarmknochen und Verbiegung des Radius. Bsp.: **Dyschondrosteose**.

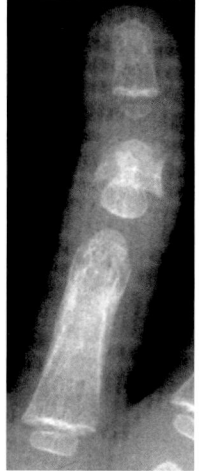
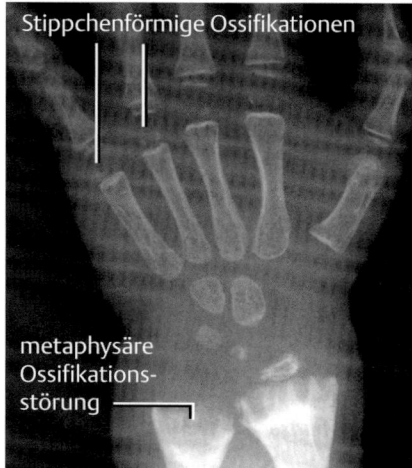
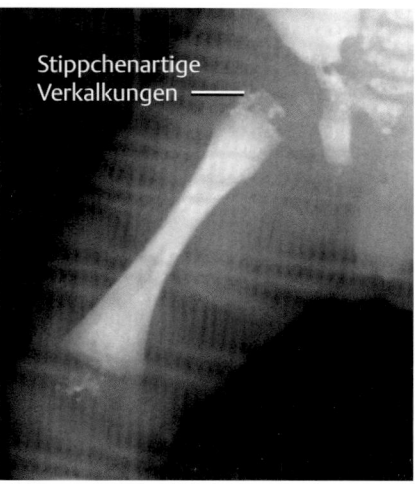

Abb. 7.**11** Verkürzung der Mittelphalanx infolge ausgeprägter Zapfenepiphyse, manschettenartige oder „flügelartige" Diaphyse. Bsp.: **„angel-shaped" phalangoepiphyseale Dysplasie**.

Abb. 7.**12** Stippchenartige Ossifikation der Metakarpalepiphysen, kleine, unregelmäßig begrenzte und ossifizierte Radiusepiphyse, schwere metaphysäre Ossifikationsstörung. Bsp.: **Gruppe der spondyloepi-/metaphysären Dysplasien**.

Abb. 7.**13** Stippchenartige Verkalkung des Epiphysenknorpels und der Gelenkkapsel der proximalen und distalen Femurepiphyse. Bsp.: **Chondrodysplasia epiphysaria punctata, Typ Conradi-Hünermann**.

Abb. 7.**15** Kurzer, plumper Femur mit breiter Kortikalis und schmalem Markraum. Bsp.: **Achondroplasie**.

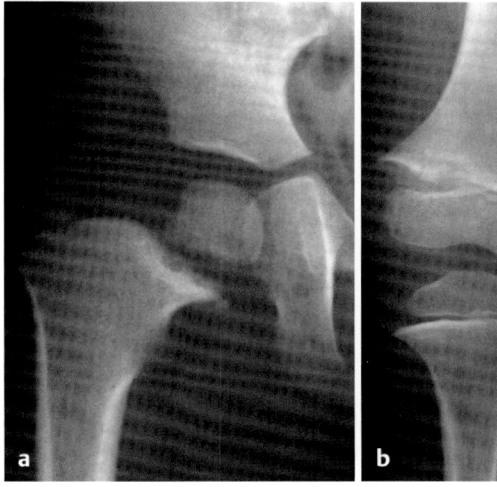
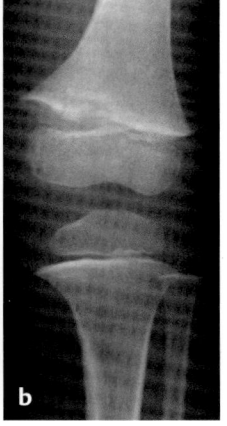
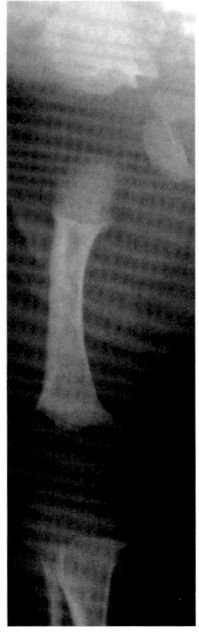

Abb. 7.**14** **a** Verkürzter Schenkelhals, variisert, mit verbreiterter, etwas gebecherter, irregulär konturierter, fragmentierter Metaphyse. **b** Leichte Verbreiterung und Irregularität der Metaphyse. Bsp.: **metaphysäre Chondrodysplasie Typ Schmid**.

Wirbelsäule

Die häufigsten Skelettdysplasien gehen mit Veränderungen der Wirbelsäule einher. Zu beachten sind:

- Form der Wirbelkörper und -bögen
- flache Wirbelkörper im Sinne einer Platyspondylie (Abb. 7.**18**)
- schnabelförmige Vorderkante (Abb. 7.**16**)
- Tonnenwirbel
- Konkavität der dorsalen Wirbelkanten
- abnehmende Distanz der Bogenwurzeln und damit Einengung des Spinalkanals (Abb. 7.**17**)
- Wirbelkörperspalten, Halb-, Block- und Schmetterlingswirbel (Abb. 7.**18**)
- Kyphoskoliose, ein häufiger Befund bei Skelettdysplasien.

Becken

Bei einigen Skelettdysplasien finden sich spezielle Merkmale am Beckenskelett: Zwei charakteristische Formtypen der Konfiguration der Darmbeine sind anzutreffen: Formtyp 1 mit plumpen, quadratischen Darmbeinen (Abb. 7.**19**) und Formtyp 2 mit schmalem, tailliertem Pfannendachsockel (Abb. 7.**20**). Neben der charakteristischen Form sind Bestimmungen des Pfannendach- und Os-ileum-Winkels von diagnostischem Nutzen (Abb. 7.**21**).

Eine weite Symphysenfuge ist im 1. Lebensjahr infolge des Ossifikationrückstands bei vielen Formen der Skelettdysplasie nachzuweisen, besonders auffallend ist dies bei der Dysostosis cleidocranialis.

Handskelett

Zu analysieren sind Anzahl, Länge und Morphologie der einzelnen Knochenabschnitte des Handskeletts:

- Veränderungen in der Anzahl der Finger führen zu einer Oligo- oder Polydaktalie.
- Eine Verkürzung sämtlicher, einer Reihe oder einzelner Phalangen wird in einer Vielzahl der kongenitalen Erkrankungen nachgewiesen. Isolierte Verkürzungen der Metakarpale 4 u. 5 führen zu einem positiven Metakarpalzeichen (Abb. 7.**22**).
- Fusionen werden häufig angetroffen: Die Syndaktylie ist eine Fusion zwischen zwei benachbarten Fingern (membranös oder ossär), die Symphalangie entspricht einer Fusion zwischen zwei Phalangen des gleichen Strahls (Abb. 7.**23**). Karpalsynostosen einer Reihe gelten als Normvarianten, gekreuzte Karpalsynostosen weisen auf ein Syndrom hin.
- Die Morphologie und Modellierungsstörung von Phalangen und Karpalia können ein wegweisendes diagnostisches Kennzeichen sein. Zu nennen sind Zapfenepiphysen, Verplumpung oder Verschmälerung der Phalangen/Metakarpalia und Irregularität der Karpalia (Abb. 7.**24** u. 7.**25**).

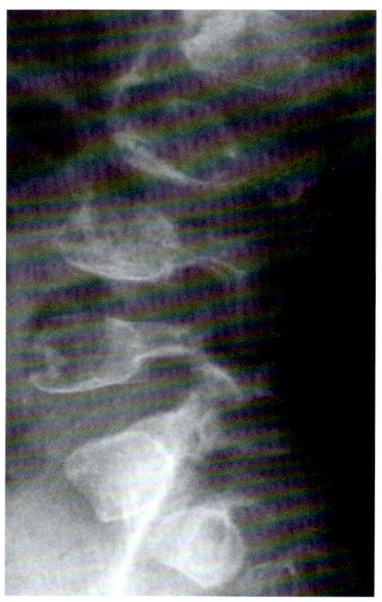

Abb. 7.**16** Ovoide Wirbelkörper, ventrale Schnabelform infolge eines anterosuperioren Ossifikationsdefekts bei L2 u. L3, geminderte Mineralisation. Bsp.: **Gangliosidose Typ I**.

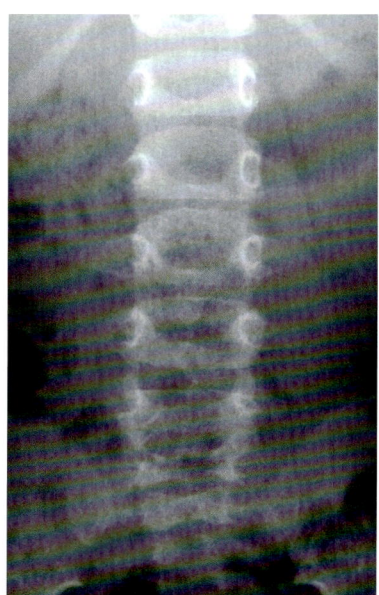

Abb. 7.**17** Abnehmende Distanz der Bogenwurzelabstände. Bsp.: **Hypochondroplasie**.

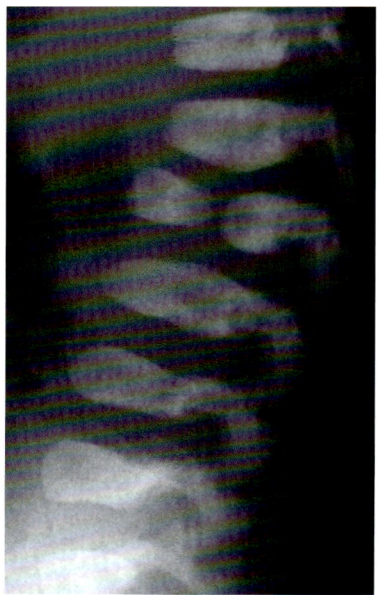

Abb. 7.**18** „Coronar cleft L2" bei Platyspondylie und leicht ovoider Wirbelform. Bsp.: **Kniest-Dysplasie**.

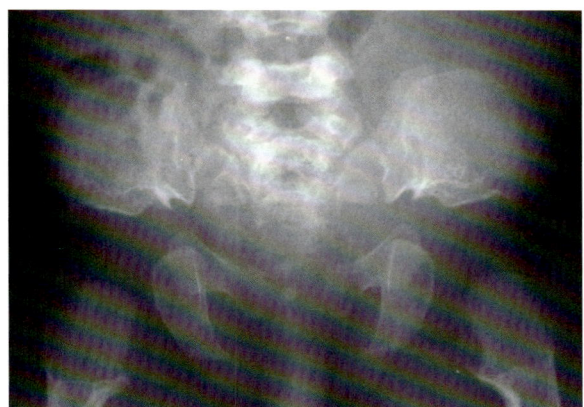

Abb. 7.**19** Formtyp 1 des Beckens mit plumpen, quadratischen Darmbeinen. Bsp.: **Achondroplasie**.

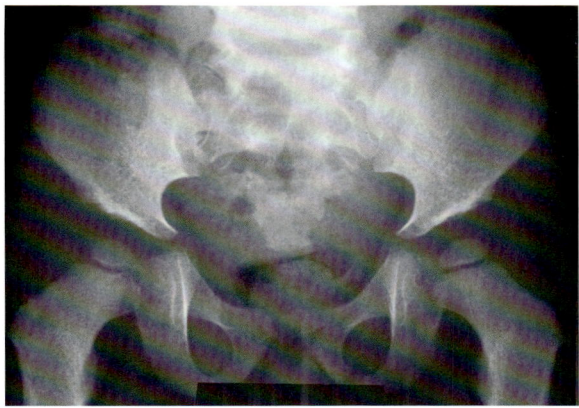

Abb. 7.**20** Formtyp 2 des Beckens mit einem schmalen, taillierten Pfannendachsockel („mausohrartige Darmbeinschaufeln"). Bsp.: **Dysostosis-multiplex-Gruppe**.

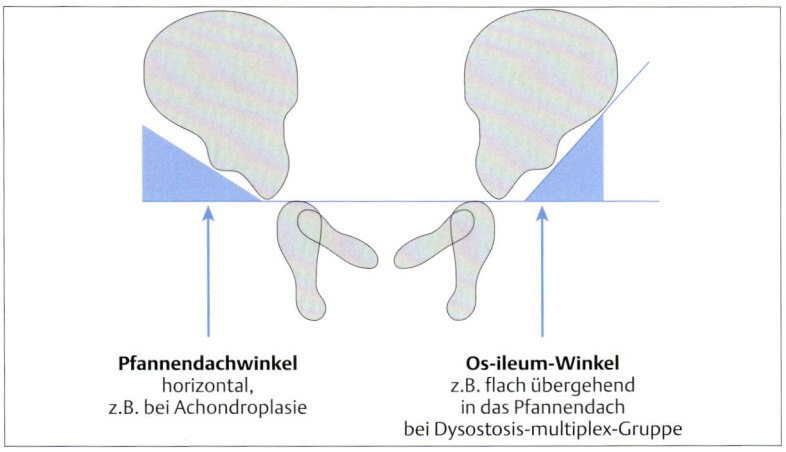

Pfannendachwinkel
horizontal,
z.B. bei Achondroplasie

Os-ileum-Winkel
z.B. flach übergehend
in das Pfannendach
bei Dysostosis-multiplex-Gruppe

Abb. 7.**21** Schematische Darstellung des Pfannendach- und Os-ileum-Winkels.

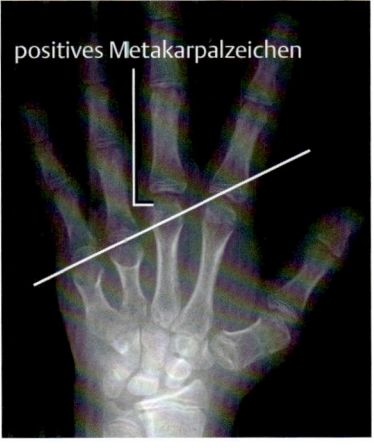

positives Metakarpalzeichen

Abb. 7.**22** Verkürzung der Metakarpale 4 und 5. Bsp.: **hereditäre Osteodystrophie Albright**.

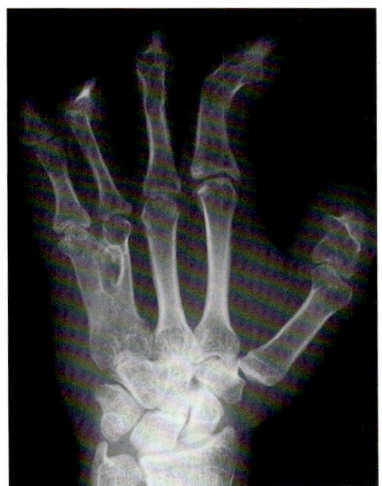

Abb. 7.**23** Syndaktylie Metakarpale 4 und 5, Symphalangismus zwischen End- und Mittelphalanx 2–4. Bsp.: **Apert-Syndrom**.

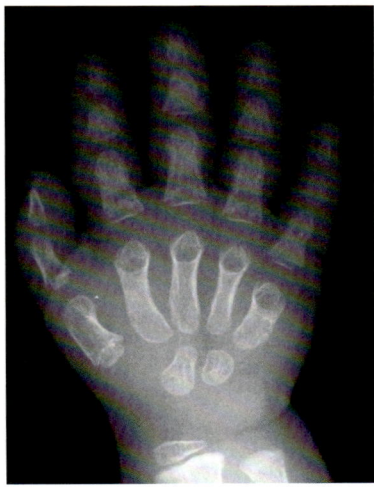

Abb. 7.**24** Verkürzte und breite, plumpe Metakarpalia, Grund- und Mittelphalangen, Zapfenepiphysen an den Metakarpalia und Grundphalangen 2–4. Bsp.: **Achondroplasie**.

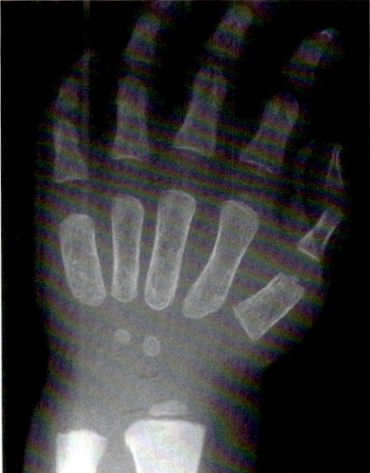

Abb. 7.**25** Plumpe, kurze Metakarpalia ohne diaphysäre Taillierung, plumpe Grund- und Mittelphalangen, proximale Enden der Metakarpalia verschmälert. Bsp.: **Mukopolysaccharidose Typ II**.

II. Berücksichtigung des Manifestationszeitpunkts bzw. des Zeitraumes pathognomonischer Röntgenveränderungen

Der Manifestationszeitpunkt bzw. der Zeitraum der erkennbaren radiologischen Skelettveränderungen bildet einen weiteren diagnostischen Schlüssel. Eine sehr große Gruppe manifestiert sich bereits im Säuglingsalter. Man unterscheidet hierbei die Gruppe der frühletalen Skelettdysplasien, z.B. die Achondrogenesis und die thanatophore Dysplasie von der Gruppe der meist nicht letal verlaufenden Dysplasien, z.B. der Achondroplasie (Tabelle 7.**2**). Eine weitere Gruppe der Dysplasien wird nach dem 1. Lebensjahr klinisch manifest.

Typische Skelettveränderungen einer im Säuglingsalter manifesten Skelettdysplasie können mit dem Wachstum wieder verschwinden. So kann in der Regel die Chondrodysplasia punctata, Typ Conradi-Hünermann, mit den typischen epiphysären und periartikulären, kalkspritzerartigen Verkalkungen (Abb. 7.**13**) nur im Säuglingsalter diagnostiziert werden. Die feinen Verkalkungen bilden sich wieder zurück, die möglicherweise verbleibenden asymmetrischen Wachstumsstörungen sind unspezifisch und oft nicht mehr diagnoseweisend.

III. Analyse des topographischen Musters und der resultierenden Modellierungsstörung

Eine Einzelanomalie schließt das Vorliegen einer Skelettdysplasie in der Regel aus. Zwei oder mehr Abweichungen können der Anlass für die diagnostische Zuordnung zu einer Skelettdysplasie sein. Die Analyse des topographischen Musters und der resultierenden Modellierungsstörung ergeben eine Einteilungsmöglichkeit in epiphysäre, metaphysäre, epi-/metaphysäre, spondylometaphysäre und spondyloepi-/metaphysäre Dysplasien. Innerhalb dieser einzelnen Gruppen finden sich wiederum weitere Differenzierungsmöglichkeiten nach regional unterschiedlichem Befall. Beispielsweise ist beim Typ Schmid der metaphysären Dysplasie die proximale Femurmetaphyse stärker verändert als die distale (Abb. 7.**14 a, b**).

IV. Analyse der Dichte und der Funktion des Knochens

Die Analyse der Dichte des Knochens bei Verdacht auf eine Skelettdysplasie ermöglicht die Einteilung in Dysplasien mit verminderter Knochendichte (Osteopenie) und erhöhter Knochendichte (Osteosklerose). Mit der Veränderung der Knochendichte ist auch die Funktion gestört (z.B. gehäuft auftretende Frakturen bei Bagatelltraumen). Ein Beispiel für eine verminderte Knochendichte ist die Osteogenesis imperfecta (Abb. 7.**26** u. 7.**27**), für die erhöhte die Osteopetrosis (Albers-Schönberg-Erkrankung [Abb. 7.**28**]).

V. Integration des radiologisch-klinischen Spektrums

Selten sind bei Skelettdysplasien die Befunde ausschließlich auf das Skelett beschränkt. Oft bestehen assoziierte Pathologien an anderen Organsystemen, wie Haut, Herz, abdominalen Organen oder ZNS. Sie können vorzeitig zu Komplikationen führen (Tabelle 7.**1**).

Ein Schlüssel zur Diagnose ist die Integration des aufgezeigten radiologischen mit dem klinischen Spektrum. Dafür stehen die einschlägige Literatur, Tabellen und Verzeichnisse zur Verfügung. Als weitere Diagnosehilfen können Internetdatenbanken mit Eingabe radiologischer und klinischer Leitkriterien genutzt werden.

Die „Top 10" der neonatal manifesten Skelettdysplasien

Bei den meisten Skelettdysplasien handelt es sich um sehr seltene, manchmal nur in einzelnen Familien diagnostizierte Krankheitsbilder. Tabelle 7.**2** gibt einen Überblick über die 10 häufigsten Skelettdysplasien mit neonataler Manifestation. Sie bilden ca. 80% der Skelettdysplasien.

Literatur

Källen B, Knudsen LB, Mutchinick O, Mastroiacovo P, Lancaster P, Castilla E, Robert E. Monitoring dominant germ cell mutations using skeletal dysplasias registered in malformation registries: an international feasibility study. J Epidemiol 1993; 22: 107 – 15.

Lachmann RS. International nomenclature and classification of the osteochondrodysplasias. Pediatr Radiol 1998; 28: 737–44.

Spranger JW, Brill PW, Poznanski AK. Bone Dysplasias. An Atlas of Genetic Disorders of Skeletal Development. 2nd ed. München: Urban & Fischer; 2002.

Taybi H, Lachmann RS. Radiology of Syndromes, Metabolic Disorders and Skeletal Dysplasias. 4th ed. Chicago: Mosby; 1996.

Tabelle 7.**1** Frühkomplikationen bei Skelettdysplasien (nach Spranger et al.)

Skelett	Extraskelettär
– atlantookzipitale Instabilität – Spinalkanalstenose – Kyphoskoliosen – Dislokationen – Kontrakturen – Frakturen – Extremitäten-Fehlstellungen – Fußdeformitäten	– ophthalmologische Komplikationen (Myopien, Netzhautablösungen u. a.) – Schwerhörigkeit – neurologische Störungen (Hydrozephalus, Myelon-kompression) – Nephropathien – Maldigestion – Immundefekte – pulmonale Komplikationen

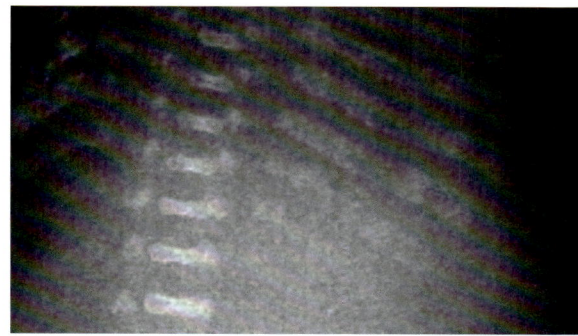

Abb. 7.**26** Bsp.: Osteogenesis imperfecta Typ IIC (letal). Wirbelkörper-Impressionsfrakturen und diffuse Rippenfrakturen.

Tabelle 7.**2** Die zehn häufigsten neonatal manifesten Skelettdysplasien (nach Källen et al.)

Skelettdysplasie	Letal	Letalität abhängig vom Subtyp	Nicht letal	Häufigkeit*
Osteogenesis imperfecta		+		3,64
Achondroplasie			+	2,77
Thanatophore Dysplasie	+			1,68
Chondrodysplasia punctata		+		0,78
Jeune-Syndrom		+		0,51
Kampomele Dysplasie		+		0,47
Diastrophe Dysplasie			+	0,37
Spondylothorakale Dysplasie			+	0,35
Achondrogenese	+		+	0,31
Kleidokraniale Dysplasie			+	0,31

* Häufigkeit pro 100 000 Geburten

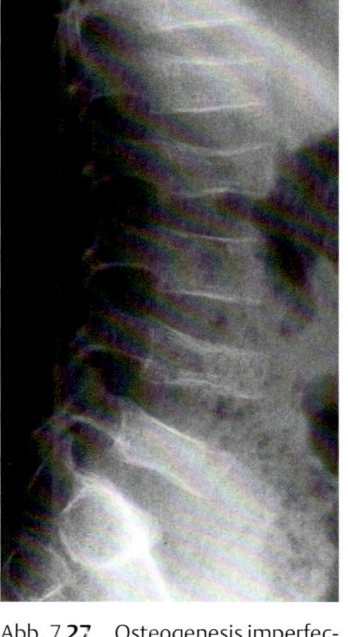

Abb. 7.**27** Osteogenesis imperfecta Typ III (nichtletal). Abflachung der Wirbelkörper bei Osteopenie.

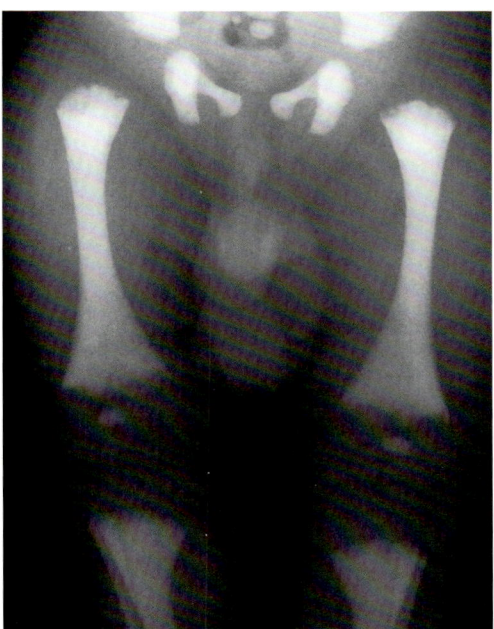

Abb. 7.**28** Infantile Osteopetrose. Symmetrisch verstärkte Knochendichte, unregelmäßig ossifizierte Metaphysenzonen.

8 Verschiedene Knochen- und Weichteilerkrankungen

8.1 Morbus Paget

Synonym: Osteitis deformans.

> Der Morbus Paget ist eine vorwiegend im höheren Alter auftretende Knochenerkrankung, deren typisches Erscheinungsbild der vergrößerte, eventuell deformierte, strähnig verdichtete Knochen darstellt. Die Ätiologie der Erkrankung ist noch nicht vollständig geklärt.

PATHO Man vermutet heute, dass die Krankheit viral bedingt ist. Nach dieser Vorstellung kommt es viele Jahre nach der „Infektion" zu einer Aktivierung der von Viren befallenen Osteoklasten und hierdurch zu einem raschen Knochenabbau. Im Gegenzug erfolgt eine Aktivierung von Osteoblasten und Fibroblasten mit nachfolgender reaktiver Knochenneubildung (primitiver Geflechtknochen). Schließlich überwiegt der Knochenaufbau, es resultiert eine Volumen- und Dichtezunahme des Knochens. Man unterscheidet daher ein lytisches, ein gemischtes und ein sklerotisches Stadium der Erkrankung.

Der Morbus Paget manifestiert sich vorwiegend am Achsenskelett (Schädel, Wirbelsäule, Becken) sowie an Femur und Tibia (Abb. 8.1). Grundsätzlich können jedoch alle Knochen betroffen sein. Man unterscheidet die oligoostotische von der selteneren monoostotischen Form.

Die **Osteoporosis circumscripta** entspricht dem lytischen Stadium des Morbus Paget und stellt somit eine Frühform dar.

KLINIK Der Morbus Paget ist mit einer Inzidenz von ca. 3% bei den über 40-Jährigen eine häufige Knochenerkrankung. In etwa 90% ist er jedoch asymptomatisch und somit ein Zufallsbefund. Klinische Bedeutung erlangt er dann, wenn die Knochenumbauten mit Schmerzen einhergehen oder es zu Komplikationen kommt (Tabelle 8.1). Im aktiven Stadium sind die Hydroxyprolin-Ausscheidung (aufgrund der Osteoklastenaktivität) und die alkalische Phosphatase im Serum (aufgrund der Osteoblastenaktivität) erhöht, im osteosklerotischen Stadium sinken die Werte wieder ab.

Der Röntgenbefund soll informieren über:
- Ausmaß und Lokalisation des Prozesses
- pathologische Frakturen
- Gelenkdeformierungen.

Insbesondere wenn klinisch eine progrediente Schmerzsymptomatik besteht, ist sorgfältig nach Zeichen einer tumorösen Entartung (Sarkom, Riesenzelltumor) zu fahnden.

Therapie: Calcitonin, Bisphosphonate.

Tabelle 8.1 Mögliche Komplikationen bei Morbus Paget

Läsion	Ursache
Pathologische Frakturen	durch statisch insuffizienten Knochen; häufig an proximaler Tibia
Paget-Arthropathie	degenerative Veränderungen durch Deformierung gelenktragender Skelettabschnitte; am häufigsten betroffen: Hüfte, Knie
Neurologische Symptome	durch Volumenzunahme der benachbarten Skelettabschnitte bedingte Hirnnerven-, Spinalkanal- oder Wurzelkompression
Tumoröse Entartung	in weniger als 1% der Fälle; meist Osteo- oder Fibrosarkome oder Riesenzelltumoren

RÖ Zur Diagnose und Verlaufsbeobachtung des Morbus Paget genügt in der Regel die konventionelle Röntgendiagnostik.

Das rein lytische oder rein sklerotische Stadium des Morbus Paget wird selten beobachtet. Aber gerade das Nebeneinander lytischer und sklerotischer Veränderungen im gemischten Stadium erleichtert die Diagnose des Morbus Paget.

Lytisches Stadium (Abb. 8.3):
- Auslöschung der spongiösen Knochenstruktur
- scharfe Berandung; keil- oder flammenförmige Form der Läsion
- keine Randsklerose
- gelenknaher Beginn, Ausbreitung diaphysenwärts.

Gemischtes Stadium (Abb. 8.2 u. 8.6):
- strähnige Sklerosierung, oft betont entlang der Belastungslinien
- Knochenexpansion und Verformung
- Kortikalis verdickt, zum Teil aufgefasert; in kleinen Knochen „blasig" anmutendes Bild.

Sklerotisches Stadium (Abb. 8.4 u. 8.5):
- fleckige oder homogene Verdichtung.

NUK Aufgrund der ausgeprägten Umbauvorgänge mit erhöhter Vaskularisation reichern die vom Morbus Paget betroffenen Areale in allen Stadien der Erkrankung massiv an. Bewertung: Zur Ausbreitungsdiagnostik geeignet, in einem Teil der Fälle ist aufgrund des typischen Verteilungsmusters auch eine Differenzierung gegenüber Metastasen möglich.

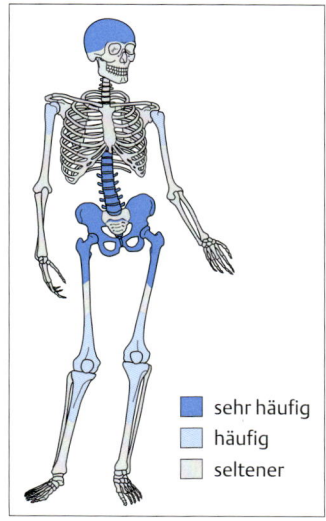

sehr häufig
häufig
seltener

Abb. 8.1 Vorzugslokalisationen des Morbus Paget.

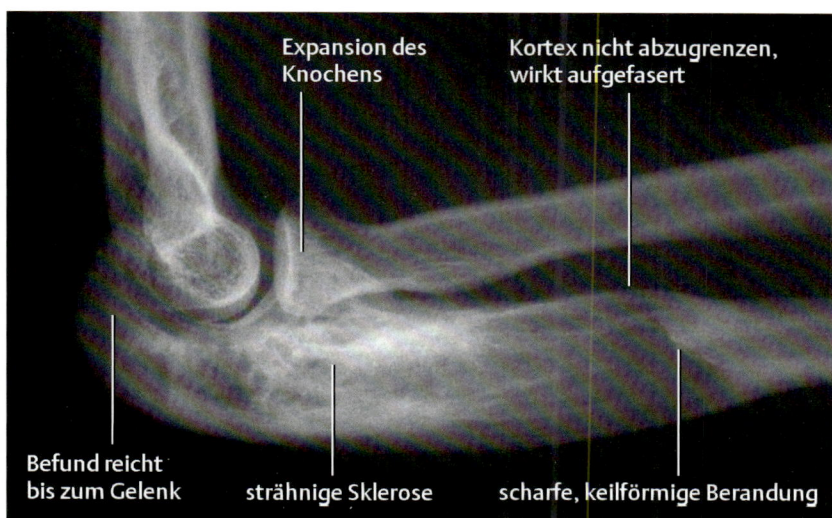

Expansion des Knochens

Kortex nicht abzugrenzen, wirkt aufgefasert

Befund reicht bis zum Gelenk

strähnige Sklerose

scharfe, keilförmige Berandung

Abb. 8.2 Typische Röntgenzeichen beim gemischten Stadium des Morbus Paget.

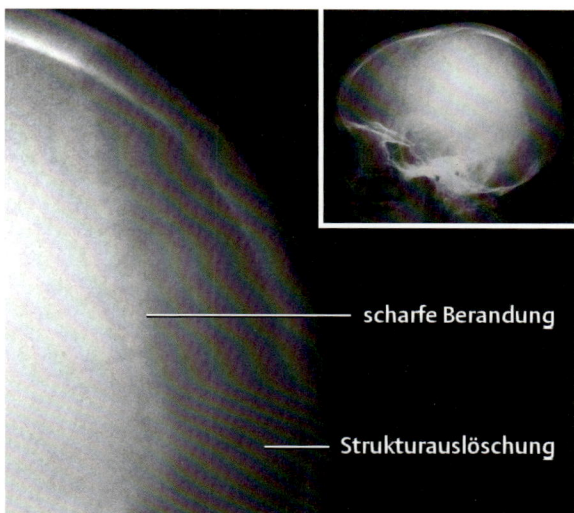

scharfe Berandung

Strukturauslöschung

Abb. 8.3 Lytisches Stadium des Morbus Paget am Schädel (Osteoporosis circumscripta).

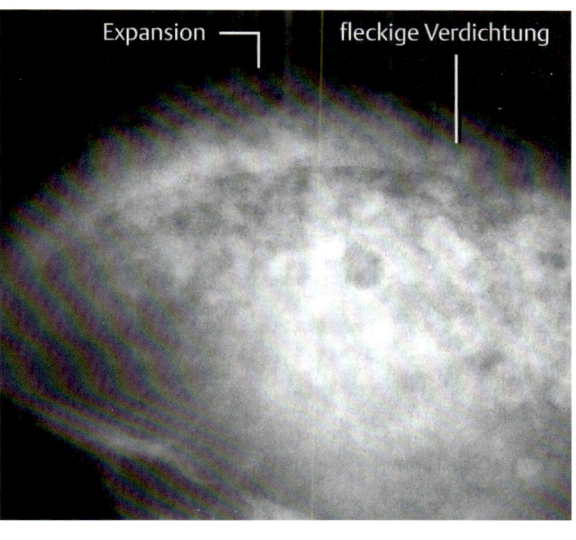

Expansion

fleckige Verdichtung

Abb. 8.4 Sklerotisches Stadium des Morbus Paget am Schädel („Wolkenschädel").

Abb. 8.5 Sklerotische Manifestation des Morbus Paget am Becken mit ausgeprägter Paget-Arthropathie.

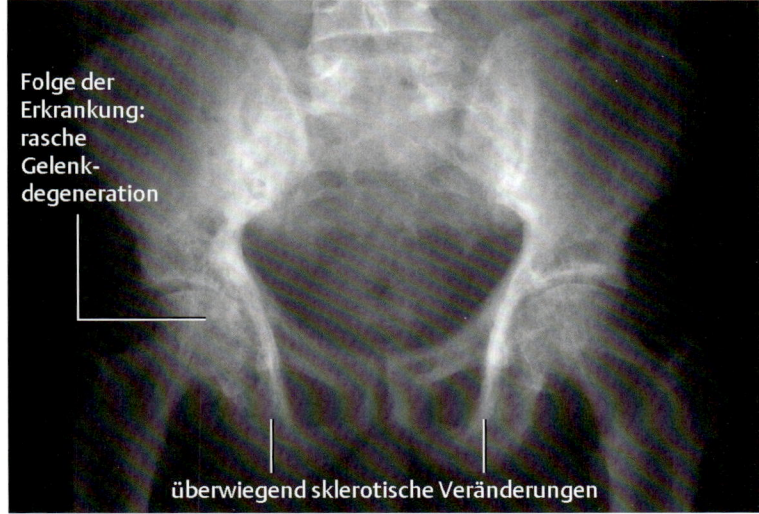

Folge der Erkrankung: rasche Gelenk-degeneration

überwiegend sklerotische Veränderungen

CT Die CT spielt in der Diagnostik zwar nur selten eine Rolle. Da die Erkrankung jedoch als Zufallsbefund beobachtet werden kann, sollte man mit den Veränderungen vertraut sein. Bei der Abklärung von Komplikationen (Nervenkompression? Entartung?) sowie zur Abgrenzung von anderen Krankheiten wird sie gezielt eingesetzt. Im Wesentlichen finden sich die oben genannten Knochenveränderungen (Abb. 8.**8**). Computertomographisch ist das Nebeneinander osteolytischer und osteoblastischer Veränderungen besser zu erkennen (Abb. 8.**7**).

MRT Die trabekulären und vor allem die kortikalen Veränderungen sind naturgemäß in der MRT nur schlecht erkennbar. Im Bereich des **Knochenmarks** können je nach Stadium der Erkrankung und Ausprägung der reaktiven Veränderungen verschiedene Erscheinungsformen unterschieden werden:

- In allen Sequenzen kann normales Fettmark vorherrschen.
- Das Knochenmark kann in T1 SE signalgemindert, in T2 FSE signalerhöht und nach Kontrastmittelgabe hypervaskularisiert sein. Dennoch finden sich in der Regel multiple streifige oder punktförmige eingelagerte Fettmarkreste (hell in T1 SE), so dass sich ein gesprenkeltes Aussehen ergibt (Abb. 8.**9 a – d**).
- In allen Sequenzen ist als Ausdruck der Sklerose das Signal gemindert.
- Vor allem in späten Stadien kann das Fettsignal dominieren bei gleichzeitigem Nachweis dilatierter Gefäße (Abb. 8.**9**).

! Der Morbus Paget ist eine der seltenen Erkrankungen, bei der radiologisch sichtbare Veränderungen mit einem unauffälligen MRT-Befund einhergehen können (Abb. 8.**8 a – c**). Dies trifft insbesondere im lytischen Stadium am Schädel und in Röhrenknochen zu und ist bei der Abgrenzung gegenüber osteolytischen Metastasen beweisend.

DD Begegnet man dem Morbus Paget in seiner typischen Erscheinungsform, so bereitet die Diagnose meist keine Probleme. Untypische Bilder oder auch der klinische Kontext können jedoch differenzialdiagnostische Fragen aufwerfen.

Kriterien zur Abgrenzung des Morbus Paget gegenüber **Metastasen** sind in Tabelle 8.**2** zusammengefasst.

Der Verdacht auf eine **sarkomatöse Entartung** sollte dann geäußert werden, wenn in bereits sklerosiertem Knochen neue lytische Areale entstehen und eine starke parossale Ausbreitung zu erkennen ist. Eine fokale Knochendestruktion die mit einer umgebenden Weichteilraumforderung einhergeht oder eine Knochenneubildung innerhalb der umgebenden Weichteile ist höchstgradig tumorverdächtig und muss weiter abgeklärt werden (Biopsie). Klinisch weisen zunehmende Schmerzen und eventuell eine spürbare Weichteilschwellung auf die Komplikation hin.

An der Wirbelsäule spricht der vermehrte Sagittaldurchmesser und die Rahmenstruktur des veränderten Wirbelkörpers für einen Morbus Paget (Abb. 8.**8 a – c**). In unklaren Fällen muss auch hier ein Schnittbildverfahren eingesetzt werden.

Beim **posttraumatischen Umbau** ist die Vergrößerung des Knochens meist geringer ausgeprägt, in einzelnen Fällen ist jedoch die Abgrenzung schwierig.

Die **fibröse Dysplasie** hat einen früheren Altersgipfel und geht meist mit einer blasigen Auftreibung und dem Milchglasphänomen einher. Vor allem am Schädel können weniger typische Fälle radiographisch einen Morbus Paget vortäuschen. Die MRT erlaubt in der Regel die Differenzierung.

Literatur

Smith SE, Murphey MD et al. Radiologic spectrum of Paget disease of bone and its complications with pathologic correlation. Radiographics 2002; 22: 1191–216.
Vande Berg BC, Malghem J et al. Magnetic resonance appearance of uncomplicated Paget's disease of bone. Semin Musculoskel Radiol 2001; 5: 69–77.

Tabelle 8.**2** Differenzialdiagnostische Kriterien des Morbus Paget gegenüber Metastasen

Morbus Paget	Metastasen
– Wenige großflächige Läsionen (Szintigraphie!)	– multiple kleine Läsionen (Szintigraphie!)
– Scharfe Berandung	– unscharfe Berandung
– Strähnige Verdichtungen	– oft homogene, flaue Verdichtungen
– Keine kortikale Destruktion, keine Weichteilkomponente	– oft kortikale Destruktion und Weichteilanteil
– MRT: unauffälliges Knochenmark oder Fettmarkreste innerhalb der Läsion	– MRT: in T1 SE homogen signalarme Raumforderung
– Becken: oft einseitiger Befall	– Becken: meist diffuser Befall

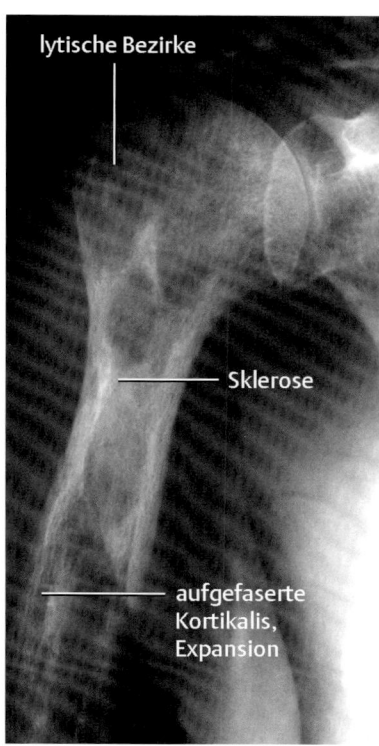

lytische Bezirke

Sklerose

aufgefaserte
Kortikalis,
Expansion

Abb. 8.**6**
Gemischtes
Stadium des
Morbus Paget.
Große lytische
Areale vor
allem im
Humeruskopf.

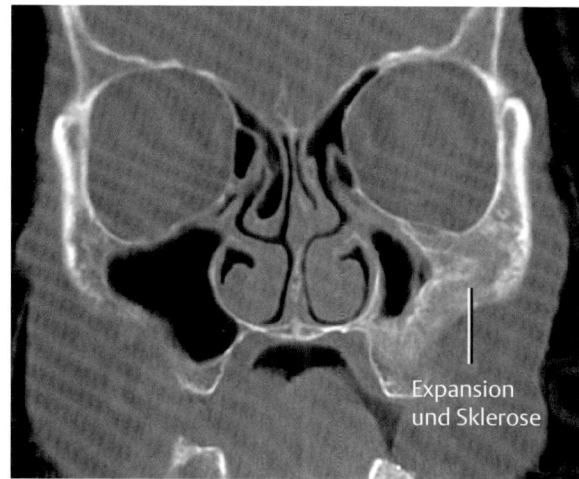

Expansion
und Sklerose

Abb. 8.**7** Expansion und Sklerose im Bereich der Maxilla und des Os zygomaticum links bei Morbus Paget. Koronare CT.

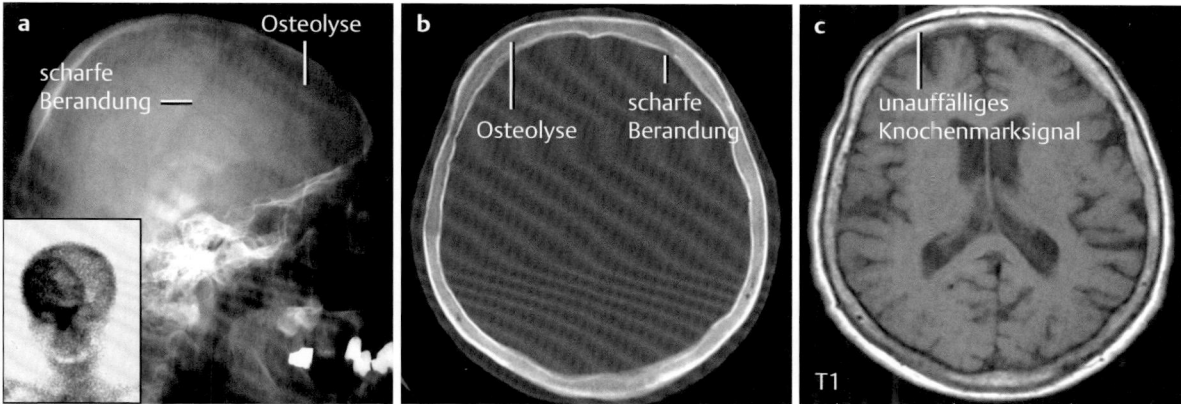

Abb. 8.**8** Lytisches Paget-Stadium am Schädel. Radiographisch scharf begrenzte Osteolyse frontoparietal rechts (**a**). Die CT (**b**) zeigt die scharf berandete Osteolyse in exakter Korrelation zur Szintigraphie (Einschaltbild in **a**). Dennoch besteht MR-tomographisch ein völlig normales Knochenmarksignal (T1 SE, **c**).

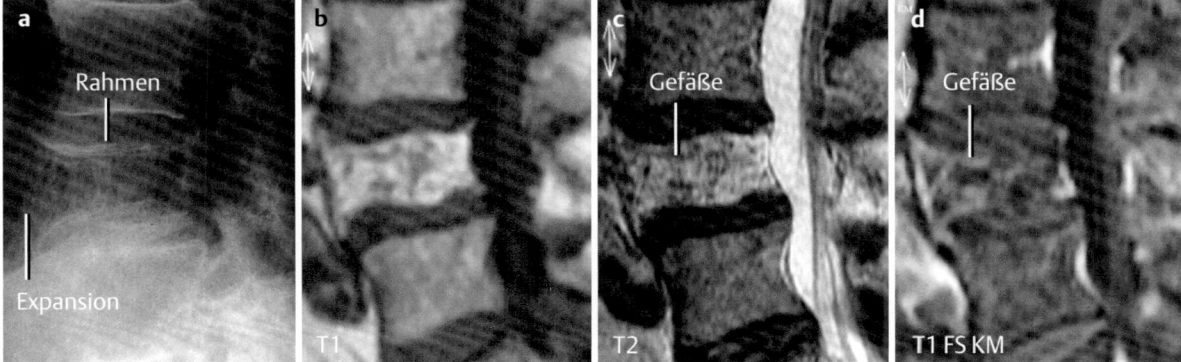

Abb. 8.**9** Expansion und Rahmenbetonung eines Lendenwirbelkörpers bei Morbus Paget. Die MRT zeigt ein verstärktes Fettsignal, wodurch der betroffene Wirbelkörper in T1 SE und T2 FSE signalreich ist. Innerhalb des Wirbelkörpers sklerotische Trabekel und dilatierte Gefäße mit flussbedingter Signalauslöschung in T2 FSE und Kontrastmittelanreicherung.

8.2   Sarkoidose

Bei der Sarkoidose sind zu unterscheiden:
- die **Knochen**sarkoidose mit Granulomen im Knochenmark
- die häufigere **Gelenk**sarkoidose, eine granulomatöse Entzündung der Synovialmembran.

Die Knochensarkoidose betrifft am häufigsten die Hände (Metakarpalia und Phalangen), die Gelenksarkoidose meist Handgelenke, Sprunggelenke, Knie, Ellenbogen sowie die kleinen Gelenke der Hand. Sie verursacht flüchtige, eventuell in Schüben wiederkehrende Arthralgien.

! Eine Knochensarkoidose ohne pulmonale Sarkoidosezeichen ist äußerst ungewöhnlich.
Eine akute Gelenksarkoidose ist in der Regel mit einem Erythema nodosum und einer bihilären Lymphknotenvergrößerung vergesellschaftet (Löfgren-Syndrom).

RÖ Die röntgenologisch erkennbaren Veränderungen der **Knochensarkoidose** können in drei Gruppen eingeordnet werden:
- Diffuse Veränderungen von Spongiosa und Kortikalis in Form einer einfachen Osteopenie, die sich zu einer netzigen, „wurmstichartigen" Spongiosastruktur sowie zu einer Auffaserung und Ausdünnung des Kortex entwickelt (Abb. 8.**10**).
- Zystoide Läsionen, typischerweise epimetaphysär in den Phalangen mit zarter Randsklerose (Abb. 8.**11 a, b**). Auch Akroosteolysen kommen bei der Sarkoidose vor (Abb. 8.**12**). Die polyzystische Manifestation ist eine Sonderform der Knochensarkoidose (Ostitis cystoides multiplex Jüngling).
- Fleckige Osteosklerosen, vor allem am Stammskelett. Sie sind insgesamt selten und treten oft lange nach Abklingen der pulmonalen Sarkoidose auf.
Für die **Gelenksarkoidose** gelten dieselben Kriterien wie für die akute und chronische synoviale Arthritis.

! Mit Ausnahme typischer Veränderungen an den Phalangen der Hände sind die bildgebenden Befunde der Sarkoidose (einschließlich MRT!) unspezifisch, so dass die Diagnose meist die Kenntnis der Grunderkrankung voraussetzt.

Literatur

Dihlmann W: Gelenke – Wirbelverbindungen. 3. Aufl. Stuttgart: Thieme; 1987.

8.3   Hypertrophische Osteoarthropathie

Synonym: Pierre-Marie-Bamberger-Erkrankung.

> Es handelt sich um eine sekundäre Periostitis und Synovialitis unklarer Ursache mit relativ charakteristischen periostalen Knochenneubildungen.

Die hypertrophische Osteoarthropathie ist in der Mehrzahl der Fälle mit einer intrathorakalen Erkrankung vergesellschaftet, mit Abstand am häufigsten mit Bronchialkarzinomen oder Pleuramesotheliomen. Nach Therapie der Grunderkrankung kann sich auch die Osteoarthropathie langsam zurückbilden.

! Die Knochenveränderungen können der Grunderkrankung vorausgehen. Daher muss bei hypertrophischer Osteoarthropathie ohne bekanntes Grundleiden eine Tumorsuche erfolgen!

KLINIK **Lokalisation:** Fast immer sind Tibia und Fibula betroffen, etwas seltener Radius, Ulna und die Röhrenknochen an Händen und Füße. Die Veränderungen sind **stets symmetrisch.**

RÖ Die Art der periostalen Knochenneubildung ist variabel. Häufig sind lamelläre, undulierende oder solide Formen (Abb. 8.**12** u. 8.**13 a, b**). Die Periostreaktion endet im Bereich der Metaphysen.

NUK Eine Anreicherung tritt vor der röntgenmorphologischen Veränderungen auf. Die streifenartige, symmetrische Traceraufnahme entlang der Röhrenknochen ist so typisch, dass die Diagnose leicht zu stellen ist (Abb. 8.**14**).

DD Bei typischem Röntgen- und szintigraphischem Befund ist die Diagnose eindeutig zu stellen. Entscheidendes Kriterium ist das bilaterale, symmetrische Auftreten.
Bei der **chronisch venösen Insuffizienz** ist die in der betroffenen Extremität isolierte Lokalisation wegweisend, die Periostreaktion oft nodulär.

Glossar

Pachydermoperiostose (primäre hypertrophische Osteoarthropathie): Sie zeigt die gleichen periostalen Knochenneubildungen, diese erstrecken sich jedoch bis zu den Epiphysen. Klinisch bestehen typische Hautverdickungen.

Hyperostosis frontalis interna: Hyperostose der Tabula interna des Os frontale, besonders bei Frauen über 40 Jahren. Die Veränderung hat keinen Krankheitswert.

Hyperostosis triangularis ilii: Diese Stressreaktion des Knochens führt zu einer an den kaudalen Abschnitt der Iliosakralfuge angrenzenden, dreieckigen Sklerosierung im Os ilium (Abb. 8.**15**). Frauen sind wesentlich häufiger betroffen.

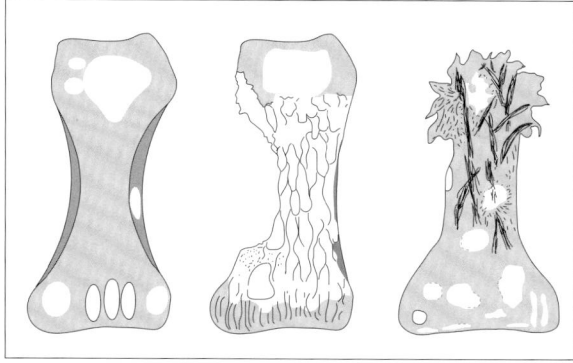

Abb. 8.**10** Schematische Darstellung der Röntgenbefunde bei Sarkoidose (nach Dihlmann).

Rechts:
Abb. 8.**11** Sarkoidose. **a** Wurmstichartige Manifestation an der Hand. **b** Zystoide Manifestation am Fuß.

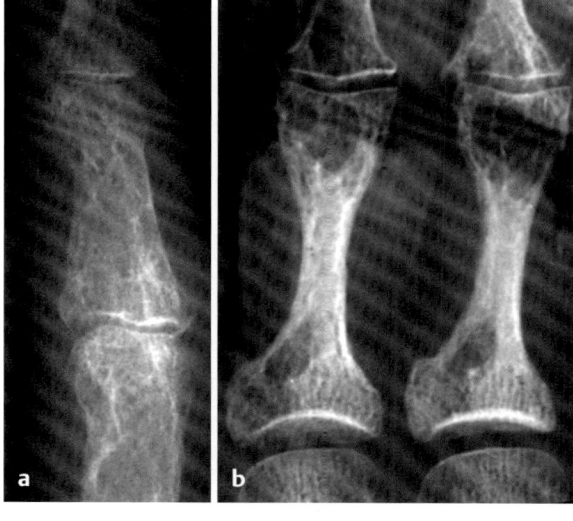

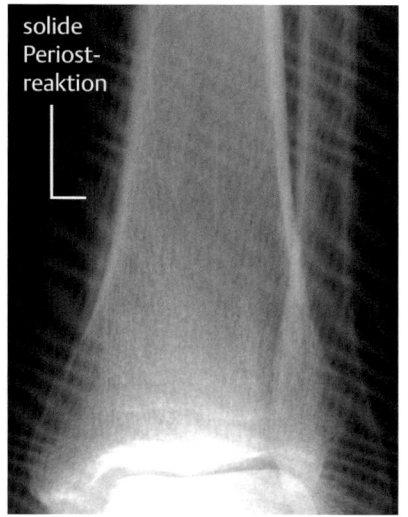

Abb. 8.**12** Hypertrophische Osteoarthropathie am distalen Unterschenkel.

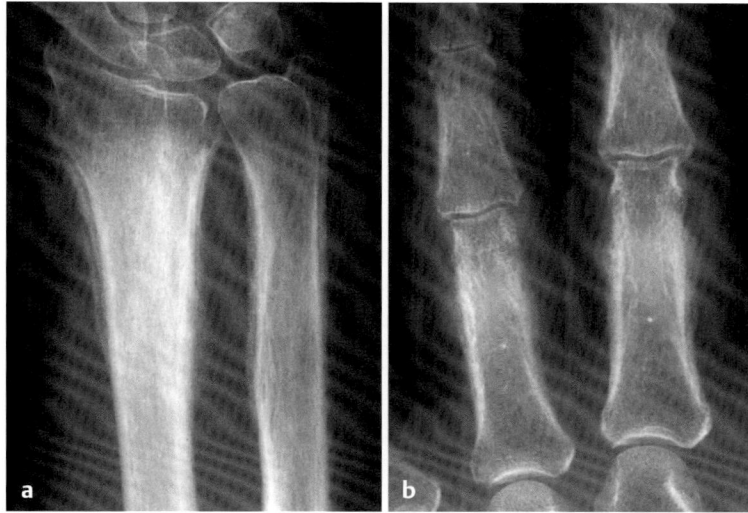

Abb. 8.**13** Klassische Periostreaktion bei hypertrophischer Osteoarthropathie (76-jährige Patientin mit Pleuramesotheliom).

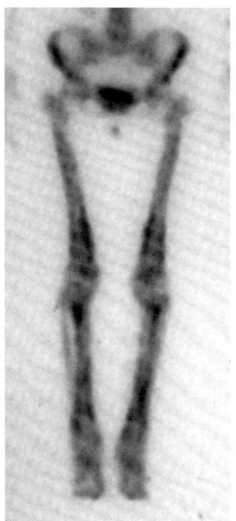

Abb. 8.**14** Szintigraphie bei hypertrophischer Osteoarthropathie mit typischer Traceraufnahme.

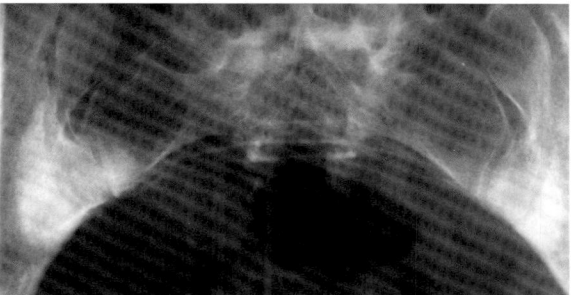

Abb. 8.**15** Typische Hyperostosis triangularis ilii bei 36-jähriger Patientin.

8.4 Melorheostose

Es handelt sich um eine seltene Hyperostose unklarer Ätiologie. Die vom Periost ausgehenden Knochenneubildungen sind solide und sehr dicht. Ihre Form erinnert an Kerzenwachs, das auf der inneren oder äußeren Kortikalisoberfläche herabfließt (Abb. 8.**16 a**). Die Veränderung findet sich fast immer in den Extremitäten, charakteristischerweise einseitig und gelenkübergreifend (**regionale** Erkrankung, Abb. 8.**16 c**). Auch Weichgewebeossifikationen sind möglich.

Die Melorheostose führt häufig zu Beschwerden in Form von Gelenkschwellung, Schmerzen, Muskelatrophie, Hautveränderungen und eventuell Wachstumsstörungen.

8.5 Verkalkungen und Verknöcherungen der Weichteile

Verkalkungen können nach Lokalisationen in generalisierte und lokalisierte und nach Ursachen unterteilt werden (Tabelle 8.**3**):
- Weichteilverkalkungen als Folge eines gestörten Calcium-Phosphat-Stoffwechsels
- Weichteilverkalkungen bei normalem Calcium-Phosphat-Stoffwechsel
- Weichteilverkalkungen in dystrophem oder nekrotischem Gewebe.

Das röntgenologische Erscheinungsbild lässt eine Differenzierung der Verkalkungsursache nicht zu. Wegweisend ist in erster Linie das Verteilungsmuster und der Laborbefund.

Verknöcherungen sind echte Knochenneubildungen die, sofern genügend vorangeschritten, eine trabekuläre Struktur erkennen lassen. Häufigste Ursache ist die Myositis ossificans, seltener die chronisch venöse Insuffizienz, Sehnenverknöcherungen bei Tendinitiden und Tumorverknöcherungen.

Da diskretere Befunde die Trabekulierung oft radiologisch nicht erkennen lassen, ist die Unterscheidung von Verknöcherung und Verkalkung anhand der Röntgenuntersuchung nicht immer möglich.

> **!** Im Prinzip kann durch sekundäre Ossifikation aus jeder Verkalkung eine Verknöcherung entstehen.

Weichteilverkalkungen als Folge eines gestörten Calcium-Phosphat-Stoffwechsels

Synonym: metastatische Verkalkungen.

Häufigste Ursache ist ein Hyperparathyreoidismus, seltenere Ursachen sind in Tabelle 8.**5** zusammengestellt. Von feinen stippchenartigen bis zu grobschollligen Verkalkungen kommen alle Formen vor. Beim Hyperparathyreoidismus besteht eine periartikuläre Betonung.

Weichteilverkalkungen bei normalem Calcium-Phosphat-Stoffwechsel

Synonym: idiopathische Kalzinose.

Diese treten lokalisiert (zirkumskripte Kalzinose) oder generalisiert (universelle Kalzinose) auf. Eine Sonderform ist die sog. **pseudotumoröse** (auch: tumorale) **Kalzinose**. Sie tritt meist im 20.–40. Lebensjahr auf, bevorzugt bei Männern, und geht mit ausgedehnten Verkalkungen speziell im Bereich großer Gelenke einher. Die hierdurch bedingte Schwellung ist oft einziges Krankheitssymptom; Bewegungseinschränkung und Schmerzen können hinzukommen. Röntgenologisch imponieren die Verkalkungen als ein Konglomerat aus vielen 1–20 cm großen Kalkknoten, die durch feine Aufhellungslinien voneinander abgegrenzt sind.

Dystrophische Kalzifikation

Zur dystrophischen Kalzifikation führen alle Arten der Gewebenekrosen, am wichtigsten sind Verbrennungen und Erfrierungen. Weitere Ursachen sind Tabelle 8.**5** zu entnehmen.

Tabelle 8.**3**   Übersicht über die Ursachen der Weichteilverkalkungen

„Metastatische" Verkalkungen (gestörter Calcium-Phosphat-Stoffwechsel)	„Idiopathische" Verkalkungen (normaler Calcium-Phosphat-Stoffwechsel)	„Dystrophische" Verkalkungen (normaler Calcium-Phosphat-Stoffwechsel)
– Hyperparathyreoidismus – Renale Osteodystrophie (Abb. 8.**17**) – Hypervitaminose D – Hypoparathyreoidismus – Sarkoidose – Massive Knochendestruktion bei Plasmozytom, Leukämie oder ausgedehnter Metastasierung	– Kollagenosen (z. B. Lupus erythematodes, Dermatomyositis, CREST-Syndrom, Sklerodermie, Abb. 8.**20**) – „tumorale" Kalzinose – Calcinosis universalis (bei Kindern)	– Verbrennungen – Erfrierungen – schwere Weichteiltraumen – Kompartmentsyndrom – Tumoren (Abb. 8.**18**) – Osteonekrosen, Infarkte – Tuberkulose

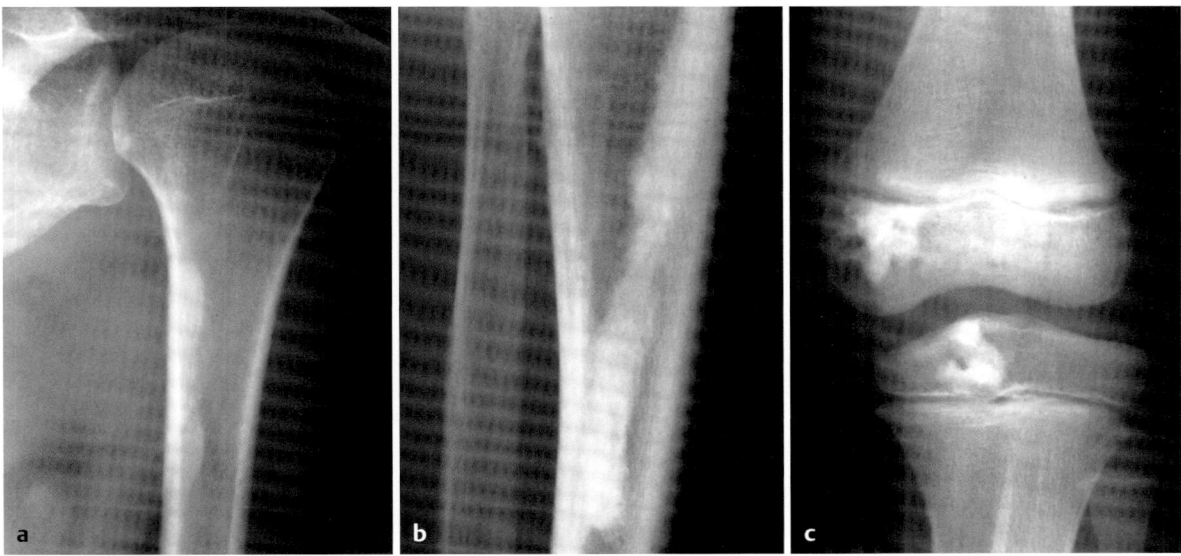

Abb. 8.**16** Melorheostose bei verschiedenen Patienten. **a** Typische Konfiguration des „fließenden Kerzenwachses". **b** Mehr strangförmiges Aussehen. **c** Diese umschriebene Form der Melorheostose zeigt den gelenkübergreifenden Charakter der Erkrankung.

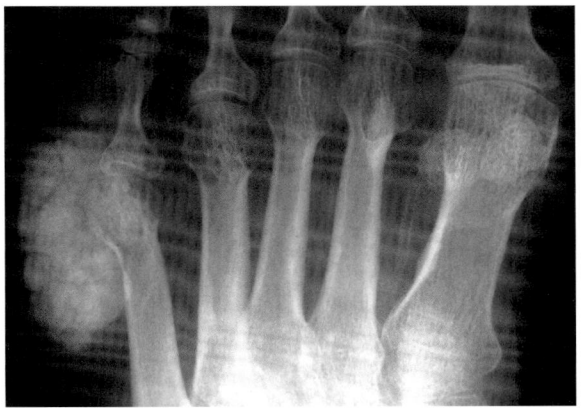

Abb. 8.**17** „Metastatische Weichteilverkalkung" bei sekundärem Hyperparathyreoidismus durch Niereninsuffizienz. Die Verkalkung ist hier sehr dicht und grobschollig.

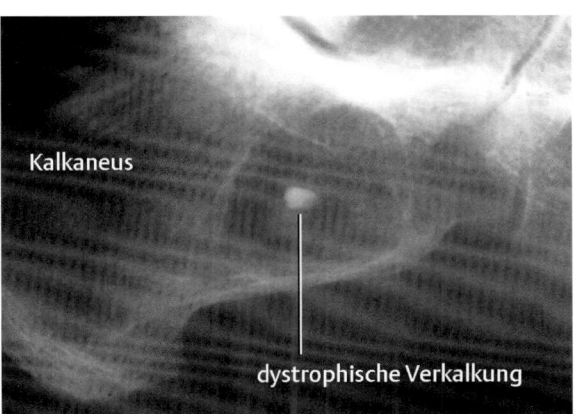

Abb. 8.**18** Dystrophische Verkalkung in einem Lipom. Das Verkalkungsmuster ist generell sehr variabel; hier ist es dicht und relativ homogen.

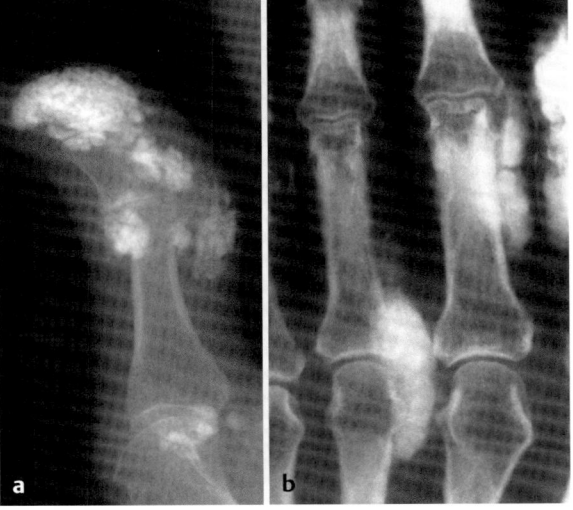

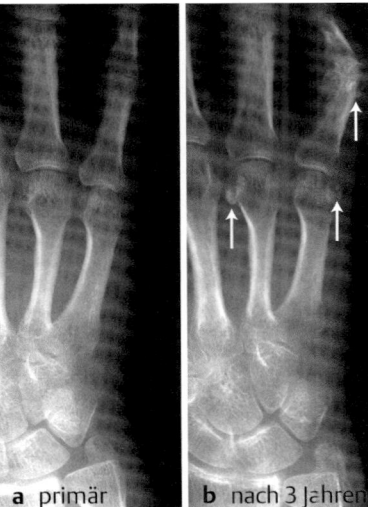

Links:
Abb. 8.**19** Idiopathische Kalzinose bei Sklerodermie (**a**) und Dermatomyositis (**b**).

Rechts:
Abb. 8.**20** Primäre und nach 3 Jahren entstandene Verkalkungen bei Sklerodermie.

8.5.1   Heterotope Ossifikation

> Die heterotope Ossifikation (Synonym: Myositis ossificans) ist eine metaplastische Neubildung von Knochen- und Knorpelgewebe in den juxtakortikalen Weichteilen (in der Regel im Muskel).

PATHO   Ätiologisch steht das Trauma im Vordergrund, auch wenn eine solche Anamnese nicht immer zu erheben ist. Die heterotope Ossifikation kompliziert den Rehabilitationsprozess von Rückenmarkverletzten in 20–30%. Es bilden sich undifferenzierte, mesenchymale Zellen, deren Matrix, eine Osteoidgrundsubstanz, verkalkt und verknöchert. Es handelt sich weder um eine Entzündung noch um eine einfache Verkalkung eines Hämatoms.

KLINIK   In der ersten Wochen schmerzhafte, überwärmte Schwellung, später zunehmende Verhärtung, aber weniger Schmerzen.
Lokalisation: Die heterotope Ossifikation ist überall möglich, bevorzugt am Oberschenkel und in der Ellenbeuge.
Therapie: Eine Therapie ist nicht indiziert. Der Patient muss vielmehr vor einer chirurgischen Intervention im Frühstadium bewahrt werden, weil die Läsion zum Rezidiv neigt.

RÖ   Die heterotope Ossifikation und ihr röntgenologisches Korrelat unterliegen einem zeitabhängigen Veränderungsprozess, der allerdings variabel abläuft (Abb. 8.**25**).
Frühzeichen: Wolkige, teils flächige, teils lineare Verdichtungen. Diese legen sich dem Knochen an. Eine feine Aufhellungslinie zwischen Kortex und Läsion ist in der Regel abgrenzbar (Abb. 8.**24**).
Ab 4.–6. Woche: Die Randstrukturen beginnen sich zu verdichten, die Läsion reift von außen nach innen (Zonenphänomen). Aber auch eine mehr homogene Verdichtung ist möglich (Abb. 8.**22 a–c**). Die Läsion verbindet sich zunehmend mit der Kortikalis und ist dann nicht immer von dieser zu trennen.
Ab 4. Monat: Der Reifeprozess der Ossifikation schreitet voran und die Läsion wird kleiner.

!   Die Kortikalis bleibt erhalten oder wird – selten – vom Prozess von außen verdünnt. Als Folge ist auch eine lamelläre oder solide Periostreaktion möglich.

SONO   Im Frühstadium findet sich eine echoarme Raumforderung, sonographisch erkennbare Verkalkungen können fehlen. Der Befund ist dann nicht von einem Tumor zu unterscheiden.

CT   Es werden die röntgenologischen Zeichen überlagerungsfrei dargestellt. Insbesondere das klassische Zonenphänomen (dichte Kapsel und ein weniger dichtes Zentrum, Abb. 8.**22 a–c**) und der manchmal geschichtete Aufbau ist besser und früher zu sehen. Die CT, **nicht** die MRT, ist in der Detailbeurteilung die Methode der Wahl.

MRT   Die MRT-Veränderungen sind ebenso wie die Röntgen- und CT-Zeichen zeitabhängig. Es ist eine Raumforderung zu erkennen, die zunehmend signalärmer (Kalk!) in T1 SE und T2 FSE wird. Die Läsion nimmt stark Kontrastmittel auf (Abb. 8.**23**). Charakteristisch ist das sehr starke Ödem um die Läsion, das die Größe der Läsion manchmal weit übertrifft. Im Frühstadium sind auch Befunde mit einem nicht Kontrastmittel aufnehmenden Zentrum, begleitet von einer stark aufnehmenden Randzone beschrieben worden. Nach ca. 6–8 Wochen demarkiert sich die Läsion im Ödem immer stärker. Zentrale liquide Areale, selbst mit Spiegelbildung, sind im Einzelfall zu sehen.

DD   Die heterotope Ossifikation ohne kräftiges Ödem ist selten (nur im Spätstadium). Die MRT hilft in der Abgrenzung zum **Osteochondrom** und **periostalen Chondrom** (kein Ödem, Abb. 8.**25**). Das **parosteale Osteosarkom** ist allerdings auch von einem Ödem begleitet, zeigt aber kein Zonenphänomen (CT!).

Glossar

Chronisch venöse Insuffizienz:
Man unterscheidet
- noduläre oder undulierende Periostverknöcherungen infolge einer Periostitis
- echte Weichteilossifikationen durch metaplastische Knochenneubildung (Abb. 8.**21**).

Die Diagnose ist meist durch die in der Regel bekannte Grunderkrankung und entsprechende Lokalisation der Ossifikationen einfach zu stellen.

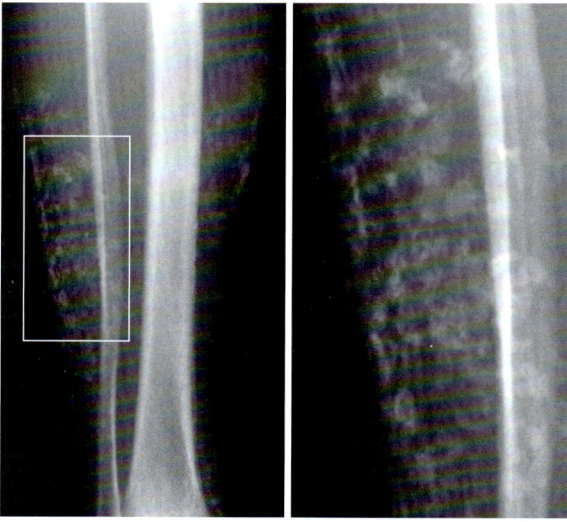

Abb. 8.**21**   Weichteilossifikationen mit gitterartigem Aufbau bei chronisch venöser Insuffizienz.

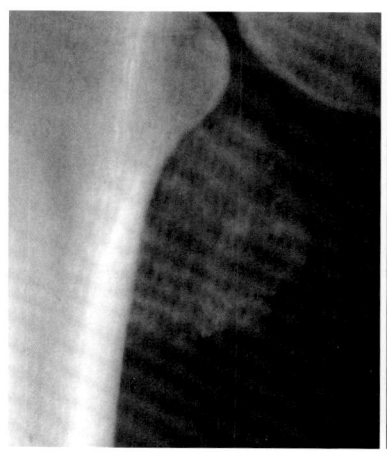
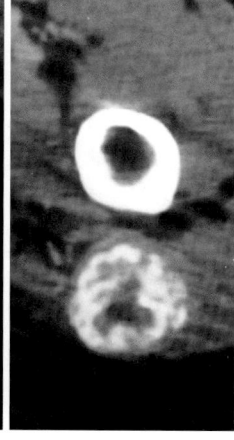
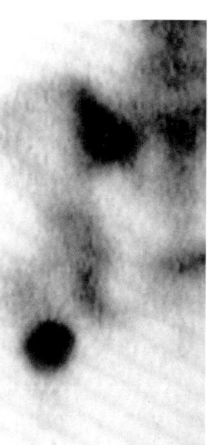

Abb. 8.**22** Heterotope Ossifikation am proximalen Oberschenkel. Die Übersichtsaufnahme (**a**) zeigt eine inhomogene Verdichtung, die CT dagegen schon ein deutliches Zonenphänomen (**b**). Die Läsion reichert szintigraphisch massiv an (**c**).

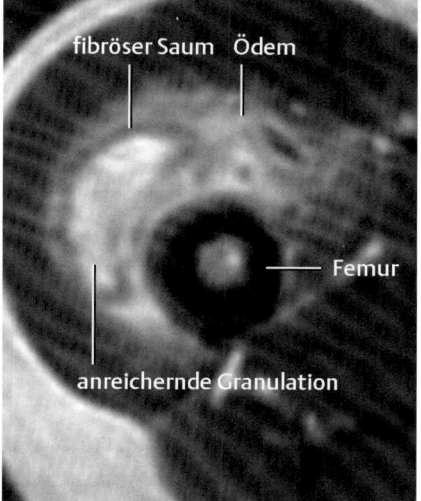

Abb. 8.**23** Ausgedehnte Anreicherung im Frühstadium einer heterotopen Ossifikation (T1 SE nach Kontrastmittelgabe).

fibröser Saum   Ödem

Femur

anreichernde Granulation

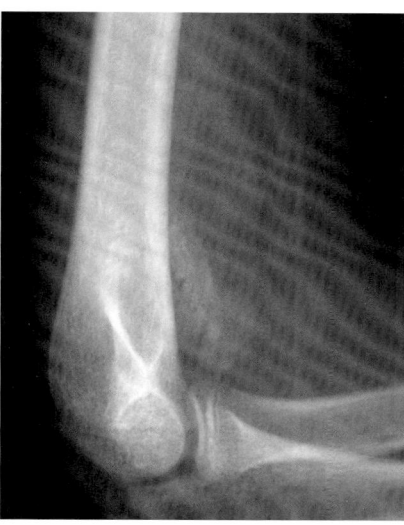

Abb. 8.**24** Typischer Befund einer heterotopen Ossifikation in der Ellenbeuge. Soweit erkennbar sind die Ossifikationen von der Kortikalis etwas entfernt.

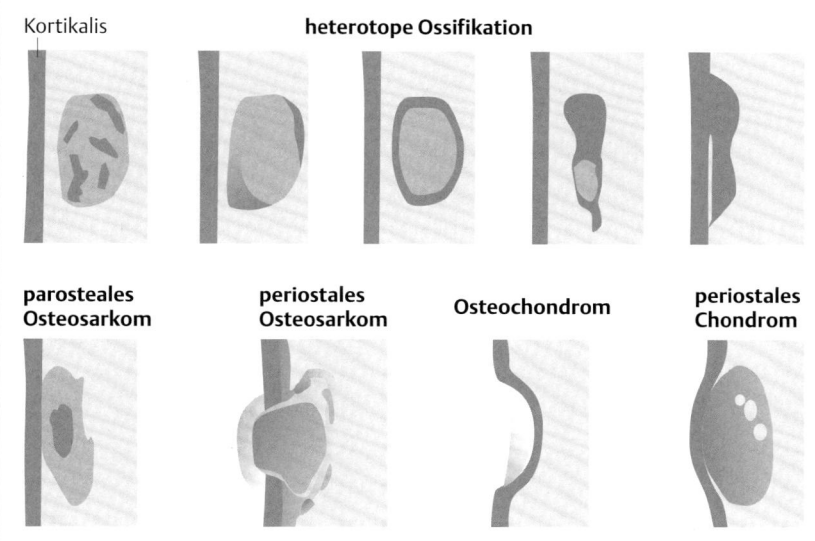

Kortikalis   heterotope Ossifikation

parosteales
Osteosarkom   periostales
Osteosarkom   Osteochondrom   periostales
Chondrom

Abb. 8.**25** Röntgenzeichen der heterotopen Ossifikation und ihre Differenzialdiagnosen.

8.6   Kompartmentsyndrom

Beim Kompartmentsyndrom handelt es sich um eine Erkrankung, bei der es zu einer pathologischen Gewebedruckerhöhung in einer Muskelloge innerhalb ihres nicht oder nur wenig dehnbaren osteofibrösen Schlauches kommt. Fehlende räumliche Ausbreitungskapazität führt rasch via interstitielle Druckerhöhung ($> 50\,mm\,Hg$) zu einer Kompression vaskulärer Strukturen innerhalb der Loge mit resultierender Hypoperfusion und Stase. Kaskadenartig bedingt das sich entwickelnde Gewebeödem eine weitere Verminderung des kapillären Blutflusses. Dies verstärkt die ischämische Anoxie und mündet in einen Circulus vitiosus ein. Folgen des Kompartmentsyndroms sind neuromuskuläre Funktionsausfälle und Muskelnekrosen (Abschnitt 8.7).

PATHO Ursachen des Kompartmentsyndroms können zum einen äußere Kompressionseinwirkungen sein (z. B. strangulierende Gipsverbände, zu straff angelegte Fasziennähte, OP-Fehllagerungen, aber auch länger dauernde Einklemmungen und Verschüttungen), zum anderen aber auch eine pathologische Volumenzunahme innerhalb des Kompartiments selbst (Weichteilödem nach Fraktur oder Kontusionen, Weichteilblutungen innerhalb der Loge sowie Verbrennungen). Die nekrotisierende Fasziitis (z. B. bei Diabetikern) stellt nicht selten den Ausgangspunkt für die Entwicklung eines Kompartmentsyndroms dar, wenn die Entzündung auf die subfasziale Muskulatur übergreift.

Komplikationen des Kompartmentsyndroms stellen einerseits alle ischämiebedingten, irreversiblen und chronischen Folgezustände dar (neuromuskuläre Funktionsausfälle, Muskelatrophie und Gelenkkontraktur), andererseits aber auch das akute Nierenversagen (Crush-Syndrom, siehe Abschnitt 8.7, Rhabdomyolyse).

KLINIK Klinisch stehen der ausgeprägte Schmerz sowie sensible, später auch motorische Ausfälle der Nerven, die das betroffenen Kompartment durchqueren, im Vordergrund. Man unterscheidet das therapiepflichtige akute Kompartmentsyndrom von den weniger schweren Fällen des chronischen Subtyps (z. B. bei falscher oder übermäßiger sportlicher Belastung).

Tibialis-anterior-Syndrom. Häufigstes Kompartmentsyndrom. Die derbe Fascia cruris bildet gemeinsam mit der Membrana interossea sowie Tibia und Fibula einen osteofibrösen Tunnel, der die Extensorenmuskelgruppe des Unterschenkels umscheidet und kaum Volumenexpansion zulässt. Die akute Form stellt einen chirurgischen Notfall dar (sofortige Fasziotomie); die chronische Verlaufsform tritt am häufigsten nach sportlicher Dauerbeanspruchung (z. B. exzessives Joggen auf hartem Untergrund) auf.

Volkmann'sche ischämische Kontraktur. Betroffen sind die schmalen osteofibrösen Räume des beugeseitigen Unterarms, welche die langen Unterarmmuskelgruppen umschließen. Ursachen sind zumeist Traumen (z. B. suprakondyläre Ellenbogenfraktur), aber auch phlegmonöse Entzündungen (z. B. infizierte Injektionen bei Drogenabhängigen, Paravasationen von gewebetoxischen Infusionen) oder arterielle Gefäßverletzungen des Arms. Das typische klinische Bild (Pronation des Unterarms, Beugung im Handgelenk und Streckung der Fingergrundgelenke) entsteht durch die ischämische Kontraktur der langen Unterarmbeugermuskeln.

8.7   Rhabdomyolyse

PATHO Bei der Rhabdomyolyse kommt es zu einem pathologisch gesteigerten bis exzessiven Zerfall quer gestreifter Muskulatur. Muskelzerstörungen treten lokalisiert bei der Marschmyoglobinurie und bei Muskelinfarkten, ausgedehnter aber bei Unfällen mit großflächigen Weichteilquetschungen, Kontusionen oder Einklemmungen (Verschüttungen) auf. Folge ist das sog. Crush-Syndrom. Unter den toxisch ausgelösten Skelettmuskelzerfällen sind an erster Stelle die alkoholinduzierten und medikamentös-toxischen Rhabdomyolysen zu nennen. Des Weiteren können Drogen (Heroin, Kokain) und bestimmte Schlangengifte eine Rhabdomyolyse induzieren. Seltener führen bakterielle (Typhus abdominalis, Tetanus) und virale Infektionserreger (u. a. Grippeviren) zu einem Skelettmuskelzerfall.

Allen genannten Formen der Rhabdomyolyse gemeinsam ist die Myoglobinurie, deren Ausmaß vom Umfang der Rhabdomyolyse abhängt. Der rasche Anfall großer Mengen nephrotoxischen Myoglobins führt fast regelmäßig zum akuten Nierenversagen.

MRT Die myogenen Signalveränderungen in der MRT sind unspezifisch: Im Vordergrund steht das Muskelödem mit einer bereits in Frühstadien gut erkennbaren intramuskulären Signalerhöhung in der T2 FS FSE oder STIR. Während sich das Muskelödem beim akuten Kompartmentsyndrom an die anatomisch begrenzten Räume des betroffenen Kompartiments hält, kann es bei der Rhabdomyolyse disseminiert in verschiedenen Muskelregionen nachgewiesen werden.

Beim chronischen Kompartmentsyndrom lassen sich neben der (fettigen) Muskelatrophie (hyperintens in T1 SE) dichte Fibrosen und Weichteilverkalkungen erkennen (kalzifizierende Myonekrose). Die Signalcharakteristik ist je nach Fett-, Faser- und Kalkanteilen uneinheitlich. Sehr selten kommt es zu einer zystischen Umwandlung der Nekrose, die dann meist von einer feinen Kalkschale umgeben ist.

DD Mitunter bestehen differenzialdiagnostische Probleme bei der Unterscheidung zwischen einem intramuskulären Hämatom und einer fokalen Myonekrose bzw. einem Muskelabszess. Hier lassen die T1-Gewichtung (hyperintenses Signal infolge Methämoglobinbildung) und suszeptibilitätsempfindliche Sequenzen (Nachweis des peripheren hypointensen Hämosiderinrings) die Identifizierung der Hämorrhagie zu. Spontanen Muskelblutungen können (neben Gefäßmalformationen) allerdings auch Tumoren zugrunde liegen, weswegen sie nach Blutungsresorption kontrolliert werden sollten.

8.8 Neurogen induzierte Weichteil-läsionen (Engpasssyndrome)

→ Unter Engpasssyndrom (Synonym: Nervenkompressionssyndrom) versteht man die Funktionsbeeinträchtigung einer peripheren neuromuskulären Einheit, die durch pathologische Druckwirkung auf einen peripheren Nerv hervorgerufen wird und zu einer (partiellen oder kompletten) Denervation des oder der zugehörigen Muskel(n) führt.

PATHO Kompressionssyndrome entstehen im Verlauf peripherer Nerven bevorzugt an anatomisch präformierten tunnel- oder schlitzförmigen, (osteo)fibrösen Passagen und Kanälen, wo die betroffenen Nerven im Falle einer entsprechenden raumfordernden Pathologie durch räumliche Enge und fehlende Ausweichmöglichkeit rasch unter Kompressionswirkung geraten.

Die Ursachen für Engpasssyndrome sind beispielhaft in Tabelle 8.**4** dargestellt.

KLINIK Im Vordergrund steht Schmerz im betroffen, abhängigen Innervationsgebiet (akute Denervation), gefolgt von einem akuten oder chronisch-progredienten Funktionsverlust durch Muskelschwäche. Das Endstadium stellt die isolierte fettige Atrophie der vom betroffenen Nerven innervierten Muskulatur dar.

RÖ Die Röntgentechnik ist immer dann vorteilhaft einzusetzen, wenn es um verkalkende oder ossifizierende Ursachen einer Nervenkompression geht (z. B. Osteophyten und Exostosen, überschießende Kallusbildung und Weichteilverkalkungen wie heterotope Ossifikation, Knochentumo-ren bzw. tumorähnliche Läsionen des Knochens). Bei traumatisch bedingten Engpasssyndromen stehen das konventionelle Röntgenbild (erforderlichenfalls auch Spezialaufnahmen) und die CT an erster Stelle.

MRT Dank ihres überragenden Weichteilkontrasts können Weichteiltumoren, Zysten bzw. Ganglien und perineurale Entzündungen in syntopischer Beziehung zum betroffenen Nerv dargestellt werden. Mitunter gelingt auch die anatomisch sichere Darstellung des Nervs selbst und erlaubt die Beurteilung seiner Pathomorpholgie (z. B. N. medianus im Karpaltunnel, N. ulnaris im Sulcus n. ulnaris). Neben T1 SE und T2 FSE (vor allem auch zum Nachweis der fettigen Muskeldegeneration) sollte eine fettgesättigte Sequenz zum Einsatz kommen, die zum einen das Muskelödem (akute Denervation), zum anderen ein Nervenödem bzw. ein perineurales entzündliches Ödem zur Darstellung bringen kann. Die intravenöse Kontrastmittelgabe beschränkt sich auf den Nachweis bzw. die Differenzierung entzündlicher oder tumoröser Entrapment-Ursachen.

Tabelle 8.**4**   Ursachen für Nervenkompressionssyndrome (am Beispiel des Karpaltunnelsyndroms)

Allgemeine konstitutionelle Faktoren	Adipositas; Schwangerschaft
Fokale (patho)anatomische Besonderheiten	Anomalien (akzessorische Muskeln/Sehnen, atypisch verlaufende Bänder, Gefäßektasien, aberrierende Nerven), schmaler Karpaltunnel, verdicktes Retinakulum, hypertrophe Lamina synovialis
Systemische nichtentzündliche Erkrankungen	Diabetes mellitus, Hypothyreose (Myxödem), Hypoparathyreoidismus, Akromegalie, Speicherkrankheiten, Amyloidose, Hämodialyse
Systemische entzündliche Erkrankungen	rheumatoide Arthritis, seronegative Spondylarthropathie, Kollagenosen (v. a. Sklerodermie), Dermatomyositis, Polymyalgia rheumatica
Fokale entzündliche Erkrankungen	unspezifische Tendovaginitis, Infektionen und parainfektiöse Manifestationen (karpale Arthritis, Osteomyelitis, Weichteilinfektionen), Kristallarthropathie, Gicht
Fokale nichtentzündliche Pathologien	posttraumatische Fehlstellungen an Handgelenk/Handwurzel, Handgelenkarthrose mit Osteophyten, Hämatome, Aneurysmen, Ganglien (Gelenk, Sehnenscheiden), Lipom, Schwannom, Neurofibrom, osteo- oder chondrogene Tumoren, karpale Mitbeteiligung anderer Tumoren (Plasmozytom, Metastasen), Morbus Paget
Iatrogen	Punktionen, postoperative Narbenbildungen; drückende Gipsverbände
Berufs-/lebenswandelbedingte Faktoren	repetitiver Vibrationsstress, Alkoholismus (Vitamin-B_6-Mangel-bedingte Neuropathie)
Idiopathisch	

Klinisch bedeutsame Engpasssyndrome

Hier wird nur eine Auswahl behandelt. Tabelle 8.**5** gibt einen Überblick.

Supraskapularis-Kompressionssyndrom

Der N. suprascapularis durchquert in seinem distalen Verlauf eine schlitzförmige osteofibröse Öffnung am Skapulaoberrand, die kaudal von der Incisura scapulae, kranial von dem bedeckenden Lig. transversum scapulae superius gebildet wird, um hier auf die Schulterblattrückseite zu gelangen. Auf etwa dieser Höhe teilt sich der Nerv in einen oberen und einen unteren Ast: Während der obere R. supraspinatus direkt auf den gleichnamigen Muskel zuläuft, unterkreuzt der untere R. infraspinatus in etwa 50% der Fälle noch ein spinoglenoidales Band, um erst dann den gleichnamigen Muskel zu innervieren. Dieser anatomische Verlauf erklärt die entsprechenden pathologischen Ausfälle der Mm. supraspinatus et infraspinatus: Kommt es zu einer mehr proximalen Kompression des N. suprascapularis innerhalb der knöchernen Inzisur (vor allem durch paralabrale Zysten, seltener durch variköse Venenkonvolute, Tumoren, Skapulahalsfrakturen), so wird man eine (isolierte) Atrophie beider Muskeln erwarten, während eine mehr distale Kompression des unteren Nervenastes lediglich zu einer solitären Denervation des M. infraspinatus führen wird. Berufs- oder sportbedingte Überkopfaktivitäten (Maler, Elektriker, Tennisspieler, Volleyballer) können durch Überdehnung und repetitiven Stress ebenfalls zu einer (intermittierenden) Supraskapulariskompression führen.

Ulnarisrinnen- und Kubitaltunnelsyndrom

Beide Syndrome, häufig synonym gebraucht, aber durch differente pathoanatomische Bedingungen hervorgerufen, werden hier gemeinsam besprochen. Am distalen Oberarm durchbricht der N. ulnaris das mediale Septum intermusculare (Struther-Arkade) nach dorsal und umrundet streckseitig im Sulcus n. ulnaris

(Ulnarisrinne) den medialen Humerusepikondylus (Abb. 8.**27**). Hier liegt der Nerv sehr oberflächlich und wird nur vom Lig. arcuatum bedeckt, das weiter distal in die Osborne-Faszie übergeht. Diese stellt einen fibrösen Bogen am Beginn der Aponeurose zwischen den beiden Köpfen des M. flexor carpi ulnaris (Leitmuskel) dar. Zusammen mit der gegenüberliegenden Ulna bildet sie den fibroossären Kubitaltunnel.

Beugung des Ellenbogens führt zur Straffung des Lig. arcuatum. Ist der Kubitaltunnel schmal angelegt, führt dies unter Umständen zu einer Ulnariskompression. Weitere prädisponierende Faktoren für ein Kompressionsyndrom stellen ein flach angelegter Sulcus n. ulnaris, ein Cubitus valgus, vor allem ein gelegentlich anzutreffender M. anconaeus epitrochlearis dar. Laxität, Ruptur oder das Fehlen des Lig. arcuatum begünstigen eine pathogene Luxationstendenz des N. ulnaris mit konsekutiver Neuritis n. ulnaris. Auf die Schädigung des Nervs durch äußere Druckwirkung (z.B. Gipsverband, Lagerungsschäden bei Bewusstlosen) sei hingewiesen.

Karpaltunnelsyndrom

Häufigstes Kompressionssyndrom. Ursache des KTS ist der anatomisch zu eng angelegte Karpaltunnel, ein ca. 6 cm langer osteofibröser Kanal, den palmarseitig das straffe, 3 – 4 cm breite Retinaculum flexorum (Lig. carpi transversum) und dorsal der konkav geformte Bogen der Handwurzelknochen einschließlich seiner Bänder begrenzt. Im Karpaltunnel verlaufen die Sehnen der Mm. flexor digitorum profundus et superficialis (FDS), des M. flexor pollicis longus (FPL) sowie, separiert durch abzweigende Fasern aus dem Retinakulum, des M. flexor carpi radialis einschließlich ihrer Sehnenscheiden. Der N. medianus befindet sich typischerweise oberflächlich zwischen den Sehnen des FDS und FPL.

Prinzipielle Pathomechanismen des Karpaltunnelsyndroms sind in Tabelle 8.**4** dargelegt.

In MRT oder Sonographie erscheint der N. medianus flach-oval bis abgeplattet, allerdings zeigten mehrere Studien, dass sich Zunahme von Volumen, Quer-

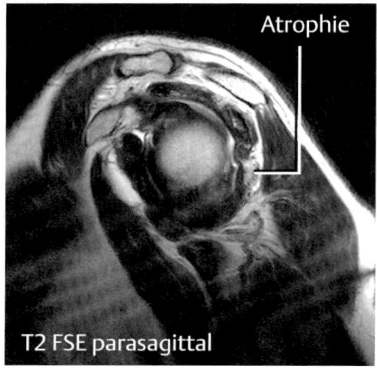 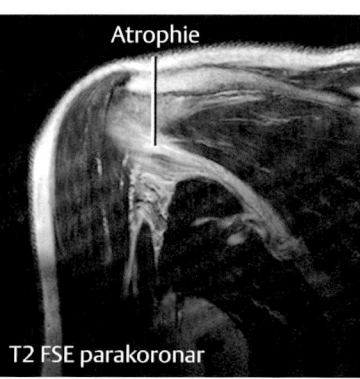

Abb. 8.**26** Laterales Achsellückensyndrom: isolierte Atrophie des M. teres minor bei normalem M. deltoideus, bedingt durch eine periphere Läsion des N. axillaris (Zufallsbefund).

Tabelle 8.**5** Überblick über Kompartmentsyndrome und seltene Engpasssituationen

Betroffene(r) Nerv(en)	Anatomische Region	Syndrom (Synonyma) bzw. Symptomatik
Schultergürtel und obere Extremität		
Plexus brachialis	Supra-/Infraklavikulargrube	„thoracic-outlet syndrome" (Skalenus- und Kostoklavikularsyndrom)
N. suprascapularis	Incisura scapulae	Supraskapularis-Kompressionssyndrom (Incisura-scapulae-Syndrom)
N. axillaris	laterale Achsellücke	laterales Achsellückensyndrom (Abb. 8.**26**)
N. ulnaris	medialer Epikondylus mediale Ellenbogenregion ulnarseitige Hohlhand	Ulnarisrinnensyndrom (Sulcus-ulnaris-Syndrom, Abb. 8.**27**) Kubitaltunnelsyndrom Ulnaristunnelsyndrom (Syndrom der Gyon'schen Loge, Abb. 8.**30**)
N. radialis	mittlere Oberarmrückseite	Läsion im Sulcus n. radialis (spiralis); Engpass am Hiatus radialis
– R. interosseus posterior	distale Ellenbeuge (Radialistunnel)	Supinatorlogensyndrom (Interosseous-posterior-Syndrom, Abb. 8.**31**)
– R. superficialis	distaler radialer Unterarm	Wartenberg-Syndrom (Sensibilitätsstörung ohne Parese)
N. medianus	Ellenbeuge, proximaler Unterarm volarseitige Handwurzel	Pronator-teres-Syndrom Karpaltunnelsyndrom
– R. inteross. anterior	volarer Unterarm	Interosseous-anterior-Syndrom (Kiloh-Nevin-Snydrom)
Beckengürtel und untere Extremität		
N. ischiadicus	untere Glutealregion	Piriformis-Syndrom, Abb. 8.**28**)
N. obturatorius	vordere Schambeinregion	Adduktorenschwäche; sensibel: Howship-Romberg-Syndrom
N. femoralis	Leistenregion	Schmerz und Schwäche auf der Oberschenkel-Streckseite
N. saphenus	Adduktorenkanal (Hunter)	Para- und Dysästhesie an der Unterschenkel-Innenseite
N. cutaneus femoris lateralis	lateraler Leisten-/Oberschenkel-region	Meralgia paraesthetica
N. peronaeus communis	Fibulaköpfchen und -hals	Fibularistunnelsyndrom
– N. peronaeus profundus	Vorderseite des OSG	vorderes Tarsaltunnelsyndrom
– N. peronaeus superficialis	distales Unterschenkeldrittel	Para- und Dysästhesien innerer und mittl. Fußrücken
N. tibialis u. Nn. plantares	Innenknöchelregion	Tarsaltunnelsyndrom (hinteres)
Nn. digitales plantares	Zehenballenregion III/IV	interdigitale Morton-Neuralgie, Abb. 8.**29**

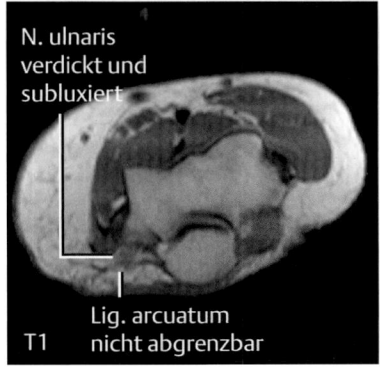
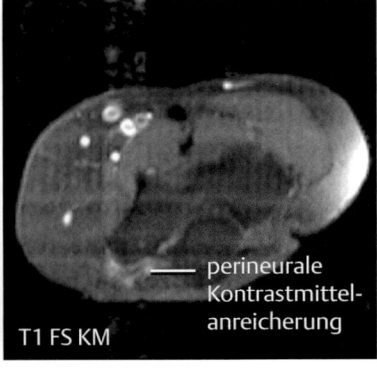

N. ulnaris verdickt und subluxiert

Lig. arcuatum nicht abgrenzbar

T1

T1 FS KM

perineurale Kontrastmittel-anreicherung

Abb. 8.**27** Ulnarisrinnensyndrom: Bei einem pathologisch flachen Sulcus ulnaris ist der N. ulnaris verdickt und nach medial subluxiert. Klinisch bestehen ulnarseitige Schmerzen sowie Taubheit über dem Hypothenar und am Kleinfinger.

schnittverhältnis oder Signalintensität zwar als sensitiv, aber wenig spezifisch für die Diagnose eines Karpaltunnelsyndroms erwiesen. Die diagnostische Methode der Wahl bleibt die elektrophysiologische Leitfähigkeitsbestimmung.

Piriformissyndrom

Der N. ischiadicus tritt unterhalb des M. piriformis auf die Oberschenkelrückseite aus; in wenigen Fällen kann der Ischiadikus auch partiell durch den Muskel verlaufen. Diese Varietät prädisponiert zur Nervenkompression. Daneben können (einseitige) Piriformishypertrophie, juxtaneurale Raumforderungen (z. B. Lipom, Gefäßmalformationen) Engpasssituationen hervorrufen (Abb. 8.**28**). Wahrscheinlich häufiger sind posttraumatische Zustande als Ursache des Piriformissyndroms (Hämatome, Narben, Frakturkallus, Myositis ossificans). Dabei darf aber eine tumoröse Infiltration des Plexus sacralis im Präsakralraum oder ein vaskuläres Steal-Phänomen (Claudicatio lumbosacralis) nicht übersehen werden.

Da die klinische Symptomatik des Piriformissyndroms schwer von der (viel häufigeren) bandscheibenassoziierten (Lumbo-)Ischialgie zu differenzieren ist, kommt der Bildgebung Bedeutung zu: Die MRT kann auf koronaren und axialen Angulationen sowohl den M. piriformis als auch das Foramen infrapiriforme zuverlässig abbilden. Hoch aufgelöste 3D-GE-Sequenzen sind geeignet, den N. ischiadicus direkt darzustellen.

Hinteres Tarsaltunnelsyndrom (TTS)

Hinweis: Die Bezeichnung hinteres Tarsaltunnelsyndrom soll abgrenzen gegen das viel seltenere vordere Tarsaltunnelsyndrom (N. peronaeus profundus). Unter der Bezeichnung Tarsaltunnelsyndrom wird gemeinhin stets das hintere Tarsaltunnelsyndrom verstanden.

Der N. tibialis zieht mit der gleichnamigen Arterie um den Innenknöchel und befindet sich hier zwischen den Sehnen der Mm. flexor digitorum longus (FDL) et flexor hallucis longus (FHL) unter dem Retinaculum mm. flexorum. Dieser osteofibröse Kanal wird als Tarsaltunnel bezeichnet: Er wird in der Tiefe knöchern von Malleolus medialis, Talus und Kalkaneus einschließlich Sustentaculum tali begrenzt und oberflächlich vom Flexorenretinakulum begrenzt. In Längsrichtung erstreckt er sich vom Innenknöchel bis zum Ursprung des M. abductor hallucis. Zarte Septen teilen den Tarsaltunnel in ein oberes und unteres Kompartiment; diese enthalten je einen der beiden Hauptäste des N. tibialis, die Nn. plantares medialis et lateralis. Die Teilung des N. tibialis vollzieht sich auf unterschiedlicher Höhe innerhalb des Tarsaltunnels. Im weiter distalen, plantaren Verlauf besteht auf Höhe der Überkreuzung der Sehnen von FDL und FHL (sog. Henry-Knoten) eine Kompressionsmöglichkeit des N. plantaris medialis (Jogger-Fuß).

Häufigste Ursachen des Tarsaltunnelsyndroms sind Tendovaginitiden der begleitenden Flexorensehnen (z. B. beim Hyperpronationssyndrom), Ganglien und Varizen der mediomalleolären Venengeflechte. Weiterhin kommen osteophytäre Ausziehungen und Sporne bei Sprunggelenkarthrosen, Valgusfehlstellungen des Rückfußes nach Kalkaneusfrakturen oder tarsale Koalitionen als Auslöser in Betracht. Seltenheiten stellen Tumoren im Tarsaltunnel (z. B. Neurofibrome) dar. Einem beidseitigen Auftreten des Tarsaltunnelsyndroms können systemische Erkrankungen zugrunde liegen (z. B. rheumatoide Arthritis, tophöse Gicht, Hypothyreose). Differenzialdiagnostisch ist das Tarsaltunnelsyndrom zum einen gegen eine radikuläre S1-Symptomatik abzugrenzen, zum anderen gegen Tendinopathien und -vaginitiden, Plantarfasziitis, periphere Neuro- und Vaskulopathien sowie gegen den Morbus Sudeck.

Interdigitale Morton-Neuralgie (Metatarsalgia Morton)

Bei der Morton'schen Metatarsalgie handelt es sich um eine echtes neurales Entrapment-Phänomen gewöhnlich des III., seltener des IV. Interdigitalnervs auf Höhe der Metatarsaleköpfchen (Abb. 8.**29**). Wie man heute annimmt, führen konstitutionelle Faktoren (z. B. Senk-Spreiz-Fuß), repetitive Traumen und Vorfußfehlbelastungen (z. B. Stöckelschuhe, schmales Schuhwerk) zu einer interdigitalen Nervenkompression zwischen den Mittelfußköpfchen und dem Lig. metatarseum transversum (profundum). Folge ist ein endoneurales Ödem mit reaktiver perineuraler Fibrose und epineuraler Gefäßhyalinose, so dass es sich hierbei nicht um eine echte Neubildung handelt. (Allerdings hat sich in der Klinik der Begriff „Morton-Neurom" eingebürgert.)

Der MRT kommt Bedeutung bei der Differenzialdiagnostik und bei atypischen Fällen zu. In der axialen T1 SE lässt sich eine signalarme, sanduhr- oder tropfenartig konfigurierte Raumforderung zwischen den Metatarsaliaköpfchen nachweisen, die sich bis in das plantare subkutane Fettgewebe hinein ausdehnen kann. T2 FSE und fettsupprimierende Techniken zeigen im typischen Fall eine inhomogen signalhyperintense Gewebeformation, oft mit einem umgebenden Weichteilödem. Diese intratumorale Signalhyperintensität variiert allerdings stark und hängt ebenso wie das Kontrastmittel-Enhancement vom Fibrosierungsgrad ab. Differenzialdiagnostisch wird man die Morton-Neuralgie sowohl gegen knöcherne metatarsale Stressreaktionen, Arthritis oder Osteomyelitis abgrenzen können als auch gegen den Morbus Köhler-Freiberg II, das Fremdkörpergranulom sowie das echte Neurom. Häufiger findet man die interdigitale Bursitis, die klinisch der Morton-Metatarsalgie ähnelt. Zu beachten ist allerdings, dass ein bis zu 3 mm breites bursales Flüssigkeitspolster normal sein kann und dass klinisch relevante „Morton-Neurome" breiter als

5 mm sein sollten. In jedem Fall ist die klinische Korrelation mit dem Beschwerdebild des Patienten wichtig, da in immerhin ⅓ der Fälle „Morton-Neurome" bei asymptomatischen Individuen gefunden werden.

Literatur

Hochman MG, Zilberfarb JL. Nerves in a pinch: imaging of nerve compression syndromes. Radiol Clin North Am 2004; 42: 221–45.
Ludig T et al. MR imaging evaluation of suprascapular nerve entrapment. Eur Radiol 2001; 11: 2161 – 9.
Spratt JD et al. The role of diagnostic radiology in compressive and entrapment neuropathies. Eur Radiol 2002; 12: 2352 – 64.

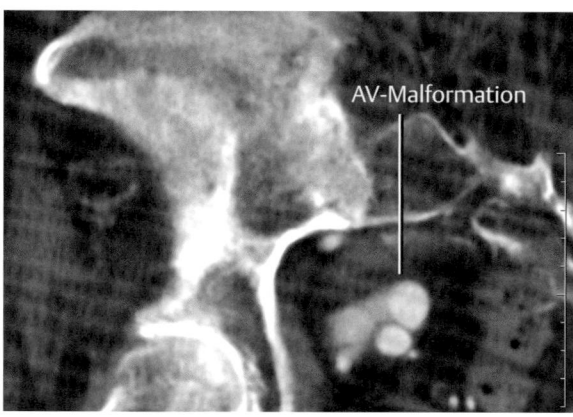

Abb. 8.28 Piriformissyndrom: Die koronare CT-Rekonstruktion nach Kontrastmittelgabe zeigt eine AV-Malformation im Foramen infrapiriforme. Durch Alteration des N. ischiadicus klinisch schwere Ischialgie.

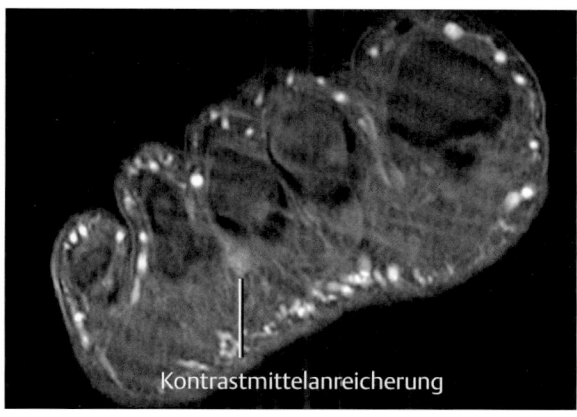

Abb. 8.29 Morton'sche Metatarsalgie: Die fettunterdrückte axiale T1 SE nach Kontrastmittelgabe zeigt eine spindelförmige, anreichernde Formation zwischen den Metatarsaleköpfchen III und IV. Klinisch deutliche plantare interdigitale Vorfußschmerzen.

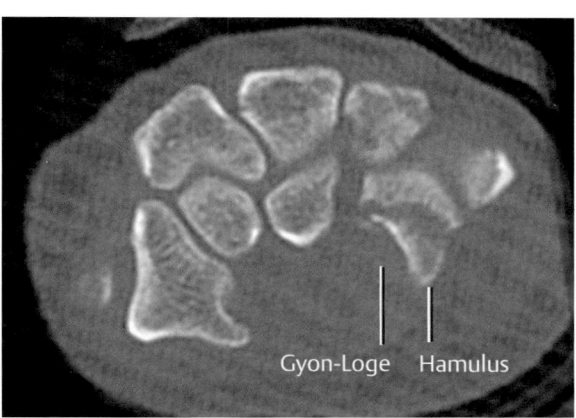

Abb. 8.30 Ulnaristunnelsyndrom: Die axiale CT zeigt einen nichtdislozierten Abbruch des Hamulus ossis hamati, an dessen Innenseite die Gyon-Loge mit den Endästen des N. ulnaris liegt. Klinisch volare Hypästhesie des Kleinfingers.

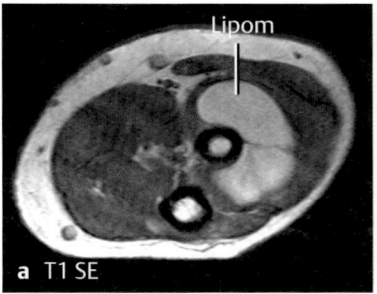
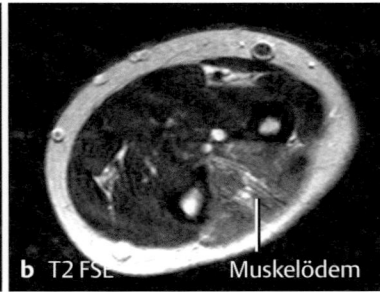

Abb. 8.31 Supinatorlogensyndrom.
a Etwas unterhalb des Radiusköpfchens großes intramuskuläres Lipom innerhalb des M. supinator.
b Durch Schädigung des R. interosseous posterior n. radialis entstandenes Ödem der langen Unterarmstrecker (akute Denervierung). Klinisch Schmerzen über dem streckseitigen Unterarm sowie Schwäche bei der Dorsalflexion der Hand.

9 Gelenke

9.1 Einführung und Synopsis

Die Gelenkerkrankungen sind eine klinisch bedeutsame, allerdings heterogene Gruppe, deren pathologisch-anatomische, radiologische und vor allem klinische Erscheinungsbilder sich vielfältig überlappen.

Neben den **traumatischen** Gelenkläsionen stehen quantitativ die **degenerativen** Gelenkerkrankungen im Vordergrund. Gelenk**entzündungen** verlaufen unterschiedlich aggressiv und sind meist nichtinfektiös. Die pyogene Arthritis ist dagegen vergleichsweise selten. Neurogene, metabolische und hämatologische Erkrankungen können ebenfalls zu Gelenkdestruktionen führen.

9.1.1 Anatomie synovialer Gelenke

Ein synoviales Gelenk besteht aus (Abb. 9.**1**):
- Epiphysen (Gelenksockel)
- Gelenkknorpel
- Gelenkkapsel
- Gelenkflüssigkeit.

Zusammen mit Muskeln, Sehnen und Bändern bildet es eine anatomische Einheit.

Epiphysen der artikulierenden Knochen. Die Trabekel der Spongiosa zeigen epi- und metaphysär entlang der Belastungslinien häufig einen sehr charakteristischen Verlauf (**Trajektorien**).

Die Kortikalis verliert epiphysär zum Gelenk hin kontinuierlich an Dicke. Dort, wo der Knochen vom Gelenkknorpel bedeckt wird, besteht die Kortikalis nur noch aus einer sehr feinen Knochenschicht, die radiologisch als zarte Linie erkennbar ist. Man bezeichnet die als **subchondrale Grenzlamelle**. Aufgrund der überlagerungsfreien Darstellung ist sie an den konvexen Gelenkkonturen am besten erkennbar.

Gelenkknorpel. Mit wenigen Ausnahmen handelt es sich um hyalinen Knorpel, der sich durch Diffusion aus der Gelenkflüssigkeit ernährt. Im kalzifizierten Knorpelanteil sind zudem ernährende Gefäße nachgewiesen worden, die aus der subchondralen Knochenregion einwachsen. Gesunder Knorpel ist ausgesprochen **elastisch**, wodurch er seiner Rolle als „Stoßdämpfer" gerecht wird. Unter normaler Beanspruchung bleibt stets eine flüssige Gleitschicht zwischen den artikulierenden Knorpelflächen erhalten.

Gelenkkapsel. Die Gelenkkapsel umhüllt das Gelenk und trennt somit den intra- vom extraartikulären Raum. Sie setzt an den Epiphysen der artikulierenden Knochen an, wobei der Kapselansatz vom Knorpelrand etwas distanziert ist. Es verbleibt also ein intraartikulär gelegenes, nicht von Knorpel bedecktes Knochensegment (**bare area**).

Die Gelenkkapsel setzt sich aus dem äußeren, vorwiegend aus kollagenem Bindebewebe bestehenden **Stratum fibrosum** und dem inneren **Stratum synoviale** (Synovialmembran oder **Synovialis**) zusammen. Die Synovialis bedeckt auch die intraartikulären Knochenabschnitte, nur der Gelenkknorpel bleibt frei. Sie bildet die Gelenkflüssigkeit, ist für deren Zusammensetzung verantwortlich und phagozytiert Fremdbestandteile der Synovia wie Keime oder Knorpelabrieb.

Gelenkflüssigkeit (Synovia). Die Synovia dient zum einen als „Gelenkschmiere", zum anderen versorgt sie mittels Diffusion den Gelenkknorpel mit Nährstoffen.

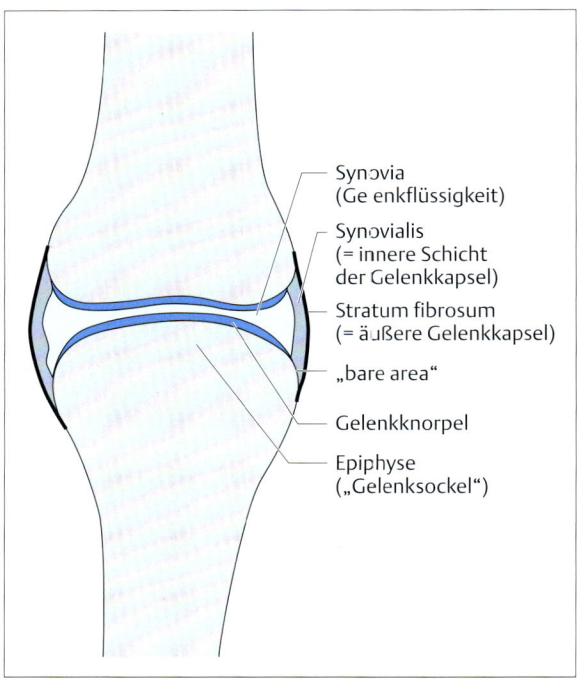

Abb. 9.**1** Anatomie des synovialen Gelenks.

9.1.2 Bildgebende Gelenkdiagnostik

Bei Diagnosestellung, Verlaufsbeurteilung und Therapieplanung von Gelenkerkrankungen spielt die **konventionelle Röntgendiagnostik** noch immer die zentrale Rolle. Die Untersuchung erfolgt stets in mindestens zwei Ebenen, häufig im Seitenvergleich. Bei der Beurteilung bieten **digitale Radiographieverfahren** gegenüber konventionellen Film-Folien-Systemen den Vorteil der optimalen Bildhelligkeit.

! In jedem Fall muss bei der Filmbetrachtung eine Irisblende zur Weichteilanalyse und eine Lupe zur Beurteilung feiner Knochenstrukturen zur Verfügung stehen.

Die **Computertomographie** wird vor allem in Regionen eingesetzt, die sich radiographisch nicht überlagerungsfrei darstellen lassen (z. B. Sakroiliakalgelenk, Sternoklavikulargelenk, Kiefergelenk, atlantookzipitaler Übergang). Außerdem sind diskrete Sklerosen oder Osteolysen früher erkennbar, so dass die CT im Einzelfall **in Ergänzung zum Röntgenbild** sinnvoll eingesetzt werden kann.

Wenn man von indirekten Zeichen (wie einer Gelenkspaltverschmälerung) und Verkalkungen absieht, so beschränken sich die Röntgenverfahren weitgehend auf die Darstellung der knöchernen Strukturen. Die Darstellung des Knorpels, der Gelenkkapsel und -flüssigkeit sowie der umgebenden Weichteile ist die Domäne der **MRT**. Da viele Gelenkerkrankungen von diesen Strukturen ihren Ausgang nehmen, spielt sie vor allem in der Frühdiagnostik eine Rolle. Bei der Abklärung traumatischer Veränderungen dient sie neben der Beurteilung der Gelenkbinnenstrukturen auch der Suche nach radiographisch okkulten Frakturen.

Bei der **Arthrographie** wird Röntgen- bzw. MR-Kontrastmittel intraartikulär injiziert. Anschließend erfolgt die Gelenkuntersuchung mittels CT (CT-Arthrographie) oder MRT (MR-Arthrographie). Dies ermöglicht eine ausgezeichnete Darstellung der Oberflächen von Gelenkknorpel, -kapsel und intraartikulären Strukturen (Bänder, Menisken, freie Gelenkkörper). Subtile Verletzungen dieser Strukturen können nur auf diese Weise dargestellt werden. Ob die Untersuchung besser als CT oder MRT durchgeführt wird, muss im Einzelfall entschieden werden. Sofern die Untersuchung ausschließlich zur Darstellung der Gelenkoberflächen erfolgt (sehr konkrete Fragestellung, eventuell schon existierende MRT), nutzt man in der Regel die hohe Auflösung der CT. Ist die Fragestellung eher diffus, so sollte durch eine MRT die ausreichende Beurteilbarkeit auch der umgebenden Strukturen gegeben sein.

Da das konventionelle Röntgenbild auch in absehbarer Zukunft die Basis der Gelenkdiagnostik darstellen wird, werden in den folgenden Abschnitten die klassischen Röntgenzeichen und ihre Differenzialdiagnosen beschrieben. Sie gelten auch für die CT.

Die Analyse von Röntgenbild und CT sollte sich auf vier Phänomene bzw. anatomische Strukturen konzentrieren:

- Gelenkstellung:
  - Varus-, Valgusstellung; Ante-, Rekurvatur
  - am Achsenskelett: Skoliose; Listhese; Ante- und Retrotorsion
- Weichteilschatten:
  - metalldicht: durch Fremdkörper
  - kalkdicht: degenerative, posttraumatische oder metabolische Verkalkung
  - flüssigkeitsäquivalent: Ödem, Erguss; oft nur durch die Verlagerung paraartikulärer Fettlamellen erkennbar
  - fettäquivalent: Lipome
  - luftäquivalent: degenerativ (intraartikuläres Gasphänomen, Vakuumphänomen) oder infektiös
- Gelenkspalt:
  - Erweiterung
  - Verschmälerung: gleichförmig oder umschrieben
- knöcherne Gelenkkörper (Gelenksockel)
- osteodestruktive Zeichen:
  - gelenknahe Demineralisation (Osteoporose)
  - Schwund der subchondralen Grenzlamelle
  - Erosionen (zentral, peripher, juxtaartikulär)
  - Knochenresorption an Sehnen- oder Bandansätzen
  - Osteolysen
  - Gelenkzerstörung
- osteoproliferative Zeichen:
  - subchondrale Sklerosierung
  - Protuberanzen, Osteophyten und Syndesmophyten
  - Verkalkungen oder Verknöcherungen an Sehnen- oder Bandansätzen
  - Verkalkungen von Bändern (an der Wirbelsäule)
  - Ankylose.

9.1.3 Röntgenzeichen an peripheren Gelenken und ihre Differenzialdiagnose

Die grundlegenden Röntgenzeichen werden hier beschrieben, um Wiederholungen in den folgenden Kapiteln zu reduzieren. Die differenzialdiagnostische Bedeutung der Zeichen wird nur synoptisch vorgestellt.

Weichteilschwellung (Abb. 9.**2 a, b**)

Eine Weichteilschwellung ist an einer Silhouettenveränderung und Verlagerung oder Auslöschung von Fetttrennungslinien zu erkennen.

- Charakteristisches Zeichen der **floriden Arthritis** ist die voluminöse, die Gelenkkapsel oft ausbuchtende, vielfach unscharfe, **spindelförmige** Weichteilschwellung. In günstigen Fällen ist sie bereits einige Tage nach Arthritisbeginn erkennbar und somit röntgenmorphologisch einziges „Frühzeichen" (nur an den Händen).
- Bei der **Arthrose** ist eine Weichteilschwellung weniger raumfordernd, an den Fingern eher knotig. Tritt eine Begleitentzündung auf (aktivierte Arthrose), kommt es zum Bild der „arthritischen" Weichteilschwellung.
- Bei periartikulären **Weichteilentzündungen** (Bursitis, Tendovaginitis, Infekt) ist die Schwellung asymmetrisch; an Fingern und Zehen ist sie auch bei Entzündungen gleichförmig (Abb. 9.**2 b**).

Gelenknahe Osteoporose (Abb. 9.**3 a, b**)

Es handelt sich um ein gelenknahes Knochendefizit. Es kommt zu einer inhomogenen bis fleckigen Demineralisation, die Spongiosazeichnung verliert an „Schärfe", die Zahl der Trabekel nimmt ab.

- Im Rahmen einer **Arthritis** handelt es sich um ein sog. Kollateralphänomen. Die Arthritis löst den Vorgang im Knochen aus (über neurozirkulatorische Reflexe, vermehrte Durchblutung, Aktivierung der Osteoklasten). Es handelt sich aber nicht um eine direkte Zerstörung durch die Gelenkentzündung. Sie ist frühestens einige Wochen nach Arthritisbeginn erkennbar.
- Ungewöhnlicher Befund bei der **Arthrose**.
- Die **Inaktivitätsosteoporose** ist entweder diffuser verteilt oder sie manifestiert sich bandförmig subchondral oder metaphysär (vor allem bei Kindern und Jugendlichen). Da bei länger bestehenden Arthritiden eine schmerzbedingte Immobilisation des Gelenks erfolgt, überlagern sich diese Osteoporoseformen.
- Die Osteoporose beim **komplexen regionalen Schmerzsyndrom** (Reflexdystrophie) ist ebenso wie die Weichteilschwellung ein diffuses Phänomen und nicht auf die Gelenke beschränkt. Im Serum finden sich keine erhöhten Entzündungsparameter.

- Bei der transienten Osteoporose ist nur ein Knochen eines Gelenks (vor allem Femur) und nur ein Gelenk betroffen. Die Diagnose lässt sich mittels MRT und Szintigraphie stellen.

Schwund der subchondralen Grenzlamelle (Abb. 9.**4**)

Der Schwund der subchondralen Grenzlamelle geht der Erosion voraus. Die Ursache kann sowohl eine trophische Entkalkung sein (im Sinne eines Kollateralphänomens) oder eine direkte Einwirkung von Eiter oder Pannus (Direktzeichen).

- Ein Fehlen der subchondralen Grenzlamelle ist ein spezifisches **Arthritis**zeichen; dies insbesondere dann, wenn ein Teil der Gelenksilhouette erhalten ist („partieller" Schwund).
- Bei der **Arthrose** kommt der Grenzlamellenschwund nur im Rahmen größerer Destruktionen vor.
- Eine **systemische Entkalkung** (z. B. bei Hyperparathyreoidismus, Rachitis, Osteomalazie) geht mit der Destruktion der gesamten subchondralen Grenzlamelle einher.
- Der gelenknahe Zelltod bei **Osteonekrosen** führt zu Frakturen auch der subchondralen Grenzlamelle.
- Bei der **transitorischen Osteoporose** (transientes Knochenmarködem) schwindet die Grenzlamelle wie bei einer Arthritis. Der Befund tritt aber in der Regel monoartikulär auf, der Gelenkspalt ist nicht verschmälert.

Erosion (Abb. 9.**5 a, b** bis 9.**8 a, b**)

Eine **Erosion** ist ein umschriebener Knochendefekt an den gelenkbildenden Knochenanteilen. Im Profilbild ist sie ein Defekt, in Aufsicht sieht sie aus wie eine „Zyste". Je nach Krankheitsaktivität kann die Erosion einen unscharfen, scharfen oder auch sklerotischen Rand haben.

Der Begriff **Usur** wird eher für umschriebene knöcherne Substanzdefekte außerhalb eines Gelenks (z. B. bei Tumoren) verwendet.

- Bei **Arthritiden** entstehen Erosionen zunächst an den „bare areas", also im Bereich der Kapselansätze. Besteht auch eine Tenosynovitis, so können im Bereich der entzündeten Sehnenscheiden auch relativ gelenkferne Oberflächendefekte auftreten. Bei entsprechender Lokalisation handelt es sich um einen relativ spezifischen Hinweis auf einen synovialen Sitz der Erkrankung.
- Bei **Arthrosen** sind Erosionen vor allem zentral als Druckerosionen möglich (die pathologische Druckbelastung im Rahmen der Gelenkzerstörung kann Knochenresorptionen auslösen).
- **Gicht**assoziierte Erosionen sind oft gelenkfern (und damit nach klassischer Definition eigentlich keine „Erosionen") und oft groß.

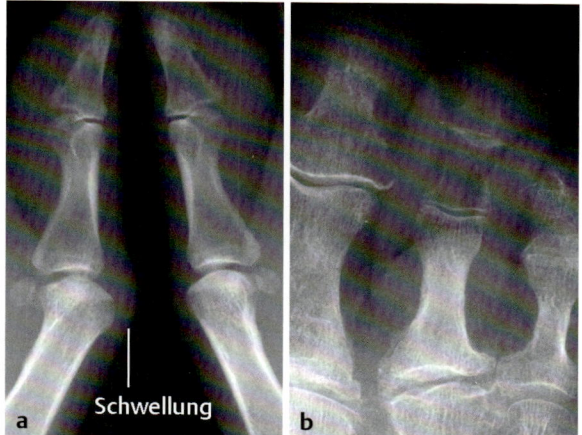

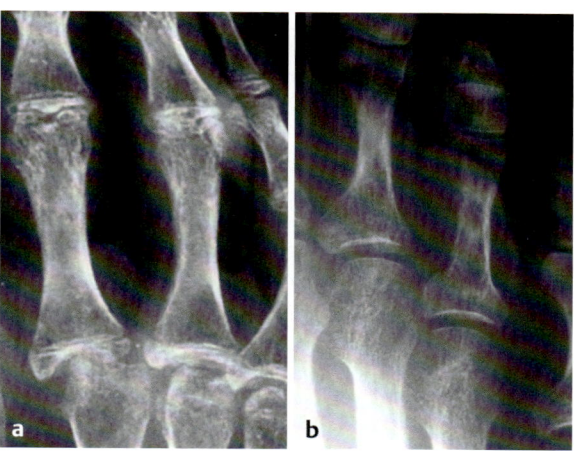

Abb. 9.**2** Arthritis im Metakarpophalangealgelenk mit umschriebener, spindelförmiger Weichteilschwellung (**a**). Beim Weichteilinfekt ist dagegen die Schwellung gleichförmig. Beachte auch die Entkalkung der Phalangen (**b**).

Abb. 9.**3** Gelenknahe Osteoporose bei rheumatoider Arthritis (**a**). Zum Vergleich erfasst die Osteoporose beim komplexen regionalen Schmerzsyndrom alle Skelettanteile (**b**).

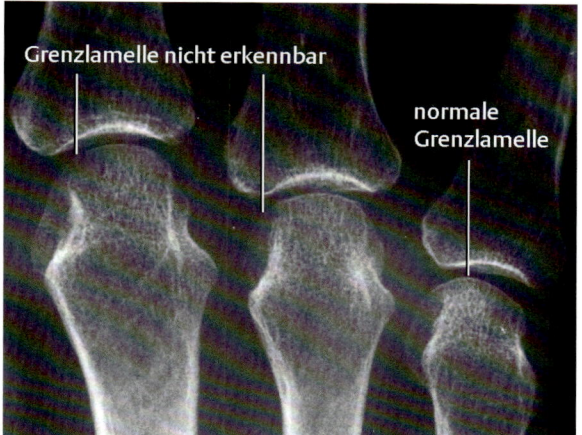

Abb. 9.**4** Schwund der subchondralen Grenzlamelle bei rheumatoider Arthritis.

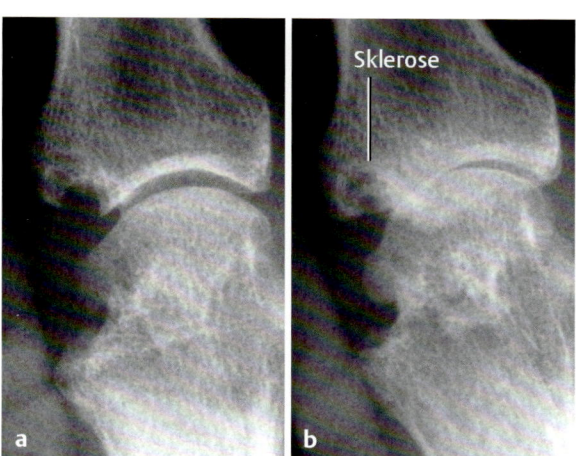

Abb. 9.**5** Frische Erosion (**a**). Dieselbe Erosion ist nach Methotrexattherapie randsklerosiert (**b**).

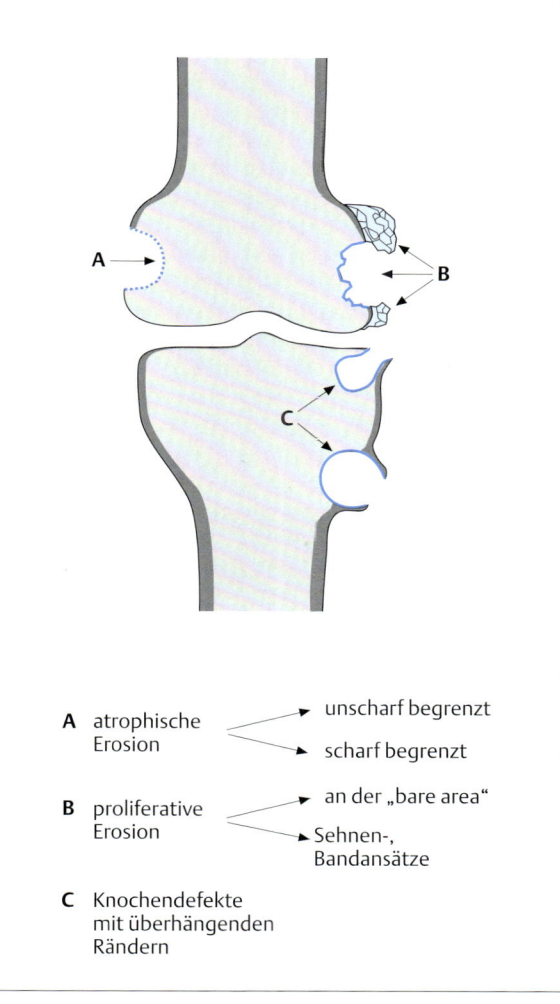

Abb. 9.**6** Formen der Erosion.

- Liegt eine **Destruktion durch einen angrenzenden Tumor** vor, so findet sich eine solitäre, großbogige Gelenkveränderung oder Usur, aber keine weiteren Gelenkveränderungen.

Umschriebene Osteolysen (subchondrale Zysten, Geoden, Abb. 9.**7a,b**)

Es handelt sich um **rundliche**, teilweise konfluierende Substanzdefekte im Gelenksockel. Bei Arthritiden werden sie auch als Signalzysten bezeichnet.

- Bei der **rheumatoiden Arthritis** sind sie selten größer als 1 cm. Eine Randsklerose besteht nur nach Therapie. Um die Geode als arthritisches Direktzeichen zu werten, sollte der Befund in den Zusammenhang mit anderen Direktzeichen und Kollateralphänomenen gestellt werden.
- Subchondrale Zysten bei **Arthrosen** (Geröllzysten) sind dagegen meist multipel, liegen in der Belastungszone, sind zum Teil größer als 1 cm und haben meistens eine Randsklerose.
- Scharf begrenzte subchondrale Osteolysen finden sich bei **metabolischen** Erkrankungen wie der Amyloidose oder der Pyrophosphat-Arthropathie. Häufig ist eine spindelförmige Weichteilschwellung assoziiert. Der Gelenkspalt ist allerdings normal weit. Intraossäre **Gicht**tophi zeichnen sich durch ihre Formvarianz aus: Lochdefekte sind allein oder neben längsovalen Osteolysen nachzuweisen. Diese können septiert oder trabekuliert vorkommen.
- Liegt eine **pigmentierte villonoduläre Synovialitis** (PVNS) vor, gehen die Osteolysen vom Randbereich des Gelenks aus. Fast immer besteht eine Randsklerose. Gelenkspaltverschmälerung und gelenknahe Osteoporose fehlen (Abschnitt 9.6).

- Beim **intraossären Ganglion** ist der Kontakt zum Gelenkspalt nicht immer sichtbar (Abschnitt 9.6).

Gelenkspaltverschmälerung (Abb. 9.**8a,b** u. 9.**9**)

Die Gelenkspaltverschmälerung ist Ausdruck der Knorpeldestruktion.

- Bei der **Arthritis** ist die Verschmälerung harmonisch und betrifft den ganzen oder große Teile des Gelenkspaltes.
- Charakteristisch bei der **Arthrose** ist die auf einen Gelenkabschnitt beschränkte Gelenkspaltverschmälerung. Am stärksten ist die Belastungszone betroffen. Dies gilt vor allem für die Arthrosen an den Fingern. An der Hüfte liegt eine konzentrische oder exzentrische Verschmälerung vor.
- Eine Gelenkspaltverschmälerung kommt auch bei der **Chondrokalzinose** vor. Die zusätzlichen Knorpelverkalkungen helfen bei der Differenzialdiagnose.

Subchondrale Sklerosierung (Abb. 9.**10a,b**)

Es handelt sich um eine reaktive Osteosklerose durch Ausbildung eines groben, oft ungeordneten Geflechts aus lamellärem Knochen.

- Subchondrale Sklerosierungen sind bei der **Arthritis** ungewöhnlich und allenfalls nach reparativen Intervallen bei chronischen Arthritiden zu finden.
- Sie sind ein typisches **Arthrose**zeichen!

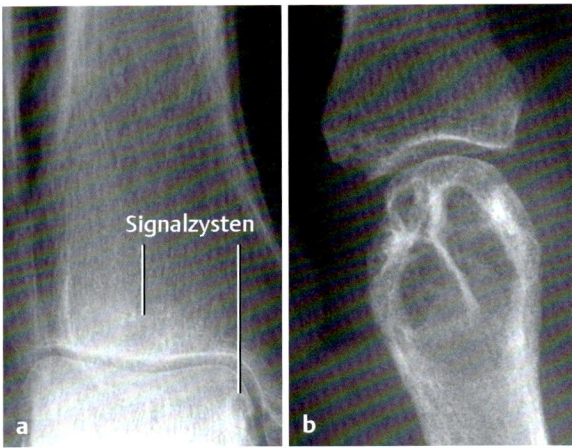

Abb. 9.**7** Verschieden große subchondrale Zysten. In beiden Fällen handelt es sich um „Signalzysten" bei Arthritiden: Psoriasisarthritis (**a**), „Geodenform" einer rheumatoiden Arthritis (**b**).

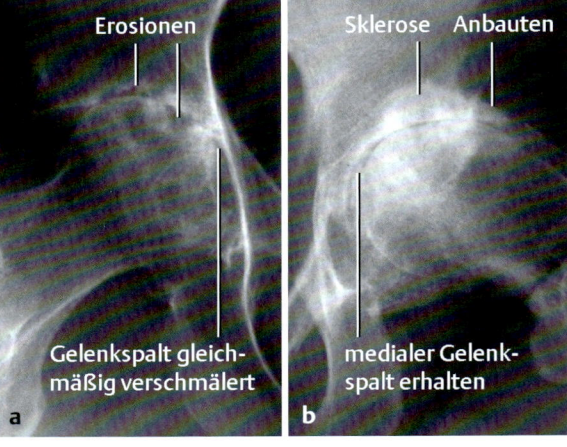

Abb. 9.**8** Konzentrische (**a**) und exzentrische (**b**) Gelenkspaltverschmälerung bei langjähriger juveniler rheumatoider Arthritis (**a**) und Koxarthrose (**b**).

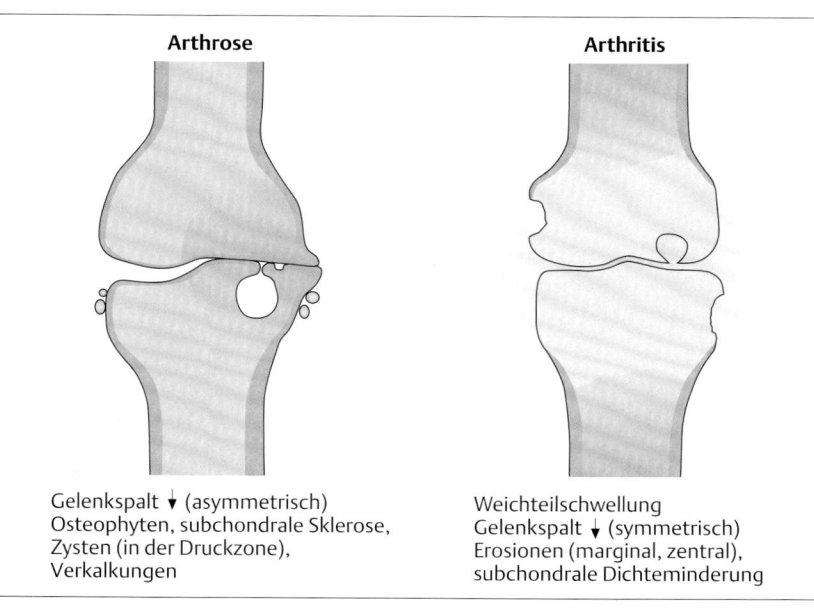

Abb. 9.**9** Schematisierte Gegenüberstellung der wichtigsten Arthrose- und Arthritiszeichen.

Arthrose

Gelenkspalt ↓ (asymmetrisch)
Osteophyten, subchondrale Sklerose,
Zysten (in der Druckzone),
Verkalkungen

Arthritis

Weichteilschwellung
Gelenkspalt ↓ (symmetrisch)
Erosionen (marginal, zentral),
subchondrale Dichteminderung

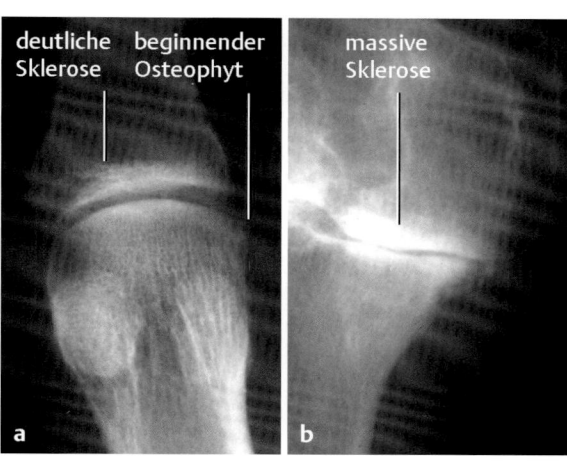

deutliche Sklerose beginnender Osteophyt

massive Sklerose

a

b

Abb. 9.**10** Die subchondrale Sklerose ist ein Arthrosezeichen.
a Erhaltener Gelenkspalt, sehr diskrete Osteophytenbildung.
b Massive Gonarthrose.

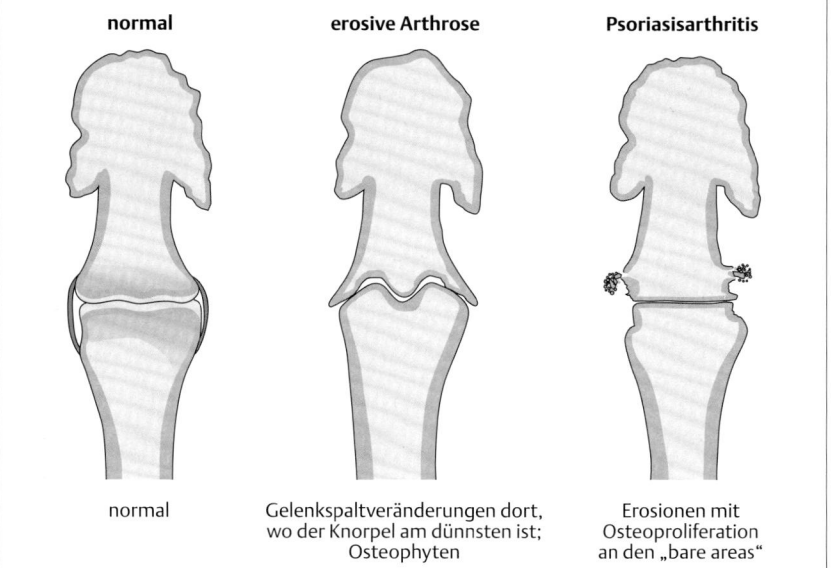

normal

normal

erosive Arthrose

Gelenkspaltveränderungen dort,
wo der Knorpel am dünnsten ist;
Osteophyten

Psoriasisarthritis

Erosionen mit
Osteoproliferation
an den „bare areas"

Abb. 9.**11** Schematische Gegenüberstellung von erosiver Arthrose und Psoriasisarthritis.

Lamelläre Periostreaktion (Abb. 9.**12**)

Meist findet sich eine einzelne Lamelle meta-/diaphysär. Sie tritt in Nachbarschaft zum betroffenen Gelenk auf, stellt aber insgesamt ein seltenes Phänomen dar.

- Die lamelläre Periostreaktion findet sich bei manchen **Arthritiden** (insbesondere seronegativen Spondylarthritiden und juveniler rheumatoider Arthritis) in Gelenknähe.
- Andere Differenzialdiagnosen sind: Arthrose, Tumoren, hämatologische Erkrankungen, chronisch venöse Insuffizienz, posttraumatisch.

Reaktive Knochenanbauten (Abb. 9.**11** u. 9.**13 a, b**)

Reaktive Knochenanbauten treten als Osteophyten und Protuberanzen auf. Ihre Form und Verteilung ist differenzialdiagnostisch oft richtungsweisend.

- Manche **Arthritis**formen neigen zu sehr starker Osteoproliferation im Bereich der Kapsel- und Sehnenansätze (Enthesen, z. B. Arthritis psoriatica). Davon abzugrenzen ist die Randsklerosierung der Erosionen bei Stillstand der Erkrankung.
- Bereits in frühen **Arthrose**stadien finden sich osteophytäre Anbauten. Sie beginnen typischerweise in den entlasteten Gelenkanteilen an der Knorpel-Knochen-Grenze.

Mutilation und Ankylose (Abb. 9.**14 a – c**)

Die Gelenkzerstörung kann sich in die Mutilation (Verstümmelung) fortsetzen und in der Ankylose (fibröse oder knöcherne Überbrückung) enden.

- Manche **Arthritiden** neigen sehr früh zu Mutilationen (z. B. Arthritis psoriatica). Im Übrigen sind Mutilationen und Ankylose Ausdruck des Spätstadiums.
- Wenn man vom Charcot-Gelenk absieht, sind sie bei der **Arthrose** nur nach sehr langem Krankheitsverlauf zu beobachten.

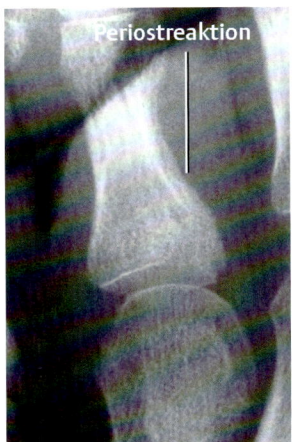

Abb. 9.**12** Verbreiterung des Phalangen durch eine Periostreaktion bei Psoriasisarthritis.

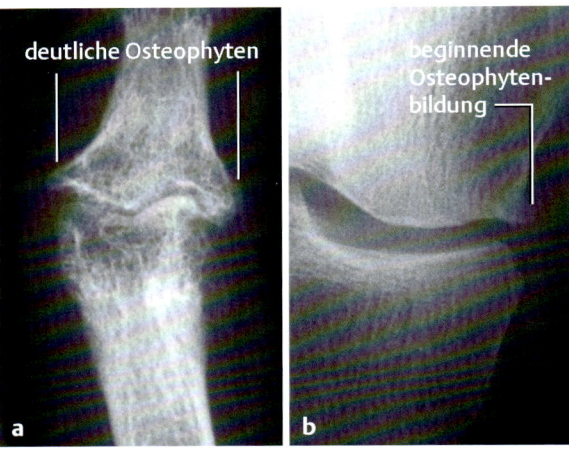

Abb. 9.**13** Osteophytäre Anbauten in unterschiedlicher Ausprägung am Interphalangealgelenk (**a**) und am Knie (**b**).

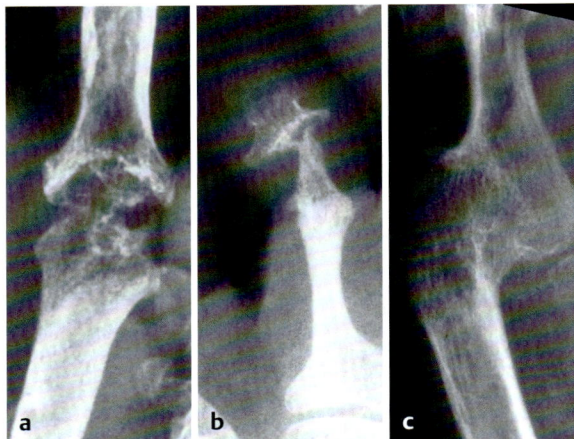

Abb. 9.**14** **a, b** Mutilation. In **b** liegt eine typische „Pencil-in-cup"-Form vor. **c** Knöcherne Ankylose eines proximalen Interphalangealgelenks.

9.1.4   Röntgenzeichen an Wirbelsäule und Sakroiliakalgelenken

Wirbelsäule

Spondylitis anterior (Romanus-Läsion). Es handelt sich um eine fokale Entzündung an der anterioren oder auch posterioren Kante des Wirbelkörpers (Abb. 9.15 a, b). Sie kann mit oder ohne fokale Destruktion auftreten. Die Läsion ist fast immer von einer breiten Sklerose umgeben. Aufgrund der recht typischen dreieckigen Form wird sie auch als glänzende Ecke bezeichnet (Abb. 9.16).

Andersson-Läsion A (entzündlicher Typ). Es handelt sich um eine entzündliche Reaktion, die Diskus und Wirbelkörper fokal zerstört. Kennzeichnend ist die Irregularität der Deck- und Bodenplatte mit in der Regel ausgedehnter Sklerosezone. Die Abgrenzung zur mechanisch-degenerativ bedingten Osteochondrose (Schmorl'scher Knoten) ist teilweise schwierig.

Andersson-Läsion B (nichtentzündlicher, pseudarthrotischer Typ). Im entkalkten und weitgehend knöchern versteiften Achsenskelett kommt es als Folge einer transdiskalen oder transvertebralen Ermüdungsfraktur zur Pseudarthrose.

Kanten- und Tonnenwirbel. Durch die entzündliche Destruktion an der Wirbelkörpervorder**kante** bei einer Spondylitis anterior kommt es nicht zur klassischen Romanus-Läsion, sondern nur zum „Verlust" der Wirbelkörper-Vorderkante. Dies führt zur Ausbildung ei-

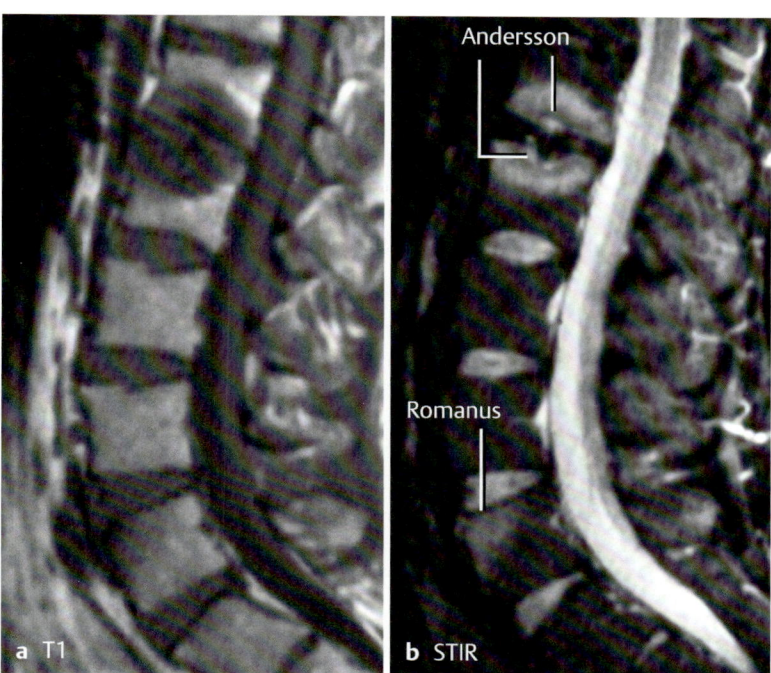

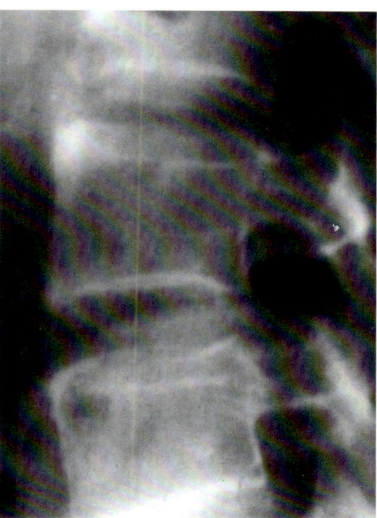

Abb. 9.**16**   „Glänzende Ecke" bei einer Spondylitis anterior.

Abb. 9.**15**   Romanus- und Andersson-Läsion mit kräftigem Begleitödem bei seronegativer Spondylarthropathie.

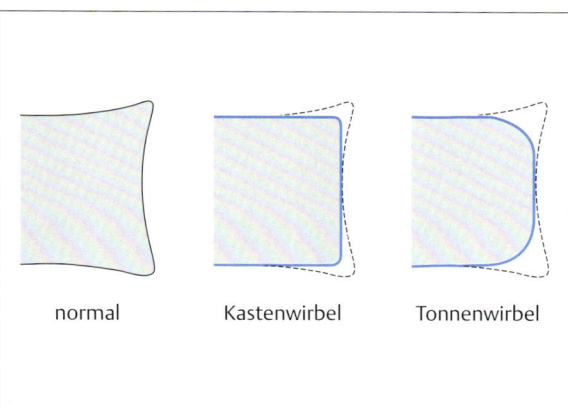

Abb. 9.**17**   Kasten- und Tonnenwirbel sind Folge der Spondylitis anterior.

nes Kastenwirbels (Abb. 9.**17**). Die normale Konkavität der Wirbelkörper-Vorder**fläche** ist aufgehoben (im Seitenbild häufiger als im a.-p. Bild zu sehen). Schreitet die Spondylitis anterior voran, entsteht durch Destruktion der unteren als auch oberen Wirbelkörper-Vorderkante ein Tonnenwirbel.

Wirbelkörperexpansion. Von der reinen Formveränderung bei Kasten- und Tonnenwirbeln ist die Vergrößerung eines Wirbelkörpers abzugrenzen. Sie wird typischerweise beim Morbus Paget beobachtet (Abb. 9.**19 a, b**).

Syndesmophyten (Abb. 9.**18 a**). Ossifikation der marginalen Fasern des Anulus fibrosus werden Syndesmophyten genannt. Ursache ist ein progressiv **entzündlicher Prozess**. Sie sind primär dünn, wachsen vertikal entlang der Kontur der Bandscheibe. Im Verlauf verdicken sich die Syndesmophyten und beziehen das anteriore longitudinale Ligament und die paravertebralen Weichteile mit ein. Endbild: „Bambusstab".

Spondylophyten (Abb. 9.**18 d**). Spondylophyten sind durch **Degenerationen** der Bandscheibe ausgelöste Ossifikationen der Wirbelkörperkante. Sie können auch als Folge einer Entzündung auftreten. Der submarginale Spondylophyt entsteht am Ansatz des vorderen Längsbandes, also wenige Millimeter von der Bandscheibe entfernt. Er wächst zunächst horizontal und biegt dann nach kranial henkelförmig um. Der marginale Spondylophyt setzt sich kontinuierlich horizontal in der Deck- oder Bodenplatte fort.

Neben diesen Hauptformen – Syndesmophyt als Folge eines Entzündungsprozesses und Spondylophyt als Degenerationserscheinung – gibt es zahlreiche Zwischenformen. Bei den **Parasyndesmophyten** (Abb. 9.**18 b, c**) handelt es sich um asymmetrische Ossifikationen, die dicker sind als Syndesmophyten und nicht vertikal, sondern bogen-, kommaförmig vom

Wirbelkörperrand abgesetzt („para") verlaufen. Sie treten in drei Formen auf: Stierhorntyp, paradiskaler länglich-schmaler Typ und paradiskales Ossikel.

Als **Mixtaosteophyt** bezeichnen manche Autoren das Mischbild aus Syndesmophyt und Spondylophyt.

Die Interpretation dieser Sonderformen ist schwierig, ätiologische Rückschlüsse sollten nur in Zusammenschau mit weiteren Röntgenbefunden erfolgen.

Blockwirbel. Sowohl eine kongenitale Anlagestörung als auch der Zustand nach abgelaufener Entzündung sind als Ätiologie der Blockwirbelbildung anzusehen.

Sakroiliakalgelenke

! Nur der anteroinferiore Anteil der Sakroiliakal-(SI-)Gelenke ist ein synoviales Gelenk. Der hintere und obere Anteil des „Gelenks" wird durch die Ligg. sacroiliaca interossea und dorsale zusammengehalten und hat keinen Knorpel.

Die Sakroiliitis (bi- oder unilateral) bildet das Schlüsselsymptom der seronegativen und HLA-B27-assoziierten Spondylarthropathien. Unilateral ist auch eine bakterielle Genese möglich.

Röntgenzeichen der Sakroiliitis („buntes Bild", Abb. 9.**20** u. 9.**21**):
- Ausdünnung der subchondralen Grenzlamelle
- Erosionen (iliakal stärker als sakral ausgeprägt)
- Gelenkspaltverbreiterung (irregulär), später Gelenkspaltverschmälerung
- Sklerosierungen
- Brückenbildungen, später knöcherne Ankylosen
- Kapsel- und Ligamentverkalkungen

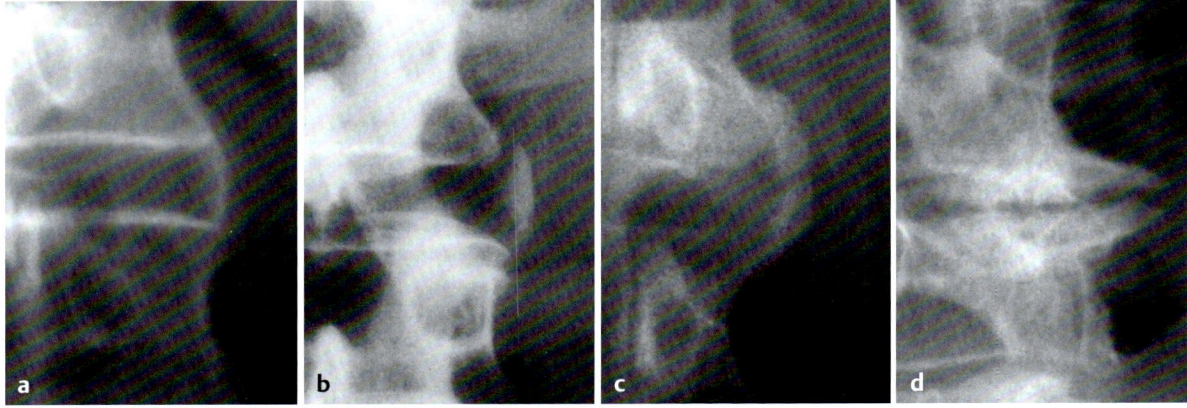

Abb. 9.**18** Vergleich der unterschiedlichen Ossifikationen zwischen den Wirbelkörpern. **a** Syndesmophyt, dünne Ossifikation, vertikales Wachstum. **b** Parasyndesmophyt, vom Wirbelkörperrand abgesetzt. **c** Parasyndesmophyt vom „Stierhorntyp". **d** Degenerative Spondylophyten.

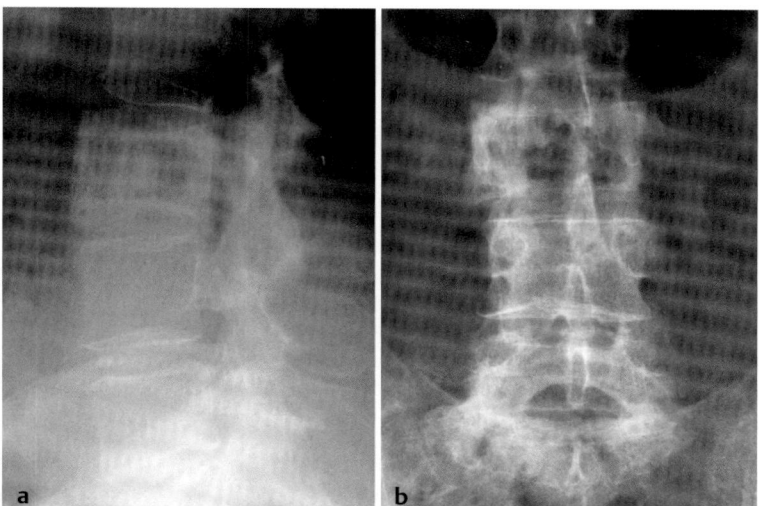

Abb. 9.**19** Wirbelkörperexpansion bei Morbus Paget.

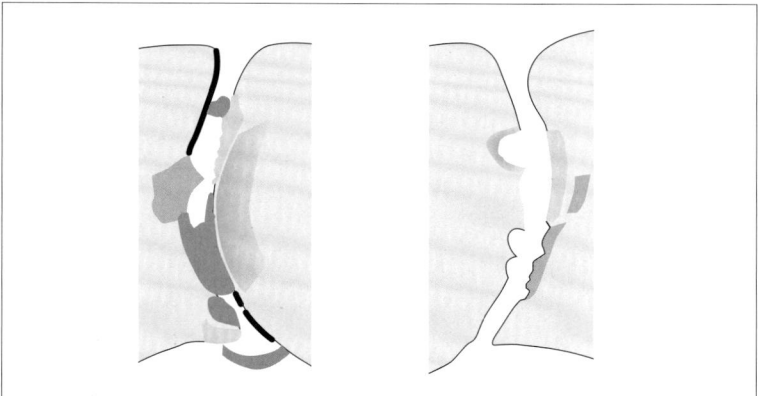

Abb. 9.**20** „Buntes Bild" der Sakroiliitis, schematische Darstellung.

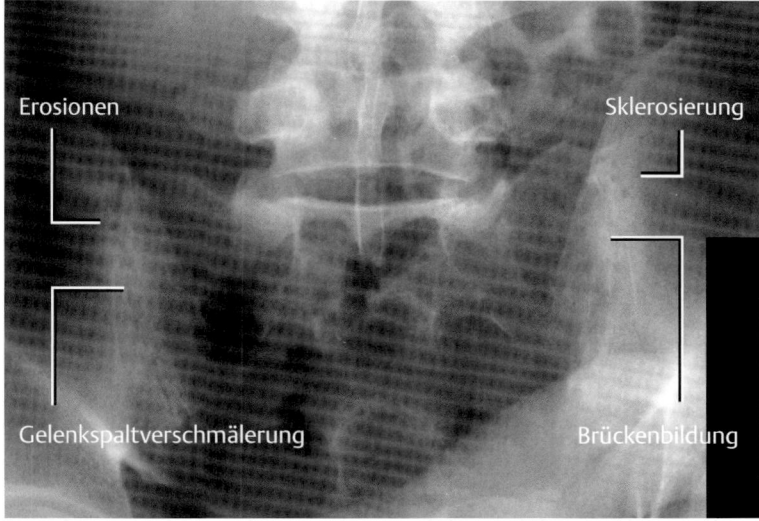

Abb. 9.**21** Radiographisch „buntes Bild" der Sakroiliitis.

9.1.5 Sonographie

Voraussetzung für die Darstellung der Gelenke sind Schallköpfe mit Frequenzen von 7–13 MHz. Für die Untersuchung der stark reflexogenen Leitstrukturen der Säuglingshüfte genügt eine Frequenz von 5 MHz.

Für jedes Gelenk sollte ein festes Untersuchungsprotokoll eingehalten werden, eventuell ergänzt durch weitere Schnittführungen, abhängig von der klinischen Fragestellung.

Bei der Untersuchung von Sehnen- und Muskelstrukturen ist der Effekt der akustischen Faseranisotropie zu beachten: Aufgrund der gerichteten Strukturen entstehen abhängig vom Anschallwinkel Echogenitätsunterschiede. Diese dürfen nicht als Läsionen fehlgedeutet werden (Abb. 9.**22**)

Wie auch sonst in der Sonographie sollten Befunde nach folgenden Kriterien beschrieben werden:

- **Lokalisation:** anatomische Lokalisation und Kontakt zu angrenzenden Strukturen
- **Echogenität:** echofrei, echoarm, echoreich
- **Berandung:** scharf, unscharf, teils-teils
- **dorsale Schallbeeinflussung:** Schallverstärkung, Schallschatten.

Wichtigste sonographische Differenzialdiagnosen:

- **Echofreie Läsionen:** Zysten, Ganglien, Ergüsse; **cave:** auch Hämatome, Abszesse und selten Tumoren können echofrei sein!
- **Echoarme Läsionen:** Hämatome, Abszesse, Granulationsgewebe, viele Lipome (typische „gefiederte" Struktur), viele benigne und fast alle malignen Neoplasien, viele Sehnenrisse; z.T. enthalten auch Ergüsse oder Zysten nicht reflexfreie Flüssigkeit.
- **Echoreiche Läsionen:** Lipome, Sehnenrupturen (an ihren reflektierenden Grenzflächen), Verkalkungen oder Verknöcherungen (typischer Schallschatten), Defekte der Knochenoberfläche (z.B. Erosionen, Hill-Sachs-Delle).

! Echoarme Läsionen sind unspezifisch und differenzialdiagnostisch meist nur unter Kenntnis der Klinik und anderer bildgebender Verfahren einzuordnen. Insbesondere bei den synovialen Arthritiden ist die Differenzierung zwischen echoarmem Erguss und Pannus schwierig.

Welche Fragen kann die Sonographie am Gelenk und in Gelenknähe beantworten?

- Differenzierung zwischen intraartikulärem Erguss und periartikulärem Weichteilödem
- Differenzierung Erguss versus Tumor
- Nachweis einer Synovialzyste
- Diagnose einer Sehnenruptur
- Diagnose einer Tendovaginitis
- Nachweis einer knöchernen Beteiligung (Erosion) bei Arthritiden
- Nachweis einer Bursabeteiligung bei Arthritis.

9.1.6 Szintigraphie

Sie wird als 3-Phasen-Szintigraphie mit ^{99m}Tc in frontaler und lateraler Projektion durchgeführt. Die Stärke der Methode liegt im Gesamtüberblick über die Krankheitsmanifestationen im Skelettsystem, der differenzialdiagnostisch von höchster Bedeutung ist. Einsatzgebiete:

- Verdacht auf eine rheumatoide Arthritis bei noch negativem Röntgenbefund zur Suche nach Entzündungsherden und Ermittlung der Befallstopik (Differenzierung zur Arthrose)
- Ausschluss einer anderen, den Knochen (mit)betreffenden Zweiterkrankung (z.B. Knochenmetastasierung).

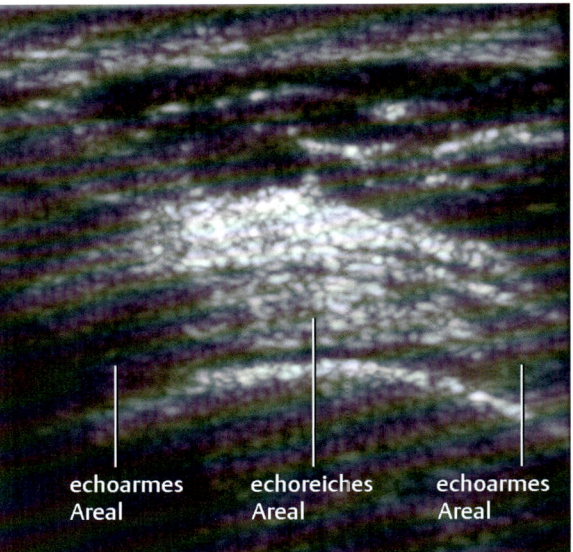

echoarmes Areal   echoreiches Areal   echoarmes Areal

Abb. 9.**22** Aufgrund der akustischen Faseranisotropie ist die Echogenität geschichteter Strukturen (hier: normale Rotatorenmanschette) vom Anschallwinkel abhängig. Dieser Effekt muss von pathologischen Echogenitätsunterschieden abgegrenzt werden.

9.1.7 Magnetresonanztomographie

In der Gelenkdiagnostik sind die Stärken der MRT die Darstellung der Gelenkbinnenstrukturen, der umgebenden Weichteile und des subchondralen Knochenmarks. Standardisierte Untersuchungsprotokolle haben sich bisher nicht etabliert, da die Sequenzzusammenstellung sinnvollerweise auf die Fragestellung abgestimmt wird. Einige Grundregeln zu den Sequenzen:

- *T1 SE:* in der Gelenkdiagnostik unabdingbar zur anatomischen Orientierung, Gewebecharakterisierung und zur Beurteilung des Knochenmarks.
- *PD FS:* Die fettgesättigte Protonendichtesequenz bildet zusammen mit der T1 SE die zweite Säule der Gelenkdiagnostik. Sie ist sehr sensitiv für ödematöse Veränderungen (und damit für die Mehrzahl der Pathologien) und lässt die anatomischen Strukturen noch gut erkennen. Bei noch stärkerer T2-Gewichtung (T2 FSE FS) werden die Bilder zwar immer sensitiver, aber auch immer mehr „schwarz-weiß". Außer der schlechten anatomischen Orientierung ist dann zu beachten, dass zwischen Ödem und reiner Flüssigkeit nicht mehr sicher unterschieden werden kann. Der hyaline Knorpel kommt signalreich zur Darstellung, aber weniger hell als Flüssigkeit.
- *T2 FSE:* Die **nicht** fettgesättigte T2 FSE als alleinige T2-gewichtete Sequenz wird aufgrund der schlechten Abgrenzbarkeit von Fett und Ödem heute nicht mehr angewandt. In Ergänzung zu einer PD FS kann sie im Einzelfall jedoch hilfreich sein bei der Gewebecharakterisierung, der Unterscheidung zwischen zarten Flüssigkeitsansammlungen gegenüber Ödemen und bei der Beurteilung des Knorpels. Auch die Suche nach freien intraartikulären Fragmenten (schwarzer Knorpel in weißer Flüssigkeit) ist eine Stärke der T2 FSE. Eine Alternative zur PD FS oder T2 FS ist die STIR-Sequenz.
- *GE-Sequenzen:* Gradientenecho-Sequenzen werden für gezielte Fragestellungen eingesetzt, an den Gelenken vor allem zur hoch aufgelösten Knorpeldar-

stellung (T2* GE als Volumensequenz). Ihre Bedeutung für die klinische Routine ist noch umstritten.
- Die *Kontrastmittelgabe* ist bei der Abklärung entzündlicher, tumoröser oder ischämischer Läsionen sinnvoll. Sie wird in aller Regel als fettgesättigte T1 SE durchgeführt. Im Rahmen der Traumadiagnostik ist eine Kontrastmittelgabe nur in seltenen Fällen indiziert (z.B. zur Suche nach Granulationsgewebe am Ansatz des triangulären fibrokartilaginären Komplexes). Bei der Befundung ist zu beachten, dass Kontrastmittel sehr schnell in entzündlich bedingte Flüssigkeitsansammlungen (Abszesse, entzündete Gelenke) diffundiert, so dass die Ausdehnung des vaskularisierten Gewebes überschätzt wird. Die Korrelation mit einer T2-gewichteten Sequenz ist erforderlich. Eine Kontrastmittelgabe sollte nicht ohne native T1 SE erfolgen, da für viele Läsionen die Kenntnis der Fettverteilung essenziell ist.

Signalverhalten einiger pathologischer Veränderungen:

- Läsionen in Knochen und Knochenmark bei Entzündungen, Tumoren oder Traumata: in T1 SE hypointens, in PD FS und T2 FSE hyperintens
- Verknöcherungen und Verkalkungen: in allen Sequenzen hypointens
- Degenerationen und Rupturen in Sehnen, Bänder oder Faserknorpel: in T1 SE und insbesondere in T2 FSE leicht hyperintens
- Ödeme: in T1 SE hypointens, in PD FS und T2 FSE hyperintens

Literatur

Dihlmann W, Bandick J. Die Gelenksilhouette. Berlin: Springer; 1995.

Ostendorf B et al. Bildgebende Verfahren in der Rheumatologie: Magnetresonanztomographie bei rheumatoider Arthritis. Z Rheumatol 2003; 62: 274–86.

Roemer F et al. Musculoskeletal ultrasound in rheumatology: a radiologic perspective Arthritis Rheumat 2005; 53: 491–3.

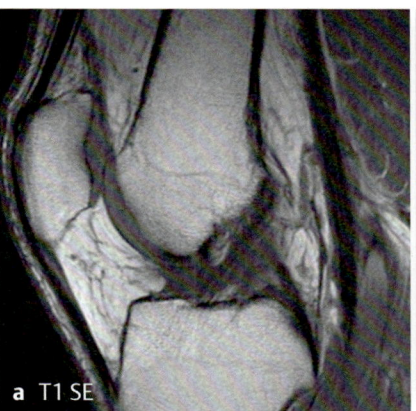

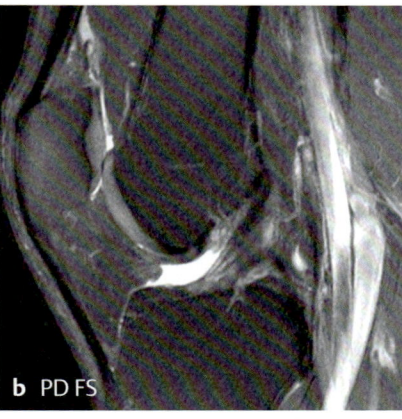

Abb. 9.23 Sagittale MRT am Knie, Normalbefund.

a T1 SE   b PD FS

9.2 Degenerative Erkrankungen der Gelenke

9.2.1 Arthrose der peripheren Gelenke

Unter Arthrose werden verschiedene degenerative Gelenkerkrankungen zusammengefasst (lat.: degenerare, verfallen, verkümmern). Die primäre Arthrose tritt erst im höheren Lebensalter auf (ab 5. Lebensjahrzehnt) und ist ätiologisch nicht eindeutig zuzuordnen. Bei der sekundären Arthrose ist das Grundleiden bekannt oder zumindest wahrscheinlich. Funktionell-deskriptiv kann man die Arthrose am besten als eine Dysfunktion des Gelenks beschreiben. Sie ist charakterisiert durch eine speziell durch Knorpelverlust veränderte Gelenkanatomie und die Bildung von Osteophyten (P. Bullough). Im Kern ist die Arthrose eine nichtentzündliche Gelenkerkrankung.

PATHO Die Arthrose ist am besten als multifaktorielles Geschehen anzusehen, charakterisiert durch Alterationen:

- der Form der Gelenkflächen (z.B. bei Hüftdysplasie oder Zustand nach Trauma)
- der mechanischen Eigenschaften der Grundsubstanz (Matrix) von Knorpel, subchondralem Knochen und anderen Stütz- und Bindegeweben
- der Integrität der das Gelenk umgebenden und stützenden Strukturen (Ligamente, Muskeln, Sehnen, Menisken).

Verschiedene, ätiologisch wichtige Risikofaktoren für die Entstehung der Arthrose (auch „Arthrosis deformans" oder engl.: „osteoarthritis") sind inzwischen gesichert worden:

- systemische Faktoren: Alter, Geschlecht, genetische Prädisposition, Ernährung
- intrinsische Gelenkvulnerabilität: vorangegangene Verletzungen (z.B. Meniskektomie), Fehlstellungen und andere Veränderungen, die auch als sog. Präarthrosen zusammengefasst werden (S. 314)
- extrinsische Faktoren: Übergewicht, starke Überbelastung (spezielle Sportarten).

! Die Pathogenese ist für die primäre und sekundäre Arthrose vermutlich gleich. Die sekundäre Arthrose unterscheidet sich nur dadurch, dass die zugrunde liegenden Gelenkveränderungen **bekannt** sind (z.B. posttraumatische Gelenkflächendefekte, Instabilitäten).

Hyaliner Knorpel ist avaskulär und wird nicht innerviert. Die Ernährung erfolgt durch Diffusion. Die Fähigkeit der Knorpelzelle zu Proliferation und Hypertrophie wird weitgehend (bis auf wenige Areale an der chondroossären Übergangszone) unterdrückt. Die Funktion des Knorpels ist abhängig von der Integrität der extrazellulären Matrix.

Bei der Arthrose ist der Gelenkknorpel geschädigt. Die Chondrozyten beginnen zu proliferieren. Sie steigern die Matrixsynthese, sie hypertrophieren. **Gleichzeitig** exprimieren dieselben Zellen proteolytische Enzyme (z.B. Kollagenasen), sie aktivieren Proenzyme in Makrophagen. Sie beginnen mit dem subchondralen vaskulären System zu kommunizieren, haben einen Einfluss auf die Angiogenese und können die proteolytische Aktivität darüber verstärken.

! Bei der Arthroseentstehung kommt dem Wechselspiel von Degenerations- und Reparationsvorgängen (Auf- und Abbau) eine besondere Rolle zu.

Verteilung arthrotischer Veränderungen: Arthrotische Veränderungen können entweder lokalisiert oder generalisiert auftreten.

Primärarthrotische Veränderungen finden sich vor allem in der Wirbelsäule, in Hüft-, Knie-, Daumensattel- und Fingergelenken sowie im Großzehengrundgelenk. Schulter-, Ellenbogen- und Sprunggelenk sind hingegen selten betroffen (Abb. 9.24). Bei Arthrosen der letzteren Gelenke sollten immer sekundärarthrotische Ätiologien in Betracht gezogen werden. Warum primärarthrotische Veränderungen in den Sprunggelenken selten und in den Hand- und Fingergelenken häufig sind, ist ungeklärt.

Sekundärarthrotische Veränderungen haben je nach Krankheitsursache bevorzugte Lokalisationen (Tabelle 9.1).

Schädigung des hyalinen Gelenkknorpels und der Synovialis (Abb. 9.25):

Die Schädigung des Gelenkknorpels erfolgt in Schritten, die in einem Gelenk an unterschiedlichen Orten nebeneinander ablaufen können. In Anlehnung an etablierte arthroskopische Einteilungen werden meist vier **Schädigungsstufen** unterschieden:

I Knorpelödem (Chondromalazie, Abb. 9.26)
II Fibrillation (feine Einrisse) und beginnende Fragmentierung; die Schäden beschränken sich makroskopisch auf die gelenkseitige Knorpeldicke (Abb. 9.27)
III Fibrillation, Fragmentierung und Defekte bis zum Knochen (Abb. 9.28)
IV Denudierung größerer Knorpelanteile („Glatzenbildung", Abb. 9.36)

Im Rahmen der Degeneration kommt es meist zuerst zu einer Schädigung der oberflächlichen Kollagenfaserschicht. (In manchen Fällen tritt fast gleichzeitig eine Schädigung der Proteoglykane auf!) Die Knorpelmatrix, die im Wesentlichen Wasser anziehende Proteoglykane umfasst, nimmt mehr Wasser auf und dehnt sich aus. Dies entspricht dem **Knorpelödem**. Durch den nun entstehenden höheren mechanischen Knorpelabrieb bei gleichzeitigem Verlust an Knorpelelastizität kommt es zur „samtartigen" Fibrillation der Knorpeloberfläche und zu **Fragmentierungen**.

In weiterer Folge nimmt die Fragmentierung und Defektbildung zu. Bei Fortschreiten des Prozesses kommt es zur **„Glatzenbildung"** (Abb. 9.36).

Von großer Bedeutung für die klinischen Symptome der Arthrose ist die Synovialmembran. Durch Knorpelabrieb wird sie mechanisch und biochemisch zu einer Entzündungsreaktion angeregt und verdickt (**Synovialitis**). Dies führt zur Ergussbildung mit ihren langfristigen Komplikationen (z.B. Synovialzysten) und verschlechtert zudem die Ernährung des Knorpels. Als Folge kann es zu einer Erweiterung oder Schrumpfung der Gelenkkapsel kommen, die zusätzlich zu den Veränderungen an Knorpel und Gelenksockel Ursache von Gelenkfehlstellungen ist.

Auf Veränderungen der Menisken wird in Abschnitt 1.7.6, Binnenläsionen des Kniegelenks, eingegangen.

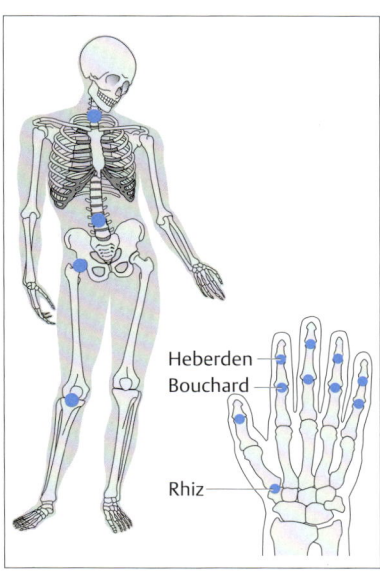

Abb. 9.**24**
Verteilungs-
muster der
primären
Arthrosen an
den peripheren
Gelenken.

Heberden
Bouchard

Rhiz

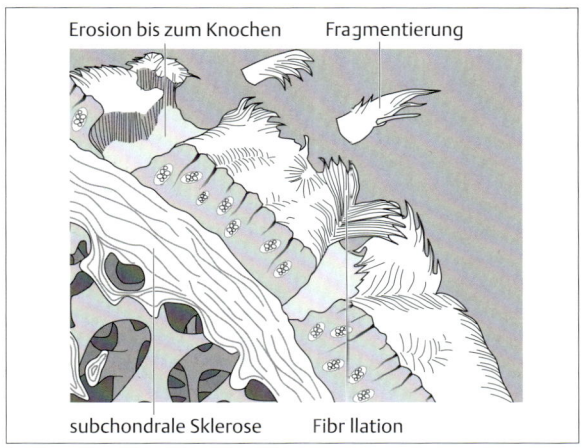

Erosion bis zum Knochen   Fragmentierung

subchondrale Sklerose   Fibrllation

Abb. 9.**25** Degenerative Veränderungen in Knorpel und Subchondralregion (Synopsis).

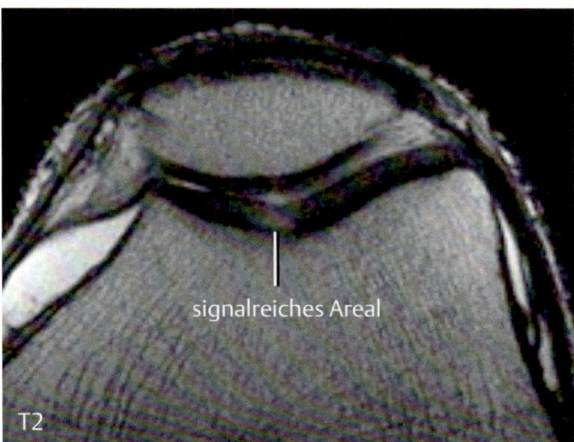

signalreiches Areal

T2

Abb. 9.**26** Knorpelschädigung mit Signalalteration und minimaler oberflächlicher Defektbildung (Grad I–II). Geringer oberflächlicher Defekt auch im patellaren Gelenkknorpel.

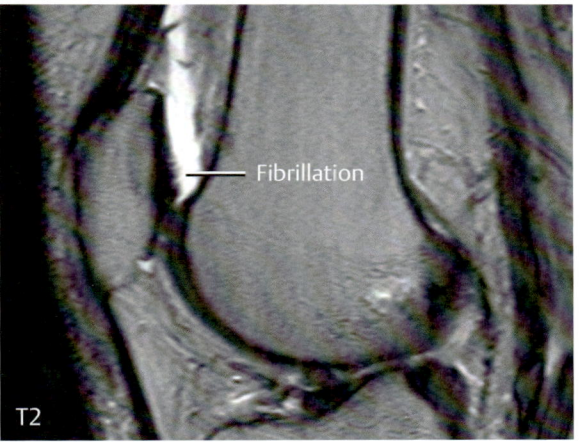

Fibrillation

T2

Abb. 9.**27** Fibrillation des Retropatellarknorpels, die tieferen Knorpelanteile sind intakt: Chondropathie Grad II.

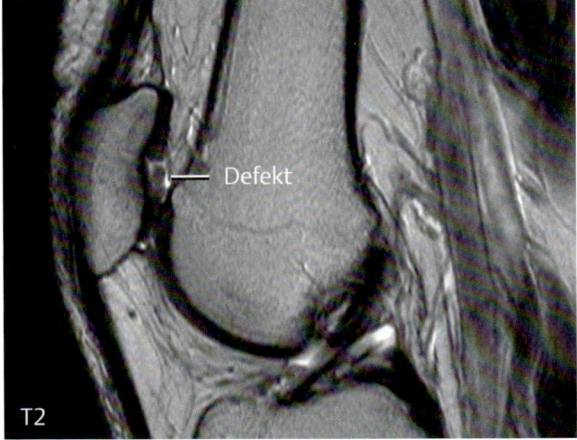

Defekt

T2

Abb. 9.**28** Chondropathie retropatellar mit Defekt: Grad III.

Tabelle 9.**1** Bevorzugte Lokalisationen von **Sekundärarthrosen**

Ursache	Lokalisation
Trauma	Knie, Hüfte, Schulter, Ellenbogen, Hand, Sprunggelenk
Gelenkdysplasie, Fehlstellung	Hüfte, Knie, Großzehe
Osteonekrose	Hüfte, Knie, Sprunggelenk, Schulter
Rheumatoide Arthritis	Hand, Fuß, Hüfte, Knie
Akromegalie	Hand, Fuß, Knie, Schulter
Gicht	Hand, Fuß, Knie, Ellenbogen
Calciumpyrophosphat-Arthropathie	Knie, Handgelenk, Hüfte, Schulter, Symphyse

Knorpelreparatur/-transplantation:

Die Regeneration des Knorpels setzt da an, wo die Schädigung stattfindet: in Matrix und in Zelle (Chondrozyt). Innerhalb der geschädigten Knorpelmatrix kommt es zur Proliferation von Knorpelzellen und zur Synthese von Proteoglykanen und Kollagenfasern (intrinsic repair). Ist der Knochen denudiert („Knorpelglatze"), entwickelt sich aus kleinen Poren des subchondralen Knochens fibrokartilaginäres Gewebe, das den denudierten Knochen vollständig überdecken kann. Der Reparaturknorpel ist zellreich und das kollagene Netzwerk hat einen anderen Aufbau. Diese Form der Reparatur (extrinsic repair) kann sich auch von den Gelenkrändern her entwickeln. Der Reparaturknorpel zeigt eine zum Teil sehr unregelmäßige Oberfläche und deutlich geringere Komprimierbarkeit. Daher ist die Gelenkoberfläche trotz Reparatur deutlich weniger belastbar. Bei Überlastung kommt es frühzeitig zu subchondralen Schädigungen.

Operative Verfahren. In den letzten Jahren wurden mehrere operative Verfahren zur Knorpelreparation/-transplantation entwickelt. Besonders etabliert haben sich die subchondrale Mikrofrakturtechnik (entspricht einer iatrogen initiierten „extrinsic repair"), „Mosaikplastiken" (autogene Knorpelknochenstücke werden transplantiert, Abb. 9.**29**) und die autogene Chondrozytentransplantation (Abb. 9.**30**). Letztere wird zweizeitig ausgeführt: Zuerst werden wenige gesunde Knorpelzellen arthroskopisch entnommen und extern durch Züchtung vermehrt. In einer zweiten arthroskopischen Operation werden die künstlich vermehrten Knorpelzellen in die Knorpeldefekte eingebracht. Beide letzteren Verfahren gelangen derzeit bei arthrotisch veränderten Gelenken nicht routinemäßig zur Anwendung, da die Arthrose meist weite Gelenkabschnitte umfasst und die Einheilungstendenz schlechter ist.

Subchondralschäden:

Der Funktionsverlust des Knorpels führt zur Überlastung der Subchondralregion. Frühzeitig entwickeln sich kleinste Marködeme, Mikroblutungen und -frakturen oder sogar Mikronekrosen. Ödeme können sich binnen einiger Wochen ohne Restschaden rückbilden. Als Reaktion ist jedoch auch eine Hyperämie, Zellinfiltration und Proliferation von fibrovaskulärem Gewebe möglich. Wieder besteht die Möglichkeit einer Restitutio ad integrum oder aber einer Defektheilung mit subchondraler „Zystenbildung" (mit flüssigem, myxoidem, fibrösem oder knorpeligem Inhalt) oder Knochenneubildung und subchondraler Sklerose. Die „Defektheilung" (Zysten, subchondrale Sklerose) behindert den Flüssigkeitsaustausch zwischen Subchondralregion und Knorpel. Radiologisch manifestieren sich diese Vorgänge in Form einer lokalen subchondralen Entkalkung, von Zysten oder einer Sklerose.

Osteophytenbildung:

Die fortgesetzte Überlastung des Gelenks mit meist erhöhter Instabilität führt durch lokale Aktivierung von Wachstumsfaktoren bzw. lokalen Zugkräften zur Knochenneubildung in Form von Osteophyten. Die Osteophyten bilden sich dabei nach dem gleichen Prinzip wie die Fibroostosen als metaplastische Verknöcherungen reparativen Bindegewebes (remodeling). Durch die randständigen Osteophyten wird die Gelenkfläche verbreitert, die lokale Überlastung vermindert und die Stabilität wieder erhöht. Gleichzeitig wird aber die Beweglichkeit des Gelenks eingeschränkt (Abb. 9.**31a–c**).

Freie Gelenkkörper:

Fragmentierungen (lat.: „fragmentum", Bruchstück) von Knorpel und Knochen bei der Arthrose sind häufig. Sie werden entweder von der Synovialmembran aufgenommen und abgebaut oder verbleiben als freie Gelenkkörper. Letztere können durch Zellproliferation wachsen. Sie haben entweder einen amorphen, knöchernen oder knorpeligen Aufbau.

Arthrose – spezielle Begriffe

Latente Arthrose: klinisch inapparente Form, obwohl radiographisch Zeichen der Arthrose nachzuweisen sind.

Aktivierte („symptomatische") Arthrose: Arthrose mit Krankheitswert für den Patienten. Synovialitis, Erguss, Laxheit der bindegewebigen Gelenkstrukturen und Knochenmarködeme können zur Schmerzhaftigkeit des Gelenks Anlass geben.

Erosive Arthrose (Abb. 9.**31a–c**): Sonderform der Arthrose, die klinisch mit Schwellung, Rötung und starken Schmerzen wie bei einer synovialen Arthritis einhergeht. Leitsymptom ist die radiologisch sichtbare Erosion. Im Besonderen sind die distalen und proximalen Interphalangeal-(DIP- und PIP-)Gelenke betroffen, alle anderen Lokalisationen sind möglich. Ein Erguss liegt immer vor. Die Erosionen sind bei einer erosiven Arthrose mehr **zentral** und weniger marginal angeordnet. Sie bauen sich entweder in teilweise große Zysten um oder sklerosieren. Auch bei der erosiven Arthrose handelt es sich primär um eine Chondropathie, die Synovialitis ist deren Folge. Sie gehört daher in die Gruppe der degenerativen Gelenkerkrankungen.

Die erosive Arthrose ist eine Ausschlussdiagnose. Die Gichtarthropathie, die Arthritis psoriatica, die Propfarthritis (Arthrose und aufgepropfte rheumatoide Arthritis) und infektiöse Arthritiden sind differenzialdiagnostisch auszuschließen.

Atrophische Arthrose: durch Gelenkknorpelabbau und somit Gelenkspaltverschmälerung bei fehlenden oder geringfügigen reaktiven Phänomenen (Sklerosen, Osteophyten) gekennzeichnet. Sie tritt bevorzugt an der Hand auf (Abb. 9.**32**).

Hypertrophische Arthrose: eine Form mit exzessiver Osteophytenbildung; eine genetische Disposition ist sehr wahrscheinlich.

Generalisierte Arthrose: gleichzeitiges oder sequenzielles Auftreten der Arthrose an vielen Gelenken, bevorzugt an Hand, Wirbelsäule, Knie- und Hüftgelenk. Betroffen sind insbesondere Frauen über 60 Jahre. Eine genetische Disposition wird vermutet.

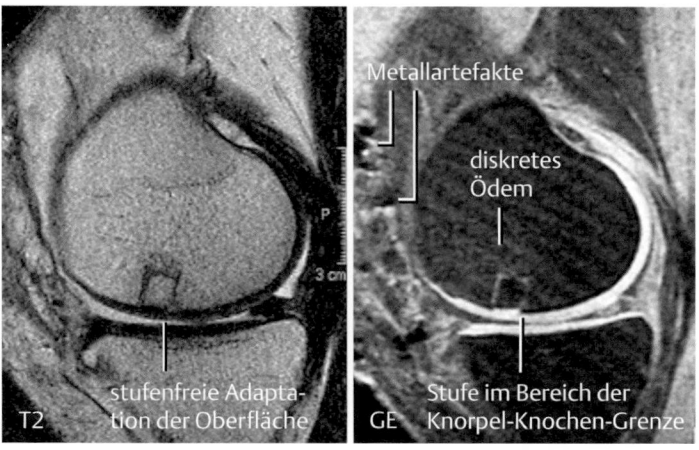
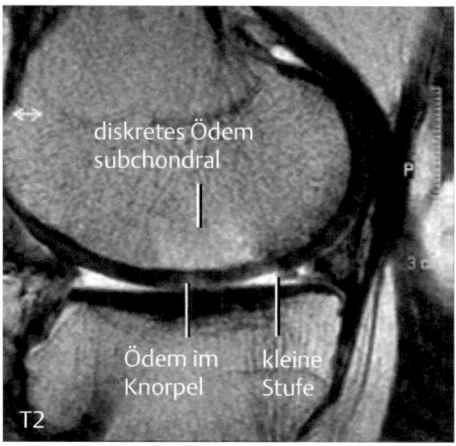

Abb. 9.29 Gelenkzustand 14 Tage nach osteochondraler Transplantation (Mosaikplastik). Zarte Ödementwicklung um das Transplantat. Da die Knorpeldicke an der Entnahmestelle von jener am Implantationsort abweicht, ist bei stufenfreier Adaptation der Knorpeloberfläche eine Versetzung an der Knorpel-Knochen-Grenze erkennbar.

Abb. 9.30 Zustand 3 Monate nach Gelenkflächenreparatur mittels Knorpelzelltransplantation. Zartes Restödem subchondral und im hyalinen Knorpel.

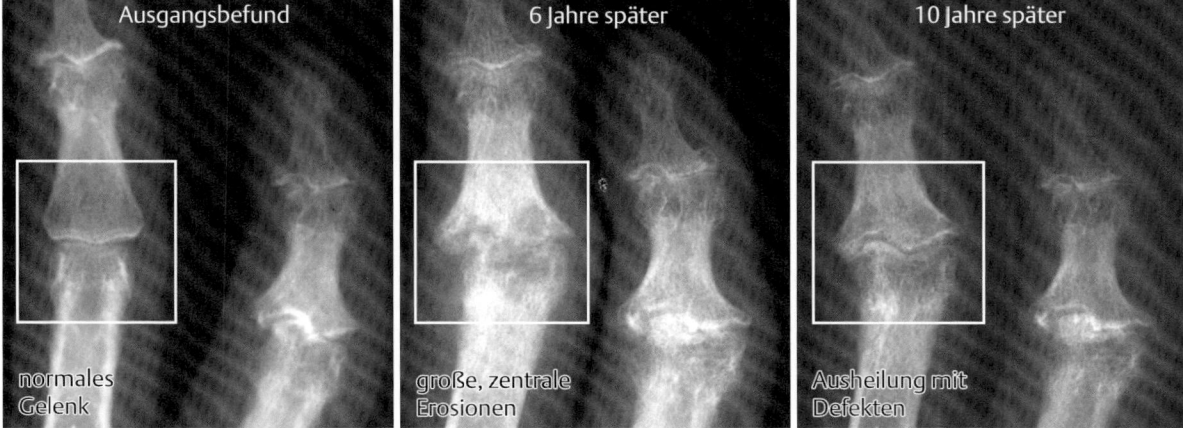

Abb. 9.31 Verlauf einer Polyarthrose über 10 Jahre. **a** Das proximale Interphalangealgelenk des Mittelfingers ist primär als einziges der abgebildeten Gelenke ausgespart. **b** 6 Jahre später besteht hier eine erosive Arthrose. **c** Defektheilung nach 10 Jahren. Die Arthrose der übrigen Interphalangealgelenken ist im gesamten Zeitraum unverändert.

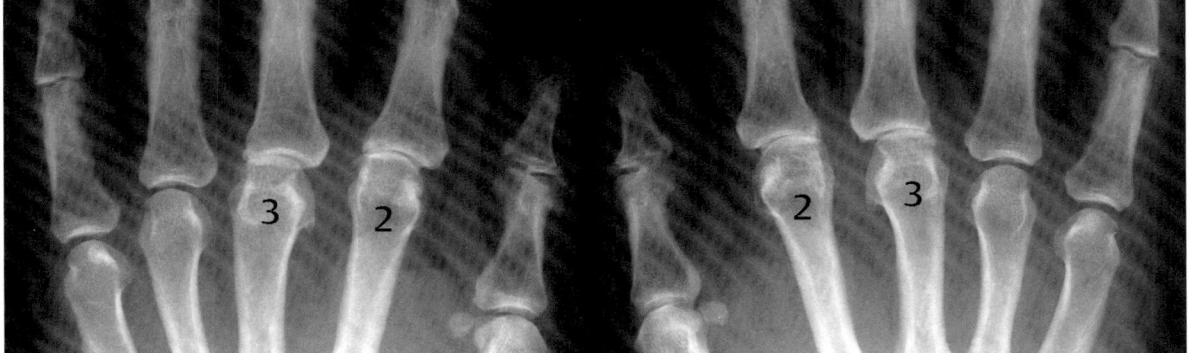

Abb. 9.32 Seltene Form einer atrophischen Arthrose. Die Gelenkspalten sind jeweils im ulnaren Gelenkabschnitt verschmälert.

Präarthrose: ätiologisch wichtige pathoanatomische Störungen, die im Lauf der Jahre zur (sekundären) Arthrose prädisponieren. Für den Radiologen ist es daher notwendig, Präarthrosen frühzeitig zu erkennen. Typische Beispiele sind:
- knöcherne Fehlstellungen wie X- oder O-Beine sowie posttraumatische Achsen- oder Rotationsfehlstellungen
- Beinlängendifferenzen
- Gelenkinstabilitäten
- Band- und Muskelverkürzungen
- Labrumläsionen am Hüftgelenk
- Meniskus- und Diskusläsionen.

KLINIK   Typische klinische Symptome der Arthrose sind:
- Belastungsschmerzen, Morgensteifigkeit
- Erguss (Wärme)
- eingeschränkte Beweglichkeit
- Subluxation der Gelenke mit Deformität
- Krepitationen der Gelenke
- Instabilität
- subkutane Weichteilknoten (Heberden an den distalen, Bouchard an den proximalen Interphalangealgelenken)
- Muskelschwäche/Unsicherheit.

RÖ   Die Bildgebung dient der Diagnosebestätigung, Ausschlussdiagnostik und Verlaufskontrolle. Es ist jedoch zu beachten, dass die Schwere der klinischen Symptomatik oft keineswegs mit der Ausprägung der Arthrosezeichen im Röntgenbild und in der MRT korreliert.

Hinweis zur Technik: Zur Feststellung von Fehlstellungen sind Aufnahmen unter Belastung (im Stehen) notwendig.

Primär- und sekundärarthrotische Veränderungen zeigen die gleichen röntgenologischen Symptome (Abb. 9.**33a,b** u. 9.**35**, vgl. auch Abschnitt 9.1):
- Gelenkspaltverschmälerung, besonders der Gewicht tragenden Anteile
- subchondrale Sklerose
- subchondrale Zystenbildung
- Weichteilschwellung
- Osteophyten
- Gelenkdeformität mit Fehlstellung/Subluxation
- Chondrokalzinose (Abb. 9.**35**)
- freie Gelenkkörper
- Ansatzverkalkungen von Bändern, Sehnen, Kapseln
- Ankylose (speziell an Sakroiliakal- und Interphalangealgelenken).

CT   Die CT zeigt die genannten Röntgenzeichen früher und überlagerungsfrei (Abb. 9.**36**). Sie wird an den peripheren Gelenken selten zur Diagnosestellung eingesetzt. Als ergänzende Methode ist sie hilfreich bei der Frage nach freien Gelenkkörpern oder Chondrokalzinose und bei komplexen Gelenken (Sakroiliakal-, Akromioklavikulargelenke). Die CT-Arthrographie ist wissenschaftlichen Fragestellungen vorbehalten.

NUK   Die vermehrte Radionuklidanreicherung im Rahmen der ^{99}Tc-Mehrphasen-Knochenszintigraphie ist durch eine erhöhte reaktive lokale Durchblutung (Frühphase) und erhöhten Knochenumbau (Spätphase) bedingt (Abb. 9.**34**). Die Bedeutung der Szintigraphie liegt in der Bestimmung der Befallstopik, die häufig bei der Differenzierung Arthritis versus (aktivierter) Arthrose hilft.

MRT   Im klinischen Alltag haben sich intermediär (Protonendichte) oder T2-gewichtete FSE-Sequenzen mit oder ohne Fettsättigung am besten bewährt (Abb. 9.**36** u. 9.**37**). Der Knorpel lässt sich in diesen gut gegen den Knochen und die Gelenkflüssigkeit abgrenzen, so dass Knorpeldefekte erkennbar werden. Knorpelödeme sind als Signalsteigerung des Knorpels nachweisbar. Allerdings wird das Ausmaß von Knorpelläsionen in der MRT häufig über- oder unterschätzt. Mit dünnen (1-mm-)Schichten und 3D-Gradientenecho-Sequenzen (T2*-gewichtet oder T1-gewichtet in Kombination mit einer Arthrographie) kann hier eine exaktere Beurteilung versucht werden.

Subchondrale zystoide Veränderungen (signalreich in T2 FSE) bzw. Sklerosen sind gut erkennbar. Zu beachten ist, dass subchondrale Zysten Kontrastmittel aufnehmen können. Bei aktivierten Arthrosen ist regelmäßig eine kontrastmittelaufnehmende Synovialitis und ein Erguss abzugrenzen.

Zur MR-Pathologie der Menisken und der Bandscheiben vgl. Abschnitt 1.7.6 u. 9.2.2.

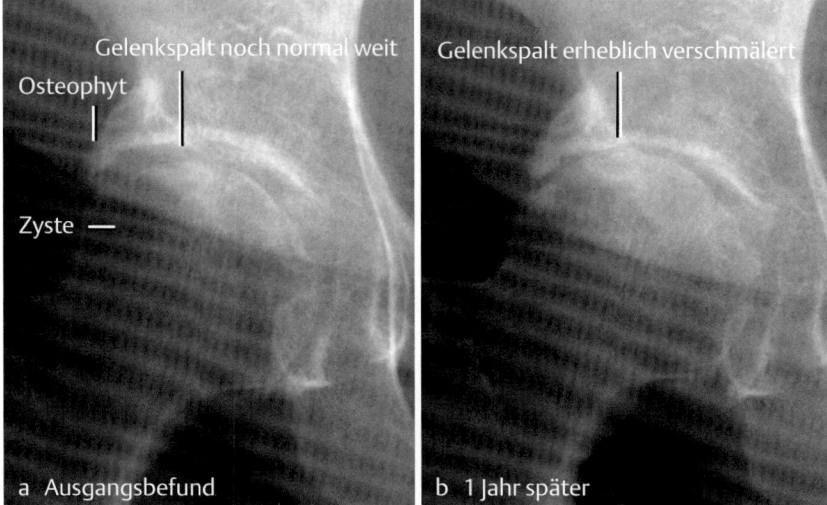

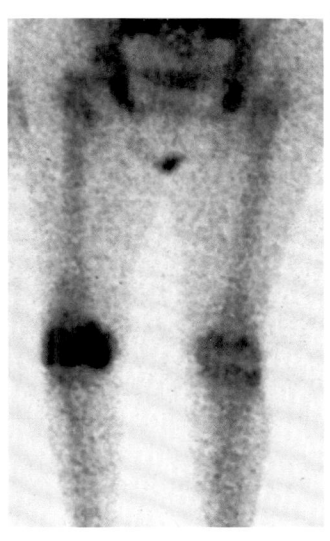

Abb. 9.**33** Koxarthrose (**a**) mit deutlich progredienter Gelenkspaltverschmälerung innerhalb eines Jahres (**b**). Die osteophytären Anbauten und die Geröllzysten im Femurkopf sind unverändert.

Abb. 9.**34** Szintigraphie, Spätphase. Aktivierte Arthrosen in beiden Kniegelenken, rechts mehr als links.

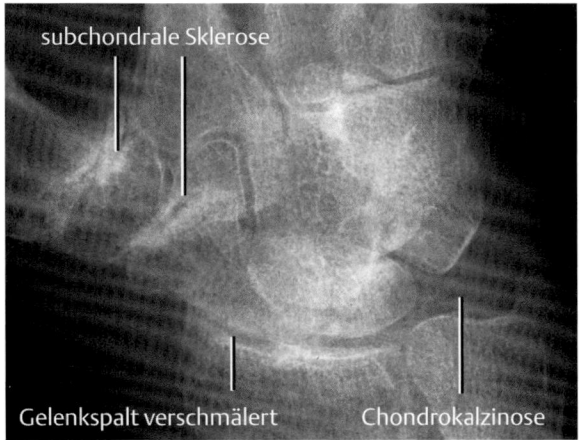

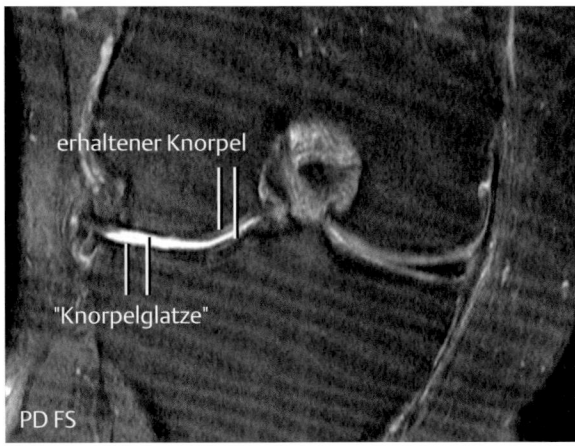

Abb. 9.**35** Chondrokalzinose am Discus triangularis im Rahmen einer Arthrosis deformans.

Abb. 9.**36** Chondropathie Grad IV im lateralen Kniekompartiment. Der Knochen ist in den äußeren Abschnitten von Femur und Tibia vollständig denudiert. Zustand nach Meniskektomie.

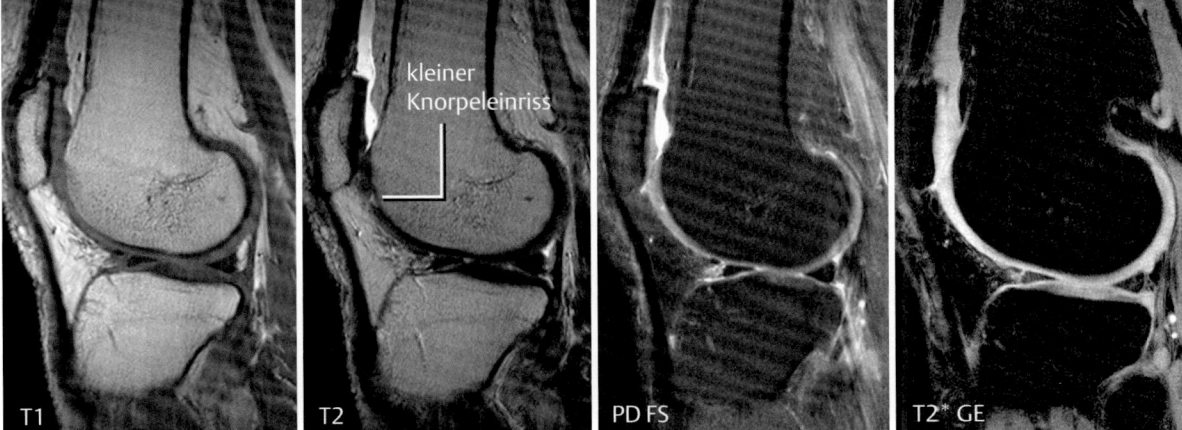

Abb. 9.**37** Vergleich verschiedener MRT-Sequenzen. Die T2- und PD-FS-Sequenzen sind zur Knorpelbeurteilung am besten geeignet. Die T2* GE zeigt zwar exakt den Knorpel und dessen Dicke. Aufgrund des geringen Kontrasts zur Flüssigkeit sind Läsionen jedoch oft schwer zu erkennen.

Arthrosen spezieller Gelenke

Hüftgelenkdegeneration (Koxarthrose)

Sie gehört zu den am häufigsten auftretenden Arthrosen. Die Arthrosezeichen finden sich meist laterokranial, seltener mediokaudal und axial (Abb. 9.**38 a, b**). Je nach Wanderungsrichtung des Hüftkopfes werden verschiedene Wanderungstypen unterschieden (Abb. 9.**39**). Deren eigentliche Ätiologie ist unklar. Eine Verlagerung in das Azetabulum mit zunehmender Vertiefung der Gelenkpfanne wird als **Protrusio acetabuli** bezeichnet.

RÖ **Frühzeichen:**

- Gelenkspaltverschmälerung
- weitgehend erhaltene Knochenkonturen
- subchondrale Sklerosierung unterschiedlichen Ausmaßes
- noch keine wesentliche Dezentrierung des Hüftkopfes.

Weiterer Verlauf:

- Gelenkspalt völlig aufgebraucht
- gelenkbildende Knochen nicht mehr normal konturiert
- ausgeprägte subchondrale Sklerose und Geröllzysten
- dezentrierter Hüftkopf
- periostale Knochenneubildung am Hals (Wiberg-Zeichen, Abb. 9.**38 a, b**).

Spätstadium:

- voranschreitende Dezentrierung, aber
- wieder besser sichtbarer Gelenkspalt
- Rückbildung der Geröllzysten und der subchondralen Sklerose!

DD Periostale Knochenneubildungen am Schenkelhals (Wiberg'sches Zeichen) können bei Projektion auf den Femurhals mit **eingestauchten medialen Schenkelhalsfrakturen** verwechselt werden.

Die neuropathische Destruktion (**Charcot-Gelenk**) betrifft meist auch andere Gelenke der betroffenen Extremität. Das Charcot-Gelenk zeigt typischerweise Trümmerfrakturen und heterotope Weichteilverkalkungen.

Die Diagnose der **infektiösen Arthritis** gelingt durch die Analyse des Gelenkergusses.

Die **Femurkopfnekrose** betrifft extrem selten die azetabuläre Seite des Hüftgelenks, so dass eine Differenzierung meist relativ einfach ist.

Die **rapid destruierende Arthropathie** des Femurkopfes kann wie die Femurkopfnekrose im Spätstadium eine sekundäre Arthrose entwickeln. Die primäre Ursache (Schäden des Femurkopfes) ist dann nicht immer eindeutig zu bestimmen. Sie entwickelt sich ähnlich wie in der Schulter (Milwaukee-Schulter) binnen weniger Monate und zeigt wenig reaktive osteophytäre Veränderungen.

Kniegelenkdegeneration (Gonarthrose)

Das Kniegelenk ist im Rahmen einer Primär- und Sekundärarthrose häufig betroffen. Der Zusammenhang zwischen Gonarthrose und Übergewicht ist eindeutig.

Arthrotische Veränderungen und Knorpelschäden finden sich am häufigsten im medialen Femorotibialgelenk, wahrscheinlich aufgrund der physiologischen Valgusstellung (Abb. 9.**41** u. 9.**42**).

Freie Gelenkkörper sind eine häufige Manifestation der Gonarthrose. Sehnen- und Ligamentverkalkungen sind als Hinweis auf eine traumatische Ätiologie der Gonarthrose zu werten.

Alleinige arthrotische Veränderungen im Femoropatellargelenk sind selten, ätiologisch sollte an eine Pyrophosphaterkrankung gedacht werden.

Degenerative Veränderungen der Menisken werden im Abschnitt 1.7.6, Binnenläsionen des Kniegelenks, behandelt.

DD **Pigmentierte villonoduläre Synovialitis** (PVNS): Es dominieren die großen zystoiden Defekte in den Gelenksockeln. Im frühen Stadium fehlt die Gelenkspaltverschmälerung. Die MRT zeigt typischerweise aufgrund des hohen Hämosideringehalts (Pigmentierung) ausgeprägte Hypointensitäten (T2 FSE) in der tumorös verdickten Synovialis.

Sprunggelenkdegeneration

Arthrosen im Sprunggelenk sind selten. Ihre Ätiologie ist meist posttraumatisch oder beruht auf anderen prädisponierenden Faktoren (Osteonekrose, Osteochondritis dissecans, Fehlstellung etc.). Der Talus zeigt häufig einen schnabelförmigen Osteophyten (Abb. 9.**40**), kann deformiert sein und zahlreiche Zysten und subchondrale Sklerosen aufweisen. Die posttraumatische Ätiologie ist oft an den Verkalkungen im Bereich der Bandansätze erkennbar.

Mittelfuß- und Zehengelenkdegeneration

Häufigste Ursache für degenerative Veränderungen im Bereich der Mittelfuß- und Zehengelenke ist eine Fehlstellung der Zehen, insbesondere als Hallux valgus (Abb. 9.**44**) oder Hammerzehe. Auffallend sind im ersteren Fall die oft extremen Metatarsalköpfchen-Hyperostosen und ein „zystoider" Knochenumbau. Zusätzliche begleitende Weichteilschwellungen (Bursitiden) sind nicht selten.

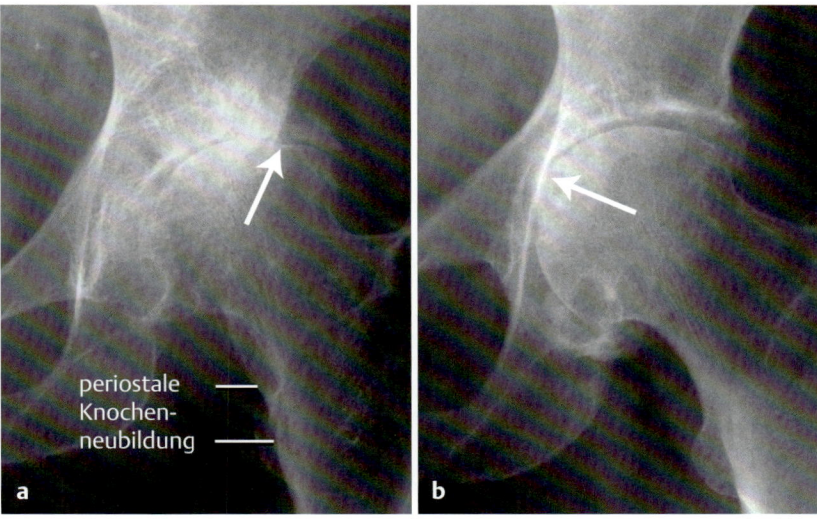

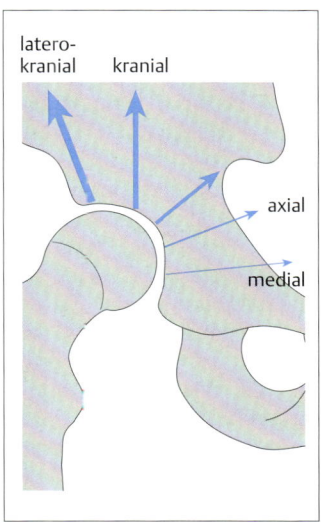

Abb. 9.**38** Koxarthrose. Laterokraniale (**a**) bzw. axiale Verlagerung des Hüftkopfes (**b**). Die häufigste Form ist die kraniale kombiniert mit einer anterolateralen Bewegung. In **a** periostale Knochenneubildungen am Schenkelhals (Wiberg'sches Zeichen).

Abb. 9.**39** Wanderungsrichtungen des Hüftkopfes bei Arthrose.

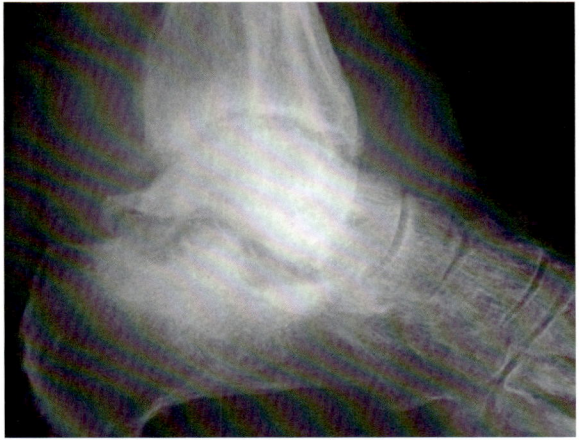

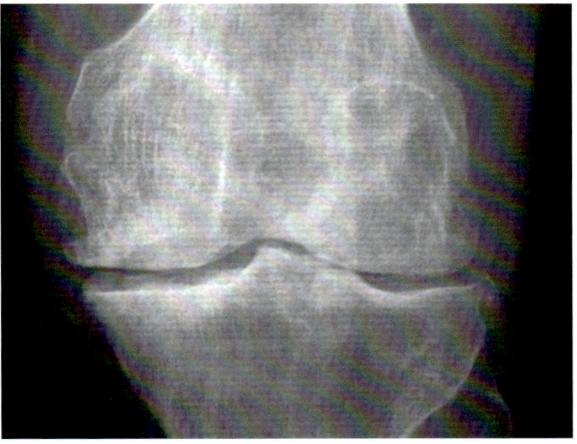

Abb. 9.**40** Schwerste arthrotische Deformitäten im talokalkanearen Gelenk mit unregelmäßigem Gelenkspalt, Gelenkspaltverschmälerung und Osteophyten.

Abb. 9.**41** Gonarthrose mit großer subchondraler „Geröllzyste".

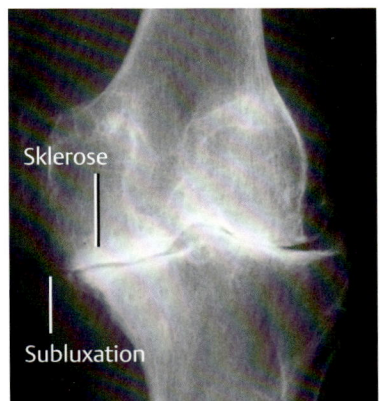

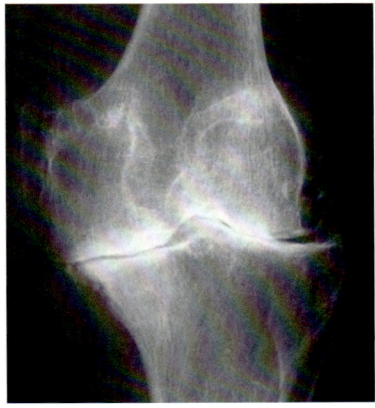

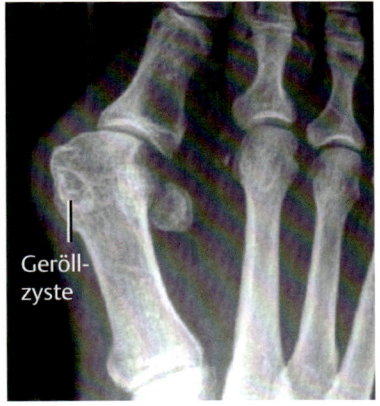

Abb. 9.**42** Hochgradige Gonarthrose mit Gelenkspaltverschmälerung und Deformation des Gelenks.

Abb. 9.**43** Tarsometatarsalgelenk: deutliche Osteophytenbildung am Gelenkrand sowie subchondrale Sklerose.

Abb. 9.**44** Ausgeprägte Hallux-valgus-Stellung mit Subluxation und arthrotischen Veränderungen im Metatarsophalangealgelenk I.

Schultergelenkdegeneration (Omarthrose)

Primärarthrosen des Glenohumeralgelenks sind selten, jene im Akromioklavikulargelenk häufig, aber meist klinisch symptomlos. Sekundärarthrosen (Abb. 9.**45**) finden sich bei Fehlstellungen, nach akuten und chronischen Traumen (glenohumerale Instabilitäten, Rotatorenmanschettenläsionen etc.), bei Morbus Paget, Dysplasien, Akromegalie sowie nach Osteonekrosen und im Rahmen neurogener, metabolischer und hämatologischer Erkrankungen. Akromioklavikulargelenkarthrosen und Akromionfehlbildungen können aufgrund der Einengung des subakromialen Raumes zur Entwicklung eines Impingement-Syndroms führen (vgl. Abschnitt 1.7.4).

Bezüglich der „rapid-destruktiven Arthrose" der Schulter (Abb. 9.**46**, Milwaukee-Schulter) wird auf Abschnitt 9.4.2 verwiesen.

Ellenbogengelenkdegeneration

Arthrosen des Ellenbogengelenks sind selten. Sie entstehen meist aufgrund mechanischer Überlastung im Arbeitsleben (Bergbau, Presslufthammer) oder beim Sport.

Finger- und Handgelenkdegeneration

Die Primärarthrosen der distalen (DIP, **Heberden**) und proximalen (PIP, **Bouchard**) Interphalangealgelenke sind die häufigsten Arthrosen (weiblich > männlich; > 45. Lebensjahr) (Abb. 9.**47** u. 9.**48**). Die sog. Heberden- und Bouchard-Knoten sind durch Osteophyten mit Weichteilmantel bedingt. In der Regel bestehen neben multiplen Fingergelenkarthrosen zusätzlich noch Arthrosen in der radialen Säule (Daumengrundgelenk + Trapezium-Skaphoid-Gelenk). Typisch ist die wellige Kontur der arthrotisch veränderten Gelenke (Vogelschwingenzeichen, Abb. 9.**47**). In ausgeprägten Fällen kommt es zur Subluxation.

Die häufige **Rhizarthrose** (Abb. 9.**49**) am I. Karpometakarpalgelenk hat manchmal eine erosive Komponente und nur gering ausgeprägte Osteophyten. Die fehlende Demineralisation ist zur Entzündung ein wichtiges differenzialdiagnostisches Kriterium.

Besondere Bedeutung an der Hand hat die **erosive Arthrose**. Sie zeigt eine akute Beschwerdesymptomatik und betrifft vor allem Frauen zwischen dem 40. und 60. Lebensjahr. Bei dieser Arthroseform steht die Synovialitis mit Schwellung und Schmerzen im Vordergrund. Typisch sind ausgeprägte Erosionen und Zysten in den proximalen Interphalangealgelenken (Abb. 9.**50**). Es kann auch (normalerweise atypisch für Arthrosen) zur Ankylose kommen.

Als für das Handgelenk spezifische Präarthrosen sind Ulnaplusvarianten (angeboren oder posttraumatisch erworben) mit einer verlängerten Ulna und exzessiver Überlastung des Discus triangularis und des

Os lunatum (ulnolunares Impaktionssyndrom) sowie Bandläsionen anzusehen (Abb. 9.**51**).

Die Hämochromatose führt an den Metakarpophalangealgelenken zu Gelenkspaltverschmälerungen und letzendlich zu Osteophyten mit ausgeprägten Zysten. Bei dieser Erkrankung ist auch eine Chondrokalzinose zu erwarten.

Literatur

Bruckner P et al. Common denominations of osteoarthritis and of enchondral bone formation: is osteoarthritis nothing but an inappropriate attempt at bone formation? Z Rheumatol 2002; 61: 263–5.

Felson DT. An update on the pathogenesis and epidemiology of osteoarthritis. Radiol Clin North Am 2004; 42: 1–10.

Imhof H. Arthrose – degenerative Gelenkserkrankung. Handbuch diagnostische Radiologie. Freyschmidt F, Hrsg. Heidelberg: Springer; 2005.

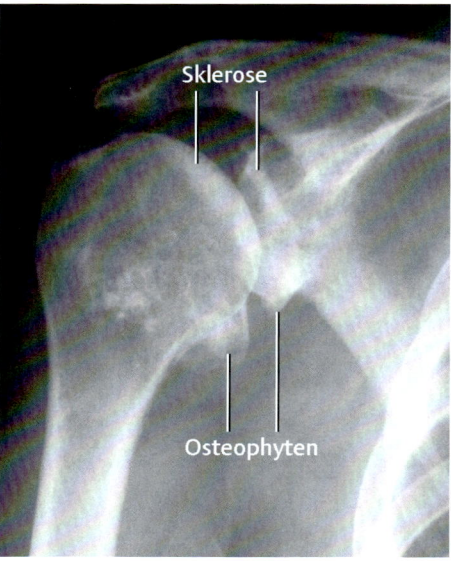

Abb. 9.**45**   Omarthrose mit Deformität, Osteophyten und deutlicher subchondraler Sklerose.

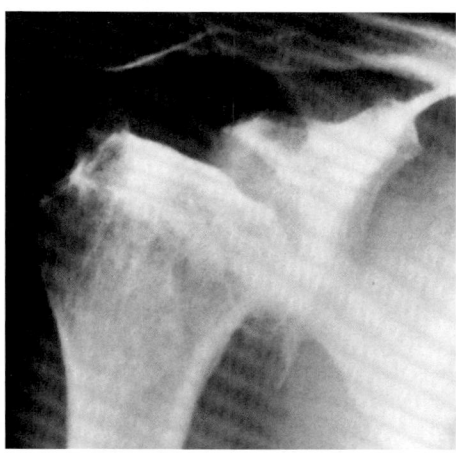

Abb. 9.**46** „Rapid" destruierende Arthrose (Milwaukee-Schulter) mit deformierendem Abbau des Humeruskopfes. Kaum osteophytäre Reaktionen.

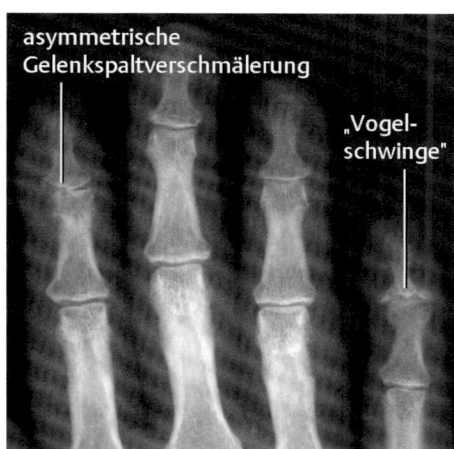

Abb. 9.**47** Interphalangealarthrose. Die „Vogelschwingenform" entsteht durch laterale Osteophyten und zentrale Einziehung.

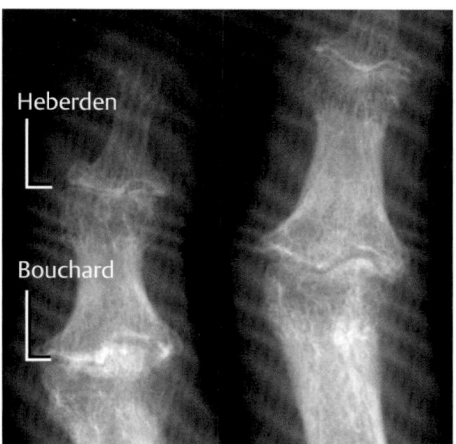

Abb. 9.**48** Deutliche Bouchard-Arthrose, geringer auch Zeichen der Heberden-Arthrose.

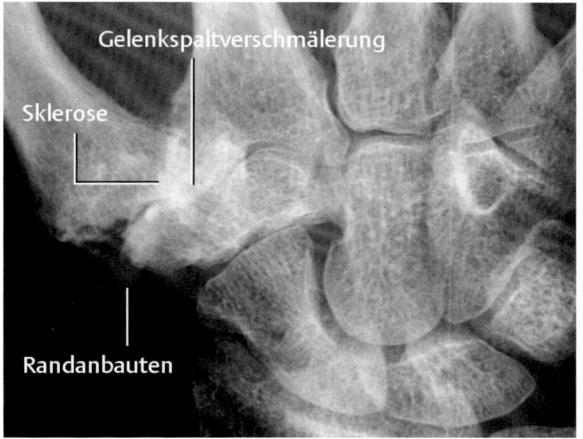

Abb. 9.**49** Rhizarthrose.

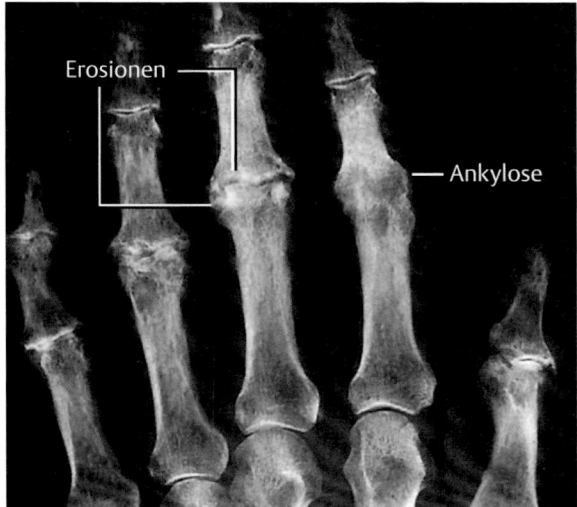

Abb. 9.**50** Erosive Arthrose der proximalen Interphalangealgelenke, Ankylose des proximalen Interphalangealgelenks D II.

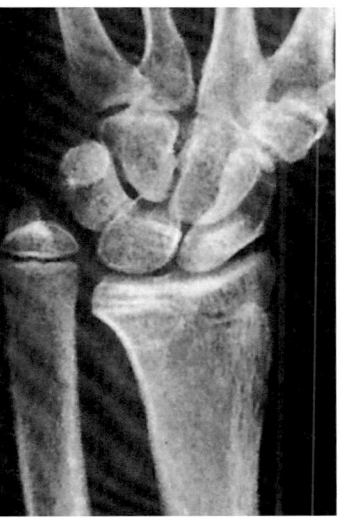

Abb. 9.**51** Ausgeprägte Ulna-Plus-Variante. Diese entspricht einer Präarthrose.

9.2.2   Degenerierte Wirbelsäule

Degenerative Wirbelsäulenerkrankungen gehören zu den häufigsten Krankheitsbildern überhaupt. Betroffen sind der Discus intervertebralis mit seinen benachbarten Knochen, den Intervertebralgelenken und dem Atlantoaxialgelenk. Die beiden letzteren sind echte synoviale Gelenke und zeigen daher die gleichen degenerativen Basissymptome wie die übrigen Gelenke des menschlichen Körpers. Die untere Halswirbelsäule sowie die Lendenwirbelsäule werden bevorzugt befallen. Arthrotische Veränderungen der Intervertebralgelenke können sowohl allein als auch zusammen mit degenerativen Diskusveränderungen auftreten. Sekundärarthrotische Veränderungen sind Folge von Fehlstellungen, Fehlbelastungen, Traumen, Entzündungen, Fehlbildungen bzw. -entwicklungen, metabolischen und hämatologischen Erkrankungen oder Osteonekrosen.

Vier grundlegende Manifestationsformen sind bei der Wirbelsäulendegeneration zu unterscheiden:
- (Osteo-)Chondrose
- Spondylosis deformans
- Spondylarthrose und Unkovertebralarthrose
- Bandverkalkungen und Ossifikationen.

Diskusveränderungen (Chondrose)

PATHO   Der Diskus intervertebralis besteht aus Nucleus pulposus, Anulus fibrosus und den Knorpelplatten (Abb. 9.**52**). Im Rahmen der Degeneration kommt es zur Aufsplitterung und Fragmentierung der sonst spiralig gewundenen Fasern des Anulus fibrosus. Die Fasern können dem hohen Druck des Nucleus pulposus (7 Atü!) nur mehr zum Teil widerstehen. Rezidivierende Überbelastungen führen zu einer oft abrupt eintretenden, manchmal auch sich langsam entwickelnden Herniation (Heraustreten) von Diskusanteilen. Diese Vorwölbung kann grundsätzlich nach allen Richtungen erfolgen. Klinisch bedeutsam sind vor allem Vorwölbungen in den Spinalkanal, foraminär und lateral, da diese zur Nerven- oder Duralsackkompression führen können.

Diskushernien:

Die Nomenklatur der Diskushernien wurde 2001 erstmals klar definiert (Fardon u. Milette 2001). Auch wenn der allgemeine Sprachgebrauch teilweise noch uneinheitlich ist und alten Gewohnheiten anhängt, werden diese Definitionen übernommen (Abb. 9.**53**).

Hernie: Ausdehnung von Diskusmaterial über die Grenzen des Zwischenwirbelraumes hinaus, über maximal 180° der Bandscheibenzirkumferenz. Weitere Unterteilung in breitbasige Hernien: 90 – 180°, fokale Hernien: < 90°.

Protrusion: Hernie, bei der sowohl sagittal als auch transversal der Durchmesser des hernierten Bandscheibengewebes an der Basis am größten ist (Abb. 9.**55**).

Extrusion: Hernie, bei der sagittal oder transversal der Durchmesser des hernierten Bandscheibengewebes peripher größer ist als an dessen Basis, so dass sich eine „Sanduhrform" ergibt. Dieser Befund entspricht in etwa dem, was landläufig als „Prolaps" bezeichnet wird (Abb. 9.**56 a, b**).

Sequestration: Extrusion, bei der mindestens ein Teil des hernierten Bandscheibengewebes keine Verbindung zur Restbandscheibe mehr aufweist (Abb. 9.**57 a, b**).

„Bulge": breitbasige Vorwölbung der Bandscheibe. Aufgrund obiger Definitionen sollte der Begriff nur bei einer Vorwölbung verwendet werden, die mehr als 180° umfasst.

> **!** Diese Definition der Diskushernie verzichtet bewusst auf den schwer zu definierenden Begriff „Prolaps" (Vorfall). Prolaps wird an der Bandscheibe mit dem Durchtritt von Nucleus-pulposus-Material nach Zerreißung des Anulus fibrosus assoziiert. Da der Begriff im Sinne von „herunter- oder herausfallen" in anderen anatomischen Regionen (z. B. Uterus, Rektum) anders verstanden wird, gilt der Begriff heute als nicht dem definierten Standard entsprechend.
> Es ist falsch zu glauben, dass „Protrusionen" etwas Harmloses darstellen, „Prolaps", „Extrusion" oder „Sequester" etwas Schwerwiegendes. Die Definitionen beziehen sich ausschließlich auf die Morphologie des Befundes und nicht auf deren Auswirkung auf die nervalen Strukturen.

Die Diskushernie kann sich nach allen Seiten entwickeln. Klinisch wichtig ist die Bezeichnung nach dorsal und lateral (Abb. 9.**54**). Bezüglich des hinteren Längsbandes werden noch subligamentäre von transligamentären Bandscheibenhernien unterschieden.

Das Bandscheibengewebe kann auch nach kranial und kaudal in den benachbarten Wirbelkörper hernieren. Diese Verlagerungen werden als Schmorl'sche Knorpelknötchen bezeichnet (Abb. 9.**55**). Es gibt histologische Hinweise, dass Schmorl'sche Knoten entstehen, wenn es zu umschriebenen Osteonekrosen unterhalb der Deck- oder Bodenplatten gekommen ist. Diskusgewebe würde unter dieser Vorstellung „weiche" Knochenareale auffüllen.

Im Zuge des Degenerationsprozesses der Bandscheibe zeigen sich als Erstes horizontale Bänder im Nucleus pulposus, der Wassergehalt nimmt ab und die Bandscheibenhöhe wird reduziert. In späteren Stadien können Bandscheibenverkalkungen und klaffende Spalten parallel zu den Deck- und Bodenplatten gesehen werden. Diese Hohlräume füllen sich mit Gas (Stickstoff, sog. Vakuumphänomen).

In weiterer Folge ist es möglich, dass Knochenreparationsvorgänge auch auf den Diskus übergreifen. Dies geschieht meist vom Rand her, wo sich keine Knorpelplatten befinden. Das Reparationsgewebe wächst in den Diskus ein und kann zu einer Revaskularisation des Diskus führen (der Diskus ist nur bis zum 4. Lebensjahr zum Teil vaskularisiert).

In seltenen Fällen kann der Abbau des Diskus zu einer Verschmelzung der zwei benachbarten Wirbelkörper Anlass sein (synostosierende Osteochondrose).

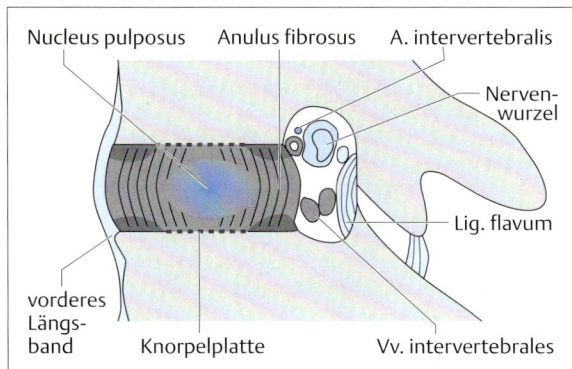

Abb. 9.**52** Schematischer Aufbau des Discus intervertebrale und des Foramen intervertebrale.

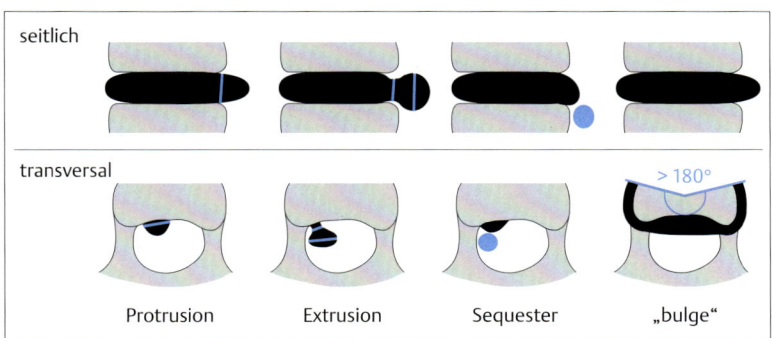

Abb. 9.**53** Terminologie der Bandscheibenhernien.

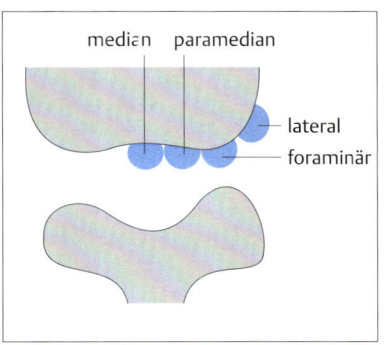

Abb. 9.**54** Lagebezeichnung der Bandscheibenhernien.

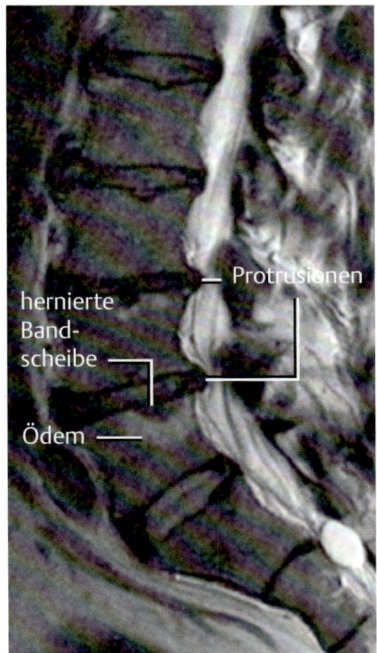

Abb. 9.**55** Frische intraspongiöse Bandscheibenhernie in die Deckplatte L5 mit umgebendem Ödem. Zusätzlich Bandscheibenprotrusionen und sakrale Zyste.

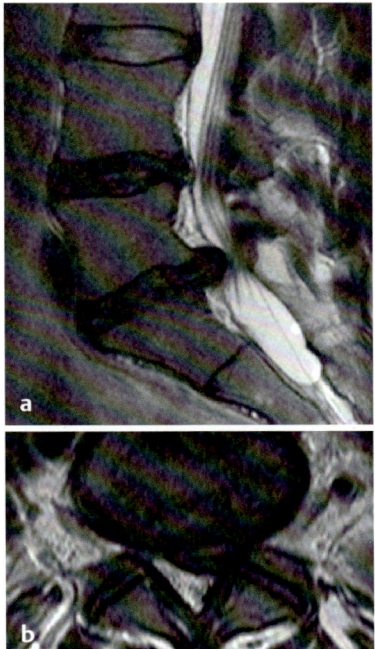

Abb. 9.**56** Bandscheibenhernie L5/ S1. Zwar ist in der Transversalebene die Hernie an deren Basis am breitesten (**b**), in der Sagittalebene (**a**) ist die Basis jedoch schmäler als der hernierte Anteil: Extrusion.

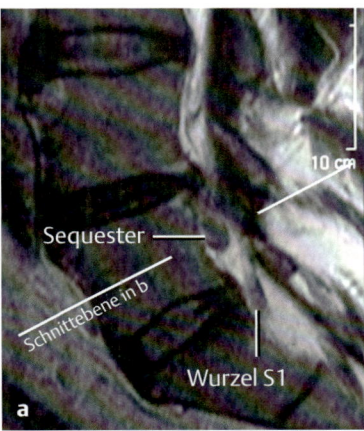
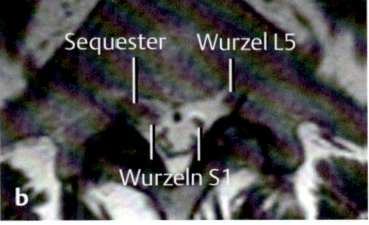

Abb. 9.**57** Bandscheibensequester ohne Verbindung zur Bandscheibe (**a**). Ein erhöhtes Signal des Sequesters in T2 FSE wie hier ist häufig. Der Befund lässt am ehesten eine Alteration der zum Recessus ziehenden Wurzel S1 erwarten (**b**).

Diskusnahe Knochenveränderungen

Diskusveränderungen und diskusnahe Knochenreaktionen bilden praktisch immer eine Einheit, daher der Begriff Osteochondrose. Im deutschsprachigen Raum wird für ausgeprägte reaktive, entzündliche Formen der Osteochondrose auch der Begriff „erosive Osteochondrose" verwendet, wenn röntgenologisch bzw. pathologisch Erosionen (lat.: „erodere", wegnagen) nachweisbar sind.

Im Zuge der natürlichen Alterung verliert der Nucleus pulposus seine Wasseraufnahmekapazität und reduziert seinen Innendruck. Dadurch kommt es zu einer Lastumverteilung von lateral in die Mitte und Lockerung im Bandapparat. Der nur gering elastische, bandscheibennahe Knochen des Wirbelkörpers unterliegt damit einer erhöhten Belastung. Das kann ähnlich wie in den synovialen Gelenken zu kleinsten rezidivierenden Mikroödemen, -blutungen, -frakturen und -nekrosen führen.

In der Folge zeigen sich reaktive Veränderungen mit pseudoentzündlichen Reaktionen im bandscheibennahen Skelettbereich: Hyperämie, Einwachsen von fibrovaskulärem Gewebe (Stadium Modic I). Im weiteren Verlauf (meist nach mehreren Monaten) kommt es zur subkortikalen, diskusnahen Fettmarkkonversion (Stadium Modic II). Mit subdiskaler Fibrosierung und Sklerosierung als Endzustand (Stadium Modic III) versucht der Knochen auf die Bandscheibendegeneration zu reagieren.

Spondylophyten, Ligamenthypertrophie

Die aufgrund des erniedrigten Innendruckes des Nucleus pulposus auftretende Instabilität mit Bandlockerung führt am Wirbelkörperrand reaktiv zur osteophytären Knochenneubildung (Spondylophyten, Abb. 9.**59**) und eventuell zur Hypertrophie der Ligg. flava. Wenn solche Veränderungen an mehreren Wirbeln zusammen mit den typischen Bandscheiben- und diskusnahen Veränderungen auftreten, spricht man von **Spondylosis deformans**. Durch die Spondylophyten wird die entstehende Instabilität aufgefangen. Dies gilt auch für die sog. Unkovertebralgelenke der Halswirbelsäule (Unkovertebralarthrose) (Abb. 9.**62**). Die kranial gerichteten Processus uncinati stellen eine anatomische Besonderheit der Halswirbelsäule dar. Sie verhindern durch ihren sagittalen Verlauf eine Seitwärtsverschiebung der Wirbelkörper. Die Unkovertebralgelenke sind keine synovialen Gelenke.

Spondylophyten können im Laufe der Jahre zu einer Einengung der Neuroforamina und des Spinalkanals führen. Akute Schmerzen beruhen meist auf einer zusätzlichen lokalen Überlastung, die akut eine raumfordernde Hyperämie bzw. ein Ödem auslöst. Dies führt zu einer akuten Einengung der Foramina oder des Spinalkanals und damit zu Nerv- oder Duralsackkompression mit Schmerzen (akute Dekompensation eines chronischen Schadens) oder neurologischen Ausfallserscheinungen.

Veränderungen an den Facettengelenken (Intervertebralgelenken)

Die grundsätzlichen pathophysiologischen Prozesse sind die gleichen wie in den anderen synovialen Gelenken. Die Degeneration dieser Gelenke wird Spondylarthrose genannt. Auch die atlantookzipitalen und atlantoaxialen Gelenke sind in diesem Prozess miteinbezogen. Die pathologischen Befunde entsprechen denen der Arthrosis deformans (Knorpelschädigung, Erguss, Synovialitis, subchondrale Sklerosierung und Zystenbildung, Deformierung). Charakteristisch ist die Deformierung der Gelenkflächen, eine massive osteophytäre Knochenapposition sowie eine begleitende Hypertrophie der Ligg. flava. Die resultierende Einengung des Spinalkanals und der Neuroforamina kann durch Kompression der Nervenwurzeln klinisch relevant sein.

Eine große klinische Bedeutung haben **synoviale Zysten**: Es sind intraspinale, extradurale Kapselaussackungen arthrotisch umgeformter Facettengelenke (Abb. 9.**61**). Sie kommen praktisch nur in Höhe L3 – S1 vor. Sie enthalten Gelenkflüssigkeit und können verkalken. Seltener enthalten sie auch Gas.

An der lumbalen Wirbelsäule, insbesondere im Segment L4/L5, kann die degenerative Deformation der Facettengelenke und die Diskusverschmälerung zu einem Vorwärtsgleiten eines gesamten Wirbels gegenüber dem darunter liegenden führen (degenerative oder „Pseudo-Spondylolisthesis", Abb. 9.**60 a, b**). Die echte Spondylolisthese beruht dagegen auf einem beiderseitigen Defekt der Pars interarticularis der Wirbelbögen (zur Spondylolyse s. Abschnitt 1.7.2).

Bandverkalkungen und Ossifikationen

Die Verkalkung und Ossifikation der Längsbänder an der Wirbelsäule (anteriores und posteriores Ligament, Lig. flavum) ist ein häufiges Phänomen an der Wirbelsäule. Auch wenn diese Veränderungen allgemein ab dem 50. Lebensjahr zunehmen, so zeigt sich doch eine ethnische Verteilung (gehäufte Verkalkung des posterioren Längsbandes bei Asiaten) und eine individuell sehr unterschiedliche Ausprägung (möglicherweise genetisch geprägt). Die diffuse idiopathische Skeletthyperostose (DISH) ist pathomorphologisch identisch mit allen Formen der Bandverkalkungen und Ossifikationen, wird jedoch aufgrund einiger Besonderheiten als eigene Entität definiert.

Stenose des Spinalkanals

Die Faktoren, die zur Stenose des Spinalkanals (zentrale Stenose) und zur Verengung der Recessus laterales (laterale Stenose) führen, werden in zwei Gruppen eingeteilt:
Kongenitale prädisponierende Faktoren:
- Form, Lage und Dimension der Gelenkfacetten (vor allem frontale versus sagittale Ausrichtung)
- Form und Dimension des Spinalkanals (ungünstige „Kleeblattform")

Erworbene auslösende Faktoren:
- Retroposition des kranial gelegenen Wirbels
- Subluxation der Gelenke
- Arthrose
- Bandscheibenhernie
- Verdickung der Ligg. flava.

! Neben dem klassischen Cauda-equina-Kompressionssyndrom mit Claudicatio spinalis oder beidseitiger radikulärer Symptomatik kann auch eine einseitige Symptomatik auftreten. **Cave:** Selbst schwere Stenosen können asymptomatisch sein!

Baastrup-Phänomen

Durch eine chronische „Überlordosierung" der Hals- oder Lendenwirbelsäule berühren sich die Dornfortsätze und entwickeln im Lauf der Jahre (oft schmerzhafte) Pseudogelenke (Abb. 9.**63**).

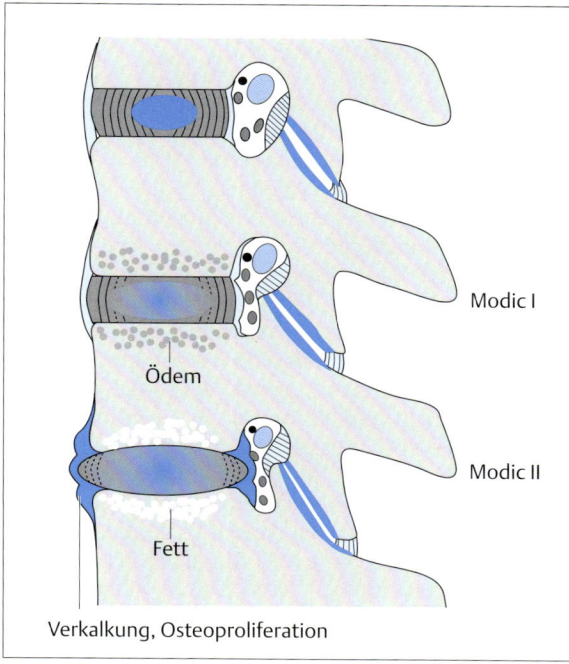

Modic I

Ödem

Modic II

Fett

Verkalkung, Osteoproliferation

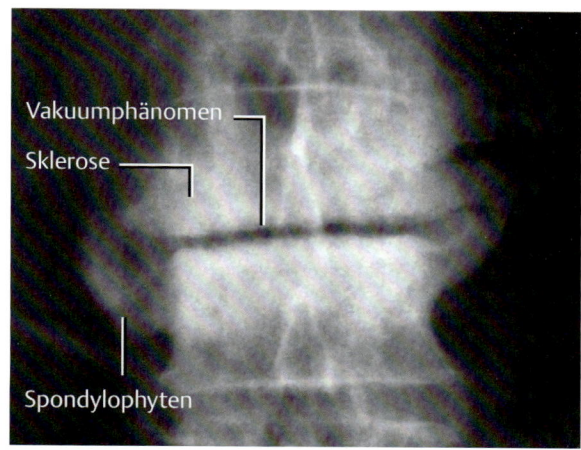

Vakuumphänomen

Sklerose

Spondylophyten

Abb. 9.**59** Osteochondrose und Spondylosis deformans der Lendenwirbelsäule. Der Zwischenwirbelraum ist erheblich verschmälert.

Links:
Abb. 9.**58** Schema der Bandscheibendegeneration, der bandscheibennahen Skelettveränderungen und der zunehmenden Intervertebralarthrose.

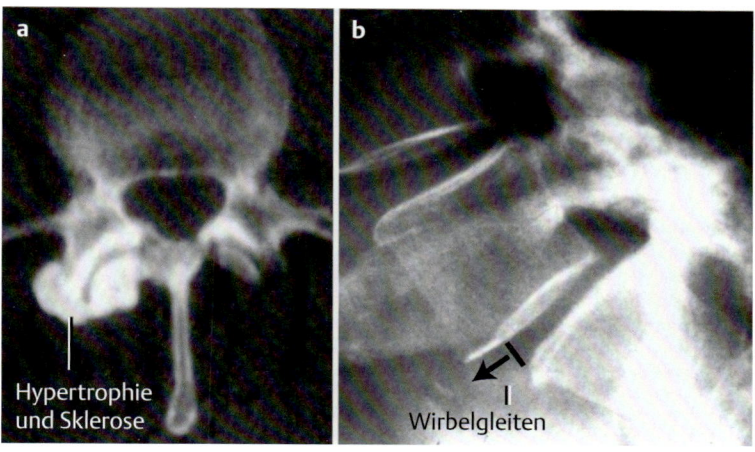

a

Hypertrophie und Sklerose

b

Wirbelgleiten

Abb. 9.**60** Erhebliche hypertrophe Facettengelenkarthrose (**a**). Die Pseudospondylolisthese (**b**) ist eine typische Folgeerscheinung.

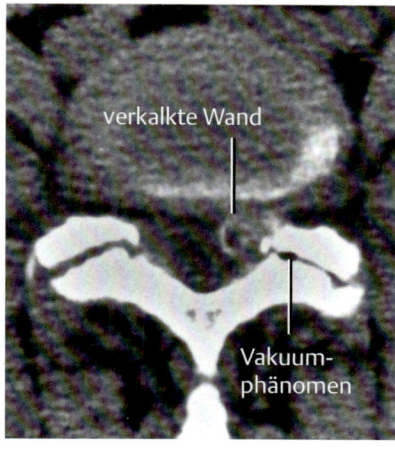

verkalkte Wand

Vakuumphänomen

Abb. 9.**61** Facettengelenkarthrose mit Synovialzyste. Diese führt zu einer Einengung des Recessus lateralis.

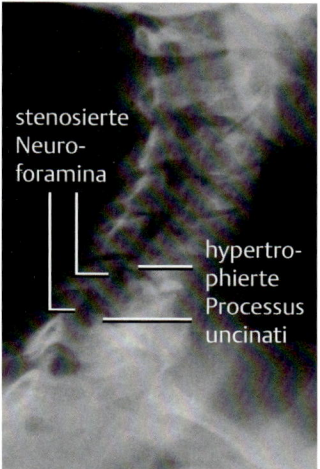

stenosierte Neuroforamina

hypertrophierte Processus uncinati

Abb. 9.**62** Die Einengung der Foramina intervertebralia entsteht an der Halswirbelsäule durch eine Facettengelenk- und Unkovertebralarthrose. In diesem Beispiel dominiert die Unkovertebralarthrose (Schrägaufnahme der Halswirbelsäule).

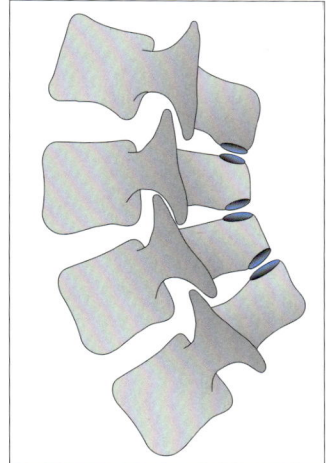

Abb. 9.**63** Baastrup-Phänomen: Ausbildung von Neogelenken zwischen den sich berührenden Dornfortsätzen.

KLINIK   Grundsätzlich sind zu unterscheiden:

- meist chronische und diffuse „Rückenschmerzen", hervorgerufen durch Band-, Kapsel- und Muskelverspannungen, Spondylosis deformans, Spondylarthrose und Unkovertebralarthrose; dabei dominieren Bewegungseinschränkung und Belastungsschmerzen das klinische Bild
- meist akut eintretende und oft rezidivierende radikuläre Schmerzsyndrome.

Zur Wurzelkompression mit radikulärer Symptomatik kommt es bei Bandscheibenherniationen, aber auch durch knöcherne Einengung des Neuroforamen im Rahmen der Spondylarthrose und Unkovertebralarthrose. Die Segmente L3 – S1 sind mit Abstand am häufigsten betroffen, gefolgt von der Halswirbelsäule, speziell C5 –C7. In der Regel überwiegen die sensiblen Störungen in Form von radikulären Schmerzen, Hypästhesien und eventuell Hypalgesien. Die streng radikuläre Ausbreitung erlaubt klinisch meist eine präzise Höhenlokalisation (Tabelle 9.**2**).

! Häufig besteht eine Diskrepanz zwischen morphologischem Befund und klinischem Bild.

Die möglichen Ursachen einer solchen Diskrepanz sind vielfältig:
- Viele morphologische Veränderungen wie Osteochondrosen, Spondylarthrosen und Bandscheibenhernien sind asymptomatisch und somit klinisch irrelevant.
- Wurzelirritationen entstehen nicht nur durch direkte Kompression. Die Ursachen des radikulären Schmerzes sind noch nicht abschließend geklärt, sicherlich spielen aber lokale biochemische Veränderungen (z. B. Änderung des Prostaglandinspiegels, Erhöhung des Tumornekrosefaktor-, Interleukin- und COX2-Spiegels etc.) eine Rolle.
- Eine beispielsweise von den Facetten- oder Hüftgelenken „ausstrahlende" Schmerzsymptomatik kann einen Wurzelreiz vortäuschen (pseudoradikuläre Schmerzen).
- Wurzelabgangsanomalien, Übergangsanomalien und Varianten der Innervation täuschen eine „falsche" Läsionshöhe vor.

Um eine „Therapie" unbedeutender Nebenbefunde zu vermeiden, muss der radiologische Befund eine Stellungnahme enthalten, ob die vorgefundenen Veränderungen mit der Symptomatik korrelieren.

Bei einer **Spinalkanalstenose** ist das beidseitige Auftreten sensibler oder motorischer Defizite die typische Symptomatik. Bei der lumbalen Spinalkanalstenose besteht zusätzlich oft eine Claudicatio spinalis. Allerdings können selbst hochgradige Stenosen oft erstaunlich lange asymptomatisch bleiben.

Hinweise zur Bildgebung der Bandscheibendegeneration

Die MRT ist heute die Methode der Wahl beim Nachweis von Bandscheibenhernien. Die CT erreicht in der Lendenwirbelsäule eine annähernd gleich hohe Treffsicherheit wie die MRT, ist jedoch an der Halswirbelsäule deutlich unterlegen. Verkalkungen in der Bandscheibe und knöcherne Veränderungen sind am besten mittels CT darstellbar. Führt man eine CT oder MRT der Wirbelsäule durch, so sind ergänzende konventionelle Aufnahmen nur selten hilfreich.

Bei einer akuten radikulären Symptomatik mit neurologischen Defiziten ist primär eine MRT indiziert. Bei akuten, nichtradikulären Schmerzen ohne neurologisches Defizit (Lumbago) ist zunächst eine konservative Therapie **ohne** Bildgebung sinnvoll. Bei Verschlechterung der Symptomatik oder Persistenz über 6 Wochen sollten eine konventionelle Röntgenaufnahme und nachfolgend eine MRT durchgeführt werden.

Bei Vorliegen lumbalisierter Sakral- oder sakralisierter Lumbalwirbel, fehlenden oder überzähligen Rippen ist die exakte Segmentzuordnung (sie bezieht sich auf die abgehende Wurzel!) manchmal nur möglich, indem man von HWK 1 an alle Wirbelkörper nach kaudal abzählt. Wenn dies nicht möglich ist, spricht man von lumbosakralen Übergangswirbel.

Kranialvariation: Halsrippe, Sakralisation des 5. Lendenwirbels.

Kaudalvariation: 1. Rippe verkürzt, Lumbalisation des 1. Sakralwirbels, Stummelrippen LWK 1.

! Ist keine eindeutige Segmentzuordnung möglich, muss dies bei der Bildbeschriftung berücksichtigt und im Befund explizit betont werden, da eine falsche Segmentzuordnung bei geplanter Operation katastrophale Folgen haben kann!

Tabelle 9.**2**   Die wichtigsten radikulären Symptome

Wurzel	Sensibles Areal	Kennmuskel
L3	Oberschenkel-Vorderseite	M. quadriceps femoris (PSR abgeschwächt)
L4	Tibiavorderkante	Mm. quadriceps femoris und tibialis anterior (PSR ↓, Fußheben erschwert)
L5	lateraler Unterschenkel, schräg über den Fuß zur Großzehe	M. extensor hallucis longus (Großzehenstreckung erschwert)
S1	lateraler Oberschenkel, dorsaler Unterschenkel, äußerer Fußrand zur kleinen Zehe	Mm. peroneus brevis und triceps surae (Zehengang und Pronation erschwert)

PSR Patellarsehnenreflex

RÖ *Hinweis zur Technik:* Wirbelsäulenaufnahmen sollten möglichst im Stehen angefertigt werden. Schrägaufnahmen erlauben die Darstellung der Facettengelenke und der Neuroforamina. Allerdings gelingt die gleichzeitige optimale Darstellung beider anatomischen Strukturen nicht, da sie einen differenten Winkel zur Sagittalebene aufweisen (Abb. 9.**62**). Ergänzende Funktionsaufnahmen (vor allem der Halswirbelsäule) sind in ihrer Aussagekraft umstritten. Bei exakter Anfertigung können segmentale Hypo- oder Hypermobilitäten erkannt werden, die auf Weichteilläsionen hinweisen, deren Aussagekraft nicht definiert ist. Zu beachten ist, dass die einzelnen Wirbelsegmente an der Halswirbelsäule eine harmonische, gleichförmige Bewegung aufweisen müssen. Die Vorderkanten der Wirbelkörper liegen in Extension dachziegelförmig übereinander. Zeichen der **Bandscheibendegeneration**:

- Verschmälerung des Bandscheibenraumes.
- Band- oder halbmondförmige Sklerose der Deck- oder Bodenplatten, manchmal des ganzen Wirbelkörpers (Abb. 9.**65**). Diese Sklerose ist zum Bandscheibenfach häufig irregulär, gezähnelt abgebildet. Sie kann von kleinen Erosionen durchsetzt sein, es wird dann der Begriff der „erosiven Osteochondrose" gebraucht (Abb. 9.**70**).

- Vakuumphänomen im Bandscheibenraum, sichtbar als Aufhellungslinie (Abb. 9.**59**).
- Verkalkungen im Bandscheibenraum.
- Ausbildung von Spondylophyten ventral, lateral und auch dorsal (Abb. 9.**64**).
- Schmorl'sche Knötchen sind häufig Begleitphänomene einer (Osteo-)Chondrose. Wie bereits erläutert, sind sie eher kein Phänomen der Bandscheibendegeneration.
- Die Osteochondrose kann als halbkugelige, im vorderen oder mittleren Wirbelkörperdrittel gelegene Knochenverdichtung zur Darstellung kommen. Die Befunde werden im deutschen Sprachraum als „hemisphärische Spondylosklerose" bezeichnet und sind oberhalb des röntgenologisch normalen oder höhengeminderten Zwischenwirbelraumes angeordnet. Es handelt sich um eine Sonderform der normalerweise eher bandförmigen subchondralen Knochensklerosierung.

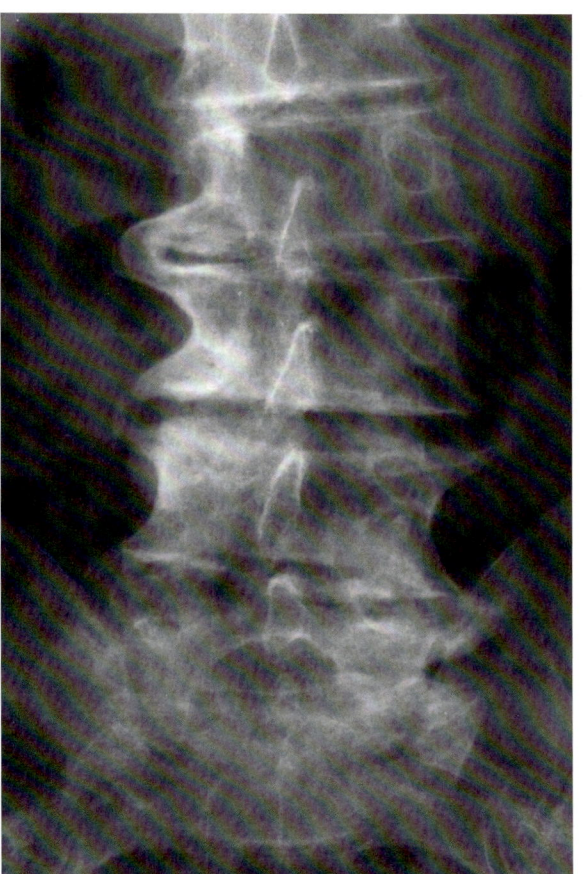

Abb. 9.**64** Spondylosis deformans und Osteochondrose der Lendenwirbelsäule. Die Anbauten sind an der höhengeminderten Seite ausgeprägter. Mäßige rechtskonvexe Skoliose.

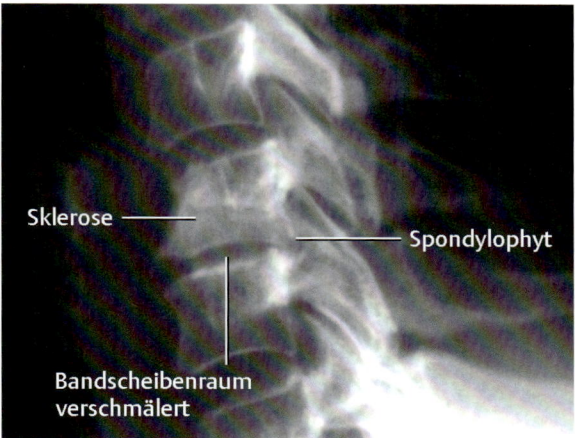

Abb. 9.**65** Osteochondrose der Halswirbelsäule mit ausgeprägter Sklerose der angrenzenden Wirbelkörper.

CT Hinweis zur Technik: Die zu untersuchenden Wirbelsäulensegmente werden durch einen lateralen Übersichtsscan (z. B. „Scoutview", „Topogramm") identifiziert. Die Schichtdicke misst maximal 2 mm. Moderne Multidetektor-CT-Geräte erlauben aufgrund der Volumenisotropie hoch qualitative Rekonstruktionen in allen Ebenen. Routinemäßig werden axiale und sagittale Rekonstruktionen jeweils im Knochen- und Weichteilalgorithmus angefertigt. Exakte Messungen von knöchernen Veränderungen (z. B. Spinalstenose) sollten nur im Knochenfenster erfolgen, da der Messfehler sonst zu groß ist.

Aufgrund der vielfachen Überlagerung in den Röntgenprojektionen zeigt die CT knöcherne Veränderungen wesentlich besser. Dies ist vor allem bei der Beurteilung der Facettengelenke, der Neuroforamina und der Weite des Spinalkanals von Bedeutung. Bei entsprechender Rekonstruktion und Fenstereinstellung kann Bandscheibengewebe vom Spinalkanal und umgebendem Weichgewebe abgegrenzt werden, so dass ein Nachweis von Bandscheibenhernien möglich ist (Abb. 9.**66a, b**).

Myelographie und „Myelo-CT". Die Myelographie wird heute in der Regel mit einer Myelo-CT kombiniert. Ihr Einsatz beschränkt sich weitgehend auf die präoperative Diagnostik von Patienten, bei denen Unsicherheiten bestehen, ob die im CT bzw. MRT nachgewiesenen Veränderungen die Symptomatik erklären. Durch die Kontrastierung des Liquors kann das Ausmaß einer Wurzel- oder Myelonkompression wesentlich besser beurteilt werden (Abb. 9.**67**). Z. B. spricht bei einer Bandscheibenhernie eine gute Füllung der Wurzeltasche gegen eine relevante Wurzelkompression. Die Myelographie ohne CT kann im Stehen sowie in Funktionsstellung (Flexion, Extension) ebenfalls Zusatzinformationen (z. B. Verstärkung einer Bandscheibenhernie) liefern.

Diskographie. Dabei wird durchleuchtungs- oder CT-gezielt nichtionisches Röntgenkontrastmittel direkt in den Diskus injiziert. Dies erlaubt in unklaren Fällen die exakte Zuordnung einer lumbalen, nichtradikulären Symptomatik zu einem Segment. Da dies nur in Einzelfällen therapeutisch relevant ist, wird die Diskographie nur sehr selten durchgeführt.

MRT **Bandscheibe:**
Auf T2-gewichteten Aufnahmen ist der Nucleus pulposus hyperintens, weist aber zentral ab dem 20.–30. Lebensjahr einen hypointensen Streifen auf (Abb. 9.**68b**). Der Anulus fibrosus ist auf T1- und T2-gewichteten Aufnahmen hypointens (Abb. 9.**68a**). Die normale Bandscheibe nimmt kein Kontrastmittel auf. Im Zuge des Degenerationsprozesses wird die ganze Bandscheibe hypointens und höhenreduziert (Abb. 9.**68b**). Bei der fortgeschrittenen Degeneration unter Einbeziehung der bandscheibennahen Knochenabschnitte (Osteochondrose) kann die Bandscheibe in T2 FSE auch signalreiche Zonen aufweisen. Nach Kontrastmittelgabe nimmt dann die Bandscheibe Kontrastmittel auf (Abb. 9.**70**). Risse des Anulus fibrosus können sich als linien- oder kommaförmige Zonen hoher Signalintensität (T2 FSE) in der Peripherie der Bandscheibe abbilden (insbesondere in axialen Bildern).

Die zunehmende Diskushernation zeichnet sich durch eine Ausdehnung des auf T2-gewichteten Aufnahmen in der Regel hypointensen Materials nach dorsal, ventral, kaudal oder kranial aus. Das hernierte Material kann mit dem Diskus weiter in Verbindung bleiben oder deutlich sichtbar abreißen, „sequestrieren". Teilweise gelingt es posteromedian subligamentäre von transligamentären Hernien zu unterscheiden (Abb. 9.**71**).

Nach einer Bandscheibenoperation nimmt eine Bandscheibe in den meisten Fällen Kontrastmittel auf. Im operativen Zugangsweg und epidural bilden sich Narben, die vor allem in den ersten postoperativen Monaten schwer von Rest- oder Rezidivhernien zu unterscheiden sind. Ferner entstehen Verziehungen des Duralsackes und eventuell eine vorübergehende Radikulitis.

Nach einigen Monaten ist die Differenzierung einfacher: Eine Narbe reichert Kontrastmittel an, eine Rezidivhernie nicht.

Diskusnahe Knochenabschnitte bei Osteochondrose:
Die reaktiven Veränderungen verlaufen nach Modic in drei Stadien (Abb. 9.**69**, s. auch unter Pathologie):

Stadium I: Die pseudoentzündlichen (sterilen) Veränderungen zeigen ein in T1 SE hypointenses und in T2 FSE hyperintenses Ödem. Dieses nimmt Kontrastmittel auf.

Stadium II: Nach Rückbildung des akuten reaktiven Zustands (meist nach mehreren Monaten) finden sich subchondrale Fettmarkkonversionen. Diese sind in in T1 SE und T2 FSE hyperintens.

Stadium III: Schließlich treten die vom konventionellen Röntgen und CT bekannten subchondralen Sklerosierungen auf, die in T1 SE und T2 FSE hypointens sind.

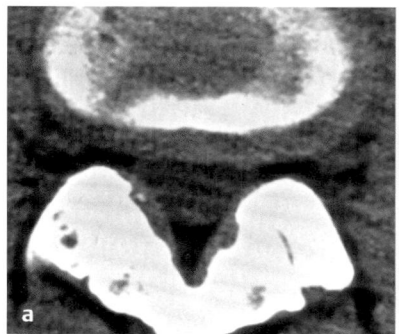
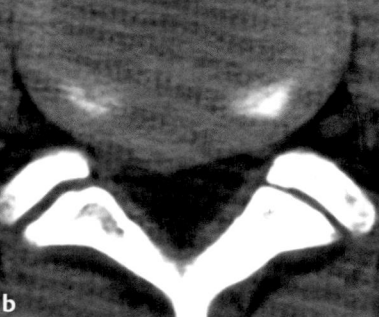
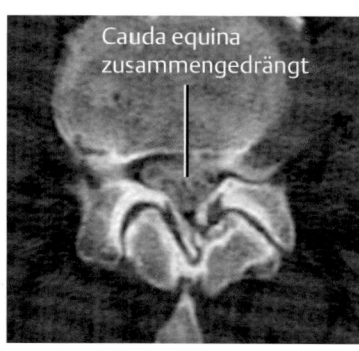

Cauda equina zusammengedrängt

Abb. 9.**66** Verschiedene Bandscheibenhernien in der CT. Breitbasige Protrusion (**a**), umschriebene rechts paramediane Protrusion (**b**). Bei korrekter Fenstereinstellung ist das Bandscheibengewebe gegenüber der Umgebung gut abgrenzbar.

Abb. 9.**67** Myelo-CT bei massiver Spondylarthrose mit knöcherner Spinalkanalstenose.

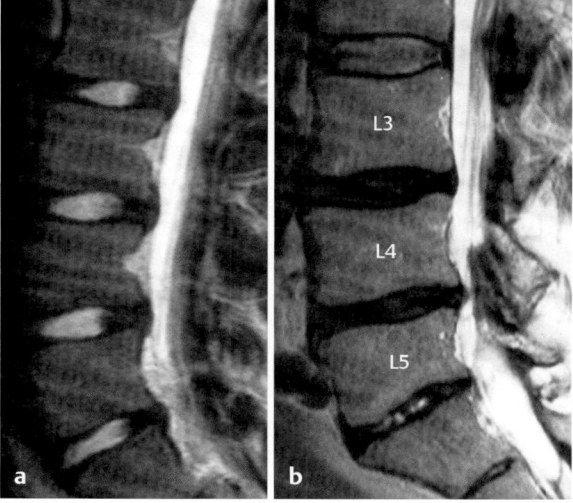

L3

L4

L5

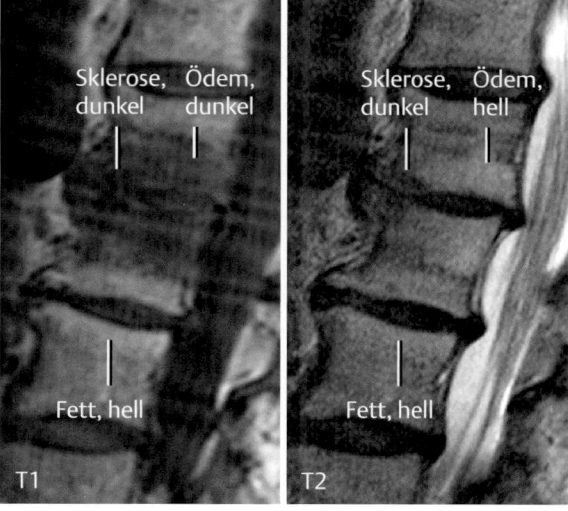

Sklerose, dunkel | Ödem, dunkel

Fett, hell

T1

Sklerose, dunkel | Ödem, hell

Fett, hell

T2

Abb. 9.**68** T2 TSE einer **normalen** Wirbelsäule (**a**). Der Nucleus pulposus ist deutlich hyperintens, der Anulus fibrosus hypointens. Unterschiedliche Stadien der Bandscheibendegeneration mit Höhenminderung und Signalverlust infolge Dehydratation (**b**). Flüssigkeitseinschluss in der erheblich degenerierten Bandscheibe L5/S1. Die Bandscheibe L2/3 ist normal.

Abb. 9.**69** Endplattenveränderungen nach Modic im Stadium 1 (Ödem), Stadium 2 (Fett) und Stadium 3 (Sklerose).

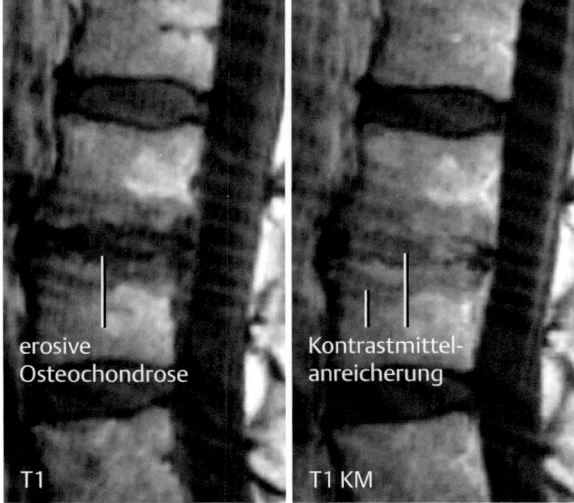

erosive Osteochondrose

Kontrastmittelanreicherung

T1

T1 KM

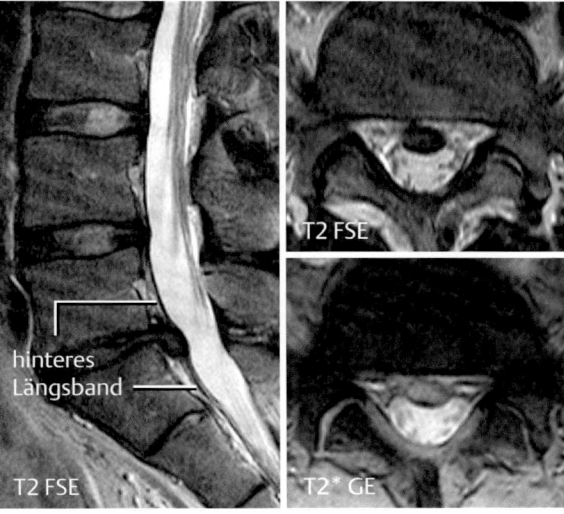

hinteres Längsband

T2 FSE

T2 FSE

T2* GE

Abb. 9.**70** Kontrastmittelanreicherung der Bandscheibe und Abschlussplatten bei erosiver Osteochondrose.

Abb. 9.**71** Nach kaudal umgeschlagene subligamentäre Bandscheibenextrusion.

DD Wird bei einem Wurzelreizsyndrom die vermutete Bandscheibenhernie nicht gefunden, so kommen prinzipiell zahlreiche Differenzialdiagnosen wie z. B. eine Radikulitis, ein pseudoradikuläres Schmerzsyndrom oder eine peripherere Nervenschädigung in Betracht. Bevor man an solche selteneren Ursachen denkt, ist bei der Untersuchungsdurchführung sicherzustellen, dass der betroffenen Wurzelabgang transversal dargestellt wurde, da sonst extraforaminäre Wurzelkompressionen durch laterale Bandscheibenhernien übersehen werden (Abb. 9.**72**).

Die wichtige Differenzialdiagnose des **spinales Tumors** (insbesondere Neurinome und Meningeome können zu Verwechslungen führen) ist stets zu bedenken (Abb. 9.**73**). Eine atypische Klinik oder eine ungewöhnliche Höhenlokalisation sollten als Warnzeichen verstanden werden. Eine i. v. Kontrastmittelapplikation ist in diesen Fällen absolut indiziert.

Die Differenzierung zwischen (erosiver) Osteochondrose und **infektiöser Spondylodiszitis** ist röntgenologisch ausgesprochen schwierig, sofern nicht schon ausgeprägte infektiös bedingte Destruktionen und Wirbelkörpersinterungen vorliegen. Die CT verbessert die diagnostischen Möglichkeiten, da gezielt nach irregulären Destruktionen ohne Sklerosierungsrand gesucht werden kann. Liegt (wie häufig) eine Osteochondrose mit aufgepropfter Infektion vor, so fällt das Nebeneinander von subchondraler Sklerosierung und reaktionsloser Knochendestruktion auf, sofern der infektiöse Prozess schon fortgeschrittener ist. Im Spät- und Heilungsstadium einer infektiösen Spondylodiszitis überwiegt die bandförmige oder irreguläre fokale Sklerosierung und man könnte von einer „sekundären Osteochondrose" sprechen.

Die MRT ist am besten zur Differenzierung geeignet. Für eine **Osteochondrose** sprechen (Abb. 9.**74 a, b**):
- scharfe Wirbelkörper-Abschlussplatte in T1 SE
- signalarme Bandscheibe in T2 FSE
- fehlende oder eher bandförmige Anreicherung im Intervertebralraum nach Kontrastmittelgabe
- parallel zur Deck- und Bodenplatte angeordnetes ödemartiges Signal, das nicht bis zur nächsten Bandscheibe reicht; das Signal kann auch halbmondförmig angeordnet sein
- kein oder nur minimaler Kontrastmittel aufnehmender Weichteilanteil

Trotzdem bleiben im Frühstadium der Spondylodiszitis bei vorbestehender Osteochondrose häufig Fragen offen, die durch eine MRT-Verlaufskontrolle nach 1–2 Wochen weiter geklärt werden müssen.

Als weitere Differenzialdiagnose zur erosiven Osteochondrose ist die sterile anteriore oder posteriore Spondylitis (Romanus-Läsion) bzw. die Spondylodiszitis (Andersson-Läsion) bei **seronegativer Spondylarthropathie** zu erwägen (Abb. 9.**75**). In aller Regel lassen sich weitere Entzündungsmanifestationen (weitere Wirbelsegmente, Kostotransversal- und Kostovertebralgelenke, Sakroiliakalgelenke) nachweisen. Nach diesen ist gezielt zu fahnden.

Spondylarthrose (Facettengelenkdegeneration)

Die kleinen Wirbelgelenke verlaufen an der oberen Lendenwirbelsäule sagittal. Nach kranial und kaudal hin dreht sich die Gelenkebene. An der unteren Lendenwirbelsäule sind die Gelenke dann schräg, an der oberen Brustwirbelsäule frontal ausgerichtet. Auf einer a.-p. Aufnahme werden daher nur die Intervertebralgelenke der oberen Lendenwirbelsäule im Profil getroffen, auf einer Seitenaufnahme jene der oberen Brustwirbelsäule.

RÖ Praktisch ist nur eine zunehmende Verdichtung und Vergrößerung der Intervertebralgelenke zu sehen. Der Gelenkspalt ist auch in Schrägaufnahmen kaum mehr einsehbar. Das Gelenk wirkt verplumpt, sklerosiert und unregelmäßig begrenzt.

CT Die CT erlaubt die exakte Darstellung der pathologischen Anatomie (vgl. Abb. 9.**60 a, b**). Es finden sich:
- Gelenkspaltverschmälerung
- Vakuumphänomen
- subchondrale Sklerose
- Randosteophyten
- „Verlängerung" der Gelenkflächen (vgl. Abb. 9.**67**)
- Erosionen, Zysten subchondral
- Deformierung, Verplumpung des Gelenks
- Verdickung (und partiell Verknöcherung) der Ligg. flava.

Als weichteildichte, rundliche Zonen mit direkter Kontinuität zum Gelenkspalt sind manchmal synoviale Zysten nachzuweisen, die in den Spinalkanal hereinragen. Diese können auch randständig und zentral verkalken (vgl. Abb. 9.**61**).

MRT Die beschriebenen Befunde sind ebenfalls mittels MRT nachzuweisen. Die knöchernen Veränderungen sind weniger detailreich als im CT sichtbar. Demgegenüber ist die Diagnose eines Gelenkergusses, der verdickten Ligg. flava und von Synovialzysten mittels MRT leichter (Abb. 9.**76**).

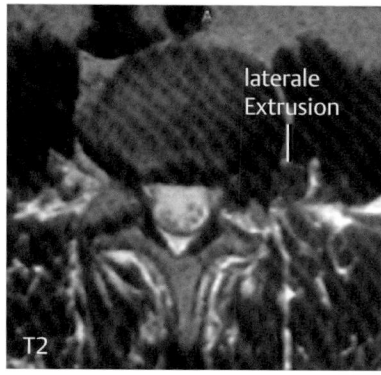

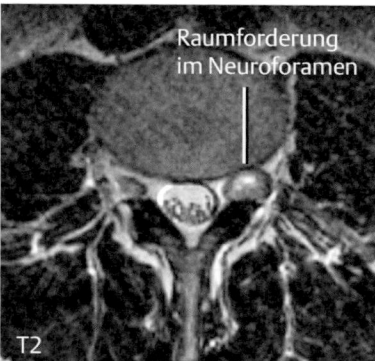

Abb. 9.**72** Laterale Bandscheibenhernie mit Wurzelkompression. **Cave:** Der Befund ist in der sagittalen Ebene nicht sichtbar!

Abb. 9.**73** Foraminäre Raumforderung auf Höhe L3/4 mit deutlicher Kontrastmittelaufnahme und zentral kleinem zystischem Anteil: Neurinom (Zufallsbefund).

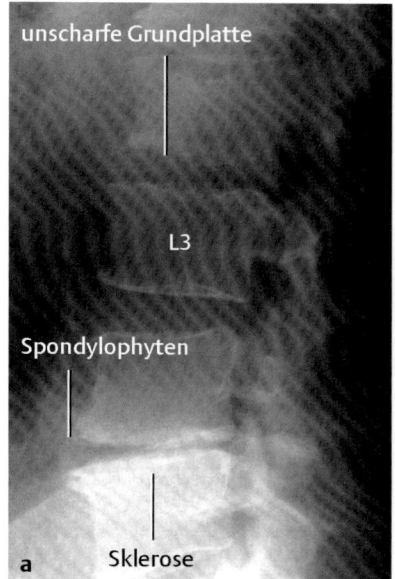

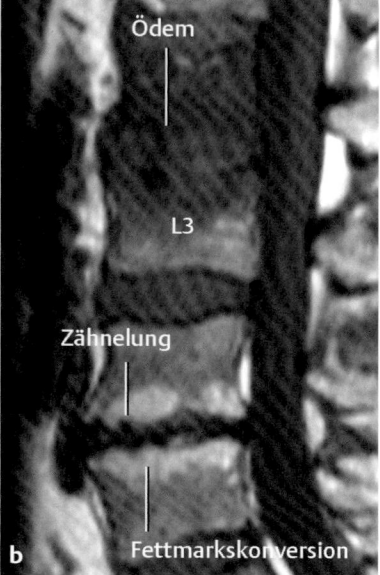

Abb. 9.**74** Nebeneinander von Spondylodiszitis L2/L3 und erosiver Osteochondrose L4/L5 im konventionellen Röntgenbild (**a**) und der T1 SE (**b**). Typische Morphologie der Osteochondrose mit Zähnelung der Wirbelkörper-Abschlussplatten und kleinen Erosionen. Im Gegensatz zur Spondylodiszitis sind die angrenzenden Wirbelkörperareale hyperintens im Sinne einer Fettmarkkonversion (Modic 2).

Unten:
Abb. 9.**76** Teilverkalkte Synovialzyste mit Verlegung des Recessus lateralis und Duralsackkompression.

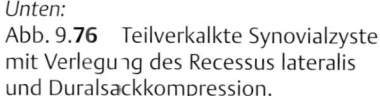

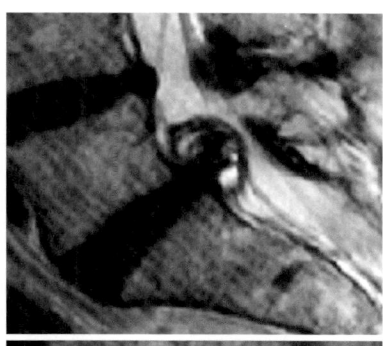

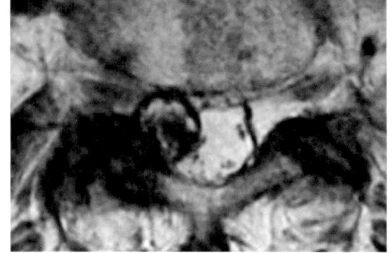

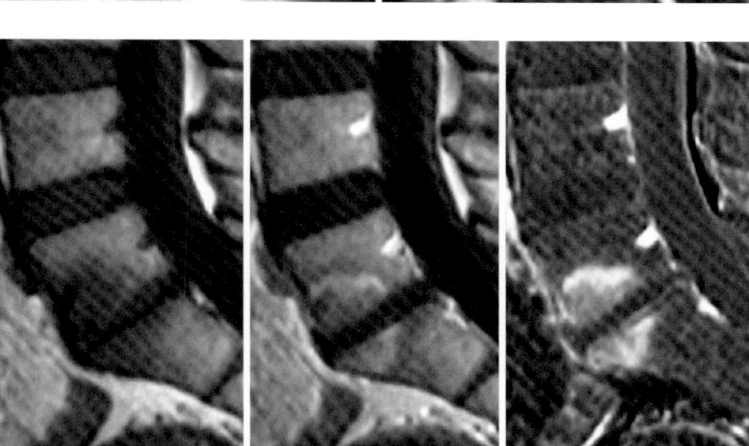

Abb. 9.**75** Erosive Osteochondrose (Modic 1) im Bereich der ventralen Abschlussplatten. Bei einem derartigen Befund ist differenzialdiagnostisch eine Spondylitis anterior bei seronegativer Spondylarthropathie zu erwägen.

Spinalkanalstenose

Diese ist auf der seitlichen Röntgenaufnahme zu vermuten, eine Diagnosestellung ist jedoch meist an axiale Bilder mittels MRT, CT oder Myelo-CT gebunden (Abb. 9.**77 a – c**).

Die normale Weite des Spinalkanals wird unterschiedlich angegeben. Als Anhaltspunkte können dienen:

- Der Sagittaldurchmesser beträgt auf Höhe der Halswirbelsäule mindestens 13 mm, auf Höhe der Lendenwirbelsäule mindestens 15 mm.
- Die normale Interpedikulardistanz beträgt beim Erwachsenen auf Höhe der Halswirbelsäule mindestens 25 mm, auf Höhe der Lendenwirbelsäule mindestens 18 mm.

Eine Verringerung dieser Werte wird als Stenose bezeichnet. Es existieren jedoch keine allgemein anerkannte Kriterien für die oft angegebene Graduierung von Stenosen als „relativ", „absolut", „leicht-" oder „hochgradig". Allerdings sind an der Lendenwirbelsäule Werte sagittal < 11 mm oder eine Interpedikulardistanz < 16 mm eindeutig als Stenose zu klassifizieren.

Die CT kann das Ausmaß einer Stenose am exaktesten quantifizieren und zwischen knöcherner (Retrospondylose, Spondylarthrose) und weichteilbedingter Einengung (Bandscheibe, Ligg. flava, Raumforderungen) unterscheiden. Als Myelo-CT kann sie auch eine Kompression des Rückenmarks und der Nervenwurzeln direkt darstellen. Die MRT bietet demgegenüber den Vorteil, das Ausmaß der Kompression auch ohne intrathekale Kontrastmittelgabe zu zeigen und gleichzeitig eine etwaige Myelopathie nachzuweisen (Abb. 9.**78** u. 9.**79**).

Literatur

Brandt KD, Doherty M, Lohmander LS. Osteoarthritis. Oxford: OUP; 1998.

Bullough P. Orthopaedic Pathology. 2nd ed. Mosby-Elsevier; 2004.

Fardon DF, Milette PC. Nomenclature and classification of lumbar disc pathology. Recommendations of the combined task forces of the North American Spine Society, American Society of Spine Radiology and American Society of Neuroradiology. Spine 2001; 26: E93–113.

9.3 Ätiologisch unklare Erkrankungen an der Wirbelsäule

9.3.1 Diffuse idiopathische Skeletthyperostose

> Von einer diffusen idiopathischen Skeletthyperostose (DISH, Morbus Forestier) wird gesprochen, wenn folgende Kriterien erfüllt sind:
> - fließende Ossifikation primär des vorderen Längsbandes über mindestens 4 Segmente
> - keine wesentlichen Bandscheibenveränderungen (Osteochondrose, Prolaps)
> - keine Arthrose der Intervertebral- und Iliosakralgelenke.

PATHO Die Ätiologien der Skelettveränderungen sind höchst unterschiedlich. Diabetes mellitus kombiniert mit Hyperinsulinämien, Fluorose, Vitamin-A-Hypervitaminose u. a. werden mit der DISH assoziiert. Typischerweise kommt es zur Verkalkung und Verknöcherung im Bereich des vorderen Wirbelsäulen-Längsbandes (Abb. 9.**80**). Bei annähernd 30 % aller Patienten mit DISH zeigen sich zusätzlich kräftige Osteophyten an den peripheren Gelenken, Ligament- und Sehnenverkalkungen.

KLINIK Die meistens über 50 Jahre alten Patienten klagen über zunehmende Bewegungseinschränkung in der Hals- und unteren Brustwirbelsäule. Häufig besteht aber wie bei der Arthrose eine große Diskrepanz zwischen Schweregrad des klinischen Befundes und den radiologischen Veränderungen.

RÖ Es kommt zu extensiven „fließenden" Hyperostosen an den Wirbelkörper-Vorderflächen, die sich über mindestens vier Wirbelkörper erstrecken. Manchmal ist auch im Summationsbild eine Aufhellungslinie zwischen der Ossifikation und den Wirbelkörpern zu erkennen, was die DISH von den Osteophyten abgrenzt. Betroffen sind meist die untere Halswirbelsäule und der thorakolumbale Übergang (Abb. 9.**81** u. 9.**82**). Bandscheiben, Sakroiliakalgelenke und Intervertebralgelenke sind unauffällig.

Komplikationen bei DISH

Myelopathie. Die durch Bandossifikationen (posteriores Längsband, Ligg. flava) hervorgerufene Verformung und Verengung des Spinalkanals können zur Myelopathie führen. Während die Kompression des Rückenmarks schon im CT sichtbar wird, gelingt mittels MRT die direkte Darstellung der Myelopathie (helle Areale in T2 FSE und Kontrastmittelaufnahme).

Eine durch Bandossifikationen starre Wirbelsäule ist vulnerabel gegenüber Traumen. Es kann zu Frakturen der Bandossifikationen kommen.

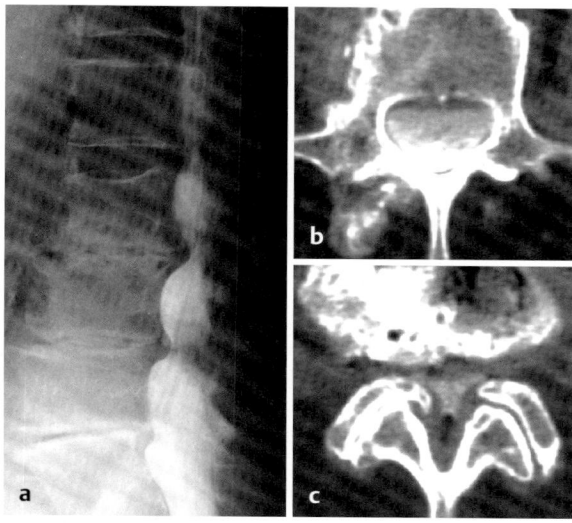 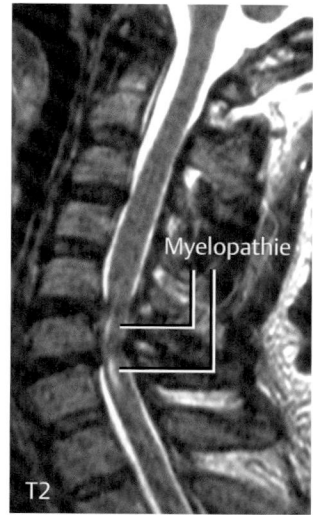

Links:
Abb. 9.**77** Myelographie bei Spinalkanalstenose (**a**). Typisch bogenförmige Einschnürungen. CT im Bereich normaler Weite und auf Höhe der deutlichen Stenose (**b, c**), bedingt durch Spondylarthrose, hypertrophierte Ligg. flava und eine Bandscheibenprotrusion.

Rechts:
Abb. 9.**78** Spinalkanalstenose mit deutlicher Myelopathie.

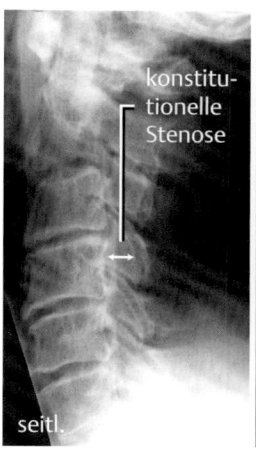 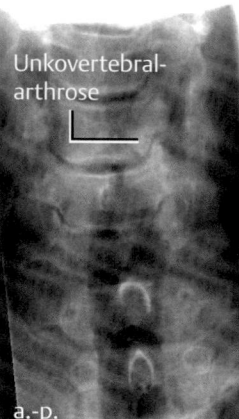 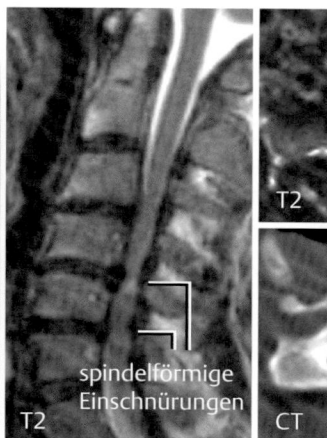 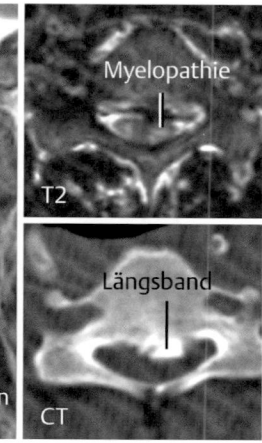

Abb. 9.**79** Konstitutionelle Stenose bei kurzen Wirbelbögen. Der Querdurchmesser des Spinalkanals ist normal. Zusätzlich verkalktes hinteres Längsband. Die transversale T2 zeigt bereits eine Myelopathie.

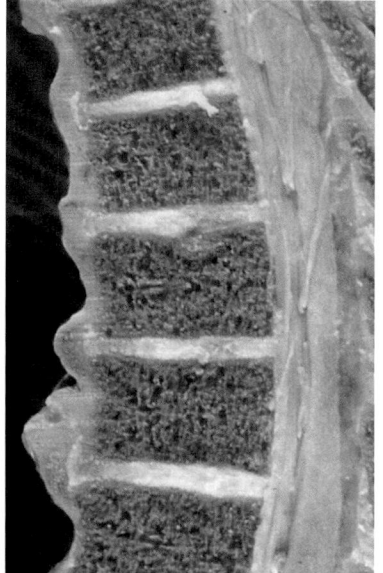 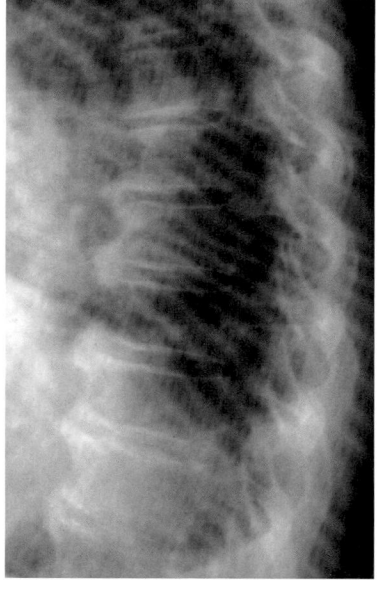 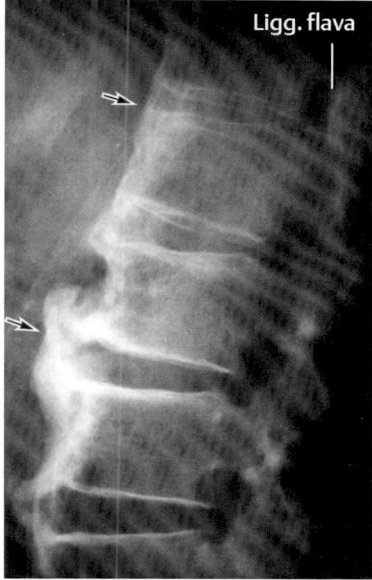

Abb. 9.**80** Anatomisches Präparat. Ventrale Hyperostosen bei DISH. Die Bandscheiben sind normal.

Abb. 9.**81** Untere Brustwirbelsäule mit ventralen Hyperostosen bei DISH. Die Bandscheiben sind unauffällig.

Abb. 9.**82** BWS-LWS-Übergang. Neben den ventralen Hyperostosen bei DISH besteht eine Verkalkung der Ligg. flava.

9.3.2 Morbus Scheuermann

Synonyme: Adoleszentenkyphose, juvenile Kyphose, juvenile Osteochondrose.

> Im Adoleszentenalter auftretende Wachstumsstörung an Grund- und Deckplatten der Brust- oder Lendenwirbelsäule mit Verschmälerung der Bandscheiben, Keilwirbelbildung und teilfixierter Kyphose im betroffenen Abschnitt.

PATHO Die Häufigkeitsangaben schwanken zwischen 1–8%, der Gipfel liegt zwischen dem 12. und 15. Lebensjahr. Genetische (familiäre Häufung) und mechanische Faktoren (Leistungssport) spielen eine Rolle, der primäre Mechanismus ist jedoch noch unklar. Schmorls Theorie einer Herniation von Bandscheibenmaterial in den Wirbelkörper während eines Wachstumsschubes in der Adoleszenz wird am meisten akzeptiert. Der durch die Herniation entstandene Höhenverlust im Bereich des ventralen Wirbelkörpers führt bei unverändertem Aufbau des dorsalen Wirbelkörpers infolge der Imbalance im Wirbelkörperwachstum zur Kyphosebildung.

KLINIK Nur ein Drittel der Jugendlichen klagen über Rückenschmerzen. Während der thorakale Befall zur Kyphoseausbildung führt, aber kaum Beschwerden verursacht, wird der thorakolumbale Befall früh durch Schmerzen symptomatisch. Letztere Verlaufsform wird als atypischer Morbus Scheuermann bezeichnet und findet sich häufig bei jugendlichen Leistungssportlern infolge wiederholter axialer Stressreaktionen.
Verlauf: Die Prognose ist meist günstig, schwere Verlaufsformen sind selten. Nach dem Wachstumsabschluss kommt es nicht mehr zu einer Progredienz der Kyphose.

RÖ Die konventionelle Röntgenaufnahme der gesamten Brust- und Lendenwirbelsäule in zwei Ebenen ist für die Diagnose entscheidend und ermöglicht eine Beurteilung des Kyphosegrades. Folgende typische Röntgenveränderungen sind nachweisbar:
- Kyphose der Brustwirbelsäule >40° (Messung nach Cobb, Abb. 9.**83**)
- ventrale Abflachung mehrerer benachbarter Wirbelkörper um >5° (Abb. 9.**85**)
- Bandscheibenverschmälerung
- umschriebene Bandscheibenherniation in Deck- und Bodenplatten (Schmorl'sche Knötchen) zentral oder als Randleistenhernien (Abb. 9.**84 a, b**)
- Edgren-Vaino-Zeichen im Sinne der kompensatorischen knöchernen Hypertrophie der benachbarten Grundplatte (Abb. 9.**84 a, b**)
- Irregularität der Abschlussplatten.

! Schmorl'sche Knötchen liegen in der Abschlussplatte in der Mitte oder ventral als Randleistenhernien (retromarginaler Diskusprolaps). Die dorsalen, mehr flachbogigen Eindellungen der Deckplatte entsprechen in der Regel Chordadorsalis-Resten und sind Normvarianten (Abb. 9.**86** u. 9.**87**).

MRT Die MRT ermöglicht die direkte Darstellung des in die Endplatte hernierten Bandscheibenmaterials und ist wichtig für die Differenzialdiagnose gegenüber entzündlichen, traumatischen und gelegentlich tumorösen Erkrankungen.

DD
- Juveniler Rundrücken (keine wesentlichen röntgenologischen Veränderungen an den Wirbelkörpern zu erwarten)
- posttraumatische Kompressionsfrakturen (keine Bandscheibenverschmälerung, keine Schmorl'schen Knötchen)

Literatur

Blumenthal SL et al. Lumbar Scheuermann's: a clinical series and classification. Spine 1987; 12: 929–32.
Lowe TG. Scheuermann's disease. Orth Clin North Am 1999; 30: 475–8.

9.3.3 Kyphose, Skoliose

Kyphose

Die Kyphose ist eine nach dorsal konvexe Krümmung der Wirbelsäule. Eine leichte Kyphose der Brustwirbelsäule ist physiologisch, eine Kyphose der Hals- oder Lendenwirbelsäule oder eine verstärkte thorakale Kyphose dagegen pathologisch. Messverfahren sind in der Lage, die Kyphose zu quantifizieren. Ursachen für eine pathologische Kyphosierung sind neben dem Morbus Scheuermann traumatische, osteoporotische oder postentzündliche Keilwirbelbildungen.

Skoliose

Die Skoliose ist eine **fixierte** Achsabweichung der Wirbelsäule in der Frontalebene mit zusätzlicher Drehung der einzelnen Wirbelkörper (Torsionsskoliose).

Ätiologisch steht die idiopathische Form im Vordergrund, die zudem noch in die infantile, juvenile und adoleszente Form unterschieden wird. Von diesen sind eine Vielzahl anderer, sekundärer Ursachen abzugrenzen (z. B. Rückenmarkschäden, rheumatische Erkrankungen, Infektionen).

Die Skoliose wird klinisch und röntgenologisch (Krümmungswinkel nach Cobb und Rotationswinkel nach Nash and Moe) vermessen (siehe orthopädische Spezialliteratur).

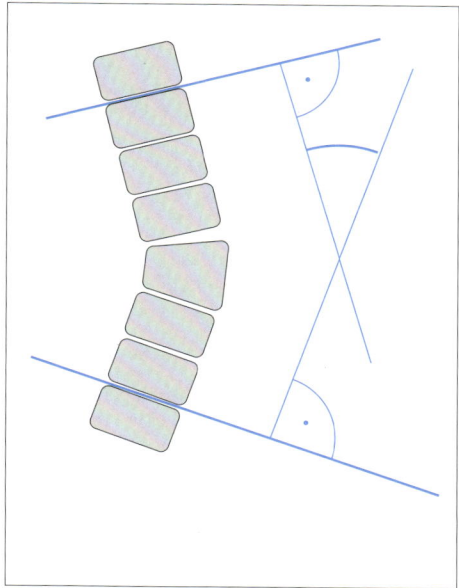

Abb. 9.**83** Vermessung des Kyphosegrades der Brustwirbelsäule nach Cobb.

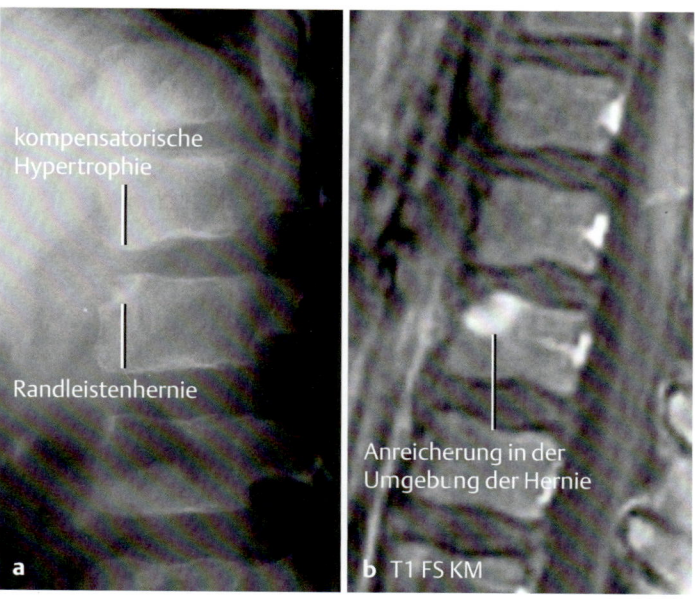

Abb. 9.**84** Morbus Scheuermann mit ventraler Herniation von Bandscheibenmaterial in eine Wirbelkörperdeckplatte mit gegenüberliegender Hypertrophie, dem sog. Edgren-Vaino-Zeichen (**a**). Reaktive Kontrastmittelaufnahme in den umgebenden Wirbelkörperabschnitten (**b**).

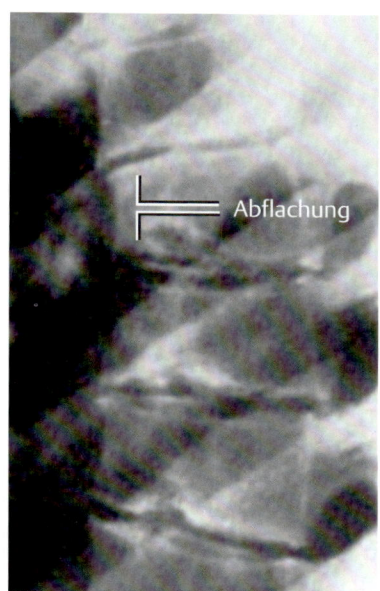

Abb. 9.**85** Leichte keilförmige Abflachung eines Brustwirbelkörpers bei Morbus Scheuermann, mehrere Schmorl'sche Knötchen.

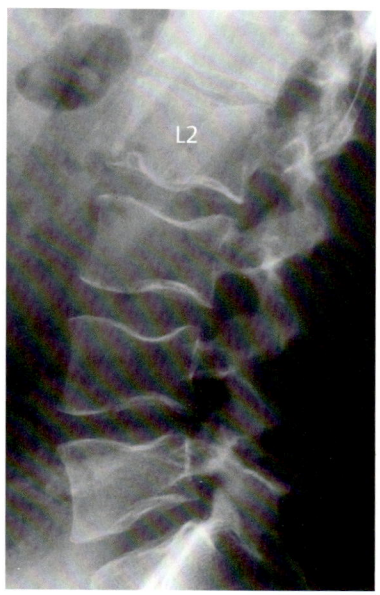

Abb. 9.**86** Chorda-dorsalis-Rückbildungsstörung mit flachbogigen Mulden in den dorsalen Wirbelkörper-Abschlussplatten. Zusätzlich Schmorl'sche Knötchen in den Grundplatten L1 und L2.

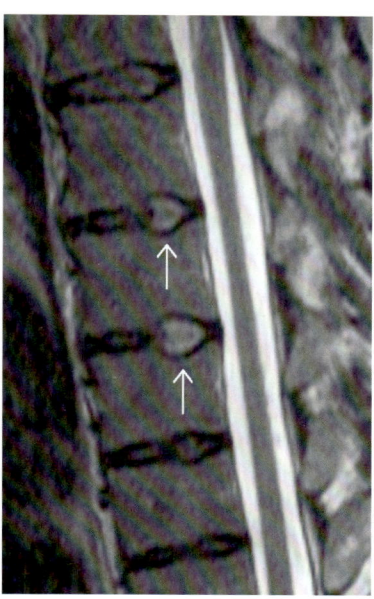

Abb. 9.**87** Chorda-Rückbildungsstörung, T2 FSE.

9.4 Entzündliche Gelenkerkrankungen

9.4.1 Rheumatoide Arthritis und juvenile rheumatoide Arthritis

Synonym: chronische Polyarthritis.
Systemische juvenile Form: Still-Syndrom.

> Die rheumatoide Arthritis ist eine systemische Autoimmunerkrankung, die das Synovialgewebe betrifft und sich potenziell an anderen Organen – in erster Linie an Pleura, Perikard, kutanen und viszeralen Organe sowie Augen – manifestiert.

PATHO Aufgrund einer komplexen Interaktion von Immunzellen und -komplexen entsteht in Gelenken eine stark proliferative und aggressive Synovitis, ein sog. **Pannus**, der Knochen direkt arrodiert. Infolge einer Osteoklastenstimulation kommt es zu klassischen **Knochenerosionen** an den „bare areas", wo die gelenkbildenden Knochen innerhalb der Gelenkkapsel nicht von Knorpel überzogen sind. Kollagen spaltende Enzyme verursachen Schäden an Gelenkkapsel und stabilisierenden Bändern, weniger am Gelenkknorpel. Aus den **Subluxations-**/und **Luxationsstellungen** der Gelenke resultieren Fehlbelastungen, die an mechanisch stärker belasteten Gelenken (Daumen, Zeigefinger, Handgelenk) eine besonders frühe und starke Gelenkdestruktion verursachen. Unter Therapie können die Erosionen partiell resklerosieren, eine vollständige Abheilung findet an einer röntgenologisch gut detektierbaren Erosion nicht mehr statt. Auf der Basis der Gelenkdestruktion entsteht eine frühe Sekundärarthrose, bei vollständiger Arrosion der gelenkbildenden Knorpelflächen ankylosiert das Gelenk im späteren Verlauf. Bei Erstmanifestation im Wachstumsalter verursacht die mit Erosionen einhergehende Verlaufsform eine **Hyperämie um die Epiphysenfugen** betroffener Gelenke. Der damit verbundene Wachstumsreiz verursacht ein dysmorphes und unproportioniertes Knochenwachstum mit entsprechenden Fehlstellungen und Bewegungseinschränkungen im Erwachsenenalter.
Rheumaknoten. Rundlicher Knoten mit zentraler fibrinoider Nekrose, ummantelt von Bindegewebe mit Histiozyten und Lymphozyten. Er tritt bevorzugt subkutan, in der Lunge und am Perikard auf.

Die familiäre Häufung sowie die Assoziation mit gewissen HLA-DR4-Gewebeantigenen weisen bei der rheumatoiden Arthritis auf die große Bedeutung genetischer Faktoren hin.

Hauptformen der juvenilen chronischen Arthritis:
Derzeit werden fünf Krankheitsentitäten unter dem Terminus juvenile chronische Arthritis klassifiziert (Abb. 9.**88**). Die **seropositive** juvenile rheumatoide Arthritis mit Nachweis des IgM-Rheumafaktors ähnelt in vielerlei Hinsicht der klassischen rheumatoiden Arthritis des Erwachsenen. Bei der häufigeren **seronegativen** Form werden als Untergruppen zwei Oligoarthritistypen, die Polyarthritis und das Still-Syndrom als schwerste Verlaufsform, unterschieden.

KLINIK Vor der ersten Gelenkentzündung treten typischerweise Allgemeinsymptome (**Prodrome**) auf: Müdigkeit, Inappetenz, Gewichtsverlust, Erkrankungsgefühl, Schwitzen an den Händen und Füßen und schwer lokalisierte Gliederschmerzen. Üblicherweise setzen dann akute Schwellungen und Schmerzen mehrerer Gelenke ein, begleitet von Morgensteifigkeit und Abnahme der Muskelkraft. Allgemeinsymptome bestehen jedoch fort. Allerdings variiert die klinische Präsentation der rheumatoide Arthritis bei Erstmanifestation enorm.

Besonders typisch ist der **symmetrische Befall kleiner Gelenke**, vor allem der Metakarpophalangeal-, Hand- und Zehengelenke. Prinzipiell werden jedoch auch große Extremitätengelenke, die Gelenke im Kopf-Hals-Bereich oder die Wirbelsäule involviert.
Extraartikuläre Manifestationen sind u. a.:
- Tenosynovitis der Fingerflexoren, Bursitis
- Rheumaknoten, kutane Vaskulitis
- rheumatoide Serositis viszeraler Höhlen
- rheumatoide Herzklappenveränderungen (mitral, aortal)
- interstitielle Lungenfibrose und intrapulmonale Rheumaknoten
- Lymphknoten- und Milzschwellung.

Die klinische Diagnose basiert auf der Zusammenschau verschiedener klinischer (z. B. Morgensteifigkeit), laborchemischer (Rheumafaktoren) und radiologischer Kriterien (ARA-Kriterien).

Sonderformen:
- Autoimmune Prägung (Überlappung mit Kollagenosen): „lupoide" oder „sklerodermiforme" Ausprägung (vgl. Sharp-Syndrom = Mischkollagenose)
- Begleitvaskulitis mit Gangrän der Finger; die Vaskulitis der Vasa vasorum wird als potenzielle Ursache der **Polyneuropathie** diskutiert
- Felty-Syndrom mit progredient-destruktiver Arthritis, Splenomegalie und Leukopenie
- Kaplan-Syndrom: mit Lungensilikose vom Rundherdtyp
- sekundäres Sicca- oder Sjögren-Syndrom: lymphoplasmazellulärer Befall exkretorischer Drüsen (Tränen- und Speicheldrüsen).

DD **Differenzialdiagnosen in der Frühphase:**
- andere Bindegewebeerkrankungen (z. B. systemischer Lupus erythematodes, Vaskulitis)
- reaktive Arthritis
- infektiöse Arthritis
- Malignome (z. B. maligne Lymphome)
- Kristallarthritiden (z. B. CPPD, Arthritis urica).

RÖ Für die Erstdiagnose der rheumatoiden Arthritis sind stets zwei Ebenen von jedem Gelenk erforderlich. An der Hand entgehen jeder der zwei Ebenen (p.-a. und Zitherstellung) etwa 30 – 50 % der Erosionen. Für Verlaufskontrollen wird häufig auf eine Ebene verzichtet: In diesem Falle zeugt die Sklerose von abgebildeten Erosionen von einer gut eingestellten Therapie. Funktionsaufnahmen der Halswirbelsäule informieren über Subluxationen.

„Klassische Röntgenzeichen" (vgl. auch Abschnitt 9.1.3):

- Gelenkschwellung
- gelenknahe Osteoporose (arthritisches Kollateralphänomen), vor allem im akuten Schub
- vorübergehende Erweiterung des Gelenkspaltes durch Gelenkerguss und Synoviaproliferation, danach Knorpel- und somit Gelenkspaltverschmälerung
- Präerosion
- marginale Erosion im Bereich der „bare areas" und schließlich auch Destruktionen durch den Pannus im Bereich vorgeschädigter Gelenkflächen
- dünner Sklerosesaum, der den Spongiosaraum wieder abgrenzt, ist Zeichen einer medikamentös gut eingestellten Erkrankung
- Geode, ein vorwiegend zystischer Verlauf der rheumatoiden Arthritis ist selten
- Destruktion des Gelenks mit nachfolgender Ankylose
- Fehlstellung und Mutilation.

SONO Die Ultraschalluntersuchung hat Bedeutung für die Dokumentation von Weichteilschwellung und Ergüssen, bei der Ergusspunktion speziell von kleinen Gelenken, und zur Bestätigung eines klinischen Verdachts auf eine Tenosynovialitis. Erosionen an Phalangen, Metakarpalia, Humeruskopf sowie Femurkondylen und Tibiaköpfen sind ebenfalls einer Sonographie gut zugänglich. Begleitpathologien bzw. Komplikationen wie Rotatorenmanschettenrupturen und Sehnenrupturen werden ebenfalls häufig erkannt.

MRT Eine MRT-Untersuchung sollte in jedem Falle eine wassersensitive Sequenz wie Turbo-STIR zum Nachweis eines Knochenmarködems enthalten. Die knöcherne Affektion wird in T1-gewichteten Sequenzen besonders realistisch dargestellt. Die Darstellung des Pannus in T1 FatSat nach Kontrastmittelgabe ist zwischen der 4.–6. Minute post injectionem korrekt: Früher wird der Pannus falsch zu klein, später durch Diffusionseffekte falsch zur groß eingeschätzt. Eine spe-

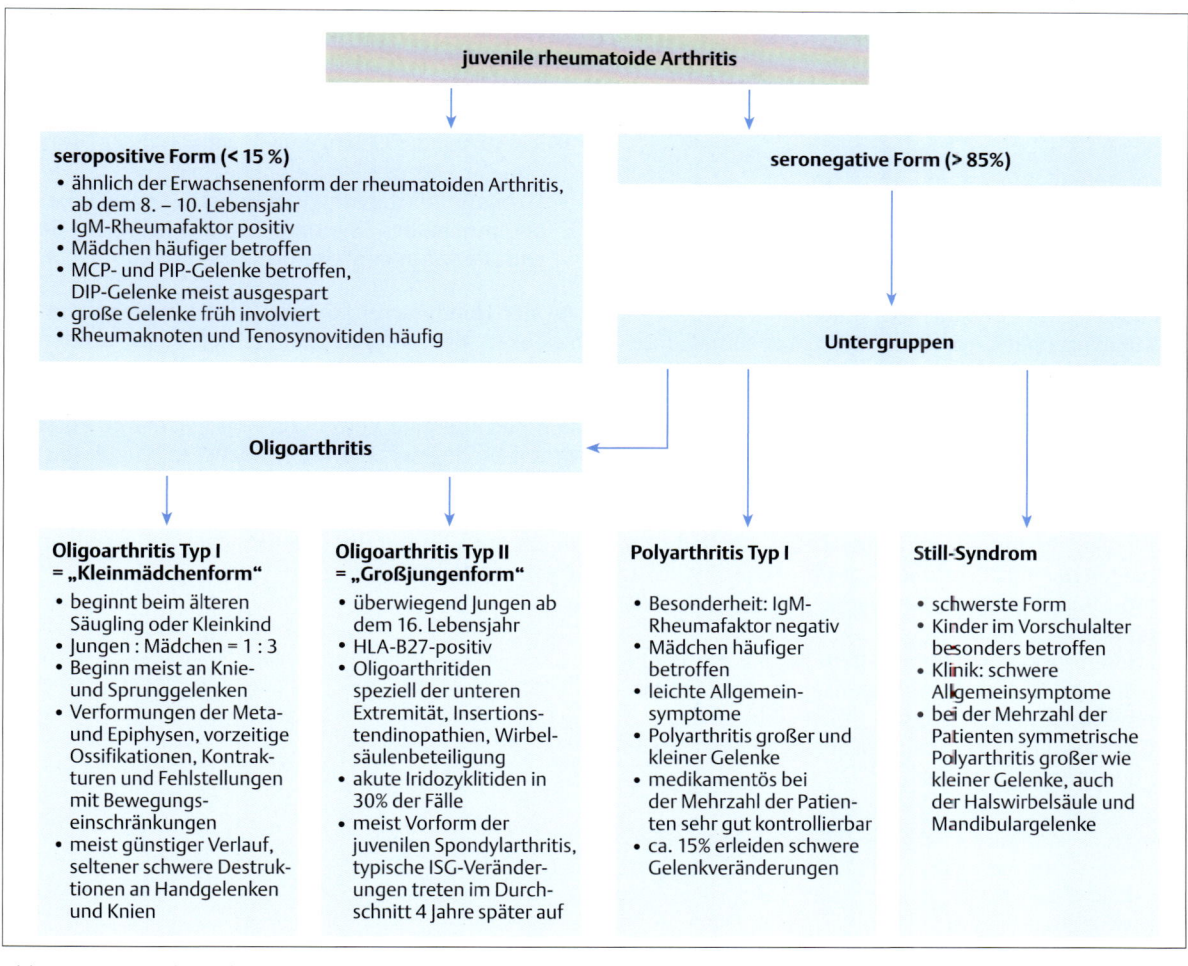

Abb. 9.**88** Einteilung der juvenilen rheumatoiden Arthritiden.

zifische Knorpelsequenz (3D-GRE-Sequenz mit Fettunterdrückung oder selektiver Wasseranregung) sowie eine Volumenabschätzung des entzündlichen Gewebes wird nicht routinemäßig durchgeführt. Neben der Darstellung sonographisch schwer erreichbarer und konventionell schwerer einsehbarer Gelenke (z. B. Iliosakralgelenk, Atlantoaxialgelenk) ist die Domäne der MRT der frühe sensitive Nachweis von Erosionen bei nativradiologisch unauffälligem Befund. Funktionsaufnahmen in Inklination erleichtern die Beurteilung einer atlantoaxialen Instabilität.

CT   Die CT besitzt einen hohen Stellenwert bei Fragestellungen, die allein auf Stabilität abzielen, oder zur präoperativen Darstellung des Knochens.

NUK   Nuklearmedizinische Verfahren vermitteln in der Initialabklärung einen sehr guten Gesamtüberblick über alle aktiv entzündlichen Gelenke. Die Überlagerung mit anderen szintigraphisch nicht differenzierbaren Erkrankungen und ihre vergleichsweise schlechtere Spezifität im Vergleich zu anderen bildgebenden Modalitäten lassen sie jedoch an Bedeutung verlieren.

Manifestation der rheumatoiden Arthritis an speziellen Gelenken

Handgelenk, Mittelhand und Finger

Frühveränderungen sind Weichteilschwellungen, Erosionen, gelenknahe Osteoporose in Form einer kleinfleckigen oder bandförmigen Demineralisation und ein begleitendes Knochenmarködem.
- Metakarpophalangealgelenke und proximale Interphalangealgelenke sind bevorzugt betroffen.
- Der Processus styloideus ulnae zeigt relativ früh Veränderungen. Gründe sind die nur partielle Knorpeldeckung, der große prästyloidale Gelenk- und Synoviarezessus und die häufig begleitende Tenosynovitis des M. extensor carpi ulnaris.
- Weniger häufig ist ein früher Befall des Radiokarpalgelenks mit Erosionen am Processus styloideus radii und der gegenüberliegenden Region des Skaphoids.
- Frühe Erosionen sind vor allem medial am Triquetrum und Pisiforme zu finden, aber auch an anderen Karpalia (Abb. 9.**93**).
- Die distalen Interphalangealgelenke sind später und geringer betroffen.

! Falls die Untersuchung der Hände keine eindeutigen Hinweise auf die rheumatoide Arthritis liefert, sollte eine Untersuchung beider Füße erfolgen, auch wenn diese noch asymptomatisch sind.

Spätveränderungen sind charakteristische Fehlstellungen und Deformitäten durch entzündliche Schädigung des Kapsel-Band-Apparates der Gelenke, Sehnendislokationen und -rupturen:
- **Ulnardeviation** der Fingergelenke (Abb. 9.**89**)
- **Knopflochdeformität:** Beugung im proximalen Interphalangealgelenk, Extension im distalen Interphalangealgelenk (Abb. 9.**90**).
- **Schwanenhalsdeformität:** Beugung im Metakarpophalangealgelenk und distalen Interphalangealgelenk, Überstreckung im proximalen Interphalangealgelenk
- „Hitchhiker"- oder **Z-Deformität** des Daumens: Beugung im Metakarpophalangealgelenk, Überstreckung im Interphalangealgelenk
- Verschiebung des proximalen Karpus vor der Radiuskonsole nach palmar und ulnar **(Palmardrift)**; das Lunatum überragt dann den Radius nach ulnar um mehr als ⅓ seiner Größe; die Ulna luxiert zunehmend nach dorsal, das distale Radioulnargelenk wird weiter; klinische Entsprechung ist das Caput-ulnae-Syndrom mit schmerzhafter Bewegungseinschränkung und dorsal prominenter distaler Ulna
- Ankylosen der Gelenke nach vollständiger Destruktion der knorpeligen Gelenkflächen
- Mutilationen der Metakarpophalangealgelenke und der proximalen Interphalangealgelenke im Sinne von **„Pencil-in-cup"-Deformitäten**.

An der Handwurzel können alle Kompartimente der radiokarpalen, interkarpalen („bare areas" an der Insertion intrinsischer Ligamente) und karpometakarpalen Gelenke entzündlich involviert werden (pankompartimentale Verteilung). Im Extremfall entsteht durch bindegewebige und knöcheren Ankylosen ein **„Os carpale"** (Abb. 9.**92**). Insbesondere in der MRT lässt sich der Pannus gut identifizieren – er liegt vor allem dorsal unter der Gelenkkapsel und ist ulnarseitig meist dicker.

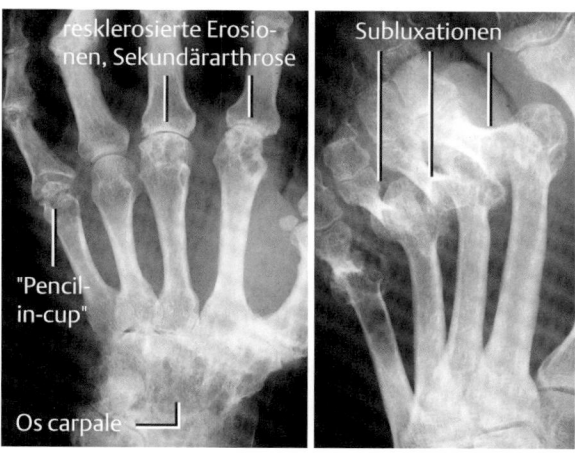

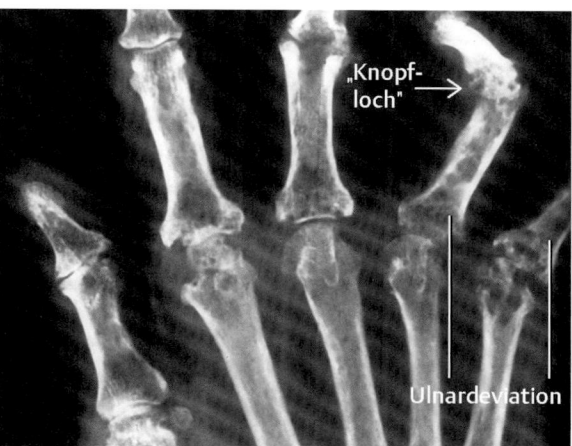

Abb. 9.**89**   Seit Jahrzehnten bestehende rheumatoide Arthritis. Unter gut eingestellter Therapie resklerosierte Erosionen.

Abb. 9.**90**   Spätstadium an der Hand mit Betonung der Metakarpophalangealgelenke. Typische Destruktionen, Ulnardeviation, Knopflochdeformität.

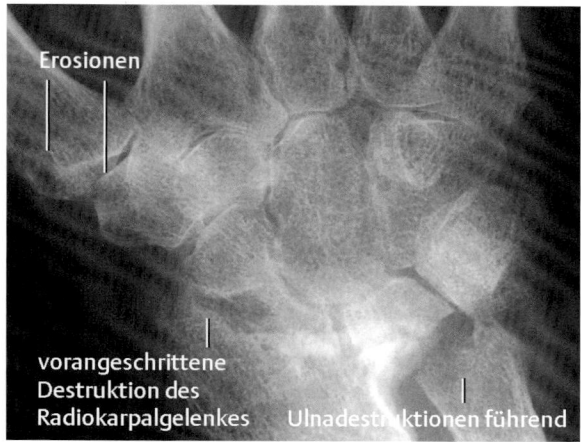

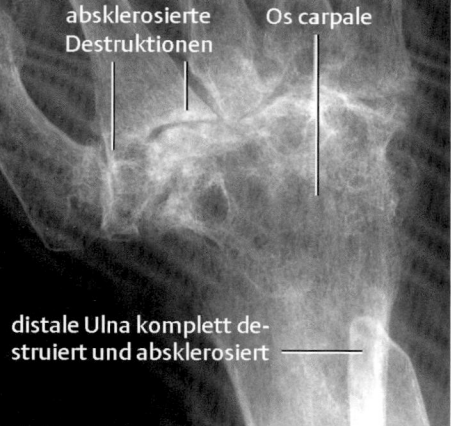

Abb. 9.**91**   Destruktion am Handgelenk: Typischerweise ist der Processus styloideus ulnae am stärksten betroffen. Beginnende Destruktion an den Karpalia.

Abb. 9.**92**   „Ausgebrannte" Arthritis, komplettes Os carpale, distale Ulna destruiert. Da die Synovialis zerstört ist, kommt die Erkrankung zum Stillstand.

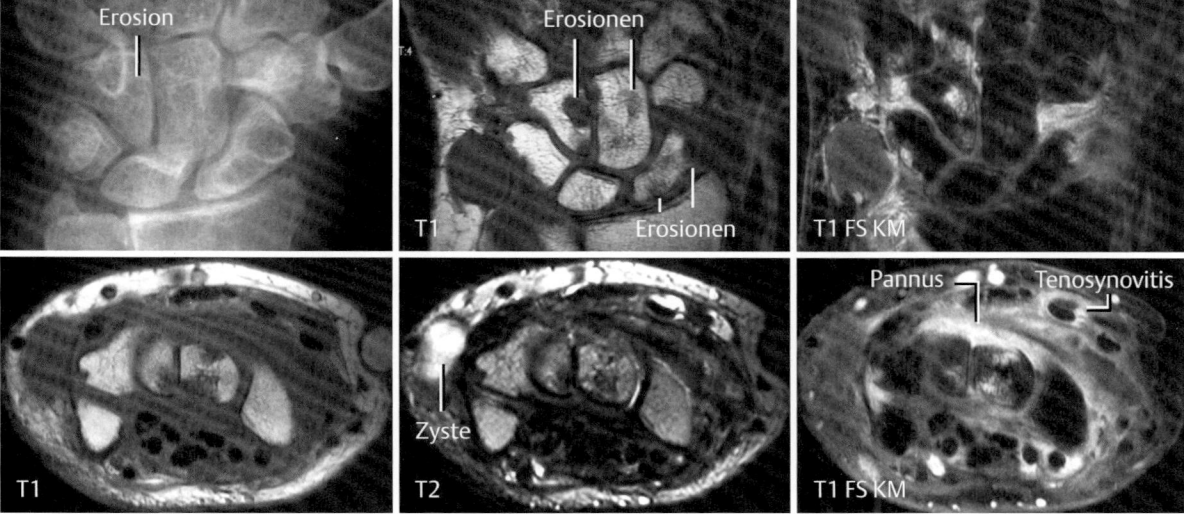

Abb. 9.**93**   Rheumatoide Arthritis bei 39-jähriger Patientin. Radiographisch nur Weichteilschwellung und einzelne Erosionen erkennbar. Die MRT zeigt multiple Erosionen, Pannus, eine Synovialzystenbildung und Tenosynovitiden.

Vorfuß, Metatarsus und Tarsus, Sprunggelenk

Die Röntgenzeichen sind prinzipiell dem Befall von Handgelenk und Hand sehr ähnlich, es gibt jedoch einige Besonderheiten:
- Die Metatarsaleköpfchen sind häufig befallen, bei 20 % der Patienten Ort der Erstmanifestation. Der V. Strahl ist häufig zuerst betroffen, dann zunehmender Befall nach medial (Abb. 9.**94**).
- Auch am Vorfuß kommt es häufig zu Fehlstellungen.
- Die Tarsalgelenke und das untere Sprunggelenk sind häufig betroffen. Der Nachweis der Läsionen erfordert jedoch meist eine MRT (Abb. 9.**96 a, b**).
- Verdickung und Unschärfe der Achillessehne sind nativradiologisch, besser jedoch sonographisch oder mit der MRT fassbar und Ausdruck einer Achillessehnentendinitis. Eine weichteildichte Verschattung im Fettkörper ventral der Achillessehne, begleitet von einer Osteopenie oder sogar von Erosionen, wird durch eine retrokalkaneare Bursitis verursacht (Bursitis subachillea).

Ellenbogen und Schultergelenk

Ellenbogen und Schultergelenk sind relativ häufig betroffen (Abb. 9.**95**). Die Erosionen werden meist röntgenologisch unterschätzt, Sonographie und MRT sind sensitiver. Sie zeigen zudem eine an Ellenbogen- und Schultergelenk relativ häufige Bursitis (Abb. 9.**97**).

Im Ellenbogen proliferiert die entzündete Synovialis vor allem im dorsalen Gelenkrezessus. Erosionen am Olekranon sind häufig.

Am Collum anatomicum des Humeruskopfes lassen sich Erosionen ggf. durch Aufnahmen in Außenrotation besser darstellen. Durch die chronische Entzündung können Rotatorenmanschettenläsionen und -rupturen auftreten, die Muskulatur atrophiert.

Kniegelenk

Auch das Kniegelenk wird häufig involviert, lateral meist stärker. Erosionen sind im Bereich der Femurkondylen, aber auch am Tibiakopf häufig (Abb. 9.**98**). Bei Lockerung des Kapsel-Band-Apparates resultiert typischerweise eine Genu-valgum-Fehlstellung.

Dekompressionsmechanismen führen häufig zu einer Füllung der Baker-Zyste mit Erguss und Pannus. Eine Ausdehnung weit nach distal ist häufiger als bei posttraumatischen oder degenerativ bedingten Baker-Zysten.

Halswirbelsäule

Die vollständige Abklärung der Halswirbelsäule sollte stets die Standardprojektionen a.-p. (Abb. 9.**99**) und lateral, die Denszielaufnahme sowie Seitenaufnahmen in Inklination und Reklination beinhalten. Diese Funktionsaufnahmen können eine Schädigung des Lig. transversum atlantis aufdecken, die zu einer pathologischen Beweglichkeit des Dens gegenüber dem vorderen Atlasbogen führt: Bei einer Verbreiterung der atlantodentalen Distanz auf > 5 mm kann eine Bandruptur vermutet werden, Werte > 3 mm sind als suspekt einzustufen.

Zur besseren Abschätzung der Destruktionen und der Subluxation sind heute MRT oder CT die Methoden der Wahl (Abb. 9.**100**). Die MRT informiert darüber hinaus über trotz Therapie persistierenden Pannus im Atlantodentalgelenk und kann das intakte Lig. transversum darstellen. Die Beziehung zwischen Pannus, Lig. transversum und Rückenmark lässt sich am besten mit T2-gewichteten Sequenzen in statischer Inklination dokumentieren.

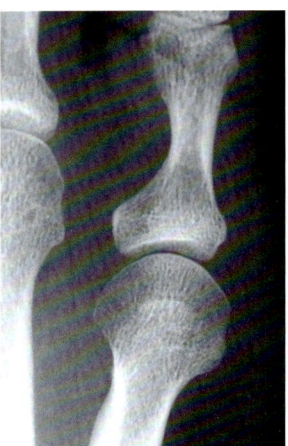 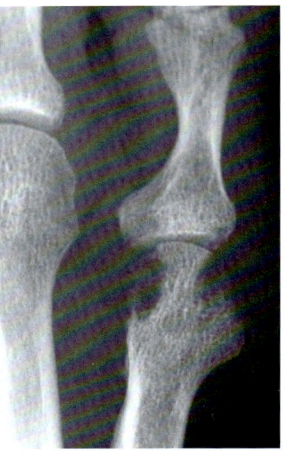

Abb. 9.**94** Innerhalb von 6 Monaten aufgetretene Erosionen am Metatarsophalangealgelenk D5.

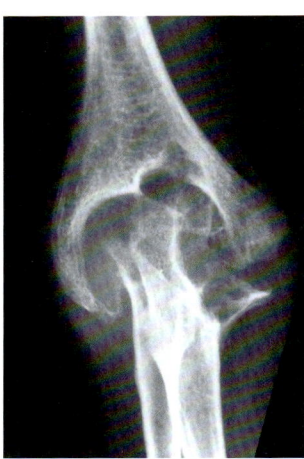

Abb. 9.**95** Entzündliche Destruktion des Ellenbogengelenks im Stadium der Mutilation.

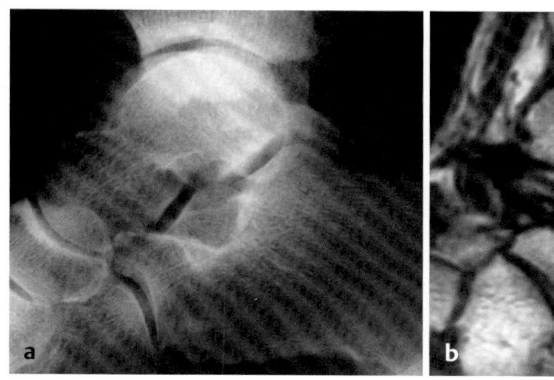
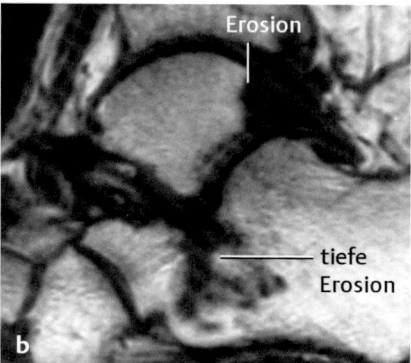

Abb. 9.**96** Rheumatoide Arthritis im oberen und unteren Sprunggelenk.
a In der Übersichtsaufnahme nur diskrete Verdichtungszone am Kalkaneus oberhalb der physiologischen Aufhellung.
b Die MRT (T1 FSE) zeigt erhebliche Destruktionen im Tibiotalar- und Talokalkaneargelenk.

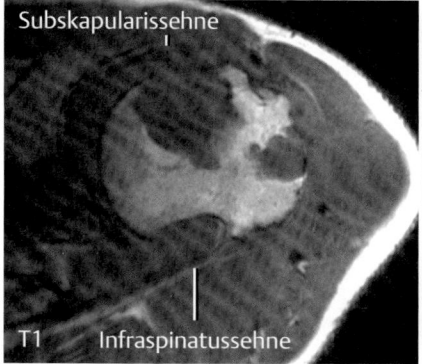
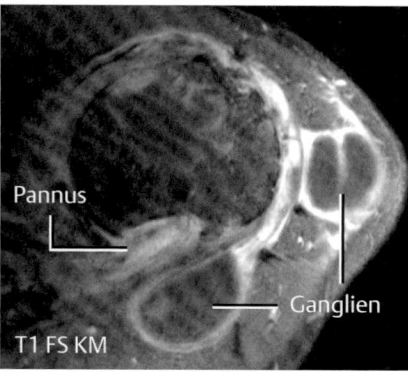

Abb. 9.**97** Massive Erosionen im Bereich des Humeruskopfes. Pannus in Gelenkraum und Bursa subdeltoidea.

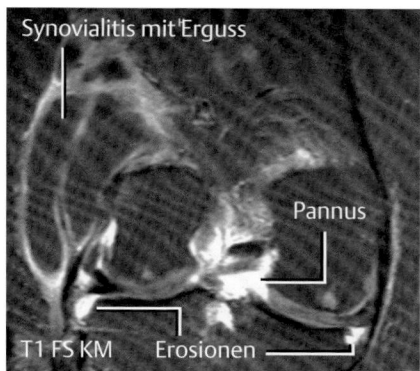
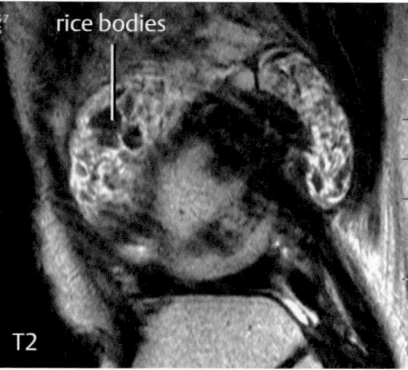

Abb. 9.**98** Rheumatoide Arthritis am Kniegelenk mit Erosionen, Synovialitis und multiplen freien Gelenkkörpern als Folge des Detritus (rice bodies).

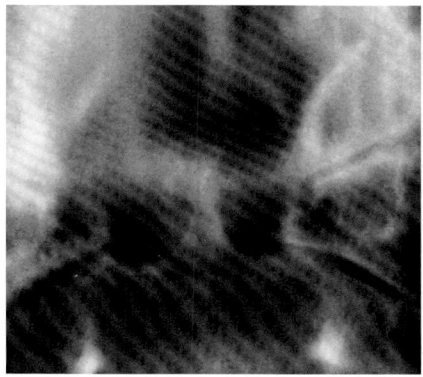
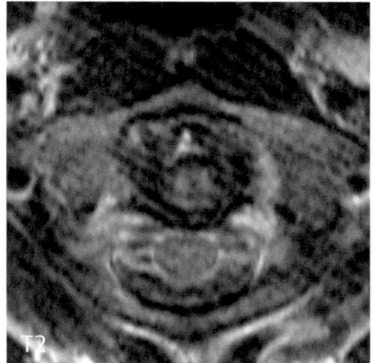
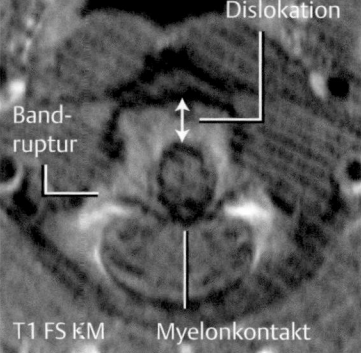

Abb. 9.**99** Die a.-p. Tomographie des Dens zeigt dessen massive Destruktion im Rahmen einer rheumatoiden Arthritis.

Abb. 9.**100** Manifestation einer rheumatoiden Arthritis am Atlantodentalgelenk. Aufnahmen in Inklination. Unter Therapie nur geringe Kontrastmittelaufnahme, jedoch Erweiterung der atlantodentalen Distanz mit Kontakt des Dens zum Myelon. Das Lig. transversum ist am rechtsseitigen Ansatz gerissen.

- Erosionen am Dens axis finden sich bei mehr als ⅓ der Patienten. Als Komplikation kommt es selten zu einer pathologischen Fraktur des Dens.
- Durch Verschiebung des Atlas nach ventral mit Verkippung sowie durch seine kraniokaudale Höhenminderung kann eine basiläre Impression entstehen. Messtechnisch spricht man von einer basilären Impression, wenn die Densspitze in der Seitenaufnahme die McGregor-Linie (Verbindung des Oberrandes des harten Gaumens zum tiefsten Punkt der Hinterhauptschuppe; Abb. 9.**101**) um mehr als 5 mm überragt. Darstellung am besten mittels MRT oder CT.
- Die laterale atlantoaxiale Subluxation ist Folge schwerer knöcherner Destruktionen an Atlas und Dens. Sie zeigt sich anhand der asymmetrischen Lage des Dens zwischen den Massae laterales des Atlas.
- Auch die Wirbelbogengelenke werden erosiv-arthritisch betroffen und deformiert, es entsteht zudem eine Gefügelockerung. Durch Retrolisthesen kommt es beim Befall mehrerer Segmente zu einer Stufenleiterform (Synonym: Treppenphänomen) der Halswirbelsäule.

Besonderheiten der juvenilen Form der rheumatoiden Arthritis

In akuten Phasen sowie bei akuter systemischer Erkrankung kommt es im Allgemeinen zum Wachstumsstillstand. Bei limitierter Erkrankung resultiert eventuell ein asymmetrisch stärkeres **Wachstum** der betroffenen Seite, bei Destruktion der Epiphyse (Epiphysenkollaps) bleibt die betroffene Seite im Längenwachstum jedoch zurück (Abb. 9.**103**).

Neben den allgemeinen Arthritiszeichen werden bei der juvenilen Form **Periostreaktionen** beobachtet.

Hand und Handgelenk, Vorfuß und Fuß

Mit der adulten Form besteht eine weitgehende Übereinstimmung. Folgende Besonderheiten sollten jedoch beachtet werden:

- Die **distalen Interphalangealgelenke** sind häufiger und früher mitbetroffen (Ausnahme: seropositive juvenile Form).
- Die **Radialdeviation** in den Metakarpophalangealgelenken und Interdigitalgelenken ist häufiger als die Ulnardeviation (typisch für Erwachsenenform).
- Die **periostale Knochenneubildung** führt zu einer Dickenzunahme der Phalangen.

Große Extremitätengelenke

In der MRT lässt sich meist beim Initialbefund bereits eine Hyperämie der Epiphyse und der noch offenen Epiphysenfuge erkennen. Die Entzündung übt einen stimulierenden Effekt im Sinne einer Wachstumsbeschleunigung aus, diese wiederum einen ballonierenden Effekt auf die Epiphysen. Die Auftreibung ist an den Knie- und Sprunggelenken am ausgeprägtesten.

Halswirbelsäule

Die charakteristischen Befunde sind ähnlich wie bei der Erwachsenenform (Abb. 9.**104**).

Mandibula

Oft findet man eine Mitbeteiligung des Temporomandibulargelenks. Klassisch resultiert eine Mikrognathie mit antegonialer (präangulärer) Delle an der Mandibulaunterseite. Fehlbildungen im Rahmen von Fehlbildungssyndromen müssen hiervon unterschieden werden.

> **DD** **Polyarthrose.** Unterscheidungskriterien sind das unterschiedliche Verteilungsmuster sowie die deutlichen sklerotische Veränderungen der Polyarthrose (vgl. Abschnitt 9.1.3).
> **Isolierte infektiöse Monoarthritis.** Differenzierung anhand von Anamnese, Lokalisation und Lokalbefund. Die bakterielle Arthritis als Komplikation bei bekannter rheumatoider Arthritis, z. B. nach Gelenkpunktion, ist bildgebend äußerst schwierig zu differenzieren. Hier hilft nur die Punktion.
> **Seronegative Spondarthropathien.** Für die rheumatoide Arthritis sprechen:
> - fehlende Osteoproliferationen
> - fehlende oder im Vergleich zum Gelenkbefall geringe Enthesitis
> - ausgeprägtere Osteoporose
> - ausgeprägterer Gelenkbefall.
>
> **Rheumatisches Fieber.** Nichterosive, reaktive Oligo- oder Polyarthritis. Im klinischen Erscheinungsbild überwiegen kardiologische Symptome.
> **Hämophilie.** An großen Gelenken kann sich ein im Vergleich zur juvenilen rheumatoiden Arthritis identisches Bild ergeben. Hingegen ist eine Beteiligung der kleinen Gelenke bei der Hämophilie selten. Im Normalfall helfen Rückfragen bei Zuweiser und Patient, da die Diagnose bei Auftreten schwerer Gelenkveränderungen meist bekannt ist.

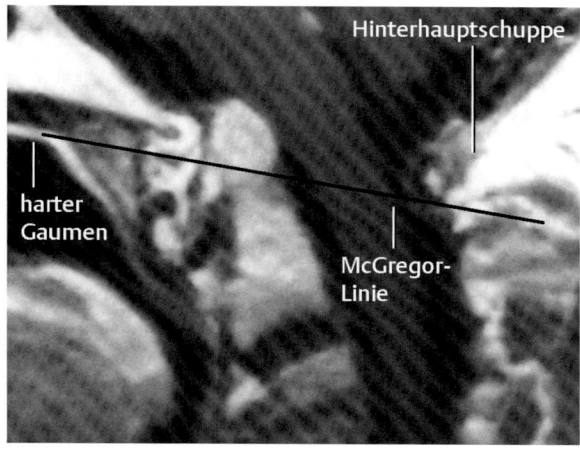

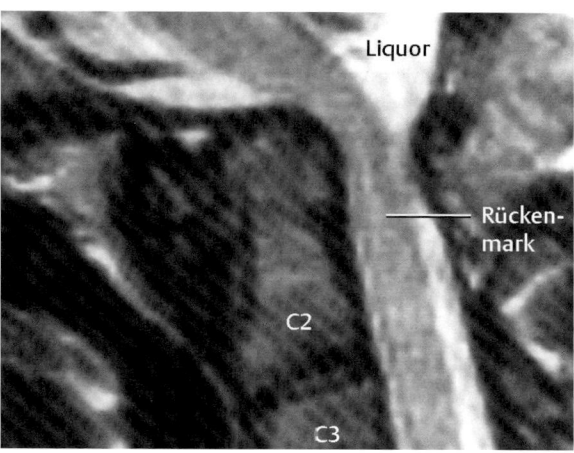

Abb. 9.**101** Basiläre Impression infolge vertikaler atlantodentaler Subluxation. Die Densspitze überragt die McGregor-Linie (Verbindungslinie vom Oberrand des harten Gaumens zum tiefsten Punkt der Hinterhauptschuppe) um mehr als 5 mm.

Abb. 9.**102** Klassischer MRT-Befund (T2 FSE) an der Halswirbelsäule mit Pannusbildung und Kompression des Rückenmarks.

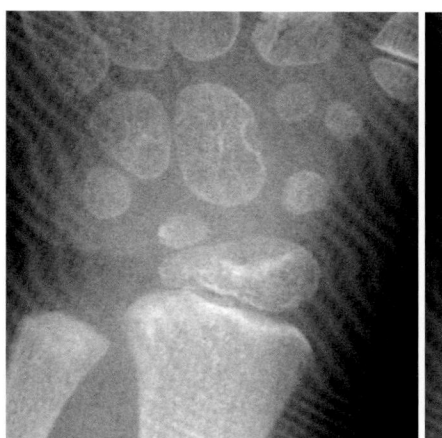

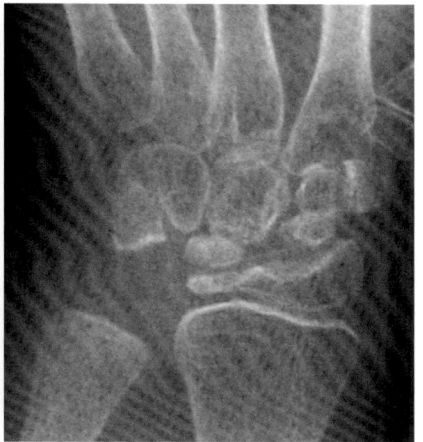

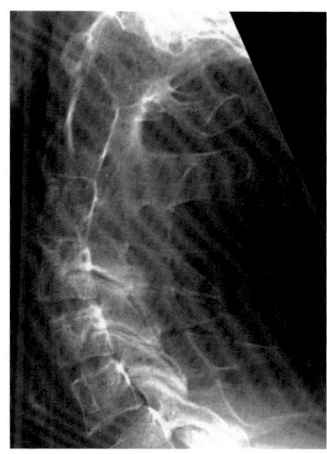

Abb. 9.**103** Juvenile seropositive rheumatoide Arthritis mit rasch progredienter Osteopenie. Partieller Kollaps des Karpus.

Abb. 9.**104** Juvenile chronische Polyarthritis, 30-jährige Patientin. Ankylose von der Schädelbasis bis HWK4. Weiter Spinalkanal.

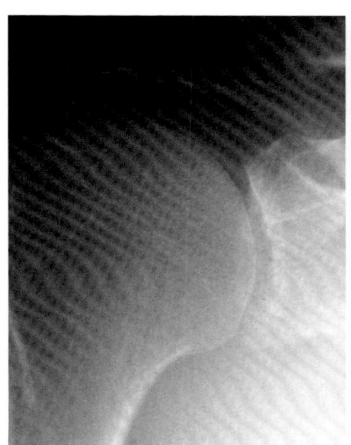

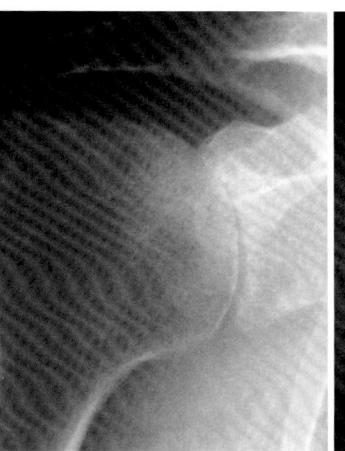

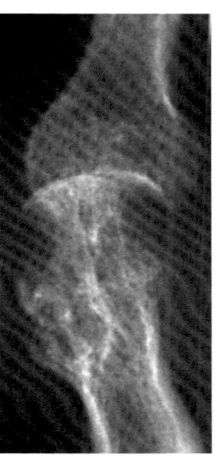

Abb. 9.**105** Juvenile rheumatoide Arthritis, polyarthritische Form. Später Krankheitsbeginn und rasche Progredienz der Erkrankung, wie insbesondere die erheblichen Destruktionen am initial noch unauffälligen Metatarsophalangealgelenk verdeutlichen.

9.4.2 Spondylitis ankylosans

Synonyme: Morbus Bechterew, Spondylitis ankylopoetica.

> Die ankylosierende Spondylitis ist eine chronische, entzündlich-rheumatische Erkrankung vor allem der Wirbelsäule, der Becken- und Brustkorbverbindungen. Die ankylosierende Spondylitis gehört zur Krankheitsgruppe der HLA-B27-assoziierten seronegativen Spondarthropathien.

PATHO Die Ursache der Erkrankung ist unbekannt. Auf eine genetische Disposition der Patienten weist das häufige Vorkommen des Gewebeverträglichkeitsantigens HLA B27 hin. Als Krankheitsauslöser werden Bakterien, z. B. Klebsiellen vermutet. Die (Immun-) Antwort auf das krankheitsauslösende Agens führt zur Aktivierung von Makrophagen und zur erhöhten Konzentration von Zytokinen. Bei Letzteren ist speziell der Tumornekrosefaktor TNF-alpha von Bedeutung. Es wird eine Entzündungsreaktion in der Synovialis, an den Enthesen, aber auch an anderen Organen induziert. Die Entzündungsreaktion in den Gelenken führt nicht nur zur Synovitis, sondern letzendlich zur Knorpeldegradation und zu erosiven Knochenveränderungen.

Klassisch ist das frühe Nebeneinander von Entzündung und neuer Knochenbildung, eventuell durch andere Zytokine (transforming growth factor TGF-beta) getriggert. Diese äußert sich in Sklerosierung des Knochens, Ankylose und Bandverknöcherungen.
Juvenile Form. Die radiologischen Zeichen sind weitgehend identisch, die Enthesiopathien haben besonderes Gewicht. Periphere Gelenke sind häufiger betroffen als beim Erwachsenen.

KLINIK **Verteilungsmuster.** Im Vordergrund stehen Entzündungen im Bereich der Iliosakralgelenke und der Wirbelsäule. Bei Letzterer sind neben den Wirbelkörpern (Spondylitis anterior = Romanus-Läsion) die Intervebral-, Kostovertebral- und Kostotransversalgelenke sowie die Bandscheiben (sterile Diszitis = entzündliche Andersson-Läsion) beteiligt. In der Peripherie sind in absteigender Häufigkeit Knie-, Sprung- und Hüftgelenke, weniger die Schulter-, Zehen- und Fingergelenke betroffen. In fortgeschrittenen Krankheitsstadien können der die Symphysis pubica und die manubriosternale Synchondrose involviert sein. Besonders hervorzuheben ist die relativ häufige Mitbeteiligung der Enthesen, da diese differenzialdiagnostische Hinweise liefert. Extraskelettale Manifestationen sind Uveitis, Perikarditis und eine Lungenbeteiligung.

Die Krankheit beginnt zwischen dem 15. und 30. Lebensjahr. Sie verläuft in Schüben und individuell sehr unterschiedlich. Ob neue Therapien (TNF-alpha-Blocker) das Endstadium der Erkrankung mit starker Bewegungseinschränkung bis zur völligen Versteifung verhindern können, bleibt abzuwarten. Die Diagnose der Erkrankung wird anhand klinischer **und** radiologischer Kriterien gestellt. Trotz früherer Diagnosestellung durch die MRT liegen zwischen Symptombeginn und Diagnose im Durchschnitt 7 Jahre. Entgegen landläufiger Meinung sind Männer und Frauen gleich häufig betroffen.

RÖ **Sakroiliitis.** Typisch ist das Nebeneinander von Destruktionen und Sklerosen, einer Gelenkunschärfe und -erweiterung, woraus das sog. „bunte Bild" resultiert (Abb. 9.**106** u. 9.**107**, vgl. auch Abschnitt 9.1.3). Die Sakroiliitis besteht in der Regel beidseits, initial bei 80%, im weiteren Verlauf der Erkrankung bei über 95% der Patienten.

Wirbelsäule:
Verkalkungen des Anulus fibrosus werden als **Syndesmophyten** bezeichnet. Sie sind typisch für die Spondylitis ankylosans (Abb. 9.**108 a, b**). Bei ⅔ der Patienten treten sie zunächst im thorakolumbalen Übergang auf, später betreffen sie die gesamte Wirbelsäule.

Durch eine entzündliche Beteiligung der Intervertebral- und Kostovertebralgelenke sowie der Ligg. supra- und interspinalia kommt es zur Verknöcherung dieser Strukturen, die sich röntgenologisch als Bild der „doppelten Trambahnschiene" zeigt. Dieser Befund demonstriert eindrücklich den Versteifungsprozess der Erkrankung. Im späten Erkrankungsstadium kommen noch Verknöcherungen des vorderen und hinteren Längsbandes hinzu (**Bambusstab-Wirbelsäule**).

Die **Spondylitis anterior** (**Romanus-Läsion**, 10% der Patienten) führt zu einer umschriebenen Destruktion und Sklerose der kranialen oder kaudalen Wirbel**vorder**kanten, seltener auch der Wirbelkörper-Hinterkante. Überwiegt die Sklerose, so spricht man von einer „glänzenden Ecke". Da die Spondylitis anterior zudem eine Knochenneubildung an den Wirbelkörper-Vorderkanten induziert, können „Kastenwirbel" oder „Tonnenwirbel" mit gerader oder sogar konvexer Vorderkante entstehen. Aufgrund der ohnehin relativ geraden Vorderkanten in Hals- und Brustwirbelsäule ist dieses Kriterium dort von deutlich geringerem Wert als in der Lendenwirbelsäule.

Durch Versteifung und Osteoporose treten transvertebrale oder transdiskale **Insuffizienzfrakturen** auf, die oft nicht konsolidieren, sondern in Pseudarthrosen münden. Diese **nicht-entzündlichen Andersson-Läsionen** können oft schon in der konventionellen Röntgenuntersuchung erkannt werden.

Dagegen ist die **Spondylodiszitis (entzündliche Andersson-Läsion)** allenfalls in späten Stadien im Röntgenbild sichtbar, wenn es zu einer Zerstörung der angrenzenden Wirbelkörper gekommen ist.
Periphere Gelenke und Enthesen:
In fortgeschrittenen Stadien finden sich klassische entzündliche Gelenkveränderungen. In Einzelfällen kann eine Enthesitis durch Unschärfe der Knochenkortikalis und irreguläre, unscharfe Fibroostosen (Fibroostitis) radiographisch erkennbar sein. Unterhalb der Sehnenansätze können Erosionen entstehen (Abb. 9.**109**).

MRT Die MRT zeigt Frühveränderungen bis zu 7 Jahre früher als die konventionelle Röntgenuntersuchung. Sie ist daher die Methode der Wahl für die Suche nach entzündlichen Veränderungen.

An den Iliosakralgelenken zeigt die MRT neben der Synovialitis und Kapsulitis ein Knochenmarködem, die Ausbildung von Knochenknospen, -brücken und später Ankylosen (Abb. 9.**110 a – c**). Unter antiphlogistischer Therapie bildet sich die Entzündungsreaktion in Gelenk und Knochenmarkraum zurück, es verbleiben Destruktionen und Sklerosen sowie oft eine auffallende Verfettung der ehemals entzündeten Knochenmarkräume. Entzündungen im Spatium retroarticulare der Iliosakralgelenke gehören zwar nicht zur eigentlichen Sakroiliitis, sie sind jedoch Zeichen einer Enthesiopathie der Ligg. interossea, die ebenfalls eine Manifestationsform der Spondylitis ankylosans darstellt.

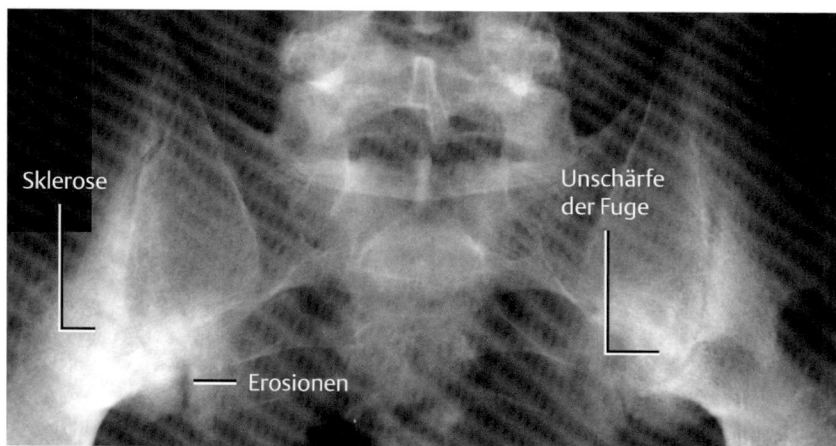

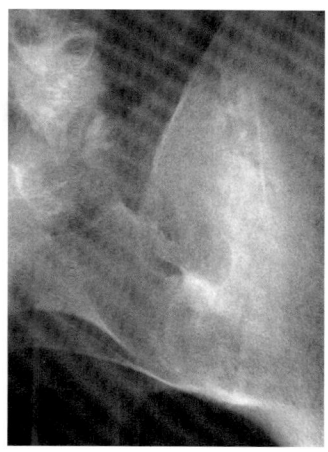

Abb. 9.**106** Beidseitige Sakroiliitis im Röntgenbild.

Abb. 9.**107** Spätstadium einer Sakroiliitis mit Ankylosierung der Sakroiliakalfuge.

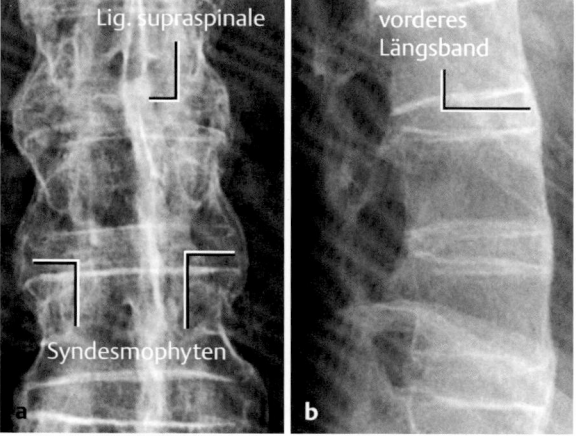

Abb. 9.**108** Bambusstab-Wirbelsäule mit Verknöcherung des vorderen Längsbandes und des Lig. supraspinale.

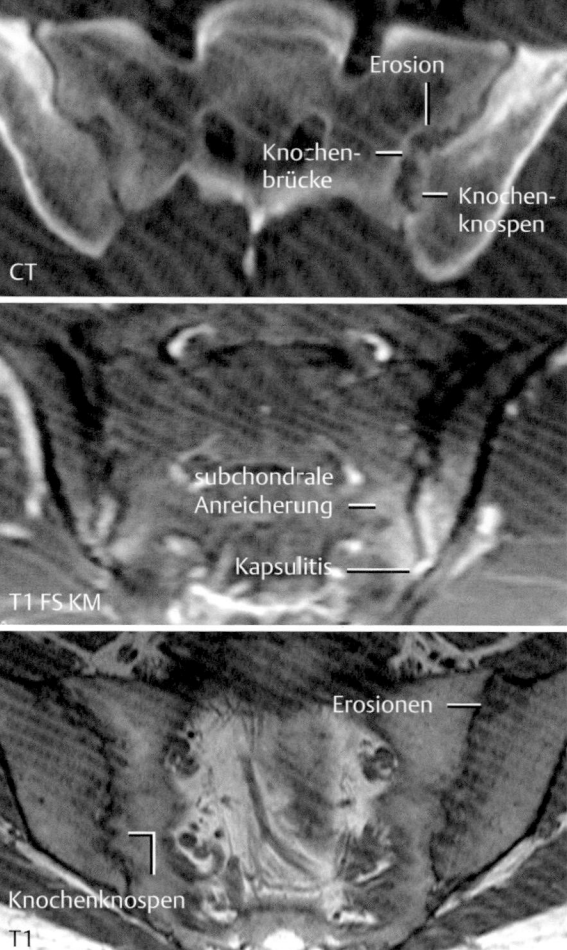

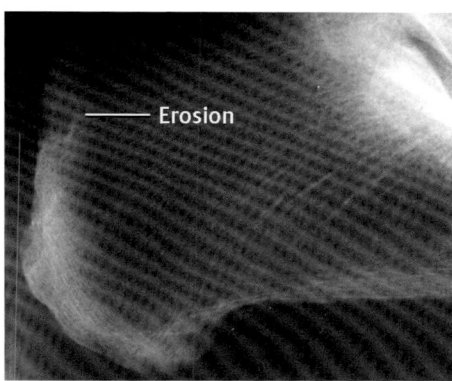

Abb. 9.**109** Erosive Enthesiopathie der Achillessehne.

Abb. 9.**110** Verschiedene Beispiele der Sakroiliitis in CT (**a**) und MRT (**b, c**). Während die CT hervorragend die Knochenknospen und Erosionen zeigt, demonstriert die MRT den aktiven Entzündungsprozess. In der T1-Wichtung (**c**) sind allerdings auch die knöchernen Veränderungen hinreichend zu erkennen.

An der Wirbelsäule sind sowohl die Entzündungen der Intervertebral- und Kostovertebralgelenke, die Enthesitis der Bänder, die Spondylitis anterior und die Diszitis bereits im Frühstadium zu erkennen (Abb. 9.**111** u. 9.**112 a – c**). Da die MRT aufgrund ihrer hohen Sensitivität häufig bereits bei der Erstuntersuchung mehrere Manifestationen aufzeigt, ist sie für die differenzialdiagnostische Einordnung der entzündlichen Veränderungen eine große Hilfe (Abb. 9.**113 a – c**).

Auch in der Peripherie liegt die Bedeutung der MRT vor allem in dem sehr frühen Nachweis entzündlicher Veränderungen. Außerdem ist die Beteiligung der Enthesen mit keine anderen Methode adäquat darstellbar. Klassische Lokalisationen der Enthesitis sind neben dem Spatium retroarticulare der Iliosakralgelenke die Tubera ischiadica, die Cristae iliacae oberhalb der Iliosakralgelenke, die Achillessehne und die Sehnenansätze der Schulter. Insbesondere scheint eine Beteiligung des Deltoideusansatzes an der Schulter relativ spezifisch für eine seronegative Spondylarthropathie zu sein.

CT Die CT spielt meist eine untergeordnete Rolle. Da sie die destruktiven und proliferativen **knöchernen** Veränderungen jedoch besser darstellt als die MRT, kann sie in differenzialdiagnosisch schwierigen Fällen im Einzelfall sehr hilfreich sein (Abb. 9.**110 a – c**).

DD **Bakterielle Sakroiliitis.** Die bildmorphologische Unterscheidung kann im Einzelfall unmöglich sein. Die klassische bakterielle Sakroiliitis ist einseitig und führt zu einer Entzündungsausbreitung sowohl subperiostal entlang der Beckenschaufel als auch in die Muskulatur und die präsakralen Weichteile, eventuell mit Abszedierung.

Hyperostosis triangularis ilii. Ausschließlich Sklerose, typische Dreiecksform, keine destruktiven Veränderungen; keine systemischen Entzündungszeichen.

Arthrose der Sakroiliakalgelenke. Typische osteophytäre Anbauten. Zwar können Geröllzysten auftreten, es dominiert jedoch die Sklerose. Eine Ankylose der Sakroiliakalgelenke ist auch als Folge der Arthrose möglich.

Diffuse idiopathische Skeletthyperostose. Es dominiert die „zuckergussartige" Ossifikation des vorderen Längsbandes über mindestens vier Segmente. Facettengelenke und Iliosakralgelenke sind nicht betroffen.

Spondylosis deformans. Spondylophyten verbreitern die Deck- und Bodenplatten nach ventral, dorsal oder lateral. Sie lassen sich daher meist von Syndesmophyten unterscheiden.

Bakterielle Spondylodiszitis. Sie destruiert die gesamte Deck- und Grundplatte eines Segments und geht mit einer ausgedehnten Weichteilkomponente, eventuell mit Abszedierung einher. Die entzündliche Anderson-Läsion erfasst dagegen zunächst nur einen Teil der Deck- und Bodenplatten. Im längeren Verlauf verwischen jedoch die Unterschiede, so dass die Differenzierung durchaus problematisch sein kann.

Frischer intraspongiöser Bandscheibenvorfall. Keine Entzündungsreaktion der Bandscheibe, lediglich im umgebenden Knochen. Oft mehrere ältere Einbrüche und nur eine frische Manifestation.

Reaktive Arthritis, Psoriasisarthropathie. An der Wirbelsäule häufiger Parasyndesmophyten, Syndesmophyten sind seltener. Keine Romanus- oder Anderson-Läsionen. Die Sakroiliitis ist bei reaktiven Arthritiden meist einseitig.

Rheumatoide Arthritis. Unterschiedliche Befallstopik, die Sakroiliakalgelenke sind nur sehr selten betroffen.

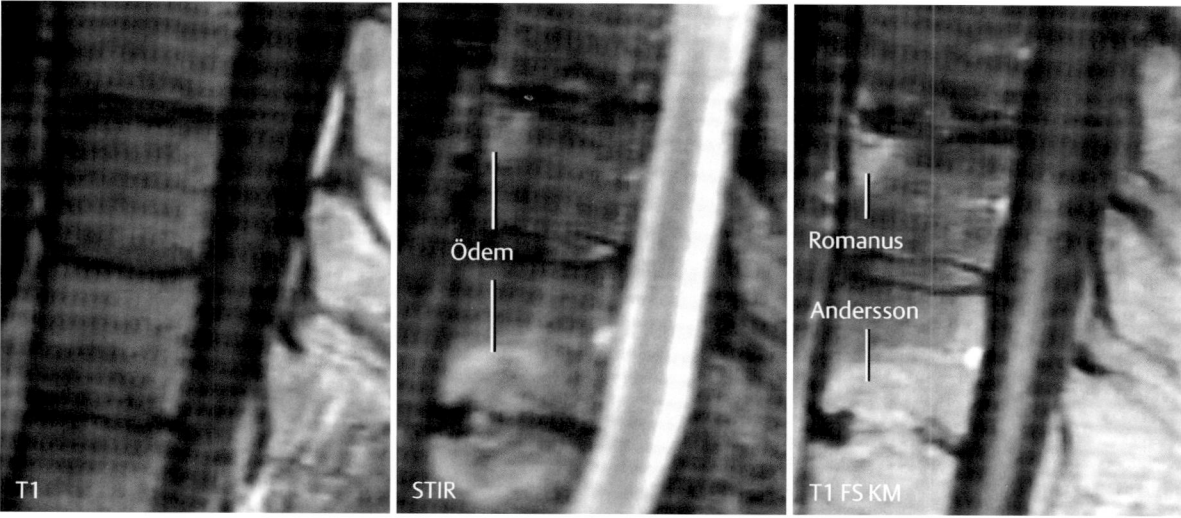

Abb. 9.111 Aktive Spondylitis anterior (Romanus-Läsion) sowie Diszitis mit Ödem und deutlicher Kontrastmittelanreicherung (Andersson-Läsion) an der unteren Brustwirbelsäule. Auffallend gerade Wirbelkörper-Vorderkanten im Sinne von Kastenwirbeln.

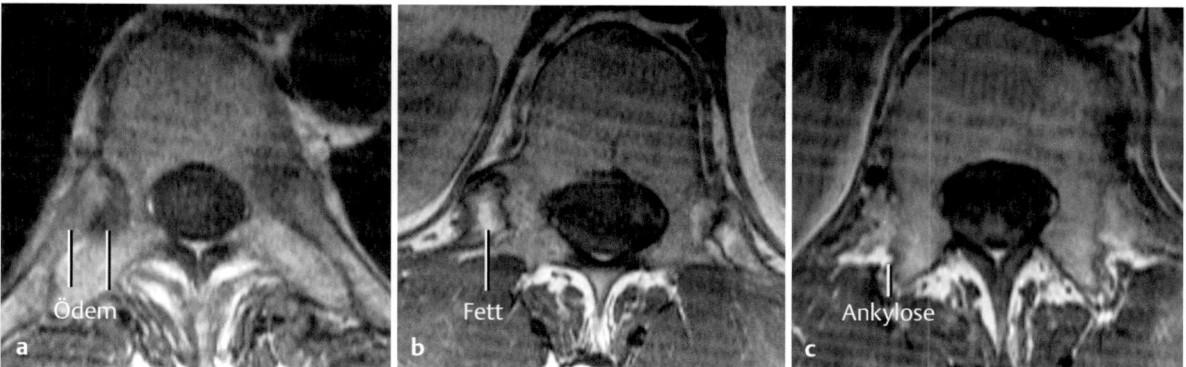

Abb. 9.112 Aktive Entzündung im Kostovertebralgelenk (**a**). Im weiteren Verlauf (**b**) tritt eine Verfettung der angrenzenden Knochenmarkräume auf, das Gelenk ist noch erkennbar. Einige Zeit später (**c**) vollständige Ankylosierung des Gelenks. Jeweils T1 nativ.

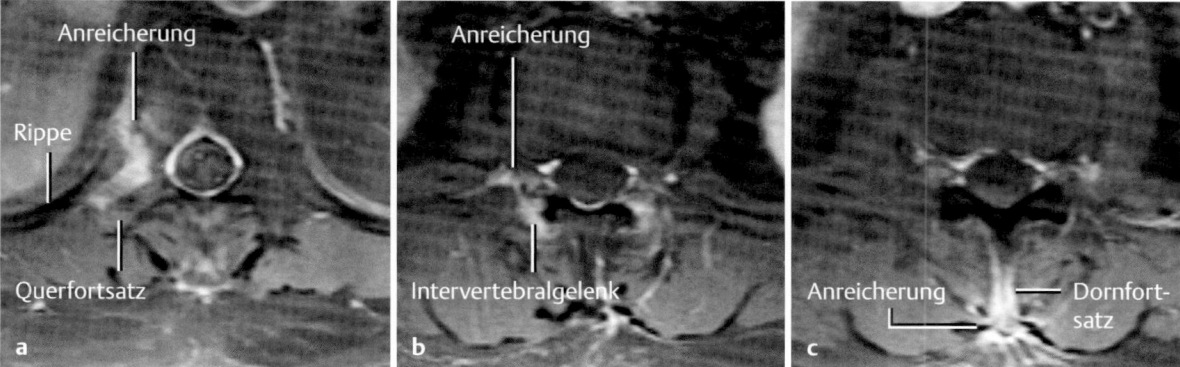

Abb. 9.113 Gleichzeitige Entzündungsaktivität an multiplen Lokalisationen der Wirbelsäule. Das Verteilungsmuster ist klassisch für eine ankylosierende Spondylitis. Jeweils T1 FS KM.

9.4.3 Reaktive Arthritiden

> → Reaktive Arthritiden treten Tage bis Wochen nach einer gelenkfernen Infektion, vor allem des Intestinal- und Urogenitaltrakts, aber auch im Rahmen einer Infektion anderer Organe auf. Typisch ist eine asymmetrische Oligoarthritis meist der unteren Extremitäten sowie Enthesiopathien. Reaktive Arthritiden zählen zu den seronegativen Spondylarthritiden. Ein Teil der Patienten entwickelt das Vollbild einer ankylosierenden Spondylitis.

PATHO Reaktive Arthritiden entstehen im Zusammenspiel von konstitutionellen Faktoren (50 % der Patienten sind HLA-B27-positiv) und auslösenden bakteriellen Erregern (meist Mikroorganismen wie Salmonellen, Shigellen, Yersinien, Klebsiellen, Chlamydien u. a.). Neben der hämatogenen Verschleppung von Erregerbestandteilen (RNA, DNA) mit direkter Immunreaktion wird eine immunologische Kreuzreaktion zwischen Erregerbestandteilen und Gelenkstrukturen diskutiert.

Bei einer größeren Anzahl von Patienten kann die vorausgegangene Infektion asymptomatisch oder nur mit geringen Symptomen assoziiert sein, die vom Patienten kaum wahrgenommen werden. Dann wird aufgrund der Klinik nicht die reaktive Arthritis, sondern die Diagnose „undifferenzierte Mono- oder Oligoarthritis" gestellt.

Reiter-Syndrom

Stellvertretend für die reaktiven Arthritiden wird der wichtigste Vertreter dargestellt: Das Reiter-Syndrom wird über die klassische Symptomentrias von **Konjunktivitis, Urethritis** und **reaktiver Arthritis** definiert. Die reaktive Arthritis vom Typ Reiter-Syndrom hat eine deutlich ungünstigere Prognose als andere reaktive Arthritiden und manifestiert sich bei 50 % der Erkrankten mit rezidivierenden Verläufen oder dem Übergang in eine chronisch persistierende und destruktive Form.

KLINIK **Epidemiologie:** Das Reiter-Syndrom ist deutlich seltener als andere Spondylarthropathien wie die Spondylitis ankylosans und die Arthritis psoriatica. Es betrifft Männer wesentlich häufiger als Frauen und tritt vor allem im 20. – 35. Lebensjahr auf.

Symptomatik: Beim klassischen Verlauf des Reiter-Syndroms treten ca. 2 Wochen nach Dysenterie oder sexueller Exposition Erstsymptome in Form einer Urethritis, Balanitis oder vergleichsweise symptomärmeren Zervizitis auf. Innerhalb weniger Tage bis Wochen ergänzen febrile Temperaturen, Oligoarthritiden und extraartikuläre Manifestationen an Augen, Haut, Schleimhäuten und Nägeln diese Erstmanifestationen zum Vollbild der Symptomtrias. Häufig tritt auch eine Enthesiopathie auf. Hauptbefunde sind plantare Fasziitis, digitale Periostitis sowie Tendinitis der Achillessehne.

Verteilungsmuster: Die Arthritis kann mild oder in Form heftiger Attacken auftreten. Die arthritischen Schübe sind meist selbstlimitierend und von kurzer Dauer, rezidivieren jedoch häufig. Klassisch ist der asymmetrische **mono- oder oligoarthritische Befall der unteren Extremität** mit der Erstmanifestation an Knie- und Sprunggelenken, später und in abnehmender Häufigkeit der Befall der Metatarsophalangealgelenke, der Ferse, der Schulter, des Handgelenks und der Hüfte sowie, bei schweren Verläufen, der Iliosakralgelenke und der Lendenwirbelsäule.

Verlauf und Prognose: Im Regelfall bilden sich die Symptome bei Erstmanifestation innerhalb von 3 Monaten zurück. Rückfälle einer oder mehrerer Symptome sind bei jedem zweiten Patienten innerhalb weniger Jahre zu beobachten. Bei lediglich 5 % der Patienten kommen schwere, chronisch rekurrierende Verläufe mit ausgeprägter Gelenkdestruktion und Funktionseinschränkung vor.

RÖ Bei 80 % der Patienten mit Reiter-Syndrom können muskuloskelettale Veränderungen im Verlauf der Erkrankung röntgenologisch festgestellt werden.

Periphere Arthritiden und Enthesiopathien:
- In der akuten Phase tritt eine Weichteilschwellung von Fingern und Zehen auf, die nicht nur die Gelenke, sondern wie bei der Arthritis psoriatica auch den Schaft betrifft: **Daktylitis** („Wurstfinger, -zehe").
- Charakteristisch ist wie bei der Arthritis psoriatica das Nebeneinander von **osteoproliferativen** und **-destruktiven** Veränderungen. Die destruktiven Veränderungen überwiegen die osteoproliferativen und manifestieren sich besonders häufig an Kalkaneus (Abb. 9.**114**) und Metatarsophalangealgelenken. Die Destruktionen am Kalkaneus entstehen durch eine Achillobursitis. Osteoproliferationen der Enthesen (Fibroostitis, Fibroostosen) zeigen sich an der Tuberositas tibiae, an Sitzbeinhöckern und Trochanteren, schließlich nahe der Gelenksockel.
- Als Besonderheit des Reiter-Syndroms tritt eine von der Metaphyse zur gelenknahen Diaphyse reichende Periostitis auf, die im weiteren Verlauf verknöchert. Diese Veränderungen findet sich meist im Bereich der Metatarsophalangealgelenke.
- Später als bei der rheumatoiden Arthritis kann eine **geringgradige gelenknahe Osteoporose** auftreten.

Sakroiliakalgelenke und Wirbelsäule:
Bei einer Beteiligung der Sakroiliakalgelenke ist die Sakroiliitis häufig **unilateral** (Abb. 9.**115**). Im späteren Verlauf des Reiter-Syndroms tritt wie bei der Spondylitis ankylosans eine **beidseitige**, jedoch vergleichsweise **asymmetrische** Sakroiliitis (Abb. 9.**116**) mit dem typischen Nebeneinander von Destruktionen und Sklerosen auf.

Parasyndesmophyten bilden sich ähnlich wie bei der Psoriasisspondylarthropathie. Syndesmophyten sind sehr selten.

Bei chronischem Verlauf kann die Wirbelsäule versteifen (insbesondere am thorakolumbalen Übergang).

MRT Die Veränderungen der Enthesitis, der Arthritis, speziell an den Sakroiliakalgelenken, sind bildmorphologisch von denen der ankylosierenden Spondylitis nicht zu unterscheiden.

DD Eine postvenerische **septische Arthritis** ist im Frühstadium nur schwer vom Reiter-Syndrom zu differenzieren. Sie tritt jedoch meist als plötzliche Monoarthritis in Erscheinung. Extraartikuläre Manifestationen des Reiter-Syndroms sind oft der Schlüssel in der klinischen Differenzierung dieser Entitäten.

Die **Psoriasisarthritis** unterscheidet sich in der Regel durch die Befallstopik: Hände sind primärer Manifestationsort, nicht Knie oder Füße wie beim Reiter-Syndrom. Akroosteolysen sind beim Reiter-Syndrom wesentlich seltener.

Bei der **ankylosierenden Spondylitis** steht der Rückenschmerz und die bilaterale Beteilung der Sakroiliakalgelenke im Vordergrund. Die Ausbildung von Parasyndesmophyten spricht für eine Arthritis psoriatica oder ein Reiter-Syndrom, Syndesmophyten eher für eine ankylosierenden Spondylitis.

Die **rheumatoide Arthritis** lässt sich serologisch wie morphologisch sehr gut differenzieren: Als klassisch erosive Arthropathie betrifft sie primär die Hände, die gelenknahe Kalksalzminderung ist häufiger und stärker, osteoproliferative Veränderungen fehlen.

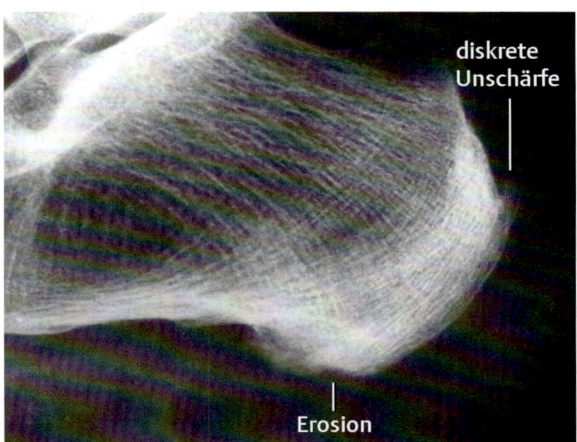

Abb. 9.**114** Erosive Tendinopathie der Plantaraponeurose. Diskrete erosive Veränderungen sind auch am Achillessehnenansatz erkennbar.

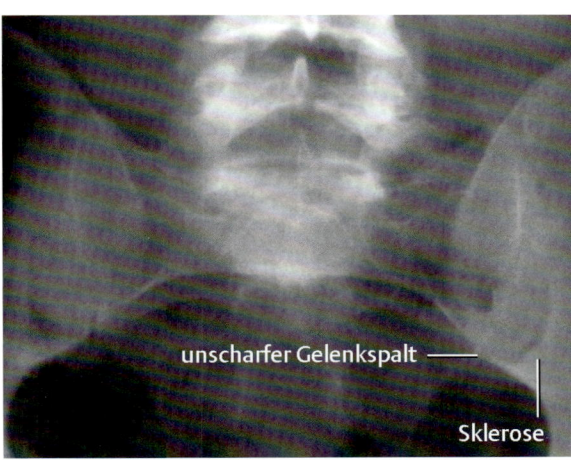

Abb. 9.**115** Einseitige Sakroiliitis.

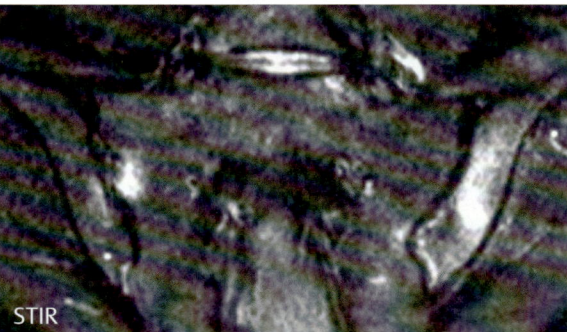

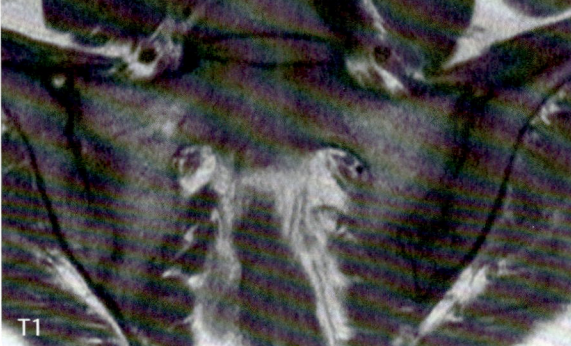

Abb. 9.**116** 40-jähriger Patient mit Sakroiliitis bei Reiter-Syndrom. Zwar zeigt die MRT beidseits ödematöse Veränderungen im Rahmen der Entzündung, es besteht jedoch eine deutliche Asymmetrie.

9.4.4 Psoriasisarthropathie

Synonyme: Arthropathia psoriatica, Arthritis psoriatica, psoriasisassoziierte Osteoarthropathie.

> Die Psoriasisarthropathie wird den sog. seronegativen Spondarthropathien zugerechnet. Sie ist eine Poly-, Oligo- oder Monoarthritis, charakterisiert durch das Nebeneinander von destruktiven und proliferativen osteoplastischen Gelenkveränderungen. Enthesitis und Periostitis sind wichtige Begleitphänomene.

PATHO Wie bei anderen seronegativen Spondarthropathien werden genetische, umweltbedingte und immunologische Faktoren als Auslösemechanismen diskutiert.

Knorpel und Gelenksockel werden durch eine proliferative Synovitis angegriffen. Entzündungen des Periosts und insbesondere der Enthesen sind weitere Manifestationen der Erkrankung, die nach Verknöcherung den „proliferativen" Charakter der Erkrankung deutlich machen.

KLINIK Die Inzidenz der Psoriasis liegt in der Normalbevölkerung bei ca. 2%, die der Arthritis psoriatica bei unter 1%. Es gibt keine Geschlechtsbevorzugung, die Patienten sind bei Erstmanifestation ca. 30–40 Jahre alt. Die Psoriasisarthropathie kann vor, während oder nach den Hauteffluoreszenzen auftreten oder – ganz selten – auch ohne diese.

Verteilungsmuster. Die Arthritis beginnt meist oligo- oder polyartikulär, seltener monoartikulär. Drei klinische Formen lassen sich grob unterscheiden:

- Mono- oder Oligoarthritis mit Enthesitis und Tenosynovitis; als Strahlbefall eines Fingers oder einer Zehe („Wurstfinger", „Wurstzehe") oder als Transversalbefall (Befall der distalen Interphalangealgelenke an Händen oder Füßen)
- symmetrische Polyarthritis (ähnlich der rheumatoiden Arthritis)
- axialer Befall (ähnlich der ankylosierenden Spondylitis) mit oder ohne Beteiligung der peripheren Gelenke.

RÖ Hinweisend für die Arthritis psoriatica sind:
- das Mischbild von Destruktionen und Proliferationen im gleichen Gelenk
- der Strahl- und der Transversalbefall
- die Asymmetrie der Gelenkbeteiligung
- gelenkferne Proliferationen.
Eine gelenknahe Osteoporose ist untypisch.

Periphere Gelenke und Enthesen

Destruktionen:
- Marginale Gelenksdestruktionen sind charakteristische Frühveränderungen (Abb. 9.**117**). Diese ähneln den klassischen erosiven Frühveränderungen bei der rheumatoiden Arthritis, treten jedoch zeitgleich mit feinen proliferativen Veränderungen auf („Mäuseohren", vgl. Abschnitt 9.1.3).
- Im späteren Verlauf Mutilationen. Die deskriptiven Begriffe „Pencil-in-Cup" oder „Pencil-to-Pencil" werden ähnlich wie bei der chronischen Polyarthritis verwendet.
- Destruktionen am Nagelfortsatz der Endphalangen (Akroosteolysen) lassen diesen ausgefranst erscheinen und sind regelmäßig mit Nagelaffektionen (Tüpfelnägel, Onycholyse) assoziiert.

Osteoproliferationen:
- Gelenknahe Proliferationen ergeben den Aspekt von „Vogelschwingen" an der Basis der Endphalangen und den eines „Wollkragens"an den Köpfchen der Mittelphalangen. Anders als Osteophyten sind diese Proliferationen nicht in direkter Kontinuität zum Gelenksockel angesetzt, sie sind breitbasiger und plumper konfiguriert. Ihre Randbegrenzung ist eher unscharf (vgl. Abschnitt 9.1.3).
- Irreguläre Proliferationen entstehen im Bereich der Kapsel-, Band- und Sehnenansätze in der Folge einer Insertionstendinitis (Fibroostitis) und imponieren flämmchen- oder stachelartig. Früh betroffen sind die distalen Interphalangealgelenke der Hände und Füße sowie die Sesambeine des Daumen. Ein Befall der Karpalia und Tarsalia, der Sitzbeinhöcker, der Crista iliaca und Trochanteren ist seltener und erfolgt erst später.
- Periostale Proliferationen treten als Folge einer Periostitis diametaphysär an kurzen, seltener an langen Röhrenknochen auf (Metatarsalia, Metakarpalia, Phalangen; Abb. 9.**120**). Verdickungen und Verbreiterungen der Kortikalis mit zunächst lamellärem Charakter können entstehen (extraartikuläre Protuberanzen). Selten sklerosiert und verbreitert die gesamte Phalanx (Elfenbeinphalanx; Abb. 9.**119**).
- Ankylosen der betroffenen Gelenke sind Ausdruck eines inaktiven Endstadiums.

Sakroiliakalgelenke

Die Sakroiliitis ist in der Regel bilateral und symmetrisch, ansonsten jedoch unspezifisch und nicht von anderen Spondarthropathien zu unterscheiden.

Spezifische MR-Kriterien für die Frühformen der Sakroiliitis psoriatica fehlen, daher können Frühveränderungen sehr wohl erkannt, aber von andere Spondarthritiden nicht differenziert werden.

Wirbelsäule

Im Gegensatz zu den bandscheibenüberbrückenden Syndesmophyten bei der Spondylitis ankylosans wachsen **Parasyndesmophyten** nicht von Wirbelkörper zu Wirbelkörper, sondern entstehen im perivertebralen Bindegewebe ohne eine knöcherne Verbindung zu einem benachbarten Wirbelkörper (Abb. 9.**118**). Die bei der Psoriasisarthropathie seltener vorkommenden Syndesmophyten sind im Gegensatz zu jenen der Spondylitis ankylosans häufiger **asymmetrisch**, betreffen öfter die **mittlere und untere Lendenwirbelsäule** (anstelle des thorakolumbalen Übergangs) und schränken die Beweglichkeit kaum ein.

| **DD** | Charakteristische differenzialdiagnostische Zeichen der Psoriasisarthropathie: |

Gegenüber der **rheumatoiden Arthritis**:
- osteoproliferative Veränderungen
- meist fehlende gelenknahe Osteoporose
- häufig asymmetrische Befallstopik.

Gegenüber der **Spondylitis ankylosans**:
- Parasyndesmophyten anstelle von Syndesmophyten
- Mitbefall der distalen Extremität.

Der Befall der Sakroiliakalgelenke erlaubt keine Differenzierung.

Gegenüber dem **Reiter-Syndrom**:
- stärkerer Befall der distalen Interphalangealgelenke (beim Morbus Reiter dominieren die Metatarsophalangealgelenke)
- Hände und Füße sind gleichermaßen betroffen (beim Morbus Reiter sind die Füße häufiger befallen)
- weniger plumpe paraspinale Ossifikationen.

Haut- und Nagelveränderungen sowie das Nebeneinander von Osteodestruktionen und -proliferationen erlauben keine Differenzierung.

Gegenüber der **Sklerodermie**:
- Daktylitis (bei der Sklerodermie Weichteilverschmälerung)
- gruppierte Weichteilverkalkungen bei der Sklerodermie.

Akroosteolysen erlauben keine Differenzierung.

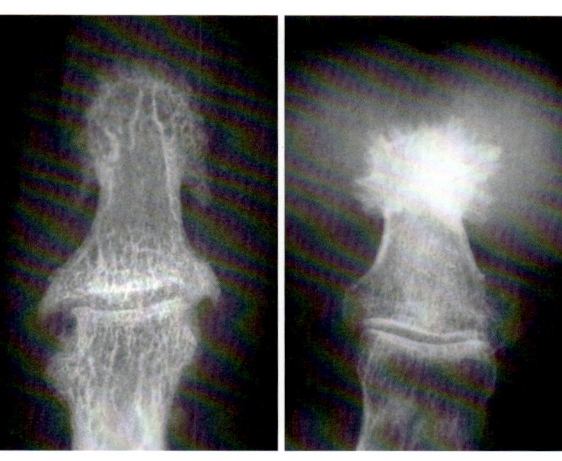

Abb. 9.**117** Marginale Destruktionen, Akroosteolysen, Proliferationen und Periostreaktionen an den Endphalangen und den distalen Interphalangealgelenken bei Psoriasisarthropathie.

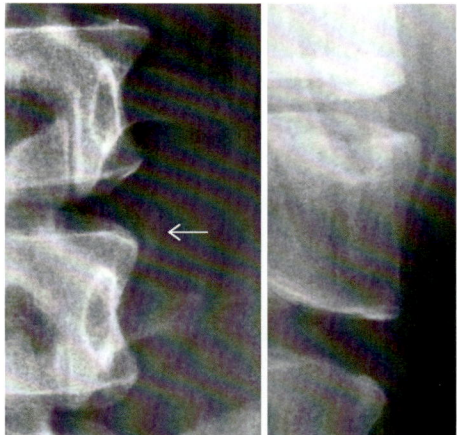

Abb. 9.**118** Parasyndesmophyten in jeweils diskreter Ausprägung.

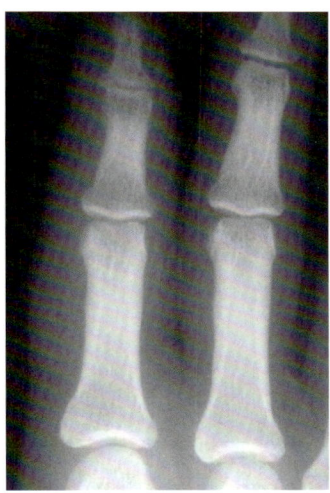

Abb. 9.**119** „Wurstfinger" und „Elfenbeinphalanx".

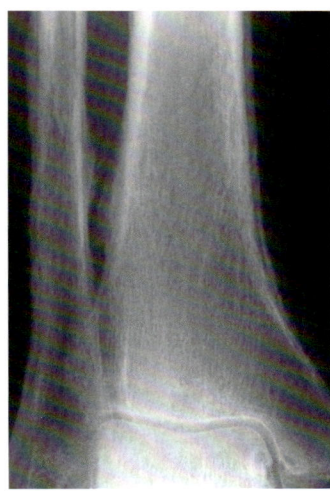

Abb. 9.**120** Periostreaktion an distaler Tibia und Fibula.

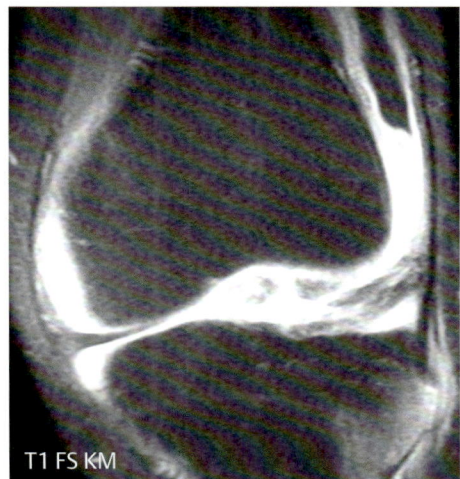

Abb. 9.**121** Seit 3 Jahren bestehende Synovitis im Kniegelenk mit ausgeprägtem Pannus sowie Enthesitis am Ansatz des Tractus iliotibialis.

9.4.5 Enteropathische Arthropathien

> → Es handelt sich um Arthritiden und Spondylitiden, die im Rahmen von entzündlichen Darmerkrankungen auftreten. Sie werden den Spondarthropathien zugerechnet (HLA-B27-positiv). Am häufigsten treten sie bei Morbus Crohn oder Colitis ulcerosa auf. Seltener ist eine Gelenkbeteiligung beim Morbus Whipple (intestinale Lipodystrophie), bei der Kollagenkolitis, bei der primär-biliären Zirrhose und beim Zustand nach Darmoperationen mit Blind-Loop-Anastomose.

Epidemiologie. Die Inzidenz ist beim Morbus Crohn mit 20% am größten, bei der Colitis ulcerosa etwas seltener.

Symptomatik. Die arthritische Symptomatik tritt beim Morbus Crohn typisch synchron mit der entzündlichen Aktivität im Ileum auf, bei der Colitis ulcerosa metachron bzw. teilweise bereits **vor** der gastrointestinalen Manifestation. Beim Morbus Crohn überwiegen schleichend progrediente, wandernde Arthritiden, während sich die Arthropathie bei der Colitis ulcerosa typischerweise durch eine akute Mono- oder Oligoarthritis manifestiert.

Verteilungsmuster. Drei typische Manifestationen:
- Erythema nodosum mit Gelenksymptomen.
- Synchron aktive Mono- und Oligoarthritis der unteren Extremitäten mit einem asymmetrischen Befall großer Gelenke. Am häufigsten betroffen sind Knie- und Sprunggelenke. Gelenkdestruktionen sind sehr selten.
- Metachron aktiver, Spondylitis-ankylosans-ähnlicher Befall der Wirbelsäule.

Bei der Colitis ulcerosa sind gelegentlich die Metakarpophalangeal- und die proximalen Interphalangealgelenke betroffen, beim Morbus Crohn ist dies sehr selten.

Verlauf und Prognose. Der Verlauf der Arthritiden ist passager und für die Patienten langfristig meist von untergeordneter Bedeutung, da Gelenkdestruktionen und damit verbundene Funktionseinschränkung sehr selten sind.

RÖ **Periphere Arthritiden.** Die Gelenkveränderungen sind unspezifisch und beschränken sich meist auf die gelenknahe Osteoporose und Weichteilzeichen. Gelenkspaltverschmälerungen sind sehr selten, erosive Veränderungen werden gelegentlich bei der primären biliären Zirrhose angetroffen. Trommelschlegelfinger gelten als typisch für die Colitis ulcerosa und den Morbus Crohn. Lamelläre Periostreaktionen sind häufig.

Sakroiliakalgelenke und Wirbelsäule. Die Sakroiliitis wird selten angetroffen und gleicht in allen Kriterien (Symmetrie, buntes Bild mit Destruktionen und Sklerosen etc.) der ankylosierenden Spondylitis (Abb. 9.**122**).

> **!** Beim einseitigen Befall der Sakroiliakalgelenke ist an eine septische, aus abdominellen Herden fortgeleitete Arthritis zu denken.

Formveränderungen und Erosionen der Wirbelkörper sind identisch mit den Röntgenzeichen der Spondylitis ankylosans. Der Maximalbefund der Bambusstab-Wirbelsäule ist jedoch selten.

MRT Siehe Befunde bei der Spondylitis ankylosans.

DD Hauptaufgabe des Radiologen ist die Differenzierung der septischen, fortgeleiteten von der aseptischen Entzündung der Sakroiliakalgelenke. Daher ist sorgfältig nach einer kontinuierlichen Verbindung zu entzündlichen Darmstrukturen (Fistelgänge!) zu fahnden. Eine übewiegend destruktive Komponente der Sakroiliitis spricht für einen Infekt.

9.4.6 Gelenkveränderungen bei entzündlichen systemischen Bindegewebserkrankungen (Kollagenosen)

Als Hauptvertreter werden der systemische Lupus erythematodes, die progressive Systemsklerose, die Dermato- und Polymyositis, systemische granulomatöse und nekrotisierende Vaskulitiden sowie die Panarteriitis nodosa und die Mischkollagenose (Sharp-Syndrom) angesehen. Neuerdings werden die eosinophile Fasziitis und das Sjögren-Syndrom zugerechnet.

PATHO Gemeinsames Merkmal der klassischen Kollagenosen ist die fibrinoide Nekrose des Bindegewebes. Zugrunde liegt eine tief greifende, auf der Ablagerung von Immunkomplexen beruhende Störung des Bindegewebes und der Gefäße.

Zahlreiche Immun- und Autoimmunphänome liegen den Kollagenosen zugrunde, ebenso zahlreich sind klinische, serologische und pathologisch-anatomische Überlappungen.

Die Gelenkerkrankungen sind meist wenig destruktiv, periartikuläre Weichteilveränderungen resultieren jedoch zum Teil in massiven Funktionsbehinderungen.

Systemischer Lupus erythematodes (SLE)

Symptomatik. Typisch ist ein schleichender Beginn mit Hauteffluoreszenzen (bevorzugt nach Sonnenbad) und Polyarthralgien/Myalgien (50% der Patienten), Pleuraschmerzen und Hirnleistungsstörungen (Vaskulitis). Schwere Krankheitsschübe, bestimmt durch Allgemeinsymptome (Fieber, Müdigkeit, Inappetenz, Missstimmung) wechseln mit längeren Perioden geringer Krankheitsaktivität. 90% der Patienten leiden im Krankheitsverlauf unter Arthralgien, bei 70% liegen typische Hauteffluoreszenzen vor, die übrigen Organmanifestationen sind variabel.

Verteilungsmuster. Der Gelenksbefall manifestiert sich als Oligoarthritis oder symmetrische Polyarthritis an Karpus, Hand, seltener Knie und Schulter.

Verlauf und Prognose. Akute intermittierende Schübe im Rahmen des chronisch progredienten Verlaufs sind typisch. Der Befall von Nieren und ZNS sowie septische Komplikationen sind prognostisch entscheidend.

Bildgebung

Die Diskrepanz zwischen den oft unauffälligen Röntgenbefunden und den massiven Arthralgien ist frappierend (Abb. 9.**123**). Neben der Weichteilschwellung sind Fehlstellungen häufig, typisch ist eine Ulnardeviation in den Metakarpophalangealgelenken. Im Vergleich zur Schwanenhalsdeformität bei der rheumatoiden Arthritis ist die Subluxationsstellung der Interphalangealgelenke vergleichweise minimal. Die gelenknahe Osteoporose am Hand- und Fußskelett geht später in eine generalisierte Osteoporose über. Im MRT der Hand prädominieren Kapselschwellungen sowie ödematöse und proliferative Synovialitiden in Gelenken und Sehnenscheiden. Kleinste erosive Veränderungen stellen sich in der MRT dar und entgehen meist dem Nachweis im konventionellen Röntgen.

Destruktionen und Mutilationen entstehen durch Druckusuren (Abb. 9.**124**) aufgrund muskulärer und kapsulärer Kontrakturen. Weichteilverkalkungen und Akroosteolysen sind selten und meist Ausdruck einer Mischkollagenose. Avaskuläre Nekrosen sind in kleinen wie großen Gelenken gleichermaßen zu finden. Bei lang dauernder Immunsuppression müssen septische Komplikationen differenzialdiagnostisch erwogen werden.

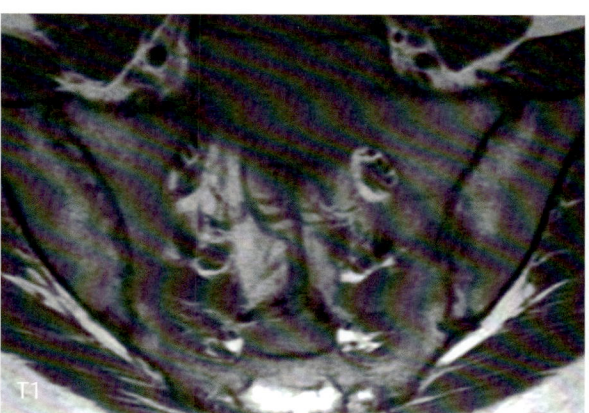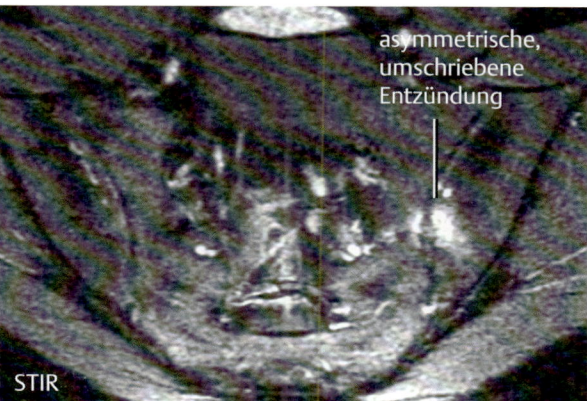

Abb. 9.**122** Sakroiliitis bei einem 44-jährigen Patienten mit Morbus Crohn.

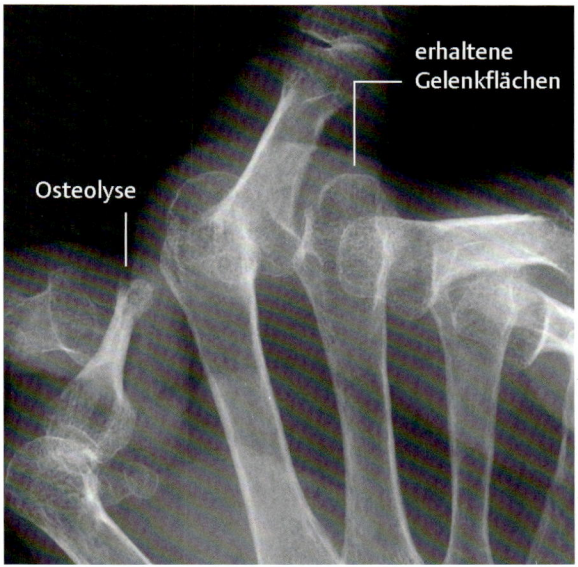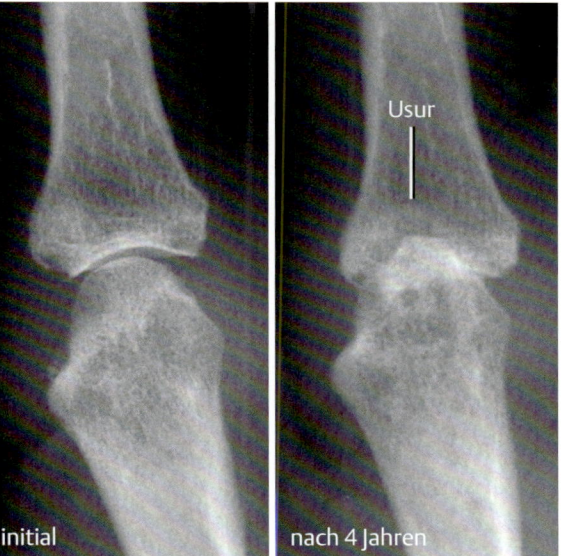

Abb. 9.**123** Systemischer Lupus erythematodes. Das klinische Bild war nicht von einer rheumatoiden Arthritis zu unterscheiden. Radiographisch erhebliche Fehlstellungen bei intakten Gelenkflächen. Diese Diskrepanz ist charakteristisch für den SLE.

Abb. 9.**124** Finger einer Patientin mit systemischem Lupus erythematodes im Abstand von 4 Jahren. Druckusur an der Grundphalanxbasis sowie Deformierung des Metakarpaleköpfchens.

Progressive systemische Sklerodermie (PSS)

Synonym: progressive Systemsklerose.

KLINIK Zwei Haupttypen werden unterschieden:
- Bei der „limited cutaneous systemic sclerosis" (**lSSc**) stehen der Befall der Akren und Faszien im Vordergrund, die viszeraler Krankheitsbeteiligung ist gering.
- Die „diffuse cutaneous systemic sclerosis" (**dSSc**) befällt die inneren Organe stärker und hat eine deutlich schlechtere Prognose.

Die Sonderform des **CREST** ist der lSSc-Gruppe mit günstiger Prognose zuzurechnen. Die fünf Hauptbefunde „**C**alcinosis", **R**aynaud-Phänomen, „**E**sophageal dysfunction", **S**klerodaktylie und **T**eleangiektasie sind mehr oder weniger vollständig ausgeprägt und werden gelegentlich durch eine Arthritis erweitert.

Die Erkrankung beginnt meist mit der Raynaud-Symptomatik und Arthralgien, die Akren schwellen im Rahmen der aktiven Entzündung an. Die im Krankheitsverlauf gesteigerte Kollagensynthese in Haut und Schleimhäuten resultiert in einer Induration der Haut und einer ösophagealen und intestinalen Dysfunktion. Eine langsame Progredienz ist typisch, kardiopulmonale und renale Manifestationen sind limitierend.

Die Befunde an Händen und Füßen, seltener an den Knie- und Sprunggelenken, sind symmetrisch ausgeprägt.

Bildgebung

- Endphalangen: zunächst Verdickung, später konische **Verdünnung des Weichteilmantels** am Nagelfortsatz. Reaktionslose **Akroosteolysen** bis zur vollständigen Zerstörung des Nagelfortsatzes mit trophischen Ulzera (Rattenbissnekrosen). Sklerosen der Endphalangen (Abb. 9.**125 a–c**).
- **Thibierge-Weissenbach-Syndrom:** meist asymptomatische, subkutan-extraartikuläre Calciumphosphat-Ablagerungen an mechanisch belasteten Stellen (Fingergelenke, Ellenbogen, Knie). Die Verkalkungen treten meist in Gruppen auf und bilden nicht selten größere Konglomerate aus vielen rundlich konfigurierten, verschieden großen Kalkstückchen: Calcinosis interstitialis localisata (Abb. 9.**125 c**). Die universelle Kalzinose mit größeren Konglomeraten um die Gliedmaßengelenke, an den Beckenpartien oder im Bereich der Thoraxwand ist außerordentlich selten.
- **Gering proliferative Synovitis** in den Metakarpophalangeal- und Fingergelenken, selten Gelenkspaltverschmälerungen. Fokale Knochendestruktionsmuster können am Karpometakarpalgelenk I auftreten und sind vom marginalen Destruktionsmuster der rheumatoiden Arthritis zu unterscheiden.
- **Generalisierte Osteoporose**, gelegentlich gelenknah akzentuiert.
- Erweiterung des Parodontalspaltes mit Lockerung der Zähne.
- Einzelfälle mit osteolytischen Veränderungen an der unteren Halswirbelsäule oder an der oberen Kontur mehrerer Rippen.

Polymyositis und Dermatomyositis

Die Polymyositis ist eine Erkrankung mit Entzündung der quer gestreiften Muskulatur aufgrund zellulärer Immunmechanismen. Fakultativ treten Nekrosen der Muskulatur auf, die anschließend regenerieren, fibrosieren oder verfetten. Die Dermatomyositis weist zudem charakteristische Hautveränderungen meist im Gesicht auf.

Symptomatik und Verteilungsmuster, Prognose. Alle Lebensalter sind betroffen. Ab dem 45. Lebensjahr steigt das Malignomrisiko bei bereits Erkrankten, ab dem 70. Lebensjahr ist eine neu aufgetretene Dermatomyositis und Polymyositis bei ⅓ der Patienten Ausdruck eines paraneoplastischen Syndroms. Myalgien, Arthralgien sowie eine Schwäche der proximalen Extremitätenmuskulatur sind Erstsymptome. Hände und Füße werden typischerweise ausgespart, Schluck- und Atembeschwerden sind Ausdruck einer Beteiligung der Pharynx- und Zwerchfellmuskulatur. Unter Therapie meist gute Prognose.

Bildgebung

Zur effizienten Beurteilung der betroffenen Muskelgruppen mit der MRT eignet sich eine grobe Schichtung mit wassersensitiven Sequenzen sowie T1 vor und nach Kontrastmittelgabe:
- Akut entzündete Muskulatur mit deutlichem konfluierendem Ödem und kräftiger Anreicherung nach intravenöser Gabe paramagnetischer Kontrastmittel (Abb. 9.**127**). Dies ermöglicht die Wahl der Biopsiestellen.
- Spätere Stadien mit rückläufiger Myositis: Rückbildung von Ödem und Anreicherung, zunehmende Verfettung und Fibrose der Muskulatur (Abb. 9.**128**).

Bei der Dermatomyositis kann man zusätzlich zur Polymyositis eine Entzündung der Haut mit Ödem und Verdickung der subkutanen Septen finden.

Charakteristische Gelenkveränderungen fehlen. **Weichteilverkalkungen** sind insbesondere bei Ersterkrankung im Kindesalter häufig. Dabei handelt es sich meist um diffuse, netzige Verkalkungsmuster (Abb. 9.**126**). Lokalisierte Verkalkungen vom interstitiellen Typ sind selten und erschweren die Abgrenzung zur Systemsklerose.

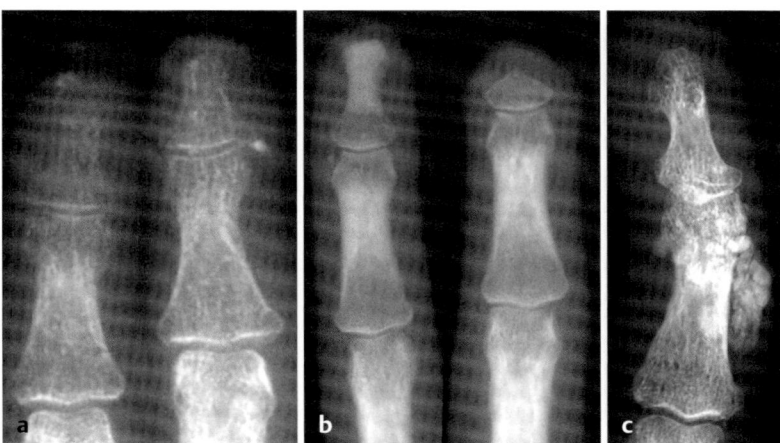

Abb. 9.**125** Verschiedene Manifestationsformen der Sklerodermie.
a Entkalkung und Akroosteolyse überwiegen.
b Nebeneinander von Sklerose und Akroosteolyse.
c Interstitielle Weichteilverkalkungen.

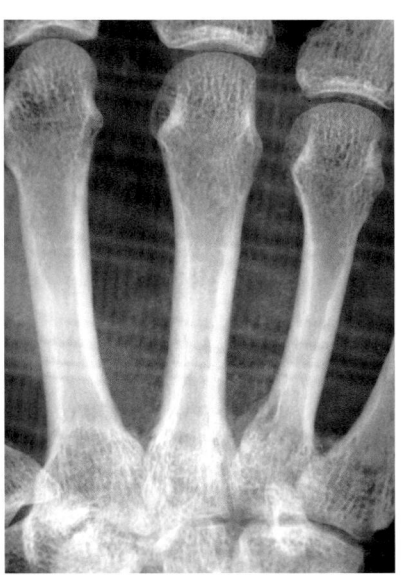

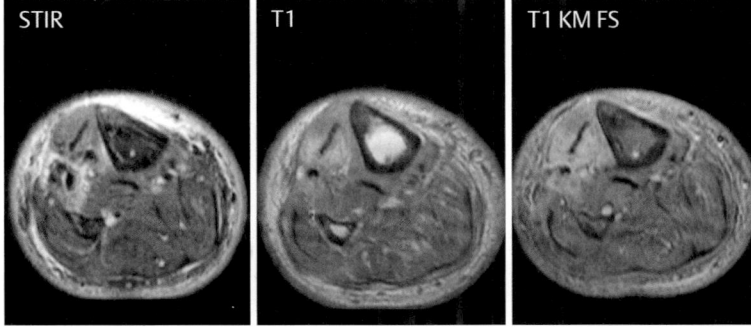

Abb. 9.**127** Aktive Dermatomyositis in Subkutis und Extensorenloge des Unterschenkels.

Abb. 9.**126** Verkalkungen der interdigitalen Muskulatur bei Dermatomyositis.

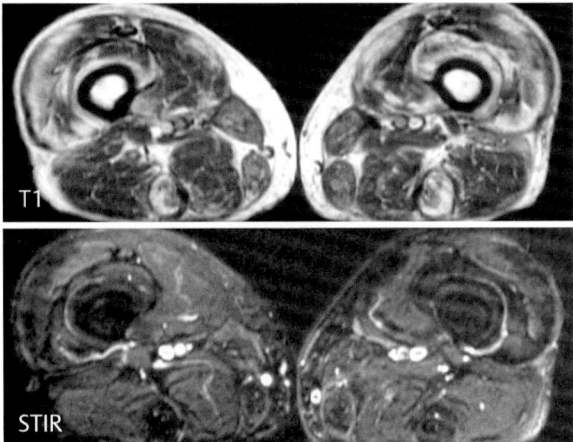

Abb. 9.**128** Inaktive Dermatomyositis mit Verfettung der Extensoren des Oberschenkels und der Adduktoren, während die ischiokrurale Muskulatur deutlich weniger betroffen ist.

Mischkollagenose

Synonyme: Sharp-Syndrom, „mixed connective tissue disease" (MCTD).

KLINIK Der Altersgipfel dieser sehr seltenen Erkrankung liegt bei 35 Jahren. Überschneidungen der Polymyositis mit Symptomen der anderen Kollagenerkrankungen sind besonders häufig. Symptome der progressiven systemischen Sklerose (Raynaud-Phänomen), des systemischen Lupus erythematodes sowie der Polymyositis und der rheumatoiden Arthritis prägen das klinische Bild.

RÖ Es findet sich das Bild der **Sklerodermie** (Weichteilatrophie, -verkalkungen [Abb. 9.**129**], Akroosteolysen und Destruktionen an den distalen Interphalangealgelenken), kombiniert mit Veränderungen der **rheumatoiden Arthritis** wie periartikulärer Osteoporose und marginalen Erosionen sowie Gelenkspaltverschmälerung. Veränderungen wie beim **Lupus erythematodes** (Gelenkdeformitäten, Osteonekrosen) sind seltener.

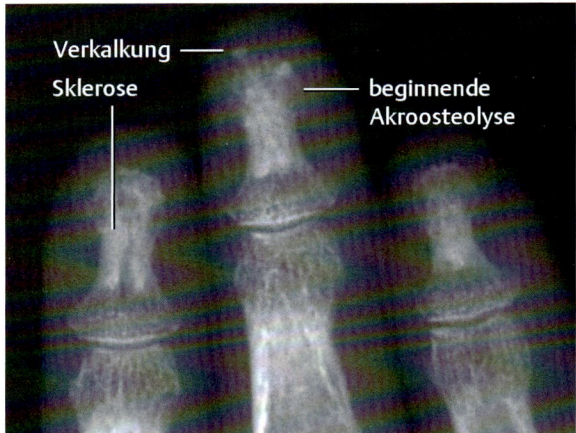

Abb. 9.**129** Mischkollagenose (Sharp-Syndrom). Beginnende Weichteilverkalkungen, Sklerose der Akren und Akroosteolysen.

Vaskulitiden

Es handelt sich um eine heterogene Krankheitsgruppe mit entzündlichem Befall der Blutgefäße. Histopathologisch findet sich eine granulomatöse, nekrotisierende Vaskulitis sowie noduläre Aneurysmen als Nekrosefolge. Die Klassifikation erfolgt gemäß der Histopathologie und dem Gefäßkaliber. Kombinationen mehrerer Typen sind möglich.

Untergruppen der Vaskulitiden sind die Panarteriitis nodosa, die Wegener'sche Granulomatose, die Polymyalgia rheumatica und die Riesenzellarteriitis.

KLINIK Die Klinik der Vaskulitiden ist so vielfältig wie die Vielzahl der betroffenen Organe. Arthralgien und Myalgien werden typischerweise im frühen Krankheitsverlauf angegeben. Ohne Therapie ist die Prognose auch kurzfristig sehr schlecht. Trotz Therapie sind die Folgen der Organischämie an Herz, Nieren und Darm häufig limitierend.

Panarteriitis nodosa (syn. Polyarteriitis nodosa):
- periphere Arthritiden mit episodenhaftem Verlauf und ohne Zerstörungstendenz
- gelegentlich schmerzhafte Periostreaktionen

Wegener-Granulomatose:
- wie bei der Panarteriitis nodosa, lediglich Periostreaktionen sind noch seltener

Polymyalgia rheumatica und Riesenzellarteriitis:
- zu Beginn häufig Schwellungen im Bereich der Sterno- und Akromioklavikulargelenke
- später Erosionen in diesen Gelenken
- selten erosive Arthritiden der Sakroiliakalgelenke oder an der Symphysis pubica.

9.4.7 HIV-assoziierte Gelenkerkrankungen

Je nach Population entwickeln zwischen 30 und 70% der an AIDS Erkrankten muskuloskelettale Krankheitsmanifestationen.

Idiopathische HIV-assoziierte Arthralgie/Arthritis

PATHO Die Ursache der bei HIV häufig auftretenden Arthralgien ist bisher ungeklärt. Infrage kommen neben einer Erregerpersistenz im Gelenk, die nur ausnahmsweise nachweisbar ist, vor allem sekundäre Folgen der Erkrankung, wie avaskuläre Nekrosen. Histologisch lassen sich früh unspezifische Synovitiden nachweisen, im späteren Krankheitsverlauf synoviale Fibrosen und ischämische Gefäßschäden.

KLINIK Es bestehen vergleichsweise milde Arthralgien der großen Gelenke. Seltener treten attackenartig Episoden mit extremer Bewegungs- und Druckschmerzhaftigkeit, eventuell Rötungen und Schwellungen auf. Schließlich können idiopathische Myalgien auftreten, vermutlich Ausdruck einer Myositis, sowie schmerzhafte Neuropathien.

Bildgebung

Röntgenologisch und szintigraphisch sind die schmerzhaften Gelenke im Regelfall unauffällig. In der MRT kann gelegentlich eine im Vergleich zur ausgeprägten Symptomatik geringe proliferative Synovitis nachgewiesen werden.

Autoimmun assoziierte Spondarthropathien

Mit HIV assoziierte Spondarthropathien treten vor allem in späteren AIDS-Stadien auf und ähneln bei adäquater antiviraler Therapie in ihrer Ausprägung sehr dem klinischen Bild HIV-negativer Patienten. Da sie in Einzelfällen vor der klinischen AIDS-Manifestation auftreten können, sollte bei Risikogruppen mit der Erstdiagnose einer Spondarthropathie ggf. ein HIV-Screening erfolgen, um foudroyante Verläufe durch eine zusätzliche medikamentöse Immunsuppression zu vermeiden. Am häufigsten sind ein inkomplettes Reiter-Syndrom, die Arthritis psoriatica oder eine undifferenzierte Spondarthropathie.

Bis zu 11% der HIV-Patienten erkranken an einem inkompletten Reiter-Syndrom, unabhängig davon, ob sie HLA-B27-Träger sind.

Bevorzugt werden die Gelenke der unteren Extremität betroffen, begleitet von einer Enthesitis mit Daktylitis, Achillessehnentendinitis oder Plantarfasziitis.

HIV-assoziierte septische Arthritis

Die Inzidenz infektiöser muskuloskelettaler Erkrankungen bei HIV-Erkrankten ist nur mäßig erhöht, Hauptrisikofaktor ist ggf. intravenöser Drogenkonsum. Es finden sich bakterielle Arthritiden, Bursitiden und Pyomyositiden, aber auch Infektionen des Knochens durch opportunistische Keime.

Literatur

Bennett DE et al. Spondylarthropathies: Ankylosing spondylitis and psoriatic arthrits. Radiol Clin North Am 2004; 42: 121–34.

Boupas DT et al. Psoriatic Arthritis. In: Klippel JM, ed. Primer On the Rheumatic Diseases. 2nd ed. Atlanta: Arthritis Foundation; 2001, 233–8.

9.4.8 Infektiöse Arthritis, Spondylitis, Spondylodiszitis

Bakterielle Arthritis

PATHO Die Entzündung wird direkt durch die Keimbesiedlung des Gelenks verursacht. Dabei können die Erreger auf verschiedenen Wegen ins Gelenk gelangen:
- durch Penetration (Injektion, OP, Verletzung)
- per continuitatem bei Weichteilinfekt oder Osteomyelitis
- hämatogen bei Bakteriämie.

Der Infektionsweg per continuitatem bei metaphysärer Osteomyelitis ist während der Wachstumsphase äußerst selten, da die knorpelige Wachstumsfuge als effektive Barriere die Keimausbreitung verhindert. Im Säuglingsalter und nach abgeschlossener Skelettreife existieren dagegen meta-/epiphysäre Gefäßverbindungen, die ein Übergreifen der Infektion auf das Gelenk begünstigen.

! Die intraartikuläre Injektion ist die häufigste Ursache einer bakteriellen Arthritis!

Mit Abstand die häufigsten Erreger sind Staphylokokken (> 60 %), gefolgt von Pseudomonas (15 %), Streptokokken, Enterokokken, Salmonellen und Hämophilus influenzae. Arthritiden durch Pilze und Viren sind seltener.

Prädisponiert für bakterielle Arthritiden sind Patienten mit rheumatoider Arthritis, Diabetes mellitus, peripherer Neuropathie oder Durchblutungsstörungen sowie Patienten mit einem Immundefekt. Bei Letzteren wird das gesamte Erregerspektrum opportunistischer Infektionen beobachtet.

KLINIK **Symptomatik.** Neben allgemeinen Zeichen der Sepsis (schlechter Allgemeinzustand, hohe Fieberschübe, eventuell Bewusstseinstrübung) besteht lokal das typische Bild einer akuten Arthritis mit Rötung, Überwärmung, Schwellung, Schmerzen, Bewegungseinschränkung. Bei Beteiligung mehrerer Gelenke tritt die Symptomatik in der Regel zeitlich versetzt auf, was differenzialdiagnostisch von Bedeutung ist.
Verteilungsmuster. In der Regel handelt es sich um eine Monoarthritis, seltener um eine Oligoarthritis. Alle Gelenke können betroffen sein.
Verlauf und Prognose. Eine nicht rechtzeitig behandelte eitrige Arthritis führt rasch zu massiven Gelenkzerstörungen.

RÖ Im frühen Stadium der akuten Arthritis darf man keine ossären Veränderungen erwarten! Die erkennbaren Röntgenzeichen beschränken sich auf eine Weichteilschwellung (Abb. 9.**130**) und eventuell eine Gelenkspaltverbreiterung (Erguss!). Ca. 10 – 14 Tage nach Symptombeginn ist eine gelenknahe Osteoporose zu erkennen, gefolgt von einer Gelenkspaltverschmälerung (Abb. 9.**131**).

Erst im weiteren Verlauf finden sich die klassischen arthritischen Veränderungen, wie sie in Abschnitt 9.1 dargestellt wurden (Erosionen, Subluxation). Die Besonderheit der bakteriellen Arthritis besteht lediglich in einer ungewöhnlich rasch voranschreitenden, massiven Destruktion der gelenkbildenden Knochen. Endstadium ist die Ankylose.

! Im Frühstadium oft negatives Röntgenbild!

SONO Der frühzeitiger Einsatz ist bei jeglichem Infektionsverdacht sinnvoll. Leitsymptom ist der Erguss. Er kann echofrei sein, im Fall eines Empyems ist er aber typischerweise inhomogen echoarm, eventuell sind Lufteinschlüsse erkennbar (Abb. 9.**130**). Je nach Echogenität sind Erguss und verdickte Synovialis oft nicht zu unterscheiden! Der Einsatz des Power-Doppler oder die Gabe von Kontrastmittel kann hier hilfreich sein.

Die Sonographie bietet sich in gleicher Sitzung zur gezielten Gelenkpunktion und Infektionsbestätigung an.

MRT Die MRT ist die Alternativmethode in Arealen mit komplexer Anatomie bzw. sonographisch erschwerter Zugangsmöglichkeit (z. B. Sakroiliakalgelenke, Fußgelenke). Leitsymptom ist der Erguss und die stark Kontrastmittel anreichernde Synovialis (Abb. 9.**130**, 9.**133** u. 9.**134**). Sehr früh ist das angrenzende subchondrale Knochenmark ödematös beteiligt, wobei das Ödem allein noch keinen Beweis für eine (Begleit-)Osteomyelitis darstellt.

CT Im akuten Stadium ist die CT nur bei sonographisch unklaren Befunden sinnvoll, wenn keine MRT durchführbar ist. Spätveränderungen können in anatomisch komplexen Regionen im Vergleich zum Röntgen besser erfasst werden.

Tabelle 9.3 Infektiöse versus nichtinfektiöse Arthritis: **Punktion am aussagekräftigsten!**

	Infektiöse Arthritis	**Nichtinfektiöse Arthritis**
Anamnese	Zustand nach Gelenkpunktion?	Bekannte Oligo- oder Polyarthritis?
Klinik	Schmerzhafte, überwärmte Monoarthritis, rascher Verlauf	bei Superinfektion analoge Klinik
Sono, MRT	evtl. Begleitabszess und Begleitosteomyelitis	Erosionen auch bei infektiöser Genese
Punktion	Empyem	serös, fibrinös

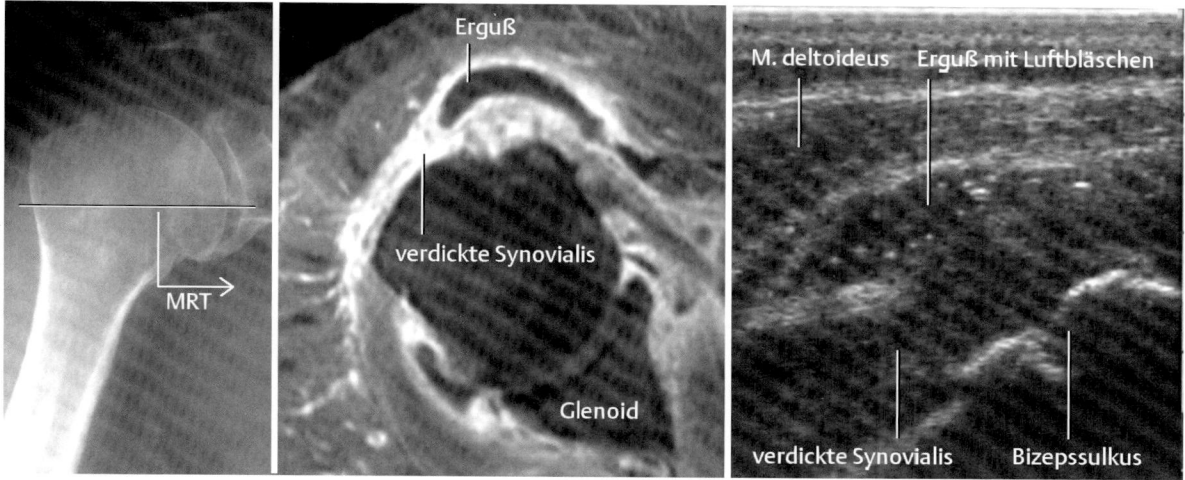

Abb. 9.**130** Schultergelenkempyem. Der Vergleich von axialer MRT (T1 FS KM) und Sonographie zeigt die relativ schlechte Differenzierbarkeit von Erguss (mit Lufteinschlüssen) und Pannus in der Sonographie. Der Ergussanteil ist hier relativ gering gegenüber der massiven Synovialisproliferation.

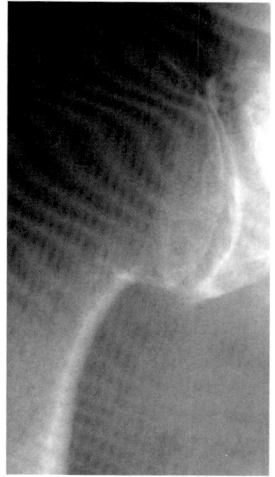

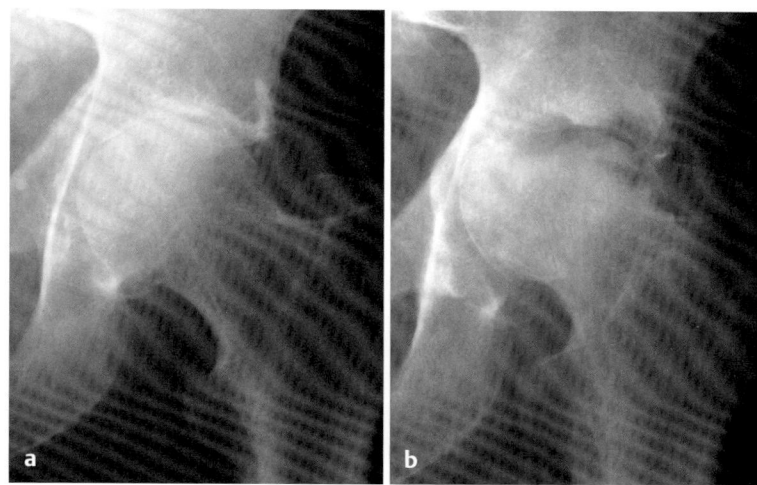

Abb. 9.**131** Schulterge-lenk des Patienten aus Abb. 9.**130** 4 Wochen später. Aufgrund einer Knorpeldestruktion ist der Gelenkspalt erheblich verschmälert.

Abb. 9.**132** Arthritis am Hüftgelenk mit zirkulärer Gelenkspaltverschälerung (**a**). Nur 3 Wochen später bereits massive Knochendestruktion (**b**).

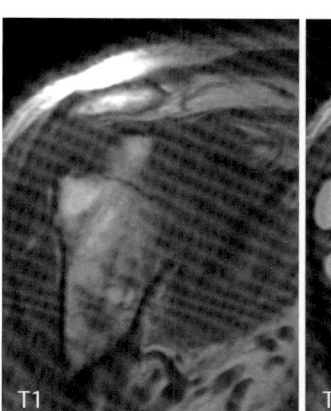

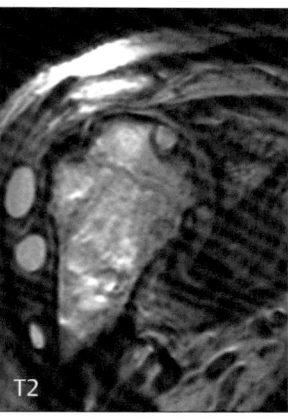

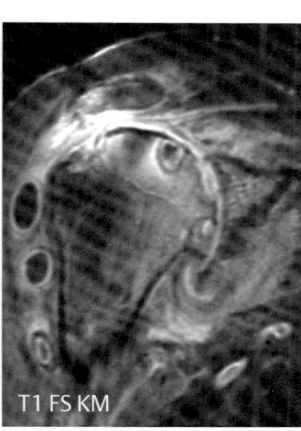

Abb. 9.**133** Schulter-gelenkempyem mit Ausbreitung in die Weichteile und den Knochen (Humeruskopf **und** Glenoid). Multiple Abszedierungen.

DD Jede akute Monoarthritis ist zunächst verdächtig auf eine bakterielle Genese.

Da kein bildgebendes Verfahren die infektiöse Genese einer Arthritis beweisen oder ausschließen kann, muss im Verdachtsfall unverzüglich eine diagnostische Gelenkpunktion erfolgen.

Insbesondere beim Mann ist ein akute Monoarthritis sehr häufig auch Erstmanifestation einer **Gicht**. Diese Unterscheidung erlaubt in der Regel die typische Lokalisation und die Laborbefunde.

Besondere diagnostische Probleme bereitet die bakterielle Arthritis als Komplikation bei einer vorbestehenden Gelenkerkrankung, insbesondere bei **rheumatoider Arthritis**. Der Verdacht sollte bestehen, sobald eine unverhältnismäßig schnelle Gelenkdestruktion auftritt oder sich die klinischen und radiologischen Veränderungen auf ein Gelenk konzentrieren und nicht zur Gesamtsituation der Erkrankung passen. Auch hier muss frühzeitig diagnostisch punktiert werden (Tabelle 9.**3**).

Häufig stellt sich die Frage, ob eine **Osteomyelitis** oder eine septische Arthritis (oder gar beides) vorliegt. Eine Osteomyelitis geht von **einem** Knochen aus. Ist also **ein** gelenktragender Knochen stark zerstört, der andere aber noch unauffällig, so ist eine Osteomyelitis wahrscheinlich (Abb. 9.**133**). Die septische Arthritis zerstört dagegen relativ gleichzeitig beide artikulierenden Knochen.

Die Differenzialdiagnose bei der **kindlichen oder jugendlichen Hüfte** umfasst:

- die transiente Synovitis (Coxitis fugax). Der klinische Befund und das Punktat differenzieren zur bakteriellen Arthritis
- das traumatisches Hämarthros (Punktion)
- die frühe Form des Morbus Perthes (Differenzierung mittels MRT).

Sonderform: tuberkulöse Arthritis

Die Skeletttuberkulose befällt bevorzugt die Wirbelsäule (tuberkulöse Spondylitis, s. u.), die Gewicht tragenden Gelenke (Knie-, Hüft- und Sprunggelenke; Abb. 9.**135**) und mit mittlerer Häufigkeit die Handwurzel und Fußgelenke. Der Verlauf ist im Vergleich zu unspezifischen Arthritiden protrahiert, auch die röntgenologischen Veränderungen entwickeln sich über Monate.

Röntgenmorphologisch ist die Differenzierung zur pyogenen Arthritis schwierig. Gelegentlich findet sich eine ausgeprägte „Zystenbildung" in den gelenknahen Knochenabschnitten (Granulome!). An der Hand kann das Erscheinungsbild einer zystischen Form der Sarkoidose ähneln. Letztere betrifft jedoch mehr die Metakarpalia und Phalangen (Spina ventosa).

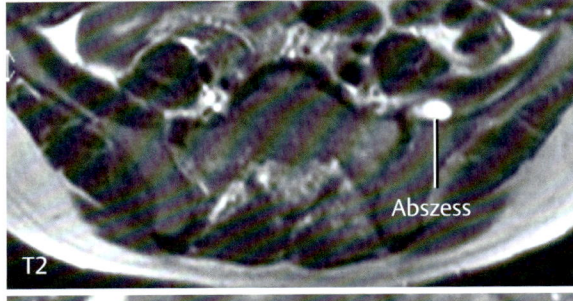
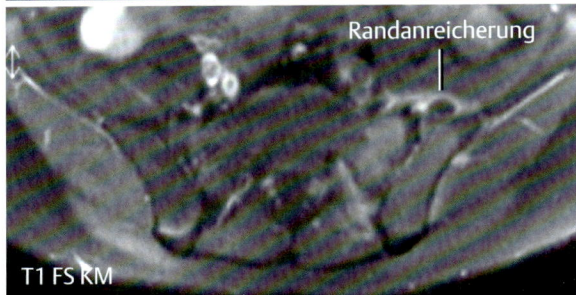

Abb. 9.**134** Bakterielle Sakroiliitis.

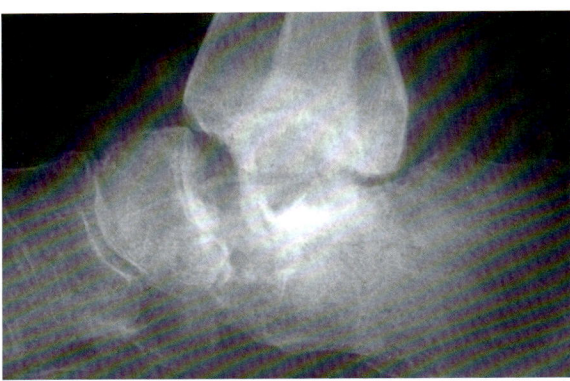

Abb. 9.**135** Tuberkulöse Arthritis des oberen Sprunggelenks. Komplette Gelenkdestruktion.

Infektiöse Spondylitis und Spondylodiszitis

PATHO Der Infektionsweg ist meist hämatogen, seltener iatrogen. Auch an der Wirbelsäule sind Staphylokokken und gramnegative Keime die häufigsten Erreger. Von großer Bedeutung ist jedoch auch die Wirbelsäulentuberkulose. Bei Patienten mit Sichelzellanämie und bei Diabetikern ist auch an Salmonellen als Erreger zu denken. Die Infektion nimmt von den ventralen und lateralen Abschnitten **eines** Wirbelkörpers, bandscheibennah, ihren Ausgang. In diesem Stadium (**Spondylitis**) ist der gefäßlose Diskus vom Entzündungsprozess ausgespart. Wie es zum Übergreifen auf den Diskus (**Spondylodiszitis**) und den benachbarten Wirbelkörper kommt, ist letztendlich nicht genau geklärt. Nach eigener Beobachtung ist dies in hohem Maße davon abhängig, ob die Bandscheibe intakt oder degenerativ verändert ist (Osteochondrose). Ursache ist möglicherweise die Revaskularisation der degenerativ veränderten Bandscheibe, die andere Ausbreitungswege erlaubt (Abb. 9.**136**).

Bei Kindern ist aufgrund einer anderen Gefäßversorgung sowohl ein primärer Infektionssitz in der Bandscheibe (**Diszitis**) als auch eine primäre Spondylitis möglich.

KLINIK Neben allgemeinem Krankheitsgefühl und Fieber besteht ein lokaler Wirbelsäulenschmerz (oft dumpfer Schmerzcharakter, nachts vorherrschend) mit entsprechender Schonhaltung. Neben der akuten gibt es die chronische Verlaufsform, bei der die Allgemeinsymptome geringer ausgeprägt sind.

In diesen Fällen wird die Diagnose oft lange verschleppt, da sich dem Kliniker die gesamte Differenzialdiagnose der Wirbelsäulenschmerzen bietet. Insbesondere die tuberkulöse Spondylitis entwickelt sich über Wochen bis Monate hinweg und wird oft sehr spät als solche erkannt. Als Komplikation können durch Abszedierung oder Zusammenbrechen der betroffenen Wirbel neurologische Ausfälle bis zum Querschnittsyndrom auftreten.

Verteilungsmuster. Zwar kann die gesamte Wirbelsäule betroffen sein, die **pyogene** Spondylitis bevorzugt jedoch die Lendenwirbelsäule, die **tuberkulöse** Spondylitis die Brustwirbelsäule und den thorakolumbalen Übergang.

RÖ Im Frühstadium können nur Weichteilzeichen Hinweise auf die Entzündung geben, daher ist unbedingt auf die Paravertebrallinie und den Psoasschatten zu achten.

! Bei jeder reaktionslosen monosegmentären Höhenabnahme des Zwischenwirbelraumes besteht der Verdacht auf eine Spondylitis. Für Kinder und Jugendliche gilt dies umso mehr, da andere Ursachen (insbesondere die Degeneration) höchst ungewöhnlich sind.

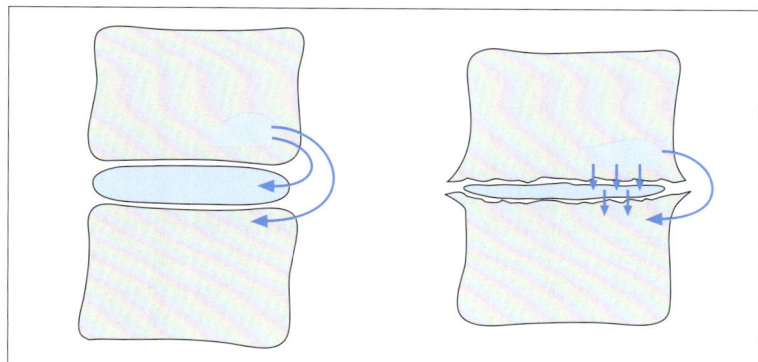

Abb. 9.**136** Keimausbreitung bei Spondylitis in Abhängigkeit vom Degenerationsgrad der Bandscheibe: Die gesunde Bandscheibe stellt im Gegensatz zur degenerierten lange eine Barriere dar.

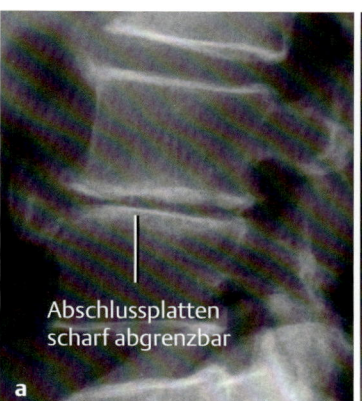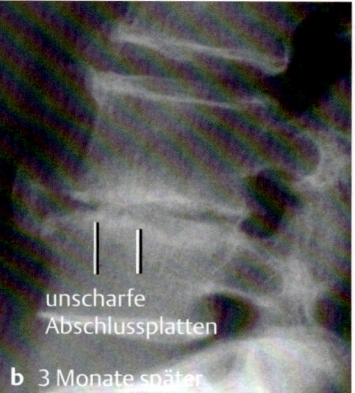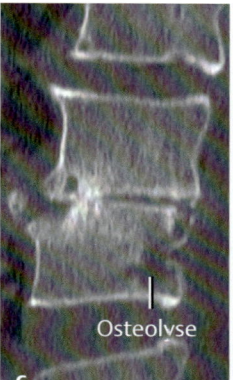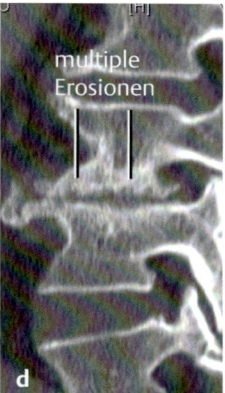

Abb. 9.**137** Bild einer Osteochondrose und Spondylosis deformans an der Lendenwirbelsäule (**a**). Nach 3 Monaten unscharfe Abschlussplatten und verschmälerter Zwischenwirbelraum als Ausdruck einer Spondylodiszitis (**b**). Die sagittalen CT-Rekonstruktionen zeigen die Defekte der Abschlussplatten und die Ausbreitung im Wirbelkörper mit Destruktion (**c, d**).

Die ersten röntgenologischen knöchernen Veränderungen sind erst 3–8 Wochen nach klinischem Symptombeginn nachzuweisen (je jünger der Patient, desto eher) und zeigen folgenden zeitlichen Ablauf (Abb. 9.**137 a – d**):

- Unschärfe der Wirbelkörper-Abschlussplatten
- Höhenabnahme des Intervertebralraumes
- Konturdefekte der Deck- und/oder Bodenplatten
- Wirbelkörperdestruktion, später Sinterung
- reaktive Sklerosierungen
- Gibbusbildung.

CT   Wegen fehlender Detektion des Knochenmarködems sowie schlechterer Abgrenzung des Weichteilbefundes ist die CT nur dann indiziert, wenn eine MRT nicht durchführbar ist. Die knöchernen Veränderungen entsprechen den oben genannten Röntgenzeichen und sind dabei in sagittalen Rekonstruktionen gut zu erkennen (Abb. 9.**137 c, d**).

In Einzelfällen kann die CT durch Nachweis eines Vakuumphänomens in der Bandscheibe in der Differenzialdiagnose zur erosiven Osteochondrose hilfreich sein.

Die CT-gesteuerte Gewebeentnahme spielt jedoch eine wichtige Rolle bei der Erregertypisierung und Differenzierung zu tumorösen Veränderungen. Allerdings gelingt in lediglich 50–75% der Fälle ein positiver Erregernachweis (zum Vergleich: eine positive Blutkultur ist in 25–50% zu erwarten).

NUK   Einsatz bei Kontraindikation für die MRT. Vorteile gegenüber der Röntgenuntersuchung sind die frühe Detektion und die Untersuchung des ganzen Körpers. In der 2- oder 3-Phasen-Knochenszintigraphie mit ^{99m}Tc besteht eine massive Mehranreicherung in allen Phasen, die zwar unspezifisch ist, aber aufgrund der Verteilung unter Korrelation mit einem negativen Röntgenbild den Verdacht erhärten kann.

MRT   Die MRT ist heute Methode der Wahl zur frühzeitigen Diagnosestellung, zur Differenzierung gegenüber anderen Pathologien (Osteochondrose, Tumoren) und insbesondere zur Klärung des therapeutischen Ansatzes (konservativ, interventionell, operativ). Sie erlaubt den Nachweis folgender Befunde:

- Ödem in einem oder mehreren Wirbelkörpern, im weiteren Verlauf auch in der Bandscheibe (STIR, T1 SE)
- das entzündliche Gewebe nimmt Kontrastmittel auf (Abb. 9.**139 a, b**, Ausnahme: Abszesse)
- Abszesse (epidural, paravertebral, intradiskal) sind je nach Inhalt iso- bis hyperintens (T2 FSE) und nehmen bis auf den umgebenden Rand kein Kontrastmittel auf (Abb. 9.**140** u. 9.**141**)

- unscharfe Abschlussplatte in T1 SE
- eventuell Flüssigkeitssignal in der Bandscheibe als Ausdruck der Nekrose (Abszess).

!   Der Nachweis (oder Ausschluss) eines epiduralen Abszesses ist von großer Bedeutung, da dieser im Einzelfall eine Operationsindikation darstellt.

Verlauf. Es besteht oftmals eine Diskrepanz zwischen klinischem/laborchemischem Verlauf und Bildgebung. Heilungszeichen in der MRT sind Abnahme der Weichteilinfektion, Konvertierung in normales Fettsignal (in T1 SE und T2 FSE signalreich) bzw. Sklerose (in T1 SE und T2 FSE signalarm) sowie rückläufige Kontrastmittelaufnahme.

DD   Die Differenzierung zwischen **pyogener und tuberkulöser Spondylodiszitis** ist durch die Bildgebung allein nicht eindeutig zu führen. Hinweise ergeben sich aus Tabelle 9.**2**. Eine definitive Klärung verlangt eine CT-gesteuerte Punktion aus Knochen- oder Weichteilanteil mit mikrobiologischer Untersuchung, PCR auf Tbc und histologischer Aufarbeitung (Granulomnachweis).

Die Abgrenzung zur **Metastase** ist beim Solitärbefall nicht einfach. Der Tumor wächst eher in die Weichteile. Der mehr „raumfordernde" Tumor ist in der Regel gegenüber der mehr „diffusen" Entzündung abzugrenzen. Eine Bandscheibenbeteiligung ist bei der Metastase erst sehr spät festzustellen.

Auch die Differenzierung zur **erosiven Osteochondrose** ist nicht nur nativradiologisch, sondern auch in der MRT schwierig. Hinweise ergeben sich aus Tabelle 9.**5**.

Literatur

Stäbler A et al. Differenzialdiagnose der erosiven Osteochondrose und bakteriellen Spondylitis in der MRT. Röfo 1998; 168: 421–8.

Tins BJ, Cassar-Pullicino VN. MR imaging of spinal infection. Semin Musculoskelet Radiol 2004; 8: 215–29.

Tabelle 9.**4**   Differenzialdiagnose pyogener und tuberkulöser Spondylodiszitis

	Pyogene Spondylodiszitis	**Tuberkulöse Spondylodiszitis**
Klinik	akut, hohe Entzündungsparameter	chronisch, geringe Entzündungsparameter
Segmente	meist monosegmental	oft oligosegmental bzw. mehrere Etagen
Bandscheibenbeteiligung	früh	spät
Weichteile	im Frühstadium gewöhnlich Mikroabszesse	große Abszesse, evtl. mit Verkalkung

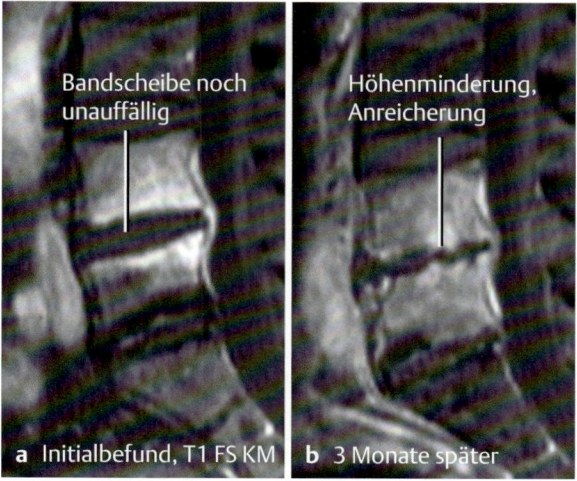

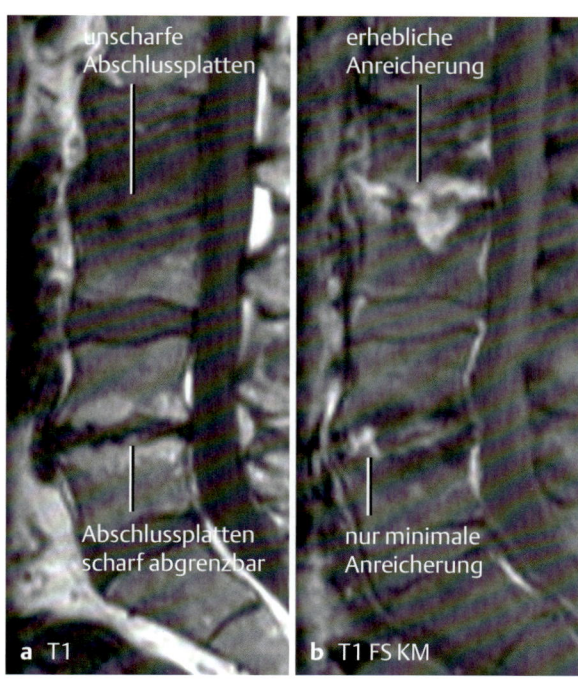

Abb. 9.**138** Übergang von einer reinen Spondylitis zur Spondylodiszitis. Der Befund zeigt das Übergreifen auf den nächsten Wirbelkörper zunächst ohne Bandscheibenbeteiligung.

Abb. 9.**139** Nebeneinander von Spondylodiszitis (L2/3) und Osteochondrose (L4/5).

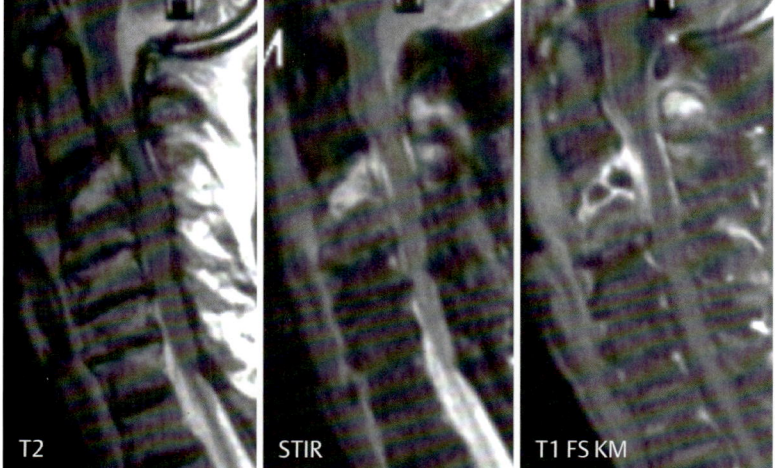

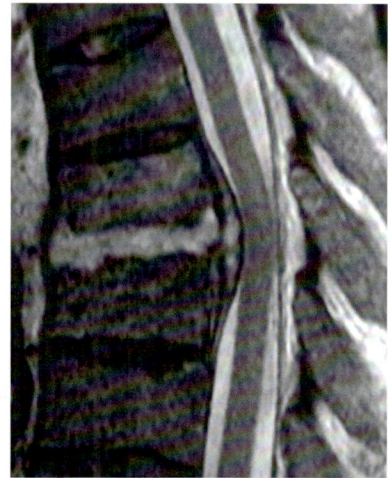

Abb. 9.**140** Zervikale Spondylodiszitis. Die T2 FSE demonstriert die Myelonkompression durch die epidurale Ausbreitung, das pathologische Knochensignal ist jedoch kaum von fettigen Knochenmarkveränderungen zu unterscheiden. Die STIR zeigt das Ödem und die liquiden Areale, die Kontrastmittelsequenz die Abszessformation.

Abb. 9.**141** Epidurale Abszedierung mit beginnender Myelonkompression. T2 FSE.

Tabelle 9.**5** Differenzialdiagnose Spondylodiszitis versus erosive Osteochondrose

	Spondylodiszitis	**Erosive Osteochondrose**
Abschlussplatten	unscharf in T1 SE	durchgehend abgrenzbar in T1 SE
Wirbelkörperödem	gesamter Wirbelkörper	abschlussplattennah
Bandscheibe	sehr variable Befunde	meist hypointens in T2 FSE, keine oder nur geringe Kontrastmittelaufnahme
Vakuumphänomen (CT)	ungewöhnlich	manchmal vorhanden, dann sehr spezifisch
Phlegmone/Abszedierung	üblich	keine
Weichteile	oft ausgedehnter Weichteilanteil	meist keine, oder nur geringe Mitreaktion der Weichteile

9.5 Neurogene, metabolische und hämatologische Gelenkerkrankungen

9.5.1 Neurogene Osteoarthropathie (Charcot-Gelenk)

> Die neurogene Osteoarthropathie ist eine mit oft exzessiven Destruktionen verbundene Erkrankung der Gelenke, des Knochens bzw. der Weichteile durch eine gestörte neurogene Versorgung. Die Ursachen sind vielfältig (Tabelle 9.**10**).

Das von **Charcot** beschriebene Krankheitsbild bezog sich auf die Folgen der Tabes dorsalis. Heute ist die häufigste Form die diabetische Osteoarthropathie des Fußes. Die Veränderungen haben nichts gemeinsam mit solchen durch Paresen oder Spastiken, die zu Hypoplasien bzw. Atrophien der befallenen Abschnitte des Bewegungsapparates, einer (Inaktivitäts-)Osteoporose oder zu Deformierungen der gelenkbildenden Knochen führen.

PATHO Um die Integrität eines Gelenks zu erhalten, muss durch nervale Regelkreise sichergestellt sein, dass zum einen eine korrekte Belastung des Gelenks erfolgt (entsprechende Steuerung des Muskelapparates) und zum anderen die Blutversorgung exakt den Bedürfnissen der verschiedenen Gewebe angepasst ist. Führt eine Neuropathie zur Zerstörung dieser Regelkreise, so hält das Gelenk alltäglichen Belastungen nicht mehr stand und es kommt zu einer Gelenkdestruktion, die das Ausmaß einer „normalen" Arthrose bei weitem übersteigt.

Aufgrund der Beobachtung neuropathischer Gelenkdestruktionen bei bettlägerigen Patienten ist zu vermuten, dass für die Pathogenese die gestörte nervale und vaskuläre Versorgung (neurovaskuläre Theorie) von größerer Bedeutung ist als die Fehlbelastung (neurotraumatische Theorie). Man nimmt heute an, dass beide Faktoren wechselseitig zusammenspielen.

KLINIK Oberflächlich ablaufende Weichteilveränderungen wie Ödeme, Fisteln und schmerzlose Ulzera (Mala perforantia) sind klinisch wegweisend. Wegen der Hyposensibilität besteht fast immer eine ausgeprägte Diskrepanz zwischen geringen subjektiven Beschwerden und massiven Röntgenbefunden. Auffallend ist das „warme" Gelenk!

RÖ Das Vollbild ist durch ein je nach Dauer der Erkrankung unterschiedlich ausgeprägtes, chaotisches Nebeneinander von Knochenabbau, -anbau und Frakturen sowie durch eine Desintegration der Gelenke gekennzeichnet. Es können Atrophie und Osteolyse, aber auch Hypertrophie und Sklerose dominieren (Abb. 9.**142** bis 9.**144**).

Zu den **atrophischen** Veränderungen zählen:
- gelenknahe Demineralisation bis zur Osteolyse, (marginale) Erosionen; Endbild: „abgelutschter" Knochen
- Insuffizienzfrakturen (Abb. 9.**145**), Fragmentationen
- Luxationsfehlstellungen
- Weichteilschwellung, eventuell mit Lufteinschlüssen.

Zu den **hypertrophischen** Veränderungen zählen:
- Spongiosasklerose, Periostappositionen
- überschießende Kallusbildung, Pseudarthrosen, Synostosierungen, Osteophytenformation
- heterotope Weichteilossifikationen
- freie Gelenkkörper, Gelenkverdichtung.

DD Abzugrenzen von der neuropathischen Arthropathie sind exzessive Gelenkzerstörungen anderer Ursache:
- die rapid destruierende Arthropathie (Hüfte, Schulter)
- schwere Formen rheumatischer Systemerkrankungen (rheumatoide Arthritis, Psoriasisarthritis, Mischkollagenosen)
- infektiöse Arthritiden
- Hämophiliearthropathie und andere Ursachen rezidivierender Gelenkeinblutungen
- Tumoren mit Gelenkbeteiligung.

Tabelle 9.**6** Ursachen und Lokalisationen der Neuroosteopathien und Neuroarthropathien

Ursachen		Typische Lokalisation
Metabolisch	Diabetes mellitus	Fuß, selten Wirbelsäule
	Hyperkortizismus	Hüfte, Knie, Schulter
	Amyloidneuropathie	Sprung-, Fußgelenke
Entzündlich	Lepra nervosa	unterschiedlich
	Tabes dorsalis	Knie, Hüfte, Fuß, Hände
Kongenital	spinale Syringomyelie	symmetrischer Befalle von Schulter, Ellenbogen,
	Dysraphien	Sprung-, Fußgelenke
Traumatisch	je nach Verletzung	
Unklar (20%)		

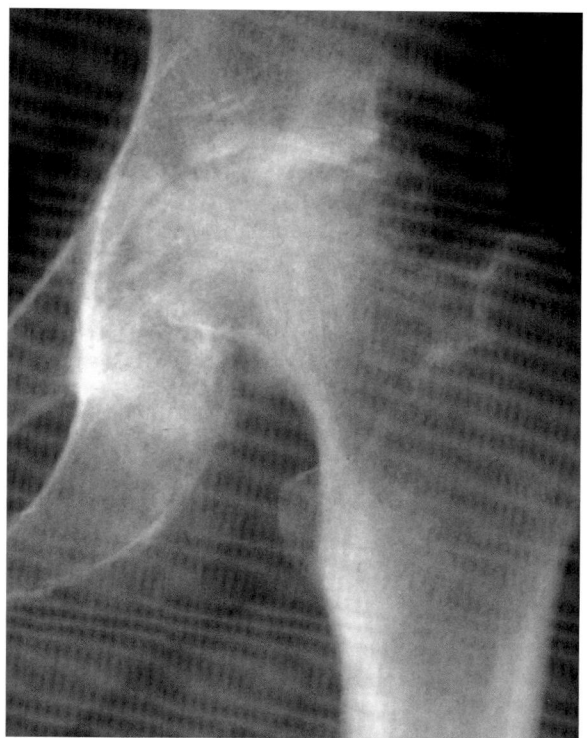

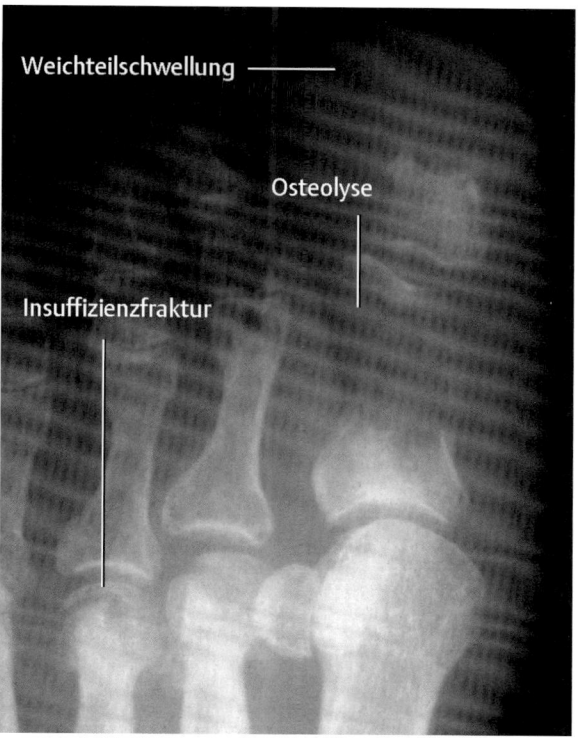

Abb. 9.**142** Klassisches Charcot-Gelenk einer 66-jährige Patientin mit Tabes dorsalis. Der Femurkopf beginnt „wegzuschmelzen". Weichteilverkalkungen. Die Differenzialdiagnose zur destruierenden Osteoarthropathie (auf der Basis von Insuffizienzfrakturen) gelang aufgrund des zusätzlichen Befalls der Kniegelenke und Füße.

Abb. 9.**143** Neurogene Osteoarthropathie infolge eines traumatischen Nervenschadens (Kriegsverletzung). Ein Diabetes mellitus wurde ausgeschlossen.

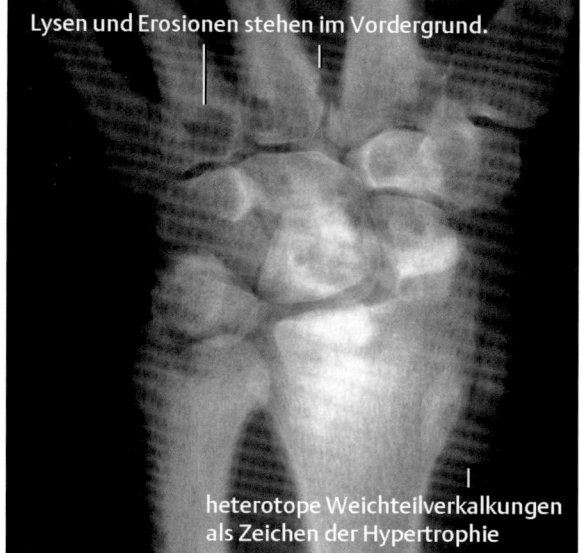

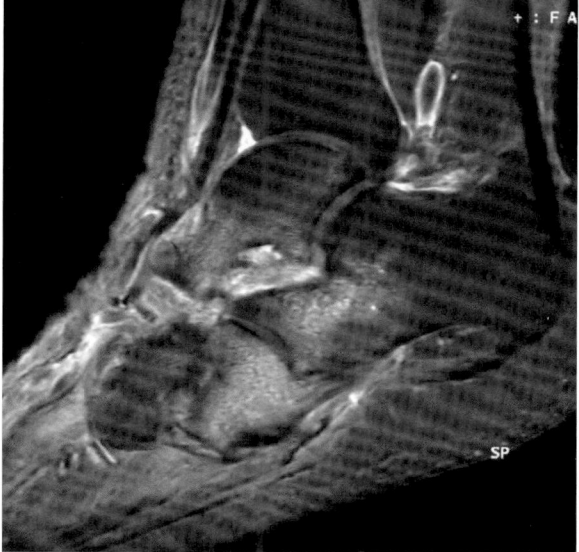

Abb. 9.**144** Patient mit Syringomyelie. Gemischte Form der neurogenen Osteoarthropatie.

Abb. 9.**145** Fettunterdrückte T1 SE nach Gadoliniumgabe. Die spongiöse Kontrastmittelaufnahme ist Folge von Insuffizienzfrakturen bei Osteoarthropathie.

Diabetischer Fuß

> Als „diabetischen Fuß" definiert man den Fuß eines Diabetikers mit charakteristischen Weichteil-, Gelenk- und Knochenveränderungen, verursacht durch eine Neuropathie und mechanische Fehlbelastung, Angiopathie und eventuell bakterielle Superinfektion (Immunopathie). Nicht am Fuß lokalisierte diabetische Osteoarthropathien sind als Raritäten aufzufassen.

PATHO Von den pathogenetischen Faktoren werden die metabolische Schädigung der peripheren Nerven und eine Mikroangiopathie der Vasa nervorum als wichtigste Ursachen angesehen.

KLINIK Zu Beginn bestehen Hypästhesien, herabgesetzte Schweißproduktion und Schwellungen, oft begleitet von muskulären Atrophien und einer Elastizitätsminderung des Bindegewebes (Verkürzung der Achillessehne) mit unkoordinierten Bewegungsmustern. Die Folge sind stärker werdende Fehlbelastungen (Einbruch des Fußgewölbes) und Rhagaden sowie Hautulzera (Mala perforantia). Die Symptomatik tritt attackenartig auf und ist variabel. Die Diskrepanz zwischen grotesken Mutilationen und oft kaum vorhandenen Beschwerden kann groß sein.

RÖ Allgemein sind die radiologischen Zeichen des Charcot-Gelenks zu beobachten (Abb. 9.**146** bis 9.**148**). Das Chopart- und Lisfranc-Gelenk sowie die Tarsometatarsalgelenke sind am häufigsten betroffen. Die Röntgenzeichen entwickeln sich oft stadienhaft, zuerst mit periostalen Appositionen an den Metatarsalschäften, dann im Sinne eines akuten Schubs mit ossären Fragmentationen und Band- bzw. Kapselrupturen. In einer Monate dauernden Konsolidierungsphase sind reparative Knochenprozesse, einhergehend mit einer klinischen Besserung, zu beobachten, die in eine Ausheilungsphase mit geglätteten Knochenkonturen münden können.

Anhand der nativradiologischen Aufnahmen kann differenziert werden, ob eine atrophische (frühe, aktive Phase; „dekompensierter Fuß") oder hypertrophische Form (späte, reparative Phase; „stabilisierter Fuß") vorliegt.

Mediaverkalkungen der Fußarterien liegen meist vor und sichern die Abgrenzung zu anderen Formen der Neuroarthropathie.
Röntgenologische Hinweise auf eine Superinfektion sind:
- reaktionsloses, schnelles Auftreten von Erosionen und Osteolysen
- lamelläre Periostreaktionen
- „Wegschmelzen" des Knochens
- Gaseinschlüsse in den Weichteilen.

Cave! Es gibt keine „sicheren" Röntgenzeichen der Superinfektion.

MRT Weichteilödeme (hell in T2-gewichteten, fettunterdrückten TSE- oder STIR-Sequenzen) sind dominierend und unspezifische Folge von Neuro- und Angiopathie, (Insuffizienz-)Frakturen und Pseudarthrosen, Gelenkdesintegration und Infektionen. Der Nachweis eines Flüssigkeitsverhalts mit starker perifokaler Ödembildung, eventuell in Kontinuität mit einer Fistel, ist der einzige relativ sichere Hinweis auf eine Superinfektion (T1-gewichtete SE mit Fettunterdrückung nach i.v. Kontrastmittelgabe, Abb. 9.**149**). Besonders schwierig ist die MRT-Diagnose bzw. der Ausschluss einer begleitenden Osteomyelitis. Eine diffuse Signalsteigerung im Knochen ist eher eine Insuffizienzfraktur als eine Infektion!

NUK Die Skelettszintigraphie ist durch eine starke Nuklidanreicherung gekennzeichnet. Die Leukozytenszintigraphie (Antikörper oder [111]Indium) hilft im Einzelfall. Allerdings muss bei der Frage nach Infektionen ebenfalls mit falsch positiven Befunden gerechnet werden.

Steroidinduzierte Neuroarthropathie (Pseudo-Charcot-Celenk)

Systemisch applizierte Steroide bewirken eine Reduktion der **protektiven Gelenksensibilität,** eine Hypästhesie und eine verminderte Chondroblastenaktivität. Andererseits entstehen epiphysäre Gefäßverschlüsse und **Osteonekrosen.** Weiter führen Kollagenschäden zur Degeneration und Ruptur der Bänder und Gelenkkapseln.

Radiologisch findet man Zeichen der Osteonekrose mit (Sub-)Luxationsfehlstellungen. Die Herabsetzung der protektiven Mechanismen kann zu massiven Destruktionen führen. Am häufigsten befallen sind Hüfte und Knie.

Literatur

Frykberg RG, Armstrong DG, Giurini J, Edwards A, Kravette M, Kravitz S, Ross C, Stavosky J, Stuck R, Vanore J. Diabetic foot disorders: a clinical practice guideline. American College of Foot and Ankle Surgeons. J Foot Ankle Surg 2000; 39: S1.
Gold RH, Tong DJF, CrimJR, Seeger LL. Imaging the diabetic foot. Skeletal Radiol 1995; 24: 563–72.

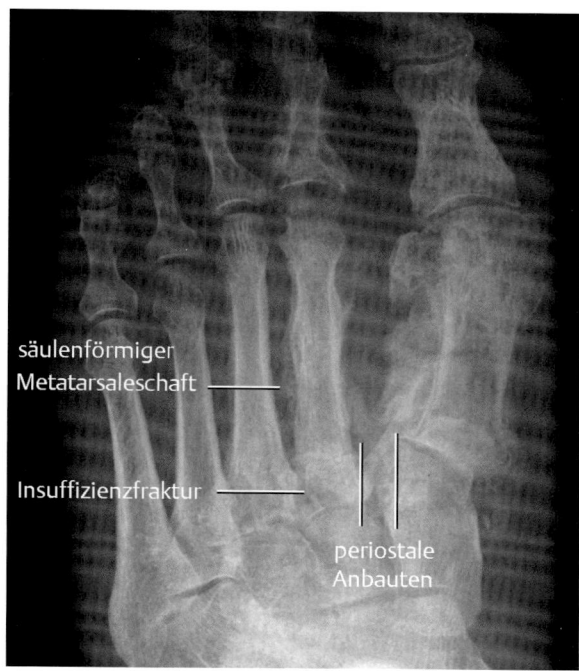

Abb. 9.**146** Diabetiker mit Periostappositionen und Insuffizienzfraktur (hypertrophe Form).

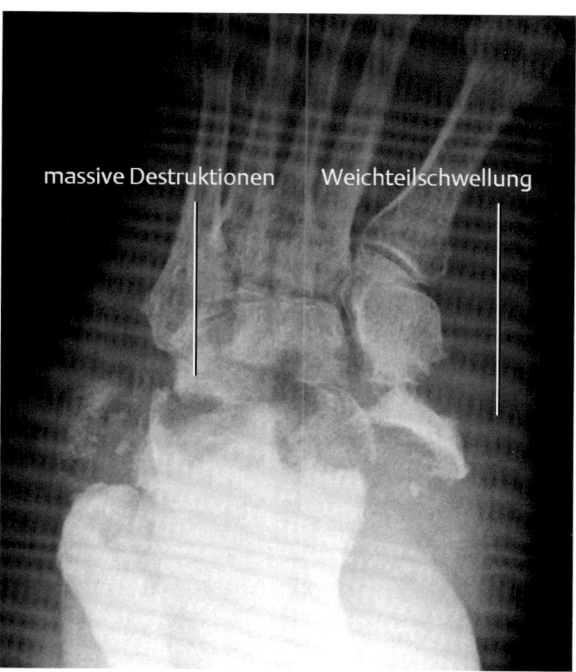

Abb. 9.**147** Atrophisches Stadium bei einer Diabetikerin.

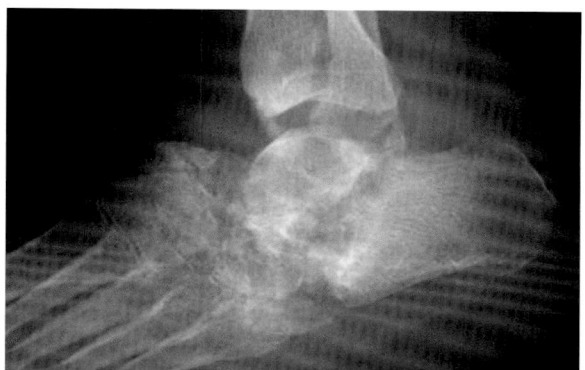

Abb. 9.**148** Diabetischer Fuß. Atrophisches Stadium mit ausgedehnten Destruktionen.

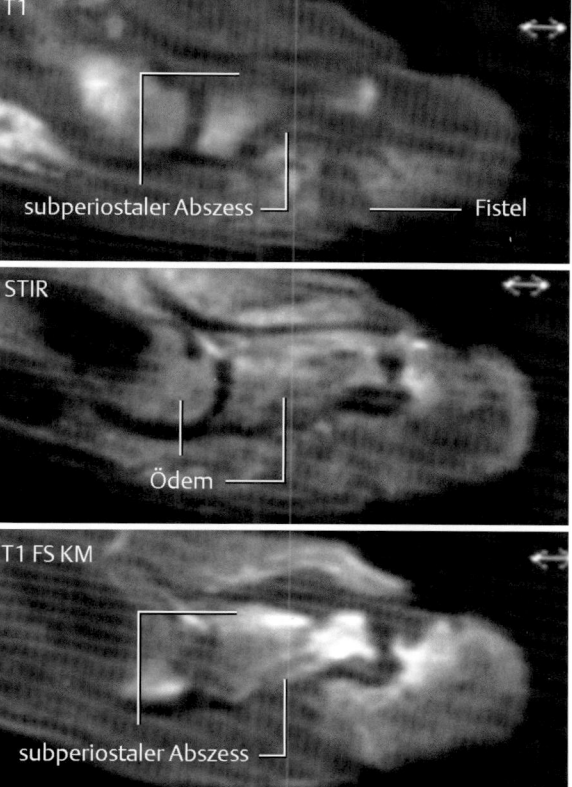

Abb. 9.**149** Osteomyelitis bei diabetischer Osteoarthropathie. Die MRT-Aufnahmen in T1-SE-, STIR- und fettunterdrückter T1-SE-Sequenz nach Kontrastmittelgabe belegen den subperiostalen Abszess um die Grundphalanx des 1. Strahls als sicheres Zeichen der Superinfektion. Es besteht eine Fistel vom Abszess zur Haut.

9.5.2 Kristallinduzierte Arthropathien und Periarthropathien

 Es handelt sich um eine heterogene Gruppe von Gelenkerkrankungen, die durch intra- oder periartikuläre Kristallablagerungen charakterisiert sind.

Die Gruppe umfasst (Tabelle 9.**7**):
- Gicht
- Pyrophosphat-Arthropathie (CPPD)
- Hydroxylapatiteinlagerung intra- und periartikulär
- kortikosteroidinduzierte Kristallarthropathie als exogen bedingte Form.

Die Diagnose wird oft radiologisch endgültig gestellt, nachdem klinisch oder laborchemisch der Verdacht in diese Richtung gelenkt wurde. Kristalle können durch Gelenkpunktion identifiziert werden. Die radiologische Untersuchung sollte berücksichtigen:
- Weichteilschwellungen (z.B. durch Tophi, Gelenkergüsse)
- Verkalkungen (vor allem in Knorpel, Synovium, Sehnen, Gelenkkapseln, Tophi)
- Gelenkmorphologie (Gelenkspaltweite, Osteophyten, Erosionen, subchondrale Zysten, Lokalisation betroffener Gelenke)
- Knochen (Knochendichte, lytische Läsionen, reaktive Knochenneubildungen).

Gicht

Die Gicht wird durch die Ablagerung von Uratkristallen verursacht.

PATHO Harnsäure ist das Endprodukt des Purinstoffwechsels. Eine erhöhte Produktion oder verminderte renale Ausscheidung von Harnsäure bewirkt eine Hyperurikämie.

Die Mehrzahl der Gichtfälle ist idiopathisch. Daneben kommt die Gicht bei primärer (Stoffwechselstörungen) oder sekundärer (z.B. bei Nierenerkrankungen oder unter Tumortherapie) Hyperurikämie vor. Die Übersättigung mit Harnsäure führt zu einem Niederschlag von Kristallen, die eine akute Entzündungsreaktion hervorrufen. Typische Lokalisationen sind die Gelenkflüssigkeit, Seh-

nenscheiden, Bursen, das Subkutangewebe und die Nieren. Klinisch okkulte Kristallablagerungen können einer akuten Kristallsynovialitis vorangehen.

Tophi treten bei chronischer Gicht auf. Es handelt sich um Ablagerungen von Uratkristallen und entzündlichem Gewebe, die bis zu mehreren Zentimetern Größe heranwachsen können. Tophi finden sich in Synovialis, subchondralem Knochen, Ohrmuschel, Sehnen und Subkutangewebe. Werden sie größer, können sie verkalken, umgebende Strukturen komprimieren oder erodieren und selbst ulzerieren.

KLINIK Klinisch manifestiert sich die Gicht typischerweise bei 40- bis 50-jährigen Männern. Nur 5 – 10 % der Fälle betreffen Frauen, gewöhnlich postmenopausal. Die Gicht verläuft in vier Stadien:
- **Asymptomatische Hyperurikämie.** Kristallablagerungen können asymptomatisch sein. Nur wenige Patienten mit Hyperurikämie entwickeln tatsächlich eine Gicht.
- **Akute Gichtarthritis.** Sie ist fast immer **mono**artikulär und betrifft oft das 1. Metatarsophalangealgelenk. Der plötzliche, heftige Schmerz dauert unbehandelt 3 – 10 Tage an. Das Gelenk ist geschwollen und gerötet.
- **Interkritische Gicht.** Das asymptomatische Intervall zwischen akuten Attacken dauert Wochen bis Jahre.
- **Chronisch tophöse Gicht.** Sie tritt 10 oder mehr Jahre nach der ersten Gichtattacke auf und ist jetzt seltener als früher aufgrund der Einführung effektiver Behandlungen. Sie ist durch Tophi, Arthropathie und Nierensteine charakterisiert.

RÖ Bei der **akuten** Gicht sind Röntgenbilder normal oder zeigen unspezifische Zeichen einer Arthropathie, vor allem Gelenkerguss, Weichteilschwellung, Osteopenie.

Bei der **chronischen** Gicht sind die radiologischen Veränderungen im Wesentlichen Folge knöcherner oder Weichteiltophi (Abb. 9.**151 a, b** u. 9.**152 a, b**):
- Die Gelenkbeteiligung ist normalerweise polyartikulär, peripher und asymmetrisch.
- Gelenkspaltweite und Knochendichte sind in der Regel bis in späte Erkrankungsstadien erhalten, selbst bei Vorliegen großer Erosionen.
- Weichteilschwellungen sind bedingt durch Tophi oder entzündete Schleimbeutel. Tophi können flau kalzifiziert sein.
- Knochenerosionen sind Folge von Tophi. Sie übersteigen oft eine Größe von 5 mm und haben sklerotische Ränder (Abb. 9.**151 a, b** u. 9.**152 a, b**). Erosionen liegen artikulär oder periartikulär, können aber deutlich vom Gelenk distanziert auftreten. Sie beginnen in der Peripherie der Gelenkoberfläche

Tabelle 9.**7** Übersicht der kristallinduzierte Arthropathien und Periarthropathien

Krankheit	Zusammensetzung der Kristalle	Lokalisation	Häufiges Vorkommen (Leitstrukturen)
Gicht	Uratsalze	artikulär und periartikulär	Großzehen-Grundgelenk
Pyrophosphatarthropathie (CPPD)	Calciumpyrophosphat-dihydrat (CPPD)	Faserknorpel und hyaliner Knorpel, faserreiches Bindegewebe, Synovialis	Handgelenk, Knie
Hydroxylapatitablagerung	Calciumhydroxylapatit	periartikuläre Weichteile	Schulter
Kortisoninduzierte Kristallsynovitis	kristalline Kortikosteroide oder Hydroxylapatit	Injektionsort	Injektionsort

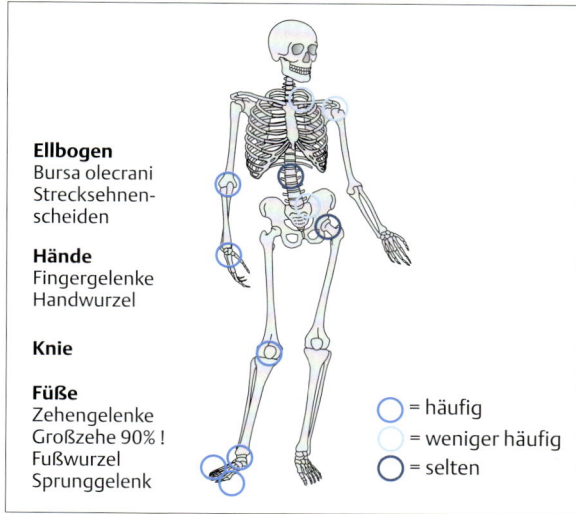

Abb. 9.**150** Befallstopik der Gicht.

Ellbogen
Bursa olecrani
Strecksehnen-
scheiden

Hände
Fingergelenke
Handwurzel

Knie

Füße
Zehengelenke
Großzehe 90% !
Fußwurzel
Sprunggelenk

○ = häufig
○ = weniger häufig
○ = selten

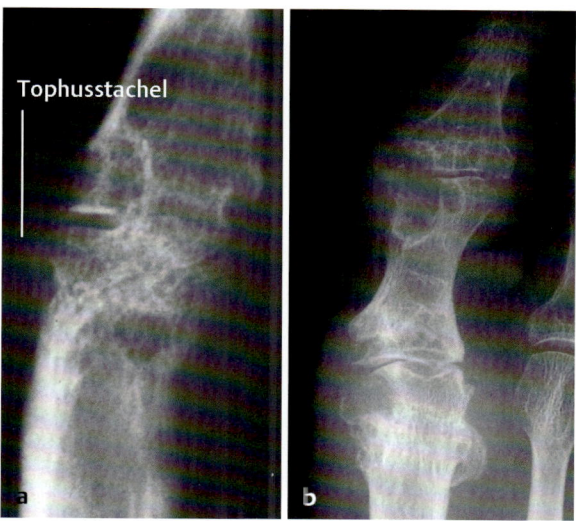

Abb. 9.**151** Periartikulärer Weichteiltophus mit Tophus-stacheln (**a**). Daneben kleine gelenkrandständige Tophi. Ossäre Tophi gelenknah (**b**).

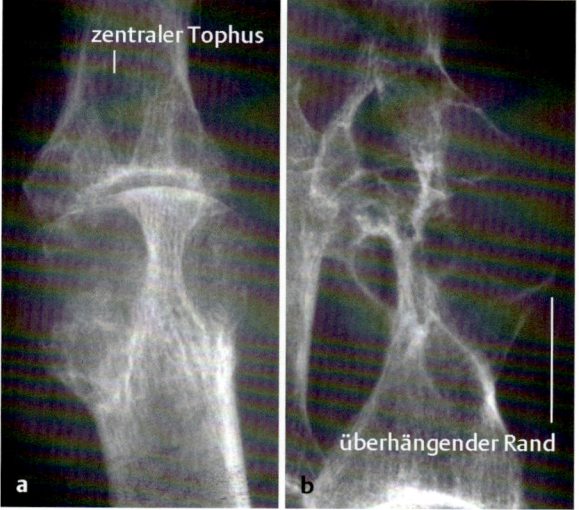

Abb. 9.**152** Große gelenkrandständige ossäre Tophi (**a**). Hellebardenform des Metatarsalkopfes. Beachte den erhaltenen Gelenkspalt. Großer gelenkrandständiger Tophus (**b**).

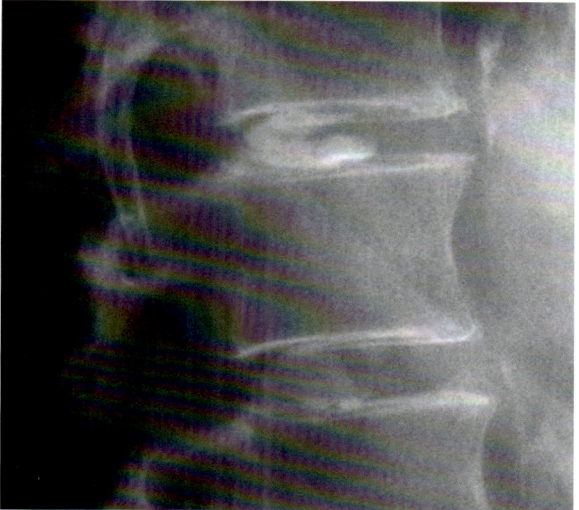

Abb. 9.**153** Gichtbefall der Bandscheibe thorakolumbal.

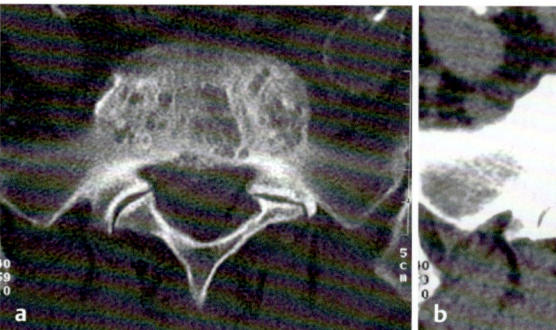

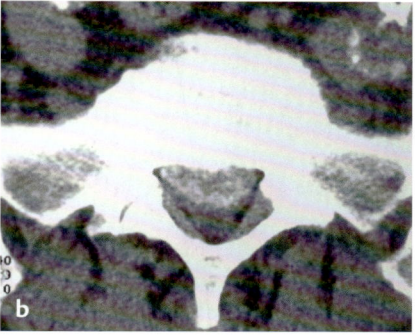

Abb 9.**154** Gichtbefall der Lendenwirbelsäule im Knochen- (**a**) und Weichteilfenster (**b**). Etage L5/S1 der gleichen Patientin wie in Abb. 9.**153**.

und wachsen zentralwärts. Periartikuläre Erosionen sind exzentrisch und können von einem Weichteiltophus begleitet sein. Ein überhängender Rand oder ein Tophusstachel als Folge einer Knochenneubildung sind typische Zeichen der Gicht. In fortgeschrittenen Fällen können sich sehr große Erosionen entwickeln und eine mutilierende Arthropathie verursachen.

- Lytische Knochenläsionen sind Folge ossärer Tophi (Abb. 9.**152 a, b**).

Cave! Eine (Sekundär-)Arthrose kann die Veränderungen der Gicht verschleiern.

SONO Tophi sind scharf begrenzte Raumforderungen, die durch die Kristalle starke Binnenechos enthalten (Abb. 9.**155**).

CT Stippchenförmige Verkalkungen in den Tophi sind besonders gut sichtbar.

MRT Tophi haben niedrige bis mittlere Signalintensität in T1 SE (Abb. 9.**156** u. Abb. 9.**157**) und zeigen eine meist nur geringe diffuse oder periphere Anreicherung nach Kontrastmittelgabe. In T2 (T)SE sind sie meist hypointens bis intermediär, hyperintense Areale kommen jedoch vor (Abb. 9.**156** bis 9.**158**). Verkalkungen können kleine Foci mit sehr niedriger Signalintensität in allen Sequenzen hervorrufen. Die MRT zeigt zudem Gelenkergüsse, entzündliches Bindegewebe und Erosionen. Intraartikulär kann es zu kräftigen (reaktiven) Synovialitiden kommen, die als Kontrastmittel aufnehmende Areale sichtbar werden. Große intraossäre Tophi sind möglich und weisen nicht selten liquide Nekrosen auf (Abb. 9.**157**).

DD Die akute Gicht ist eine klinische Diagnose, basierend auf typischem Schmerz, Lokalisation, Uratkristallen im Gelenkpunktat und Hyperurikämie (obgleich die Hyperurikämie nicht regelhaft begleitend vorkommt). Die Gicht kann anderen Arthropathien, Tumoren oder Infektionen ähneln. Spezifische Hinweise sind:

- typische Manifestation am 1. Metatarsophalangealgelenk
- asymmetrische Beteiligung
- Ausbreitungstendenz am Fuß von medial nach lateral
- trotz ausgeprägter Osteolysen partiell intakte Gelenkflächen und erhaltener Gelenkspalt
- gelenkferne Erosionen
- „ausgestanzte" Erosionen mit sklerotischer Begrenzung und überhängenden Rändern.

! Gelenkferne Erosionen sowie Erosionen über 5 mm Größe beim Mann sind gichtverdächtig.

Pyrophosphat-Arthropathie

➡️ Die Pyrophosphat-Arthropathie ist eine Manifestation der Calciumpyrophosphatdihydrat-Ablagerungserkrankung (CPPD) in der sich Pyrophosphatkristalle vorwiegend im Faserknorpel und in der Gelenkflüssigkeit nachweisen lassen.

Pyrophosphat-Arthropathie, Pseudogicht und Chondrokalzinose (Verkalkung von hyalinem und Faserknorpel) sind verschiedene Manifestationsformen der CPPD und **nicht** Synonyme.

PATHO Die CPPD wird klassifiziert als:
- *Primär:* Wahrscheinlich sind Abbauvorgänge im hyalinen Knorpel der Ausgangspunkt der Erkrankung. Die Knorpelmatrix wird durch chondromukoides Material ersetzt, gefolgt von einer Ablagerung kristallinen Materials. Die Kristalle werden in das Gelenk freigesetzt. Was die Abbauvorgänge auslöst, bleibt unklar. Der Zusammenhang mit Alterungsprozessen scheint gegeben.
- *Hereditär:* verschiedene Formen wurden beschrieben, aber die Patienten sind vorwiegend weiblich, jünger und haben schwerere klinische Verläufe.
- *Sekundär:* assoziiert mit Erkrankungen wie Hyperparathyreoidismus, Hämochromatose, Hypothyreoidismus und Gicht.

Pyrophosphatkristalle werden in Gelenkknorpel, Faserknorpel, Synovialis, Synovia, Sehnen, Gelenkkapsel und Bändern gefunden. Gelegentlich werden gleichzeitig auch andere Kristalle wie Hydroxylapatit oder Harnsäure in diesen Gelenken beobachtet. Umschriebene tophusartige CPPD-Ablagerungen sind am Temporomandibulargelenk, an den Vorfüßen, vor allem aber an den Fingern beschrieben worden.

KLINIK Die meisten Patienten sind über 50, Männer und Frauen sind gleichermaßen betroffen. Viele Patienten mit radiologischen Zeichen einer CPPD haben keine oder nur geringe Symptome. Klinische Manifestationen sind:
- *Pseudogicht* (10 – 20 %): wiederkehrende Arthritisepisoden durch Abscheidung von Pyrophosphatkristallen in die Gelenkflüssigkeit. Die Attacken sind weniger schmerzhaft als bei der Gicht und betreffen meist das Kniegelenk und die Hand. Eine radiologisch offensichtliche Chondrokalzinose kann während einer Pseudogichtattacke verschwinden.
- *Chronische Gelenkerkrankung* (35 – 60 %): Sie ist von unterschiedlicher Intensität, progressiv, oft beidseits vorhanden und täuscht eine Arthrose vor. Knie, Hüfte, Metakarpophalangealgelenke, Ellenbogen, Sprunggelenk, Handgelenk und Schultern sind am häufigsten betroffen. Auch die Bandscheibe und die Symphyse sind Manifestationsorte der CPPD. Akute Exazerbationen treten bei ⅔ der Patienten mit diesem Erkrankungstyp auf.
- Andere Formen simulieren selten eine rheumatoide Arthritis oder neuropathische Arthropathie.

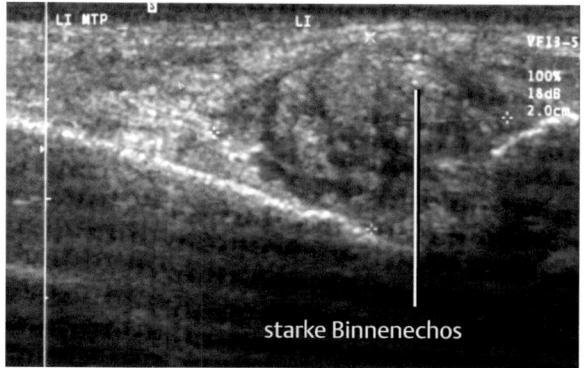

Abb. 9.**155** Sonographisches Bild eines Weichteiltophus.

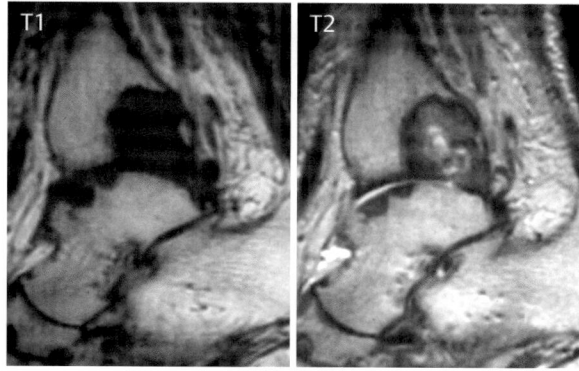

Abb. 9.**156** Zum Teil große Tophi im Bereich von Sprung-gelenk und Fuß. T2 zeigt den zentral zystischen Zerfall des großen ossären Tophus der Tib a.

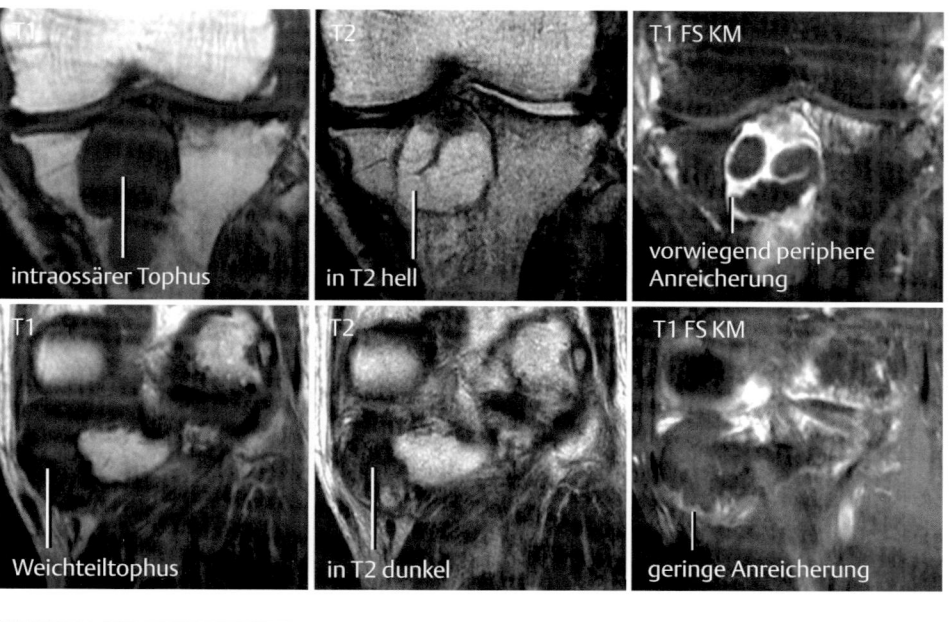

Abb. 9.**157** Große Tophi am Kniege-lenk. Das in T2 sig-nalreiche Zentrum des intraossären Tophus (oben) ist ein Hinweis auf eine Gelenkflächenläsion mit Eintritt von Ge-lenkflüssigkeit oder einer Verflüssigung nekrotischer Antei-le. Der Weichteil-tophus (unten) ist in T2 signalarm.

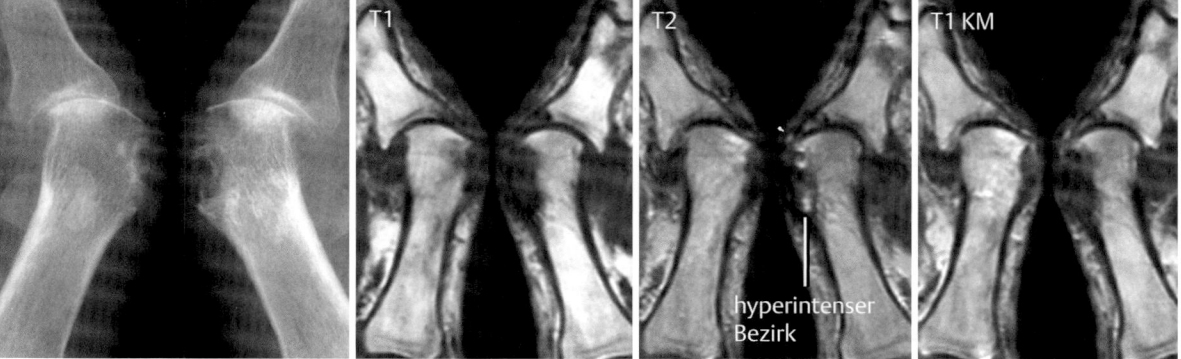

Abb. 9.**158** Verschiedene Formen der Erosionen. In der MRT kleiner, in T2 teilweise hyperintenser Bezirk. Insgesamt nur geringe Kontrastmittelaufnahme.

RÖ Die radiologischen Merkmale der CPPD-Ablagerung sind Gelenkverkalkungen, periartikuläre Verkalkungen und die Pyrophosphat-Arthropathie.

Verkalkungen werden in verschiedenen Geweben beobachtet:

- Hyaliner Knorpel: Kristallablagerungen in der mittleren Schicht von degeneriertem Knorpel und an der Oberfläche, wenn oberflächliche Knorpelerosionen bestehen. Schmale, lineare Verkalkungen verlaufen parallel zur Gelenkfläche (Abb. 9.**159** u. 9.**161 a, b**).
- Faserknorpel: Häufige Lokalisationen betreffen die Menisken (Abb. 9.**159**), den Discus triangularis des Handgelenks (Abb. 9.**160**), das Labrum an Hüfte und Schulter, die Symphyse und den Anulus fibrosus. Die Verkalkung ist meist grob und irregulär.
- Synovialis: amorphe Verkalkungen speziell an den Umschlagsfalten, am häufigsten am Knie, Handgelenk, Metakarpo- und Metatarsophalangealgelenken.
- Bänder, Sehnen: dünne, streifige Verkalkungen, die sich bei Sehnen von der Insertion weit in die Sehnen hinein erstrecken können (Abb. 9.**164 a, b**).
- Extraartikuläre Weichteile: Tumorartige Verkalkungen (tophöse Pseudogicht, Abb. 9.**163**) sind selten und können Tumoren oder Gicht vortäuschen, vor allem wenn Druckerosionen am angrenzenden Knochen vorliegen.

Die Arthropathie bei der CPPD-Ablagerungserkrankung ähnelt der Arthrose: Gelenkspaltverschmälerung, Sklerose und Zystenbildungen sind die Befunde. Die Gelenkbeteiligung ist symmetrisch. Verkalkungen können fehlen. Merkmale, welche die CPPD-Arthropathie von der Arthrose unterscheiden, sind:

- Gelenkverteilung: Gelenke ohne Gewichtsbelastung wie Handgelenk, Ellenbogen und Glenohumeralgelenk sind häufig betroffen; auch Knie und Hüfte sind typische Manifestationsorte. Insbesondere legt eine isolierte oder fortgeschrittene Arthropathie des Femoropatellar-, Radiokarpal-, Trapezioskaphoidal- oder Talonavikulargelenks eine Pyrophosphat-Arthropathie nahe.
- Subchondrale Zysten: Sie können groß und zahlreich sein.
- Variable Osteophytenbildung: Prominente Osteophyten sind häufig, z. B. an den Metakarpophalangealgelenken. Eine starke Sklerose und Gelenkspaltverschmälerung bei völligem Fehlen von Osteophyten kann ebenso vorkommen (Abb. 9.**162**), vor allem im Handgelenk und Femoropatellargelenk.
- Ein Kollaps und die Fragmentation von subchondralem Knochen ist häufiger bei der CPPD-Arthropathie (Abb. 9.**162**).

CT Die CT ist die sensitivste Methode zum Nachweis von Weichteilverkalkungen (Abb. 9.**163**).

MRT Die Chondrokalzinose erzeugt Foci mit niedrigem Signal im hyalinen Knorpel in Standard-SE- oder TSE-sowie besonders in GE-Sequenzen (Abb. 9.**161 a, b**). Nicht nur im hyalinen, sondern auch im signalarmen Faserknorpel kann sie schwierig oder gar nicht zu identifizieren sein. Dennoch wird manchmal ein paradoxes helles Signal in Standardsequenzen in Bandscheiben und Menisken beobachtet.

Die CPPD führt zu einer reaktiven Synovialitis, die als Kontrastmittel aufnehmende Struktur intraartikulär zu erkennen ist.

! Eine fortgeschrittene Arthropathie des Radiokarpal-, Trapezioskaphoidal oder Patellofemoralgelenks legt eine Pyrophosphat-Arthropathie nahe, vor allem wenn sie im Missverhältnis zu angrenzenden Kompartimenten steht oder gleichzeitig eine Chondrokalzinose nachzuweisen ist.

DD Es besteht eine erhebliche, nicht nur radiologische Überschneidung zwischen Pyrophosphat-Arthropathie und Arthrose. Die Beziehung zwischen beiden Entitäten bleibt unklar.

Hämochromatose und Pyrophosphat-Arthopathie können identische Bilder zeigen.

Die **Gicht** neigt zur Beteiligung anderer Gelenke als die Pyrophosphat-Arthropathie und ist durch ausgestanzte Erosionen gekennzeichnet. Harnsäure- und Pyrophosphatkristalle können im selben Gelenk vorliegen.

Hydroxylapatitablagerungen liegen vorwiegend periartikulär, im Gegensatz zur Chondrokalzinose bei CPPD.

Die **synoviale Chondromatose** kann punktförmige intraartikuläre Verkalkungen verursachen.

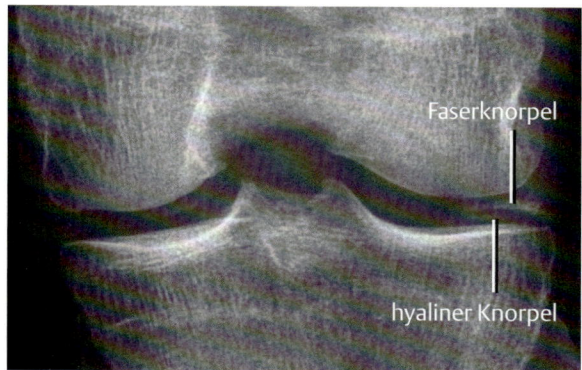

Abb. 9.**159** Chondrokalzinose mit Verkalkung der Menisken (Faserknorpel) und des hyalinen Knorpels.

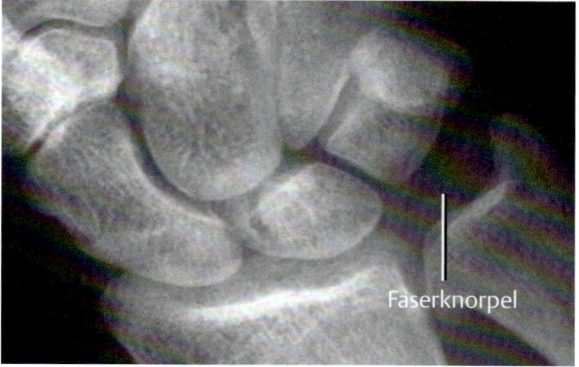

Abb. 9.**160** Chondrokalzinose mit Verkalkung des Discus triangularis.

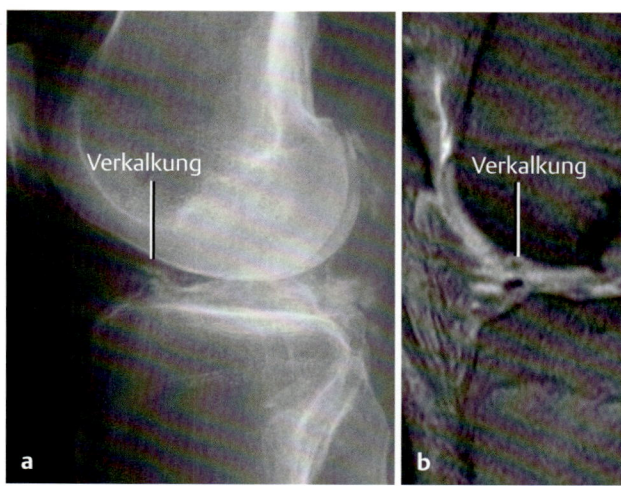

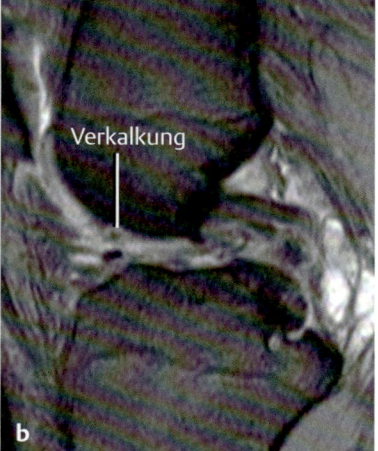

Abb. 9.**161** Verkalkung der Menisken und des hyalinen Knorpels bei Chondrokalzinose (**a**). Die T2*-gewichtete Gradientenecho-Sequenz (**b**) zeigt die Verkalkungen als schwarze Suszeptibilitätsartefakte.

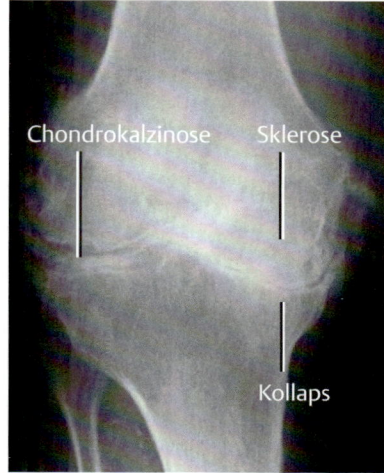

Abb. 9.**162** Destruktive Pyrophosphat-Arthropathie. Beachte die minimale Osteophytenbildung.

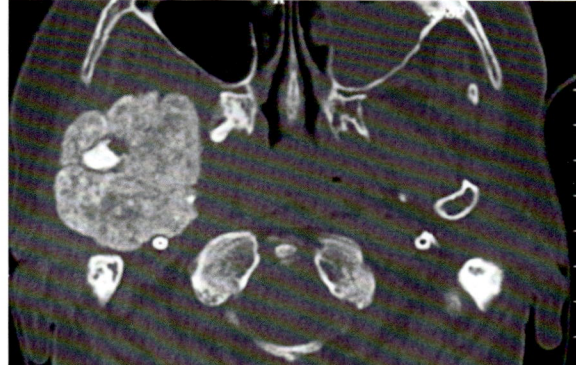

Abb. 9.**163** Calciumpyrophosphatdihydrat-Arthropathie (CPPD) im Bereich des Kiefergelenks.

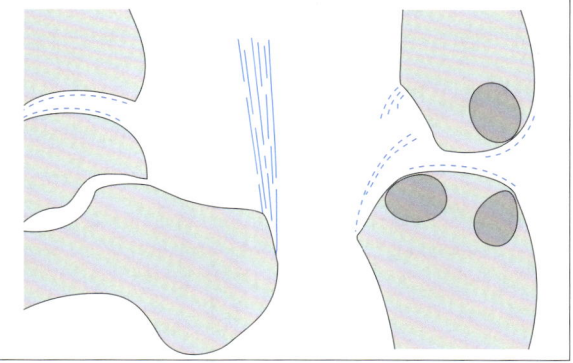

Abb. 9.**164** Schematische Darstellung der Sehnenverkalkung bei CPPD (**a**). Gleichzeitig Verkalkung des hyalinen Knorpels. Zysten bei CPPD mit ligamentären und Knorpelverkalkungen (**b**).

Hydroxylapatitkrankheit

> ➡ Ablagerungen von Calciumhydroxylapatit-Kristallen im periartikulären Bindegewebe und anderen Weichteilen können zu schmerzhaften Entzündungsreaktionen führen. Dagegen sind klinisch manifeste Ablagerungen in den Gelenken selten.

PATHO Die Masse des im Körper physiologisch vorkommenden Calciums und Phosphats wird in Form des Calciumhydroxylapatits ($[Ca[Ca3(PO_4)_2]_3]^{2+}$-$2(OH)^-$), vor allem im Skelett gespeichert.

Überschießende Ablagerungen von Calciumhydroxylapatit sind pathologisch. Die peripheren Weichteile sind überwiegend betroffen (s. Abschnitt 8.5, Weichteilverkalkungen, Abschnitt 1.5, Überlastungsschäden).

Die Mehrzahl der klinisch manifesten Ablagerungen sind **sekundär:**

- in den Weichteilen, z.B. als Folge einer generalisierten Hyperkalzämie oder Hyperphosphatämie, einer generalisierten Bindegewebserkrankung wie der Sklerodermie oder einer dystrophischen Kalzifikation
- periartikulär, vor allem bei chronischer Überlastung oder infolge eines Traumas
- intraartikulär (selten), als Folge einer generalisierten Hyperkalzämie oder Hyperphosphatämie oder im Rahmen angeborener Stoffwechselstörungen.

Die Frage, ob es in den Gelenken eine primäre Hydroxylapatitablagerung gibt, die zur klinisch manifesten Arthropathie führt, bleibt offen.

Hydroxylapatitablagerungen in Assoziation mit einer Arthrose sind vor allem an den kleinen Gelenken der Hand anzutreffen. An der Schulter wird eine Beziehung zwischen destruierender Arthropathie und der Ablagerung von Hydroxylapatitkristallen postuliert und hat als sog. „Milwaukee shoulder" Niederschlag in der Literatur gefunden. Allerdings bleibt die Frage: Was ist die Henne, was ist das Ei? Ähnliche Befunde wie an der Schulter wurden auch an der Hüfte beschrieben.

KLINIK Die **periartikuläre** Hydroxylapatitablagerung betrifft Männer und Frauen in gleicher Weise. Die meisten Patienten sind 40–70 Jahre alt. Meist ist die Beteiligung monoartikulär. Die Schulter ist die häufigste Lokalisation, aber andere Gelenke oder die Wirbelsäule können betroffen sein. Die Patienten können unter rezidivierenden, starken Schmerzepisoden oder unter einer milderen chronischen Symptomatik leiden.

Die **artikuläre** Hydroxylapatiterkrankung kann sich als akute Arthritis zeigen. Es bleibt aber unklar, ob das Calciumhydroxylapatit die Ursache ist.

> ! Es besteht keine Korrelation zwischen der Größe der Ablagerungen und den Symptomen. Asymptomatische Ablagerungen sind ein häufiger radiologischer Befund.

RÖ **Periartikuläre kalzifizierte Ablagerungen.** Sie sind typischerweise dicht, rund und gut abgrenzbar, können aber auch dünn, schmal und schlecht abgrenzbar sein (Abb. 9.**165 a, b**). Sie können über Jahre unverändert bleiben, größer werden, schrumpfen oder sich spontan vollständig auflösen. Typische Manifestationsorte sind die Supraspinatussehne (Abb. 9.**165 a, b** u. 9.**167**), die Insertionen der Glutäalmuskulatur am Femur, der M. longus colli und die Sehne des M. flexor carpi ulnaris.

Artikuläre Ablagerungen. Sie können radiographisch okkult sein, erzeugen jedoch auch amorphe Verkalkungszonen in der Gelenkkapsel. Eine Chondrokalzinose ist selten. Die „Milwaukee shoulder" (Abb. 9.**166**) bedeutet Verlust des Gelenkspaltes, subchondrale Sklerose, Knochenerosionen. Humeruskopf-Hochstand als Zeichen einer Rotatorenmanschettenruptur und ein massiver Gelenkerguss, der Kalktrümmer enthält, sind weitere Zeichen.

SONO Kalkablagerungen sind echoreich, bogig und werfen Schallschatten (Abb. 9.**165 a, b**). Multiple kleine Verkalkungen müssen jedoch keinen Schallschatten aufweisen. Die Sonographie zeigt oft Verkalkungen, die radiologisch nicht sichtbar sind.

CT Die CT ist das sensitivste Verfahren, um Weichteilverkalkungen nachzuweisen.

MRT Calcium ist in allen Sequenzen signalarm und kann in Strukturen, die, wie Sehnen, ebenso signalarm sind, schwer oder nicht erkennbar sein, wenn nicht ein benachbartes entzündliches Ödem besteht (Abb. 9.**167**).

DD Andere Ursachen für peri- und intraartikuläre Verkalkungen sind in Tabelle 9.**8** aufgelistet. Die meisten metabolischen Ursachen sind polyartikulär und können sehr ausgeprägt sein. Die Chondrokalzinose ist selten bei der Hydroxylapatiterkrankung und eher ein Kennzeichen der Pyrophosphat-Ablagerungserkrankung.

Kortisoninduzierte Kristallarthritis

Intra- und periartikuläre Kalzifikationen sind manchmal am Ort von Kortisoninjektionen zu finden. Calciumhydroxylapatit-Ablagerung oder die Kristallisation von Steroiden können jedoch auch nach systemischer Gabe vorkommen (Abb. 9.**168**).

Literatur

Bullough P. Orthopedic Pathology, 4th ed. Edinburgh: Mosby; 2004.

Steinbach S, Resnick D. Calcium pyrophosphate dihydrate crystal deposition disease. Radiology 1996; 200: 1–9.

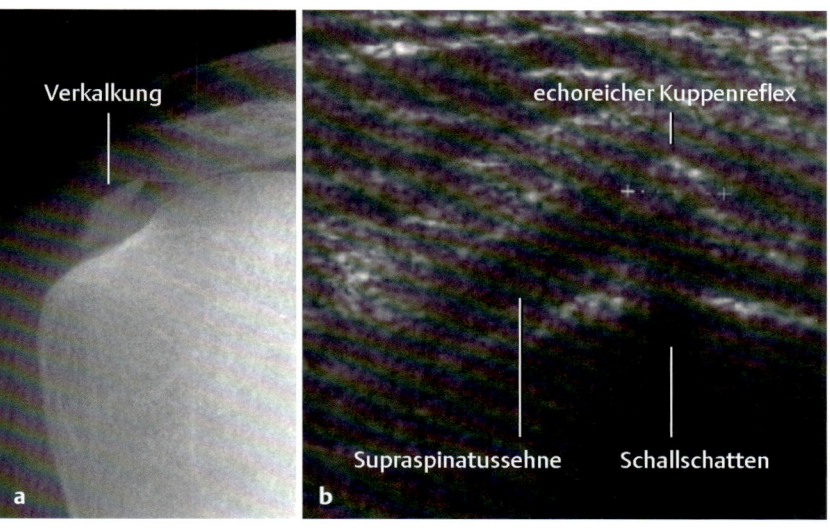

Abb. 9.**165** Nativröntgen (**a**) und korrespondierendes Ultraschallbild (**b**) einer kalzifizierenden Tendinose der Supraspinatussehne mit Anhebung des Bursabodens.

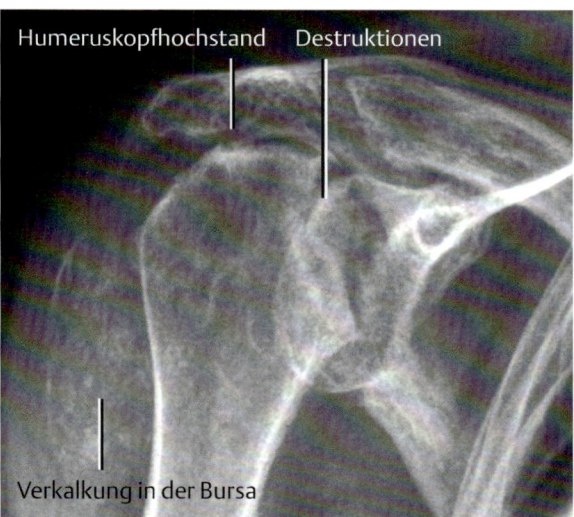

Abb. 9.**166** „Milwaukee-Schulter"mit ausgedehnten destruktiven Veränderungen.

Abb. 9.**167** MRT mit Calciumhydroxylapatit-Ablagerung in Supraspinatussehne und Bursa subdeltoidea (T1 FS SE mit KM).

Tabelle 9.**8**   Andere Ursachen periartikulärer Verkalkungen

- Hyperparathyreoidismus
- Renale Osteodystrophie
- Hypoparathyreoidismus
- Hypervitaminose D
- Calciumpyrophosphat-Dihydrat
- Gicht
- Sarkoidose
- Idiopathische tumorale Kalzinose
- Sklerodermie

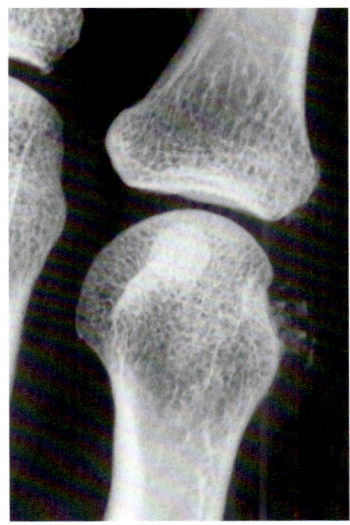

Abb. 9.**168** Steroidinduzierte Arthropathie (Präzipitate von Triamcinolonhexacetonid direkt nach Injektion; nach 2 Jahren wieder verschwunden).

9.6 Tumoren und tumorähnliche Läsionen der Gelenke

9.6.1 Ganglion und synoviale Zyste

> Ganglien und synoviale Zysten sind in der Regel juxtaartikulär gelegene Raumforderungen. Obwohl häufig synonym gebraucht, sollte eine begriffliche Trennung erfolgen.
>
> **Ganglien** haben keine synoviale Auskleidung und bestehen aus mukoider Grundsubstanz. Sie entstehen auf dem Boden einer Degeneration von Bindegewebe.
>
> **Synoviale Zysten** sind flüssigkeitsgefüllt und von Synovialis ausgekleidet. Sie entstehen als Ausstülpung einer Gelenkkapsel, einer Bursa oder Sehnenscheide.

PATHO Ganglien sind zystische Hohlräume, die von einer gallertartigen Matrix ausgefüllt und von einem fibrösen Saum umgeben sind. Sie entstehen als Degeneration von Bindegewebe und ihre Lokalisation beschränkt sich deswegen nicht auf Strukturen der Gelenke.

Bei synovialen Zysten findet man grundsätzlich eine fibröse Wandung, innen ausgekleidet mit einer Synovialis.

KLINIK Es handelt sich häufig um Zufallsbefunde, aber auch Schwellung und umschriebene Schmerzen können auftreten. Die Kompression benachbarter Strukturen (z. B. N. peronaeus, N. suprascapularis) und akute Schmerzereignisse durch Rupturen sind ebenfalls klinisch relevante Folgen. Synoviale Zysten sind häufig ein Begleitsymptom. Als zugrunde liegende Erkrankung ist vor allem an die rheumatoide Arthritis und Erkrankungen zu denken, die mit rezidivierenden Ergüssen einhergehen (Arthrose, Trauma).

RÖ Zu den *intraossären* Ganglien und synovialen Zysten vgl. das Glossar in Abschnitt 3.3.6. Andere Ganglien und synoviale Zysten führen nur selten zu Druckusuren.

SONO Es handelt sich bei Ganglien um gelenknahe Raumforderungen, die im Idealfall echoarm sind. Meistens ist die Echotextur allerdings gemischt. Häufig gelingt bei Ganglien die Zuordnung zur zugrunden liegenden Struktur (z. B. Meniszi, Kreuzband, Sehnenscheide). Synoviale Zysten sind meistens echoarm. Die Kommunikation zum Gelenk oder zur Bursa ist nicht selten darstellbar und erlaubt eine sichere Diagnose.

CT Es finden sich juxta-, selten intraartikuläre Raumforderungen, deren Dichtewerte meistens unter denen von Tumoren oder Muskulatur liegen.

MRT Charakteristisch ist das wasseräquivalente Signal bei Ganglien und synovialen Zysten in T2 FSE. Die Läsionen sind glatt berandet. Beweisend ist bei Unklarheiten eine fehlende zentrale Kontrastmittelanreicherung. Nur der periphere Rand oder die Läsionen durchziehende Septen nehmen Kontrastmittel auf (Abb. 9.**169a, b** bis 9.**172a – c**).

Bei synovialen Zysten im Rahmen einer rheumatoiden Arthritis kommt es im akuten Stadium zu einer starken Kontrastmittelanreicherung der Wand.

DD Nur im Einzelfall sind intra- oder juxtaartikuläre Tumoren zu bedenken. Die zentrale Kontrastmittelaufnahme des Tumors klärt die Differenzialdiagnose.

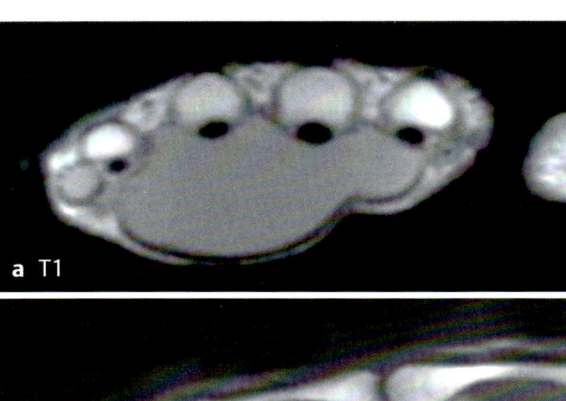

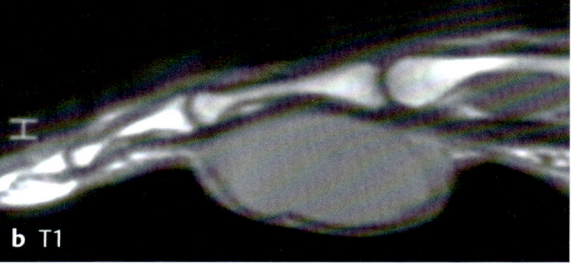

Abb. 9.**169** Synoviale Zyste der Beugesehnen.

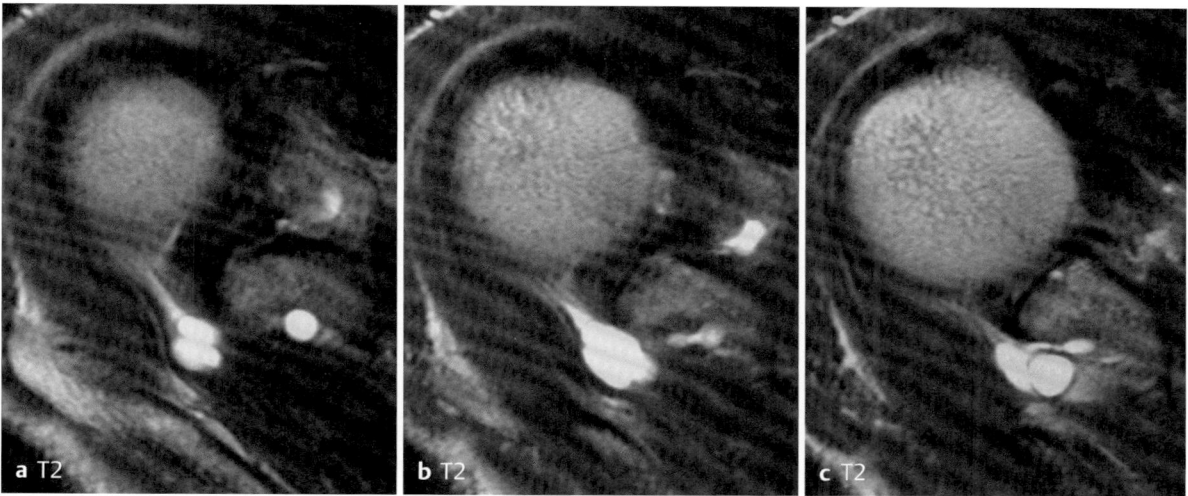

Abb. 9.**170** Synoviale Zyste, vom Schultergelenk ausgehend und nach dorsomedial sich entwickelnd. Gefahr des Engpass-syndroms des N. suprascapularis. Kontinuierliche axiale Schichten.

Abb. 9.**171** Ganglion in der Patellarsehne (Nebenbefund: rheumatoide Arthritis).

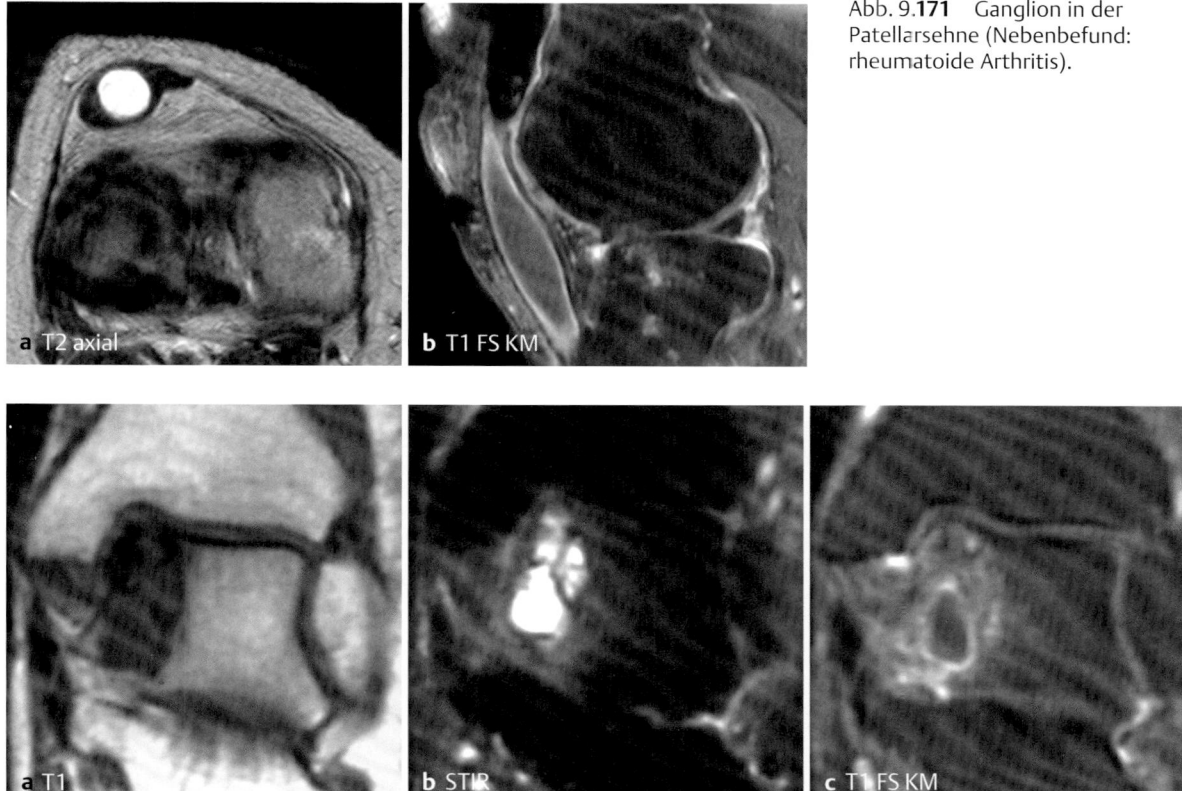

Abb. 9.**172** Intraossäres Ganglion, posttraumatisch.

9.6.2   Synoviale Chondromatose

Synonym: Osteochondromatose.

> Die synoviale Chondromatose ist eine benigne, no-
> duläre Knorpelproliferation. Sie geht von der syno-
> vialen Auskleidung in Gelenken, Bursen und Sehnenscheiden
> aus. Sie basiert auf der Metaplasie von Zellen der Synovial-
> membran.

PATHO   Eine Metaplasie der Synovialis ungeklärter Ursache
führt zur tumorähnlichen Knorpelproliferation. Diese
Chondrome treten in großer Zahl auf und werden von der Synovialis ernährt, solange sie mit ihr (teilweise stielartig) in Verbindung
stehen. Letztendlich kommt es zur Trennung von der Synovialis
und zu freien Gelenkkörpern. Die Chondrome können auch vollständig verknöchern.

Man unterscheidet die *primäre* (idiopathische) Form von der
wesentlich häufigeren, *sekundären* Form der Erkrankung, die als
Epiphänomen der Arthrose auftreten kann.

KLINIK   Unspezifische   Gelenkschmerzen,   Bewegungseinschränkung, Erguss.

Alter: in jeder Altersstufe, insbesondere im 3. – 5. Lebensjahrzehnt (primäre Form).

Lokalisation: in der Regel monoartikuläres Auftreten, besonders am Knie-, Hüft-, Ellenbogen-, Schultergelenk. Andere Lokalisationen sind möglich.

Therapie: chirurgische Entfernung und Synovektomie.

RÖ   Die synoviale Chondromatose ist bei fehlenden Verkalkungen oder Ossifikationen nur im Einzelfall als
weichteildichte Struktur zu erkennen. Verkalkungen können
winzig sein und/oder auch ring-, kommaförmige bis popkorn-
artige Konfigurationen aufweisen. Ossifikationen führen letztendlich zur Bildung einer Kortikalis und Spongiosa. Liegen viele
Chondrome vor, ist die Diagnose auch röntgenologisch einfach.
Druckerosionen des Knochens sind in ca. 10% der Fälle zu erkennen (Abb. 9.**173**). Eine typische Lokalisation einer Druck-
erosion am Kniegelenk ist das posteriore Tibiaplateau.

SONO   Ist das Gelenk der Sonographie gut zugänglich (z. B.
Knie, Schulter, Hände, Füße), so ist ein Erguss immer nachzuweisen. In diesem Erguss „schwimmen" rundliche
Fremdkörper ganz unterschiedlicher Echogenität (in Abhängigkeit vom Verkalkungsgrad).

CT   Häufig lassen sich Verkalkungen und Erosionen darstellen, die im Röntgenbild nicht eindeutig sichtbar
sind (Abb. 9.**174**). Glatt begrenzte Druckerosionen lassen sich
von tumorbedingten Osteodestruktionen gut abgrenzen.

MRT   Die MRT stellt sowohl die rein kartilaginären als
auch die schon verknöcherten Chondrome gut dar
(Abb. 9.**175 a – c** u. 9.**176 a, b**). Je nach Verkalkungs- und Ossifi-
kationsgrad sind unterschiedliche Signalintensitäten zu erwarten. Von signalreichen bis zum signallosen Gebilde und ihren
Mischformen reicht das Spektrum in PD und T2 FSE. Liegt eine
Ossifikation vor, kann in T1 SE das fettige Knochenmark dargestellt werden.

Problematisch ist die Situation bei multiplen völlig unver-
kalkten Chondromen, die „in einem Erguss schwimmen".
Chondrome und Wasser haben beide in T2 FSE ein hohes Signal.
Durch Variation der Fenstereinstellung kann die Differenzie-
rung gelingen. Auch die i. v. Applikation von Gadolinium hilft
manchmal bei der Diagnose, da es zu einer charakteristischen
Randanreicherung um die Chondrome kommt (die selbst kein
Kontrastmittel aufnehmen; Abb. 9.**176 a, b**).

Die MRT weist wesentlich häufiger als die Röntgenaufnahme Druckerosionen an den intrakapsulär gelegenen Knochen-
abschitten nach.

DD   Die Differenzierung der primären von der sekundären Form der Chondromatose ist meist gut möglich,
da die sekundäre Form in der Regel bei älteren Patienten (> 50
Jahre) häufig (aber nicht immer) bilateral und fast nur im Rahmen einer Arthrose vorkommt.

In der MRT können sog. Reiskörner (Fibrin-Kollagen-Partikel
bei rheumatoider Arthritis) der Chondromatose ähneln. Sie
sind jedoch in T2 FSE signalarm, ohne verkalkt zu sein. Die Zusammenschau von Röntgenbild und MRT und die Kenntnis der
Anamnese erlaubt deshalb eine spezifische Diagnose der „Reiskörner".

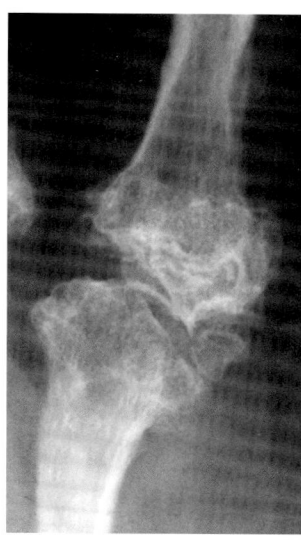

Abb. 9.**173** Synoviale Chondromatose (idiopathisch) des 2. MCP-Gelenks. 60-jähriger Mann. Andere Gelenke des 2. und 3. Strahls der linken Hand sind ebenfalls befallen.

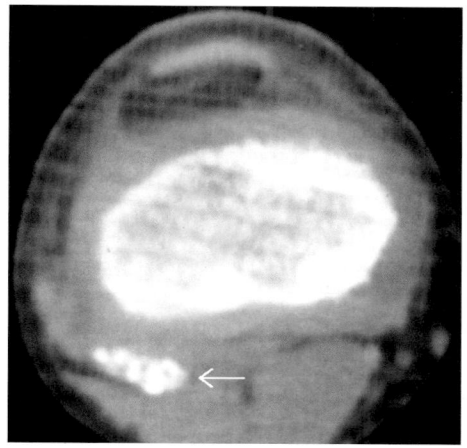

Abb. 9.**174** Synoviale Chondromatose am Knie bei 8-jährigem Jungen.

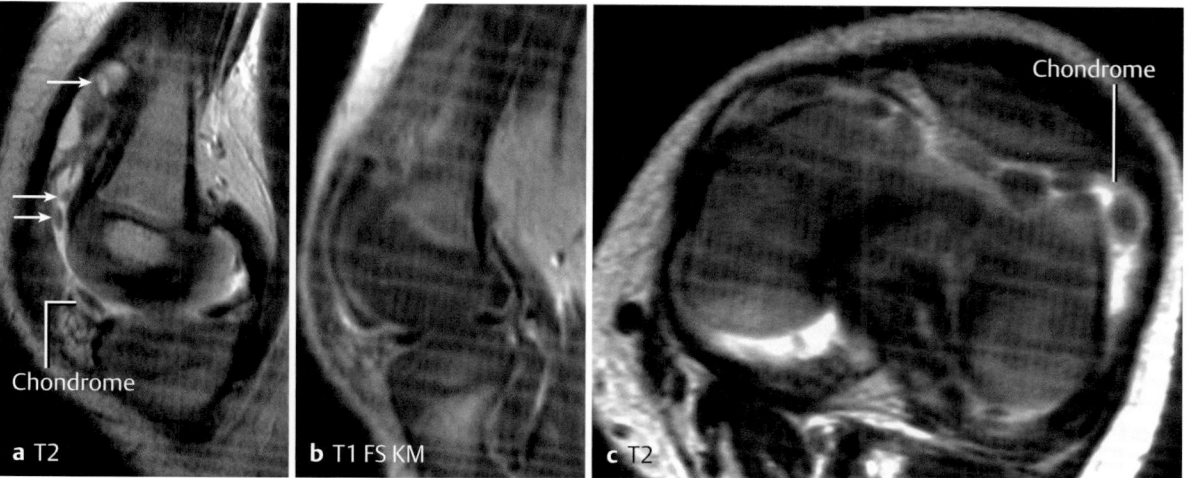

Abb. 9.**175** Synoviale Chondromatose bei 2-jährigem Jungen. In der Kontrastmittelsequenz (**b**) ist nur eine Synovialitis zu erkennen.

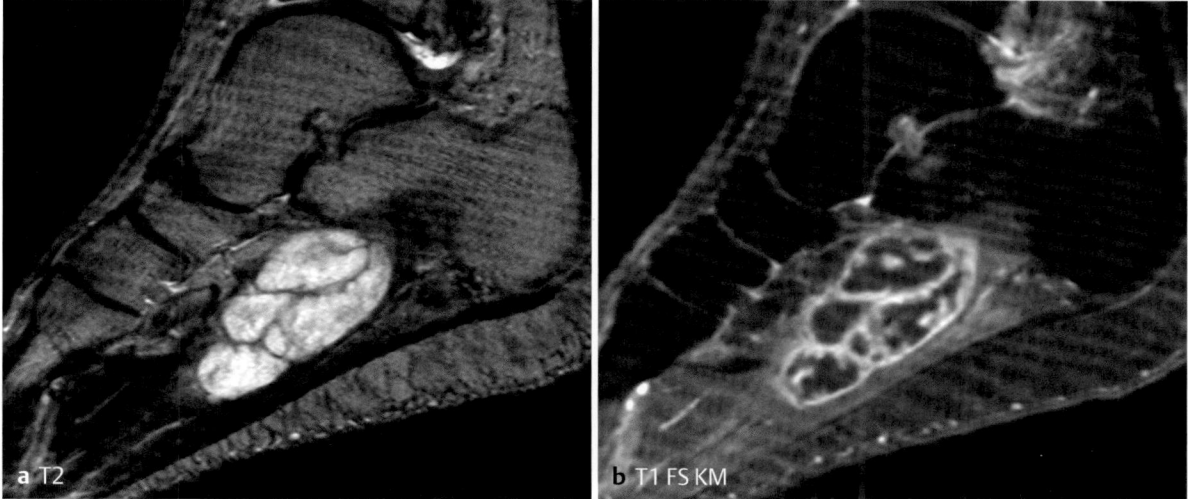

Abb. 9.**176** Synoviale Chondromatose der Sehnenscheide des M. flexor hallucis longus. Klinisch: Tarsaltunnelsyndrom. Beachte: Die Chondrome sind kaum verkalkt → helles Signal in T2; keine sichere Abgrenzung zum Erguss. Nur die Septen zwischen den Chondromen nehmen Kontrastmittel auf.

9.6.3 Pigmentierte villonoduläre Synovialitis/Riesenzelltumor der Sehnenscheiden

> Die pigmentierte villonoduläre Synovialitis (PVNS) ist eine benigne proliferative Erkrankung der Synovialis. Sie tritt diffus und fokal in Strukturen mit synovialer Auskleidung auf. In den Sehnenscheiden wird sie traditionsgemäß noch als „Riesenzelltumor der Sehnenscheiden" bezeichnet.

PATHO Eine Vielzahl von Zelltypen (unter anderem hyperplastische Synoviozyten und die namengebenden Riesenzellen) finden sich in einem fibrösen Stroma. Wesentlich sind intra- und extrazelluläre Hämosiderinablagerungen, die das histologische Korrelat für die bräunliche „Pigmentierung" darstellen. In Abhängigkeit vom Diagnosezeitpunkt können insbesondere bei Gelenkbefall Arrosionen des Knochens Folge der pigmentierten villonodulären Synovialitis sein.

KLINIK Schmerzen und Schwellung sind in ihrer Ausprägung abhängig vom Typ (fokal versus diffus) und von der Lokalisation.

Alter: Alle Altersstufen sind betroffen, insbesondere das 3.–4. Lebensjahrzehnt.

Lokalisation: Bei dem Befall der Sehnenscheiden dominiert die gesamte Hand, gefolgt vom Fuß. Die Gelenkform der pigmentierten villonodulären Synovialitis betrifft bevorzugt das Kniegelenk, aber auch alle anderen Gelenke können erkranken. Die PVNS manifestiert sich fast ausschließlich monoartikulär.

Therapie: Resektion und Synovektomie in den Gelenken. Die Rezidivraten sind hoch (bis 40%).

RÖ Die diffuse Form der pigmentierten villonodulären Synovialitis weist häufiger einen Knochenbefall auf als die fokale Form.

Bei Gelenkbefall sind folgende Befunde in unterschiedlicher Häufigkeit und Ausprägung zu erwarten:

- weichteildichte Raumforderung (aufgrund der Hämosiderinablagerung relativ gut sichtbar)
- **keine** Verkalkungen in der Raumforderung
- Die intrakapsulär gelegenen Skelettabschnitte zeigen einzelne oder multiple Aufhellungen unterschiedlicher Größe (Abb. 9.**177**). Sie sind scharf begrenzt und meistens von einem Sklerosesaum umgeben (Abb. 9.**178**). Sie sind manchmal spiegelbildlich auf beiden Seiten des Gelenks angeordnet (Abb. 9.**179**). Die nicht knorpeltragenden Anteile intraartikularer Skelettabschnitte sind bevorzugt betroffen. Die Häufigkeit der Erosionen ist abhängig davon, ob ein großvolumiges Gelenk (Knie) oder Gelenke mit straffer Kapsel (Hüftgelenk, Handgelenk) betroffen sind.
- Der Gelenkspalt ist meistens normal. Am Hüftgelenk ist bei 20–30% der Fälle eine normale Weite des Gelenkspaltes nicht mehr gegeben.

Der Riesenzelltumor der Sehnenscheide führt in ca. 10–20% der Fälle an Händen und Füßen zu sekundären Druckerosionen. Dies hat Aufhellungen mit feinen sklerotischen Randsäumen zur Folge.

CT Die pigmentierte villonoduläre Synovialitis hat eine hohe Dichte. Die sekundären Knochenveränderungen sind besser und überlagerungsfrei darzustellen (Abb. 9.**177**). Insbesondere wird meistens deutlich, dass eine Erosion vorliegt und kein primär vom Skelett ausgehender Tumor.

MRT Die MRT ist das bevorzugte Diagnoseverfahren. Allen PVNS-Formen gemeinsam ist ein teils homogenes, teils inhomogenes Signalverhalten, das vom Ausmaß der Hämosiderinablagerung, vom Kollagengehalt und teilweise von lipomatösen Komponenten bestimmt wird (Abb. 9.**180**). Ein klassischer Befund liegt vor, wenn sich das Gewebe in T1 SE *und* T2 FSE signalarm darstellt und inhomogen Kontrastmittel aufnimmt.

DD Die **synoviale Osteochondromatose** ist mittels MRT gut zu differenzieren, da die pigmentierte villonoduläre Synovialitis eine häufig inhomogene, aber große Teile der Läsion betreffende Kontrastmittelaufnahme zeigt.

Bei **Gelenktuberkulose** sind röntgenologisch selten Sklerosesäume um die Erosionen zu sehen. Das intraartikuläre Gewebe ist bei der Tb in T2 FSE nur bei stark verkäsenden Formen signalarm.

Glossar

Synoviale AV-Malformation: Diese seltenen, benignen tumorähnlichen Gefäßläsionen treten meistens simultan an Gelenken, benachbarten Knochen und Weichteilen auf. Die MRT zeigt eine fokale oder diffuse Läsion mit hohem Signal in T2 FSE und starker Kontrastmittelaufnahme (Abb. 9.**181 a – c**).

Lipoma arborescens: Es handelt sich um eine benigne subsynoviale Wucherung von Fettgewebe. Speziell ist das Kniegelenk betroffen. Die MRT beweist die ausgedehnte lipomatöse Raumforderung mit villösen Ausläufern, die sich diffus im Gelenkraum ausbreitet. Echte intraartikulare Lipome sind Raritäten.

Synoviales Sarkom: Es handelt sich um ein Weichteilsarkom, welches seinen Namen der histologischen Ähnlichkeit der Sarkomzellen mit normalen Synoviozyten verdankt. Er ist nicht synovialen Ursprungs und tritt nur ausnahmsweise (< 5%) intraartikular auf. Der Tumor entsteht jedoch bevorzugt in Gelenknähe, speziell in Kniegelenks- und Sprunggelenksnähe. Andere Regionen sind möglich.

Der Tumor zeigt radiologisch in bis zu einem Drittel der Fälle amorphe Verkalkungen, echte sekundäre Osteodestruktionen sind selten.

Literatur

Narváez JA et al. MR imaging of synovial tumors and tumorlike lesions. Eur Radiol 2001; 11: 2549–60.

Wörtler K. Tumoren und tumorähnliche Läsionen der Gelenke. In: Stäbler A, Hrsg. Handbuch der diagnostischen Radiologie. Muskuloskelettales System 2. Berlin: Springer; 2005.

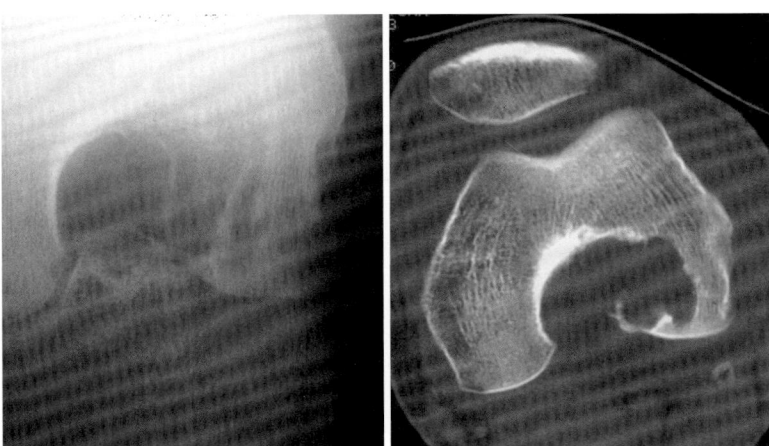
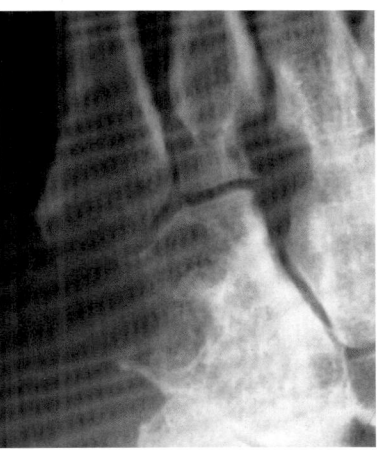

Abb. 9.**177** Pigmentierte villonoduläre Synovialitis (PVNS) am Femurkondylus bei 18-jährigem Mann.

Abb. 9.**178** PVNS im Bereich der Lisfranc-Gelenklinie mit mehreren Defekten am Os cuboideum und an den angrenzenden Metatarsalia.

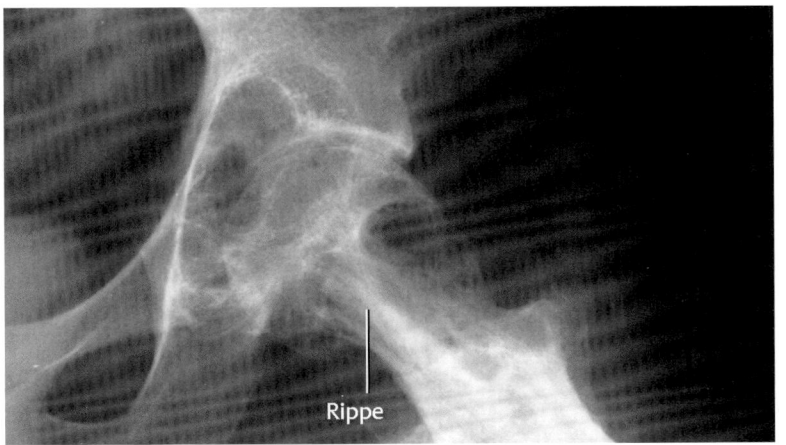
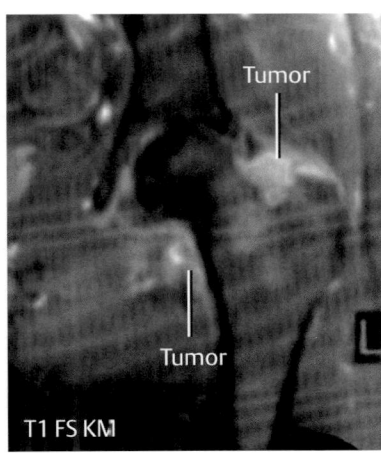

Abb. 9.**179** Rezidiv einer PVNS. Zustand nach Einbringung eines Rippenspans in den Schenkelhals. Alle Gelenk bildenden Knochen sind betroffen.

Abb. 9.**180** PVNS. Homogene Kontrastmittelaufnahme der Läsion. Der Schenkelhals ist von dorsal arrodiert.

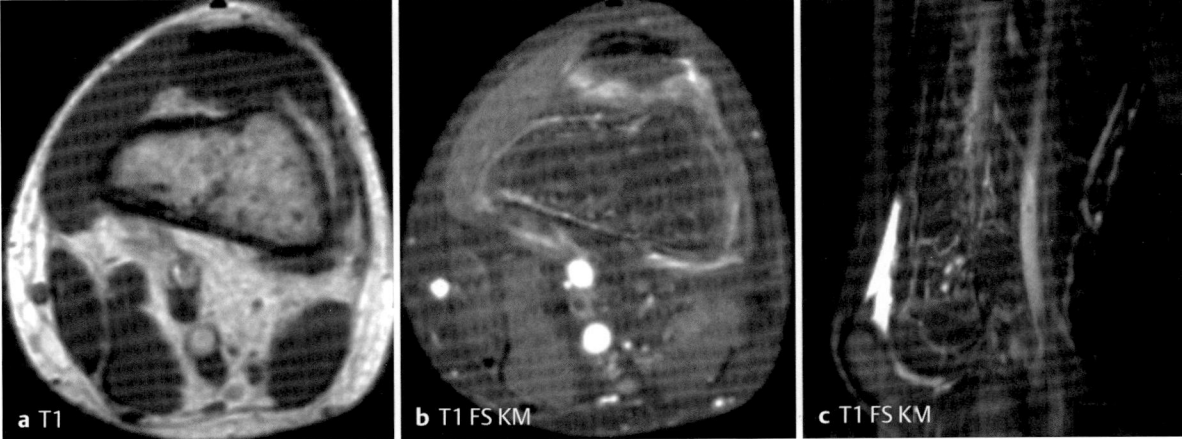

Abb. 9.**181** AV-Malformation. Knochen, periphere Weichteile und die Synovialis des Kniegelenks sind betroffen.

9.7   Gelenkprothetik

9.7.1   Hüftgelenk

Es gibt heute eine derartige Vielzahl von unterschiedlichen Hüftprothesentypen, dass deren genaue Bestimmung in vielen Fällen nicht möglich und auch nicht notwendig ist. Wichtig ist es lediglich, zwischen zementierter und zementfreier Verankerung zu unterscheiden. Dabei kann die Verankerung auch im Sinn einer „Hybridform" geschehen, bei der z. B. die Pfanne ohne und der Schaft mit Zement fixiert ist.

Aufnahmetechnik

Die Aufnahmen sind so durchzuführen, dass die Projektion der Implantate genau definiert ist und auf nachfolgenden Bildern immer wieder in der gleichen Weise erfolgt. Nur damit sind Verlaufsbeurteilungen möglich. Bei allen Aufnahmen ist zu beachten, dass nicht das Metall des Implantats, sondern der umgebende Knochen beurteilt werden muss.

- *Hüftvergleichsröntgen:* Auf diesem sind beide Hüften sowie proximale Oberschenkel a.-p. abgebildet. Zur Beurteilung der Schaftimplantate ist diese Aufnahme geeigneter als die Beckenübersicht, da die Schaftprothesen meist vollständig mitabgebildet werden können.
- *Femur a.-p. und axial:* Bei diesen Aufnahmen, am günstigsten im Format 18 × 43 cm, orientiert man sich am Implantat. Somit ist die a.-p. Aufnahme orthograd, d. h. im rechten Winkel zur Ventralseite der Prothese, durchzuführen. Eine Monitordurchleuchtung erlaubt die korrekte Einstellung. Im Axialbild wird der rechte Winkel dazu gewählt. Der Patient liegt somit mit dem lateralen Oberschenkel am Tisch. Lauenstein-Aufnahmen sind überflüssig und nicht geeignet, um die Verankerung einer Hüftprothese zu beurteilen.
- *Monitorkontrollierte Pfannenaufnahme:* Dazu wird der Patient so weit in Richtung der operierten Seite gedreht, bis die Pfanne orthograd zur Darstellung gelangt, d. h. die Pfanneneingangsebene eine Linie darstellt. Dies ist somit die korrekte Aufnahme des Pfannenimplantats. In den meisten Fällen genügt zur Prothesenbeurteilung jedoch eine auf die Pfanne zentrierte a.-p. Aufnahme, so dass die Durchleuchtung nur in Problemfällen erforderlich ist, z. B. bei Verdacht auf Lockerung oder zur Klärung des Ausmaßes eines eventuellen Abriebs eines Polyethyleninlays (Abb. 9.**186 a, b**).

Einteilung nach Regionen

Bei der Pfanne wird in kraniale, mediale sowie kaudale Zirkumferenz unterschieden. Es kann auch die Einteilung nach Positionen nach DeLee und Charnley (I = kranial, II = medial, III = kaudal) verwendet werden.

Analog dazu wird beim Schaft in Trochanter-, Kalkar-, Diaphysen- sowie Spitzenregion unterschieden. Eine gebräuchliche Einteilung der Schaftregionen ist die nach Gruen et al. (Abb. 9.**182 a, b**).

Position der Implantate

Pfanne. Eine Inklination (Abduktion) meist zwischen 40° und 50° wird als Normalposition angesehen. Jede Positionsänderung – zumeist im Sinne einer kranialen Migration und/oder Valgus- oder Varusmigration – ist ein Verdachtszeichen für eine Lockerung. Saumbildungen sind dabei meist in Position II und III zu beobachten.

Schaft. Die Normalposition ist in der Längsachse des Femur. Eine Valgusposition dazu ist selten. Varuspositionen, wenn auch nur um wenige Winkelgrade zur Längsachse, sind häufiger zu beobachten. Auch eine a priori varisch positionierte Schaftprothese kann, vor allem bei zementfreier und somit direkter Verankerung am Knochen, absolut stabil sein.

> **!** Unterschiedliche Rotationsstellungen des Femur können unterschiedliche Varus- oder Valguspositionen vortäuschen!
> Ein Tiefertreten (Nachsinken) ist fast immer ein Zeichen eines pathologischen Geschehens und oft mit einer Positionsänderung in den Varus vergesellschaftet.
> Postoperativ auftretende paraartikuläre Ossifikationen können ein Tiefertreten des Implantats vortäuschen. Sie sind zu beschreiben, führen jedoch nur bei massiver Ausbildung zur Beeinträchtigung der Gelenkbeweglichkeit. Sie stellen somit in mehr als 95 % der Fälle lediglich einen Zusatzbefund dar.

Umgebungsreaktionen bei zementfreier Verankerung

Die ideale Verbindung zwischen Implantat und Knochen ist der direkte Kontakt des Metalls an Kortikalis oder Spongiosa. In der Metaphyse findet sich dieser Kontakt mehr im spongiösen, in der Diaphyse mehr im kortikalen Bereich. **Cave:** Ein fehlender direkter Kontakt des Implantats zur Kortikalis ist keinesfalls als Instabilitätszeichen anzusehen, da infolge der Krümmungen des Femur eine gerade Prothese niemals einen Medullarkanal ausfüllen kann, auch nicht bei sog. „anatomischen Implantaten". (Mit diesen wird versucht, die Anteversion, Anteflexion sowie Antekurvation des proximalen Femur mittels einer Rechts- und Linksvariante zu imitieren.)

Saumbildung. Regelmäßig geformte, von einer Skleroselinie begrenzte Aufhellung um das Implantat (Abb. 9.**183 a – d**). Erfasst die Saumbildung nur Teile der Prothese und zeigt sie keine Progredienz, so stellt sie kein Lockerungszeichen dar. Bei Progredienz besteht der Verdacht auf eine beginnende oder zu erwartende Lo-

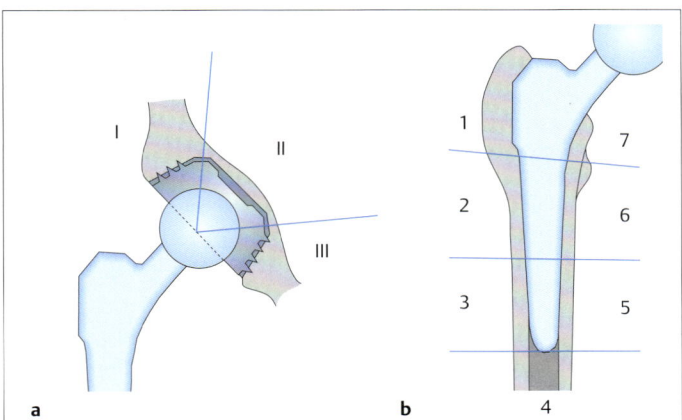

Abb. 9.**182** Einteilung der Pfannenregionen nach DeLee und Charnley (**a**). Einteilung der Schaftregionen nach Gruen (**b**).

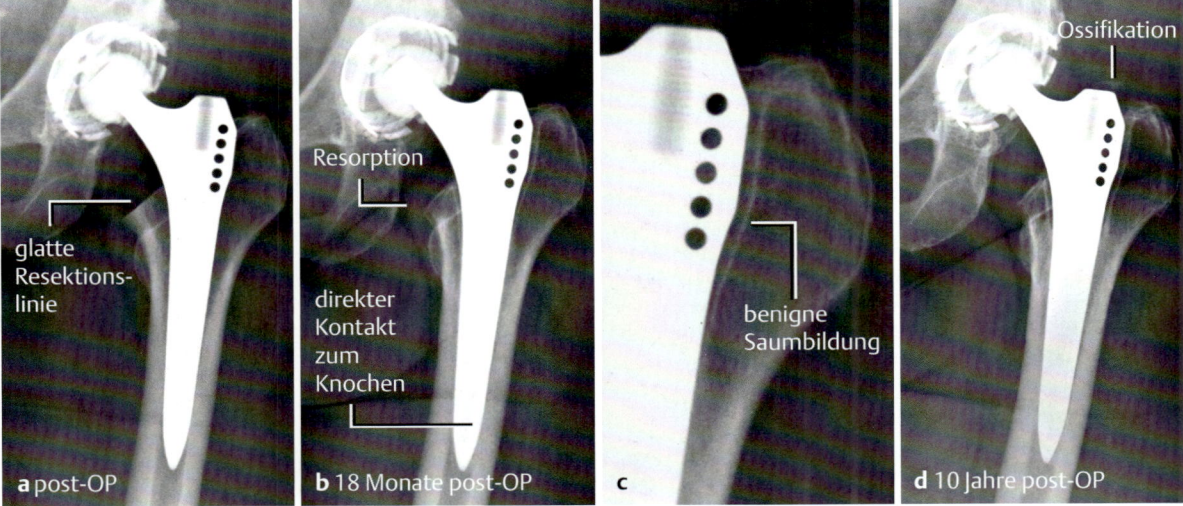

Abb. 9.**183** Regelmäßig geformte, von Skleroselinie begrenzte Saumbildung bei 50-jährigem Patienten. Der Saum zeigt, dass proximal kein direkter Knochenkontakt zum Implantat besteht (**b**). Hier findet sich Bindegewebe. Die Saumbildung ist jedoch nicht progredient (vgl. **d**). Bei direktem langstreckigem Prothesen-Knochen-Kontakt im übrigen Anteil ist der Befund nicht pathologisch, die Prothese ist stabil. Bei den zu beobachtenden Resorptionen (**b**) handelt es sich zumeist um Atrophien der nicht mehr belasteten Kortikalis.

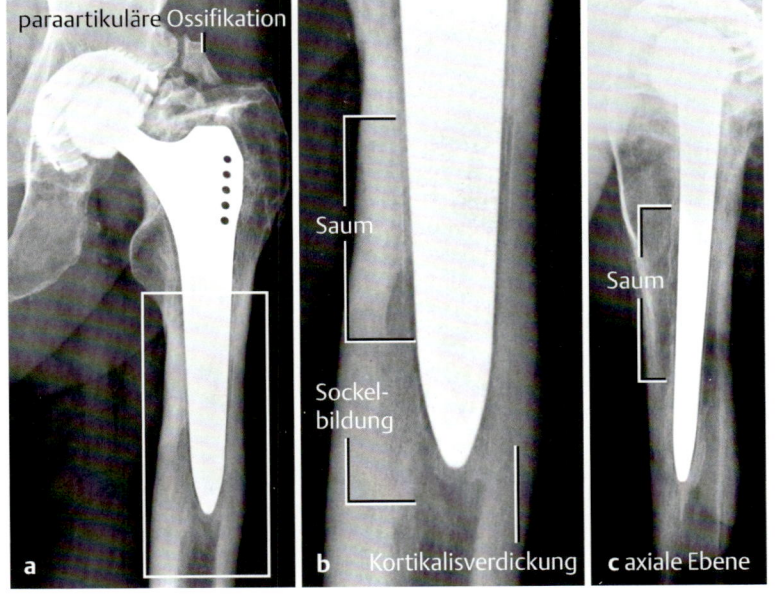

Abb. 9.**184** Mechanische Lockerung 6 Jahre nach Implantation einer Hüftprothese. Zusätzlich paraartikuläre Ossifikationen. 80-jähriger Patient.

ckerung. Bei fast vollständigem Saum um das Implantat handelt es sich um eine Lockerung (Abb. 9.**184 a–c**). Dabei kann es auch zu unregelmäßig geformten, unstrukturierten Knochenneubildungen um die Prothesenspitze kommen, die von ihr durch einen Saum getrennt sind (Sockelbildung; Abb. 9.**184 a–c** u. 9.**185 a–d**). Diese können sich über mehrere Zentimeter erstrecken.

DD Die **Knochenneubildung um die Prothesenspitze** im Sinne eines **ossären Einbaus** des Implantats ist im Gegensatz zur Sockelbildung regelmäßig strukturiert und ohne Saum zwischen Implantat und Knochen. Sie ist auf die Gegend der Prothesenspitze beschränkt. Ebenso können Kortikalisverdickungen allein um das distale Prothesendrittel keinesfalls als pathologische Prozesse angesehen werden und finden sich – ähnlich auch bei zementierten Implantaten – in einem gewissen Prozentsatz stabil verankerter Implantate.

Osteolysen. Sie sind im Gegensatz zum Saum meist unregelmäßig begrenzt. Sie umfassen das Implantat langstreckig oder sind fokal konfiguriert. Sie führen zu einer Zerstörung von Spongiosa und Kortikalis und können daher eine sekundäre Lockerung verursachen (Abb. 9.**187 a–c**, 9.**188 a, b** u. 9.**190 a, b**).

Schwierig kann die Diagnosestellung von **Infekten** um ein künstliches Gelenk sein. Rasch progrediente Osteolysen in Kortikalis und Spongiosa, oft vergesellschaftet mit Positionsänderungen der Implantate (Abb. 9.**189 a–e**) sowie mit unscharf begrenzten, periostalen Appositionen der Kortikalis, sind ein starkes Verdachtsmoment. Eine weiterführende Untersuchung ist dabei die Knochenszintigraphie.

Cave: Lokale mäßige Aktivitätserhöhungen des Knochenstoffwechsels im Szintigramm können durchaus physiologisch sein. Dies im Rahmen von postoperativ auftretenden Knochenneubildungen im Sinne eines sekundären Einbaus des Implantats (Osteointegration), vor allem bei zementfreier Verankerung. Neueste CT-Generationen (Multidetektortechnik) erlauben Bilder mit wenig Metallartefakten. Sie können insbesondere zur Diagnose von Osteolysen im Beckenbereich um Pfannenimplantate herangezogen werden.

Die Leukozytenszintigraphie erlaubt eine relativ spezifische Diagnose eines Infekts um die Prothese.

Umgebungsreaktionen bei zementierter Verankerung:
Hier sind zwei Grenzflächen von Bedeutung: die Implantat-Zement-Grenze sowie die Zement-Knochen-Grenze, somit zum umgebenden knöchernen Lager. Spaltbildungen zwischen Implantat und Zement sind Ausdruck eines fehlenden Kontakts und somit einer mangelhaften Verankerung in der betreffenden Region. Säume zwischen Zement und Knochen, Osteolysen sowie Reaktionen um das distale Prothesenende sind ähnlich jenen bei zementfreien Implantaten zu beurteilen. Eventuell vorhandene Zementstopper sowie Ausmaß und Homogenität des Zementköchers distal der Prothesenspitze sind zu beschreiben. Ein Tiefertreten der Prothese im Zement, ein Tiefertreten des Zementmantels im Medullarraum sowie Brüche des Zementköchers sind starke Hinweise auf Lockerungsprozesse (Abb. 9.**189 a–e**).

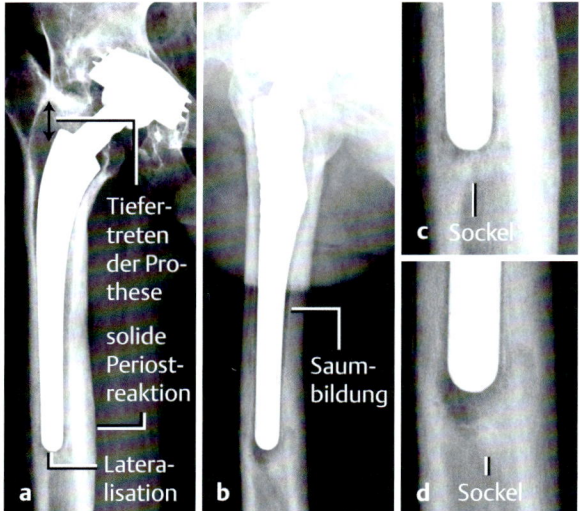

Abb. 9.**185** Lange bestehende Implantatlockerung mit Tiefertreten des Prothesenschaftes. 40-jähriger Patient, 9 Jahre nach Prothesenimplantation. **a, c** A.-p.; **b, d** axial.

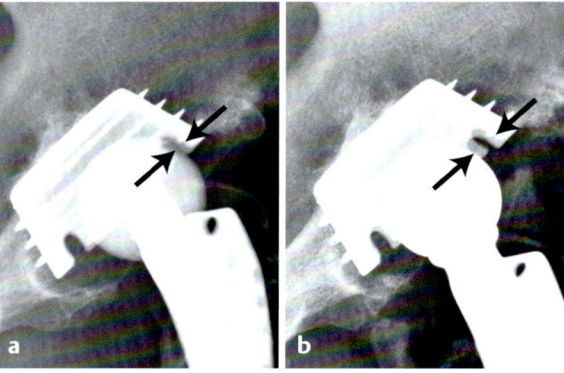

Abb. 9.**186** Monitorgezielte Pfannenaufnahme 14 Jahre postoperativ. **a** Deutliches Höhertreten des Kopfes im Polyethyleninlay (Pfeile). **b** Zustand nach Austauschoperation von Inlay und Kopf. Die Position des Kopfes im Polyethyleninlay zeigt nun gleiche Distanzen zu kranial und kaudal.

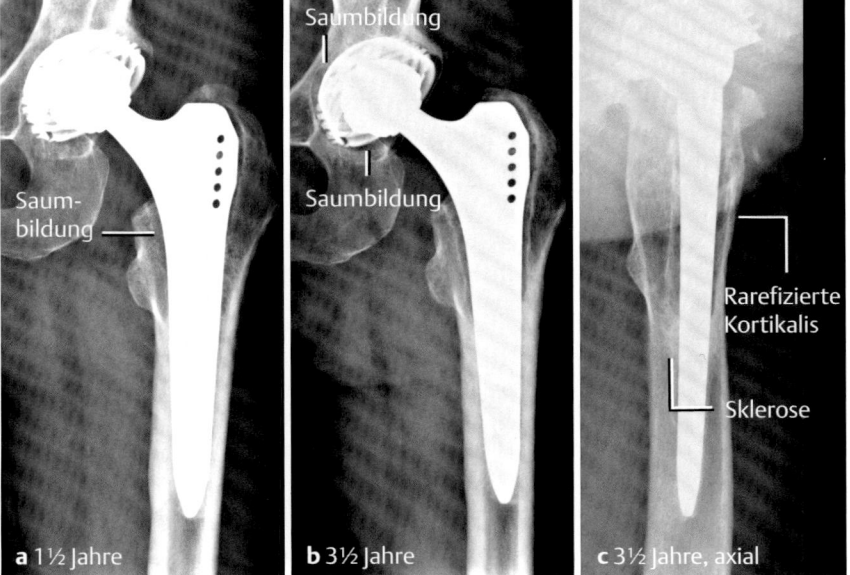

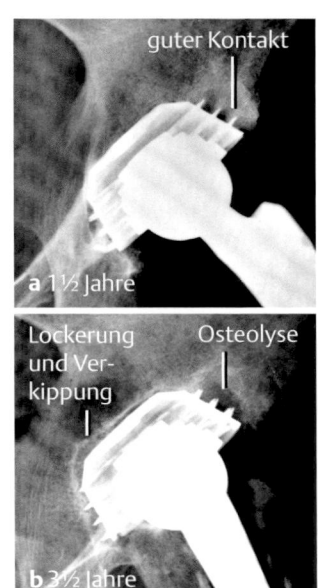

Abb. 9.**187** Zunehmende Implantatlockerung bei 65-jähriger Patientin. Die auf den proximalen Abschnitt beschränkte Saumbildung ist noch regelmäßig konfiguriert (**a**). Zunehmender, zum Teil unregelmäßig begrenzter Saum im Sinne einer Osteolyse. Die Sklerosezone distal davon ist als Überlastungszeichen zu werten (**b, c**).

Abb. 9.**188** Guter Kontakt einer zementfreien Schraubpfanne (**a**). Lockerung und Verkippung des Implantats, Osteolyse kranial (**b**).

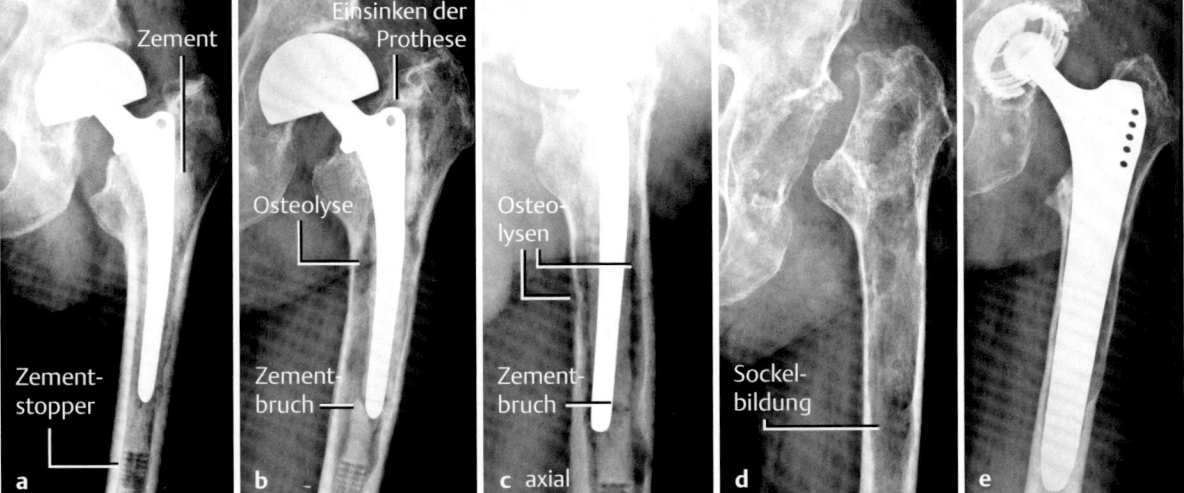

Abb. 9.**189** Zementierte Frakturprothese (bipolare Prothese) nach Schenkelhalsfraktur bei 82-jähriger Patientin (**a**). Frühinfektion nach 7 Monaten (**b, c**). „Girdlestone-Hüfte" nach Explantation der Prothese (**d**). Zementfreies Revisionsimplantat nach Normalisierung der Entzündungsparameter (**e**).

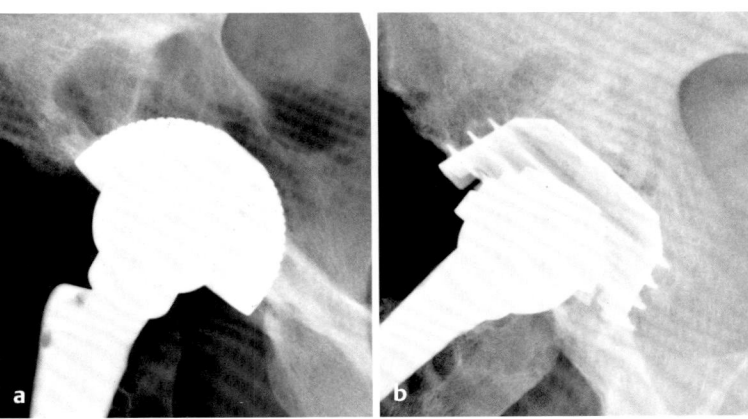

Abb. 9.**190** Ausgeprägte Osteolyse um eine zementfreie, hemisphärische Pfanne als Reaktion auf Abriebpartikel (Polyethylen und Metall) (**a**). 5 Jahre nach Austausch gegen zementfreie Schraubpfanne und Spongiosaplastik. Deutliche Zunahme der Knochensubstanz (**b**). Monitorgezielte a.-p. Aufnahme.

9.7.2 Knieprothetik

Aufnahmetechnik

Auch für die Radiologie des Kniegelenks gilt, dass nur exakt eingestellte Röntgenaufnahmen, die somit vergleichbare Bilder bieten, beurteilt werden sollen. Röntgenbilder bei gebeugtem Kniegelenk oder bei Fehlhaltung in Außen- oder Innenrotation erschweren die Beurteilung oder machen sie gänzlich unmöglich (Abb. 9.**191 a, b**). Im Unterschied zum Hüftröntgen sind beim Knie Aufnahmen im Stehen eine der Voraussetzungen für die Planung der Operation. Es werden deshalb zur Bestimmung der Beinachsen Ganzbeinaufnahmen gefordert. Auch postoperativ können diese zur Beurteilung des Operationserfolgs notwendig sein. Auf diesen Aufnahmen muss der Hüftkopf zumindest so abgebildet sein, dass die Bestimmung der mechanischen Achse möglich ist (Abb. 9.**193 a, b**). Somit soll auch das obere Sprunggelenk getroffen sein. A.-p. und seitliche Aufnahmen des Kniegelenks sollten in der Dimension 18 × 43 vorhanden sein. Der Lauf der Patella in der Interkondylärregion des Femurimplantats wird in Tangentialaufnahmen bei in 45 und 60° gebeugtem Knie beurteilt (Abb. 9.**194 a – c**).

Prothesenbeurteilung

Postoperativ interessiert die Position der Implantate, die Qualität der Zementierungstechnik bzw. der zementfreien Verankerung. Im Gegensatz zum Hüftgelenk sind in der Knieendoprothetik Hybridformen der Verankerung sehr häufig. Dabei wird meist der Tibiateil der Prothese, aber auch die Patellarückfläche mittels Zementverankerung ersetzt. Somit gilt es bei der Nachkontrolle die Grenzschichten Prothese – Zement und Zement – knöchernes Lager zu beurteilen (Abb. 9.**192**). Intessant ist auch die Beurteilung der Dicke des Polyethylenplateaus, ein eventueller Abrieb desselben sowie eine Bandinstabilität, die durch eine Aufklappbarkeit des medialen oder lateralen Gelenkanteils gesehen werden kann. Die Höhe der Patella nach Gelenkersatz kann ebenso wichtige Hinweise über eventuelle Beschwerden geben. Die Patella alta ist postoperativ selten zu sehen, während die tiefe Patella (Patella infera, Patella baja) aus der Höhe der Komponenten resultieren kann (Abb. 9.**195 a, b**). Die große Anzahl von Knieprothesen unterschiedlicher Hersteller macht eine genaue Erkennung am Röntgenbild fast unmöglich. Aus diesem Grund genügt es zu beschreiben, ob eine unikondyläre, eine bikondyläre oder eine Stielprothese verwendet wurde.

Literatur

DeLee JG, Charnley J. Radiological demarcation of cemented sockets in total hip replacement. Clin Orthop 1976; 121: 20 – 32.

Gruen TA, McNeice GM & Amstutz HC. "Modes of failure" of cemented stem-type femoral components. A radiographic analysis of loosening. Clin Orthop 1978; 141: 17 – 27.

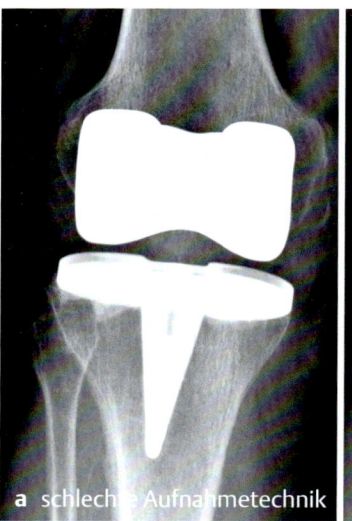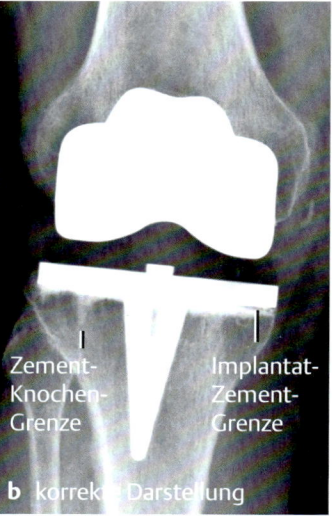

Abb. 9.191 Normalbefund nach Knieprothese. Auf die überlagerungsfreie Darstellung der Grenzflächen ist zu achten.

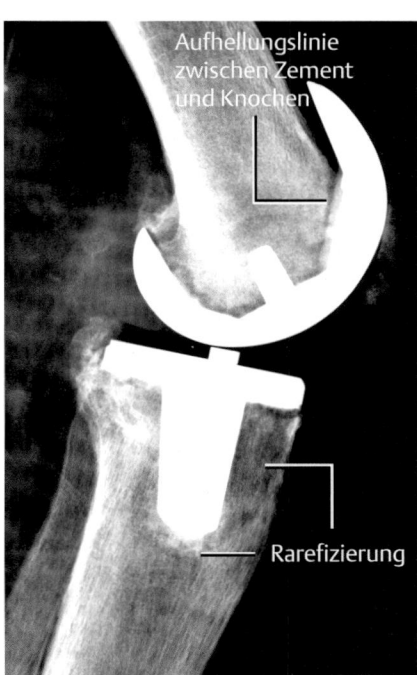

Aufhellungslinie zwischen Zement und Knochen

Rarefizierung

Abb. 9.**192** Infektions-bedingte Lockerung einer Knie-prothese 21 Monate postopera-tiv.

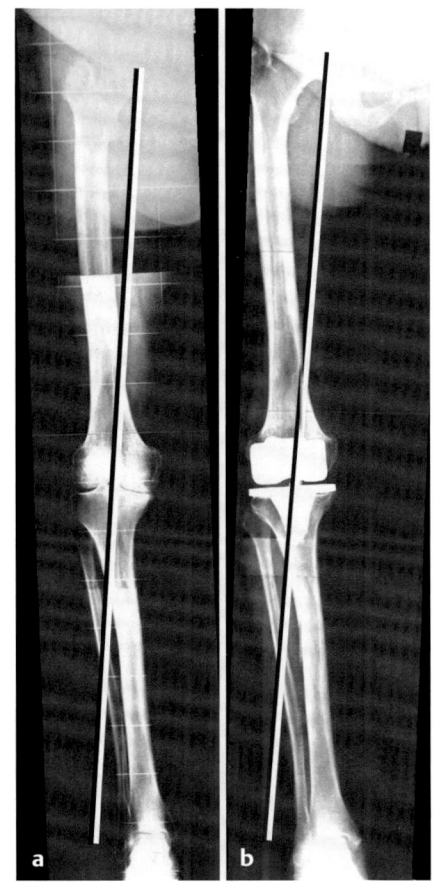

a   b

Abb. 9.**193** Prä- und postoperative Kontrollen der Bein-achsen. **a** Präoperativ Fehlen der physiologischen Valgus-position von 7°. Pathologische mechanische Achse (Verbin-dungslinie vom Mittelpunkt des Hüftkopfes durch die Mitte des Kniegelenks). Im Normalfall sollte sie die Mitte des obe-ren Sprunggelenks schneiden. **b** Nach Implantation einer bikondylären Prothese weiterhin Genu varum.

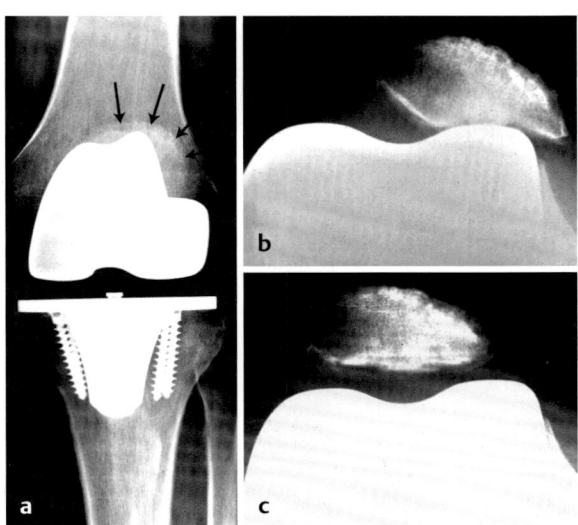

a   b   c

Abb. 9.**194** Nach Implantation einer Knieprothese weit la-teral stehende Patella (**a**). Die Tangentialaufnahme (60°) bestätigt die Patellasubluxation nach lateral (**b**). Zemen-tierter Patellarückflächenersatz, jetzt korrekte Stellung (**c**).

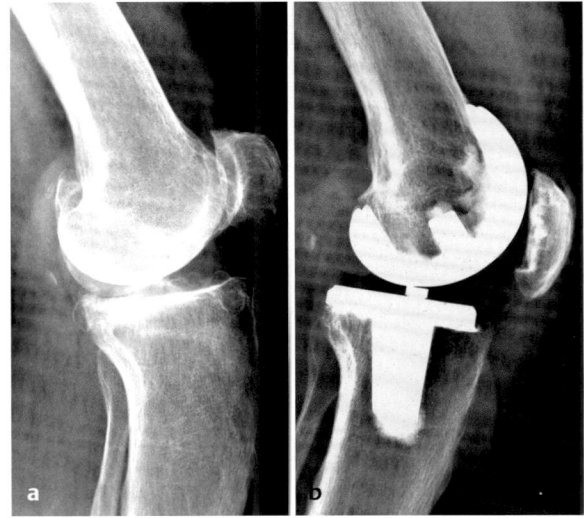

a   b

Rechts:
Abb. 9.**195** Gonarthrose. Durch die Höhe des Implantats vergrößerter Abstand von Femur und Tibia. Dadurch Tiefer-treten der Patella.

10 Interventionen an Knochen, Weichteilen und Gelenken

10.1 Biopsie

Indikationen. Jede Biopsie im muskuloskeletalen System verlangt eine exakte Indikationsstellung in Absprache mit dem zuständigen Kliniker sowie einen ausgewiesenen Pathologen. Hauptindikationen sind:

- histologische Abklärung eines (solitären) metastasenverdächtigen Befundes
- Nachweis, Ausschluss und Subtypisierung bei (solitärem oder oligoostotischem) Plasmozytom und malignem Lymphom
- Differenzierung der tumorbedingten versus der osteoporotischen Fraktur
- Infektnachweis und -typisierung
- Klassifizierung von primären Knochen- und Weichteiltumoren.

Läsionen, die sich bildmorphologisch eindeutig klassifizieren lassen, insbesondere Läsionen, die als „leave-me-alone-lesion" identifiziert werden können, bedürfen keiner weiteren histologischen Abklärung.

Falls es sich bei dem Befund um einen **primären** Knochen- oder Weichteiltumor handeln könnte, sollten folgende Bedingungen vor einer Biopsie erfüllt sein:

- Indikationsstellung (insbesondere die Frage einer offenen Biopsie als Alternative) nur nach Diskussion in einer Tumorkonferenz
- der Pathologe sollte Erfahrung mit primären Knochen- und Weichteiltumoren haben.

Kontraindikationen:

- Blutungsgefahr (Quick < 50 %, PTT > 50 s, Thrombozyten < 50 000/μl)
- hypervaskularisierte Läsion in unmittelbarer Nachbarschaft zum Myelon
- infizierter Zugangsweg zu einer nichtinfizierten Läsion
- ungünstige Lokalisation (z. B. C1, Dens).

Technik. Die Biopsieroute sollte in Absprache mit dem Operateur erfolgen, um nichtbetroffene Kompartimente sowie neurovaskuläre Bündel zu umgehen.

Bei der perkutanen Biospie genügt in den meisten Fällen eine Analgosedierung. Als bildsteuerndes Verfahren für die perkutane Biopsie wird bei komplexer Anatomie meistens die CT (eventuell in Kombination mit der Fluoroskopie) eingesetzt. Je nach Lokalisation und Erkennbarkeit ist der Eingriff aber auch unter sonogra-

phischer oder MRT-Kontrolle möglich bzw. notwendig. Der Biopsienadeltyp hängt stark von der Natur der Läsion ab, wobei zwischen Aspirations- (z. B. Chiba), Schneidbiopsie- (z. B. Trucut) und Bohrbiopsienadeln (z. B. Jamshidi) von 18–8 G unterschieden wird. Oft wird über einen Koaxialzugang eine Kombination mehrerer Nadeltypen gewählt, so beispielweise die Aspirationsnadel für flüssigen Anteile, die Schneidbiopsie für den Weichteil- bzw. die Bohrbiopsienadeln für den harten Knochenanteil.

Günstig wäre eine Direktbeurteilung der Gewebeprobe durch einen Pathologen vor Ort. Falls dies nicht möglich ist, sollten mindestens drei Zylinder entnommen werden. In der Auswahl der Biopsieorte sind sklerotische Anteile dabei weniger Erfolg versprechend als osteolytische Anteile. Nekrotische Anteile sind zu vermeiden.

Komplikationen. Die Komplikationsrate der perkutanen Biopsie hängt stark von der Lokalisation und dem Nadeltyp ab. Nach Literaturangaben liegt die Komplikationsrate zwischen 0 und 10 %. Schwer wiegende Komplikationen treten in weniger als 1 % der Biopsien ein. Dabei handelt es sich um transfusionspflichtige

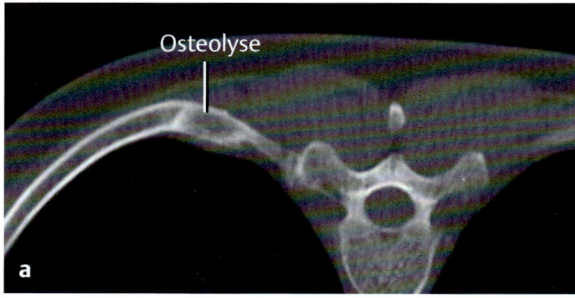
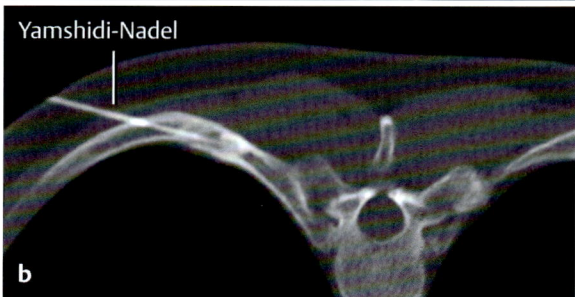

Abb. 10.**1** Punktion einer osteolytischen Prostatakarzinom-Metastase mittels Bohrbiopsienadel (Yamshidi) über einen zuvor platzierten Spickdraht.

Blutungen, Infektionen, neurologische Ausfälle, Pneumothorax bei Brustwirbelsäulen-Interventionen sowie selten Frakturen im Gewicht tragenden Knochen.

Ergebnisse. Die bildgesteuerte perkutane Biopsie zeigt gegenüber der offenen Biopsie mehrere Vorteile: geringere Komplikationsrate, früherer Therapiebeginn nach Biopsie, geringere Kosten. Wie außerdem gezeigt werden konnte, ist die Treffsicherheit der perkutanen Biopsie mit 81–97 % mit jener der offenen Biopsie vergleichbar. In der Dignitätsabklärung wird sogar eine Trefferquote von ca. 98 % erreicht. Lediglich bei Kindern wird wegen der oft notwendigen Allgemeinnarkose auch heute noch häufiger auf die offene Biopsie zurückgegriffen.

10.2 Drainagen

Indikationen. Primär sollte bei allen Weichteilabszessen eine perkutane Entlastung in Erwägung gezogen werden. Eine Drainageneinlage ist allerdings erst ab einem größeren Abszessdurchmesser (> 3 cm) sinnvoll, bei kleineren Abszessen sollte der Verhalt (eventuell wiederholt) punktiert werden. Die Indikationsstellung sollte dabei interdisziplinär erfolgen.

Kontraindikationen. Quick < 50 %, PTT > 50 s, Thrombozyten < 50 000/µl.

Technik. Auswahl des geeigneten bildsteuernden Verfahrens: Für komplexe anatomische Regionen bietet sich die CT an, für leicht zugängliche Regionen auch die Sonographie, eventuell in Kombination mit der Durchleuchtung.

Man unterscheidet zwei Techniken der Drainageanlage:
- **Trokartechnik:** Nach Lokalanästhesie bis zum Abszess und Probeaspiration wird die Drainage mithilfe des mitgelieferten Führungsstabes und des spitzen Innenmandrains direkt in den Abszess eingebracht. Diese Vorgehensweise erfordert einen sicheren Zugangsweg.
- **Seldinger-Technik:** Unter Lokalanästhesie wird der Abszess mit einer 18G-Nadel punktiert. Nach Probeaspiration wird ein Stahldraht in den Abszess eingebracht und die 18G-Nadel entfernt. Über den

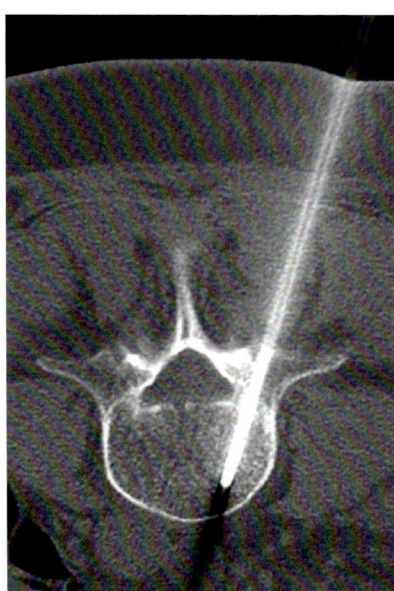

Abb. 10.**2** Transpedikuläre Wirbelkörperpunktion (Yamshidi-Nadel) zur Abklärung einer diskret sklerotischen Läsion bei Mammakarzinom.

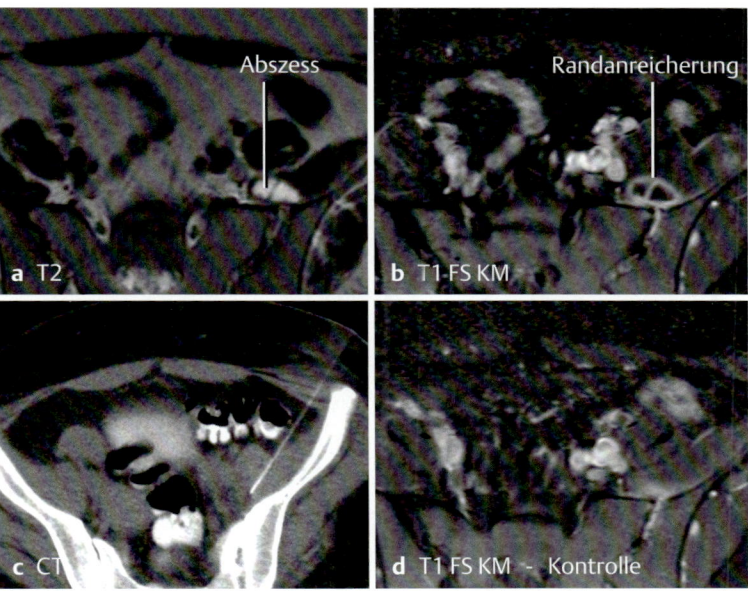

Abb. 10.**3** Einmalige Punktion (**c**) eines Abszesses ventral des linken Sakroiliakalgelenks (**a, b**). Die MRT-Kontrolle (**d**) zeigt eine vollständige Entleerung und nur noch eine leichte Kontastmittelanreicherung als Zeichen der Entzündung.

Draht kann nun der Zugangsweg dilatiert und die Drainage eingebracht werden.

Faustregel: Für zäh-putrides Material sollten großlumige Drainagen (für Weichteilabszesse meist 14 F) verwendet werden, für flüssiges Material sind auch kleinere Drainagegrößen (8 – 10 F) ausreichend. Entscheidender als die Drainagegröße ist die Möglichkeit der kompletten initialen Abszessentleerung sowie die mehrfache vorsichtige Spülung der Abszesshöhle mit NaCl (Spülvolumen = halbes Aspirationsvolumen). Die Spülflüssigkeit sollte dabei nach mehrfacher Spülung möglichst klar und dünnflüssig zurückkommen.

Den Abschluss der Intervention bildet die vorsichtige Kontrastierung der Abszesshöhle mittels verdünntem Kontrastmittel und CT-Kontrolle bzw. nach sonographischer Drainageeinlage mittels Durchleuchtung. Verbleiben nichtkontrastierte Abszessareale, muss ggf. über eine weitere Drainageeinlage oder Punktion entschieden werden.

Unverzichtbar ist die Mitgabe eines Spülprotokolls für die Station sowie bildgebende Kontrolle der Abszesshöhle in den folgenden Tagen.

Die Draingentfernung kann erfolgen, wenn eine komplette Entfieberung und Normalisierung der Entzündungsparameter erreicht wurde, der Drainagefluss fast vollständig sistiert (< 10 ml/die) und bildgebend eine Schrumpfung der Abzesshöhle nachgewiesen wurde. Dies wird durchschnittlich nach ca. 2 – 3 Wochen erreicht, die Entfieberung sollte hingegen bereits innerhalb der ersten 24 – 48 Stunden erfolgen. Bei zusätzlicher Fistelkommunikation zu intestinalen Strukturen ist allerdings mit einer verlängerten Drainagedauer zu rechnen.

Komplikationen. Je nach Lokalisation Organverletzung, Blutung, Infektionsverschleppung, Sepsis bei Abszessüberspritzung.

Ergebnisse. Es handelt sich um ein gutes und sicheres Verfahren, das eine chirurgische Drainageeinlage oftmals überflüssig macht. Die Heilungsraten nach perkutaner Abszessdrainage liegen in größeren Sammelkollektiven mit unterschiedlicher Abszesslokalisation bei ca. 80 %, die Morbidität schwankt zwischen 5 – 10 %.

Literatur

Berning B, Freyschmidt J, Ostertag H. Percutaneous bone biopsy, techniques and indications. Eur Radiol 1996; 6: 875–81.

Jelinek J, Murphey M, Welker J et al. Diagnosis of primary bone tumors with image-guided percutaneous biopsy: experience with 110 tumors. Radiology 2002; 223: 731–7.

Klose K. Perkutane Abszessdrainage. In: Günther RW, Thelen M, Hrsg. Interventionelle Radiologie, 2. Aufl. Stuttgart: Thieme; 1999, 406–17.

Society of Cardiovascular and Interventional Radiology. Standards of Practice Committee. Quality improvement guidelines for adult percutaneous abscess and fluid drainage. J Vasc Interv Radiol 1995; 6: 68 – 70.

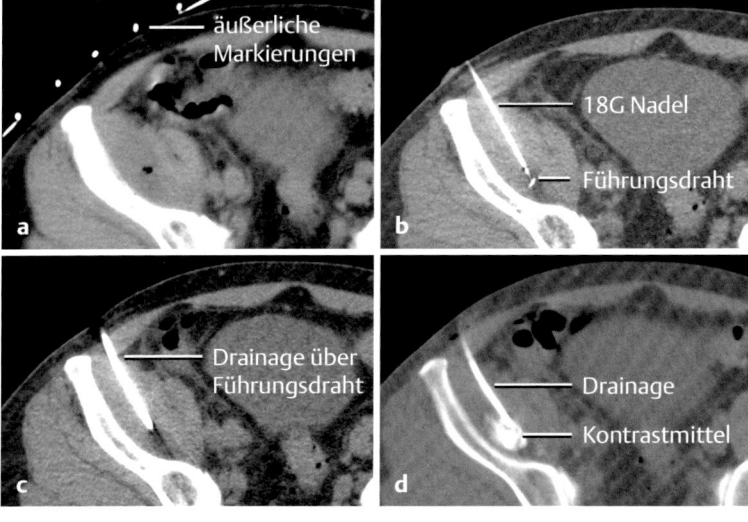

Abb. 10.**4** Vorgehensweise bei Drainageanlage in Seldinger-Technik. Der Abszess im M. iliacus ist in der nativen CT leicht hypodens und zeigt einen kleinen Lufteinschluss.

10.3 Periradikuläre Therapie

> Die periradikuläre Therapie (PRT) ist eine interventionelle, bildgestützte Therapie zur symptomatischen Behandlung radikulärer Schmerzsyndrome.

Hierzu wird in direkter Nachbarschaft zur betroffenen Nervenwurzel (periradikulär) ein Lokalanästhetikum und ein Kortikoid in Kristallsuspension (Triamcinolon) appliziert. Die Behandlung muss in Abständen von mindestens 2 Wochen wiederholt durchgeführt werden, durchschnittlich 4-mal.

Indikationen. Die klassische Indikation ist der radikuläre Schmerz durch mechanische Wurzelkompression. Diese wiederum kann durch eine Bandscheibenhernie, Foramenstenosierungen, Spinalkanalstenosen oder durch Narbengewebe bedingt sein. Insbesondere die Kompression durch Narbengewebe beim Postdiskektomiesyndrom ist eine häufige Indikation, da eine erneute Operation häufig zu unbefriedigenden Ergebnissen führt.

> Beim nichtradikulären Rückenschmerz (Lumbago) ist die periradikuläre Therapie **nicht** indiziert!

Kontraindikationen. Nervenalterationen, die bleibende neurologische Defizite erwarten lassen, stellen in der Regel eine OP-Indikation dar. In Grenzfällen (z. B. sensibles Defizit und diskrete motorische Schwäche) muss interdisziplinär und mit dem Patienten entschieden werden, ob eine PRT gerechtfertigt ist.

Weitere Kontraindikationen sind bei tumorbedingter Wurzelalteration und bei Entzündungen gegeben.

Schließlich gelten die allgemeinen Kontraindikationen zur Punktion (fehlendes Einverständnis des Patienten, Gerinnungsstörung).

Als **relative** Kontraindikationen sind aufgrund der Kortisongabe ein Diabetes mellitus und Magen-Darm-Ulzera zu nennen, aufgrund der Kontrastmittelgabe eine Allergie oder Hyperthyreose (ggf. Verwendung eines MR-Kontrastmittels).

> Eine besondere Kontraindikation kann durch die Persönlichkeitsstruktur und die psychosozialen Rahmenbedingungen gegeben sein. Manche Patienten neigen zu einer Fixierung auf die Behandlung und verlangen nach einer endlosen Fortsetzung der Therapie. Diese Problematik ist naturgemäß nur schwierig in den Griff zu bekommen. Man sollte sich dessen bewusst sein und rechtzeitig eine psychologisch-psychiatrische Beurteilung anstreben.

Vorgehensweise. Anhand transversaler Schichten ohne Gantrykippung wird die geeignete Punktionsstelle bestimmt. Nach Lokalanästhesie wird eine 22G-Nadel bis knapp vor die betroffene Nervenwurzel geführt. Hierfür eignet sich eine Koaxialtechnik durch eine 18G-Kanüle, da die sehr weiche 22G-Nadel exakter geführt werden kann.

Es folgt die Gabe eines Lokalanästhetikums (z. B. 1,5–2 ml einer 0,25%igen Bupivacainlösung). Diesem wird etwas Kontrastmittel beigemischt, so dass anschließend die Flüssigkeitsverteilung kontrolliert werden kann. Bei korrekter Verteilung um die Nervenwurzel und eventuell in den Epiduralraum intraspinal werden abschließend 20 mg Triamcinolon verabreicht.

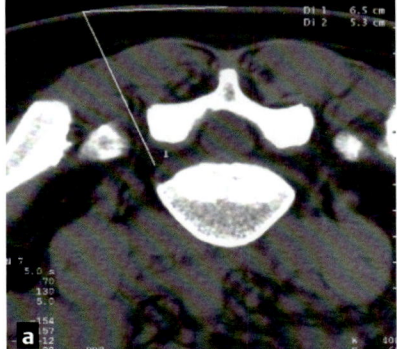 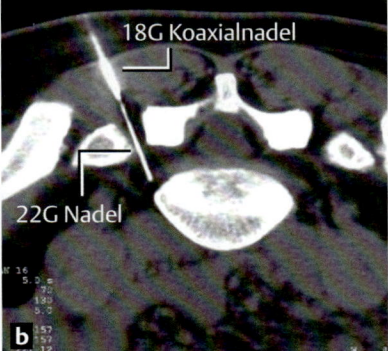 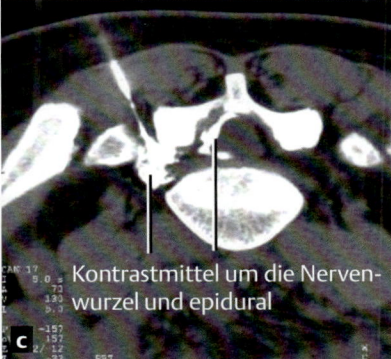

Abb. 10.**5** Vorgehensweise bei einer periradikulären Therapie in der Etage L4/5. In diesem Fall sehr günstige Flüssigkeitsverteilung um die Nervenwurzel und bis intraspinal in den Epiduralraum.

Komplikationen. Durch das Lokalanästhetikum kann eine vorübergehende Lähmung mit entsprechender Beinschwäche eintreten. Der Patient muss diesbezüglich aufgeklärt sein (Begleitperson!). Medikamentenbedingt sind anaphylaktische Reaktionen und eine Hyperthyreose möglich. Schwer wiegende spezifische Komplikationen sind extrem selten. Grundsätzlich sind jedoch Nervenverletzungen mit bleibenden Schäden möglich. Eine Rückenmarkschädigung durch intraarterielle Injektion in eine führende Spinalarterie ist prinzipiell denkbar.

Probatorische periradikuläre Therapie

Bei der rein probatorischen periradikulären Therapie wird auf die Gabe eines Kortikoids verzichtet. Sie dient als Test, ob tatsächlich ein radikuläres Schmerzsyndrom vorliegt und in klinisch unklaren Fällen zur Höhenlokalisation der betroffenen Wurzel. Häufig wird vor einer Therapieserie eine probatorische periradikuläre Therapie durchgeführt. Bei eindeutiger Korrelation der Symptomatik mit einem bildmorphologische Befund kann auf diese verzichtet werden.

10.4   Facettenblockade

> Die Facettenblockade ist eine Schmerztherapie bei symptomatischer Spondylarthrose. Hierzu wird der R. medialis des N. dorsalis mit den afferenten Schmerzfasern betäubt (Blockade) oder denerviert.

Hierzu wird eine 22G-Nadel von dorsal etwas medial des betroffenen Facettengelenks platziert. Für die diagnostische Blockade werden ca. 4 ml 0,5% Bupivacain mit etwas Kontrastmittelzusatz appliziert. Die Flüssigkeit sollte sich periartikulär verteilen.

Wurde der Erfolg durch wiederholte diagnostische Blockaden bewiesen, kann die Denervierung nach erneuter Lokalanästhesie mittels 96% Ethanol erfolgen (1,5 – 2 ml). Weniger schmerzhaft gelingt die Denervierung mittels Thermokoagulation. Dies setzt jedoch eine entsprechendes Instrumentarium voraus.

Literatur

McLain RF, Kapural L, Mekhail NA. Epidural steroid therapy for back and leg pain: mechanisms of action and efficacy. Spine J 2005; 5: 191 – 201.
Schumacher M. Schmerztherapie der Wirbelsäule. Radiologie up2date 2002; 2: 263–82.

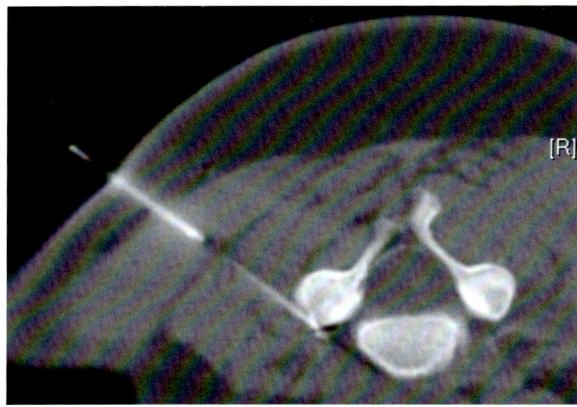

Abb. 10.**6**   Zervikale periradikuläre Therapie (hier C5/6). Die Nadelspitze wird vor dem Facettengelenk platziert. An der Halswirbelsäule ist die unmittelbare Nachbarschaft der A. vertebralis zu beachten!

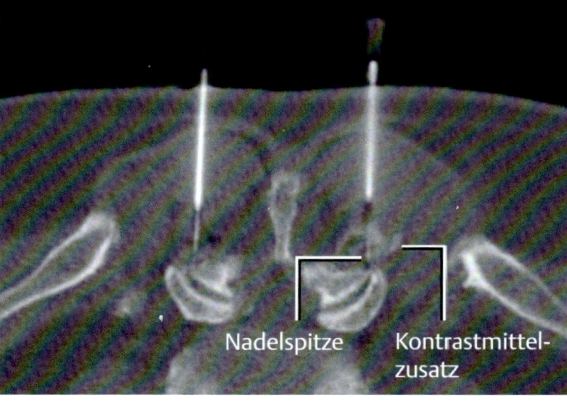

Abb. 10.**7**   Facettengelenkblockade L4/5 beidseits mit Positionierung der Nadeln etwas medial der betroffenen Gelenke. Der Kontrastmittelzusatz dokumentiert die Medikamentenverteilung.

10.5 Vertebroplastie und Kyphoplastie

> Bei der Vertebro- und Kyphoplastie handelt es sich um eine Schmerztherapie frakturierter Wirbelkörper unter Verwendung von Polymethylmethacrylat (PMMA). Der Wirkungsmechanismus ist noch unklar. Bei der Kyphoplastie, im geringeren Ausmaß auch bei der Vertebroplastie, wird zudem versucht, durch Beseitigung bzw. Minderung der Wirbelkörperdeformität die physiologische Stellung der Wirbelsäule wiederherzustellen.

Indikationen:

- schmerzhafte osteoporotische Sinterungsfraktur ohne adäquates Trauma bei Patienten mit fehlgeschlagenem oder nicht durchführbarem konservativen Therapieversuch; der Zeitraum zwischen Schmerzbeginn und interventioneller Therapie muss der individuellen Situation des Patienten angepasst werden
- schmerzhafte traumatische, stabile Fraktur **bei Osteoporose**, bei Patienten mit fehlgeschlagenem oder nicht durchführbarem konservativen Therapieversuch, die nach den gültigen Kriterien keine Indikation zur operativen Standardtherapie darstellt

- schmerzhafte Osteolysen bei disseminierten malignen Tumoren (sekundäre Tumoren und maligne hämatologische Erkrankungen) als Palliation ergänzend zu einem etablierten onkologischen Regime
- peri-, intraoperative Vertebroplastie/Kyphoplastie im Rahmen operativ stabilisierender Maßnahmen.

Bei nichtosteoporotischer und frischen traumatischen Frakturen ist der Stellenwert beider Verfahren derzeit unklar.

Die Differenzialindikation zwischen Vertebro- und Kyphoplastie ist derzeit noch nicht geklärt. Die Kyphoplastie als wesentlich aufwändigeres und teureres Verfahren sollte in der Regel nur bei einer frakturbedingten Kyphosierung > 20° oder Höhenverlust des gesamten frakturierten Wirbelkörpers von über ⅓ gegenüber den benachbarten nichtfrakturierter Wirbelkörpern eingesetzt werden. Ziel ist es, die physiologische Stellung der Wirbelsäule so weit wie möglich wiederherzustellen.

> **!** **Cave:** Die Indikation zur Vertebroplastie/Kyphoplastie ist kritisch zu stellen! Nicht jede Wirbelkörperfraktur ist eine Indikation zur Intervention/Operation. Die Mehrzahl der Wirbelkörperfrakturen heilen spontan innerhalb von 2–4 Wochen symptomfrei aus.

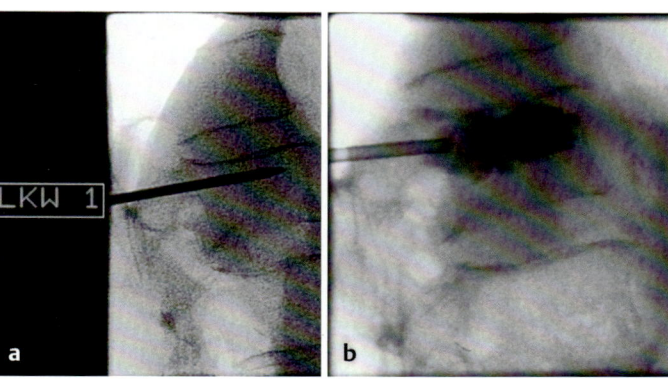

Abb. 10.**8** Vertebroplastie einer Lendenwirbelkörper-Fraktur ohne wesentliche Sinterung. Unipedikulärer Zugang.

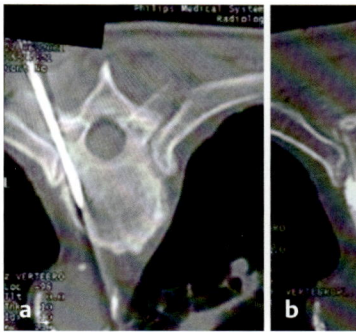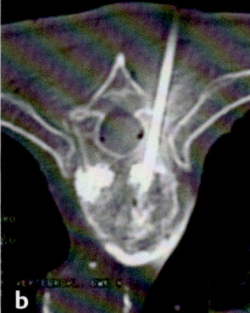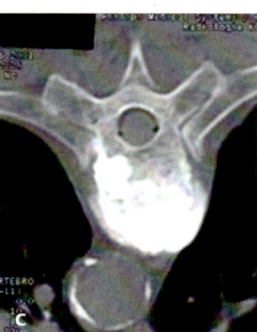

Abb. 10.**9** Kostotransversaler Zugang links (**a**) und transpedikulärer Zugang rechts (**b**) zur Vertebroplastie von BWK7 (**c**).

Bildgebung vor Indikationsstellung. Durchführung einer Röntgenuntersuchung des betroffenen, schmerzhaften Wirbelsäulenabschnitts in zwei Ebenen. MR-Tomographie des betroffenen Abschnitts, um alte von frischen Frakturen zu unterscheiden und die Höhenlokalisation des Schmerz verursachenden Wirbelkörpers zu unterstützen. Bei Kontraindikationen gegenüber der MRT ist alternativ der Einsatz der Knochenszintigraphie möglich.

Kontraindikationen:
- therapierefraktäre Koagulopathie oder hämorrhagische Diathese
- bakterielle Infektion des betroffenen Wirbelsäulensegments
- osteoplastische Metastasen
- asymptomatische Wirbelkörperfraktur
- „prophylaktische" Vertebroplastie/Kyphoplastie.

Relative Kontraindikationen:
- neurologische Symptomatik, die ursächlich auf das zu therapierende Wirbelsäulensegment zurückzuführen ist
- Instabilität der Hinterkante, Fragmentdislokation im Spinalkanal
- mehr als drei Wirbelkörper in einer Sitzung
- Allergie gegenüber den verwendeten Komponenten
- jüngere Patienten (abhängig von der individuellen Situation).

Komplikationen. Schwere Komplikationen sind sehr selten und in aller Regel auf mangelhafte Technik und geringe Erfahrung zurückzuführen. Dies gilt insbesondere für die zementinduzierte (Lungen-)Embolie und ausgeprägte Zementleckagen in den Spinalkanal und Intervertebralraum. Aufzuklären ist auch über lokale und systemische Infektionen und Einblutungen. Extrem selten finden sich Querschnittslähmung, Verletzung von Spinalnerven oder Nervenwurzeln, Pneumothorax und Rippenfraktur.

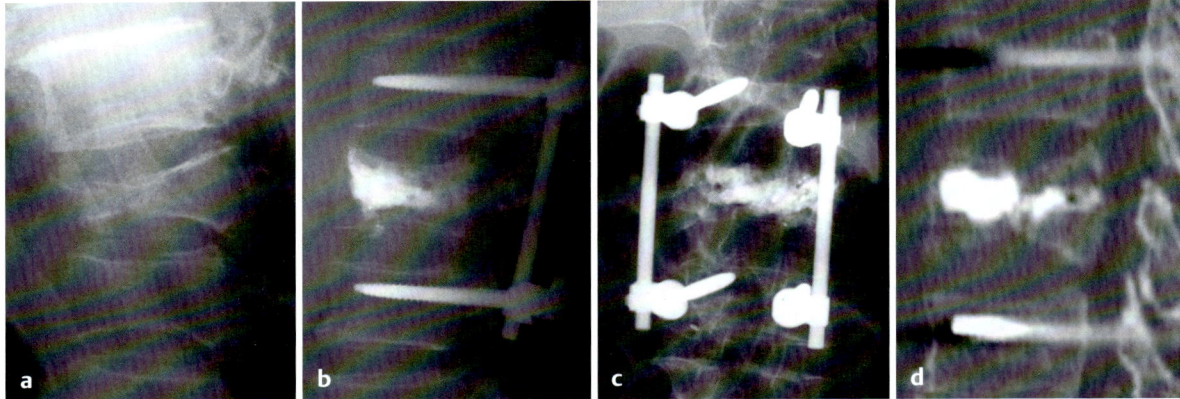

Abb. 10.**10** Intraoperative Aufrichtung eines akut frakturierten LWK2 (**a**) durch Fixateur interne mit unterstützender Vertebroplastie (**b, c**). CT-Kontrolle (**d**).

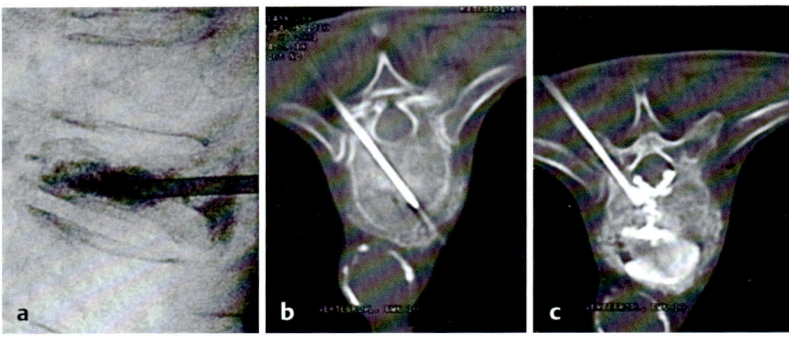

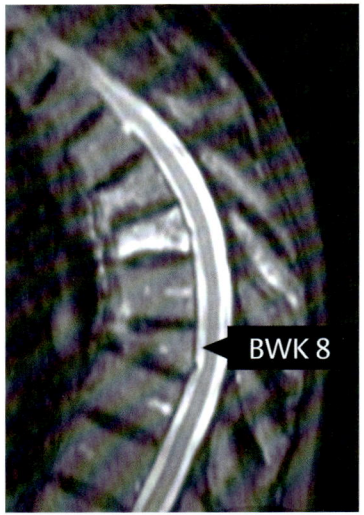

Abb. 10.**11** Vertebroplastie von BWK12. Kombiniertes Vorgehen mit Durchleuchtung und CT (**a, b**). Austritt in den Epiduralraum über basivertebrale Vene (**c**). Sehr gutes klinisches Ergebnis.

Abb. 10.**12** MRT als Hilfe bei der genauen Höhenlokalisation des betroffenen Wirbelkörpers. Nativradiologisch fiel BWK8 auf. Die MRT identifiziert BWK6, geringer auch BWK5 als frisch frakturiert.

Technik. Über einen transpedikulären, kostotransversalen oder direkten Zugang wird durchleuchtungs- und/oder CT-gesteuert der Wirbelkörper mit einer dicken (11–8 G) schräg geschliffenen Kanüle punktiert. Danach wird ca. 2–6 ml PMMA unter Durchleuchtung injiziert. Bei der Kyphoplastie wird mittels Ballon eine Aufrichtung des Wirbelkörpers angestrebt. Die mittels Ballon geschaffene Höhle wird mit Zement aufgefüllt.

Ergebnisse. Schmerzfreiheit oder eine deutliche Beschwerdebesserung gelingt in 80–90% der behandelten osteoporotischen Frakturen. Die Ergebnisse der Schmerztherapie sind bei Vertebroplastie und Kyphoplastie gleich. Die Schmerzreduktion bei malignen Destruktionen gelingt in ca. 50–70% der Fälle.

Bei *frischen* Frakturen ist eine Beseitigung oder Reduktion der Wirbelkörperdeformität mittels Kyphoplastie im unterschiedlichen Ausmaß in 70–80% der Fälle möglich.

Literatur

Deramond H, Mathis JM. Vertebroplasty in osteoporosis. Semin Muskuloskel Radiol 2003; 6: 263–8.

10.6 Laserung, Radiofrequenzablation

Sowohl bei der Lasertherapie als auch bei der Radiofrequenzablation handelt es sich um thermoablative Verfahren, bei denen durch lokale Hitzeentwicklung eine Gewebenekrose induziert wird.

Am **Skelett** werden die Verfahren vorrangig zur Behandlung von Osteoidosteomen eingesetzt, wobei Erfolgsraten von 75–100% angegeben werden. Andere Indikationen (z.B. palliative Metastasenablation) sind in ausgewählten Fällen zurzeit in klinischer Erprobung.

Bei den **Weichteilen** hat sich die Lasertherapie von AV-Malformationen etabliert.

Literatur

Cantwell CP, Obyrne J, Eustace S. Current trends in treatment of osteoid osteoma with emphasis on radiofrequency ablation. Eur Radiol 2004; 14: 607–17.

Jakobs TF, Hoffmann RT et al. RFA von Tumoren des Knochens und der Weichteile. Radiologe 2004; 44: 370–5.

Wacker FK, Cholewa D et al. Vascular lesions in children: percutaneous MR imaging-guided interstitial Nd:YAG laser therapy – preliminary experience. Radiology 1998; 208: 789–94.

Wohlgemuth WA, Leissner G, Bohndorf K. Laserinduzierte interstitielle Thermotherapie angeborener, vorwiegend venöser Malformationen. Vasomed 2004; 16: 118–22.

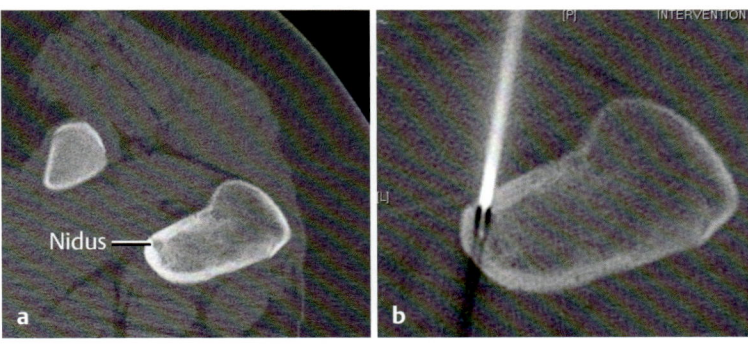

Abb. 10.**13** Lasertherapie eines Osteoidosteoms am Schenkelhals bei 16-jährigem Jungen.

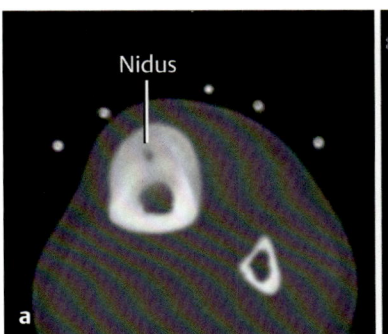
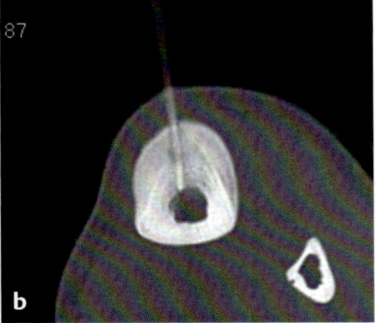

Abb. 10.**14** Lasertherapie eines Osteodosteoms an der Tibia bei 15-jährigem Jungen.

11 Sachverzeichnis

Krankheitsbilder mit üblicherweise vorangestelltem „Morbus" finden sich unter dem jeweiligen Eigennamen. Zusammengesetzte Begriffe stehen in der Regel unter dem Substantiv.

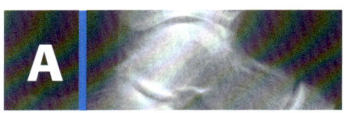

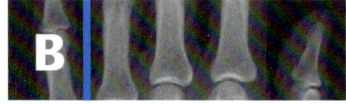

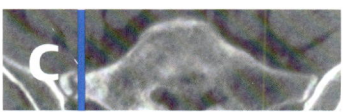

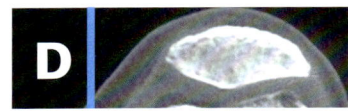

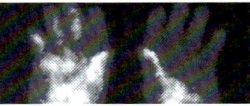

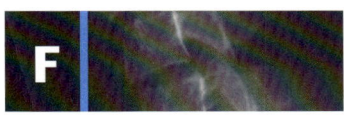

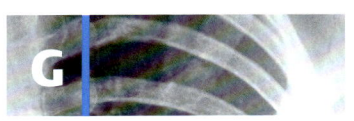

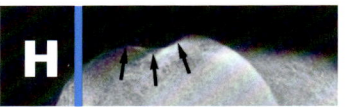

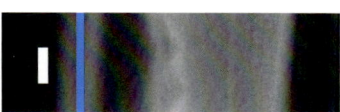

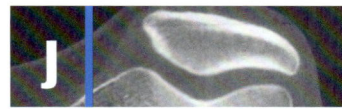

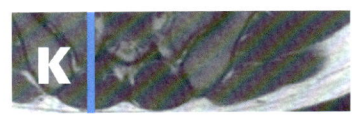

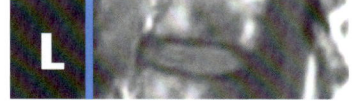

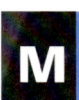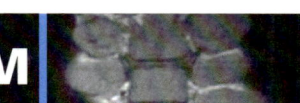

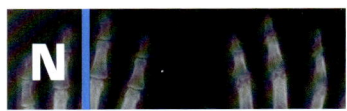

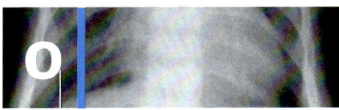

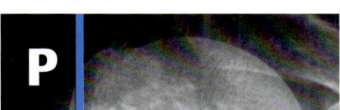

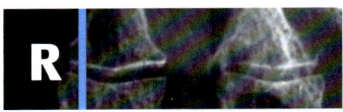

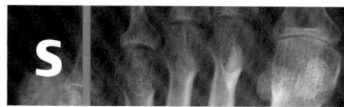

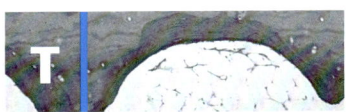

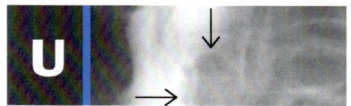

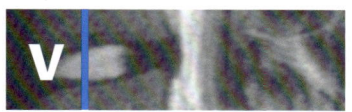

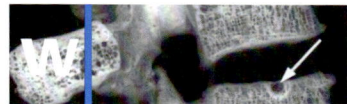

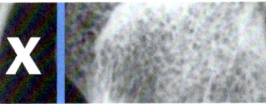

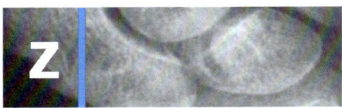